W0040798

Claus Leitzmann · Claudia Müller · Petra Michel
Ute Brehme · Andreas Hahn · Heinrich Laube

Ernährung
in Prävention und
Therapie

Die Autoren:

**em. Prof. Dr. rer. nat.
Claus Leitzmann,**

geb. 1933. Studium der Chemie (B. Sc. Capital University Columbus, Ohio, USA), Mikrobiologie (M. Sc.) und Biochemie (Ph. D. University of Minnesota, Minneapolis, Minnesota). Bis 1969 Forschungstätigkeit am Molecular Biology Institute der University of California, Los Angeles. 1969 – 1971 Gastdozent für Biochemie und Ernährung an der Mahidol University Bangkok, Thailand. 1971 – 1974 Leiter der Laboratorien des Anemia and Malnutrition Research Center in Chiang Mai, Thailand. Seit 1974 am Institut für Ernährungswissenschaft der Universität Gießen. 1976 Habilitation im Fach „Ernährung des Menschen". 1979 – 1998 Professor für „Ernährung in Entwicklungsländern" ebendort. Arbeitsschwerpunkte: Ernährungsprobleme in Entwicklungsländern, Vegetarismus, alternative Kostformen, Vollwert-Ernährung, Ernährungsökologie. Mitautor von 26 Büchern und über 400 wissenschaftlichen Veröffentlichungen.

Dr. oec. troph. Claudia Müller,

geb. 1966. Studium der Haushalts- und Ernährungswissenschaften in Gießen. 1991 – 1992 Redaktionsassistenz. 1993 – 1999 wissenschaftliche Mitarbeiterin am Institut für Ernährungswissenschaft der Universität Gießen. 1998 Promotion. Seit 1993 freiberufliche Fachjournalistin und seit 1999 Redakteurin bei einem naturheilkundlich orientierten Verlag. Arbeitsschwerpunkte: Ernährungsmedizinische Themen und alternative Kostformen.

Dr. oec. troph. Petra Michel,

geb. 1966. Studium der Haushalts- und Ernährungswissenschaften in Gießen. 1991 – 1995 wissenschaftliche Mitarbeiterin am Institut für Ernährungswissenschaft der Universität Gießen, 1992 – 1997 freiberufliche Tätigkeit mit Arbeitsschwerpunkt Ernährungsmedizin. 1999 Promotion. Seit 1997 PR-Beraterin im Bereich Vitamine, Omega-3-Fettsäuren, ernährungsabhängige Krankheiten.

Dr. oec. troph. Ute Brehme,

geb. 1965. Studium der Haushalts- und Ernährungswissenschaften in Gießen. 1991 – 1994 Doktorandin am Institut für Arbeits- und Sozialmedizin der Universität Tübingen. Seit 1994 wissenschaftliche Angestellte am Institut für Arbeits- und Sozialmedizin der Universität Tübingen. Arbeitsschwerpunkte: Einfluss von Sexualhormonen und Lipidsenkung auf die Atherosklerose.

HD Dr. oec. troph. Andreas Hahn,

geb. 1962. Studium der Haushalts- und Ernährungswissenschaften in Gießen. 1989 – 1993 wissenschaftlicher Mitarbeiter am Lehrstuhl für Biochemie der Ernährung am Institut für Ernährungswissenschaft der Universität Gießen. In dieser Zeit auch Lehraufträge an den Universitäten Gießen, Marburg, Düsseldorf und Hannover. Seit 1993 Hochschuldozent am Institut für Lebensmittelwissenschaft des Zentrums für Angewandte Chemie der Universität Hannover und Leiter der Abteilung Ernährungsphysiologie und Humanernährung. Arbeitsschwer-

punkte: Beurteilung alternativer Ernährungsformen, insbesondere des Vegetarismus, Fragen der Nahrungsergänzung, Interaktionen zwischen Nährstoffen und Pharmaka sowie Anwendung von Fuzzy-Logik in der Ernährungswissenschaft.

Prof. Dr. med. Heinrich Laube,

geb. 1938. Medizinstudium in Heidelberg. Promotion 1963. Anschließend dreijähriger Aufenthalt in den USA am Boston City Hospital (Pathologie) und an der Joslin Clinic (Diabetes). Facharztausbildung in Innerer Medizin in Kiel und Ulm. Habilitation 1976. Lehrstuhl Innere Medizin/Diabetologie Gießen, mit der Qualifikation zum Endokrinologen (1979), Gastroenterologen (1983) und der Anerkennung zum Diabetologen (DDG) 1995. Wissenschaftliche Schwerpunkte: Ernährung (Kohlenhydrate, Vitamine und Spurenelemente); Glykosilierung und Oxidierung von Proteinen bei Diabetes mellitus sowie Insulinresistenz. Über 200 wissenschaftliche Publikationen im In- und Ausland. Auslandsaufenthalte: Gastprofessur (DAAD) an der Universität Assiut/Ägypten; Visiting Consultant in Jeddah/Saudi-Arabien sowie in Argentinien (1988). Zur Zeit Vorsitzender im Ausschuss Ernährung der Deutschen Diabetes Gesellschaft. Ärztlicher Leiter der staatlichen Diätschule und Leiter der klinischen Diabetologie und des Schulungszentrums am Universitätsklinikum Gießen.

»Ein ganz großer Dank der Autoren gilt der Stoll VITA Stiftung, Waldshut, die durch finanzielle Förderungen die Erstellung des Buches ermöglicht hat.«

Claus Leitzmann · Claudia Müller · Petra Michel
Ute Brehme · Andreas Hahn · Heinrich Laube

Ernährung in Prävention und Therapie

Ein Lehrbuch

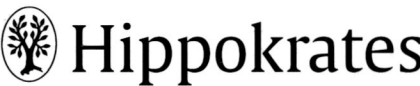 Hippokrates

Die Deutsche Bibliothek – CIP-Einheitsaufnahme

Ein Titeldatensatz für diese Publikation ist bei
Der Deutschen Bibliothek erhältlich

ausgesondert
Universitätsbibliothek Paderborn

Anschriften der Verfasser:

em Prof. Dr. rer. nat. Claus Leitzmann
Dörrenbergweg 24
35321 Laubach

Dr. oec. troph. Petra Michel
Hauptstraße 97
61440 Oberursel

HD Dr. oec. troph. Andreas Hahn
Inst. für Lebensmittelwissenschaft
des Zentrums für Angewandte Chemie
Wunstorfer Str. 14
30453 Hannover

Dr. oec. troph. Claudia Müller
Im Boden 6
65205 Wiesbaden

Dr. oec. troph. Ute Brehme
Inst. f. Arbeits- und Sozialmedizin
Wilhelmstr. 27
72074 Tübingen

Prof. Dr. med. Heinrich Laube
Universitätsklinik Gießen
Zentrum für Innere Medizin
Rodthohl 6
35392 Gießen

Wichtiger Hinweis

Wie jede Wissenschaft ist die Medizin ständigen Entwicklungen unterworfen. Forschung und klinische Erfahrung erweitern unsere Erkenntnisse, insbesondere was Behandlung und medikamentöse Therapie anbelangt. Soweit in diesem Werk eine Dosierung oder Applikation erwähnt wird, darf der Leser zwar darauf vertrauen, dass Autoren, Herausgeber und Verlag große Sorgfalt darauf verwandt haben, dass diese Angabe dem Wissensstand bei Fertigstellung des Werkes entspricht. Für Angaben über Dosierungsanweisungen und Applikationsformen kann vom Verlag jedoch keine Gewähr übernommen werden.
Jede Dosierung oder Applikation erfolgt auf eigene Gefahr des Benutzers. Autoren und Verlag appellieren an jeden Benutzer, ihm etwa auffallende Ungenauigkeiten dem Verlag mitzuteilen.

ISBN 3-7773-1141-3

© Hippokrates Verlag GmbH, Stuttgart 2001

Unsere Homepage: http://www.hippokrates.de

Das Werk, einschließlich aller seiner Teile, ist urheberrechtlich geschützt. Jeder Verwertung außerhalb der engen Grenzen des Urheberrechtsgesetzes ist ohne Zustimmung des Verlages unzulässig und strafbar. Das gilt insbesondere für Vervielfältigungen, Übersetzungen, Mikroverfilmungen und die Einspeicherung und Verarbeitung in elektronischen Systemen.

Titelfoto: Stockfood, München
Printed in Germany 2001
Satz: Fotosatz Sauter GmbH, Donzdorf
Druck: Rondo Druck, Ebersbach

Inhaltsverzeichnis

Ernährungsabhängige Krankheiten ▬▬▬▬

Motivation und Hinweise
zur Ernährungsumstellung

Geleitwort

Die Aufgaben, Ziele und Pflichten der Medizin umfassen folgende Aspekte: Gesundheit fördern, Krankheiten vorbeugen, Schmerzen und Leiden vermeiden oder lindern, einem vorzeitigen Tod vorbeugen, Körper- und Organfunktionen erhalten bzw. bei Beeinträchtigung verbessern sowie Patienten und Gesunde über Schutz vor Gesundheitsschäden informieren. Ohne gebührende Beachtung ernährungswissenschaftlicher und ernährungsmedizinischer Erkenntnisse können diese Forderungen nicht erfüllt werden.

Die Fortschritte in der Medizin haben zusammen mit den allen Bevölkerungsschichten zugänglichen Lebensmitteln seit Jahrzehnten die Lebenserwartung in den hoch industrialisierten Ländern ansteigen lassen. Die früher in der Jugend und im mittleren Lebensalter als Erkrankungs- und Todesursache so gefürchteten Infektionskrankheiten haben aufgrund gezielter Vorbeugung und Therapie ihre Bedeutung weitgehend verloren. Die heute häufigsten Erkrankungen manifestieren sich überwiegend ab dem 6. Lebensjahrzehnt, einer Lebensphase, die sich in Zukunft aufgrund der genannten Fortschritte mit einiger Wahrscheinlichkeit weiter verlängern wird. Die Prävalenz der chronisch degenerativen Erkrankungen wird folglich in den nächsten Jahrzehnten weiter ansteigen.

Die Morbiditäts- und Mortalitätsstatistiken werden heute angeführt von durch Arteriosklerose verursachten Herz-Kreislauf-Erkrankungen, Diabetes mellitus Typ 2 mit seinen Spätkomplikationen, Hypertonie und Folgekrankheiten sowie malignen Tumoren. Rund 75 % der Bevölkerung versterben an diesen Erkrankungen. Daneben sind u. a. degenerative Skelett- und Gelenkerkrankungen (Arthrose und Osteoporose) sowie degenerative Augenerkrankungen (Katarakt und senile Makuladegeneration) für die Morbidität im höheren Lebensalter von Bedeutung. All diese Erkrankungen durchlaufen, bevor klinische Probleme auftreten, lange beschwerdefreie Stadien, in denen sie sich bei gegebener genetischer Disposition unter der Einwirkung bestimmter Umweltfaktoren entwickeln.

Eine Vielzahl epidemiologischer und klinisch experimenteller Untersuchungen hat eindeutig gezeigt, dass die Fehlernährung ein wichtiger, bei einem Großteil der genannten Erkrankungen sogar der entscheidende auslösende Faktor ist. Einer über dem Bedarf liegenden Energiezufuhr mit resultierender Adipositas kommt hierbei eine zentrale Bedeutung zu. Übergewicht ist aber nicht nur ein Problem des höheren Lebensalters, sondern findet sich heute in zunehmendem Maße schon bei Kindern und Jugendlichen. Nach Schätzungen ist derzeit in Westeuropa jedes 8. Kind zu dick und jedes 10. liegt um mehr als 30 % über seinem Sollgewicht. Früh werden dadurch die pathophysiologischen Mechanismen, die letztlich Cholesterin-, Glukose- und Harnsäurestoffwechselstörungen sowie Hypertonie zur Folge haben, in Gang gesetzt.

Wollen wir den eingangs genannten Aufgaben gerecht werden, so müssen wir die Bevölkerung so gut wie möglich über die Bedeutung der Ernährung für die Gesunderhaltung informieren und dazu motivieren, Empfehlungen zu beachten. Dies wird nur möglich sein, wenn bereits in der Schule eine gut fundierte Gesundheitserziehung einsetzt. Dringend erforderlich ist weiterhin eine bessere Ausbildung der Medizinstudenten in Ernährungsmedizin, damit sie zusammen mit nicht-ärztlichen Fachberufen wie Ernährungswissenschaftlern und Diätassistenten kompetente Ansprechpartner sowohl für Fragen der Ernährungsprophylaxe als auch Ernährungstherapie werden. Die Bevölkerung, deren Interesse an Fragen der Ernährung zunehmend größer wird, muss in diesen Berufsgruppen professionelle Berater finden. Hierzu müssen auch durch die Gesundheitspolitik bessere organisatorische Voraussetzungen geschaffen werden.

Ernährungswissenschaft und Ernährungsmedizin überlappen sich in weiten Bereichen. Beide sind sehr komplexe Fächer und reichen über Fragen der Biochemie und Lebensmittelkunde sowie der Psychologie bis hin zur Pathologie und Klinik ernährungsabhängiger Erkrankungen. Die Ausbildung von Studenten und von im Gesundheitswesen tätigen Personen bedarf folglich auch eines breit gefächerten Angebotes an Lehrbüchern mit unterschiedlichen Schwerpunkten und, je nach Zielgruppe, mehr wissenschaftlicher oder praktischer Ausrichtung.

Das vorliegende Buch deckt einen großen Bereich in diesem breiten Spektrum ab. Den Autoren ist es gelungen, wissenschaftliche Erkenntnisse mit praktischen Erfahrungen in einer verständlichen Sprache für die Zielgruppen zu verbinden. Ich wünsche dem Buch eine seiner fundamentalen Bedeutung entsprechende weite Verbreitung.

Prof. Dr. med. Heinrich Kasper, Würzburg

Vorwort

Eine Grundvoraussetzung für die menschliche Existenz und für die Gesundheit ist eine quantitativ und qualitativ angemessene Ernährung. Während in den Jahren nach den Weltkriegen die Ernährung unzureichend war und derzeit in sog. Entwicklungsländern immer noch ist, steht die Bevölkerung der wohlhabenden Industrieländer derzeit vor dem Problem der richtigen Lebensmittelauswahl bei einem unüberschaubaren Angebot auf dem Nahrungsmittelmarkt. In den Nachkriegsjahren wurden vor allem kohlenhydratreiche Lebensmittel verzehrt. Dies änderte sich jedoch mit zunehmendem Wohlstand: Der Fettverzehr nahm zulasten der Kohlenhydrataufnahme zu, so dass unsere heutige Ernährung zu energie- und fettreich ist, bei gleichzeitig zu hoher Proteinzufuhr und zu geringer Aufnahme an Ballaststoffen sowie einigen Mineralstoffen und Vitaminen.

Neben vielen anderen Faktoren gilt die westliche Ernährungsweise als Ursache ernährungsabhängiger Erkrankungen. Krankheiten sind ernährungsabhängig, wenn ein bestimmtes Ernährungsverhalten eine Ursache bzw. ein Risikofaktor ist oder Ernährungsmaßnahmen in der Prävention die Entstehung oder in der Therapie den Verlauf der Krankheit positiv beeinflussen. Das Ausmaß der Ernährungsabhängigkeit ist teilweise nur schwer erfassbar. Während z. B. ein Vitaminmangel allein durch Fehlernährung verursacht werden kann, sind andere Erkrankungen wie die des Herz-Kreislauf-Systems in der Regel multifaktoriell bedingt.

In Deutschland und anderen Industrieländern sind ernährungsabhängige Krankheiten weit verbreitet und tragen wesentlich zur Morbidität und Mortalität der Bevölkerung bei. So sind in Deutschland etwa 3,7 Mio. Menschen übergewichtig und fast 5 Mio. leiden an Diabetes mellitus. Die häufigste Todesursache in Deutschland sind Herz-Kreislauf-Erkrankungen, an denen 1997 nahezu jeder Zweite starb; auf Krebsleiden sind über 24 % der Todesfälle zurückzuführen.

Ernährungsabhängige Erkrankungen vermindern die Lebensqualität und verursachen zudem erhebliche Kosten im Gesundheitswesen. In einer im Auftrag des Bundesministeriums für Gesundheit erstellten Studie wurden Kosten von 107 Mrd. DM im Jahr 1990 ermittelt.

Heute werden diese Kosten auf über 120 Mrd. DM geschätzt, was über einem Drittel aller Kosten im Gesundheitswesen entspricht. Den größten Anteil daran haben Herz-Kreislauf-Erkrankungen, gefolgt von Zahnkaries und Tumoren.

Im Hinblick auf die volkswirtschaftliche Belastung dürfen allerdings nicht nur die direkten Kosten, die durch Diagnostik, Behandlung und Rehabilitation entstehen, betrachtet werden, sondern auch die indirekten Kosten, die sich durch Arbeitsausfall, Invalidität und vorzeitigen Tod ergeben. Bei vielen Erkrankungen, z. B. bei bösartigen Neubildungen und Lebererkrankungen, überwiegen diese indirekten Kosten bei weitem. Im Jahr 1994 beliefen sie sich auf insgesamt 260 Mrd. DM.

Selbstverständlich dürfen ernährungsabhängige Krankheiten nicht nur unter dem finanziellen Aspekt betrachtet werden. Bedeutsam ist vor allem die Vermeidung von physischem und psychischem Leid der Menschen und damit einhergehend die Erhaltung bzw. Steigerung von Lebensqualität. Hierzu können Ernährungsmaßnahmen sowohl in der Prävention als auch in der Therapie von Erkrankungen ganz wesentlich beitragen.

Vorrangiges Ziel muss die Prävention von Krankheiten sein. Neben der Erhaltung der Gesundheit und der Krankheitsvorbeugung ist die Förderung des Gesundheitsbewusstseins der Bevölkerung durch Aufklärung und Beratung ein weiteres Ziel. Im Gegensatz zu anderen Risikofaktoren ernährungsabhängiger Krankheiten wie der erblichen Disposition ist die Ernährung durch präventive Maßnahmen beeinflussbar.

Dieses Buch soll einerseits dazu beitragen, den derzeit negativen Entwicklungen im Gesundheitswesen zu begegnen und andererseits die vielseitigen Möglichkeiten zur Prävention und Therapie von ernährungsabhängigen Krankheiten zu nutzen. Dieses Buch besteht aus fünf Abschnitten. Zunächst werden die physiologischen Grundlagen der Ernährung (Hauptnährstoffe, Vitamine, Mineralstoffe, weitere Nahrungsinhaltsstoffe) kurz dargestellt. Da die Ernährung zielgruppenorientiert konzipiert sein muss, wird in einem weiteren Abschnitt auf die Ernährung verschiedener Bevölkerungsgruppen näher eingegangen. Um den häufigen Fragen nach detaillierten Informationen und

Einschätzungen alternativer Ernährungsformen gerecht zu werden, ist diesem Thema ein eigener Abschnitt gewidmet. Es folgt in einem weiteren Teil die Beschreibung wichtiger ernährungsabhängiger Krankheiten. In diesen Kapiteln wurde großer Wert darauf gelegt, den aktuellen Wissensstand darzustellen. Bei den Therapiemöglichkeiten lassen sich in den letzten Jahren erfreuliche Fortschritte feststellen. In manchen Bereichen besteht aber noch erheblicher Forschungsbedarf. Im Text wurden aktuelle, in der Literatur diskutierte Hypothesen deutlich von dem derzeit als gesichert geltenden Wissen abgegrenzt.

Das vorliegende Buch ist als Nachschlagewerk konzipiert. Die einzelnen Kapitel sind weitgehend einheitlich gestaltet und mit Querverweisen versehen. Die zahlreichen Literaturangaben eröffnen die Möglichkeit, die zitierten Veröffentlichungen im Original nachzulesen.

Dieses Buch richtet sich an niedergelassene Ärzte und alle im Gesundheitswesen tätigen Personen sowie Studierende der Medizin und Ernährungswissenschaft. Es ist ebenso für Mittlerpersonen in der Ernährungsberatung und Gesundheitsförderung sowie interessierte Laien und Patienten geeignet, da neben den theoretischen Erkenntnissen auch praktische Handlungsvorschläge gegeben werden.

Es ist der Wunsch der Autoren, dass dieses Buch zum Verständnis sowie zur Prävention und Therapie ernährungsabhängiger Krankheiten beiträgt. Da gerade dem niedergelassenen Arzt in diesem Bereich zunehmend ein Betätigungsgebiet zukommt, sehen wir eine große Chance der Umsetzung unseres Anliegens.

Gießen, Hannover, Tübingen
im Oktober 2000

Die Autoren

Physiologische
Grundlagen
der Ernährung

❶ Allgemeine Aspekte

Mit der Nahrung werden dem Körper lebensnotwendige Nährstoffe und weitere gesundheitsfördernde Inhaltsstoffe zugeführt. Sie dienen dazu, natürliche Substanzverluste auszugleichen und die Struktur des Körpers aufrechtzuerhalten. Gleichzeitig liefern diese Nährstoffe Energie für Wachstum und alle Körperfunktionen. Lange Zeit wurde nicht berücksichtigt, dass durch den Gehalt an gesundheitsfördernden Substanzen die Ernährung auch zur Prävention verschiedener Erkrankungen beitragen kann.

Die **Zusammensetzung des Körpers** lässt sich durch die Art der Ernährung nur teilweise beeinflussen. So führt beispielsweise eine fettreiche Kost zu vermehrter Fettmasse, eine proteinreiche Kost aber nicht zu einer Zunahme an Muskelmasse. Die Körperzusammensetzung des Menschen kann anhand verschiedener Modellvorstellungen, sog. Kompartimentmodelle, beschrieben werden (❍ *1.1*).

Nach dem Zwei-Kompartiment-Modell setzt sich das Körpergewicht aus Fett und fettfreier Masse (FFM = fat-free mass) zusammen. Die FFM wird in der Praxis häufig mit der mageren bzw. fettarmen Körpermasse (LBM = lean body mass) synonym verwendet. Die LBM errechnet sich aus der Differenz zwischen dem Körpergewicht und dem Fettgewebe. Sie ist nicht mit der FFM identisch, da auch die Zellen der stoffwechselaktiven Körpermasse einen geringen Fettgehalt, z.B. in den Zellmembranen, aufweisen. Der Unterschied zwischen FFM und LBM ist in der Regel aber sehr gering und in der Praxis vernachlässigbar.

Das Drei-Kompartiment-Modell unterscheidet zwischen Fett, Körperzellmasse (BCM = body cell mass) und Extrazellulärmasse (ECM). Nach dem Vier-Kompartiment-Modell besteht der Körper aus Fett, Wasser, Protein und Knochenmineralien bzw. nach morphologischen Gesichtspunkten aus Fett, Skelett, Muskulatur und übrigem Gewebe (Elmadfa u. Leitzmann 1998, S. 20f.).

Generell unterscheidet sich die Körperzusammensetzung geschlechts- und altersspezifisch.

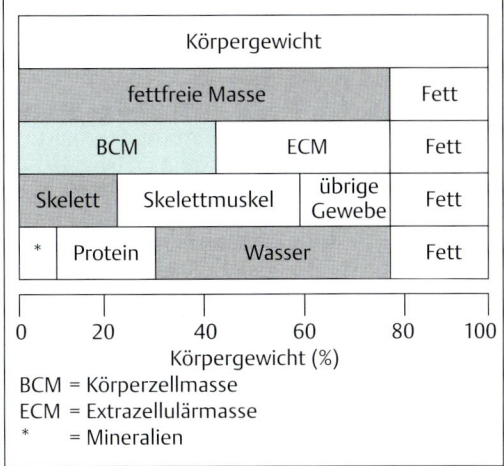

❍ 1.1: Kompartimentmodelle zur Körperzusammensetzung des Menschen (Müller 1998, S. 55)

So weisen Frauen einen geringeren Wasseranteil und einen höheren Fettanteil auf als Männer. Mit zunehmendem Alter nimmt der Fettgehalt bei beiden Geschlechtern zu, der Wassergehalt hingegen ab (*Tab. 1.1*). Ein Verlust an Körperwasser von mehr als 20% führt zum Tod.

Tab. 1.1: Veränderungen der Körperzusammensetzung mit dem Alter (Leitzmann u. Hahn 1995, S. 3)

Alter (Jahre)	Gesamtkörperwasser		Gesamtkörperfett	
	in % der Körpermasse			
	m	w	m	w
1		60		29
12		63		25
18		61		18
25	65	64	15	28
45	59	51	20	30
65	53	47	28	36

❷ Nährstoffbedarf und Empfehlungen zur Nährstoffzufuhr

Dem Körper müssen mit der Nahrung alle lebensnotwendigen Nährstoffe zugeführt werden. Die Frage, in welcher Menge der Körper essentielle Substanzen zur Aufrechterhaltung aller Körperfunktionen benötigt, ist nach wie vor nicht für alle Nährstoffe genau zu beantworten. Der **Nährstoffbedarf** ist experimentell schwer bestimmbar und individuell sehr unterschiedlich, da er sich aus verschiedenen Komponenten zusammensetzt, die wiederum von zahlreichen Faktoren beeinflusst werden (❏ 2.1).

Auch bei einzelnen Personen kann der Nährstoffbedarf stark schwanken, z. B. bei einer Erkrankung, Stress oder unterschiedlich schwerer Arbeit. Trotz dieser Problematik wird versucht, der Bevölkerung eine Orientierung zu geben, wie hoch die Nährstoffzufuhr sein sollte. Empfehlungen werden von verschiedenen nationalen und internationalen wissenschaftlichen Gremien ausgesprochen. In Deutschland gelten die **Referenzwerte für die Nährstoffzufuhr** der Deutschen Gesellschaft für Ernährung, der Österreichischen Gesellschaft für Ernährung, der Schweizerischen Gesellschaft für Ernährungsforschung und der Schweizerischen Vereinigung für Ernährung (DGE u. a. 2000). Sie richten sich an eine definierte Bevölkerungsgruppe. Für einzelne Personen sind sie nur als Orientierung zu verstehen.

fähigkeit gewährleisten (DGE u. a. 2000, S. 7). Zu beachten ist dabei, dass die Empfehlungen für die **Nährstoffzufuhr** nicht mit dem **Nährstoffbedarf** gleichzusetzen sind. Die Empfehlungen für die Nährstoffzufuhr liegen deutlich höher als der Nährstoffbedarf, der innerhalb einer Bevölkerungsgruppe normalverteilt ist. Bei der Empfehlung des durchschnittlichen Bedarfs ergäbe sich deshalb nur für die Hälfte aller Personen eine ausreichende Nährstoffversorgung. Damit theoretisch nahezu alle Personen (97,5 %) ausreichend versorgt sind, werden die Empfehlungen für die Nährstoffzufuhr höher angesetzt (❏ 2.2).

Statistisch gesehen entspricht die Empfehlung dem Durchschnittsbedarf plus der zweifachen Standardabweichung, die etwa 20 % des durchschnittlichen Bedarfs ausmacht. Die empfohlene Nährstoffzufuhr liegt also mindestens bei 120 % des Durchschnittswertes. Zusätzlich ist in den Empfehlungen ein Sicherheitszuschlag enthalten, der Unsicherheiten bei der Bedarfsbestimmung abdeckt. Dieses Konzept gilt für Protein, essentielle Fettsäuren, verschiedene Mineralstoffe und Vitamine. Deshalb bedeutet eine Nährstoffzufuhr, die unterhalb der Empfehlungen liegt, nicht zwangsläufig eine unzureichende Bedarfsdeckung; außerdem verfügt der Organismus teilweise über erhebliche Reservekapazitäten für die einzelnen Nährstoffe. Obwohl die Empfehlungen pro Tag gegeben werden, ist es ausreichend, einen Ausgleich über einen längeren Zeitraum – etwa von einer Woche – anzustreben.

Bei den Empfehlungen für die Nahrungsenergiezufuhr wird der durchschnittliche Bedarf der

Geschlecht	Alter
Körpergröße	Körpergewicht
Körperliche Aktivität	Stress
Physiologischer Status	Gesundheitsstatus
Ernährungsgewohnheiten	Aufnahme von Fremdstoffen oder Pharmaka

❏ 2.1: Bestimmungsfaktoren des Nährstoffbedarfs (Leitzmann u. Hahn 1996, S. 53)

Die Empfehlungen beinhalten Nährstoffangaben, von denen angenommen wird, dass sie nahezu alle Personen einer Gruppe vor ernährungsabhängigen Gesundheitsschäden schützen und die Voraussetzung für volle Leistungs-

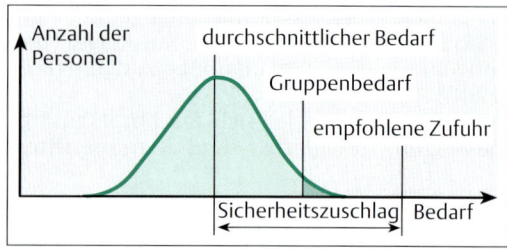

❏ 2.2: Normalverteilung des Nährstoffbedarfs und Empfehlungen für die Nährstoffzufuhr

jeweiligen Bevölkerungsgruppe als Richtwert – also ohne Sicherheitszuschlag – gewählt. Dies bedeutet zwar, dass die Empfehlungen für die Hälfte der Personen zu niedrig sind, was aber vor dem Hintergrund der ohnehin zu hohen Nahrungsenergieaufnahme in den westlichen Industrieländern durchaus gerechtfertigt ist. Eine Kontrolle der Bedarfsdeckung des Einzelnen ist zudem durch regelmäßige Kontrolle des Körpergewichts unproblematisch.

Für einige Nährstoffe konnte der Bedarf des Menschen bisher noch nicht exakt ermittelt werden. Aus diesem Grund wurden **Schätzwerte** auf der Basis experimenteller Untersuchungen (z.B. für Vitamin E und K, β-Carotin, Biotin, Pantothensäure und einige Spurenelemente) festgelegt. Obwohl diese Werte noch nicht ausreichend abgesichert sind, geben sie dennoch Hinweise auf eine angemessene und gesundheitlich unbedenkliche Zufuhr. Der **Richtwert**, der beispielsweise für Fett, Cholesterin, Ballaststoffe oder Fluorid angegeben wird, dient der Orientierung, wenn eine Regelung der Zufuhr innerhalb eines bestimmten Mengenbereichs aus gesundheitlichen Gründen notwendig ist. Ballaststoffe gelten nicht als essentiell im ursprünglichen Sinne dieses Begriffes.

Danach werden nur die Stoffe als essentiell eingestuft, deren Fehlen zu definierten Mangelerscheinungen führt, die sich durch Zugabe des entsprechenden Stoffes zur Nahrung wieder beheben lassen. Aus heutiger Sicht ist diese Definition zu eng gefasst, da eine ausreichende Zufuhr an z.B. Ballaststoffen das Risiko für bestimmte Erkrankungen reduziert. Eine Empfehlung ist daher sinnvoll.

Die Empfehlungen zur Nährstoffzufuhr der einzelnen Länder bzw. Gremien sind teilweise recht unterschiedlich, da verschiedene Zielsetzungen, Kriterien zur Bedarfsdeckung und auch praktische und politische Aspekte in die Empfehlungen mit einbezogen werden. Für die USA und Kanada wurden 1997 neue Empfehlungen veröffentlicht. Darin ersetzen und erweitern für einige Vitamine und Mineralstoffe die Dietary Reference Intakes (DRI) die ursprünglichen Recommended Dietary Allowances (RDA), die bereits seit 1941 immer wieder aktualisiert wurden. Zielsetzung im Sinne des erweiterten Begriffs »Ernährung« ist es, nicht mehr ausschließlich einem Mangel vorzubeugen, sondern Möglichkeiten zur Prävention von Krankheiten zu berücksichtigen (Food and Nutrition Board of the Institute of Medicine 1997).

3 Wasser

Der Körper eines Erwachsenen besteht zu 60–70 % aus Wasser. Die einzelnen Gewebe und Organe enthalten unterschiedlich hohe Konzentrationen, z. B. der Muskel 77 % und das Fettgewebe 10–15 %. Außerdem ist der Wassergehalt eines Menschen abhängig vom Alter, Körpergewicht und Geschlecht. Etwa drei Viertel des Wassers befinden sich im Intrazellulärraum. Der Rest zirkuliert im Extrazellulärraum als interstitielle Flüssigkeit oder Blutbestandteil.

▶ **Funktionen**: Aufgrund seiner physikalisch-chemischen Eigenschaften hat Wasser verschiedene Funktionen im Organismus, z. B. als Strukturbestandteil von Makromolekülen wie Proteinen und Polysacchariden. Bedingt durch seinen dipolaren Charakter ist es ein ideales Lösungs- und Transportmittel für polare und ionisierte Verbindungen. Zudem dient es als Substrat enzymatischer Reaktionen bzw. ist deren Endprodukt und schützt den Körper sowohl vor dem Absinken der Körpertemperatur als auch vor Überhitzung. Wasser ist auch für den Säure-Basen- und Elektrolythaushalt wichtig, da jeder Transport von osmotisch aktiven Elektrolyten mit einer Wasserbewegung verbunden ist.

▶ **Zufuhr und Ausscheidung**: Der Organismus ist bestrebt, die **Wasserbilanz** auszugleichen, d. h., er passt die Ausscheidung der Flüssigkeitszufuhr an. Erwachsene sollten täglich etwa 2,5 l Flüssigkeit aufnehmen. Der Wasserbedarf ist abhängig von Körpergewicht, Ernährung, Klima, Flüssigkeitsverlusten usw. und nimmt bezogen auf das Körpergewicht mit dem Alter ab. Die **zugeführte Flüssigkeitsmenge** beinhaltet die Flüssigkeit aus Getränken und Nahrungsmitteln sowie das Oxidationswasser, das bei der Oxidation der Hauptnährstoffe in den Mitochondrien entsteht (*Tab. 3.1*). Bezogen auf 100 g liefern Fette 107 ml, Kohlenhydrate 55 ml und Proteine 41 ml Wasser.

Die **Wasserausscheidung** erfolgt über Nieren, Lunge, Haut und Darm. Menge und Weg der Ausscheidung werden von der körperlichen Aktivität, der Nahrung sowie der Körper- und Außentemperatur beeinflusst. Die Höhe der Wasserabgabe über die Niere ist abhängig von der Menge harnpflichtiger Substanzen wie Stoffwechselendprodukten (z. B. Harnstoff), Fremdstoffen (z. B. Pharmaka) und anorganischen Stoffen (z. B. Natriumchlorid oder Kalium). Die Wasserausscheidung wird auch wesentlich von der Zusammensetzung der Nahrung beeinflusst, z. B. wird sie durch eine protein- oder kochsalzreiche Ernährung erhöht.

In den Darm werden täglich etwa 5–10 l Verdauungssekrete abgegeben. Der überwiegende Teil wird unter physiologischen Bedingungen reabsorbiert, so dass über die Fäzes nur etwa 100–150 ml/d zur Ausscheidung gelangen. Bei Durchfall werden wesentlich größere Mengen an Wasser ausgeschieden. Über die Haut wird Wasser als Wasserdampf und als Schweiß abgegeben. Verbrennungen sowie starkes Schwitzen können zu erheblichen Verlusten führen. Aus der Lunge wird Wasser in Form von Wasserdampf mit der Atemluft ausgeschieden; die Menge ist abhängig von der Ventilationsgröße der Lunge, dem Wasserdampf- und Sauerstoffdruck sowie der Temperatur der Umgebungsluft.

▶ **Regulation des Wasserhaushaltes**: Die Regulation des Wasserhaushaltes findet sowohl intrazellulär durch Elektrolytverschiebungen und osmotische Vorgänge als auch extrazellulär durch Hormone statt. Für die beteiligten hormonellen Systeme stellt die Niere das Zielorgan dar (⊡ *3.1*). Das **antidiuretische Hormon (ADH)**, das bei einer Erhöhung der Plasmaosmolarität bzw. einer Abnahme des Extrazellulärvolumens (Hypovolämie) aus dem Hypothalamus freigesetzt wird, führt in den distalen Nierentubuli und Sammelrohren zu einer vermehrten Wasserre-

Tab. 3.1: Wasserbilanz eines Erwachsenen (Löffler u. Petrides 1998, S. 680)

Zufuhr	ml/d	Ausscheidung	ml/d
Getränke	1200	Nieren	1400
Nahrungsmittel	900	Lunge und Haut	900
Oxidationswasser	300	Darm	100
Gesamt	2400	Gesamt	2400

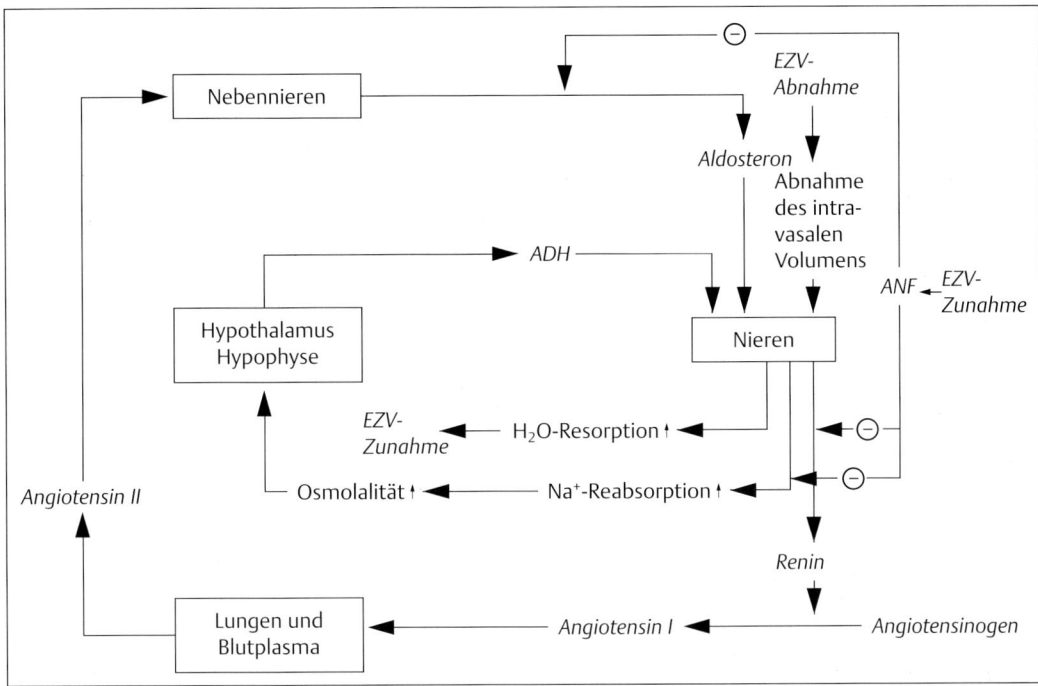

◉ 3.1: Regulation des Extrazellulärvolumens (EZV) durch das antidiuretische Hormon (ADH), das Renin-Angio-tensin-Aldosteron-System und den atrialen natriuretischen Faktor (ANF) (nach Löffler u. Petrides 1998, S. 682)

absorption (Antidiurese). Dadurch nimmt das Blutvolumen zu und hemmt durch die Dehnung des linken Herzvorhofs die ADH-Freisetzung. Auch Alkohol hemmt die ADH-Freisetzung, während andere Faktoren wie Stress, Schmerz, Nikotin oder Narkotika die Sekretion fördern.

Bei einer Hypovolämie wird auch das **Renin-Angiotensin-System** aktiviert. Das in der Niere gebildete Enzym Renin bewirkt eine vermehr-te Bildung von Angiotensin, welches die Syn-these und Sekretion des Mineralkortikoids **Al-dosteron** fördert. Aldosteron erhöht die Rückre-sorption von Natrium in den Nierentubuli, wo-mit eine verstärkte Wasserretention einhergeht. Eine Zunahme des Extrazellulärvolumens (Hy-pervolämie) bewirkt eine Freisetzung des in den Vorhöfen des Herzens gebildeten **atrialen natriuretischen Faktors (ANF, Auriculin)**. In den Nieren wirkt er antagonistisch zu Aldoste-ron und ADH. Zudem führt ANF zu einer erhöh-ten renalen Wasser- und Natriumausscheidung. Störungen des Wasser- und Elektrolythaushaltes können erhebliche Beeinträchtigungen der Stoffwechselfunktionen zur Folge haben, wie die

Hyper- oder Hypohydratation. Bei beiden For-men kann die Plasmaosmolarität isoton, hyper-ton oder hypoton sein. Bei der Hyperhydratation kommt es zu einer verstärkten Wassereinlage-rung mit Zunahme des Extrazellulärvolumens. Bei der Hypohydratation (Dehydratation) geht ein Flüssigkeitsmangel mit einer Abnahme des Extrazellulärvolumens einher.

Bei einem Wasserverlust von mehr als 0,5 % des Körpergewichtes entsteht **Durst**, ein subjektives Gefühl, das ein Bedürfnis des Körpers nach Flüs-sigkeit ausdrückt. Durst wird durch Signale aus zellulären und extrazellulären Kompartimenten ausgelöst und kann z. B. durch Histamin, Seroto-nin oder Katecholamine stimuliert werden, während Antropine und Propanol den Durst unterdrücken. Klinisch gesehen kann zwischen symptomatischem Durst, der durch einen Ver-lust an Körperwasser und Elektrolyten entsteht, pathologischem Durst bei Patienten[1], die ausrei-chend mit Wasser versorgt sind, oder Hypodip-sie, bei der der Durst beeinträchtigt und die Kapazität der Nieren zur Wasserretention über-schritten ist, unterschieden werden.

---

[1] Die im gesamten Text verwendete männliche Form steht stellvertretend für die weibliche und männliche Form.

▣ Nahrungsenergie

Der menschliche Organismus benötigt Energie für die Synthese und Erneuerung körpereigener Substanzen, die mechanische Arbeit sowie die Aufrechterhaltung der Körpertemperatur und der chemischen und osmotischen Gradienten. Im Gegensatz zu den Pflanzen, die ihren Energiebedarf über die Sonnenenergie decken können, muss der Mensch organische Substanzen aufnehmen, um daraus eine vom Körper verwertbare Energieform zu gewinnen. Dieser Vorgang wird als **Energietransformation** bzw. **Energiewechsel** (auch Energiestoffwechsel) bezeichnet. Die mit der Nahrung zugeführte Energie stammt aus Kohlenhydraten, Fetten und Proteinen sowie ggf. auch aus Alkohol. Die Nährstoffe werden im Körper schrittweise oxidiert, wobei Energie gewonnen wird. Ein großer Teil dieser Energie (etwa 60 %) wird in Wärme umgewandelt, die zur Aufrechterhaltung der Körpertemperatur beiträgt oder vom Körper nicht genutzt wird. Die restliche Energie wird in Form von **Adenosintriphosphat (ATP)** gespeichert bzw. als Energiequelle zahlreichen Stoffwechselprozessen zur Verfügung gestellt (▣ *4.1*). Die in ATP gespeicherte Energie wird durch die hydrolytische Abspaltung der Phosphatreste frei.

▶ **Energiegehalt von Lebensmitteln**: Der Energiegehalt der Nahrung wird in einer Kalorimeterbombe als die bei der vollständigen Verbrennung der Nährstoffe unter Sauerstoffzufuhr freiwerdende Wärme gemessen. Als Maßeinheit wird die Kalorie (cal) verwendet. Die aus dem internationalen System abgeleitete Einheit Joule (J) – 1 kcal entspricht 4,186 kJ – hat sich bisher nicht durchsetzen können, sie wird nur selten verwendet. Die gebildete Wärme wird auch als **physikalischer Brennwert** bezeichnet. Für Kohlenhydrate beträgt er im Durchschnitt 4,1 kcal/g (17,3 kJ/g), für Fett 9,3 kcal/g (39,3 kJ/g) und für Protein 5,5 kcal/g (23,7 kJ/g). Für Fett und Kohlenhydrate entspricht er in etwa dem **physiologischen Brennwert**, da sie im Körper fast vollständig zu Kohlendioxid und Wasser abgebaut werden. Der physiologische Brennwert der Proteine liegt mit 4,1 kcal/g (17,2 kJ/g) deutlich niedriger als der physikali-

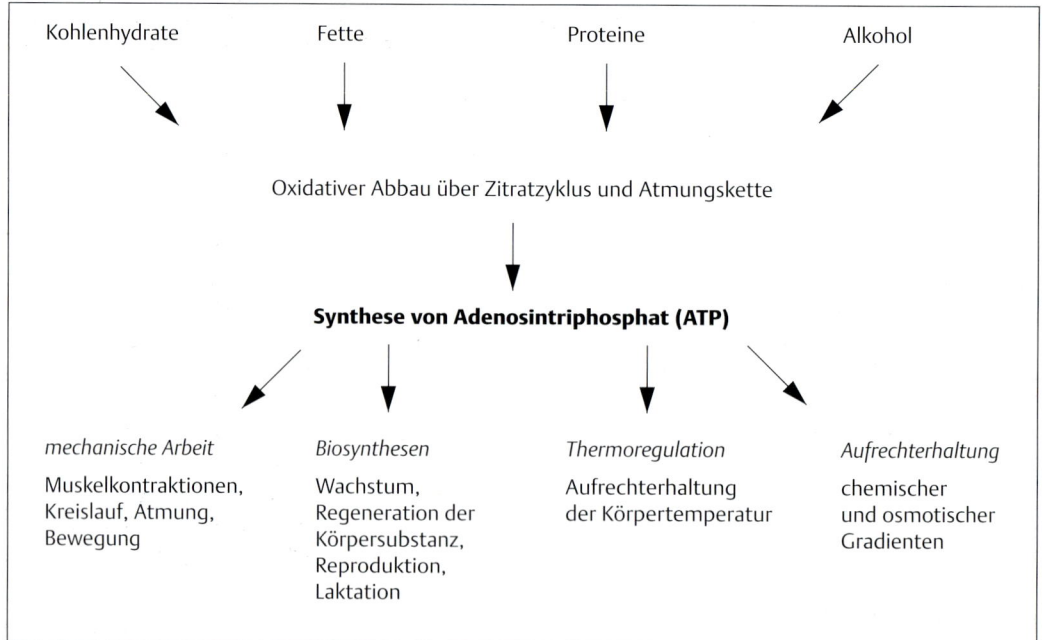

▣ 4.1: Stellung von Adenosintriphosphat (ATP) im Stoffwechsel (nach Leitzmann u. Hahn 1995, S. 11)

sche, da der Stickstoff aus den Proteinen in Form von Harnstoff, der im Gegensatz zu Kohlendioxid und Wasser noch Energie enthält, ausgeschieden wird.

▶ **Energiebedarf**: Der Energiebedarf des Körpers setzt sich aus Grundumsatz, Leistungsumsatz und nahrungsinduzierter Thermogenese zusammen. Als **Grundumsatz** wird die im Ruhezustand für die Grundfunktionen des Organismus wie Herz- und Atemfunktionen, Synthese von Körpersubstanz u. a. benötigte Energiemenge bezeichnet. Er wird nach 12-14 Stunden Nahrungskarenz bei völliger Ruhe und konstanter Umgebungstemperatur gemessen und beträgt etwa 1 kcal (4,18 kJ) pro Stunde und kg Körpergewicht. Der Grundumsatz ist von verschiedenen Faktoren wie Alter, Geschlecht, Körperoberfläche und physiologischem Status abhängig. Beispielsweise liegt er bei Frauen aufgrund des höheren Fettanteils etwa 10 % niedriger als bei Männern.

Der **Leistungsumsatz** umfasst die Energiemenge, die für über den Grundumsatz hinausgehende Tätigkeiten benötigt wird. Hierzu zählt die Energiemenge, die für körperliche Aktivität, für Wachstum, Schwangerschaft und Stillen erforderlich ist. Der Energieumsatz beruht überwiegend auf dem Energieumsatz für körperliche Aktivitäten. Die körperliche Aktivität wird als physical activity level (= PAL) bezeichnet. Früher wurde dieser Wert absolut in MJ oder kcal ange-

geben, heute hat es sich international durchgesetzt, ihn als Mehrfaches des Grundumsatzes anzugeben. Unter üblichen Lebensbedingungen variiert der PAL-Wert zwischen 1,2 und 2,4 (*Tab. 4.1*). Der Vorteil dieses Vorgehens ist, dass durch den Bezug zum Grundumsatz weitere den Energiebedarf beeinflussende Faktoren (z. B. Körpergewicht, Alter und Geschlecht) mitberücksichtigt werden.

Die Nahrungsaufnahme führt durch Stimulation einer Vielzahl von Stoffwechselprozessen zu einer Steigerung des Energieumsatzes, die als **nahrungsinduzierte Thermogenese** oder auch als spezifisch-dynamische Wirkung der Nährstoffe bezeichnet wird. Der thermogene Effekt von Protein ist im Vergleich zu Fett und Kohlenhydraten höher und kann bei einer gemischten Kost 5-10 % des gesamten Energieumsatzes ausmachen.

▶ **Empfehlungen für die Zufuhr**: Der Energiebedarf ist eine individuelle Größe, die durch zahlreiche Faktoren beeinflusst wird. Der Bedarf an Nahrungsenergie wird von der DGE u. a. als Richtwert angegeben (*Tab. 4.2*). Die Zahlen beruhen erstmals auf Messungen mit doppelt stabil markiertem Wasser. Sie beziehen sich auf normalgewichtige Personen mit einer wünschenswerten körperlichen Aktivität. Zur Ermittlung wurde der Grundumsatz mit dem Wert der körperlichen Aktivität (PAL) multipliziert. Schwangeren und Stillenden wird eine zusätzliche Ener-

Tab. 4.1: Beispiele für den durchschnittlichen täglichen Energieumsatz bei unterschiedlichen Berufs- und Freizeittätigkeiten von Erwachsenen (nach DGE u. a. 2000, S. 27)

Arbeitsschwere und Freizeitverhalten	PAL[1]	Beispiele
Ausschließlich sitzende oder liegende Lebensweise	1,2	Alte gebrechliche Menschen
Ausschließlich sitzende Tätigkeit mit wenig oder keiner anstrengenden Freizeitaktivität	1,4–1,5	Büroangestellte, Feinmechaniker
Sitzende Tätigkeit, zeitweilig auch zusätzlicher Energieaufwand für gehende und stehende Tätigkeiten[2]	1,6–1,7	Laboranten, Kraftfahrer, Studierende, Fließbandarbeiter
Überwiegend gehende und stehende Arbeit[2]	1,8–1,9	Hausfrauen, Verkäufer, Kellner, Mechaniker, Handwerker
Körperlich anstrengende berufliche Arbeit[2]	2,0–2,4	Bauarbeiter, Landwirte, Waldarbeiter, Bergarbeiter, Leistungssportler

[1] PAL = physical activity level
[2] Für sportliche Betätigungen oder für anstrengende Freizeitaktivitäten (30–60 Minuten, 4–5-mal je Woche) können zusätzlich pro Tag 0,3 PAL-Einheiten zugelegt werden.

Tab. 4.2: Richtwerte für die durchschnittliche Zufuhr von Nahrungsenergie bei Personen mit einem BMI (Body Mass Index) im Normalbereich und mit entsprechender körperlicher Aktivität in kJ und kcal/kg Körpergewicht[1] (nach DGE u. a. 2000, S. 31)

Alter	MJ/d		kcal/d		Werte für mittlere körperliche Aktivität kJ/kg		Werte für mittlere körperliche Aktivität kcal/kg		Werte für geringe/starke körperliche Aktivität kcal/kg	
	m	w	m	w	m	w	m	w	m	w
Säuglinge[2]										
0– 3 Monate	2,0	1,9	500	450	390	380	94	91		
4–11 Monate	3,0	2,9	700	700	380	380	90	91		
Kinder[3]										
1– 3 Jahre	4,7	4,4	1100	1000	380	370	91	88	83/[5]	80/[5]
4– 6 Jahre	6,4	5,8	1500	1400	340	330	82	78	74/[5]	70/[5]
7– 9 Jahre	7,9	7,1	1900	1700	310	280	75	68	66/83	60/76
10–12 Jahre	9,4	8,5	2300	2000	270	230	64	55	56/71	49/62
13–14 Jahre	11,2	9,4	2700	2200	230	200	56	47	50/63	41/52
Jugendliche und Erwachsene[4]										
15–18 Jahre	13,0	10,5	3100	2500	195	180	46	43	39/60	36/55
19–24 Jahre	12,5	10,0	3000	2400	170	165	41	40	35/54	33/51
25–50 Jahre	12,0	9,5	2900	2300	165	165	39	39	34/52	33/50
51–65 Jahre	10,5	8,5	2500	2000	145	145	35	35	32/48	32/48
> 65 Jahre	9,5	7,5	2300	1800	140	135	34	33	30/46	30/46

[1] Unter Berücksichtigung der Referenzmaße für Körpergröße, Körpergewicht, Geschlecht und Alter
[2] 0–11 Monate: nicht gestillte Säuglinge, Mittelwerte der Altersgruppe (gestillte Säuglinge: 0–3 Monate: Jungen 368 kJ/kg (88 kcal/kg); Mädchen 356 kJ/kg (85 kcal/kg); 4–11 Monate: Jungen 347 kJ/kg (83 kcal/kg); Mädchen 351 kJ/kg (84 kcal/kg)
[3] 1–14 Jahre, Mittelwerte der Altersgruppen bei mäßiger körperlicher Aktivität; für geringe körperliche Aktivität wurden (entsprechend der zweifachen Standardabweichung) 12 % abgezogen, für starke körperliche Aktivität 12 % hinzugefügt
[4] Folgende PAL-Werte wurden verwendet: 1,75 für 15- bis 24-Jährige; 1,70 für 20- bis 50-Jährige; 1,60 für 51-Jährige und Ältere; für geringe/starke körperliche Aktivität 1,45 bzw. 2,20
[5] Messungen fehlen

gieaufnahme empfohlen. Die Richtwerte für die Energiezufuhr liegen höher als die 1995 von der DGE empfohlenen Schätzwerte, da die Erfassung des Energieumsatzes vollständiger ist.

▶ **Bedarfsdeckung**: Die Bewertung der Nahrungsenergiezufuhr erfolgt anhand der Empfehlungen der DGE u. a. (2000). Nach den Daten der VERA-Studie (Heseker u.a. 1994, S. 123 f.) beträgt die durchschnittliche tägliche Energiezufuhr bei Männern etwa 2800 kcal (11,7 MJ), bei Frauen etwa 2100 kcal (8,9 MJ). Mit zunehmendem Alter nimmt die Nahrungsenergiezufuhr bei Männern zwar signifikant ab, sie liegt jedoch bei den über 55-Jährigen immer noch über den Empfehlungen. Bei Frauen bleibt die Energiezufuhr bis zum 64. Lebensjahr weitgehend konstant, sinkt dann zwar ab, liegt aber dennoch bei den über 65-jährigen Frauen über den Empfehlungen. Da mit zunehmendem Alter die körperliche Aktivität abnimmt, ist die positive Energiebilanz Hauptursache von Übergewicht (s. Kap. 58, S. 219) besonders in der älteren Bevölkerung in Deutschland und anderen Industrieländern.
Anhand der Daten der VERA-Studie wird deutlich, dass die Relation der Hauptnährstoffe nicht der Empfehlung der DGE für eine ausgewogene

Ernährung entspricht (*Tab. 4.3*). Vor allem die Fettzufuhr liegt deutlich über der Empfehlung. Bedingt durch den im Durchschnitt geringeren Alkoholkonsum nehmen Frauen relativ mehr Energie mit Kohlenhydraten, Fetten und Proteinen auf als Männer. Auf die absolute Zufuhr dieser Nährstoffe wird in den Kap. 5–7 eingegangen.

Tab. 4.3: Anteile der Hauptnährstoffe (%) an der Nahrungsenergiezufuhr bei der deutschen Bevölkerung (Heseker u. a. 1992, S. 123) und nach den Empfehlungen der DGE u. a. (2000)

Nährstoffe	Zufuhr (%)		Empfehlungen der DGE (%)
	Männer	Frauen	
Protein	14,2	14,4	8–10
Fett	39,2	40,0	25–30
Kohlenhydrate	40,6	42,0	> 50
Alkohol	5,2	2,7	–

5 Kohlenhydrate

▶ **Biochemie**: Kohlenhydrate lassen sich in Mono-, Di-, Oligo- und Polysaccharide einteilen (*Tab. 5.1*). Bei den Oligosacchariden handelt es sich meist um Tri- oder Tetrasaccharide. Zu den Polysacchariden, die aus mehr als zehn Kohlenstoffbausteinen bestehen, zählen neben der Stärke Dextrine und Glykogen sowie Ballaststoffe. Aufgrund ihrer Aldehydgruppe, die sehr reaktionsfähig ist, können Kohlenhydrate über glykosidische Bindungen mit einer Vielzahl von Substanzen Verbindungen eingehen.

▶ **Verdauung und Absorption**: Kohlenhydrate werden nur als Monosaccharide absorbiert, so dass alle in der Nahrung enthaltenen Kohlenhydrate zu diesen abgebaut werden müssen. Die Verdauung der Kohlenhydrate beginnt im Mund mit dem im Speichel enthaltenen Enzym Ptyalin, einer α-Amylase. Sie ist in der Lage, Stärke zu Maltose, Maltotriose und Grenzdextrin zu spalten. Im Dünndarm kommt eine α-Amylase aus dem Pankreas hinzu. Die beim Stärkeabbau entstandenen Disaccharide und die Disaccharide aus der Nahrung werden durch Disaccharidasen (Saccharase, Laktase, α-Grenzdextrinase und verschiedene Formen der α-Glukosidase) in der Darmmukosa zu Monosacchariden gespalten. Die Endprodukte Glukose und Galaktose werden durch einen Co-Transport mit Natrium absorbiert. Andere Monosaccharide werden mittels erleichterter Diffusion in die Darmzellen aufgenommen.

▶ **Funktionen**: Kohlenhydrate haben verschiedene Aufgaben im Körper. Die wichtigste Funktion ist die Versorgung der Zellen mit Energie (◐ 5.1). Zudem werden sie zur Bildung von Bindegewebssubstanz sowie Zellmembranen benötigt und dienen als Ausgangssubstrat für die Synthese von Glykoproteinen (z.B. Enzymen, Hormonen, Transportproteinen und Blutgruppensubstanzen), Glykolipiden (Sphingolipiden, Glyzeroglykolipiden und Isoprenol-Glykolipiden) sowie nicht-essentiellen Aminosäuren. Kleine Mengen Glukose werden zur Bildung von Desoxyribonukleinsäuren und Nukleinsäuren gebraucht.

▶ **Stoffwechsel und Regulation**: Die Monosaccharide gelangen über das Portalblut zur Leber, wo sie in Glukose umgewandelt werden. Glukose ist somit das wichtigste Kohlenhydrat im Körper. Ein großer Teil der aufgenommenen Kohlenhydrate wird über Glykolyse, Zitratzyklus und Atmungskette abgebaut, um Energie zu gewinnen. Der Anteil an Glukose, der nicht zur Energiegewinnung verwendet wird, kann in der Leber und Muskulatur in Form von Glykogen gespeichert werden. Überschüssige Glukose dient zur Synthese von Triglyzeriden.
Die Zellen des peripheren und zentralen Nervensystems sowie des Nieren- und Knochenmarks, die Leukozyten und Erythrozyten können im Unterschied zu anderen Zellen ihre Energie nur aus Glukose gewinnen. Damit die Versorgung dieser Organe auf jeden Fall gewährleistet ist, wird der Blutglukosespiegel unter dem Einfluss verschiedener Hormone relativ konstant gehalten. Nach einer Mahlzeit wird das Hormon Insulin freigesetzt, das für die Glukoseaufnahme in die Zellen notwendig ist und gleichzeitig die glukoseverbrauchenden Stoffwechselwege fördert (s. Kap. 59, S. 235). Hierdurch sinkt der Blutglukosespiegel. Bei Hunger hingegen werden

Tab. 5.1: Einteilung der wichtigsten Kohlenhydrate

Monosaccharide	Disaccharide	Oligosaccharide	Polysaccharide
Glukose	Saccharose	Maltotriose	Stärke
Fruktose	Maltose	Raffinose	Glykogen
Galaktose	Laktose	Stachyose	Dextrine
Mannose	Isomaltose	Verbaskose	
Arabinose	Trehalose		
Ribose			
Xylose			

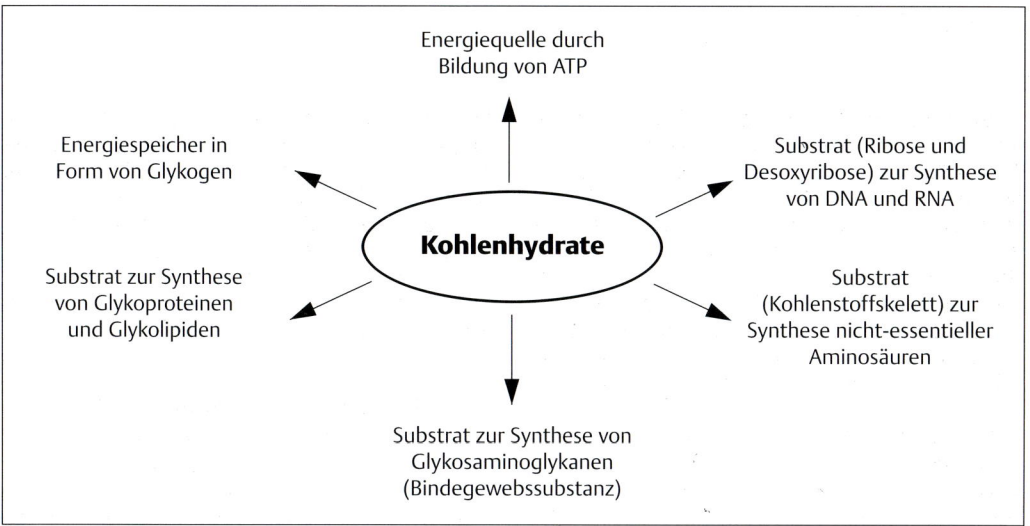

Energiequelle durch
Bildung von ATP

Energiespeicher in
Form von Glykogen

Substrat (Ribose und
Desoxyribose) zur Synthese
von DNA und RNA

Kohlenhydrate

Substrat zur Synthese
von Glykoproteinen
und Glykolipiden

Substrat
(Kohlenstoffskelett) zur
Synthese nicht-essentieller
Aminosäuren

Substrat zur Synthese von
Glykosaminoglykanen
(Bindegewebssubstanz)

5.1: Ernährungsphysiologische Bedeutung der Kohlenhydrate

Glukagon und Adrenalin ausgeschüttet, die einen Anstieg des Blutglukosespiegels bewirken.

▶ **Vorkommen**: Kohlenhydrate sind in allen pflanzlichen Lebensmitteln, jedoch nur in einigen tierischen Produkten enthalten. Wichtigste Quellen für Kohlenhydrate sind Getreide, Kartoffeln, Hülsenfrüchte, Obst und Gemüse sowie Süßwaren (*Tab. 5.2*). Während freie Monosaccharide in nennenswerten Mengen nur in Nahrungsmitteln wie Früchten und Honig enthalten sind, ist das Disaccharid Saccharose das bedeutendste Süßungsmittel in der Ernährung. Oligosaccharide befinden sich nur in geringer Menge in Lebensmitteln. Den größten Teil der Kohlenhydrate in der Ernährung machen Polysaccharide aus, insbesondere Stärke. Sie ist vor allem in Getreide, Kartoffeln und Leguminosen enthalten.

▶ **Empfehlungen für die Zufuhr**: Die Empfehlung für die Zufuhr von Kohlenhydraten ergibt sich aus den Empfehlungen für die Protein- und Fettaufnahme. Die Zufuhr richtet sich nach der Nahrungsenergiemenge, die nicht durch die Mengen an Protein und Fett abgedeckt wird. Zur Reduzierung der Fettaufnahme wird ein Anteil an der Energiemenge von über 50% Kohlenhydrate empfohlen. Die Kohlenhydrate sollten bevorzugt aus stärkehaltigen und ballaststoffreichen Lebensmitteln stammen. Mit Zucker wird ein moderater Umgang empfohlen (DGE u. a. 2000, S. 59 f.).

▶ **Bedarfsdeckung**: Die derzeitige Aufnahme an Kohlenhydraten liegt nach Ergebnissen der VERA-Studie bei etwa 40% der zugeführten Nahrungsenergie und ist damit deutlich niedriger als die Empfehlung der DGE von über 50%. Männer nehmen mit 264 g/d mehr Kohlenhydrate auf als Frauen (207 g/d) (Heseker u. a. 1994).

Tab. 5.2: Gehalt an verwertbaren Kohlenhydraten verschiedener Lebensmittel (nach Elmadfa u. a. 1997)

Lebensmittel	Kohlenhydrate (g/100 g)
Zucker	100,0
Bienenhonig	81,0
Naturreis	73,4
Brombeerkonfitüre	63,1
Hafer	59,8
Linsen	52,0
Weizenmischbrot	47,7
Pommes frites	35,7
Äpfel (ungeschält)	11,4
Speisequark (40% Fett i. Tr.)	3,3
Broccoli (gekocht)	2,7

▶ **Überhöhte Zufuhr**: Während die Kohlenhydratzufuhr in den letzten Jahrzehnten insgesamt abgenommen hat, hat sich die Saccharoseaufnahme erhöht. Eine häufige Zufuhr isolierter Zucker trägt, abhängig von der Beschaffenheit des Lebensmittels und der Mundhygiene, zur Entstehung von Karies bei, da die Zucker mikrobiell zu Säuren abgebaut werden, die den Zahnschmelz angreifen (s. Kap. 64, S. 313 f.). Prinzipiell werden aus überschüssig zugeführter Glukose Fettsäuren gebildet (Lipogenese). Die Fähigkeit des Fettgewebes zur Lipogenese ist jedoch nur schwach ausgeprägt, so dass die Fettakkumulation entsprechend gering ist. Allerdings geht eine an isolierten Kohlenhydraten reiche Ernährung oft mit einem geringen Anteil an Ballaststoffen und gleichzeitig höherem Anteil an Fett einher. Die Folge ist eine hohe Energiezufuhr, die zur Entstehung von Adipositas (s. Kap. 58, S. 219) führen kann. Ein hoher Kohlenhydratanteil bei ansonsten bedarfsgerechter Ernährung hat keine negativen Auswirkungen.

▶ **Mangel**: Bei einer zu geringen Kohlenhydrataufnahme werden zunächst die Glykogenreserven mobilisiert, die allerdings ohne Kohlenhydratzufuhr bereits nach einem Tag erschöpft sind. Um bei längerem Fasten oder extrem einseitiger Ernährung die Glukoseversorgung zu sichern, kommt es zur Glukoneogenese, bei der aus Pyruvat, Laktat, Glyzerin, glukogenen Aminosäuren und anderen Stoffwechselmetaboliten Glukose gebildet wird. Die Aminosäuren stammen aus dem Abbau von Körperproteinen. Außerdem wird Fett zu Glyzerin und Fettsäuren abgebaut. Glyzerin dient als Substrat für die Glukoneogenese, während die Fettsäuren teilweise zu Ketonkörpern umgewandelt werden, die von vielen Zellen als Energiequelle genutzt werden. Bei einer langfristig kohlenhydratarmen Ernährung können sich nicht verwertete Ketonkörper im Blut anhäufen und eine Azidose hervorrufen. Dadurch wird der pH-Wert verändert und verschiedene Stoffwechselprozesse werden beeinträchtigt.

6 Fette

▶ **Biochemie**: Fette sind chemisch unterschiedliche Verbindungen, die in Wasser nicht oder nicht vollständig löslich, hingegen in Lösungsmitteln wie Ether, Chloroform, Benzin u.a. gut extrahierbar sind (*Tab. 6.1*). Bestandteile von Fetten sind Triglyzeride, freie Fettsäuren, Phosphoglyzeride, Sphingolipide, Terpene (z.B. die fettlöslichen Vitamine A, E und K) sowie Steroide (z.B. Cholesterin und seine Ester sowie Vitamin D). Die meisten Fette enthalten bis zu 98% **Triglyzeride**. Damit sind sie sowohl in der Nahrung als auch im Körper die am häufigsten vorkommende Lipidgruppe. Triglyzeride bestehen aus dem Alkohol Glyzerin, der mit insgesamt drei **Fettsäuren** verestert ist.
Die Fettsäuren haben unterschiedliche physikalische und biochemische Eigenschaften, abhängig von Kettenlänge, Sättigungsgrad und Stellung der Fettsäuren im Molekül. Fettsäuren mit bis zu vier Kohlenstoffatomen werden als kurzkettig, mit 6–12 als mittelkettig und mit mehr als 12 als langkettig bezeichnet. Kurzkettige Fettsäuren sind nur in geringen Mengen in der Nahrung enthalten, entstehen jedoch beim Abbau von Ballaststoffen im Darm. Auch die mittelkettigen Fettsäuren kommen nur in geringen Mengen vor, z.B. in Milch- und Kokosfett, während in den meisten Fetten langkettige Fettsäuren mit 16–18 Kohlenstoffatomen vorliegen.
Ernährungsphysiologisch bedeutsamer als die Kettenlänge ist der Sättigungsgrad der Fettsäuren sowie die Lage der Doppelbindungen. Fettsäuren ohne Doppelbindungen werden als gesättigt bezeichnet. Bei den ungesättigten Fettsäuren wird zwischen einfach ungesättigten und mehrfach ungesättigten Fettsäuren unterschieden (*Tab. 6.2*). Letztere enthalten vom Methylende her gesehen am dritten oder sechsten Kohlenstoffatom Doppelbindungen und werden entsprechend ω-3- bzw. ω-6-Fettsäuren genannt (✆6.1). Die essentiellen Fettsäuren

Tab. 6.1: Einteilung der Lipide (nach Löffler u. Petrides 1998, S. 136)

Nicht verseifbare Lipide	Verseifbare (zusammengesetzte) Lipide
Fettsäuren und Derivate: gesättigte und ungesättigte Fettsäuren Prostaglandine, Leukotriene, Thromboxane *Isoprenderivate:* Terpene: Retinol, Phyllochinone, Tocopherol, Dolichol Steroide: Cholesterin, Steroidhormone, D-Vitamine, Gallensäuren	Wachse Azylglyzerine Phosphoglyzeride Sphingolipide Cholesterinester

Tab. 6.2: Einteilung von Fettsäuren mit Beispielen (nach Löffler u. Petrides 1998, S. 138)

Gesättigte Fettsäuren	Einfach ungesättigte Fettsäuren	Mehrfach ungesättigte Fettsäuren	
		ω-3-Fettsäuren	ω-6-Fettsäuren
Essigsäure Propionsäure Buttersäure Palmitinsäure Stearinsäure Lignozerinsäure	Crotonsäure Palmitoleinsäure Ölsäure	Linolensäure Eicosapentaensäure Docosahexaensäure	Linolsäure Arachidonsäure

gesättigte Fettsäure

Stearinsäure $C_{18}H_{36}O_2$ (C18:0)

einfach ungesättigte Fettsäure

Ölsäure $C_{18}H_{34}O_2$ (C18:1ω–9)

mehrfach ungesättigt: Omega-6-Fettsäure

Linolsäure $C_{18}H_{32}O_2$ (C18:2ω–6)

mehrfach ungesättigt: Omega-3-Fettsäure

Linolensäure $C_{18}H_{30}O_2$ (C18:3ω–3)

☒ 6.1: Beispiele für die Struktur von gesättigten, einfach und mehrfach ungesättigten Fettsäuren

Linolensäure (ω-3-Fettsäure) und **Linolsäure** (ω-6-Fettsäure) sind Ausgangssubstanzen zum Aufbau von höher ungesättigten Fettsäuren wie Eicosapentaensäure, Arachidonsäure, Docosapentaensäure und Docosahexaensäure. Aus den Polyenfettsäuren mit 20 Kohlenstoffatomen, vor allem der Arachidonsäure, entstehen durch Oxidation Eikosanoide (s.u.).
Bei den essentiellen Fettsäuren handelt es sich stets um cis-Isomere. Diese Konfiguration ist Voraussetzung für die biologische Wirksamkeit der Fettsäuren und für die Bildung von Eikosanoiden. Die trans-Isomere, wie sie z.B. in manchen Margarinen, Bratfett und Milchprodukten vorkommen, sind für den Menschen zwar nicht toxisch, erhöhen aber den Bedarf an essentiellen Fettsäuren.
Der ernährungsphysiologische Wert eines Fettes wurde lange Zeit durch den P/S-Quotienten, d.h. dem Verhältnis von mehrfach ungesättigten (**p**olyunsaturated) zu gesättigten (**s**aturated) Fettsäuren, charakterisiert. Heute

wird jedoch die Relation von gesättigten, einfach ungesättigten und mehrfach ungesättigten Fettsäuren im Nahrungsfett als bedeutender angesehen.

Phosphoglyzeride enthalten im Vergleich zu Triglyzeriden lediglich zwei Fettsäuren sowie einen Phosphorsäurerest, so dass sie auch als Derivate des Glyzerinphosphats angesehen werden. Durch ihre sowohl lipophile als auch hydrophile Gruppe können sie Fette in Wasser emulgieren. Als Baustein biologischer Membranen in allen tierischen und pflanzlichen Zellen kommt unter den Phosphoglyzeriden am häufigsten das Phosphatidylcholin, auch als Lezithin bekannt, vor. **Sphingolipide** enthalten anstelle des Alkohols Glyzerin den zweiwertigen Aminoalkohol Sphingosin. Ebenso wie Phosphoglyzeride sind sie Bestandteil von Membranstrukturen. Bei den **Terpenen** und **Steroiden** handelt es sich um Derivate des Isoprens. Cholesterin stellt unter den Steroiden den wichtigsten Fettbegleitstoff dar.

▶ **Funktionen**: Die Funktionen der verschiedenen Fette sind vielfältig (◖ *6.2*). Die Eigenschaft, Depotfett zu bilden, ist bei knapper Nahrungszufuhr lebensnotwendig. Bei der heute üblichen Lebensweise (geringe körperliche Aktivität) besteht jedoch eher das Problem der zu hohen Fettaufnahme mit der Folge einer überhöhten Energiezufuhr und damit der Entstehung von Übergewicht (s. Kap. 58, S. 219).

Essentielle Fettsäuren sind Ausgangssubstanzen für die Bildung der **Eikosanoide** (s. Kap. 66, S. 327 ff.). Je nach Ort der Synthese wird zwischen Prostaglandinen, Leukotrienen, Prostazyklinen und Thromboxanen unterschieden. Welche Eikosanoide gebildet werden, wird wesentlich durch das Fettsäureangebot der Nahrung bestimmt. Bei den Eikosanoiden handelt es sich um hormonähnliche Substanzen mit vielfältigen, teilweise auch gegensätzlichen Wirkungen, z. B. Dilatation und Konstriktion des Bronchialsystems, Aggregation von Blutplättchen und Erhöhung der Kapillarpermeabilität.

Cholesterin hat eine wichtige Funktion als Membranbestandteil, aber auch als Ausgangssubstanz von Steroidhormonen, Gallensäuren und Calciferolen (s. Kap. 11, S. 32). So werden z. B. die Sexualhormone Progesteron, Estradiol und Testosteron, die Glukokortikoide Cortisol und Corticosteron sowie das Mineralkortikoid Aldosteron aus Cholesterin gebildet. Cholesterin wird ausschließlich in tierischen und menschlichen Zellen synthetisiert, wobei die synthetisierte Menge vom Bedarf und von der Zufuhr mit der Nahrung abhängig ist.

▶ **Verdauung und Absorption**: Für die Verdauung müssen die Triglyzeride in eine wasser-

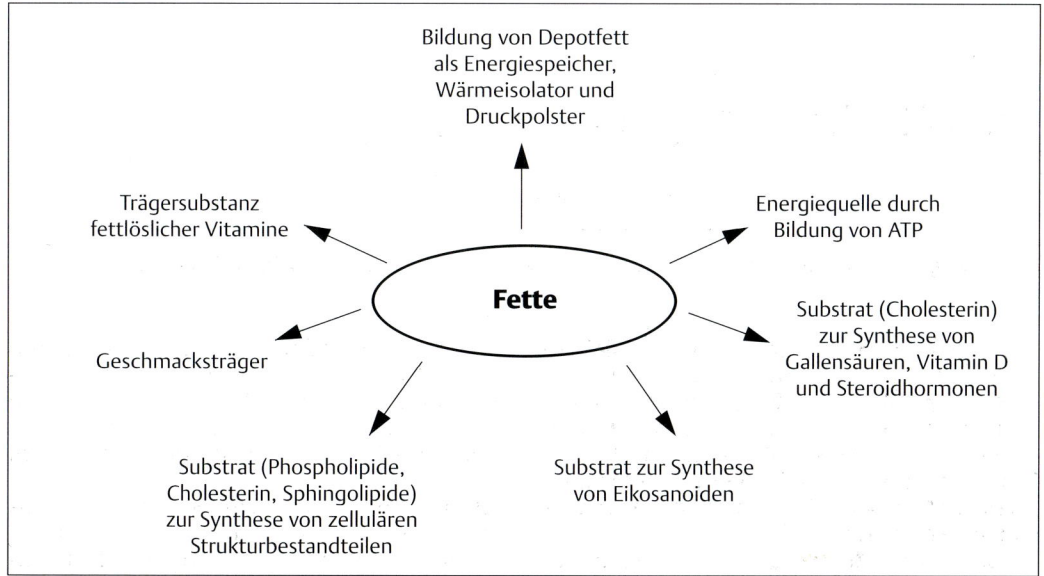

◖ 6.2: Ernährungsphysiologische Bedeutung der Fette

lösliche Form gebracht werden. Die Fette werden durch die in der Leber gebildeten und über die Galle abgegebenen Gallensäuren emulgiert. Erst durch die Emulsion wird die enzymatische Hydrolyse durch die Pankreaslipase und Colipase ermöglicht, die die Triglyzeride in freie Fettsäuren und Monoglyzeride spalten. Aus den Phospholipiden entstehen über mehrere Schritte mit Hilfe verschiedener Enzyme Glyzerin und anorganisches Phosphat. Während freies Cholesterin aus der Nahrung direkt absorbiert werden kann, werden die Cholesterinester zunächst hydrolysiert. Die Fettabbauprodukte und Gallensäuren lagern sich zu Mizellen zusammen und werden im oberen Dünndarm absorbiert. In den Mukosazellen werden die Fettabbauprodukte reverestert.

Für den Transport der Fette im wässrigen Milieu der Lymphe und des Blutes lagern sich Triglyzeride mit Cholesterin, Cholesterinestern, Phospholipiden und fettlöslichen Vitaminen sowie Proteinkomponenten (Apolipoproteinen) zu **Chylomikronen** zusammen. Diese Klasse der Lipoproteine besteht überwiegend aus Triglyzeriden und hat nur einen geringen Proteinanteil. Lipoproteine allgemein haben einen Fettkern, der von einer Proteinhülle umgeben ist. Durch diesen Aufbau sind sie wasserlöslich und können von den Mukosazellen an das Lymphsystem abgegeben werden. Über den Hauptlymphweg gelangen sie in die Blutbahn.

Die Lipoproteine lassen sich aufgrund ihrer unterschiedlichen Zusammensetzung und Funktionen in verschiedene Klassen einteilen (*Tab. 6.3*). Ihre Funktion besteht im Transport der Lipide zu verschiedenen Geweben (s. Kap. 61, S. 258 ff.). Ihre Dichte, die der Nomenklatur zugrunde liegt, wird durch das Verhältnis von Lipiden zu Proteinen bestimmt. Die verschiedenen Lipoproteine können z. T. ineinander umgewandelt werden, oder ihre Abbauprodukte dienen zur Bildung anderer Lipoproteine.

Die Chylomikronen transportieren die mit der Nahrung zugeführten Triglyzeride zu den peripheren Geweben. Sie finden sich nur nach einer fetthaltigen Mahlzeit im Blut. In Abhängigkeit von Fettmenge und -art sowie der Zufuhr anderer Nahrungsbestandteile erreicht die postprandiale Lipämie nach etwa drei Stunden ein Maximum und dauert etwa 6–9 Stunden. Im Nüchternplasma sind keine Chylomikronen nachweisbar. Im Blut werden die Triglyzeride durch die Lipoproteinlipase abgebaut, und es entstehen Glyzerin und freie Fettsäuren. Während das Glyzerin mit dem Blut in die Leber gelangt, werden die Fettsäuren von den peripheren Geweben direkt aufgenommen und verstoffwechselt.

Die Chylomikronenreste (»Remnants«), die viel Cholesterin enthalten, werden in der Leber zu Gallensäuren umgewandelt oder zur Synthese anderer Lipoproteine verwendet. Aus den **VLDL** (very low density lipoprotein) entstehen **IDL** (intermediate density lipoprotein), die entweder von der Leber aufgenommen und abgebaut oder mittels einer Lipase zu den cholesterinreichen **LDL** (low density lipoprotein) umgewandelt werden. Die LDL werden von peripheren Geweben aufgenommen und verstoffwechselt oder in der Leber abgebaut. Das freiwerdende Cholesterin hemmt die HMG-CoA-Reduktase, das Schlüsselenzym der Cholesterinbiosynthese, so dass die endogene Bildung reduziert wird.

Die wichtigste Funktion der **HDL** (high density lipoprotein) besteht darin, Cholesterin und Phospholipide aus den peripheren Organen zur Leber zurück zu transportieren. In der Leber dient das Cholesterin zur Gallensäuresynthese. Die HDL werden damit zum Gegenspieler der der LDL und haben eine protektive Wirkung bei

Tab. 6.3: Charakteristische Eigenschaften der fünf Lipoproteinklassen (Ginsberg u. Goldberg 1998, S. 2139)

Lipoprotein	Dichte (g/dl)	Durchmesser (nm)	Lipide in %*		
			Triglyzeride	Cholesterin	Phospholipide
Chylomikronen	0,95	75–1200	80–95	2– 7	3– 9
VLDL	0,95 –1,006	30– 80	55–80	5–15	10–20
IDL	1,006–1,019	25– 35	20–50	20–40	15–25
LDL	1,019–1,063	18– 25	5–15	40–50	20–25
HDL	1,063–1,210	5– 12	5–10	15–25	20–30

* die verbleibenden Prozent stammen von den Apolipoproteinen

der Entstehung von Atherosklerose (s. Kap. 61, S. 258 ff.). Außerdem übertragen die HDL auch Apoproteine oder Lipide auf Chylomikronen und VLDL. Im Unterschied zu den langkettigen werden mittelkettige Fettsäuren und mittelkettige Triglyzeride (MCT) nicht in Chylomikronen eingebaut, sondern gelangen in freier Form ins Blut. Die Absorption von Cholesterin erfolgt über die Bildung von Mizellen. Allerdings werden nur etwa 10–50 % absorbiert, da die Löslichkeit des Cholesterins aus den Mizellen im Gegensatz zu den Triglyzeriden begrenzt ist. Es werden nicht mehr als 1–2 g Cholesterin täglich absorbiert.

▶ **Stoffwechsel und Regulation**: Der Fettstoffwechsel ist eng mit dem Stoffwechsel der Kohlenhydrate verbunden. Die aus dem Abbau der Triglyzeride (**Lipolyse**) entstandenen freien Fettsäuren werden durch die β-Oxidation zu Azetyl-Coenzym A abgebaut, das im Zitratzyklus und in der Atmungskette zu Kohlendioxid oxidiert wird und der Energiegewinnung dient. Überschüssige Fettsäuren, die nicht zur Energiegewinnung verwendet werden, können intrazellulär mit α-Glyzerophosphat, das aus dem Glukoseabbau stammt, zu Triglyzeriden reverestert werden. Diese werden dann als **Depotfett** gespeichert.

Freie Fettsäuren können auch aus Azetyl-Coenzym A, das aus der Glykolyse stammt, neu gebildet werden (**De-Novo-Lipogenese**). Bei einem Mangel an Kohlenhydraten, z. B. bei einer fett- und proteinreichen Kost oder beim Fasten, werden die freien Fettsäuren nicht als Depotfett gespeichert, da Glukose nicht zur Reveresterung zur Verfügung steht, sondern zur Aufrechterhaltung des Blutglukosespiegels benötigt wird. Auch das bei der Lipolyse entstandene Glyzerin dient zur Bildung von Glukose. Die anfallenden Fettsäuren werden zu Azetyl-Coenzym A abgebaut. Da die β-Oxidation schneller erfolgt als der weitere Abbau von Azetyl-Coenzym A im Zitratzyklus, häuft es sich an. In der Leber können aus den überschüssigen Azetyl-Coenzym-A-Molekülen Ketonkörper (**Ketogenese**) entstehen, die von vielen Organen als Energiesubstrat genutzt werden können.

Cholesterin wird nicht nur mit der Nahrung zugeführt, sondern auch vom Körper, insbesondere im Darm und in der Leber, aus Azetyl-Coenzym A gebildet. Das die Reaktionsgeschwindigkeit bestimmende Enzym bei der Synthese ist die HMG-Coenzym-A-Reduktase, deren Aktivität durch die Menge des Cholesterins in der Nahrung beeinflusst wird. Bei einer hohen Zufuhr ist die Enzymaktivität vermindert. Auch **Gallensäuren** können die Cholesterinsynthese hemmen. Gallensäuren sind das wichtigste Abbauprodukt des Cholesterins und bei der Fettabsorption von entscheidender Bedeutung. Ein großer Teil der Gallensäuren wird im Darm reabsorbiert und gelangt über den enterohepatischen Kreislauf wieder zur Leber. Ein relativ kleiner Teil der Gallensäuren dringt in den Dickdarm vor, wo sie zu sekundären Gallensäuren dehydroxyliert und mit den Fäzes ausgeschieden werden.

Im Fettgewebe laufen Lipogenese und Lipolyse nebeneinander ab. Die **Regulation** dieser beiden Stoffwechselwege ist unterschiedlich, die Geschwindigkeit wird durch Hormone wie Insulin und Katecholamine beeinflusst. **Insulin**, das bei kohlenhydrathaltiger Nahrung ausgeschüttet wird, stimuliert die Lipoproteinlipase. Hierdurch entstehen mehr Glyzerin und freie Fettsäuren, die vom Fettgewebe aufgenommen werden. Zudem wird durch Insulin der Transport von Glukose in die Fettzelle erst ermöglicht, wo es zur gesteigerten Synthese von Triglyzeriden kommt. Sinkt die Glukosekonzentration im Blut, werden vermehrt **Katecholamine** ausgeschüttet. Noradrenalin und Adrenalin fördern die Lipolyse und die Fettsäureabgabe durch das Fettgewebe, so dass im Blut die Konzentration freier Fettsäuren ansteigt, die teilweise zu Ketonkörpern umgewandelt werden. Auch die Schilddrüsenhormone und Glukokortikoide fördern die Lipolyse.

▶ **Vorkommen**: Fettreich sind vor allem Öle und Butter sowie bestimmte Fleischarten und Käsesorten. Stark verarbeitete Lebensmittel wie Gebäck und Snacks können viel verstecktes Fett enthalten (Tab. 6.4). In tierischen Fetten sind vorwiegend gesättigte Fettsäuren enthalten und nur wenig mehrfach ungesättigte Fettsäuren; Ausnahmen sind verschiedene Fische wie Makrele und Hering (Tab. 6.5). Pflanzliche Fette hingegen haben mit Ausnahme von Palmkern- und Kokosfett einen hohen Anteil ungesättigter Fettsäuren. Cholesterin ist ausschließlich in tierischen Lebensmitteln vorhanden.

▶ **Empfehlungen für die Zufuhr**: Die DGE empfiehlt für Personen mit leichter und mittelschwerer Arbeit als Richtwert, nicht mehr als 30 % der Nahrungsenergie in Form von Fett aufzunehmen; 25 % werden als günstig angesehen (Tab. 6.6). Dies entspricht einer Menge von etwa 80 g Gesamtfett pro Tag. Langkettige gesättigte Fettsäuren sollten höchstens 10 % der Nahrungsenergie ausmachen, mehrfach ungesättigte Fett-

Tab. 6.4: Fettgehalt ausgewählter Lebensmittel (nach Elmadfa u. a. 1997)

Lebensmittel	Fett (g/100 g)
Olivenöl	99,6
Mandeln	54,0
Kartoffelchips	39,4
Camembert (60 % Fett i. Tr.)	33,2
Mortadella	32,8
Vollmilchschokolade	30,0
Avocados	23,5
Huhn (Brathuhn)	9,6
Rotbarsch	3,6
Reis (Naturreis)	2,2
Zucchini	0,4
Kirschen	0,1

Tab. 6.6: Richtwerte für die Zufuhr von Fett (nach DGE u. a. 2000, S. 43)

Alter	Fett % der Energie
Säuglinge	
0 – 3 Monate	45–50
4 –11 Monate	35–45
Kinder	
1 – 3 Jahre	30–40
4 –14 Jahre	30–35
Jugendliche und Erwachsene	
15 –18 Jahre	30[1]
≥ 19 Jahre	30[1, 2]
Schwangere	
ab 4. Monat	30–35
Stillende	30–35

[1]   Schwerstarbeiter können höhere Prozentsätze benötigen
[2]   entsprechen bei Männern mit einem Energie- wert von 10 MJ (2400 kcal) 80 g Gesamtfett

säuren etwa 7 % und einfach ungesättigte mindestens 10 %. Der Anteil der essentiellen Fettsäuren sollte bei Säuglingen unter vier Monaten 4,0 % der Nahrungsenergie, bei Säuglingen von 4–11 Monaten 3,5 %, bei Kindern im Alter von 1–3 Jahren 3,0 % und bei älteren Kindern, Jugendlichen sowie Erwachsenen 2,5 % betragen.

Tab. 6.5: Gehalt an gesättigten, einfach ungesättigten und mehrfach ungesättigten Fettsäuren (FS) ausgewählter Lebensmittel (nach Elmadfa u. a. 1997)

Lebensmittel	Gesättigte FS (g/100 g)	Einfach ungesättigte FS (g/100 g)	Mehrfach ungesättigte FS (g/100 g)
Butter	48,1	23,1	3,0
Olivenöl	13,5	73,6	8,9
Maiskeimöl	12,9	29,0	53,2
Leberwurst, grob	11,4	14,6	1,9
Edamer (30 % Fett i.Tr.)	10,0	4,5	0,4
Sonnenblumenkerne	5,4	13,5	28,0
Heringe	2,5	2,3	2,6
Joghurt (3,5 % Fett)	2,2	1,0	0,2
Rinderfilet	1,8	1,8	0,2
Weizen, Korn	0,4	0,3	1,2

Erwachsenen wird eine Zufuhr von täglich 2 % der Nahrungsenergie in Form von Linolsäure (ω-6-Fettsäure) und etwa 0,5 % in Form von α-Linolensäure (ω-3-Fettsäure) empfohlen. Trans-Fettsäuren sollten weniger als 1 % der Nahrungsenergie ausmachen. Die Cholesterinzufuhr sollte nicht mehr als 300 mg/d betragen.

▶ **Bedarfsdeckung**: Die Fettaufnahme der deutschen Bevölkerung liegt mit durchschnittlich 104 g/d, dies entspricht 39 % der Nahrungsenergiezufuhr, deutlich über den Empfehlungen der DGE. Frauen nehmen insgesamt weniger Fett auf als Männer; die prozentuale Aufteilung der Fettsäuren unterscheidet sich zwischen Männern und Frauen allerdings nicht (Heseker u. a. 1994). Den größten Anteil haben gesättigte Fettsäuren (43,6 g/d), gefolgt von einfach ungesättigten (37,2 g/d) und mehrfach ungesättigten Fettsäuren (14 g/d). Die mittlere tägliche Aufnahme von Linolsäure beträgt 10,2 g. Somit werden ebenso wie bei der Linolensäurezufuhr mit 1,6 g/d die Empfehlungen erreicht. Die Cholesterinzufuhr (Median) betrug in der männlichen Bevölkerung 441 mg, in der weiblichen 379 mg.

▶ **Überhöhte Zufuhr**: Die überhöhte Fettzufuhr ist die Hauptursache für die zu hohe Nahrungsenergiezufuhr in Deutschland. In Kombination mit geringer körperlicher Aktivität trägt der hohe Fettkonsum zur Entstehung von Übergewicht bzw. Adipositas und den Folgekrankheiten wie Diabetes mellitus (s. Kap. 59, S. 235 ff.) und Atherosklerose (s. Kap. 61, S. 258 ff.) bei. Außerdem wird eine hohe Fettzufuhr im Zusammenhang mit verschiedenen Krebsarten wie Brust- oder Kolonkrebs (s. Kap. 62, S. 290) diskutiert. Dabei spielt möglicherweise neben der Höhe der Fettzufuhr auch der Gehalt an essentiellen Fettsäuren eine Rolle.

▶ **Mangel**: Prinzipiell ist der Organismus in der Lage, Fette aus Kohlenhydraten und Aminosäuren zu bilden. Mehrfach ungesättigte Fettsäuren sind jedoch mit Ausnahme der Arachidonsäure essentiell. Bei der Arachidonsäure handelt es sich um eine semi-essentielle Fettsäure, da sie bei ausreichender Zufuhr von Linolsäure aus dieser synthetisiert werden kann. Eine ausreichende Energieversorgung ist allerdings ohne Fettzufuhr langfristig schwierig. Ein Mangel an essentiellen Fettsäuren führt dazu, dass anstelle von ω-3- und ω-6-Fettsäuren gesättigte oder einfach ungesättigte Fettsäuren in Membranen eingebaut werden, wodurch sich deren Eigenschaften verändern. Zudem ist die Eikosanoidsynthese vermindert bzw. entstehen Eikosanoide, die nur geringe oder andere biologische Eigenschaften aufweisen. Neben der Veränderung in der Zusammensetzung der Blutlipidfraktionen können Symptome wie Hautveränderungen, vermindertes Wachstum, Nierenschäden, erhöhte Infektanfälligkeit oder verzögerte Wundheilung auftreten.

7 Proteine

▶ **Biochemie**: Proteine sind hochmolekulare Substanzen, die aus Aminosäuren (α-Aminocarbonsäuren) zusammengesetzt sind. Für den Proteinaufbau stehen dem menschlichen Organismus 20 verschiedene Aminosäuren zur Verfügung. Bekannt sind heute allerdings über 100 Aminosäuren. Für den Erwachsenen sind neun Aminosäuren essentiell. Während die Aminosäure Histidin für Säuglinge schon lange als essentiell galt, wurde sie für Erwachsene lange Zeit als nicht-essentiell eingestuft, da es aufgrund des großen Histidinpools relativ lange dauert, bis die Stickstoffbilanz als Indikator für die Essentialität negativ wird. Heute wird sie zu den essentiellen Aminosäuren gezählt (*Tab. 7.1*). Die Aminosäuren, die nicht essentiell für den Menschen sind, werden im Körper aus Vorstufen gebildet. Tyrosin und Cystein werden als bedingt essentiell betrachtet, da sie nur beim Abbau der essentiellen Aminosäuren Phenylalanin bzw. Methionin entstehen.

Proteine sind durch die Anzahl der Aminosäuren und das Aminosäuremuster charakterisiert. Hieraus ergibt sich letztlich die räumliche Anordnung der einzelnen Proteine (Konformation), die für die jeweilige biologische Funktion entscheidend ist.

▶ **Funktionen**: Aminosäuren bzw. Proteine haben zahlreiche Aufgaben im Organismus (☎ *7.1*). Sie werden vor allem für die Synthese körpereigener Proteine verwendet. Aufgrund ihrer strukturellen Vielfalt lassen sich Proteine je nach Funktion in verschiedene Gruppen einteilen: So sind sie als Strukturproteine wesentlich am Aufbau von Zellen und Geweben beteiligt und regulieren als Bestandteil von Enzymen und Hormonen zahlreiche Stoffwechselvorgänge. Im Muskelgewebe spielen die kontraktilen Proteine eine Rolle bei der Beweglichkeit des Körpers. Als Immunglobuline und Blutge-

Tab. 7.1: Einteilung der Aminosäuren nach ihrer Essentialität für den Menschen (Löffler u. Petrides 1998, S. 542)

	Aminosäuren	
Essentiell	**Bedingt essentiell**	**Nicht-essentiell**
Histidin	Tyrosin	Alanin
Isoleucin	Cystein	Arginin
Leucin		Asparagin
Lysin		Aspartat
Methionin		Glutamat
Phenylalanin		Glutamin
Threonin		Glyzin
Tryptophan		Prolin
Valin		Serin

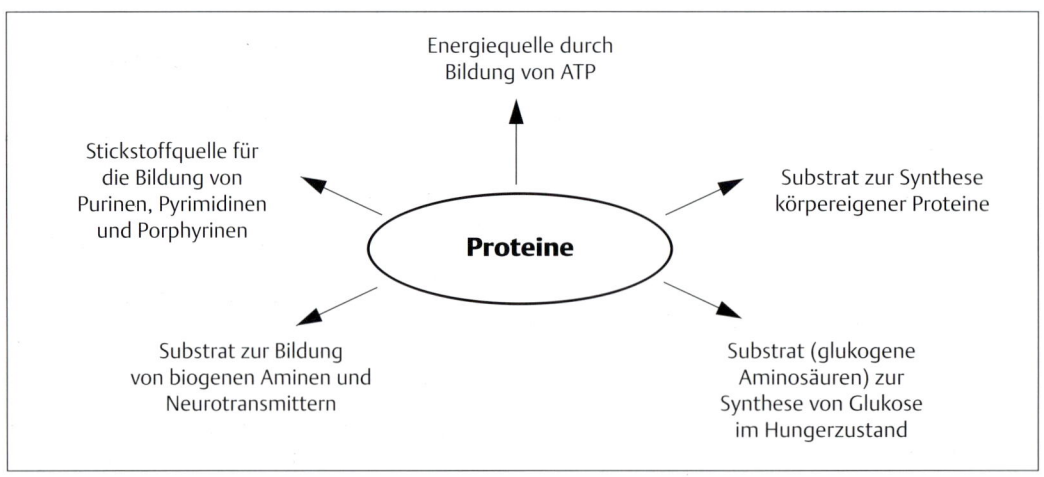

☎ 7.1: Funktionen der Proteine und Aminosäuren im Organismus

rinnungsfaktoren sind Proteine an Schutz- und Abwehrreaktionen beteiligt. Außerdem dienen Plasmaproteine zum Transport anderer Substanzen wie Triglyzeride, Cholesterin, Eisen oder Pharmaka. Zudem können Aminosäuren als Energiequelle genutzt werden und tragen im Hungerzustand durch Umwandlung in Glukose dazu bei, den Blutglukosespiegel aufrechtzuhalten. Bei ihrem Abbau stellen sie Stickstoff für die Synthese verschiedener Verbindungen zur Verfügung und sind Ausgangssubstrat für die Bildung von Transmittern.

▶ **Verdauung und Absorption**: Die Verdauung der Proteine beginnt im Magen, wo sie durch die im Magensaft enthaltene Salzsäure denaturiert und in geringem Maße durch Pepsin gespalten werden. Beim Säugling kommt das Enzym Gastrizin hinzu, welches der Verdauung von Milchproteinen dient. Der Hauptverdauungsort der Proteine ist der Dünndarm. Hier werden die Aminosäureketten durch Pankreasenzyme an verschiedenen Stellen in niedermolekulare Peptide gespalten. Trypsin, Chymotrypsin und die Carboxypeptidasen A und B sind dabei wichtige proteolytische Enzyme. Die so entstandenen Oligo-, Tri- bzw. Dipeptide werden durch die an der Darmmukosa lokalisierten Aminopeptidasen und Dipeptidasen weiter zu Di- und Tripeptiden bzw. freien Aminosäuren gespalten, die dann mit Hilfe spezifischer Transportsysteme absorbiert werden und zur Leber gelangen. Auch ganze Proteine können in geringem Umfang über spezielle Zellen aufgenommen werden, was für das Immunsystem von Bedeutung ist. Durch die Proteinspaltung werden auch artfremde Proteine für den Körper verwertbar gemacht, ohne immunologische Reaktionen auszulösen.

▶ **Stoffwechsel und Regulation**: Proteine unterliegen im Körper einem ständigen Auf- und Abbau (Protein-Turnover = Umsatz). Normalerweise werden so viele Proteine abgebaut wie gleichzeitig gebildet werden, wobei der überwiegende Teil der aus dem Abbau stammenden Aminosäuren wieder zur Synthese verwendet, also recycelt, wird. Insgesamt werden täglich etwa 300 g Protein im Körper umgesetzt. Mit der Nahrung werden etwa 70–80 g Protein zugeführt, die durch etwa 70 g Protein aus Sekreten, Enzymen und abgeschilferten Zellen des Magen-Darm-Trakts ergänzt werden. Da nur ein sehr geringer Teil mit den Fäzes ausgeschieden wird, müssen die restlichen Aminosäuren recycelt werden, um die Stickstoffbilanz

auszugleichen. Je nach Höhe der Proteinzufuhr kann sich die Stickstoffbilanz auf unterschiedlichem Niveau befinden. Ist die Proteinzufuhr gering oder wird gar kein Protein aufgenommen, sinken Proteinabbau und -synthese auf ein Minimum ab und das Recycling nimmt zu. Bei proteinreicher Ernährung steigt der Umsatz bei gleichzeitig vermehrtem Aminosäureabbau.

Im Aminosäurestoffwechsel nimmt die **Leber** eine zentrale Stellung ein. Der größte Teil der absorbierten Aminosäuren wird von der Leber aufgenommen. Nur etwa ein Viertel wird an den Blutkreislauf weitergegeben. Die Leber übernimmt damit eine Pufferfunktion, da sie eine Überschwemmung der peripheren Organe mit Aminosäuren verhindert. Gleichzeitig sorgt die Pufferfunktion der Leber dafür, dass auch zwischen den Mahlzeiten die peripheren Gewebe ausreichend mit Aminosäuren versorgt werden, indem sie diese kontinuierlich an das Blut abgibt.

Nach einer proteinreichen Mahlzeit bildet die Leber vermehrt **Transportproteine**, vor allem Albumin, das ans Blut abgegeben wird, und **Leberproteine**, die gespeichert werden. Etwa ein Drittel der aufgenommenen Aminosäuren wird für diesen Hauptstoffwechselweg verwendet. Ein Teil der Aminosäuren dient zur Bildung **stickstoffhaltiger Verbindungen** wie Purinbasen, Kreatin, Hormone, biogene Amine u.a. sowie zur Synthese nicht-essentieller Aminosäuren. Auch zur Bildung verschiedener **Neurotransmitter** wie Adrenalin, Serotonin und Histamin werden Aminosäuren benötigt. Außerdem können Proteine zur **Energiegewinnung** genutzt werden. Bei ausreichender Versorgung mit Nahrungsenergie sind Proteine als Energielieferanten jedoch weniger günstig als Kohlenhydrate und Fette. Lediglich bei zu niedriger Energiezufuhr verwendet der Körper Aminosäuren als Energiequelle.

Während die nicht-essentiellen Aminosäuren aus Kohlenhydratvorstufen entstehen, müssen die essentiellen Aminosäuren mit der Nahrung zugeführt werden. Dabei ist nicht nur die Gesamtmenge an essentiellen Aminosäuren, sondern auch die Menge jeder einzelnen Aminosäure in einem Nahrungsprotein wichtig. Ist eine Aminosäure nur in geringen Mengen enthalten, begrenzt sie die Wertigkeit des Proteins und wird als limitierende Aminosäure bezeichnet.

Je eher das Aminosäuremuster des Nahrungsproteins dem Aminosäurebedarf des Körpers entspricht, desto höher ist seine **biologische Wertigkeit**. Die biologische Wertigkeit ist das

Maß dafür, wieviel Gramm Körperprotein aus 100 g Nahrungsprotein gebildet werden. Je höher die Wertigkeit eines Proteins, desto weniger muss für die Deckung des Proteinbedarfs zugeführt werden – vorausgesetzt, die Energie- und Fettzufuhr ist ausreichend. Die biologische Wertigkeit dient somit zur ernährungsphysiologischen Beurteilung der Qualität von Nahrungsproteinen. Generell ist sie bei tierischen Lebensmitteln höher als bei pflanzlichen. Da das Eiprotein mit 94 % die höchste Wertigkeit hat, wird es als Referenzgröße für andere Proteine mit 100 % gleichgesetzt. Durch die Kombination verschiedener Lebensmittel, die unterschiedliche limitierende Aminosäuren enthalten, kann die biologische Wertigkeit durchaus höher liegen als die der einzelnen Proteine und der Referenzgröße (*Tab. 7.2*). Dieser **Aufwertungs-** bzw. **Ergänzungseffekt** ist bei der Kombination von Proteinen aus Kartoffeln und Ei am stärksten.

Tab 7.2: Biologische Wertigkeit verschiedener Nahrungsproteine und Proteingemische (nach Leitzmann u. Hahn 1995, S. 24)

Nahrungsproteine	biologische Wertigkeit
Einzeln:	
Vollei	100
Kuhmilch	91
Kartoffel	89
Soja	86
Rindfleisch	83
Reis	83
Bohnen	71
Weizen	59
Kombinationen:	
Vollei und Kartoffel	136
Kuhmilch und Weizenmehl	125
Vollei und Kuhmilch	119
Kuhmilch und Kartoffel	114
Vollei und Mais	114
Bohnen und Mais	99

Der Aminosäureanstieg im Plasma nach einer Mahlzeit beruht überwiegend auf der gestiegenen Konzentration an verzweigtkettigen Aminosäuren, die nicht in der Leber, sondern im Muskelgewebe abgebaut werden. Beim **Abbau** der essentiellen Aminosäuren entstehen durch Des- oder Transaminierung α-Ketosäuren. Sie werden in Zwischenprodukte des Zitratzyklus umgewandelt und können deshalb bei Bedarf als Substrat der Glukoneogenese dienen (glukogene Aminosäuren) oder führen zur Entstehung von Azetyl-CoA bzw. Azetazetat und damit zur Ketogenese (ketogene Aminosäuren). Alle nicht-essentiellen Aminosäuren werden letztlich zu Oxalazetat abgebaut und sind somit glukogen.

Der beim Abbau der Aminosäuren freigewordene **Stickstoff** (Ammoniak) wirkt in freier Form bereits in geringen Konzentrationen toxisch. Daher wird er in Form von Glutamin und Alanin zur Leber transportiert, so dass Ammoniak entgiftet wird. In der Leber wird Ammoniak unter Energieaufwand zu **Harnstoff** umgewandelt. Harnstoff ist nicht toxisch und wasserlöslich. Er wird im Blut zur Niere transportiert und dort ausgeschieden. Die Menge des gebildeten Harnstoffs ist von der Proteinzufuhr abhängig. Sie beträgt durchschnittlich 30 g/d.

An der **Regulation** des Aminosäureabbaus sind die Hormone Insulin und Glukagon beteiligt. Die Aminosäuren Arginin und Leucin stimulieren die Sekretion von Insulin, wodurch die Proteinsynthese in der Muskulatur gefördert wird. Asparagin, Glyzin, Serin u.a. induzieren die Sekretion von Glukagon, das die Aufnahme der Aminosäuren in die Leber fördert und somit die Glukoneogenese unterstützt. Beide Hormone sorgen dafür, dass die Aminosäurekonzentration im Blut in bestimmten Grenzen gehalten wird.

▶ **Vorkommen**: Der Proteingehalt der einzelnen Lebensmittel ist sehr unterschiedlich (*Tab. 7.3*). Proteinreich sind Fleisch, Fisch, bestimmte Milchprodukte, Ei und Hülsenfrüchte. Mit Ausnahme der Hülsenfrüchte enthalten pflanzliche Lebensmittel allgemein weniger Protein als tierische.

Tab. 7.3: Proteingehalt ausgewählter Lebensmittel (nach Elmadfa u. a. 1997)

Lebensmittel	Protein (g/100 g)
Sojabohnen	33,7
Emmentaler (45 % Fett i. Tr.)	28,9
Lachs, geräuchert	28,5
Erbsen	23,0
Rinderfilet	21,2
Forellen	19,5
Hühnereier	12,9
Haferflocken (Vollkorn)	12,3
Saure Sahne (10 % Fett)	3,1
Broccoli (gekocht)	2,8
Champignons	2,7
Erdbeeren	0,8
Butter	0,7

Tab. 7.4: Empfehlungen für die Proteinzufuhr (nach DGE u. a. 2000, S. 35)

Alter	Protein g/kg Körpergewicht/d		g/d[1]	
	m	w	m	w
Säuglinge				
0 – 3 Wochen	2,7		12	
4 – 7 Wochen	2,0		10	
2 – 3 Monate	1,5		10	
4 – 5 Monate	1,3		10	
6 – 11 Monate	1,1		10	
Kinder				
1 – 3 Jahre	1,0		14	13
4 – 6 Jahre	1,0		18	17
7 – 9 Jahre	0,9		24	24
10 – 12 Jahre	0,9		34	35
13 – 14 Jahre	0,9		46	45
Jugendliche und Erwachsene				
15 – 18 Jahre	0,9	0,8	60	46
19 – 24 Jahre	0,8		59	48
25 – 50 Jahre	0,8		59	47
51 – 64 Jahre	0,8		58	46
≥ 65 Jahre	0,8		54	44
Schwangere ab 4. Monat				58
Stillende				63[2]

[1] bezogen auf das Referenzgewicht
[2] etwa 2 g Protein-Zulage pro 100 g sezernierter Milch

▶ **Empfehlungen für die Zufuhr**: Experimentell wurde ein durchschnittlicher Bedarf an Protein hoher Qualität (Fleisch, Milch, Ei, Fisch) von 0,6 g/kg Körpergewicht und Tag für den Erwachsenen ermittelt. Da individuelle Schwankungen auftreten können und die Verdaulichkeit der Bezugsproteine bei 90–95 % liegt, empfiehlt die DGE für Erwachsene eine tägliche Zufuhr von 0,8 g/kg Körpergewicht (*Tab. 7.4*).

▶ **Bedarfsdeckung**: Die mittlere Proteinzufuhr der deutschen Bevölkerung beträgt nach Angaben der VERA-Studie 80 g/d (Frauen 70,4 g/d, Männer 88,9 g/d) und liegt damit deutlich über den Empfehlungen der DGE (Heseker u. a. 1994). Aufgrund der hohen Proteinzufuhr muss die biologische Wertigkeit der Proteine in der Praxis nicht berücksichtigt werden.

▶ **Überhöhte Zufuhr**: Ob eine überhöhte Proteinzufuhr gesundheitsschädliche Auswirkungen hat, ist umstritten. Da jedoch ein großer Teil der aufgenommenen Proteine aus tierischen Lebensmitteln stammt, was mit einer hohen Zufuhr von Gesamtfett, gesättigten Fettsäuren, Cholesterin und Purinen einhergeht, wird die Entstehung verschiedener Erkrankungen begünstigt.

▶ **Mangel**: In den westlichen Industrieländern tritt ein Proteinmangel nur selten – allenfalls bei Erkrankungen – auf. In Entwicklungsländern ist er jedoch wesentlich häufiger; vor allem Bevölkerungsgruppen mit erhöhtem Proteinbedarf wie Kinder, Schwangere und Stillende sind betroffen. Häufig geht der Proteinmangel mit einer unzureichenden Zufuhr anderer Nährstoffe und Nahrungsenergie (Protein-Energie-Malnutrition = PEM) einher. Durch einen längerfristigen quantitativen Nahrungsmangel (Marasmus), wie er vor allem bei Säuglingen auftritt, werden Muskeln und Depotfett abgebaut. Es kommt zu starken Gewichtsverlusten, Verfettung der Leber, Veränderungen der Schleimhäute und des Immunsystems, was wiederum infektiöse Durchfälle begünstigt. Beim Kwashiorkor liegt primär ein Proteinmangel vor, der zu Gewichtsverlusten, Ödemen, Apathie, Haut- und Pigmentveränderungen führt.

8 Ballaststoffe

▶ **Biochemie**: Ballaststoffe sind Bestandteile pflanzlicher Lebensmittel, die von den menschlichen Verdauungsenzymen nicht oder nur teilweise im Dickdarm von Darmbakterien abgebaut werden können. Bei den Ballaststoffen handelt es sich um keine einheitliche Substanzgruppe wie bei den Hauptnährstoffen. Die meisten Ballaststoffe sind komplexe Kohlenhydrate (Polysaccharide) (*Tab. 8.1*).
Resistente Stärke nimmt unter den Ballaststof-

fen eine besondere Stellung ein. Während Stärke durch Amylasen abbaubar und somit ein energieliefernder Nährstoff ist, kann resistente Stärke nicht durch Amylasen hydrolysiert werden. Durch Erhitzen wird resistente Stärke zunächst in verdauliche Stärke umgewandelt. Durch Abkühlung des Lebensmittels, z.B. Kartoffeln, bildet sich eine dichte kristalline Struktur, die dann resistent gegen Amylase ist. Somit gelangt die resistente Stärke in den Dickdarm,

Tab. 8.1: Bestandteile wichtiger Ballaststoffe (Leitzmann u. Hahn 1995, S. 41)

Bezeichnung	Grundbausteine, Struktur
Polysaccharide Zellulosen	Glukose
Hemizellulosen	verzweigte Xylosepolymere, Pentosen, Glukose, Galaktose, Uronsäuren
Pektine	Galakturonsäure, Rhamnose, Galaktose, Arabinose
Lignine	Phenylpropanderivate
Pflanzengummis Gummi arabicum	Galaktose, Rhamnose, Arabinose
Traganth	Glukuronsäure
Galaktomannane Carubin, Guar	Mannose, Galaktose
Algenpolysaccharide Agar, Carageen, Furcellaran, Alginsäure, Alginate	Galaktose, Mannuronsäure, Guluronsäure

Tab. 8.2: Wichtige Eigenschaften und Funktionen der Ballaststoffe (Leitzmann u. Hahn 1995, S. 42)

Zunahme von	Folgen
Kautätigkeit Verweildauer im Magen	länger anhaltendes Sättigungsgefühl
Wasserbindung	größeres Stuhlvolumen leichteres Absetzen von Fäzes
Gelbildung	verzögerte Resorption geringerer Abbau von Gallensäuren Verdünnung toxischer Substanzen
Transitzeit	kürzere Kontaktzeit möglicher kanzerogener Metaboliten mit der Darmwand
Adsorption	Bindung toxischer Substanzen und Gallensäuren

wo sie durch Darmbakterien abgebaut wird und ähnliche Wirkungen ausübt wie die anderen Ballaststoffe.

▶ **Eigenschaften und Funktionen**: Im Unterschied zu den anderen Nährstoffen haben Ballaststoffe keine speziellen biochemischen Funktionen. Ihre Wirkungen beruhen auf ihren physikalischen Eigenschaften wie Faserstruktur, Wasserbindungsvermögen und Quellfähigkeit sowie Adsorptions- und Ionenaustauschvermögen (*Tab. 8.2*). In Kap. 38, S. 88 f., werden die gesundheitsfördernden Eigenschaften der Ballaststoffe näher dargestellt.

▶ **Vorkommen**: Ballaststoffe sind als Hauptbestandteil von Zellwänden im Gerüstgewebe oder in den Randschichten pflanzlicher Lebensmittel, insbesondere den unverarbeiteten, zu finden (*Tab. 8.3*). Der Ballaststoffgehalt einer Pflanze schwankt je nach Sorte, Alter und Wachstumsbedingungen. Besonders ballaststoffreich sind Vollgetreide, Leguminosen, Gemüse und Obst. Während im Getreide Hemi-

zellulosen den überwiegenden Anteil der Ballaststoffe ausmachen, sind es in Obst und Gemüse Pektin und Zellulose. Die β-Glukane kommen ausschließlich in Getreide vor.

▶ **Empfehlungen für die Zufuhr**: Als Richtwert für die Zufuhr empfiehlt die DGE u. a. (2000) täglich mindestens 30 g Ballaststoffe. Dies entspricht etwa 12,5 g Ballaststoffe pro 1000 kcal bei Frauen und 10 g Ballaststoffe pro 1000 kcal bei Männern. Bei einer Energiezufuhr unter 2400 kcal sollte die Ballaststoffdichte entsprechend höher sein.

▶ **Bedarfsdeckung**: Nach Angaben der VERA-Studie beträgt die durchschnittliche Ballaststoffzufuhr bei Erwachsenen in Deutschland 27,4 g/d (Heseker u. a. 1994). Nach der Nationalen Verzehrsstudie (NVS) liegt die tägliche Aufnahme nur bei 20,2 g Ballaststoffe (DGE 1996, S. 42 f.). Beide Angaben liegen unter der von der DGE empfohlenen Menge. Die wichtigsten Ballaststoffquellen in der westlichen Ernährung sind Getreide, Gemüse und Obst.

▶ **Mangel**: Eine ungenügende Aufnahme an Ballaststoffen begünstigt die Entstehung von verschiedenen Krankheiten. Die unmittelbare Folge ist eine Obstipation (s. Kap. 77, S. 390 ff.), die weitere Krankheiten, z. B. Divertikulose (s. Kap. 76, S. 386 ff.), Darmkrebs und Hämorrhoidalleiden begünstigt. Eine ballaststoffarme Ernährung geht oft mit einer erhöhten Energiezufuhr einher, die zu Übergewicht (s. Kap. 58, S. 219 ff.), einem Risikofaktor für weitere Erkrankungen wie Diabetes mellitus (s. Kap. 59, S. 235 ff.), Hypertonie (s. Kap. 60, S. 249 ff.) und Atherosklerose (s. Kap. 61, S. 258 ff.) führen kann.

▶ **Überhöhte Zufuhr**: Bei der Zufuhr großer Mengen **isolierter** Ballaststoffe und gleichzeitig geringer Flüssigkeitszufuhr besteht die Gefahr eines Darmverschlusses. Außerdem kann die Verfügbarkeit verschiedener Mineralstoffe vermindert sein.

Tab. 8.3: Ballaststoffgehalt verschiedener Lebensmittel (nach Elmadfa u. a. 1997)

Lebensmittel	Ballaststoffe (g/100 g)
Speisekleie (Weizen)	45,4
Kichererbsen	21,4
Mandeln	15,2
Artischocken	10,8
Vollkornkekse	10,0
Roggenschrot- und Vollkornbrot	8,1
Heidelbeeren	4,9
Rosenkohl	4,4
Fenchel	4,2
Äpfel (roh, ungeschält)	2,0
Champignons	2,0
Tomaten (roh)	1,0

Vitamine

9 Allgemeine Aspekte

Vitamine sind organische Verbindungen, die der Körper nicht oder nur in unzureichendem Maß synthetisieren kann. Sie müssen daher mit der Nahrung zugeführt werden.

Der Begriff »Vitamine« wurde im Jahr 1911 von Kasimir Funk geprägt. Er bezeichnete damit stickstoffhaltige Substanzen (Vit-Amine), die gegen die Vitaminmangelerkrankung Beriberi (s. Kap. 14, S. 40) wirksam waren.
Die Nomenklatur der Vitamine ist historisch bedingt. Als Bezeichnung wurden Buchstaben und Zahlenindizes eingeführt. Da nicht alle der ursprünglich isolierten Substanzen Vitamincharakter zeigten, weist die Benennung Lücken auf (Vitamin B_7, B_8 usw. existieren nicht).

▶ **Biochemie**: Bei den Vitaminen handelt es sich um keine einheitliche Stoffgruppe. Die einzelnen Vitamine sind weder chemisch noch funktionell miteinander vergleichbar. Aus diesem Grund können sie sich in ihrer Funktion auch nicht gegenseitig ersetzen. Allerdings sind synergistische Wirkungen bekannt (z.B. Folsäure und Vitamin B_{12}).
Die Vitamine werden in zwei Gruppen unterteilt: die fettlöslichen Vitamine A, D, E und K sowie die wasserlöslichen Vitamine Thiamin (B_1), Riboflavin (B_2), Pyridoxin (B_6), Niacin, Pantothensäure, Biotin, Folsäure, Cobalamin (B_{12}) und Ascorbinsäure (C). Die beiden Gruppen unterscheiden sich in ihren biologischen Eigenschaften: Fettlösliche Vitamine werden im Körper im Vergleich zu den wasserlöslichen Vitaminen in relativ großem Umfang gespeichert (Vitamin K bildet eine Ausnahme). Eine überhöhte Zufuhr kann zur Hypervitaminose führen (besonders bei Vitamin A und D). Wasserlösliche Vitamine, Vitamin B_{12} ausgenommen, werden hingegen in geringem Maß gespeichert, überschüssige Mengen werden über die Niere ausgeschieden.
Die Reservekapazität eines erwachsenen Menschen für die einzelnen Vitamine ist sehr unterschiedlich (*Tab. 9.1*). Bei gefüllten Speichern gibt die Reservekapazität den Zeitraum an, in dem der Vitaminbedarf durch die vorhandenen Vorräte gedeckt werden kann. Während bei den fettlöslichen Vitaminen die Leber und das Fett-

gewebe die zentralen Speicherorgane darstellen, werden die meisten wasserlöslichen Vitamine als Koenzyme oder physiologisch wirksame Metaboliten in den Zellen in dem Umfang retiniert, der aktuell vom Organismus benötigt wird.

Tab. 9.1: Reservekapazität des Körpers für verschiedene Vitamine (Elmadfa u. Leitzmann 1998, S. 64)

Vitamin	Reservekapazität
Thiamin[1]	4–10 Tage
K	2– 6 Wochen
Folsäure, D, C, Riboflavin, Niacin[2], B_6	2– 4 Monate
E	6–12 Monate
A[3]	1– 2 Jahre
B_{12}	3– 5 Jahre

[1] unter Annahme eines täglichen Mindestbedarfs von 0,7 mg und einer Kost aus poliertem Reis, die 0,35 mg/d liefert
[2] abhängig von der Protein- und Tryptophanversorgung
[3] abhängig von der Zufuhr an Provitaminen

▶ **Funktionen**: Vitamine dienen im Gegensatz zu den Hauptnährstoffen weder der Energiegewinnung, noch werden sie als Bauelemente für Gewebe und Organe herangezogen. Ihre Funktionen liegen vielmehr im Bereich der Regulation und Steuerung des Stoffwechsels. Einige Vitamine besitzen in sehr hohen Dosierungen pharmakologische Effekte, die mit der eigentlichen Nährstoffwirkung nichts zu tun haben. Sie werden daher z.T. als Pharmaka zur Behandlung von Erkrankungen eingesetzt (z.B. Vitamin C bei Erkältungskrankheiten und Niacin bei Kreislaufstörungen, Asthma sowie Arthritis).

▶ **Vorkommen**: Die Vitamingehalte der in den einzelnen Kapiteln aufgeführten Lebensmittel wurden der »großen GU-Nährwerttabelle« (Elmadfa u. a. 1997) entnommen. Die Vitamingehalte werden bei einigen Vitaminen (A, E, Niacin und Folsäure) in Äquivalenten angegeben, um auch die zur Bedarfsdeckung beitragenden stoffwechselwirksamen Derivate zu erfassen. Der Beitrag der Mikroorganismen der

Darmflora zur Deckung des Vitaminbedarfs ist aus heutiger Sicht, mit Ausnahme von Vitamin K, sehr gering. Zwar sind verschiedene Bakterien zur Synthese bestimmter Vitamine befähigt, die Möglichkeiten der Freisetzung aus der Zelle und auch der Absorption aus dem Kolon sind aber außerordentlich ungünstig.

▶ **Stabilität**: Da bei der Zubereitung und Lagerung von Speisen z.T. hohe Vitaminverluste auftreten (z.B. beträgt der Thiaminverlust beim Kochen von Spinat etwa 60%), ist in Lebensmitteln neben der enthaltenen Menge der Vitamine auch ihre Stabilität von Bedeutung. Aufgrund ihrer physikalischen und chemischen Eigenschaften verhalten sich die einzelnen Vitamine bei gleichen Einflüssen unterschiedlich.

▶ **Verfügbarkeit**: Die Verfügbarkeit der Vitamine für den menschlichen Organismus wird durch zahlreiche Faktoren bedingt: So sind z.B. verschiedene Derivate eines Vitamins unterschiedlich verfügbar. Fettlösliche Vitamine werden bei fettarmer Kost oder Fettmalabsorption vermindert absorbiert. Die Verfügbarkeit wird aber auch durch andere Substanzen wie Alkohol, Pharmaka, Drogen oder Antivitamine beeinflusst.

▶ **Empfehlungen für die Zufuhr**: Der Vitaminbedarf hängt sowohl vom Individuum als auch von zahlreichen anderen Einflüssen ab (z.B. Schwangerschaft, körperliche Tätigkeit und Stress). Verschiedene Gremien (FAO/WHO, DGE) geben aus diesem Grund keine Bedarfszahlen an, sondern lediglich Empfehlungen für die Vitaminzufuhr. Bei den hier verwendeten Empfehlungen für die Vitaminzufuhr handelt es sich um die Empfehlungen von DGE u.a. (2000). Für Vitamin E und K, Biotin und Pantothensäure sowie β-Carotin ist der Bedarf noch nicht exakt ermittelt worden, so dass Schätzwerte für die empfohlene Zufuhr angegeben werden.

▶ **Bedarfsdeckung**: Die Angaben zur Bedarfsdeckung geben Auskunft über den Vitaminstatus der gesunden Durchschnittsbevölkerung in Deutschland. Hierfür werden Daten der Verbundstudie Ernährungserhebung und Risikofaktoren-Analytik (VERA-Studie) herangezogen (Heseker u.a. 1992). Bei dieser Querschnittsstudie wurde in den Jahren 1987/88 neben zahlreichen anderen Parametern auch die Vitaminversorgung von 2006 Personen in den alten Bundesländern ermittelt. Ein Nährstoff wird als kritischer Nährstoff bezeichnet, wenn er nicht von allen Bevölkerungsgruppen in der nach den

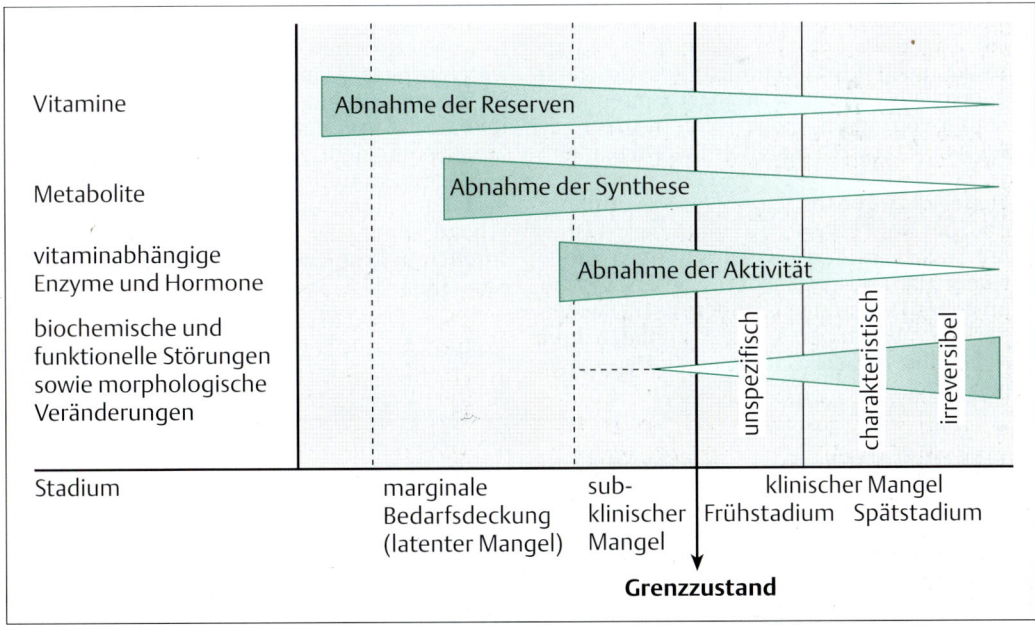

🔄 9.1: Stadien eines Nährstoffmangels (nach Brubacher 1988)

Empfehlungen der DGE u. a. optimalen Menge aufgenommen wird.

▶ **Hypovitaminose**: Es gibt verschiedene Stadien eines Nährstoff- bzw. Vitaminmangels, die fließend ineinander übergehen (☒ 9.1, S. 29). Bei einer Vitaminunterversorgung verringern sich zunächst die Nährstoffspeicher. Die Synthese von Metaboliten sowie die Aktivität vitaminabhängiger Enzyme und Hormone sinkt. Es treten metabolische und morphologische Störungen auf, die zunächst unspezifisch sind. Erst in einem späteren Stadium des Vitaminmangels entsteht ein charakteristisches Symptombild. Bei längerem schweren Vitaminmangel besteht die Gefahr von irreversiblen Schädigungen, die letztlich zum Tod führen. Ausgeprägte Vitaminmangelzustände treten unter europäischen Ernährungsgewohnheiten nur in Ausnahmefällen, z. B. bei schwerem Alkoholismus, auf.
Einem Vitaminmangel können unterschiedliche Ursachen zugrunde liegen: So kann ein alimentärer Mangel durch qualitative oder quantitative Fehlernährung bedingt sein. Auch Absorptionsstörungen, z. B. bei Atrophie der Darmschleimhaut, Malabsorption oder chronischem Durchfall, können einen Vitaminmangel verursachen. Bei Lebererkrankungen sind neben einer verringerten Speicherfähigkeit der Leber wichtige biochemische Reaktionen einiger Vitamine (z. B. Vitamin D, B_1, B_6) gestört. Ist der zusätzliche Bedarf bei Wachstum, Schwangerschaft, Laktation, erhöhter körperlicher Tätigkeit und anderen Faktoren nicht gedeckt, kann dies ebenfalls zu einem Mangel führen. Des Weiteren verringern einige Nahrungsbestandteile sowie Pharmaka die Vitaminverfügbarkeit.

▶ **Hypervitaminose**: Eine Hypervitaminose wurde bei wasserlöslichen Vitaminen bisher selten beobachtet. Da sie bei erhöhter Zufuhr mit dem Harn ausgeschieden werden, wirken sie in hohen Dosierungen kaum toxisch. Bei den fettlöslichen Vitaminen A und D ist infolge ihrer Speicherfähigkeit die Gefahr einer Hypervitaminose groß.

Fettlösliche Vitamine ▬▬▬

10 Vitamin A und β-Carotin

▶ **Biochemie**: Zu Vitamin A zählen verschiedene Verbindungen mit Vitamin-A-Wirksamkeit. Neben Retinol – das meist mit Vitamin A gleichgesetzt wird – sind dies die Retinolester

Retinylacetat, Retinylpalmitat und Retinylpropionat. Vitamin A wird aus pflanzlichen Farbstoffen, den Carotinoiden, gebildet. Das am weitesten verbreitete Carotinoid ist das β-Carotin (Provitamin A). Theoretisch können aus einem Molekül β-Carotin zwei Moleküle Retinol entstehen, aber der menschliche Körper wandelt nur etwa die Hälfte des mit der Nahrung aufgenommenen β-Carotins um (☒ 10.1).

▶ **Funktionen**: Vitamin A spielt beim **Sehvorgang** eine wichtige Rolle. Die in der Retina (Netzhaut) vorhandenen Stäbchen und Zäpfchen bilden die Lichtrezeptoren bei Wirbeltieren. Die Stäbchen sind empfindlich für schwaches Licht, die Zäpfchen für helles und buntes Licht. Beide enthalten ein lichtempfindliches Pigment, bestehend aus Opsin, einem Protein, und Retinaldehyd oder 3-Dehydroretinaldehyd. Die Zäpfchen und Stäbchen unterscheiden sich durch die Art des Proteins. Die Verknüpfung von den beiden Aldehyden und Opsin führt zum Iodopsin bzw. Rhodopsin. Bei Lichteinfall auf die Netzhaut wird die Verbindung gespalten, und es entsteht ein Impuls, der zum Sehnerv bzw. Gehirn weitergeleitet wird.
Auch für die **Fortpflanzung**, das **Wachstum** und die **Zelldifferenzierung** (qualitative Gestaltung der Zellbestandteile) ist Vitamin A erforderlich. Die Kontrolle der Zelldifferenzierung durch Vitamin A betrifft neben dem Epithelgewebe auch andere Gewebe (embryonales Gewebe, Knochen, Zähne). Die Funktion der Differenzierung von Epithelzellen wird derzeit im Zusammenhang mit der **Krebsbehandlung** untersucht. In einigen Studien wurde bei Krebskranken ein niedriger Serumspiegel an Vitamin A oder β-Carotin festgestellt. Vitamin A stimuliert die zelluläre und humorale Immunität und erhöht somit die **Widerstandskraft gegen Infektionskrankheiten**. Den Carotinoiden (s. Kap. 38, S. 81 f.) werden vor allem **antioxida-**

☒ 10.1: Chemische Struktur von β-Carotin und Vitamin A

tive, antikanzerogene und **immunmodulie-rende Eigenschaften** zugeschrieben.

▶ **Vorkommen**: Die Angaben zum Vitamin-A-Gehalt werden in Retinoläquivalent ausgedrückt, um die verschiedenen Verbindungen mit Vitamin-A-Wirksamkeit zu erfassen. Vitamin A kommt überwiegend in tierischen Lebensmitteln vor, insbesondere in der Leber (*Tab. 10.1*). Leber enthält hohe Konzentrationen an Vitamin A. Carotinoide sind in Pflanzen weit verbreitet (s. *Tab. 38.2*, S. 81). Gelbe, grüne und orangefarbene Gemüse und Früchte haben einen hohen Gehalt an Provitamin A.

▶ **Stabilität**: Durch die Einwirkung von Hitze oder Licht in Gegenwart von Sauerstoff kommt es zu Verlusten an Vitamin A in Lebensmitteln. Carotinoide verhalten sich in dieser Hinsicht heterogen. Auch in Abwesenheit von Sauerstoff vermindern Licht und Hitze bereits die Vitamin-A-Aktivität einiger Provitamine.

▶ **Verfügbarkeit**: Die Nutzung von β-Carotin hängt besonders von der Art der Zubereitung ab, bei Karotten z.B. vom mechanischen Aufschluss der Pflanzenzellen durch Zerkleinerung.

Die gleichzeitige Aufnahme von Fett und Vitamin A erhöht die Ausnutzung dieses Vitamins. Da die Hälfte des absorbierten β-Carotins in Retinol umgewandelt wird und die mittlere Absorptionsrate des aufgenommenen Retinols bei 33% liegt, beträgt die dem Körper verfügbare Menge an Retinol ein Sechstel (= $\frac{1}{3} \times \frac{1}{2}$) der aufgenommenen β-Carotinmenge.

▶ **Empfehlungen für die Zufuhr**: Die Empfehlungen für die Zufuhr von Vitamin A gehen von einem experimentell ermittelten Tagesbedarf von 0,6 mg Retinoläquivalent bei gesunden Erwachsenen aus, der um einen Sicherheitszuschlag von 60% erhöht wurde (*Tab. 10.2*). Für die empfohlene Zufuhr an β-Carotin wird ein Bereich von 2–4 mg/d geschätzt.

▶ **Bedarfsdeckung**: Durch den großen Speichervorrat an Vitamin A in der Leber können Schwankungen in der Vitaminzufuhr ausgeglichen werden. Nach den Ergebnissen der VERA-Studie ist die deutsche Bevölkerung ausrei-

Tab. 10.1: Vitamin-A-Gehalt ausgewählter Lebensmittel (nach Elmadfa u.a. 1997)

Lebensmittel	Vitamin A[*] (mg/100 g)
Rinderleber	15,30
Karotten (roh)	1,60
Spinat (roh)	0,78
Honigmelone	0,78
Butter	0,65
Thunfisch	0,45
Camembert (60% Fett i.Tr.)	0,37
Aprikosen	0,27
Kopfsalat	0,24
Eier	0,19
Kuhmilch (3,5% Fett)	0,03

[*] in Retinol-Äquivalent
1 mg Retinol-Äquivalent = 1 mg Retinol = 6 mg all-trans-β-Carotin = 12 mg andere Provitamin-A-Carotinoide = 1,15 mg all-trans-Retinylacetat = 1,83 mg all-trans-Retinylpalmitat
mg Retinoläquivalent = Retinol (mg) + β-Carotin (mg) × 0,16

Tab. 10.2: Empfehlungen für die Vitamin-A-Zufuhr (nach DGE u.a. 2000, S. 69)

Alter	Retinoläquivalent[1] (mg/d) männlich	weiblich
Säuglinge		
0 – 3 Monate		0,5
4 –11 Monate		0,6
Kinder		
1 – 3 Jahre		0,6
4 – 6 Jahre		0,7
7 – 9 Jahre		0,8
10 –12 Jahre		0,9
13 –14 Jahre	1,1	1,0
Jugendliche und Erwachsene		
15 –18 Jahre	1,1	0,9
≥ 19 Jahre	1,0	0,8
Schwangere		
ab 4. Monat		1,1
Stillende		1,5[2]

[1] s. Legende Tab. 10.1
[2] etwa 70 µg Retinol-Äquivalente Zulage pro 100 g sezernierter Milch

chend mit Vitamin A versorgt. Im Vergleich zu Männern wurde bei Frauen ein geringfügig niedrigerer Serumspiegel an Vitamin A gemessen. Personen mit hohem Zigaretten- und Alkoholkonsum nehmen signifikant geringere Mengen an Carotinoiden auf. Gerade diese Personen haben aber einen höheren Bedarf.

▶ **Hypovitaminose**: Erste Anzeichen eines Vitamin-A-Mangels zeigen sich am Auge in Form der Nachtblindheit (Hemeralopie = verlangsamte Anpassung an das Dämmerungssehen). Sie wird durch eine Verminderung des lichtempfindlichen Pigments (Rhodopsin) in den Stäbchen hervorgerufen. Vitamin-A-Mangel kann zur Blindheit führen. Störungen der Differenzierung epithelialer Gewebe treten bei einem Mangel ebenfalls auf. Sie führen zu einer Keratinisierung der Zellen, wobei die Atemwege neben der Haut, den Harnwegen und Geschlechtsorganen, am stärksten betroffen sind. Auch die Knochen und Nerven sind beim Mangel in Mitleidenschaft gezogen. Es kann zu Wachstumsverzögerungen kommen.

▶ **Hypervitaminose**: Bei einer Vitamin-A-Zufuhr, die den Bedarf stark überschreitet, können sowohl akut als auch chronisch toxische Symptome auftreten. Bei einer Überdosis werden u. a. Kopfschmerzen, Erbrechen und Schwindelgefühl, aber auch Knochen- und Knorpelveränderungen festgestellt. Der lowest observed adverse effect level (LOAEL; diejenige Dosis, bei der die ersten Nebenwirkungen feststellbar sind) liegt bei etwa 6,5 mg Vitamin A pro Tag. Schwangere sollten wegen der teratogenen Wirkung von Vitamin A die Zufuhr auf 3 mg/d begrenzen. Eine Hypervitaminose A bewirkt einen sekundären Vitamin-K-Mangel, der zu einem Defizit an Prothrombin und somit zu Blutungen führen kann. Außerdem werden Hautverdickungen und die Entstehung einer Fettleber beobachtet. Bei chronischer Vergiftung treten z. B. folgende Symptome auf: Hautveränderungen, Haarverlust, Schwäche, Knochen- und Gelenkschmerzen, Muskelsteifheit, Kopfschmerzen, Lebervergrößerung, ausbleibende oder verminderte Menstruation. Normalerweise verschwinden diese Symptome nach Korrektur der Vitaminzufuhr. Carotinoide können keine Vitamin-A-Vergiftung auslösen, da sie nur in begrenztem Umfang absorbiert und in Vitamin A umgewandelt werden.

11 Vitamin D

▶ **Biochemie**: D-Vitamine sind Steroide mit Vitamin-D-Aktivität. Aufgrund der Tatsache, dass sie prinzipiell vom Menschen synthetisiert werden können und auf der Basis ihres Wirkmechanismus lassen sich die aktiven Vitamin-D-Metaboliten auch als Hormone interpretieren. Die bekanntesten Vertreter sind Vitamin D_2 (Ergocalciferol) und D_3 (Cholecalciferol) (◐ 11.1). Vitamin D_3 entsteht in der Haut aus 7-Dehydrocholesterol durch UV-Einstrahlung. Vitamin D_2 wird in Pflanzen durch UV-Einstrahlung aus Ergosterol gebildet. Die biologisch aktive Form der D-Vitamine ist das Dihydroxycholecalciferol (1,25–$(OH)_2$-D_3, »D-Hormon«, Calcitriol), das nach zweifacher Hydroxylierung in Leber und Niere entsteht.

▶ **Funktionen**: Vitamin D beeinflusst in Form des aktiven Metaboliten Dihydroxycholecalciferol den **Kalzium**- und **Phosphatstoffwechsel** (s. Kap. 29, S. 63, und Kap. 30, S. 65). Dihydroxycholecalciferol hält die Kalzium- und Phosphatkonzentration im Blut aufrecht. Dies erfolgt sowohl durch eine vermehrte intestinale Kalziumabsorption als auch durch eine gesteigerte Kalziummobilisation aus dem Knochen bei sinkendem Kalziumspiegel. Gleichzeitig wirkt aktives Vitamin D_3 synergistisch mit Parathormon und erhöht die Phosphatausscheidung. Weitere Eigenschaften des Dihydroxycholecalciferols wie die Stimulierung der Phagozytose, der Aktivität von Lysozymen und der Bildung von Antigenen sowie die Kontrolle der Zellproliferation werden vermutet.

▶ **Vorkommen**: Vitamin D ist nur in wenigen Lebensmitteln, insbesondere in fettreichen Fischen, enthalten (*Tab. 11.1*). Entsprechend der Jahreszeiten schwankt der Vitamin-D-Gehalt von Milch und Butter: Aufgrund der intensiven

◐ 11.1: Chemische Struktur von Vitamin D_2 und D_3

UV-Einstrahlung ist die Eigensynthese der Kühe im Sommer größer als im Winter.

Tab. 11.1: Vitamin-D-Gehalt ausgewählter Lebensmittel (nach Elmadfa u. a. 1997)

Lebensmittel	Vitamin D (µg/100 g)
Hering	26,0
Lachs	16,3
Sardinen	10,8
Kalbsleber	0,3
Steinpilze	3,1
Schmelzkäse (45 % Fett i. Tr.)	3,1
Champignons	1,9
Gouda (45 % Fett i. Tr.)	1,3
Butter	1,2
Sahne (30 % Fett)	1,1

▶ **Stabilität**: Calciferole sind bis zu 180 °C hitzestabil. Licht und Sauerstoff verringern den Vitamin-D-Gehalt. Da nur ein geringer Teil der Vitamin-D-Versorgung durch Nahrungsmittel gedeckt wird, ist die Lebensmittelzubereitung von geringer Bedeutung.

▶ **Verfügbarkeit**: Die Verfügbarkeit von Vitamin D wird durch zahlreiche Faktoren wie chronische intestinale Malabsorptionssyndrome oder Wechselwirkungen mit Medikamenten beeinflusst (◙ *11.2*).

▶ **Empfehlungen für die Zufuhr**: Die Empfehlungen beziehen sich nur auf die oral zugeführten Vitamin-D-Mengen (*Tab. 11.2*). Der Bedarf ist von der Sonneneinstrahlung auf die Haut, die von der geografischen Lage, Klima und Kultur beeinflusst wird, abhängig. Im ersten Lebensjahr wird eine zusätzliche Zufuhr von 10 µg/d in Form von Tabletten empfohlen. Sie soll Säuglinge vor Rachitis (s. Hypovitaminose) schützen, da die Gehalte in der Frauen- und Kuhmilch zur Bedarfsdeckung nicht ausreichen. Industriell hergestellte Säuglingsnahrung wird aus diesem Grund mit 10 µg Vitamin D_3 pro Liter angereichert. Zur Rachitisprophylaxe sollte auch auf eine ausreichende Kalziumzufuhr geachtet werden. Für Frühgeborene wird durch die in den ersten Lebensmonaten verminderte Absorption und den erhöhten Bedarf eine tägliche Zufuhr von 25 µg Vitamin D während der ersten 2–3 Lebensmonate empfohlen. Dies sollte mit dem Facharzt besprochen werden.

Verminderte Verfügbarkeit durch

Chronische intestinale Malabsorptionssyndrome:

Zystische Fibrose, Morbus Crohn, Zöliakie, Leber- und Nierenschäden

Antagonisten (z. B. Phytin)

Gestörte Fettverdauung (z. B. Mangel an Gallensalzen)

Hoher pH-Wert im Darm

Medikamente (z. B. Sedativa und Antikonvulsiva)

Erhöhte Verfügbarkeit durch

Speicher in der Leber und Haut

UV-Bestrahlung

◙ 11.2: Einflussfaktoren auf die Bioverfügbarkeit von Vitamin D (Elmadfa u. Leitzmann 1998, S. 305)

Tab. 11.2: Empfehlungen für die Vitamin-D-Zufuhr (nach DGE u. a. 2000, S. 79)

Alter	Vitamin D[1] (µg/d)
Säuglinge[2]	
0 – 3 Monate	10
4 –11 Monate	10
Kinder	
1 –14 Jahre	5
Jugendliche und Erwachsene	
15–64 Jahre	5
≥ 65 Jahre	10
Schwangere ab 4. Monat	5
Stillende	5

[1] 1 µg = 40 IE; 1 IE = 0,025 µg
[2] Die Deutsche Gesellschaft für Kinderheilkunde empfiehlt unabhängig von der Vitamin-D-Produktion durch UV-Licht in der Haut und der Vitamin-D-Zufuhr durch Frauenmilch bzw. Säuglingsmilchnahrungen (Basisvitaminierung) zur Rachitisprophylaxe bei gestillten und nicht gestillten Säuglingen die tägliche Gabe einer Vitamin-D-Tablette von 10–12,5 µg (400–500 IE) ab dem Ende der ersten Lebenswoche bis zum Ende des ersten Lebensjahres. Die Prophylaxe kann im zweiten Lebensjahr in den Wintermonaten fortgeführt werden.

▶ **Bedarfsdeckung**: Der Bedarf an Vitamin D wird in beträchtlichem Umfang durch die körpereigene Synthese in der Haut gedeckt. Exogen zugeführtes Vitamin D trägt nur zu einem geringen Teil zur Bedarfsdeckung bei. In sonnenarmen Jahreszeiten, bei sich überwiegend im Haus aufhaltenden Personen, älteren Menschen oder bei Kleidung, die viel Haut verdeckt, kommt der Aufnahme an Vitamin D mit der Nahrung eine größere Bedeutung zu. Ergebnisse der VERA-Studie zeigen, dass besonders im Frühjahr niedrigere Vitamin-D-Messwerte im Blut (im Norden häufiger als im Süden) zu beobachten sind. Bei Rauchern steigt die Prävalenz niedriger Vitamin-D-Messwerte mit zunehmendem Zigarettenkonsum. Ältere Menschen bilden im Vergleich zu jungen bei gleicher UV-Einstrahlung etwa die Hälfte an Vitamin D in der Haut.

▶ **Hypovitaminose**: Ein Mangel an Vitamin D führt zu Störungen bei der Mineralisierung der Knochen. Im Kindesalter entsteht durch eine D-Hypovitaminose **Rachitis**, bei der die wachsenden Knochen, insbesondere die Schädel-, Rippen- und Beinknochen sowie die Wirbelsäule, betroffen sind. Die Konzentration an Kalzium und Phosphat im Blut ist erniedrigt. Die Knochen werden weich und leicht deformierbar. Außerdem sind Muskelkraft und -tonus vermindert.
Beim Erwachsenen führt ein Vitamin-D-Mangel zur **Osteomalazie,** die ebenfalls durch ein Weichwerden der Knochen charakterisiert ist. Betroffen sind vor allem die Knochen des Beckens, des Thorax und der Extremitäten. Ein sekundärer Vitamin-D-Mangel kann durch Störungen der Vitamin-D-Absorption (z. B. bei chronischem Gallengangverschluss), der Fettverdauung und -absorption (z. B. Zöliakie und Mangel an Gallensäuren) sowie durch einen Mangel an Sexualhormonen – dies ist oft bei Patientinnen mit Osteoporose (s. Kap. 65, S. 320) der Fall – entstehen. Chronische Leber- und Nierenerkrankungen können durch eine verminderte Umwandlung von Cholecalciferol in die Metaboliten ebenfalls zum Kalziumschwund des Skeletts beitragen.

▶ **Hypervitaminose**: Eine Vitamin-D-Hypervitaminose kann nur nach exzessiver Aufnahme von Vitamin-D-Supplementen auftreten. Als niedrigste Dosis mit ersten Nebenwirkungen gilt die langfristige Zufuhr von 50 µg/d. Das dabei aus den Knochen freigesetzte Kalzium wird über die Niere ausgeschieden, woraus eine Nephrokalzinose resultieren kann. Es

kommt zu Kalziumablagerungen in weichen Geweben (Gefäße, Lunge, Herz und Niere). Zu den Symptomen einer Hypervitaminose zählen Hyperkalzämie, Hyperkalzurie, Übelkeit, Erbrechen, Durst sowie Kopfschmerzen und Depressionen. Das Absetzen der Vitaminsupplemente führt zur Normalisierung des Zustandes. Durch die Einnahme von mehr als 0,5–1 mg Vitamin D pro Tag über einen längeren Zeitraum können bei Erwachsenen die genannten Intoxikationen auftreten.

12 Vitamin E

▶ **Biochemie:** Die acht Substanzen, die als Vitamin E bezeichnet werden, leiten sich vom 2-Methyl-6-Hydroxy-Chroman ab. Diese Verbindungen, die am zweiten C-Atom des Chromanringes eine gesättigte isoprenoide Seitenkette mit 16 C-Atomen haben, werden Tocopherole genannt. Es handelt sich um Tocotrienole, wenn die isoprenoide Seitenkette ungesättigt ist (◨ 12.1). Voraussetzung für die Vitamin-E-Wirksamkeit ist die Anwesenheit mindestens einer Methylgruppe am Benzolring. Je mehr Methylgruppen vorhanden sind, desto höher ist die biologische Aktivität. Tocopherole besitzen eine höhere Vitamin-E-Wirksamkeit als Tocotrienole.

▶ **Funktionen**: Vitamin E ist das bedeutendste fettlösliche **Antioxidans**. In dieser Funktion schützt es mehrfach ungesättigte Fettsäuren und andere leicht oxidierbare Substanzen vor Radikalen. Tocopherole binden in ihrer Eigenschaft als Elektronenakzeptoren Radikale und führen somit bei der Peroxidation der mehrfach ungesättigten Fettsäuren zum Abbruch der Kettenreaktion (s. Kap. 39, S. 92 f.). Die Bildung von weiteren Peroxiden, die verschiedene Substanzen wie Vitamine, Hormone, Enzyme und andere Proteine inaktivieren, wird somit verhindert. Bei der Inhibierung der Lipidperoxidation wirken Vitamin E und C synergistisch. Derartige Beziehungen sind auch zwischen Vitamin E und Selen bekannt. Verschiedene Tocopherol-Mangelsymptome lassen sich durch Gabe von Selen beheben. Aufgrund seiner antioxidativen Eigenschaften hat Vitamin E auch einen protektiven Einfluss auf das Nervensystem, die Muskulatur und die Retina. Zudem beeinflusst es den Arachidonsäure-Stoffwechsel und wirkt immunmodulierend.
Ferner ist Vitamin E für die **Aufrechterhaltung der Membranstruktur** von Bedeutung. Im Rahmen der **Zellatmung** spielt es durch den

R₁ and R₂ R₃ table:

	R₁	R₂	R₃		R₁	R₂	R₃
α-Tocopherol bzw. -Tocotrienol	CH₃	CH₃	CH₃	γ-Tocopherol bzw. -Tocotrienol	H	CH₃	CH₃
β-Tocopherol bzw. -Tocotrienol	CH₃	H	CH₃	δ-Tocopherol bzw. -Tocotrienol	H	H	CH₃

◨ 12.1: Chemische Struktur der Tocopherole und Tocotrienole

Schutz von Enzymen vor Oxidation eine indirekte Rolle.

▶ **Vorkommen**: Tocopherole sind in vielen pflanzlichen und tierischen Lebensmitteln enthalten. Besonders pflanzliche Öle sind reich an Vitamin E (*Tab. 12.1*). Der Vitamin-E-Gehalt wird in Tocopherol-Äquivalenten angegeben, um die unterschiedlich hohe biologische Wirksamkeit der einzelnen Tocopherolverbindungen zu berücksichtigen.

▶ **Verfügbarkeit**: Die Bioverfügbarkeit von Tocopherol hängt wesentlich von der Art des Nahrungsfettes ab, in dem es enthalten ist. Die Absorption wird durch langkettige, ungesättigte Fettsäuren beeinträchtigt, durch mittelkettige Fettsäuren gefördert. Ob Nahrungscholesterin die Absorptionsrate verbessert, ist noch nicht geklärt.
Die Verluste an Vitamin E durch die Nahrungszubereitung variieren stark in Abhängigkeit von dem verwendeten Lebensmittel und der Art der Zubereitung. Tocopherole sind in Abwesenheit von Sauerstoff bis zu 200 °C hitzebeständig. In Gegenwart von Schwermetallen, ranzigen Fetten und Peroxiden werden sie schnell oxidiert. Während beim Braten, Rösten und Schmoren größere Verluste entstehen, betragen sie beim schonenden Garen etwa 10 %. Beim Wiedererhitzen von Bratfetten wird nahezu alles enthaltene Vitamin E zerstört.

▶ **Empfehlungen für die Zufuhr**: Bei den Schätzwerten für die Vitamin-E-Zufuhr wurde

Tab. 12.1: Vitamin-E-Gehalt ausgewählter Lebensmittel (nach Elmadfa u. a. 1997)

Lebensmittel	Vitamin E* (mg/100 g)
Hoher Gehalt (25–280 mg/100 g)	
Leinsamen	57,0
Sonnenblumenöl	50,0
Walnussöl	38,8
Haselnüsse	26,6
Mittlerer Gehalt (7–25 mg/100 g)	
Mandeln	25,2
Sonnenblumenkerne	21,8
Olivenöl	13,2
Erdnüsse	10,3
Niedriger Gehalt (< 7 mg/100 g)	
Paprika (roh)	2,5
Butter	2,2
Hering	1,5
Himbeeren	0,9

* in mg Tocopherol-Äquivalent
   1 mg D-α-Tocopherol-Äquivalent
   = 1 mg D-α-Tocopherol
   Umrechnungsfaktoren:
   $0{,}91 \times$ D-α-Tocopherylacetat
   $0{,}74 \times$ D,L-α-Tocopherol
   $0{,}67 \times$ D,L-α-Tocopherylacetat
   $0{,}50 \times$ D,L-β-Tocopherol
   $0{,}25 \times$ D,L-γ-Tocopherol
   $0{,}01 \times$ D,L-δ-Tocopherol

die durchschnittliche Aufnahme ungesättigter Fettsäuren berücksichtigt (*Tab. 12.2*).

Tab. 12.2: Schätzwerte für eine angemessene Vitamin-E-Zufuhr (nach DGE u.a. 2000, S. 87)

Alter	Tocopherol-äquivalent (mg/d)	
	m	w
Säuglinge		
0 – 3 Monate[1]	3	
4 –11 Monate	4	
Kinder		
1 – 3 Jahre	6	5
4 – 6 Jahre	8	8
7 – 9 Jahre	10	9
10 –12 Jahre	13	11
13 –14 Jahre	14	12
Jugendliche		
und Erwachsene		
15 –24 Jahre	15	12
25 –50 Jahre	14	12
51 –64 Jahre	13	12
≥ 65 Jahre	12	11
Schwangere		
ab 4. Monat		13
Stillende		17

[1] etwa 260 µg RRR-α-Tocopherol-Äquivalent-Zulage pro 100 g sezernierter Milch

▶ **Bedarfsdeckung**: Der Vitamin-E-Bedarf kann durch eine gemischte Kost gedeckt werden. Da beim Erwachsenen Vitamin E in Körpergeweben ausreichend gespeichert wird und eine vollständige Entleerung der Speicher unter Normalbedingungen nicht stattfindet, wurde bisher bei gesunden Menschen, die sich vielseitig ernähren, kein Vitamin-E-Mangel beobachtet.

Indiziert ist die Gabe von Vitamin E bei Frühgeborenen und Patienten mit stark erniedrigtem Tocopherol-Plasmaspiegel sowie Patienten mit *Claudicatio intermittens*[1]. Vitamin-E-Gaben als präventive Maßnahme zur Minderung des Risikos verschiedener Erkrankungen, z.B. Krebs (s. Kap. 62, S. 293), Rheuma (s. Kap. 66, S. 330) und Atherosklerose (s. Kap. 61, S. 279), werden derzeit untersucht.

▶ **Hypovitaminose**: Eine suboptimale Vitamin-E-Versorgung kann bei gastrointestinalen Erkrankungen auftreten, die zur Malabsorption führen. Hierzu zählen u.a. biliäre Atresien[2], Leberzirrhose, chronische Pankreatitis, zystische Fibrose, Glutenenteropathie sowie regionale Enteritis. Neugeborene, insbesondere Frühgeborene, können aufgrund des geringen Vitamin-E-Speichers infolge des eingeschränkten Tocopheroltransfers von der Plazenta zum Fetus und der intestinalen Malabsorption während der ersten 8–12 Wochen von einem Vitamin-E-Mangel betroffen sein. Beim Erwachsenen kann die Einnahme von Laxantien zu einer Vitamin-E-Unterversorgung führen.
Beim Tocopherolmangel wurde eine erhöhte Hämolyseneigung sowie eine leicht verkürzte Lebenszeit der Erythrozyten beobachtet. In einigen Geweben, besonders in der glatten Muskulatur, gelten Zeroidpigmente[3] als Zeichen eines veränderten Stoffwechsels der mehrfach ungesättigten Fettsäuren. Ein langfristiger Vitamin-E-Mangel kann zu neuromuskulären Störungen führen.
Verschiedene epidemiologische Studien deuten darauf hin, dass zwischen der Aufnahme von Vitamin E und anderen Antioxidantien und dem Auftreten verschiedener Erkrankungen (Darm-, Brust- und Lungenkrebs sowie Herz-Kreislauf-Erkrankungen) eine inverse Korrelation besteht.

▶ **Hypervitaminose**: Vitamin E ist nur gering toxisch. Orale Vitamin-E-Aufnahmen bis zu 800 mg/d gelten als toxikologisch unbedenklich. Allerdings können hohe Mengen an Vitamin E die Absorption von Vitamin A und K beeinträchtigen; es kann zu Veränderungen im Vitamin-K-Stoffwechsel kommen.

---

[1]   *Claudicatio intermittens* (Schaufensterkrankheit): Arterielle Verschlusskrankheit der Beine, wodurch heftige Wadenschmerzen beim Gehen auftreten. Diese zwingen zum Stehenbleiben, verschwinden aber wegen der in Ruhe ausreichenden Durchblutung der Muskulatur nach einigen Minuten wieder.
[2]   Atresie: Angeborener Verschluss von Hohlorganen oder natürlichen Körperöffnungen, z.B. Ösophagus oder Gallengang
[3]   Zeroidpigment: Wachsähnliches Pigment

13 Vitamin K

▶ **Biochemie**: Die Substanzen mit Vitamin-K-Wirksamkeit leiten sich vom 2-Methyl-1,4-Naphthochinon (Menadion) ab. Zu den wichtigsten Verbindungen mit Vitamin-K-Aktivität zählen Vitamin K_1 (α-Phyllochinon), die verschiedenen Vitamin-K_2-Abkömmlinge (Menachinone) und Vitamin K_3 (Menadion) (◐ 13.1). Phyllochinon wird in den Chloroplasten grüner Pflanzen gebildet, während Menachinon von Bakterien, auch von Darmbakterien, synthetisiert wird. Menadion in wasserlöslicher Form kann im Körper in Vitamin K_2 umgewandelt werden.

▶ **Funktionen**: Vitamin K ist an der Synthese verschiedener **Blutgerinnungsfaktoren** beteiligt. Es ist u.a. für die Bildung der Gerinnungsfaktoren II (Prothrombin), VII (Prokonvertin), IX (Christmas factor) und X (Stuart factor) sowie der Plasma-Proteine C und S notwendig. Dabei ist es als Kofaktor der Carboxylase an der Carboxylierung von Glutamat-Resten zu γ-Carboxyglutamat(Gla)Resten beteiligt. Vitamin-K-abhängige Proteine wurden in verschiedenen Geweben wie Knochen, Niere, Lunge und Arterien nachgewiesen. Im Knochen handelt es sich um das BGP (Bone Gla Protein = Osteokalzin) und das MGP (Matrix Gla Protein), das auch im Dentin zu finden ist.

▶ **Vorkommen**: Vitamin K ist in zahlreichen Lebensmitteln enthalten (*Tab. 13.1*). Insbesondere grüne Pflanzen sind reich an Phyllochinon.

◐ 13.1: Chemische Struktur von Vitamin K_1, K_2 und K_3

Tab. 13.1: Vitamin-K-Gehalt ausgewählter Lebensmittel (nach Elmadfa u. a. 1997)

Lebensmittel	Vitamin K (μg/100 g)
Hoher Gehalt *(> 100 μg/100 g)*	
Petersilie	620
Spinat (roh)	335
Rosenkohl	275
Weizenkeime	131
Kopfsalat	130
Mittlerer Gehalt *(10-100 μg/100 g)*	
Butter	60
Mais (Korn)	40
Speisequark (20 % Fett i. Tr.)	23
Erdbeeren	14
Niedriger Gehalt *(< 10 μg/100 g)*	
Tomaten	8
Kartoffeln	5
Sojaöl	3

▶ **Stabilität**: Da Vitamin K gegen Hitze und Sauerstoff unempfindlich ist, sind die Verluste bei der Speisezubereitung gering. Durch Licht und ionisierende Strahlen wird es zerstört.

▶ **Verfügbarkeit**: Bei einigen Erkrankungen, z.B. Fettabsorptionsstörungen, Störungen der Gallenfunktion und Leberschäden, ist die Verfügbarkeit von Vitamin K vermindert. Auch Antagonisten von Vitamin K wie Salizylate und Antibiotika verringern die Verfügbarkeit.

▶ **Empfehlungen für die Zufuhr**: Analytische Schwierigkeiten bei der Bestimmung des Vitamin-K-Gehaltes in Lebensmitteln und die Ungewissheit über die Höhe der Bildung durch Darmbakterien gestalten die Festlegung des Bedarfs an Vitamin K problematisch. Die Zufuhrempfehlung beruht auf Schätzungen und liegt für ältere Menschen etwas höher, da bei ihnen infolge einer Malabsorption oder der Einnahme von Medikamenten ein erhöhter Bedarf vorliegen kann (*Tab. 13.2*).

Tab. 13.2: Empfehlungen für die Vitamin-K-Zufuhr (nach DGE u.a. 2000, S. 95)

Alter	Vitamin K (μg/d)	
	männlich	weiblich
Säuglinge		
0 – 3 Monate		4
4 –11 Monate		10
Kinder		
1 – 3 Jahre		15
4 – 6 Jahre		20
7 – 9 Jahre		30
10 –12 Jahre		40
13 –14 Jahre		50
Jugendliche		
und Erwachsene		
15 –50 Jahre	70	60
$\geq$ 51 Jahre	80	65
Schwangere		
ab 4. Monat		60
Stillende		60

▶ **Bedarfsdeckung**: Da Vitamin K in zahlreichen pflanzlichen sowie tierischen Lebensmitteln vorkommt und im Darm mikrobiell synthetisiert wird, wurde ein Mangel bei gesunden Personen bisher praktisch nicht beobachtet. Die Bedeutung der Vitamin-K-Synthese durch Darmbakterien für die Bedarfsdeckung wird kontrovers diskutiert.

▶ **Hypovitaminose**: Ein Vitamin-K-Mangel führt aufgrund des gesenkten Prothrombinspiegels zur Verlängerung der Blutgerinnungszeit. Als Folge können sichtbare (in Magen-Darm- und Urogenitaltrakt, Lunge, Haut und Schleimhaut) sowie unsichtbare (in Gehirn, Leber, Nebennieren und Retina) **Hämorrhagien** auftreten.
Ursachen für eine Hypovitaminose sind z.B. Absorptionsstörungen, mangelhafte Aufnahme bzw. Produktion von Vitamin K, Einnahme von Antikoagulantien, verminderte Verwertung bei Leberzirrhose oder chronische Magen-Darm-Erkrankungen. Säuglinge neigen durch die geringen Vitamin-K-Speicher und den sterilen Darm in den ersten Lebenstagen zu Hämorrhagien, insbesondere Hirnblutungen. Dieser Zustand lässt sich durch Vitamin-K-Gaben normalisieren. Nach etwa sechs Tagen kommt es

zur raschen Entwicklung der Darmflora, die zur Vitamin-K-Bedarfsdeckung beiträgt. Auch bei Patienten, die parenteral ernährt werden, wird häufig eine verminderte Konzentration der Gerinnungsfaktoren als Zeichen einer Vitamin-K-Unterversorgung beobachtet.

▶ **Hypervitaminose**: Eine Hypervitaminose K tritt selten auf. Während Vitamin K_1 nicht toxisch ist, können hohe Dosierungen an Vitamin K_3 zur hämolytischen Anämie und zu Leberschäden führen.

Wasserlösliche Vitamine ━━━━

14 Vitamin B_1 (Thiamin)

▶ **Biochemie**: Thiamin, auch Vitamin B_1 genannt, besteht aus einem Pyrimidinring, der über eine Methylenbrücke mit einem Thiazolanteil verbunden ist (❂ *14.1*). Aufgrund der hohen Strukturspezifität führen bereits geringe Veränderungen des Moleküls zum Verlust der biologischen Aktivität bzw. zur Entstehung von Antivitaminen.

▶ **Funktionen**: Die aktive Form des Thiamins ist das Thiaminpyrophosphat, das auch als Thiamindiphosphat oder Cocarboxylase bezeichnet wird. Als Thiaminpyrophosphat ist Vitamin B_1 **Koenzym** bei der **Decarboxylierung** von α-Ketosäuren. In dieser Funktion ist es an Reaktionen des Zitratzyklus (Pyruvat zu Azetyl-CoA und α-Ketoglutarat zu Succinyl-CoA) sowie am Abbau der Aminosäuren Valin, Leucin und Isoleucin beteiligt. Des weiteren ist Vitamin B_1 **Koenzym** der **Transketolase**, einem Enzym des Pentosephosphatweges. Neben seiner Funktion als Koenzym spielt Thiamin, möglicherweise in Form von Thiamintriphosphat, auch eine Rolle im **Nervengewebe**.

▶ **Vorkommen**: Thiamin kommt in vielen pflanzlichen und tierischen Lebensmitteln vor, jedoch meist nur in geringen Konzentrationen.

❂ 14.1: Chemische Struktur von Thiamin

Höhere Konzentrationen sind in Vollkorngetreide bzw. -erzeugnissen enthalten (*Tab. 14.1*).
Im Getreidekorn ist Vitamin B_1 überwiegend in
der Aleuronschicht und im Keim lokalisiert.
Polierter Reis und Weißmehl (Type 405) bzw.
daraus hergestellte Produkte enthalten somit
wenig Thiamin.

Tab. 14.1: Thiamingehalt ausgewählter Lebensmittel
(nach Elmadfa u. a. 1997)

Lebensmittel	Thiamin (mg/100 g)
Hoher Gehalt *(1-10 mg/100 g)*	
Sonnenblumenkerne	1,9
Sojabohnen	1,0
Sesamsamen	1,0
Mittlerer Gehalt *(0,1-1 mg/100 g)*	
Schweineschnitzel	0,70
Haferflocken (Vollkorn)	0,65
Zucchini	0,20
Reis (Vollkorn)	0,41
Scholle	0,21
Niedriger Gehalt *(< 0,1 mg/100 g)*	
Spinat (gekocht)	0,07
Reis (poliert)	0,06
Sauerkirschen	0,05
Kuhmilch (3,5 % Fett)	0,04

▶ **Stabilität**: Da Thiamin im neutralen und
alkalischen Bereich hitzelabil, wasserlöslich
und oxidationsempfindlich ist, entstehen bei
der Speisenzubereitung je nach Lebensmittel
und Art des Garverfahrens unterschiedlich hohe
Verluste. Beim Kochen von Gemüse können bis
zu 60 % des Vitamin B_1 zerstört werden. Auch
Schälen und Auslaugen sowie der Zusatz von
Sulfiten bei der Lebensmittelverarbeitung führt
zu Thiaminverlusten. Beim Backen und Toasten
von Brot werden etwa 5–35 % des im Teig enthaltenen Thiamins zerstört.

▶ **Verfügbarkeit**: Verschiedene Früchte wie
Äpfel, Kirschen, Brombeeren und Johannisbeeren enthalten Antithiaminfaktoren. Hierzu zählen polyphenolische Substanzen wie Kaffee-
und Chlorogensäure sowie Tannin. Das Kauen
von gerbsäurehaltigen Teeblättern und Betel-

nüssen, wie es in einigen Ländern Südostasiens
üblich ist, sowie ein übermäßiger Teekonsum
kann zu Thiaminmangel führen. Auch das
Enzym Thiaminase, das in rohem Fisch, einigen
Pflanzen und Bakterien vorkommt, zerstört
Vitamin B_1. Alkohol vermindert infolge einer
Erhöhung der glomerulären Filtration die Thia-
minresorption, wodurch die Thiaminausschei-
dung über den Harn bei Alkoholikern erhöht
ist.

▶ **Empfehlungen für die Zufuhr**: Der Thia-
minbedarf steht aufgrund seiner Funktion in
Relation zum Energieumsatz (*Tab. 14.2*). Der Minimalbedarf liegt bei 0,33 mg Thiamin/1000 kcal
(4,2 MJ). Ein verringerter Energiebedarf sollte
nicht zu einer geringeren Thiaminzufuhr als 1,0
mg/d führen. Bei chronischem Alkoholmissbrauch ist der Bedarf aufgrund des gestörten
Stoffwechsels von Thiamin stark erhöht.

Tab. 14.2: Empfehlungen für die Thiaminzufuhr
(nach DGE u. a. 2000, S. 101)

Alter	Thiamin (mg/d)	
	männlich	**weiblich**
Säuglinge		
0 – 3 Monate		0,2
4 –11 Monate		0,4
Kinder		
1 – 3 Jahre		0,6
4 – 6 Jahre		0,8
7 – 9 Jahre		1,0
10 –12 Jahre	1,2	1,0
13 –14 Jahre	1,4	1,1
Jugendliche und Erwachsene		
15 –24 Jahre	1,3	1,0
25 –50 Jahre	1,2	1,0
51 –64 Jahre	1,1	1,0
≥ 65 Jahre	1,0	1,0
Schwangere ab 4. Monat		1,2
Stillende		1,4

▶ **Bedarfsdeckung**: Nach den Ergebnissen der
VERA-Studie ist bei der deutschen Bevölkerung
durchschnittlich eine ausreichende Versorgung
mit Thiamin gewährleistet. Bei Personen mit

regelmäßigem und hohem Alkoholkonsum wurde häufig eine unzureichende Bedarfsdeckung beobachtet. Auch bei Schwangeren kommt es gelegentlich zu einer Unterversorgung mit Thiamin.

▶ **Hypovitaminose**: Beim **Thiaminmangel** sind vor allem das periphere Nervensystem und das kardiovaskuläre System betroffen. Er führt beim Menschen zu folgenden Symptomen: Appetitlosigkeit, Gewichtsverlust, Anorexie, Herabsetzung der Magensaftsekretion, Muskelschwäche, Wadenkrämpfe, Veränderungen im Elektrokardiogramm, Degeneration des vegetativen Nervensystems und psychische Labilität in Form von Konzentrationsschwäche, Reizbarkeit, Depressionen sowie Angstzuständen.
Die klassische Form des Vitamin-B_1-Mangels ist die **Beriberi**. Als Symptome dieser Erkrankung treten u. a. Hypotonie, Herzvergrößerung sowie Ödeme auf. Verschiedene Formen der Beriberi werden unterschieden:

1. Trockene Form:
   Polyneuritis und Atrophie der Extremitätenmuskulatur
2. Nasse Form:
   Ödeme, Tachykardie, Herzvergrößerung und -insuffizienz
3. Zerebrale Form:
   Wernicke-Enzephalopathie[1]

Außerdem gibt es die infantile Form der Beriberi. Sie tritt bei gestillten Kindern auf, deren Mütter an schwerem Thiaminmangel leiden. Zu den Symptomen zählen u. a. Durchfall, Krämpfe, Zyanose und Tachykardie. Der Tod kann plötzlich eintreten.
Während in den Industrieländern der Alkoholismus eine wesentliche Ursache des Thiaminmangels darstellt, ist es in anderen Ländern eher die zu geringe Vitamin-B_1-Zufuhr, z.B. durch den hohen Anteil von geschältem Reis an der täglichen Nahrung in Asien.

▶ **Hypervitaminose**: Thiamin besitzt oral verabreicht eine geringe Toxizität. Als Symptome einer Thiaminhypervitaminose werden Krämpfe, Schwäche und Tachykardie beobachtet.

15 Vitamin B_2 (Riboflavin)

▶ **Biochemie**: Riboflavin wird auch als Vitamin B_2 bezeichnet. Es ist ein Isoalloxazinderivat, das wie Thiamin eine hohe Strukturspezifität besitzt (◩ *15.1*). Verbindungen mit veränderten Substituenten haben nur noch geringe Vitaminaktivität.

▶ **Funktionen**: Die biologisch aktiven Formen des Riboflavins sind **FMN** (Flavinmononukleotid) und **FAD** (Flavinadenindinukleotid) (◩ *15.2*). Es handelt sich hierbei um Koenzyme wasserstoffübertragender Flavoproteine. Diese Proteine katalysieren eine Vielzahl chemischer Reaktionen wie Ein-Elektronen-Transfer, Dehydrogenierungen, Reaktionen mit schwefelhaltigen Verbindungen, Hydroxylierungen und die Reduktion von Sauerstoff zu Hydrogenperoxid. Zu den Flavoproteinen zählen Enzyme wie die Glutathionreduktase, Xanthinoxidase, NADH-Cytochrom-c-Reduktase und Aminosäureoxidasen. Sie bilden Teile der Redoxsysteme in der mitochondrialen Atmungskette.
Außerdem fördert Riboflavin das Wachstum, die Entwicklung von Embryonen und ist an der Erhaltung der Myelinschicht der Nerven sowie an der Abwehr von Krankheiten beteiligt.

▶ **Vorkommen**: Riboflavin ist in zahlreichen pflanzlichen und tierischen Lebensmitteln enthalten. Gute Quellen sind Fleisch, insbesondere Leber, Getreide, Milch und Käse (*Tab. 15.1*).

▶ **Stabilität**: Riboflavin ist sehr hitzestabil und schlecht wasserlöslich, jedoch lichtempfindlich. Bei der Lagerung und Verarbeitung von Lebens-

◩ 15.1: Chemische Struktur von Riboflavin

---

[1] Wernicke-Enzephalopathie (Wernicke-Korsakow-Syndrom): Punktförmige Blutungen und Wucherung der Gefäßwandzellen ohne entzündliche Infiltrationen mit den Symptomen Augenlähmung, Bewusstseinsstörung, zerebrale Ataxie, organisches Psychosyndrom u. a.

◉ 15.2: Chemische Struktur von Flavinmononucleotid und Flavinadeninnucleotid

Tab.15.1: Riboflavingehalt ausgewählter Lebensmittel (nach Elmadfa u. a. 1997)

Lebensmittel	Vitamin B_2 (mg/100 g)
Hoher Gehalt *(1–10 mg/100 g)*	
Rinderleber	2,90
Kalbsnieren	2,50
Lachs (geräuchert)	1,80
Mittlerer Gehalt *(0,1–1 mg/100 g)*	
Mandeln	0,60
Sojabohnen	0,50
Edamer (30 % Fett i. Tr.)	0,35
Speisequark (mager)	0,31
Kuhmilch (3,5 % Fett)	0,18
Hafer	0,17
Spinat (gekocht)	0,16
Niedriger Gehalt *(< 0,1 mg/100 g)*	
Reis (Naturreis)	0,09
Erdbeeren	0,06
Karotten	0,05

mitteln können Verluste von bis zu 20 % entstehen. Bei an der Sonne getrockneten Früchten liegen die Verluste wesentlich höher.

▶ **Verfügbarkeit**: Die Verfügbarkeit von Riboflavin wird durch die Einnahme von Pharmaka,

z. B. Antidepressiva, und Alkohol verringert. Außerdem führt eine verminderte Phosphorylierung von Riboflavin im Darm und in der Leber sowie eine Chelat- oder Komplexbildung u. a. mit Metallen zu einer geringeren Verwertung von Vitamin B_2.

Tab. 15.2 Empfehlungen für die Riboflavinzufuhr (nach DGE u. a. 2000, S. 105)

Alter	Riboflavin (mg/d) männlich	weiblich
Säuglinge		
0 – 3 Monate	0,3	
4 –11 Monate	0,4	
Kinder		
1 – 3 Jahre	0,7	
4 – 6 Jahre	0,9	
7 – 9 Jahre	1,1	
10 –12 Jahre	1,4	1,2
13 –14 Jahre	1,6	1,3
Jugendliche und Erwachsene		
15 –24 Jahre	1,5	1,2
25 –50 Jahre	1,4	1,2
51 –64 Jahre	1,3	1,2
≥ 65 Jahre	1,2	1,2
Schwangere ab 4. Monat		1,5
Stillende		1,6

▶ **Empfehlungen für die Zufuhr**: Die Zufuhrempfehlungen für Vitamin B_2 sind aufgrund der Funktion der Flavoenzyme im oxidativen Stoffwechsel abhängig vom Energieumsatz (*Tab. 15.2*, S. 41). Der mit zunehmendem Alter geringere Energiebedarf sollte jedoch nicht zu einer geringeren Riboflavinzufuhr als 1,2 mg/d führen.

▶ **Bedarfsdeckung**: Der Bedarf an Vitamin B_2 wird in Deutschland weitgehend gedeckt. Während eine leichte Hypovitaminose beim Menschen relativ häufig auftritt, wird ein schwerer Vitamin-B_2-Mangel nur selten beobachtet.

▶ **Hypovitaminose**: Symptome der leichten Hyporiboflavinose sind Rhagaden an den Mundwinkeln (Cheilosis), Atrophie der Zungenschleimhaut, Stomatitis, Rötung und Schuppenbildung der Haut um Auge, Nase und Lippen sowie Dystrophie der Fingernägel. Riboflavinmangel während der Schwangerschaft kann Störungen der Embryonalentwicklung und Missbildungen wie die Lippen-Gaumen-Spalte verursachen. Bei schweren Fällen des Vitamin-B_2-Mangels wurde eine mikrozytäre, hypochrome Anämie beobachtet.
Ein Riboflavinmangel kann z.B. durch chronischen Alkoholismus, Absorptionsstörungen oder Medikamenteneinnahme entstehen.

▶ **Hypervitaminose**: Toxische Wirkungen des Riboflavins sind beim Menschen nicht bekannt.

16 Vitamin B_6 (Pyridoxin)

▶ **Biochemie**: Zu der Gruppe der B_6-Vitamine zählen Pyridoxin (Pyridoxol), Pyridoxal und Pyridoxamin (◨ *16.1*) sowie die entsprechenden 5′-Phosphorsäureester. Chemisch handelt es sich um substituierte Pyridinderivate, die ineinander überführbar sind.

▶ **Funktionen**: In der phosphorylierten Form (Pyridoxalphosphat = PLP bzw. Pyridoxaminphosphat) ist Vitamin B_6 als **Koenzym** an etwa 100 verschiedenen enzymatischen Reaktionen, vorwiegend des Aminosäurestoffwechsels, be-

teiligt. Bei den Enzymen handelt es sich größtenteils um Transaminasen und Decarboxylasen. Transaminasen katalysieren die reversible Übertragung einer Aminogruppe auf α-Ketosäuren oder Oxalazetat, Aminosäure-Decarboxylasen die Bildung von biogenen Aminen, unter denen sich auch Neurotransmitter und Gewebshormone finden. Auch die Aldolspaltung und die Elimination von Schwefelwasserstoff bzw. Wasser, Reaktionen beim Ab- und Umbau verschiedener Aminosäuren wie Serin, Cystein und Threonin, sind PLP-abhängig. Außerdem ist PLP an der Biosynthese des Hämoglobins und des Bindegewebes beteiligt.

▶ **Vorkommen**: Vitamin B_6 findet sich in vielen Lebensmitteln, da es sowohl von Mikroorganismen als auch von Pflanzen synthetisiert werden kann. Während Pyridoxin in erster Linie in pflanzlichen Lebensmitteln enthalten ist, kommen Pyridoxal und Pyridoxamin vor allem in tierischen Lebensmitteln vor. Besonders Getreide, Leber, Hülsenfrüchte und Bananen sind gute Vitamin-B_6-Quellen (*Tab. 16.1*). Da sich Vitamin B_6 vorwiegend in der Aleuronschicht des Getreidekorns befindet, gehen bei der Herstellung von Weißmehl etwa 85 % des Vitamins verloren.

Tab. 16.1: Vitamin-B_6-Gehalt ausgewählter Lebensmittel (nach Elmadfa u. a. 1997)

Lebensmittel	Vitamin B_6 (mg/100 g)
Hoher Gehalt (1–10 mg/100 g)	
Bierhefe	4,40
Hummer	1,18
Mittlerer Gehalt (0,1–1 mg/100 g)	
Lachs	0,98
Kalbsleber	0,90
Hafer	0,96
Walnüsse	0,87
Linsen	0,60
Bananen	0,37
Paprika (roh)	0,27
Hühnerei	0,12
Niedriger Gehalt (< 0,1 mg/100 g)	
Aprikosen	0,07
Radieschen	0,06
Kuhmilch (3,5 % Fett)	0,05

◨ 16.1: Chemische Struktur der B_6-Vitamine

▶ **Stabilität**: Beim Kochen können aufgrund der Wasserlöslichkeit von Vitamin B_6 Verluste in Höhe von 30-45% auftreten. Vitamin B_6 ist empfindlich gegen UV-Strahlung. So wird innerhalb von zwei Stunden Sonneneinstrahlung auf Milch in klaren Glasflaschen etwa die Hälfte des Vitamingehaltes zerstört. Pyridoxin ist relativ hitzestabil, während Pyridoxamin und vor allem Pyridoxal hitzelabil sind. Die Zubereitungsverluste bei pflanzlichen Produkten betragen bis zu 20%, während sie bei tierischen Lebensmitteln wesentlich höher liegen.

▶ **Verfügbarkeit**: B_6-Vitamine liegen z.T. in gebundener Form vor, wodurch ihre Verfügbarkeit für den Körper eingeschränkt ist. So ist ein Teil des Vitamins B_6 in vielen pflanzlichen Lebensmitteln (z.B. Sojabohnen, Weißbrot, Orangensaft) an Glukose gebunden. Pyridoxinglykosid wird weniger gut absorbiert und ist für den Menschen schlechter verwertbar. Bei der Verarbeitung und Lagerung von Lebensmitteln tierischen Ursprungs wird die Verfügbarkeit von Vitamin B_6 durch Reaktionen mit Proteinen, Aminosäuren und reduzierenden Zuckern verringert. Bei der Milch sind es vor allem Reaktionen mit Cystein und Lysin.
Erkrankungen des Gastrointestinaltraktes und Diurese sowie Ballaststoffe verringern die Verfügbarkeit von Vitamin B_6. Auch Interaktionen verschiedener Pharmaka (z.B. Tuberkulostatika oder orale Kontrazeptiva) mit diesem Vitamin vermindern die verfügbare Menge oder erhöhen den Bedarf.

▶ **Empfehlungen für die Zufuhr**: Der Vitamin-B_6-Bedarf wird aufgrund der Bedeutung dieses Vitamins für den Aminosäurestoffwechsel vor allem durch die täglich zugeführte Proteinmenge bestimmt. Für die Empfehlung wird eine Aufnahme von 20 µg Vitamin B_6 pro Gramm Nahrungsprotein zugrunde gelegt (*Tab. 16.2*). Bei einer hohen Proteinzufuhr erhöht sich auch entsprechend der Vitamin-B_6-Bedarf.

▶ **Bedarfsdeckung**: Aufgrund der weiten Verbreitung von Vitamin B_6 in Nahrungsmitteln tritt ein ernährungsbedingter Mangel nur sehr selten auf. Bei der deutschen Bevölkerung ist eine ausreichende Versorgung gewährleistet.

▶ **Hypovitaminose**: Bedeutsame Ursachen für einen Vitamin-B_6-Mangel sind Alkoholmissbrauch, die Einnahme von Medikamenten wie Kontrazeptiva oder Tuberkulostatika und Drogen sowie Absorptionsstörungen und Pro-

Tab. 16.2: Empfehlungen für die Vitamin-B_6-Zufuhr (nach DGE u.a. 2000, S. 113)

Alter	Vitamin B_6 (mg/d)	
	männlich	**weiblich**
Säuglinge		
0 – 3 Monate	0,1	
4 –11 Monate	0,3	
Kinder		
1 – 3 Jahre	0,4	
4 – 6 Jahre	0,5	
7 – 9 Jahre	0,7	
10 –12 Jahre	1,0	
13 –14 Jahre	1,4	
Jugendliche und Erwachsene		
15 –18 Jahre	1,6	1,2
19 –64 Jahre	1,5	1,2
≥ 65 Jahre	1,4	1,2
Schwangere ab 4. Monat		1,9
Stillende		1,9

tein-Energie-Mangel. Ein schwerer Vitamin-B_6-Mangel äußert sich in Dermatitis im Nasen-Augen-Bereich, Cheilosis, Glossitis, Wachstumsstörungen und mikrozytärer, hypochromer Anämie sowie Ataxie. Es können auch Depressionen auftreten, die auf eine unzureichende Verfügbarkeit von PLP für die Synthese von Neurotransmittern zurückzuführen sind. Bei Versuchstieren wurden Atrophien der Muskeln, des Thymus und der Keimdrüsen sowie Laktationsstörungen beobachtet.
Angeborene Störungen des Vitamin-B_6-Stoffwechsels treten relativ selten auf. Oft fehlen hierbei die üblichen Symptome eines Vitamin-B_6-Mangels. Statt dessen werden spezifische Symptome, z.B. Homozystinurie und geistige Retardierung, beobachtet, die sich meist durch Gabe von Vitamin B_6 beheben lassen.

▶ **Hypervitaminose**: Die Toxizität von Vitamin B_6 ist sehr gering. Neurotoxische Nebenwirkungen wurden beim Menschen bei chronischer Einnahme von über 500 mg Pyridoxin/d beobachtet.

17   Niacin

▶ **Biochemie**: Die Bezeichnung Niacin umfasst die Verbindungen Nikotinsäure und Nikotinamid (◪ *17.1*). Nikotinsäure ist ein Pyridinderivat mit einer Carboxylgruppe, Nikotinamid das korrespondierende Amid. Beide besitzen die gleiche biologische Aktivität und können im menschlichen Organismus ineinander umgewandelt werden. Obwohl Niacin chemisch gesehen mit Nikotin verwandt ist, sind die physiologischen Eigenschaften sehr unterschiedlich.

▶ **Funktionen**: Niacin ist in Form seiner **Koenzyme** Nikotinamid-Adenin-Dinukleotid (**NAD**) und Nikotinamid-Adenin-Dinukleotidphosphat (**NADP**) wirksam. Es handelt sich hierbei um Koenzyme von Dehydrogenasen bzw. Oxidoreduktasen. Etwa 200 dieser wasserstoffübertragenden Enzyme sind z.Zt. bekannt. Sie sind an der Synthese und dem Abbau von Kohlenhydraten, Fettsäuren und Aminosäuren beteiligt. NAD wird als Wasserstoffakzeptor unter Bildung von NADH für energieliefernde Oxidationsreaktionen (Glykolyse, Zitratzyklus und Fettsäureoxidation) benötigt. Dabei wird der Wasserstoff in den Mitochondrien auf die Flavinenzyme der Atmungskette übertragen. NADPH steht hingegen bei Reduktionsreaktionen als Wasserstoffdonator zur Verfügung, wobei NADP gebildet wird. Es dient zur Synthese von Fettsäuren, Cholesterin und Steroiden.
Der bedeutsamste NADPH-liefernde Stoffwechselweg ist die Oxidation von Glukosephosphat im Pentosephosphatzyklus, wobei das gebildete NADPH in erster Linie für die Fettsäuresynthese benötigt wird. Außerdem ist NAD Substrat für verschiedene Enzyme, die den Transfer von ADP-Ribose katalysieren. Zu diesen Enzymen zählen ADP-Ribosyltransferasen und Poly-ADP-Ribose-Polymerasen (PARP). ADP-Ribosyltransferasen wirken vermutlich aufgrund der Modulation von Proteinaktivitäten als **Signalüberträger**, während PARP an der **DNA-Replikation** und **Zelldifferenzierung** beteiligt ist.

Andere Enzyme fördern die Bildung der zyklischen ADP-Ribose, die Kalzium aus intrazellulären Speichern mobilisiert.

▶ **Vorkommen**: Nikotinsäure kommt vorwiegend in pflanzlichen Lebensmitteln – hauptsächlich in Form der Koenzyme – vor, während Nikotinamid vor allem in tierischen Lebensmitteln vorkommt. Niacin ist in vielen Lebensmitteln enthalten, jedoch meist in nur geringen Konzentrationen. Gute Niacinquellen sind Fleisch, Fisch und Getreide (*Tab. 17.1*). Im Getreide befindet sich Niacin fast ausschließlich in der Aleuronschicht. Bohnenkaffee enthält größere Mengen Nikotinsäure, da Trigonellin – ein Bestandteil der Kaffeebohne – beim Rösten z.T. zu Nikotinsäure demethyliert wird.
Da beim Abbau von Tryptophan Niacin entsteht, spielt auch der Gehalt an Tryptophan bei der Niacinaufnahme eine Rolle. So können z.B. Milch und Eier, die nur wenig Niacin enthalten, durch ihren relativ hohen Gehalt an Tryptophan zur Deckung des Niacinbedarfs beitragen. Aus diesem Grund ist es sinnvoll, den Niacingehalt in Niacinäquivalenten anzugeben, die den Niacingehalt sowie ein Sechzigstel des Tryptophan-

◪ 17.1: Chemische Struktur von Nicotinsäure und Nicotinamid

Tab. 17.1: Niacingehalt ausgewählter Lebensmittel (nach Elmadfa u. a. 1997)

Lebensmittel	Niacin (mg/100 g)
Hoher Gehalt (10–100 mg/100 g)	
Erdnüsse	15,3
Schweineleber	15,0
Austernpilze	10,0
Mittlerer Gehalt (1–10 mg/100 g)	
Sardinen	9,7
Rindfleisch	7,5
Reis (Naturreis)	5,2
Weizen	5,1
Sesamsamen	5,0
Champignons	4,7
Sojabohnen	2,5
Kartoffeln	1,2
Niedriger Gehalt (< 1 mg/100 g)	
Aprikosen	0,7
Emmentaler (45 % Fett i. Tr.)	0,1
Kuhmilch (3,5 % Fett)	0,1

gehaltes umfassen – aus 60 mg Tryptophan wird etwa 1 mg Niacin gebildet. Die Angaben der Nährwerttabellen beziehen sich jedoch nur auf Nikotinsäure und Nikotinamid.

▶ **Stabilität**: Nikotinsäure und Nikotinamid sind sehr stabil. Die Verluste beim Kochen sind beinahe ausschließlich auf Auslaugung ins Kochwasser zurückzuführen und betragen etwa 15–25 % des ursprünglichen Niacingehaltes.

▶ **Verfügbarkeit**: Die Verfügbarkeit von Niacin wird durch die Bindung an Makromoleküle verringert. In einigen Getreidearten, z. B. Mais, und in Kartoffeln liegt Niacin als Niacytinkomplex vor. Diese Niacin-Peptid-Verbindung ist für den Menschen nicht verwertbar. Durch Behandlung mit Alkalien wird das Nikotinamid aus Niacytin freigesetzt und ist somit für den Körper verfügbar. In zentralamerikanischen Gebieten (Mexiko), in denen Mais ein wesentlicher Bestandteil der täglichen Nahrung ist, tritt nur selten ein Niacinmangel auf, da die für die Tortillas verwendeten Maiskörner traditionell mit Kalkwasser vorbehandelt werden. Die orale

Tab. 17.2: Empfehlungen für die Niacinzufuhr (nach DGE u. a. 2000, S. 109)

Alter	Niacin-Äquivalent[1] (mg/d) männlich	weiblich
Säuglinge		
0 – 3 Monate	2	
4 –11 Monate	5	
Kinder		
1 – 3 Jahre	7	
4 – 6 Jahre	10	
7 – 9 Jahre	12	
10 –12 Jahre	15	13
13 –14 Jahre	18	15
Jugendliche und Erwachsene		
15 –24 Jahre	17	13
25 –50 Jahre	16	13
51 –64 Jahre	15	13
≥ 65 Jahre	13	13
Schwangere ab 4. Monat		15
Stillende		17

[1] 1 mg Niacin-Äquivalent = 60 mg Tryptophan

Einnahme von Antibiotika und anderen Medikamenten (z. B. L-Dopa) reduziert die Verfügbarkeit von Niacin.

▶ **Empfehlungen für die Zufuhr**: Die Empfehlungen werden in Niacinäquivalenten angegeben und orientieren sich für Erwachsene und Kinder an der Nahrungsenergiezufuhr (*Tab. 17.2*). Ein verringerter Energiebedarf sollte jedoch nicht zu einer geringeren Zufuhr als 13 mg Niacin-Äquivalente pro Tag führen.

▶ **Bedarfsdeckung**: Nach den Ergebnissen der VERA-Studie weisen Frauen etwa doppelt so häufig niedrige Niacinmesswerte im Urin auf wie Männer. Insbesondere bei Frauen über 65 Jahren wurden niedrige Werte ermittelt. Mehr als die Hälfte des Niacins wird aus Tryptophan synthetisiert. Aufgrund der hohen Protein- und somit auch Tryptophanaufnahme ist davon auszugehen, dass die deutsche Bevölkerung ausreichend mit Niacin versorgt ist, zumal Mangelsymptome nur sehr selten beobachtet werden.

▶ **Hypovitaminose**: Ausgeprägter Niacinmangel führt zu **Pellagra** (»raue Haut«). Pellagra tritt erst dann auf, wenn gleichzeitig der Tryptophanstoffwechsel gestört ist oder wenn eine Proteinmangelernährung vorliegt. Die klinischen Manifestationen werden auch als die »3 Ds« beschrieben: Dermatitis, Diarrhö und Dementia. Das charakteristische Symptom ist die Dermatitis, die besonders an Hautstellen, die dem Licht ausgesetzt sind, auftritt. Zunächst entstehen Hautrötungen, die einem Sonnenbrand ähneln. Später folgen dunkle Flecken sowie eine Abschuppung der Haut. Die gastrointestinalen Symptome äußern sich in Appetitlosigkeit, Erbrechen, Verstopfung oder Durchfall. Bei schwerem Mangel kommt es zu Entzündungen der Magenschleimhaut und der Zunge, wobei die Zunge rot wird und anschwillt (Himbeerzunge). Zu den neurologischen Symptomen zählen Schlaflosigkeit, Müdigkeit, Depressionen und Verwirrtheit.
In den industrialisierten Ländern sind die Ursachen für einen Niacinmangel meist Alkoholismus oder chronische Diarrhö, während in armen Ländern eine Hypovitaminose auf eine vorwiegend aus Mais bestehende Ernährung zurückzuführen ist. Auch in Teilen Indiens ist Pellagra weit verbreitet, weil sich die Bevölkerung dort vorwiegend von Hirse (*Sorghum vulgare*) ernährt, die einen hohen Gehalt an Leucin aufweist. Unter ungünstigen Ernährungsbedin-

gungen hemmt Leucin die NAD-Synthese aus Tryptophan.

Niacinmangel ist meist mit einer Unterversorgung anderer Vitamine vergesellschaftet. Beim Vitamin-B_6-Mangel ist die Aktivität der pyridoxalabhängigen Kynureninase im Tryptophanstoffwechsel vermindert. Niacin kann somit nicht aus Tryptophan synthetisiert werden, so dass bei gleichzeitigem Niacinmangel Pellagra entsteht.

▶ **Hypervitaminose**: Bei oraler Applikation ist die Toleranzgrenze für Niacin in pharmakologischen Dosierungen relativ hoch. Hypervitaminosen sind demnach kaum zu erwarten. Aufgrund der geringen Toxizität wird Niacin in hohen Dosierungen bei Kreislaufstörungen, Asthma, Arthritis und Hauterkrankungen eingesetzt. Durch seine cholesterinsenkende Wirkung wird es auch zur Behandlung von Atherosklerose und Hyperlipidämien verwendet. Bei der Nikotinsäuretherapie können bei hohen Dosierungen (etwa 3-6 g/d) Hautrötung, Gefäßerweiterung, Hitzegefühle, Hyperurikämie und Leberschäden als Nebenwirkungen auftreten.

18   Pantothensäure

▶ **Biochemie**: Pantothensäure besteht aus β-Alanin und 2,4-Dihydroxy-3,3-Dimethylbutyrat (Pantoinsäure), die über eine Peptidbindung miteinander verknüpft sind (◙ 18.1). Biologisch aktiv sind die D(+)-Pantothensäure sowie der entsprechende Alkohol (Panthenol); er besitzt etwa 80 % der Wirksamkeit der Pantothensäure. Der Begriff »Pantothen« stammt aus dem Griechischen (»pantos«) und bedeutet »überall«, was sich auf das weitverbreitete Vorkommen der Pantothensäure bezieht.

▶ **Funktionen**: Die wichtigste aktive Form der Pantothensäure ist das **Koenzym A** (CoA), das durch Reaktion mit ATP und Cystein entsteht. Durch Anlagerung einer Verbindung an die Sulfhydrylgruppe des Cysteaminrestes wird diese unter Bildung eines Thioesters, einer energiereichen Verbindung, aktiviert.

Für den Intermediärstoffwechsel ist der bedeutendste Ester des Koenzyms A die aktivierte Essigsäure, das Azetyl-CoA. Sie stellt das Endprodukt des Kohlenhydrat-, Fett- und Aminosäurenstoffwechsels dar. Im Lipidstoffwechsel spielt sie eine entscheidende Rolle, da der erste Schritt der Fettsäureoxidation die Aktivierung der Fettsäure durch Kopplung an Koenzym A unter Bildung des entsprechenden Azetyl-CoA-Derivats ist. Pantothensäure als Bestandteil von Koenzym A wird außerdem für die Synthese von Steroiden (Cholesterin, Gallensäuren, Provitamin D usw.), von Häm (Hämoglobin, Myoglobin u.a.), Aminosäuren (z.B. Leucin, Arginin und Methionin) und des Neurotransmitters Azetylcholin benötigt. Als Bestandteil (prosthetische Gruppe) des Acyl-Carrier-Proteins im Multienzymkomplex Fettsäuresynthetase übernimmt Pantothensäure eine weitere Funktion bei der Biosynthese langkettiger Fettsäuren.

▶ **Vorkommen**: Pantothensäure ist in vielen pflanzlichen und tierischen Lebensmitteln enthalten. Sie wird von grünen Pflanzen und Mikroorganismen synthetisiert. Pantothensäurereich sind u.a. Hefe, Leber und Getreide (*Tab. 18.1*).

Tab. 18.1: Pantothensäuregehalt ausgewählter Lebensmittel (nach Elmadfa u.a. 1997)

Lebensmittel	Pantothensäure (mg/100 g)
Hoher Gehalt (2–10 mg/100 g)	
Bäckerhefe	3,46
Rinderleber	7,30
Kalbsnieren	4,00
Erdnüsse	2,70
Mittlerer Gehalt (0,5–2 mg/100 g)	
Reis (Naturreis)	1,70
Wassermelone	1,60
Linsen	1,57
Limburger (40 % Fett i. Tr.)	1,18
Haferflocken	1,09
Blumenkohl (roh)	1,01
Hering	0,94
Niedriger Gehalt (< 0,5 mg/100 g)	
Kuhmilch (3,5 % Fett)	0,35
Himbeeren	0,30
Karotten	0,27

◙ 18.1: Chemische Struktur von Pantothensäure

▶ **Stabilität**: Pantothensäure ist wasserlöslich und hitzelabil. Beim Garen und Haltbarmachen können Verluste von 15–50 % im Fleisch und 37–78 % in Gemüse entstehen. Beim Auftauen von tiefgefrorenem Fleisch geht ein Teil der Pantothensäure mit dem abtropfenden Wasser verloren. Pantothenylalkohol ist wesentlich beständiger und sogar sterilisierbar.

▶ **Empfehlungen für die Zufuhr**: Anhand von Untersuchungsergebnissen wird davon ausgegangen, dass eine tägliche Zufuhr von 6 mg Pantothensäure mit der Nahrung für Erwachsene aller Altersstufen und für Jugendliche ab dem 13. Lebensjahr zur Bedarfsdeckung ausreicht (*Tab. 18.2*). Für Schwangere und Stillende wird – trotz vermutlich höheren Bedarfs – die gleiche Menge empfohlen, da bisher keine konkreten Untersuchungen vorliegen.

Tab. 18.2: Schätzwerte für eine angemessene Pantothensäurezufuhr (nach DGE u. a. 2000, S. 123)

Alter	Pantothensäure (mg/d)
Säuglinge	
0 – 3 Monate	2
4 –11 Monate	3
Kinder	
1 – 3 Jahre	4
4 – 6 Jahre	4
7 – 9 Jahre	5
10 –12 Jahre	5
13 –14 Jahre	6
Jugendliche und Erwachsene	
≥ 15 Jahre	6
Schwangere	
ab 4. Monat	6
Stillende	6

▶ **Bedarfsdeckung**: Eine ausreichende Versorgung der deutschen Bevölkerung mit Pantothensäure scheint gewährleistet zu sein.

▶ **Hypovitaminose**: Aufgrund der weiten Verbreitung von Pantothensäure tritt ein durch Ernährung verursachter Vitaminmangel nur sehr selten auf. Lediglich bei Alkoholikern können Symptome einer Hypovitaminose beobachtet werden. Bei einem experimentell erzeugten Pantothensäuremangel beim Menschen durch Applikation des Antagonisten ω-Methylpantothensäure wurden folgende Symptome beobachtet: Schlafstörungen, Müdigkeit, Kopfschmerzen, Parästhesien der Extremitäten, Krämpfe und Reflexstörungen. Auch die Nebennierenfunktion war beeinträchtigt. In Tierexperimenten wurden durch einen Mangel an Pantothensäure Wachstumsstörungen, Ataxien, Lähmungen, Veränderungen der Haut samt Haar- und Federkleid sowie Schädigungen der Nebenniere festgestellt.
Bei unterernährten Bevölkerungsgruppen wurde im Zusammenhang mit Pantothensäuremangel das »burning feet syndrome« (brennende und stechende Schmerzen an den Füßen) beobachtet.

▶ **Hypervitaminose**: Die Toxizität der Pantothensäure ist extrem gering. Bei hohen Dosierungen von 10 g Pantothensäure/d treten nur leichte Darmstörungen auf.

19 Biotin

▶ **Biochemie**: Biotin ist ein zyklisches Harnstoffderivat, das aus einem Imidazolidonring und einem Tetrahydrothiophenring mit der Valeriansäure besteht (◙ 19.1). Im Körper liegt Biotin überwiegend als Biocytin vor, der eigentlichen Wirkform des Vitamins. Biocytin ist über einen Lysinrest an das entsprechende Enzymprotein gebunden. Die Bezeichnung Vitamin H (Haut) – so wurde dieses Vitamin bei der Entdeckung zunächst genannt – wird heute nicht mehr verwendet.

▶ **Funktionen**: Biotin dient als **Kofaktor** bei **Carboxylierungsreaktionen**. Dabei bindet es CO_2 und überträgt es auf die zu carboxylierende Substanz. Beim Menschen sind vier biotinabhängige Enzyme bekannt: Azetyl-CoA-Carboxylase, Pyruvatcarboxylase, Propionyl-CoA-

◙ 19.1: Chemische Struktur von Biotin

Carboxylase und Methylcrotonyl-CoA-Carboxylase. Diese Enzyme übernehmen Schlüsselfunktionen in der Glukoneogenese, der Fettsäuresynthese sowie beim Abbau essentieller Aminosäuren (Leucin, Isoleucin, Methionin und Threonin) und ungeradzahliger Fettsäuren.

▶ **Vorkommen**: Biotin ist in vielen Lebensmitteln enthalten, jedoch nur in geringen Konzentrationen (*Tab. 19.1*). Es liegt z.T. in freier Form vor (in Gemüse, Früchten, Milch, Reiskleie) oder ist an Proteine gebunden (in tierischen Lebensmitteln, Pflanzensamen, Hefe u.a.).

Tab. 19.1: Biotingehalt ausgewählter Lebensmittel (nach Elmadfa u.a. 1997)

Lebensmittel	Biotin (µg/100 g)
Hoher Gehalt *(100–400 µg/100 g)*	
Bierhefe	115
Rinderleber	100
Mittlerer Gehalt *(10–100 µg/100 g)*	
Kalbsnieren	80
Sojabohnen	60
Weizenkleie	44
Erdnüsse	34
Hühnerei	25
Erbsen	19
Champignons	16
Reis (Naturreis)	12
Niedriger Gehalt *(< 10 µg/100 g)*	
Speisequark (mager)	7,0
Spinat (roh)	6,9
Erdbeeren	4,0
Kuhmilch (3,5% Fett)	3,5

▶ **Stabilität**: Biotin ist gegenüber Wärmeeinflüssen stabil, gegenüber UV-Licht jedoch labil. Durch die Nahrungszubereitung verringert sich der Biotingehalt nur unwesentlich.

▶ **Verfügbarkeit**: Das proteingebundene Biotin wird im Dünndarm gespalten und absorbiert. Das Glykoprotein Avidin, das in größeren Mengen im Eiklar vorkommt, bildet mit Biotin einen Komplex. Dieser Komplex kann im Magen-Darm-Trakt von proteolytischen Enzymen nicht aufgespalten werden. Erst beim

Erhitzen auf 100 °C über einen längeren Zeitraum verliert Avidin seine biotinbindende Fähigkeit. Unter praktischen Gesichtspunkten spielt der Biotin-Avidin-Komplex keine Rolle. Zahlreiche Mikroorganismen der Darmflora bilden Biotin; dies besitzt nur eine geringe Bedeutung für die Bedarfsdeckung.

▶ **Empfehlungen für die Zufuhr**: Die Biotinsynthese der Darmbakterien trägt entgegen früherer Annahmen nur wenig zur Bedarfsdeckung des Menschen bei. Nach wie vor kann daher der Biotinbedarf nicht zuverlässig angegeben werden, auch weil sich die Analytik des Vitamins schwierig gestaltet. Die Empfehlungen liegen bei 30–60 µg Biotin pro Tag und orientieren sich an der tatsächlich zugeführten Menge (*Tab. 19.2*).

Tab. 19.2: Schätzwerte für die Biotinzufuhr (nach DGE u.a. 2000, S. 127)

Alter	Biotin (µg/d)
Säuglinge	
0 – 3 Monate	5
4 – 11 Monate	5 –10
Kinder	
1 – 6 Jahre	10 –15
7 – 9 Jahre	15 –20
10 –12 Jahre	20 –30
13 –14 Jahre	25 –35
Jugendliche *und Erwachsene*	
≥ 15 Jahre	30 –60

▶ **Bedarfsdeckung**: Ein Biotinmangel tritt in der Praxis nicht auf, da das Vitamin in vielen Lebensmitteln enthalten ist.

▶ **Hypovitaminose**: Als Symptome eines durch die Aufnahme von Avidin verursachten Biotinmangels beim Menschen wurden Dermatitis, Glossitis und ein erhöhter Cholesterinspiegel sowie unspezifische Symptome, z.B. Appetitlosigkeit, Übelkeit, Müdigkeit, Depressionen und Muskelschmerzen, beobachtet. Bei Kindern unter sechs Jahren kann infolge eines Biotinmangels eine seborrhoische Dermatitis auftreten. Da bei verstorbenen Säuglingen niedrige Biotinspiegel gemessen wurden, wird der »plötzliche Tod im Kindesalter« mit einem Biotinmangel in Zusammenhang gebracht. Eindeutige Belege hierfür gibt es aber nicht.

Bei gestillten Säuglingen kann eine Unterversorgung infolge eines geringen Biotingehalts der Muttermilch oder durch Verdauungsstörungen auftreten. Auch bei parenteraler Ernährung und beim chronischen Alkoholismus wurden Biotinmangelzustände beschrieben. Ursache einer Biotinunterversorgung kann ebenso ein genetischer Defekt biotinabhängiger Enzyme (z. B. Pyruvatcarboxylase, Biotinidase) sein.

▶ **Hypervitaminose**: Bei Biotin sind keine Hypervitaminosen bekannt.

20   Folsäure

▶ **Biochemie**: Unter dem Begriff Folsäure oder Folate werden etwa 100 Substanzen mit ähnlicher Struktur verstanden. Das Grundgerüst der Folate besteht aus einem Pteridinring, p-Aminobenzoesäure und L-Glutamat (◪ 20.1). Die natürlich vorkommenden Folsäureverbindungen unterscheiden sich in der Anzahl ihrer Glutamylreste in der Seitenkette (1–9). Die biologisch aktive Form der Folsäure ist die 5,6,7,8-Tetrahydrofolsäure (THF) und ihre Derivate. Im menschlichen Organismus kommt Tetrahydrofolsäure als 5-Methyl-THF, 5,10-Methylen-THF, 5,10-Methenyl-THF und 5-Formyl-THF vor.

▶ **Funktionen**: Folsäure dient in Form des Koenzyms Tetrahydrofolat als **Überträger von Kohlenstoff-Einheiten**. Die von Tetrahydrofolat aufgenommenen und somit aktivierten C_1-Körper stammen von Serin, Glycin, Histidin und Formiat. Sie nehmen an zahlreichen Reaktionen wie der Biosynthese von Purinen, Pyrimidinen, einigen Aminosäuren, Cholin und Thymidin (DNA-Synthese) teil.

Außerdem ist Folsäure an der Vitamin-B_{12}-abhängigen Methylierung von Homocystein zu Methionin beteiligt, wodurch der Stoffwechsel dieser beiden Vitamine eng miteinander verknüpft ist. Die Polyglutamatformen von Folsäure sind als Koenzyme aktiv.

◪ 20.1: Chemische Struktur von Folsäure

▶ **Vorkommen**: Die Bezeichnung Folsäure (folium = Blatt) weist auf das Vorkommen dieser Verbindung hin. Neben grünem Blattgemüse sind Hefe, Weizenkeime und Leber reich an Folsäure (*Tab. 20.1*).

Tab. 20.1: Folsäuregehalt ausgewählter Lebensmittel (nach Elmadfa u. a. 1997)

Lebensmittel	Folsäure-Äquivalent* (μg/100 g)
Hoher Gehalt (90–300 μg/100 g)	
Bäckerhefe	716
Weizenkeime	520
Hühnerleber	380
Rindernieren	170
Spinat (roh)	145
Endivien	109
Mittlerer Gehalt (30–90 μg/100 g)	
Rote Bete	83
Sauerkirschen	75
Hühnereier	67
Limburger (40 % Fett i. Tr.)	60
Niedriger Gehalt (< 30 μg/100 g)	
Kartoffeln	20
Joghurt (3,5 % Fett)	13
Scholle	11
Kalbfleisch	5

* 1 μg Folsäure-Äquivalent bzw. freie Folsäure = 5 μg konjugierte Folsäure

▶ **Stabilität**: Folsäure und ihre Derivate sind wasserlöslich, licht- und oxidationsempfindlich sowie hitzelabil. Lagerung und langes Erhitzen von Lebensmitteln sowie Aufwärmen von Mahlzeiten verursachen wesentliche Verluste. Während die Zubereitungsverluste bei Monoglutamaten bis zu 70 % betragen, wird bei Polyglutamaten von etwa 50 % ausgegangen. Da über 60 % der aufgenommenen Folsäure aus rohen Lebensmitteln stammt, wird bei den Zufuhrempfehlungen der DGE ein mittlerer Verlust von 35 % berücksichtigt.

▶ **Verfügbarkeit**: Die Verfügbarkeit der Folsäure hängt u. a. von ihrer Bindungsform ab. Etwa 50 % der Folsäure liegen in freier Form vor, d. h. als Folsäure-Monoglutamate. Monoglutamate werden nahezu quantitativ (zu 90 %) resorbiert, während Polyglutamate meist nur zu 20 % verfügbar sind, da sie vor der Absorption durch spezifische Hydrolasen zu den entsprechenden Monoglutamaten umgewandelt werden müssen. Die mittlere Bioverfügbarkeit von Nahrungsfolat beträgt 50 %. Verschiedene Faktoren, die z. T. noch nicht näher bekannt sind, beeinflussen die Verfügbarkeit von Folsäure. Verschiedene Medikamente wie Antiepileptika, Zytostatika, Aspirin und orale Kontrazeptiva sowie Alkohol senken den Serumspiegel, indem sie die Absorption oder den intermediären Bedarf beeinflussen.

▶ **Empfehlungen für die Zufuhr**: Die Empfehlungen für die Folsäurezufuhr werden aufgrund der unterschiedlichen Bioverfügbarkeit der Folsäureverbindungen aus Lebensmitteln in Folsäureäquivalenten angegeben. Wegen des

Tab. 20.2: Empfehlungen für die Folsäurezufuhr (nach DGE u. a. 2000, S. 117)

Alter	Folsäure-Äquivalent[1] (µg/d)
Säuglinge	
0 – 3 Monate	60
4 – 11 Monate	80
Kinder	
1 – 3 Jahre	200
4 – 9 Jahre	300
10 – 14 Jahre	400
Jugendliche und Erwachsene[2]	
≥ 15 Jahre	400
Schwangere	
ab 4. Monat	600
Stillende	600

[1] 1 µg Folsäure-Äquivalent = 1 µg Nahrungsfolat = 0,5 µg synthetische Folsäure (= Pteroylmonoglutaminsäure/PGA)
[2] Frauen, die schwanger werden wollen oder könnten, sollten zusätzlich 400 µg synthetische Folsäure (PGA) in Form von Supplementen aufnehmen, um Neuralrohrdefekten vorzubeugen. Diese erhöhte Folsäurezufuhr sollte spätestens vier Wochen vor Beginn der Schwangerschaft erfolgen und während des ersten Drittels der Schwangerschaft beibehalten werden.

hohen Folsäurebedarfs des Feten ist die Empfehlung für Schwangere deutlich erhöht (*Tab. 20.2*). Verschiedene Studien haben gezeigt, dass durch eine perikonzeptionelle Folsäuresupplementierung das Risiko für Fehlbildungen bei Säuglingen wie z. B. Neuralrohrdefekte gesenkt werden kann. Aufgrund dieser Ergebnisse haben sich verschiedene Fachgesellschaften, z. B. die DGE und Deutsche Gesellschaft für Kinderheilkunde und Neuropädiatrie, für eine generelle Prävention mit 0,4 mg Folsäure pro Tag bei allen Frauen mit Kinderwunsch bzw. im gebärfähigen Alter ausgesprochen. Nach vorausgegangener Schwangerschaft mit Neuralrohrfehlbildungen wird eine Dosierung von 4 mg/d empfohlen.

▶ **Bedarfsdeckung**: Folsäure gilt als kritischer Nährstoff. Die empfohlene Zufuhr wird von fast allen Altersgruppen nicht erreicht. Dennoch findet sich in der gesamten Bevölkerung ein Folatmangel seltener als erwartet. Insbesondere im Hinblick auf die Prävention der Homocysteinämie und von Neuralrohrdefekten wird gefordert, die Folsäureversorgung zu verbessern.

▶ **Hypovitaminose**: Ursachen für einen Folsäuremangel können eine unzureichende Zufuhr mit der Nahrung, tropische Sprue, Alkoholabusus, Schwangerschaft (aufgrund des erhöhten Bedarfs) und die Einnahme von Medikamenten sein. Chronischer Mangel an Eisen, Cobalamin und Methionin können sekundär zu einer verminderten Folsäureverwertung führen. Da Folsäure an der DNA-Synthese beteiligt ist, treten Mangelsymptome zunächst an Geweben mit hoher Zellteilungsrate auf. Als frühestes Zeichen eines Folsäuremangels kann eine hyperchrome makrozytäre Anämie beobachtet werden. Aufgrund der engen Beziehung im Stoffwechsel von Folsäure mit Vitamin B_{12} und Eisen ähneln sich die Symptombilder bei einem Mangel. Bei der Behandlung mit Folsäure sollte daher bei Patienten mit Vitamin-B_{12}-Mangel beachtet werden, dass zwar die Anämie behoben werden kann, die durch den Vitamin-B_{12}-Mangel bedingten neurologischen Schäden jedoch fortschreiten. In diesem Fall ist die Gabe von Folsäure ohne gleichzeitige Vitamin-B_{12}-Therapie kontraindiziert.
Bei einem Mangel an Vitamin B_{12}, B_6 und Folsäure kommt es zu einem Anstieg der Homocysteinkonzentration im Serum. Erhöhte Homocysteinkonzentrationen fördern Gefäßverengungen und steigern das Risiko von Herzerkrankungen. Es besteht ein signifikant inver-

ses Verhältnis von Folsäure- und Vitamin-B$_6$-Aufnahme und der Mortalität und Morbidität an kardiovaskulären Erkrankungen. Durch die Verabreichung von Folsäure kann der Plasma-Homocysteinspiegel reduziert werden.
Des Weiteren konnten auch Symptome wie physische Schwäche, Depressionen, Schlaflosigkeit und Degeneration des Rückenmarks beobachtet werden. Bei Schwangeren kann ein Folsäuremangel zu Missbildungen beim Feten führen. Aborte, Entwicklungsstörungen und Neuralrohrdefekte können die Folge sein.

▶ **Hypervitaminose**: Bei hohen Dosierungen von etwa 15 mg Folsäure/d über einen Monat konnten gastrointestinale und nervöse Störungen wie Schlafstörungen, Reizbarkeit und Hyperaktivität beobachtet werden. Hohe Folsäuregaben wirken epileptogen und verringern die Wirkung von Antiepileptika.

21   Vitamin B$_{12}$ (Cobalamin)

▶ **Biochemie**: Vitamin B$_{12}$ (Cobalamin) ist ein Corrinderivat, das aus vier um ein zentrales Kobaltatom gelagerten Pyrrolringen besteht (◨ 21.1). In biologischen Systemen kann am Kobaltatom als Restgruppe ein Wassermolekül (Aquocobalamin), eine Hydroxyl- (Hydroxycobalamin), eine Methyl- (Methylcobalamin) oder Desoxyadenosylgruppe (Adenosylcobalamin) gebunden sein. Methyl- und Adenosylcobalamin besitzen Coenzymwirksamkeit. Cyanocobalamin (Restgruppe = Cyanid) ist nicht physiologisch aktiv, wird aber im Organismus in die Wirkform umgewandelt.

R = CN = Cyanocobalamin
R = OH = Hydroxycobalamin
R = H$_2$O = Aquocobalamin

◨ 21.1: Chemische Struktur von Vitamin B$_{12}$

▶ **Funktionen**: Methyl- und Adenosylcobalamin sind als **Kofaktoren** an drei Stoffwechselreaktionen beteiligt. Methylcobalamin ist das Koenzym der Methioninsynthetase, die unter Bildung von Methionin eine Methylgruppe der Methyltetrahydrofolsäure auf Homocystein überträgt. Diese cobalamin- und folatabhängige Reaktion stellt die Verbindung des Stoffwechsels der beiden Vitamine dar. Adenosylcobalamin ist an der intramolekularen Umlagerung von Alkylresten beteiligt. Im Gegensatz zu zahlreichen Reaktionen in Mikroorganismen sind bei Mensch und Tier nur zwei adenosylabhängige Reaktionen bekannt: die Umlagerung von Methylmalonyl-CoA zu Succinyl-CoA durch die Methylmalonyl-CoA-Mutase beim Abbau ungeradzahliger Fettsäuren und die reversible Umwandlung von L-Leucin zu 3-Aminoisocapronsäure durch die Leucin-2,3-Aminomutase vermutlich beim Abbau von Leucin.

▶ **Vorkommen**: Gute Cobalaminquellen sind Leber, Nieren und Fisch (*Tab. 21.1*). Da Vitamin B$_{12}$ von Bakterien gebildet wird, kann es in Spuren auch in Pflanzen, die mit Bakterien in Symbiose leben (z. B. Leguminosen), vorkommen. Außerdem können durch bakterielle Gärung

Tab. 21.1: Vitamin-B$_{12}$-Gehalt ausgewählter Lebensmittel (nach Elmadfa u. a. 1997)

Lebensmittel	Vitamin B$_{12}$ (μg/100 g)
Hoher Gehalt *(50–500 μg/100 g)*	
Rinderleber	65,0
Kalbsleber	60,0
Mittlerer Gehalt *(5–50 μg/100 g)*	
Kalbsnieren	25,0
Schweinenieren	15,0
Austern	14,6
Heringe	11,0
Rindfleisch	5,0
Niedriger Gehalt *(< 5 μg/100 g)*	
Camembert (30 % Fett i. Tr.)	3,1
Lachs	2,9
Emmentaler (45 % Fett i. Tr.)	2,2
Speisequark (20 % Fett i. Tr.)	0,8
Kuhmilch (3,5 % Fett)	0,4

hergestellte Lebensmittel wie Sauerkraut und Bier geringe Mengen Cobalamin enthalten. Diese reichen allerdings als Quelle zur Versorgung nicht aus. Algen enthalten unterschiedliche Mengen an B_{12}-Vitameren. Vitamin B_{12} liegt in den Lebensmitteln meist als Adenosyl- und Hydroxycobalamin vor. Käse und Eigelb enthalten vorwiegend Methylcobalamin.

▶ **Stabilität**: Cobalaminderivate sind licht- und hitzeempfindlich. Das Braten von Leber, Fleisch oder Fisch sowie das Aufkochen von Milch kann zu Verlusten von 7-30 % Cobalamin führen.

▶ **Verfügbarkeit**: Medikamente, z. B. orale Kontrazeptiva, Tuberkulostatika und Antikonvulsiva, sowie Alkohol hemmen die Absorption von Vitamin B_{12} und verringern somit die Verfügbarkeit.

▶ **Empfehlungen für die Zufuhr**: Der Tagesbedarf eines gesunden Erwachsenen wird auf 2 μg Vitamin B_{12} geschätzt. Da bei den mitteleuropäischen Ernährungsgewohnheiten von einem mittleren Resorptionsverlust von 50 %

Tab. 21.2: Empfehlungen für die Vitamin-B_{12}-Zufuhr (nach DGE u. a. 2000, S. 131)

Alter	Vitamin B_{12} (μg/d)
Säuglinge	
0 – 3 Monate	0,4
4 – 11 Monate	0,8
Kinder	
1 – 3 Jahre	1,0
4 – 6 Jahre	1,5
7 – 9 Jahre	1,8
10 – 12 Jahre	2,0
13 – 14 Jahre	3,0
Jugendliche und Erwachsene	
≥ 15 Jahre	3,0
Schwangere[1]	
ab 4. Monat	3,5
Stillende[2]	4,0

[1] Zur Auffüllung der Speicher und zur Erhaltung der Nährstoffdichte.
[2] etwa 0,13 μg Vitamin-B_{12}-Zulage pro 100 g sezernierter Milch

ausgegangen wird, liegen die Empfehlungen für die Cobalaminzufuhr bei 3 μg/d (*Tab. 21.2*).

▶ **Bedarfsdeckung**: Die Bedarfsdeckung mit Vitamin B_{12} scheint bei Mischkost weitgehend gewährleistet zu sein. Allerdings ist die Cobalaminversorgung bei älteren Personen häufig unzureichend. Dies wird jedoch eher auf eine verminderte Vitamin-B_{12}-Absorption als auf eine zu geringe Aufnahme zurückgeführt, da die Cobalaminzufuhr älterer Menschen nicht wesentlich von der jüngerer Vergleichsgruppen abweicht. Veganer (s. Kap. 50, S. 164) haben ein erhöhtes Risiko für eine Hypovitaminose, besonders wenn sie ihre Ernährungsweise bereits über einen längeren Zeitraum praktizieren. Aufgrund der ergiebigen Vitamin-B_{12}-Speicher im Körper und der effektiven enterohepatischen Reabsorption entwickelt sich ein Mangel allerdings erst nach Jahren. Insbesondere voll gestillte Säuglinge von sich vegan ernährenden Müttern sind einem hohen Risiko eines Vitamin-B_{12}-Mangels ausgesetzt.

Da die Vitamin-B_{12}-Synthese der Darmbakterien größtenteils im Dickdarm erfolgt, steht das so gebildete Cobalamin dem Körper zur Bedarfsdeckung nicht zur Verfügung. Es wird mit den Fäzes ausgeschieden.

▶ **Hypovitaminose**: Vitamin-B_{12}-Mangel entsteht z. B. durch unzureichende Zufuhr mit der Nahrung oder chronischen Alkoholismus. Eine der häufigsten Ursachen für eine Hypovitaminose ist eine intestinale Malabsorption, die auf einer Atrophie der Magenschleimhaut oder einer Gastrektomie beruhen kann. Hierbei nimmt die Produktion und Sekretion des »intrinsic factor« (IF) ab und es kommt zum IF-Mangel. Dieses Glykoprotein bildet mit Vitamin B_{12} einen Komplex und schützt es somit vor dem bakteriellen Abbau. Es transportiert Cobalamin zum Ileum, wo es absorbiert wird. Auch bei genetisch bedingtem Mangel an IF oder der Sekretion eines abnormalen IF ist die Absorption von Cobalamin unzureichend. Verschiedene Darmerkrankungen (z. B. Morbus Crohn, Zöliakie oder Divertikulose), Pankreatitis, Parasiten im Verdauungstrakt sowie Medikamente und Drogen können ebenfalls einen Vitamin-B_{12}-Mangel begünstigen.

Beim Cobalaminmangel ist aufgrund der mangelhaften DNA-Synthese die Zellbildung gestört, infolge dessen werden übergroße Zellen (Megaloblasten) gebildet. Besonders betroffen sind Knochenmark und Mukosa. Bei schwerem Mangel kann eine perniziöse Anämie entstehen.

Symptome sind z.B. Blässe der Haut und Schleimhäute, Glossitis, Atrophie der Zungenschleimhaut, Schwäche und Müdigkeit. Ein Vitamin-B_{12}-Mangel führt außerdem – im Unterschied und somit zur Abgrenzung zum Folsäuremangel – zu einer Degeneration verschiedener Bezirke des Rückenmarks (funikuläre Myelose), die sich in Parästhesien und Polyneuropathie äußert. Auch Symptome wie Gedächtnisstörungen, Verwirrtheit oder Psychosen können auftreten.

▶ **Hypervitaminose**: Biologisch aktives Vitamin B_{12} wirkt auch in Dosierungen, die dem 10 000-fachen der empfohlenen Zufuhr entsprechen, für den Menschen nicht toxisch. Überschüssige, mit der Nahrung zugeführte Cobalaminmengen werden über die Fäzes ausgeschieden und nur in geringem Umfang gespeichert.

22 Vitamin C (Ascorbinsäure)

▶ **Biochemie**: Vitamin C (Ascorbinsäure) ist die Endiolform des 3-Keto-1–Gulofuranolactons (◐ 22.1). Die Endiolgruppe am zweiten und dritten C-Atom ist oxidationsempfindlich, so dass leicht Dehydroascorbinsäure entsteht. Sie besitzt die gleiche Vitaminwirksamkeit wie Ascorbinsäure. Im Gegensatz zur L-Ascorbinsäure ist das Stereoisomer (D-Ascorbinsäure) biologisch inaktiv.

▶ **Funktionen**: Vitamin C ist als **Redoxsystem** an zahlreichen enzymatischen Reaktionen, z.B. Hydroxylierungen, beteiligt. Dabei wirkt es in Form der Dehydroascorbinsäure als Elektronenakzeptor, während es als Ascorbinsäure Elektronen abgibt. Es ist u.a. an der Hydroxylierung von Lysin und Prolin bei der Kollagenbiosynthese im Binde- und Stützgewebe beteiligt, was die Bedeutung dieses Vitamins für die Wundheilung, Narbenbildung und das Wachstum (Neubildung von Knochen, Knorpel und

◐ 22.1: Chemische Struktur von Vitamin C

Dentin) erklärt. In den Fibroblasten stimuliert es die Genexpression der Kollagenbildung. Außerdem ist es bei der Umwandlung von Folsäure zu Tetrahydrofolsäure von Bedeutung.

Auch für den Stoffwechsel verschiedener Aminosäuren (z.B. Tryptophan, Serotonin und Tyrosin) und Cholesterin sowie für die Biosynthese der Steroidhormone, Katecholamine und Carnitin ist Vitamin C notwendig. Ascorbinsäure stimuliert zudem die Absorption von Nichthäm-Eisen und den Einbau in das Eisenspeicherprotein Ferritin. Es **mindert die Toxizität** von Selen, Blei, Vanadium sowie Cadmium, metabolisiert verschiedene Pharmaka und Drogen und **hemmt die Nitrosaminbildung**. Die **Hemmung der Glykosylierung von Proteinen** durch L-Ascorbinsäure spielt möglicherweise für die Langzeitprognose bei Diabetes mellitus eine Rolle.

Vitamin C ist auch als **Antioxidans** stark wirksam. Dabei hat es sich als effizienter Radikalfänger (Quencher) z.B. von Superoxid, Singulett-Sauerstoff, H_2O_2 und Hypochlorsäure erwiesen. In dieser Funktion schützt es Membranstrukturen vor Peroxidation, ist an der Regeneration von Tocopherolradikalen beteiligt und verhindert vermutlich die Oxidation von LDL.

Ergebnisse zahlreicher Studien lassen eine **antikanzerogene Wirkung** des Vitamin C als Modulator in der Mutagenese und Karzinogenese vermuten. Die stimulierende Wirkung von Vitamin C auf das Immunsystem (z.B. Förderung der Phagozytoseaktivität von Leukozyten, Steigerung der Bildung von Antikörpern, Komplement und Interferon) wird diskutiert.

▶ **Vorkommen**: Vitamin C wird von Pflanzen und fast allen Tieren (Ausnahmen: Meerschweinchen, einige Vogelarten und Primaten) aus D-Glukose synthetisiert und ist somit in Lebensmitteln weit verbreitet. Besonders frisches Gemüse und Obst wie Paprika, grünes Blattgemüse, Sanddorn, Johannisbeeren und Zitrusfrüchte enthalten hohe Mengen an Vitamin C (*Tab. 22.1*). In pflanzlichen Lebensmitteln ist ein großer Teil des Vitamins in der Schale oder direkt unter der Oberfläche zu finden.

▶ **Stabilität**: Ascorbinsäure ist in Wasser leicht löslich und sehr empfindlich gegenüber Licht, Sauerstoff und anderen Oxidationsmitteln (z.B. Schwermetallen). Längeres Warmhalten von Speisen und Lagern von Lebensmitteln, insbesondere Grüngemüse, beschleunigen die Oxidation. Die Oxidationsverluste durch Kochen kön-

Tab. 22.1: Vitamin-C-Gehalt ausgewählter Lebensmittel (nach Elmadfa u. a. 1997)

Lebensmittel	Vitamin C (mg/100 g)
Hoher Gehalt	
(100–300 mg/100 g)	
Acerola	1700
Sanddornsaft	266
Schwarze Johannisbeeren	189
Petersilie	166
Paprika (roh)	140
Mittlerer Gehalt	
(50–100 mg/100 g)	
Fenchel (roh)	93
Broccoli (gekocht)	90
Kiwi	77
Erdbeeren	62
Zitronensaft	51
Niedriger Gehalt	
(< 50 mg/100 g)	
Rinderleber	31
Kartoffeln (gekocht)	14
Walnüsse	3
Kuhmilch (3,5 % Fett)	2

Tab. 22.2: Empfehlungen für die Vitamin-C-Zufuhr (nach DGE u. a. 2000, S. 137)

Alter	Vitamin C (mg/d)
Säuglinge	
0 – 3 Monate	50
4 – 11 Monate	55
Kinder	
1 – 3 Jahre	60
4 – 6 Jahre	70
7 – 9 Jahre	80
10 – 12 Jahre	90
13 – 14 Jahre	100
Jugendliche	
und Erwachsene[1]	
≥ 15 Jahre	100
Schwangere	
ab 4. Monat	110
Stillende[2]	150

[1] Raucher 150 mg Vitamin C pro Tag
[2] Unter Berücksichtigung der mit 750 ml Frauenmilch sezernierten Vitamin-C-Menge

nen bis zu 50 % betragen. Durch schnelles und sorgfältiges Eindosen bzw. Einfrieren können die Verluste relativ gering gehalten werden. Konserven- und besonders Tiefkühlgemüse können mehr Vitamin C als bereits einige Tage gelagertes Gemüse enthalten.

▶ **Verfügbarkeit**: Die Verfügbarkeit von Vitamin C wird durch Antagonisten wie Desoxycorticosteron und D-Glukoascorbinsäure verringert. Mit steigender Dosierung sinkt die Absorptionsrate. Während bei einer Zufuhr von 180 mg Vitamin C 80–90 % absorbiert werden, liegt die Absorptionsrate bei 1,5 g nur noch bei 50 %.

▶ **Empfehlungen für die Zufuhr**: Die empfohlene Zufuhr an Vitamin C liegt bei 100 mg/d (*Tab. 22.2*). Der Bedarf ist u. a. bei Stress, starker körperlicher Anstrengung, bei verschiedenen Krankheiten (Infektionen) sowie nach einer Operation erhöht. Ergebnisse verschiedener Untersuchungen sprechen dafür, Rauchern eine um 50 mg/d höhere Vitamin-C-Zufuhr zu empfehlen.

▶ **Bedarfsdeckung**: Die Versorgung der deutschen Bevölkerung mit Vitamin C scheint gewährleistet zu sein. Allerdings wurden bei Personen mit chronischem Zigaretten- oder Alkoholkonsum sowie bei älteren Menschen erniedrigte Werte im Blut festgestellt.

▶ **Hypovitaminose**: Ein schwerer Vitamin-C-Mangel führt beim Erwachsenen zum klassischen Bild des Skorbuts, der heute bei uns keine Bedeutung mehr besitzt. Beim Kind entsteht durch Ascorbinsäuremangel die Moeller-Barlow-Krankheit, bei der die Knochen-Knorpel-Grenze, insbesondere des Brustkorbs, verbreitert ist, was zu Knochenanomalien führt.
Aufgrund der gestörten Kollagensynthese kommt es bei Vitamin-C-Mangel zur verzögerten Wundheilung. Die Kapillarbrüchigkeit ist erhöht, und es treten Hämorrhagien in der Haut, den Schleimhäuten und in der Muskulatur auf. Als Folge der fortschreitenden Hämarthrose werden Knochen- und Gelenkveränderungen beobachtet. Eine leichte Hypovitaminose äußert sich in Schwäche, Ermüdbarkeit, Zahnfleischbluten, Schmerzen in den Knochen und erhöhter Anfälligkeit gegenüber Infektio-

nen. Einem größeren Risiko sind vor allem Raucher, sich einseitig ernährende ältere Menschen und Patienten nach operativem Eingriff ausgesetzt. Zu einer Vitamin-C-Unterversorgung können primär einseitige Ernährung im Alter, Infektionen, Krebserkrankungen und Traumata beitragen.

▶ **Hypervitaminose**: Die Toxizität von Vitamin C ist relativ gering. Bei gesunden Personen, die 2 g/d und mehr über einen langen Zeitraum aufnahmen, wurden keine toxischen Auswirkungen beobachtet. Bei der Einnahme hochdosierter Supplemente können gastrointestinale Störungen wie Durchfall auftreten. Die Gefahr der Oxalatsteinbildung – Oxalsäure ist ein Metabolit des Vitamin-C-Stoffwechsels – ist relativ gering. Die Empfehlung von Vitamin-C-Megadosierungen (nach Linus Pauling) zum Schutz vor Infektionen und Krebs konnte wissenschaftlich nicht belegt werden. In verschiedenen Studien wurden jedoch positive Wirkungen beim Einsatz von Vitamin C in der Therapie von Erkältungskrankheiten, Krebs, Fettstoffwechsel- und Herzerkrankungen beobachtet.

Vitaminoide

Verschiedene Wirkstoffe wie essentielle Fettsäuren, Inosit, Cholin, Ubichinon, L-Carnitin,
Laetril, Bioflavonoide, Orotsäure, α-Liponsäure
und Methylmethioninsulfoniumchlorid wurden
früher aufgrund noch unbekannter Wirkungs-
weisen zu den Vitaminen gezählt, obwohl die
Definition der Vitamine (s. Kap. 9, S. 28) nicht in
vollem Umfang auf sie zutrifft. Sie wurden
fälschlicherweise als Vitamine klassifiziert.
Heute werden sie als Substanzen mit Vitamincharakter, Vitaminoide oder als biologisch wirksame Substanzen bezeichnet. Für einige Verbindungen wurde inzwischen eine ausreichende
Eigensynthese nachgewiesen, typische Mangelerscheinungen sind nicht bekannt. Andere
kommen im menschlichen Organismus gar
nicht vor. Ihre Zufuhr mit der Nahrung liegt
im Unterschied zu den Vitaminen z.T. im
Grammbereich. Exemplarisch werden die Substanzen myo-Inosit, Cholin und Ubichinon dargestellt, die lange Zeit als Vitamine betrachtet
wurden.

23 myo-Inosit

▶ **Biochemie**: myo-Inosit besitzt als einziges
der neun Stereoisomere des Hexahydroxycy-
clohexans eine biologische Wirkung (◙ 23.1). In
tierischen Geweben und Zellen kommt Inosit in
freier Form vor sowie als Bestandteil der Inosi-
tol-Phospholipide und des Glykosyl-Phosphati-
dylinosit, das der Verankerung von Membran-
proteinen dient. In Pflanzen ist Inosit in erster
Linie als Phytinsäure enthalten.

▶ **Funktionen**: Inosit ist in beinahe allen
Geweben vorhanden. Die höchsten Konzentrationen sind in Testes, Gehirn, Niere und Milz zu
finden. Freies Inosit kommt u.a. in der Leber
vor. Es wird vermutet, dass es dort die **Funktion und Stabilität der Mikrotubuli** beeinflusst. Möglicherweise spielt freies Inosit eine

Rolle bei der **Reifung der Spermazellen**, da
eine Senkung des Inositspiegels eine Verringerung der Anzahl an Spermatiden und des Sper-
miums verursacht. Ferner wird angenommen,
dass Inosit die **Osmolalität** u.a. im Nervengewebe und Gehirn reguliert.
Inosit ist in Form des Inositphosphatids **Baustein von Membranen**. Es moduliert die Aktivität verschiedener Enzyme (z.B. Na^+-K^+-
ATPase, Azetyl-CoA-Carboxylase und Tyrosin-
hydroxylase). Des weiteren spielt Inositphos-
phatid eine Rolle bei der **Kalziummobilisation**: Beim Abbau von Phosphatidylinosit und
seinen Polyphosphaten entstehen Diglyzeride
und verschiedene Inositphosphate, z.B. Inosit-
Triphosphat, welches die Freisetzung von Kalzium aus intrazellulären Speichern stimuliert.

▶ **Vorkommen**: Die Aufnahme von myo-Inosit
mit der Nahrung wird beim Menschen auf etwa
1 g/d geschätzt. Der Mensch kann myo-Inosit
aus Glukose im Intermediärstoffwechsel selbst
synthetisieren. Inosit ist in Tieren, höheren
Pflanzen, Pilzen und Bakterien in freier und
gebundener Form vorhanden. Insbesondere in
der gebundenen Form ist es weit verbreitet. In
Pflanzen liegt Inosit meist mit Phosphorsäure
verestert als Phytinsäure vor. In Zerealien sind
etwa 80 % des Phosphors in der Phytinsäure enthalten. Aufgrund der unvollständigen Aufspal-
tung von Phytinsäure im Magen-Darm-Trakt
sind Phosphor und Inosit für den menschlichen
Organismus schlecht verfügbar. In relativ hohen
Konzentrationen ist Inosit in der Frauenmilch
enthalten.

▶ **Mangelzustände**:   Mangelerscheinungen
sind beim Menschen nicht bekannt. Im Tierversuch wurden bei inositfreier Nahrung Haarausfall bis zur Kahlheit (Alopezie), Wachstumsstörungen und die Ansammlung von Fett in der
Leber beobachtet.
Bei verschiedenen Erkrankungen, z.B. bei Diabetes mellitus, Nierenerkrankungen, multipler
Sklerose und Hypercholesterinämie, wird ein
veränderter Inositstoffwechsel beobachtet. Insbesondere bei Diabetes mellitus zeigten Untersuchungen, dass eine alimentäre Supplementierung mit Inosit zu einer Normalisierung des
Inositstoffwechsels   und   anderer   Parameter
(erhöhter glomerulärer Filtrationsrate, veränderter Vitamin-C-Stoffwechsel u.a.) führte. In-

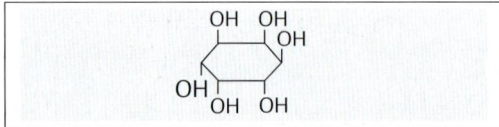

◙ 23.1: Biochemische Struktur von myo-Inosit

wieweit Inosit bei der Behandlung verschiedener Krankheiten therapeutisch von Nutzen ist, wird derzeit untersucht.

24 Cholin

▶ **Biochemie**: Cholin ist ein Amin (☏ 24.1), das in Leber und Niere durch Methylierung von Ethanolamin synthetisiert wird. Die wichtigste Methylquelle zur Bildung des Cholins ist das Methionin.

▶ **Funktionen**: Cholin ist notwendig für die **Bildung verschiedener Phospholipide** (Phosphatidylcholin = Lezithin und Lysophosphatidylcholin, Cholinplasmalogen sowie Sphingomyelin) sowie des Neurotransmitters **Azetylcholin**. Außerdem dient es bei Transmethylierungen als **Methylgruppendonator**. Voraussetzung für die Methylgruppenübertragung ist die Oxidation des Cholins zum Betainaldehyd. Auch Methionin muss für die Übertragung einer Methylgruppe erst zum S-Adenosylmethionin aktiviert werden. Die Transmethylierung verbindet die Stoffwechsel von Cholin und Methionin. Cholin besitzt **lipotrope Eigenschaften**, wodurch es die Akkumulation von Fett in der Leber verhindert.

▶ **Vorkommen**: Cholin ist in Lebensmitteln weit verbreitet und liegt dort als freies Cholin, Phosphatidylcholin oder andere Cholinester vor. In Getreide und Gemüse ist es nur in geringen Mengen enthalten. Die höchste Konzentration liegt im Eigelb vor. Mit der üblichen Kost werden schätzungsweise 0,9–1,0 g Cholin pro Tag aufgenommen. Der Bedarf kann bei ausreichenden Konzentrationen von Methionin, Betain, Folsäure und Cobalamin durch Eigensynthese gedeckt werden.

▶ **Mangelzustände**: Ein Cholinmangel wurde bisher beim Menschen nicht beobachtet. Experimentell erzeugter Mangel führte zu einer erniedrigten Plasma-Lezithinkonzentration, Störungen der Leberfunktion und frühen Ermü-

dungserscheinungen der Muskeln bei körperlicher Belastung. Ein bei verschiedenen Tierarten experimentell erzeugter Mangel führte zur Leberverfettung. Phosphatidylcholin ist ein essentieller Bestandteil der VLDL. Da die Triglyzeride durch VLDL aus der Leber transportiert werden, sammeln sie sich bei Cholinmangel in der Leber an. Die Folge ist eine gestörte Leberfunktion und die Verfettung der Leber. Auch Nierenfunktionsstörungen, Unfruchtbarkeit, Wachstumsverzögerungen, Knochenveränderungen und Bluthochdruck können auftreten. Diese Beobachtungen stützen die Vermutung, dass es sich bei Cholin um einen essentiellen Nahrungsfaktor handelt.

25 Ubichinon (Koenzym Q)

▶ **Biochemie**: Ubichinone sind tetrasubstituierte Benzochinonderivate mit einer isoprenoiden Seitenkette, die ihren Namen aufgrund der ubiquitären Verbreitung erhielten (☏ 25.1). Sie werden auch als Coenzym Q bezeichnet. Ihre Struktur ähnelt denen der Vitamine E und K. Die Ubichinone unterscheiden sich durch die Länge der Seitenkette, deren Anzahl an C-Atomen als Index angegeben wird, z.B. Ubichinon-50 bzw. Coenzym Q_{10} (50 C-Atome = 10 Isoprenreste). In den Zellen sind neben den Ubichinonen in etwas geringeren Konzentrationen isomere Ubichromenole vorhanden, deren Funktion bisher nicht bekannt ist.

▶ **Funktionen**: Ubichinone sind in der Atmungskette zwischen Flavoproteinen und Cytochromen **Elektronenüberträger**. Dabei gibt das mittels NADH reduzierte Ubichinon seine Elektronen an Cytochrom c ab. Diese Reaktion wird durch die Ubichinon-Cytochrom-c-Reduktase katalysiert. Für die Wirksamkeit des Ubichinons sind die beiden Methoxygruppen notwendig. Möglicherweise sind

☏ 24.1: Chemische Struktur von Cholin

☏ 25.1: Chemische Struktur von Ubichinon

an der Atmungskette mehrere Chinone beteiligt; spezifische Chinone einzelner Zellen sind denkbar. Ob Ubichinone bei der oxidativen Phosphorylierung eine Rolle spielen, ist nicht geklärt. Daneben sind Ubichinone antioxidativ wirksam und tragen zur Regenerierung von Vitamin E bei.

▶ **Vorkommen**: Ubichinon wird in den Mitochondrien der Zellen synthetisiert. Der Benzochinonanteil entsteht aus Phenylalanin bzw. Tyrosin, die isoprenoide Seitenkette stammt von der Mevalonsäure. Die meisten Gewebe und Organe sind zur Synthese befähigt, so dass Ubichinone nicht als essentiell gelten. Ist die Eigensynthese beeinträchtigt, kommt der exogenen Zufuhr eine größere Bedeutung zu. Empfehlungen für die Zufuhr und Angaben zum Bedarf existieren nicht. Mit der Nahrung werden etwa 5–10 mg/d Ubichinon aufgenommen. Es ist in Lebensmitteln weit verbreitet.
Bei Säugetieren und Vögeln ist das am weitesten verbreitete Ubichinon das Ubichinon-10, aber auch Ubichinon-8 und -9 sind häufig zu finden. In einigen Mikroorganismen und Hefen kommt vornehmlich Ubichinon-6 vor.

▶ **Mangelzustände**: Ursachen für einen Ubichinonmangel können ein alimentärer Mangel an Phenylalanin, eine vermehrte Zerstörung der Ubichinone durch gesteigerte Lipidperoxidation, ein Mangel der an der Biosynthese von Ubichinon beteiligten Vitamine (Niacin, Pantothensäure, Folsäure, Vitamin B_6 und B_{12}), lang andauernde Einnahme von Medikamenten oder chronische Leberzirrhose und Alkoholabusus sein.
Beim Menschen konnte bisher kein Ubichinonmangel nachgewiesen werden. Bei der Ratte wurde experimentell ein Mangel an Ubichinon und Tocopherol erzeugt, der zu einer verminderten Aktivität der Schilddrüse führte.
Es wird diskutiert, dass die Ubichinonspiegel im Körper altersabhängig sinken, möglicherweise durch vermehrten Verbrauch als Antioxidans. Hieraus könnte eine verminderte mitochondriale ATP-Synthese resultieren, wodurch der Körperzelle weniger Energie zur Verfügung steht. Experimentelle Befunde und Ergebnisse verschiedener Studien deuten daraufhin, dass Ubichinon bei Atherosklerose bzw. verschiedenen Herzerkrankungen einen therapeutischen Nutzen haben könnte.

Mineralstoffe

26 Allgemeine Aspekte ▬▬▬▬

> Mineralstoffe sind anorganische Bestandteile des Organismus, die mit der Nahrung in anorganischer Form und in geringem Umfang auch organisch gebunden zugeführt werden.

Mineralstoffe werden entsprechend ihrer Konzentration in Mengen- und Spurenelemente eingeteilt. Als Mengenelemente werden Mineralstoffe bezeichnet, die im Körper in einer Konzentration von > 50 mg/kg Körpergewicht vorliegen. Spurenelemente finden sich dagegen in einer Konzentration von < 50 mg/kg Körpergewicht. Eisen wird trotz seiner Konzentration (etwa 60 mg/kg Körpergewicht) den Spurenelementen zugerechnet, da es diesen aufgrund seiner Funktion und Wirkungsweise näher steht.

▶ **Biochemie**: Die Mengenelemente umfassen die Metalle Natrium, Kalium, Kalzium und Magnesium sowie die Nichtmetalle Chlor, Phosphor und Schwefel. Zu den Spurenelementen zählen Arsen, Kobalt, Chrom, Kupfer, Fluor, Eisen, Jod, Mangan, Molybdän, Nickel, Selen, Silizium, Zinn, Vanadium und Zink.

▶ **Funktionen**: Elektrolyte spielen als Ladungsträger im Wasserhaushalt des Organismus eine wichtige Rolle. Sie gewährleisten die Aufrechterhaltung der osmotischen Gradienten und der Elektroneutralität zwischen verschiedenen Flüssigkeitsräumen. Die ungleiche Verteilung der einzelnen Elemente zwischen Intra- und Extrazellulärraum ist aufgrund des dadurch entstehenden Membranpotentials Voraussetzung für die Erregbarkeit der Zellen und der Weiterleitung von Reizen. Eine weitere Funktion der Mengenelemente (Kalzium und Phosphor) ist die Mineralisation von Knochen und Zähnen sowie die Aktivierung von Enzymen.
Die Funktion der Spurenelemente hängt von ihren jeweiligen chemischen Eigenschaften ab. Fluor liegt in ionisierter Form vor und ist für den Aufbau der Hartsubstanzen (Knochen und Zähne) erforderlich. Jod ist größtenteils als Bestandteil der Schilddrüsenhormone an ein Glykoprotein gebunden. Eisen, Zink und Selen liegen auch überwiegend an Proteine gebunden vor und sind Kofaktoren unterschiedlicher enzymkatalysierter Reaktionen im Stoffwechsel.

▶ **Regulationsmechanismen**: Zur Aufrechterhaltung der Homöostase stehen im Körper je nach Mineralstoff verschiedene Möglichkeiten zur Verfügung. Bei einigen Mineralstoffen, wie z. B. Eisen, erfolgt die Steuerung auf der Ebene der Absorption, bei anderen hingegen wird der Körperbestand über die Ausscheidung reguliert.

▶ **Vorkommen**: Die Mineralstoffgehalte der verschiedenen Lebensmittel sind der »großen GU-Nährwerttabelle« (Elmadfa u. a. 1997) entnommen.

▶ **Verfügbarkeit**: Die Verfügbarkeit der Mineralstoffe spiegelt sich in ihren Absorptionsraten wider. Diese sind je nach Element sehr unterschiedlich. Beeinflusst wird die Absorption beispielsweise durch die Bindungsform des Elementes sowie Zusammensetzung und Menge der aufgenommenen Nahrung. Dabei spielen auch Wechselwirkungen mit anderen Nahrungsbestandteilen wie den Ballaststoffen oder verschiedenen Säuren eine Rolle. Teilweise (z. B. bei Kalzium) sind auch hormonelle Faktoren als Stellgröße von Bedeutung.

▶ **Empfehlungen für die Zufuhr**: Der Bedarf an Mineralstoffen ist von den physiologischen Gegebenheiten abhängig. Bei den Empfehlungen für die Zufuhr handelt es sich um die Empfehlungen der DGE (DGE u. a. 2000). Sie beinhalten einen Sicherheitszuschlag, der die physiologischen Schwankungen im Bedarf berücksichtigt und einen ausreichenden Vorrat an Nährstoffen im Körper sicherstellt. Je nach Element ist die Spanne zwischen optimaler Versorgung und subtoxischem Bereich gering. Für verschiedene Mineralstoffe, z. B. Natrium, Kalium und Selen, ist der exakte Bedarf bisher nicht bekannt, so dass hier geschätzte Werte angegeben werden. Bei Säuglingen im Alter bis zu drei Monaten handelt es sich generell um Schätzwerte.

▶ **Bedarfsdeckung**: Die Angaben zur Bedarfsdeckung informieren über die Versorgung der gesunden Durchschnittsbevölkerung in Deutschland mit den jeweiligen Mineralstoffen. Die zitierten Daten stammen aus der Verbundstudie Ernährungserhebung und Risikofakto-ren-Analytik (VERA-Studie) (Kohlmeier u. a. 1995).

▶ **Mangelzustände**: Eine Unterversorgung mit Mineralstoffen führt beim Menschen zu verschiedenen Mangelsymptomen. Die Ursachen hierfür können sehr vielfältig sein, z. B. zu geringe alimentäre Zufuhr, Absorptionsstörungen aufgrund von Krankheiten, erhöhte Ausscheidung und Wechselwirkungen mit Medikamenten.

▶ **Intoxikationen**: Mineralstoffe wirken toxisch, wenn sie über einen bestimmten Zeitraum in hohen Konzentrationen verabreicht werden. Die Toxizität der Elemente nimmt mit der Stabilität der Elektronenkonfiguration ab. Neben der Toxizität eines Mineralstoffes beeinflussen auch weitere Faktoren, z. B. Absorptionsrate, Verteilung im Organismus und pH-Wert, die Schwere der Vergiftungssymptome.

Mengenelemente

27 Natrium (Na)

▶ **Biochemie**: Natrium zählt ebenso wie Kalium zu den Alkalimetallen. Es kommt ausschließlich in gebundener Form vor. Die Konzentration im Körper beträgt etwa 1,38 g Na/kg Körpergewicht. Fast 98 % des Natriums befinden sich im Extrazellulärraum, mehr als 40 % davon sind im Knochen lokalisiert.

▶ **Funktionen**: Natrium ist Bestandteil der Mineralkristalle des Knochens. Zudem ist es in den Körperflüssigkeiten vorhanden. In der Zelle und im Extrazellulärraum ist Natrium über die Na^+/K^+-ATPase und den Na^+/H^+-Antiport für die Aufrechterhaltung der Osmolarität verantwortlich. Außerdem ist es aufgrund seiner ungleichen Verteilung im Intra- und Extrazellulärraum ebenso wie die Kaliumionen am Aufbau des Membranpotentials (insbesondere der Erregungsleitung) der Zellwände beteiligt. Des Weiteren ist Natrium für die Aktivität verschiedener Enzyme von Bedeutung.

▶ **Regulationsmechanismen**: Die Natriumausscheidung erfolgt im Wesentlichen über den Urin. Sie unterliegt einem 24-Stunden-Rhythmus und wird über das Renin-Angiotensin-Aldosteron-System sowie den atrialen natriuretischen Faktor reguliert. Bei Natriumverlusten wird Renin freigesetzt, das zu einer vermehrten Bildung von Angiotensin II führt. Dieses erhöht den peripheren Gefäßwiderstand und stimuliert die Aldosteronsekretion. Aldosteron hemmt die renale Natriumausscheidung. Gleichzeitig nimmt durch die verminderte Natriumkonzentration die Plasmaosmolalität ab. Die Sekretion von Vasopressin wird ausgelöst und damit die Wasserausscheidung gehemmt. Der atriale natriuretische Faktor wirkt antagonistisch, indem er die glomeruläre Filtrationsrate von Wasser und Natrium erhöht. Entsprechend dieser hormonellen Regulation wird daher bei geringer Natriumkonzentration im Blut die Rückresorption erhöht. Intrazellulär erfolgt die Regulation der Natriumkonzentration über die Na^+/K^+-ATPase.

Mit dem Stuhl werden nur geringe Mengen an Natrium ausgeschieden. Bei normaler Schweißbildung gehen etwa 1,2 g Natrium pro Liter Schweiß verloren, wobei mit steigender Schweißrate der Natriumgehalt zunimmt. Bei körperlich trainierten Personen ist die Ausscheidung deutlich geringer.

▶ **Vorkommen**: Hohe Natriumkonzentrationen sind vor allem in verarbeiteten Lebensmitteln durch den Zusatz von Speisesalz (Natriumchlorid; NaCl) zu finden (*Tab. 27.1*). In 1 g Kochsalz sind 400 mg Natrium enthalten. Bei der industriellen Verarbeitung wird NaCl vorwiegend aus geschmacklichen Gründen und zur Konservierung verwendet. Bei Fertigprodukten werden z. T. auch natriumhaltige Geschmacksverstärker wie Natriumglutamat zugesetzt.

Tab. 27.1: Natriumgehalt ausgewählter Lebensmittel (nach Elmadfa u. a. 1997)

Lebensmittel	Natrium (mg/100 g)
Salzhering	5930
Matjeshering	2500
Salami	2080
Spargel (gekocht)	2000
Schmelzkäse (45 % Fett i. Tr.)	1260
Mettwurst	1090
Roggenmischbrot	539
Kartoffelchips	450
Zuckermais in Dosen	209
Bleich(Stauden-)sellerie, roh	132
Kuhmilch (3,5 % Fett)	48
Äpfel	3

Unverarbeitete pflanzliche Lebensmittel enthalten mit Ausnahme einiger Wurzelgemüse nur geringe Mengen an Natrium.

▶ **Verfügbarkeit**: Bedingt durch die hohe Löslichkeit des Ions und effektive Resorptionsmechanismen wird Natrium aus der Nahrung fast vollständig absorbiert.

▶ **Empfehlungen für die Zufuhr**: Aufgrund der Natriumverluste über Urin, Stuhl und Haut wird eine minimale Zufuhr von 550 mg Natrium pro Tag angenommen, der auch ohne Salzzufuhr gedeckt werden kann (*Tab. 27.2*). Für Erwachsene in Deutschland gilt eine Aufnahme von 6 g Kochsalz pro Tag als ausreichend.

Tab. 27.2: Schätzwerte für eine minimale Natriumzufuhr (nach DGE u. a. 2000, S. 151)

Alter	Natrium (mg/d)
Säuglinge	
0 – 3 Monate	100
4 – 11 Monate	180
Kinder	
1 – 3 Jahre	300
4 – 6 Jahre	410
7 – 9 Jahre	460
10 – 12 Jahre	510
13 – 14 Jahre	550
Jugendliche und Erwachsene	
≥ 15 Jahre	550

▶ **Bedarfsdeckung**: Die Natriumzufuhr liegt höher als erwünscht, wobei Männer signifikant mehr Natrium aufnehmen als Frauen. Bis zum 65. Lebensjahr nimmt die Natriumzufuhr sowohl bei Männern als auch bei Frauen zu. Im Durchschnitt liegt die Kochsalzzufuhr in Deutschland bei etwa 10–15 g/d und ist damit mehr als doppelt so hoch wie die empfohlene Kochsalzmenge, was im Hinblick auf die Entstehung von Hypertonie (s. Kap. 60, S. 251 ff.) kritisch zu bewerten ist.

▶ **Mangelzustände**: Ein alimentärer Natriummangel kommt aufgrund des hohen Natriumgehalts vieler Lebensmittel nicht vor. Eine Hyponatriämie kann allerdings bei renalen Störungen (Aldosteronmangel, Ketonurie, osmotische Diurese usw.), gastrointestinalen Verlusten durch Erbrechen oder Diarrhö sowie hormonellen Fehlregulationen (z.B. Hypothyreose oder Glukokortikoidmangel) auftreten. Auch extremes Schwitzen kann einen Natriummangel auslösen. Beim Natriummangel nimmt das Blutvolumen ab. Die Folge sind Hypotonie, Tachykardie und Muskelkrämpfe.

▶ **Intoxikationen**: Eine exzessive Natriumzufuhr bewirkt einen Anstieg der Natriumkonzentration in der extrazellulären Flüssigkeit, die teilweise durch einen Anstieg des Flüssigkeitsvolumens ausgeglichen werden kann. Bei lang andauernden erhöhten Natriumkonzentrationen besteht die Gefahr von Ödemen. Zudem trägt eine hohe Natriumzufuhr zur Entstehung von Hypertonie bei. Weitere klinische Symptome sind z.B. motorische Unruhe, Übererregbarkeit der Muskulatur, Haut- und Schleimhautaustrocknung. Eine Salzvergiftung kann infolge von Atem- und Herzstörungen zum Tod führen. Eine Hypernatriämie kann durch eine Überfunktion der Nebennierenrinde (primärer und sekundärer Hyperaldosteronismus, Cushing-Syndrom), therapeutische Gabe von Steroidhormonen oder Störungen des Wasserhaushaltes bedingt sein.

28   Kalium (K)

▶ **Biochemie**: Kalium befindet sich zu 98 % im Intrazellulärraum und ist dort das bedeutendste Kation. Der Kaliumgehalt ist je nach Gewebe unterschiedlich hoch. Insgesamt beträgt die Kaliumkonzentration des Körpers etwa 2 g/kg Körpergewicht.

▶ **Funktionen**: Kalium ist für die Bioelektrizität der Zellmembranen von großer Bedeutung, denn die Potentialdifferenz an den Membranen – als Voraussetzung für die Erregbarkeit von Nervenzellen – ist proportional zum Verhältnis von intra- und extrazellulärem Kalium. Zudem spielt Kalium, das osmotisch wirksam ist, eine Rolle bei der Hydratation. Verschiedene Enzyme werden durch Kalium aktiviert.

▶ **Regulationsmechanismen**: Die Ausscheidung von Kalium erfolgt zu 90 % über den Urin, zu 10 % über den Gastrointestinaltrakt und nur in geringem Maße über die Haut. Im Unterschied zur Natriumausscheidung ist die Kaliumausscheidung nicht einsparend reguliert, so dass auch bei geringer alimentärer Zufuhr erhebliche Mengen ausgeschieden werden. Die Ausscheidung wird durch die Mineralkortikoide beeinflusst. Intrazellulär erfolgt die Regulation der Kaliumkonzentration durch die Na^+/K^+-ATPase.

▶ **Vorkommen**: Kalium ist vor allem in pflanzlichen Lebensmitteln enthalten (*Tab. 28.1*). Besonders kaliumreich sind Trockenobst, Hülsenfrüchte und Bierhefe. Fette und Öle sowie niedrig ausgemahlene Mehle sind eher kaliumarm. Durch Wässern und Kochen verlieren Lebensmittel relativ viel Kalium.

▶ **Verfügbarkeit**: Die Absorption von Kalium erfolgt fast vollständig.

Tab. 28.1: Kaliumgehalt ausgewählter Lebensmittel (nach Elmadfa u. a. 1997)

Lebensmittel	Kalium (mg/100 g)
Sojabohnen	1750
Weizenkleie	1400
Aprikosen (getrocknet)	1370
Weiße Bohnen	1300
Pistazienkerne	1020
Meerrettich (roh)	554
Champignons (Zucht)	418
Bachforellen	413
Rinderfilet	340
Kiwis	295
Kuhmilch (3,5 % Fett i. Tr.)	157

Tab. 28.2: Schätzwerte für eine minimale Kaliumzufuhr (nach DGE u. a. 2000, S. 151)

Alter	Kalium (mg/d)
Säuglinge	
0 – 3 Monate	400
4 –11 Monate	650
Kinder	
1 – 3 Jahre	1000
4 – 6 Jahre	1400
7 – 9 Jahre	1600
10 –12 Jahre	1700
13 –14 Jahre	1900
Jugendliche und Erwachsene	
≥ 15 Jahre	2000

▶ **Empfehlungen für die Zufuhr**: Für die Kaliumzufuhr hat die DGE Schätzwerte festgelegt (*Tab. 28.2*). Die minimale Zufuhr für Erwachsene schätzt die DGE auf 2 g Kalium pro Tag.

▶ **Bedarfsdeckung**: Die tägliche Kaliumzufuhr liegt mit 3 g über dem von der DGE empfohlenen Mindestbedarf und ist damit unter üblichen Lebensbedingungen ausreichend. Nach den Daten der VERA-Studie steigt die Kaliumkonzentration im Blut mit zunehmendem Alter an.

▶ **Mangelzustände**: Ein Kaliummangel kann durch Störungen der Nierenfunktion und des endokrinen Systems (Hyperaldosteronismus und Cushing-Syndrom) sowie durch eine zu geringe alimentäre Zufuhr, schwere Diarrhö, Erbrechen oder Missbrauch von Abführmitteln bedingt sein. Eine Hypokaliämie führt zu Störungen der Erregungsbildung und -fortleitung in Nerven und Muskeln. Dadurch kommt es zur Schwäche der Skelettmuskulatur und der glatten Muskulatur sowie zu Herzrhythmusstörungen.

▶ **Intoxikationen**: Zu hohe Kaliumkonzentrationen im Blut werden meistens bei einer eingeschränkten Kaliumausscheidung infolge von Nierenfunktionsstörungen oder der Anwendung kaliumsparender Diuretika festgestellt. Sie verursachen Störungen in der Erregungsbildung und -fortleitung in Muskeln und Nerven, vor allem am Myokard, die zum Herzstillstand führen können.

29 Kalzium (Ca)

▶ **Biochemie**: Kalzium zählt zur Gruppe der Erdalkalimetalle. Im Blutplasma kommt es in drei Formen vor: ionisiert (biologisch aktive Form), komplexgebunden (mit Phosphat, Bicarbonat oder Zitrat) und proteingebunden (mit Albumin oder Globulin).

▶ **Funktionen**: Kalzium liegt gemeinsam mit anorganischem Phosphat in **Knochen** und Zähnen in Form des Hydroxylapatits vor und übt dort eine Stützfunktion aus. Etwa 99 % des gesamten Kalziumbestands (etwa 1000–1400 g) sind im Knochen lokalisiert, der Rest befindet sich im Intra- und Extrazellulärraum. Kalzium übernimmt eine wichtige Funktion bei der Blutgerinnung und der neuromuskulären Erregbarkeit. Die Aktivierung verschiedener Zellen durch Hormone erfolgt durch einen kurzzeitigen Kalziumeinstrom in die Zelle. Zudem stabilisiert es die Zellmembran.

▶ **Regulationsmechanismen**: Der Kalziumspiegel im Blut wird durch verschiedene Mechanismen in engen Grenzen konstant gehalten (◎ 29.1). Der wichtigste Regulator ist das in den Nebenschilddrüsen gebildete **Parathormon**, das bei einem Abfall des Kalziumspiegels innerhalb von Minuten ausgeschüttet wird. Es übt seine Wirkung am Knochen, an der Niere und am Darm aus. Parathormon mobilisiert das benötigte Kalzium aus dem Knochen, der neben seiner Stützfunktion auch als Kalziumspeicher dient. Zudem bewirkt es die vermehrte tubuläre Reabsorption von Kalzium. Im Darm führt Parathormon indirekt, durch die Umwandlung von Vitamin D in seinen aktiven Metaboliten, zu einer gesteigerten Kalziumresorption.
Bei einem Abfall des Kalziumspiegels im Blut synthetisieren die Nieren vermehrt **1,25-Dihydroxycholecalciferol (Calcitriol)**, die biologisch aktive Form von Vitamin D (s. Kap. 11, S. 32). Aktiviertes Vitamin D wirkt synergistisch mit Parathormon und fördert sowohl die Resorption von Kalzium im Darm als auch die

Mobilisierung von Kalzium aus dem Knochen. Es erhöht die Kalziumreabsorption durch die Nierentubuli. **Thyreocalcitonin (Calcitonin)**, das in den parafollikulären Zellen der Schilddrüse, den C-Zellen, gebildet wird, hemmt die Resorptionsvorgänge am Knochen und ist damit ein direkter Antagonist zum Parathormon.
Neben den genannten greifen auch andere Hormone wie Glukokortikoide, Schilddrüsenhormone, Wachstumshormon, Insulin und Östrogene in den Kalziumstoffwechsel ein.

▶ **Vorkommen**: Milch und Milchprodukte sind sehr kalziumreich. In Abhängigkeit von der Verarbeitung ergeben sich unterschiedliche Kalziumgehalte, z.B. ist Hartkäse kalziumreicher als Weichkäse und Quark, der nicht so kalziumreich ist, wie häufig angenommen wird. Zudem sind Käsesorten mit einem niedrigeren Fettgehalt kalziumreicher als Sorten mit hohem Fettgehalt. Gemüse weist sehr unterschiedliche Kalziumgehalte auf. Dunkle, grüne Gemüsesorten wie Broccoli, Grünkohl und Spinat enthalten relativ viel Kalzium. Obst, Fleisch, Geflügel und die meisten Fischarten sind kalziumarm. Von den Nusssorten sind Mandeln, Haselnüsse

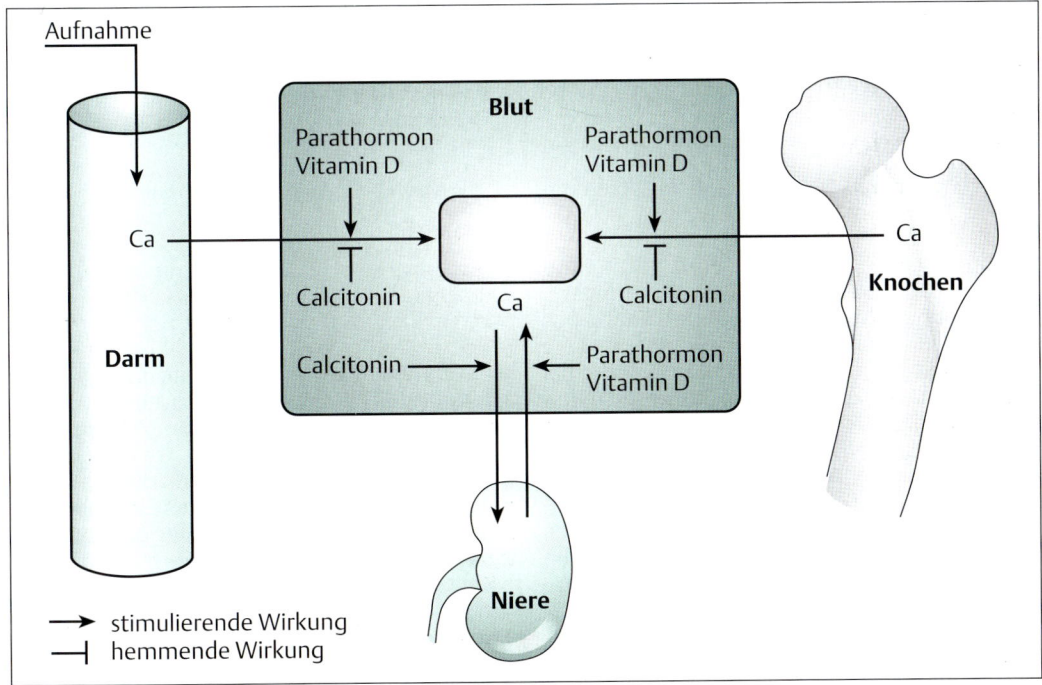

◎ 29.1: Regulation des Kalziumspiegels im Blut

und Paranüsse die besten Kalziumlieferanten (*Tab. 29.1*). Kalzium kann bei der Lebensmittel-zubereitung mit dem Kochwasser verloren gehen.

Tab. 29.1: Kalziumgehalt ausgewählter Lebensmittel (nach Elmadfa u. a. 1997)

Lebensmittel	Kalzium (mg/100 g)
Parmesan (32 % Fett i. Tr.)	1180
Emmentaler (45 % Fett i. Tr.)	1100
Edamer (45 % Fett i. Tr.)	678
Mandeln	252
Petersilienblatt (roh)	245
Haselnüsse	225
Grünkohl (roh)	212
Spinat (roh)	126
Pistazienkerne	130
Kuhmilch (3,5 % Fett)	120
Joghurt (3,5 % Fett)	120
Fenchel (roh)	109
Broccoli (roh)	105
Sonnenblumenkerne	100
Porree (Lauch) (roh)	87
Walnüsse	87
Speisequark (20 % Fett i. Tr.)	85
Kohlrabi (roh)	68
Weißkohl (roh)	49
Wirsing (roh)	47

▶ **Verfügbarkeit**: Von der täglich aufgenommenen Kalziummenge werden etwa 25–50% absorbiert. Die Verfügbarkeit aus Milch und Milchprodukten liegt bei etwa 30%, aus Gemüse, Getreide und Nüssen ist sie geringer. Die intestinale Kalziumabsorption kann durch Nahrungsmittelinhaltsstoffe wie Phytinsäure (z.B. in Getreide) und Oxalsäure (z.B. in Spinat und Rhabarber) aufgrund der Bildung schwer-löslicher Salze sowie durch einige Bestandteile von Ballaststoffen (z.B. Uronsäuren) beeinträchtigt werden. Auch die Fettsäurenzusammensetzung der Nahrung verändert die Kalziumverfügbarkeit: Zusammen mit gesättigten Fettsäuren bildet Kalzium schwerlösliche Kalkseifen. Eine hohe Proteinzufuhr hat einen kalziuretischen Effekt. Vitamin D, einige Aminosäuren und Fruchtsäuren (Zitrat und Malat) erhöhen dagegen die Bioverfügbarkeit.

▶ **Empfehlungen für die Zufuhr**: Die Empfehlungen für die Kalziumzufuhr sind nach Altersgruppen abgestuft und enthalten hohe Sicherheitszuschläge (*Tab. 29.2*). Eine ausgeglichene Bilanz an Kalzium wird bei 500–600 mg/d angenommen. Besonders für Schwangere und Stillende ist eine ausreichende Versorgung mit Kalzium erforderlich, da während der Schwangerschaft kontinuierlich Kalzium an den Embryo abgegeben wird und der Kalziumgehalt der Muttermilch unabhängig vom Versorgungszustand der Mutter aufrecht erhalten wird.

Tab. 29.2: Empfehlungen für die Kalziumzufuhr (nach DGE u. a. 2000, S. 159)

Alter	Kalzium (mg/d)
Säuglinge	
0 – 3 Monate	220
4 –11 Monate	400
Kinder	
1 – 3 Jahre	600
4 – 6 Jahre	700
7 – 9 Jahre	900
10 –12 Jahre	1100
13 –14 Jahre	1200
Jugendliche und Erwachsene	
15 –18 Jahre	1200
≥ 19 Jahre	1000
Schwangere[1]	1000
Stillende[1]	1000

[1] < 19 Jahre: 1200 mg/d

▶ **Bedarfsdeckung**: Die Kalziumaufnahme liegt in Deutschland bei Erwachsenen mit etwa 670 mg/d unter der empfohlenen Zufuhr.

▶ **Mangelzustände**: Eine Kalziumunterversorgung kann alimentär oder bei Störungen der intestinalen Absorption, Unterfunktion der Nebenschilddrüsen (Hypoparathyreoidismus) sowie in der Schwangerschaft auftreten. Ein Mangel an Kalzium erhöht das Risiko, an **Osteoporose** (s. Kap. 65, S. 318ff.) zu erkranken. Schwerer Kalziummangel kann wegen der fehlenden Stabilisierung der Nervenzellmembranen mit Tetanie einhergehen.

▶ **Intoxikationen**: Hyperkalzämien können durch eine gesteigerte Freisetzung von Kalzium aus den Knochen, eine erhöhte intestinale Absorption oder verminderte renale Kalziumexkretion verursacht werden. Der Hyperkalzämie kann z.B. ein primärer Hyperparathyreoidismus zugrunde liegen.

Besonders betroffen von einer Hyperkalzämie sind die Nieren mit der Folge von Nieren- bzw. Harnsteinen und/oder Nephrokalzinose sowie Gastrointestinaltrakt und das Herz. Auch neurologische und psychische Störungen können auftreten. Durch eine sehr hohe Milchzufuhr (3–4 l/d) zusammen mit Alkali (therapeutische Gabe z.B. bei Gastrointestinalulzera) kann das »Milch-Alkali-Syndrom« (»Kalk-Gicht«) ausgelöst werden, das sich in Verkalkungen der Lunge, der Nieren und des subkutanen Gewebes äußert.

30 Phosphor (P)

▶ **Biochemie**: Phosphor zählt zu den Mengenelementen und ist ein Nichtmetall. Es liegt im Körper vor allem in Verbindung mit Sauerstoff als Phosphat vor. Mehr als 85% des Phosphatbestandes sind in anorganischen Verbindungen mit Kalzium im Skelett und in den Zähnen lokalisiert. Organisches Phosphat kommt in verschiedenen Verbindungen in fast allen Zellen vor. Im Blutplasma befindet sich organisches sowie anorganisches Phosphat, und zwar proteingebunden, komplexgebunden (mit Kalzium oder Magnesium) oder ionisiert.

▶ **Funktionen**: Phosphor hat als **Baustein von organischen Verbindungen** wie Proteinen, Kohlenhydraten, Fetten und Vitaminen große Bedeutung für den Organismus. Zudem ist Phosphor Baustein der Nukleinsäuren. In Form von **energiereichen Phosphaten** (z.B. **ATP**) dient es als Energiequelle für alle Leistungen der Zelle. Außerdem ist Phosphat zusammen mit Kalzium im Knochen für die **Stützfunktion des Skelettes** verantwortlich und wirkt im Plasma, in den Zellen sowie im Urin als Puffer (Dihydrogenphosphat-Hydrogenphosphat-System).

▶ **Regulationsmechanismen**: Der Blut-Phosphatspiegel wird durch verschiedene Mechanismen, die eng mit dem Kalziumstoffwechsel in Verbindung stehen, aufrecht erhalten. Er unterliegt stärkeren Schwankungen als der Kalziumspiegel, da Phosphat neben dem Auf- und Abbau des Knochens auch in der Zelle in Form von ATP ständig umgesetzt wird.

Das wichtigste Regulationsorgan für den Phosphatspiegel im Blut ist – neben Knochen und Darm – die Niere. Bei einem erhöhten Phosphatspiegel wird vermehrt Parathormon ausgeschüttet. Es senkt ebenso wie Calcitonin den Plasmaspiegel durch vermehrte tubuläre Ausscheidung. Die Phosphatausscheidung über den Urin ist bei einer geringen Phosphatzufuhr nahezu Null.

Das Wachstumshormon fördert die renale Reabsorption von Phosphat und führt so zu einer hohen Plasmakonzentration während des Wachstums. Die intestinale Absorption wird durch Parathormon und Vitamin D gefördert, durch Calcitonin dagegen gehemmt. Vitamin D und Parathormon bewirken die Freisetzung von Phosphat und Kalzium aus dem Knochen in den Extrazellulärraum. Weitere Faktoren, die in die Phosphat-Homöostase eingreifen, sind z.B. Thyroxin, Glukagon, Insulin und Adrenalin.

▶ **Vorkommen**: Phosphor kommt in fast allen Lebensmitteln vor. Besonders hoch ist der Gehalt in proteinreichen Lebensmitteln wie Milch und Milchprodukten, Fleisch und Fisch (*Tab. 30.1*). Zudem wird Phosphorsäure als Zusatzstoff z.B. in Colagetränken, Fruchtgelees und Schmelzkäse zur Einstellung des pH-Wertes verwendet. Brühwürsten wird Phosphat als Kuttersalz zugesetzt. Da Phosphor in Lebensmitteln ausreichend vorhanden ist, können Zubereitungsverluste vernachlässigt werden.

▶ **Verfügbarkeit**: Von der mit der Nahrung aufgenommenen Phosphatmenge werden 60–80% absorbiert. Aktives Vitamin D und Parathormon fördern die Absorption von Phosphat. Verringert wird sie z.B. durch Eisen, Aluminium und Kalzium. Auch Phytinsäure, die in Getreide enthalten ist, vermindert die Absorption, da sie mit Phosphor Komplexe bildet. Erst durch die Aktivierung der Phytase bei der Teigführung wird, ähnlich wie bei Kalzium, ein Teil des Phosphats freigesetzt.

▶ **Empfehlungen für die Zufuhr**: Die Empfehlungen für die Phosphorzufuhr erreichen mit 1250 mg/d für Jugendliche zwischen 10 und 19 Jahren den höchsten Wert im Vergleich zu den anderen Altersklassen (*Tab. 30.2*).

▶ **Bedarfsdeckung**: Die Phosphatzufuhr in Deutschland entspricht etwa der Empfehlung.

Tab. 30.1: Phosphorgehalt ausgewählter Lebensmittel (nach Elmadfa u. a. 1997)

Lebensmittel	Phosphor (mg/100 g)
Schmelzkäse	944
Emmentaler (45 % Fett i. Tr.)	636
Gouda (45 % Fett i. Tr.)	443
Walnüsse	410
Schweineschnitzel	172
Kabeljau	190
Speisequark (20 % Fett i. Tr.)	165
Bierschinken	152
Joghurt (3,5 % Fett)	102
Spinat (roh)	55
Erdbeeren	29
Birnen	13
Cola	6

Tab. 30.2: Empfehlungen für die Phosphorzufuhr (nach DGE u. a. 2000, S. 165)

Alter	Phosphor (mg/d)
Säuglinge	
0 – 3 Monate	120
4 – 11 Monate	300
Kinder	
1 – 3 Jahre	500
4 – 6 Jahre	600
7 – 9 Jahre	800
10 – 14 Jahre	1250
Jugendliche und Erwachsene	
15 – 18 Jahre	1250
≥ 19 Jahre	700
Schwangere[1]	800
Stillende[1]	900

[1] < 19 Jahre: 1250 mg/d

▶ **Mangelzustände**: Ein Phosphormangel tritt nur unter besonderen Bedingungen auf, z. B. bei parenteraler Ernährung und der übermäßigen Einnahme bestimmter Medikamente (Aluminiumhydroxid). Eine experimentell erzeugte übermäßige Zufuhr von Kalzium kann ebenfalls einen Phosphatmangel auslösen, da die intestinale Phosphatabsorption durch Komplexbildung mit Kalzium vermindert wird. Auch Nierenfunktionsstörungen (Tubulopathien), Vitamin-D-Mangel und Hyperparathyreoidismus können zu einer Hypophosphatämie führen. Symptome des Phosphormangels sind Wachstumsstörungen, Skelettdeformationen, Rachitis oder Osteomalazie.

▶ **Intoxikationen**: Zu Intoxikationen kann es z. B. durch Hypoparathyreoidismus kommen, wobei nur unzureichend Phosphat renal ausgeschieden wird und die tubuläre Reabsorption erhöht ist. Auch Nierenfunktionsstörungen lassen den Phosphatspiegel im Blut ansteigen. Dadurch sinkt die Kalziumkonzentration und Parathormon wird ausgeschüttet. Trotzdem kann aufgrund der gestörten Nierenleistung nicht genügend Phosphat mit dem Urin ausgeschieden werden. Der Parathormonspiegel bleibt erhöht und führt über die Freisetzung von Kalzium zur Entmineralisierung des Skelettsystems.
Eine Hyperphosphatämie äußert sich im Tierversuch in Form von Gewebsverkalkungen verschiedener Organe wie Herz, Nieren und Augenlinsen. Vor allem bei Säuglingen kann Tetanie auftreten.

31 Magnesium (Mg)

▶ **Biochemie**: Magnesium zählt zur Gruppe der Erdalkalimetalle. In seiner ionisierten Form neigt es aufgrund der Hydratationsenergie zur Komplexbildung, wobei ein oder mehrere Mg^{2+}-Ionen an einen Liganden gebunden werden. Magnesium ist als Zentralatom z. B. in Chlorophyll enthalten. Im menschlichen Organismus kommt es im Blut in einer Konzentration von 0,8–1,0 mmol Mg/l vor. Im *Liquor cerebrospinalis* ist fast doppelt so viel Magnesium enthalten. In den Körperzellen sind 95 % des Gesamtbestandes lokalisiert, mehr als die Hälfte des Magnesiumbestandes im Knochen.

▶ **Funktionen**: Zahlreiche **enzymatische Reaktionen** im Körper sind magnesiumabhängig. Magnesium ist ein essentieller Kofaktor für über 300 Enzyme des Intermediärstoffwechsels. Da Magnesium mit ATP in einem Komplex vorliegt, ist es an allen Reaktionen beteiligt, bei denen Phosphatgruppen übertragen, Phosphatester gespalten oder gebildet werden. Im **Knochen** dient es als Strukturelement. Magnesium ist an der **neuromuskulären Reizübertragung** sowie an der **Muskelkontraktion** beteiligt. Es wirkt beim Nukleinsäurestoffwechsel sowie bei der Speicherung und Freisetzung von Hormonen mit.

▸ **Regulationsmechanismen**: Eine unzureichende Aufnahme von Magnesium mit der Nahrung führt relativ schnell zu einem Absinken der Magnesiumkonzentration im Plasma. Bei Bedarf kann Magnesium aus dem Skelett mobilisiert werden. Die Regulation der Homöostase erfolgt in erster Linie durch die Ausscheidung von Magnesium über die Nieren. Parathormon fördert die tubuläre Reabsorption und vermindert somit die Magnesiumausscheidung.
Der Kalzium- und Magnesiumstoffwechsel stehen miteinander in Verbindung. Eine Erhöhung des Serumkalziumspiegels führt zu einer verstärkten renalen Magnesiumausscheidung und umgekehrt.

▸ **Vorkommen**: Die meisten tierischen und pflanzlichen Lebensmittel enthalten Magnesium. In Pflanzen liegt es als Zentralatom des Chlorophylls vor. Der Magnesiumgehalt von Lebensmitteln ist abhängig von der Magnesiumkonzentration im Boden. Bedingt durch intensive Bodennutzung sowie sauren Regen sind viele Böden an Magnesium verarmt. Das wirkt sich auf Pflanzen und Tiere gleichermaßen aus.
Magnesiumreich sind Getreidevollkornerzeugnisse (je höher der Ausmahlungsgrad, desto höher der Anteil an Magnesium), Nüsse, Hülsenfrüchte und grüne Gemüsesorten (*Tab. 31.1*).

Fisch, Fleisch, Milch und Milchprodukte enthalten weniger Magnesium, aber in besser verfügbarer Form. Mengenmäßig liefern sie einen großen Teil des Magnesiums. Manche Trink- und Mineralwässer sind ebenfalls magnesiumreich. Zubereitungsverluste treten vor allem durch Auslaugen beim Kochen, Blanchieren und Wässern auf.

▸ **Verfügbarkeit:** Die Absorption von Magnesium im Darm liegt bei etwa 30 %. Sie ist abhängig von der aufgenommenen Magnesiummenge. Absorptionshemmend wirken ein hoher Ballaststoffgehalt der Nahrung, Phytate, Phosphate und Oxalate. Chronischer Alkoholkonsum hemmt die Magnesiumresorption und führt zu renalen Magnesiumverlusten. Vitamin D stimuliert die intestinale Magnesiumabsorption.

▸ **Empfehlungen für die Zufuhr**: Die Empfehlungen für die Magnesiumzufuhr leiten sich aus Bilanzstudien ab oder entsprechen den Empfehlungen anderer Länder; der genaue Bedarf an Magnesium ist nicht bekannt (*Tab. 31.2*). In Stresssituationen und bei Leistungssport kann der Magnesiumbedarf erhöht sein.

Tab. 31.1: Magnesiumgehalt ausgewählter Lebensmittel (nach Elmadfa u. a. 1997)

Lebensmittel	Magnesium (mg/100 g)
Weizenvollkornmehl (Type 1700)	140
Walnüsse	135
Spinat (roh)	58
Kohlrabi (roh)	43
Bananen	36
Edamer (45 % Fett i. Tr.)	36
Schweinekotelett	24
Scholle	22
Apfelsinen (roh)	14
Kuhmilch (3,5 % Fett)	12
Weizenmehl (Type 550)	10

Tab. 31.2: Empfehlungen für die Magnesiumzufuhr (nach DGE u.a. 2000, S. 169)

Alter	Magnesium (mg/d) männlich	weiblich
Säuglinge		
0 – 3 Monate	24	
4 – 11 Monate	60	
Kinder		
1 – 3 Jahre	80	
4 – 6 Jahre	120	
7 – 9 Jahre	170	
10 – 12 Jahre	230	250
13 – 14 Jahre	310	310
Jugendliche und Erwachsene		
15 – 18 Jahre	400	350
19 – 24 Jahre	400	310
≥ 25 Jahre	350	300
Schwangere[1]		310
Stillende		390

[1] < 19 Jahre: 350 mg/d

▶ **Bedarfsdeckung**: In Deutschland liegt die Magnesiumzufuhr im empfohlenen Bereich. Isolierte Magnesiummangelzustände wurden beim Erwachsenen nur selten beobachtet.

▶ **Mangelzustände**: Eine Unterversorgung mit Magnesium kann bei einer unzureichenden Aufnahme mit der Nahrung, aber auch bei Laxantienabusus sowie nach Operationen im Verdauungsbereich auftreten. Chronischer Alkoholismus hat ebenfalls verminderte Magnesiumkonzentrationen nicht nur im Blut zur Folge, sondern auch in Geweben wie Leber, Muskel, Niere und Milz. Eine Reihe von Krankheiten, z.B. Malabsorptionssyndrome, rezidivierende Diarrhöen bei Morbus Crohn und Colitis ulcerosa, renale Störungen sowie endokrine Erkrankungen (Diabetes mellitus, Hyperthyreose, primärer Hyperparathyreoidismus u.a.) sind Risikofaktoren für eine Magnesiumunterversorgung. Auch Medikamente können den Magnesiumhaushalt negativ beeinflussen.
Schwangere gelten im Hinblick auf die Magnesiumversorgung als Risikogruppe. Kleinkinder zeigen schon nach wenigen Tagen einer Durchfallerkrankung erniedrigte Magnesiumwerte im Serum. Eine zu geringe Magnesiumkonzentration im Plasma beeinträchtigt die Regulation der Nervenerregbarkeit und der Muskelkontraktion. Dies äußert sich in Gefühllosigkeit, Kribbeln in Händen und Füßen, Muskelschwäche und Zittern sowie Herzrhythmusstörungen. Auch gastrointestinale Störungen (z.B. Übelkeit, Erbrechen) und Veränderungen der Persönlichkeit (z.B. Apathie, Verwirrtheit) können Mangelsymptome sein.

▶ **Intoxikationen**: Hypermagnesiämien können bei akuter und chronischer Niereninsuffizienz auftreten sowie bei der Verabreichung von magnesiumhaltigen Medikamenten wie Antazida und Laxantien. Symptome sind im Frühstadium Übelkeit und Erbrechen, bei stärkeren Intoxikationen Veränderungen im EKG, verminderte Reflexe und Atembeschwerden bis hin zum Herzstillstand.

Spurenelemente

32 Eisen (Fe)

▶ **Biochemie**: Eisen ist ein Übergangsmetall, das als zweiwertiges oder dreiwertiges Ion vorkommt. Es ist das vierthäufigste Element der Erdoberfläche. Im menschlichen Körper liegt es in einer Konzentration von 50–60 mg/kg Körpergewicht vor, mehr als die Hälfte davon befinden sich als Bestandteil des Hämoglobins in den Erythrozyten (*Tab. 32.1*). Ferritin und Hämosiderin stellen die Speicherform für Eisen in Leber, Milz und Knochenmark dar. Der Transport von Eisen im Blut erfolgt gebunden an das Protein Transferrin.

Tab. 32.1: Eisenverteilung im Körper differenziert nach Geschlecht (nach Löffler u. Petrides 1998, S. 629)

Eisenhaltige Fraktion	Anteil (%)	
	Männer	**Frauen**
Hämoglobin	66,1	62,3
Myoglobin	4,7	4,2
Cytochrome, Katalasen, Peroxidasen	0,2	0,2
Nicht-Hämenzym-Eisen	10,0	10,3
Transferrin	0,2	0,2
Ferritin, Hämosiderin	18,8	22,8

▶ **Funktionen**: Eine wichtige Funktion des Eisens ist als Bestandteil von Hämoglobin der Sauerstofftransport im Blut. Das Myoglobin stellt einen Sauerstoffspeicher im Muskel dar. In diesen beiden Hämproteinen (Eisen-Porphyrinverbindungen) liegt Eisen zweiwertig vor. In den Cytochromen dient Eisen als Elektronentransporteur in der Atmungskette. Des Weiteren ist es als Eisen-Porphyrin- oder Eisen-Flavoproteinkomplex in verschiedenen Enzymen zu finden und an der Zellproliferation und der Immunabwehr beteiligt.

▶ **Regulationsmechanismen**: Die Regulation des Eisenstoffwechsels erfolgt auf der Ebene der Absorption, da die Ausscheidung keine nennenswerte Anpassung an die Bedarfssituation ermöglicht. Bei der Zufuhr spielt die Menge und die Bioverfügbarkeit eine Rolle. Die Eisenspeicher bzw. die Versorgung des Körpers mit Eisen wirken sich auf die Absorption aus. So wird bei niedrigen Eisenspeichern die Absorptionsrate von Häm- und Nicht-Häm-Eisen erhöht. Benötigt der Körper vermehrt Eisen, kann es aus den Ferritinspeichern mobilisiert werden. Bei ausreichender Eisenversorgung ist das Transferrin, ein Transportprotein, im Serum nur zu einem Drittel mit Eisen abgesättigt, so dass eine beachtliche Reservekapazität besteht. Im Eisenmangel erhöht sich die Eisenbindungskapazität, beim Eisenüberschuss nimmt sie ab. Die Ausscheidung von Eisen bei Frauen nach der Menopause und Männern beträgt etwa 1–2 mg/d. Größere Verluste treten nur bei Blutungen und während der Schwangerschaft durch die Versorgung des Fetus mit Eisen auf.

▶ **Vorkommen**: Eisen ist in pflanzlichen und tierischen Lebensmitteln weit verbreitet (*Tab. 32.2*). Während das Häm-gebundene Eisen in Form von Hämoglobin und Myoglobin größtenteils in tierischen Lebensmitteln vorhanden ist, findet sich das Nicht-Häm-Eisen als Bestandteil anorganischer Verbindungen überwiegend in pflanzlichen Lebensmitteln. Das Nicht-Häm-Eisen in tierischen Lebensmitteln liegt in Form von Ferritin, Hämosiderin und Eisenzitrat vor. Der absolute Eisengehalt ist für den Beitrag eines Lebensmittels zur Eisenversorgung nur bedingt aussagekräftig (s. Verfügbarkeit). Trotz des hohen Eisengehalts der Schweineleber ist der Verzehr dieses Lebensmittels aufgrund der Gefahr einer zu hohen Eisen- und Schadstoffaufnahme nicht zu empfehlen.

Tab. 32.2: Eisengehalt ausgewählter Lebensmittel (nach Elmadfa u. a. 1997)

Lebensmittel	Eisen (mg/100 g)
Schweineleber	15,8
Sesamsamen	10,0
Linsen	7,5
Pfifferlinge	6,5
Hafer (Korn)	5,8
Leberwurst (grob)	5,4
Miesmuscheln	5,1
Kalbfleisch (Schnitzel)	3,0
Reis (Vollkorn)	2,6
Feldsalat	2,0
Zucchini	1,5
Äpfel	0,5

▶ **Verfügbarkeit**: Das in pflanzlichen Lebensmitteln ausschließlich vorkommende anorgani-

sche Eisen liegt überwiegend in dreiwertiger Form vor, in geringerem Umfang auch in zweiwertiger. Da das dreiwertige Eisen zur Bildung von Komplexen neigt, ist es vom Körper schlechter zu verwerten als das zweiwertige Eisen aus tierischen Lebensmitteln. Während aus pflanzlichen Lebensmitteln nur etwa 1–10 % des Eisens absorbiert werden, liegt die Absorptionsrate aus tierischen Lebensmitteln bei ungefähr 10–20 %. Die Absorptionsrate lässt sich allerdings durch Vitamin C, Fruchtsäuren, organische Säuren (z. B. Wein- und Milchsäure) und schwefelhaltige Aminosäuren verbessern, da diese Verbindungen die Reduktion des dreiwertigen Eisens zum zweiwertigen begünstigen. Durch die Anwesenheit von Vitamin C erhöht sich die Absorptionsrate wesentlich, je nach Dosis bis um das Siebenfache.
Zudem ist auch die Absorptionsrate von Eisen aus pflanzlichen Lebensmitteln bei gleichzeitigem Verzehr von Fleisch, dem sog. »meat factor«, erhöht. Hingegen hemmen zahlreiche Inhaltsstoffe pflanzlicher Nahrungsmittel, wie Oxalsäure, Phytinsäure, Tannine und andere Polyphenole, die Absorption von Nicht-Häm-Eisen durch Komplexbildung. Auch Kalzium und Phosphat sowie einige Ballaststoffe zählen zu den Inhibitoren. Daher ist die Zusammensetzung der ganzen Mahlzeit für die Verfügbarkeit des Eisens von Bedeutung.

▶ **Empfehlungen für die Zufuhr**: Der Eisenbedarf von Männern liegt bei 0,5–1 mg/d, der von Frauen vor der Menopause bei 1–2 mg/d. Der Eisenbedarf ist bei Frauen aufgrund der Eisenverluste durch die Menstruation und bei schwangeren Frauen sowie bei Kindern während des Wachstums erhöht. Bedingt durch die geringe Absorptionsrate von Eisen gibt die DGE entprechend hohe Empfehlungen für die tägliche Zufuhr (*Tab. 32.3*).

▶ **Bedarfsdeckung**: Die Eisenzufuhr liegt in Deutschland im empfohlenen Bereich. Bei der VERA-Studie wurden bei weniger als 10 % der Frauen und etwa 3 % der Männer verringerte Eisenspeicher beobachtet, bei etwa 20 % (vor allem junge Frauen und alte Männer) eine Anämie. Während bei den Frauen in vielen Fällen ein Eisenmangel Ursache der Anämie war, traf dies nur auf wenige Männer zu. Die bei den Männern häufig zu findenden vergrößerten Erythrozyten deuten eher auf eine unzureichende Versorgung mit Folsäure und Vitamin B_{12} hin.

Tab. 32.3: Empfehlungen für die Eisenzufuhr (nach DGE u. a. 2000, S. 174)

Alter	Eisen (mg/d) männlich	Eisen (mg/d) weiblich
Säuglinge[1]		
0 – 3 Monate[2]		0,5
4 –11 Monate		8
Kinder		
1 – 3 Jahre		8
4 – 6 Jahre		8
7 – 9 Jahre		10
10 –12 Jahre	12	15
13 –14 Jahre	12	15
Jugendliche und Erwachsene		
15 –18 Jahre	12	15
19 –50 Jahre	10	15
≥ 51 Jahre	10	10
Schwangere		30
Stillende[3]		20

[1]   ausgenommen Unreifgeborene
[2]   Ein Eisenbedarf besteht infolge der dem
      Neugeborenen von der Plazenta als Hb-Eisen
      mitgegebenen Eisenmenge erst ab dem
      4. Lebensmonat.
[3]   zum Ausgleich der Verluste während der
      Schwangerschaft

Bei knapp 20 % der Männer, aber nur 3 % der Frauen wurden erhöhte Ferritinkonzentrationen im Serum festgestellt. Sie deuten auf eine übermäßige Eisenspeicherung hin, die als Risikofaktor für die koronare Herzkrankheit und verschiedene Krebsarten gilt.

▶ **Mangelzustände**: Eisenmangel ist weltweit der am weitesten verbreitete Nährstoffmangel. Ein Eisenmangel kann die körperliche Leistungsfähigkeit beeinträchtigen, die Infektionsanfälligkeit erhöhen sowie zu allgemeiner Abgeschlagenheit, Erschöpfung und Müdigkeit führen. Klinisch manifestiert sich der schwere Eisenmangel in Form der hypochromen, mikrozytären Anämie: Die Konzentration des Ferritins ist erniedrigt, die des Transferrins erhöht. Es kommt zu einer verminderten Hämsynthese, die zur Bildung von hämoglobinarmen, kleinen Erythrozyten führt.

Die schwere Eisenmangelanämie geht mit einer Minderung der Leistungs- und Lernfähigkeit, Blässe, Fingernagelatrophie, Mundwinkelrhagaden, Blutarmut usw. einher. Ursachen des Eisenmangels sind eine unzureichende alimentäre Zufuhr (beispielsweise bei Unterernährung oder sehr geringem Eisengehalt der Nahrung), Blut- und damit Eisenverluste (durch Menstruation, Operation, Medikamente u. a.) sowie Absorptionsstörungen z. B. bei Magenerkrankungen, ein erhöhter Eisenbedarf von Schwangeren oder Stillenden.

▶ **Intoxikationen**: Die letale Eisendosis liegt bei 200–250 mg/kg Körpergewicht für Erwachsene. Neben einer akuten Eisenvergiftung, wie sie infolge von Unfällen hauptsächlich bei Kleinkindern (Einnahme von Eisentabletten) vorkommt, kann es durch eine langandauernde exzessive Eisenaufnahme mit der Nahrung (z. B. durch Verzehr eines speziellen Bieres in Südafrika), wiederholte Blutübertragungen oder die hereditäre Hämochromatose (Störung der Eisenabsorption) zu einer Überladung des Körpers mit Eisen kommen. Das überschüssige Eisen wird hauptsächlich in Form von Hämosiderin gespeichert. Während bei einer Hämosiderose nur erhöhte Eisenspeicher ohne gleichzeitige Schädigung von Geweben vorliegen, treten bei der Hämochromatose durch die exzessive Eisenspeicherung Hautpigmentierungen sowie Gewebeschäden an verschiedenen Organen wie Leber, Pankreas und Herzmuskel auf. Es gilt inzwischen als weitgehend gesichert, dass eine hohe Eisenspeicherung mit dem Risiko für verschiedene Erkrankungen wie koronarer Herzkrankheit und Krebs korreliert. Ursache hierfür ist der vermehrte Anfall von freien Radikalen, der durch Eisen begünstigt wird.

33   Jod (I)

▶ **Biochemie**: Jod kommt im Körper nur zu einem geringen Teil in seiner ionisierten Form vor. Es ist überwiegend in den Schilddrüsenhormonen 3,5,3,5-Tetrajodthyronin (Thyroxin = T_4) bzw. 3,5,3-Trijodthyronin (T_3) gebunden.

▶ **Funktionen**: Jod stellt einen essentiellen **Baustein der Schilddrüsenhormone T_3** und **T_4** dar. Schilddrüsenhormone fördern das Wachstum sowie die Knochenbildung und spielen bei Differenzierungsvorgängen (z. B. Hirnentwicklung von Neugeborenen durch Förderung der Dendritenbildung und Myelinisierung) eine bedeutende Rolle. Schilddrüsenhormone wirken auf den Stoffwechsel von Proteinen, Kohlenhydraten und Lipiden; sie stimulieren u. a. die Glukoneogenese, Glykolyse sowie die Liponeogenese und üben einen Effekt auf verschiedene Enzyme (z. B. Malatenzym) aus. Auch der Grundumsatz wird von den Schilddrüsenhormonen beeinflusst: Bei einer Überfunktion der Schilddrüse ist der Grundumsatz erhöht, bei einer Unterfunktion erniedrigt.

▶ **Regulationsmechanismen**: Das in der Nahrung enthaltene Jod liegt als anorganisches Jodid vor. In dieser Form wird es im Magen-Darm-Trakt beinahe vollständig absorbiert und auch im Blut verteilt. Vorwiegend findet sich Jod im Blut jedoch als T_4, in geringen Mengen auch als T_3. Die Schilddrüse nimmt Jodid aus dem Blut aktiv gegen ein Konzentrationsgefälle (Jodidpumpe) auf. Etwa drei Viertel des gesamten Körperbestandes an Jod ist in der Schilddrüse lokalisiert. Der Rest befindet sich in Muskulatur, Galle, Hypophyse, Speicheldrüsen und in verschiedenen Teilen des Auges. Das beim Abbau der Schilddrüsenhormone freigesetzte Jod kann für die Synthese neuer Hormone reutilisiert werden. Die Konzentration der Schilddrüsenhormone wird durch das thyreoideastimulierende Hormon (TSH) der Hypophyse reguliert. Dieses Hormon wird vom TSH-Releasing-Hormon (TRH) des Hypothalamus und den

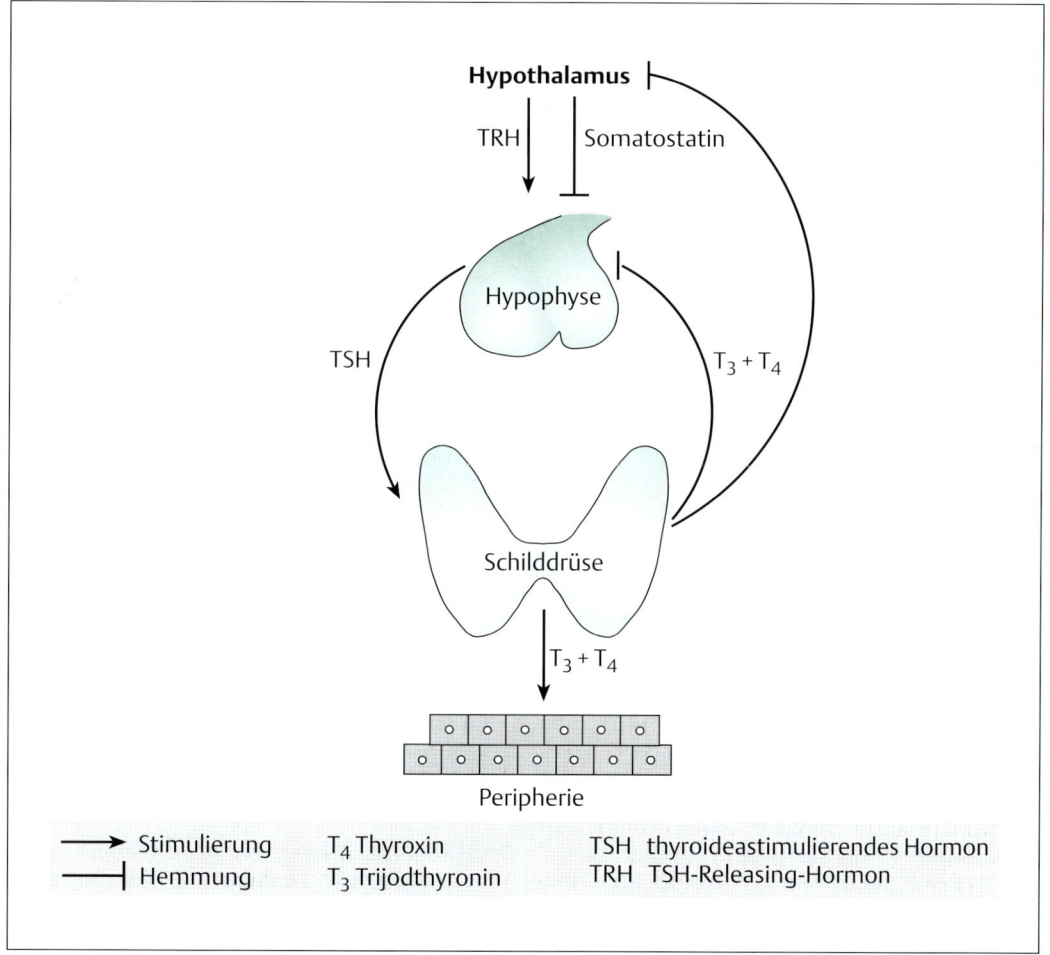

☉ 33.1: Regulation der TRH- und TSH-Konzentration durch Hypothalamus und Hypophyse (nach Löffler u. Petrides 1988, S. 686)

Schilddrüsenhormonen beeinflusst. Die Regulation erfolgt durch negative Rückkopplung (◧ *33.1*, S. 71).

▶ **Vorkommen**: Der Jodgehalt von Lebensmitteln hängt stark vom Jodgehalt des Bodens im jeweiligen Anbaugebiet ab. Faktoren bei der Erzeugung von Lebensmitteln (z.B. Pflanzendüngung, Jodgehalt des Futters und Lebensmittelverarbeitung) beeinflussen den Jodgehalt. Meeresprodukte (z.B. Fische, Muscheln und Algen) zählen zu den jodreichen Lebensmitteln (*Tab. 33.1*). Die meisten Mineral-, Quell- und Tafelwässer enthalten nur geringe Jodkonzentrationen.

Tab. 33.1: Jodgehalt ausgewählter Lebensmittel (nach Elmadfa u.a. 1997)

Lebensmittel	Jod (µg/100 g)
Schellfisch	243
Seelachs	200
Miesmuscheln	130
Rotbarsch	99
Champignons	18
Broccoli	15
Rinderleber	14
Erdnüsse	13
Spinat	12
Schwarzer Tee	11
Hühnereier	10
Kuhmilch (3,5 % Fett)	6
Weizenbrot	6
Bananen	3

Jodiertes Speisesalz, das seit 1989 in Deutschland nicht nur im Haushalt, sondern auch bei entsprechender Kennzeichnung in der Gemeinschaftsverpflegung und bei der Lebensmittelherstellung verwendet werden darf, enthält 15-25 mg Jodat/kg Kochsalz. Es stellt somit eine wichtige Jodquelle dar.

▶ **Verfügbarkeit**: Die Verfügbarkeit von Jod wird durch antithyreoidale (strumigene) Substanzen in der Nahrung (z.B. cyanogene Glykoside, Polysulfide und Glukosinolate) und in verschiedenen Medikamenten (z.B. Lithium, Carbimazol und Perchlorat) sowie durch Nitrat vermindert.

▶ **Empfehlungen für die Zufuhr**: Die Ermittlung des Jodbedarfs für den Menschen ist problematisch, da sich der Körper innerhalb gewisser Grenzen an ein unterschiedliches Jodangebot mit der Nahrung anpassen kann. Zur Orientierung wird vor allem die Menge an Jod, die zur Verhütung von Mangelzuständen benötigt wird, herangezogen, aber auch die Menge an neusynthetisierten Schilddrüsenhormonen unter Berücksichtigung der Reutilisation anhand von Bilanzen. Für die einzelnen Personengruppen werden unterschiedliche Zufuhrempfehlungen gegeben (*Tab. 33.2*).

Tab. 33.2: Empfehlungen für die Jodzufuhr (nach DGE u.a. 2000, S. 179)

Alter	Jod (µg/d)
Säuglinge	
0 – 3 Monate	40
4 –11 Monate	80
Kinder	
1 – 3 Jahre	100
4 – 6 Jahre	120
7 – 9 Jahre	140
10 –12 Jahre	180
13 –14 Jahre	200
Jugendliche und Erwachsene	
15 –50 Jahre	200
≥ 51 Jahre	180
Schwangere ab 4. Monat	230
Stillende	260

▶ **Bedarfsdeckung**: Die Jodaufnahme liegt nach Ergebnissen der Studie »Jod-Monitoring 1996« mit 111–126 µg/d deutlich unter der empfohlenen Zufuhr. Untersuchungen zeigen eine Strumaprävalenz in Deutschland von über 10 %. Deutschland zählt somit zu den endemischen Kropfgebieten.

▶ **Mangelzustände**: Bei einer unzureichenden Jodversorgung ist zunächst die Konzentration der Schilddrüsenhormone verringert, was eine vermehrte TSH- und TRH-Ausschüttung zur Folge hat. Dies führt zu einem kompensatorischen Größenwachstum der Schilddrüse mit Entstehung einer **Struma** (Kropf). Es werden je nach Größe der Struma vier Stadien unterschieden (s. *Tab. 63.3*, S. 306). Die Einteilung in verschiedene Schweregrade des Kropfes entsprechend der Jodausscheidung im Urin (in µg/g Kreatinin) sowie die gesundheitlichen Risiken, die aus einem Jodmangel resultieren, sind in Kap. 63, S. 302 ff., dargestellt. Die schwerste Form des Jodmangels ist der **Kretinismus**. Er tritt bei Säuglingen auf, deren Mütter während der Schwangerschaft unzureichend mit Jod versorgt waren.

▶ **Intoxikationen**: Es wird vermutet, dass eine längerfristige Aufnahme von 2000 µg Jod pro Tag für den menschlichen Organismus schädlich ist. Bei den derzeitigen Ernährungsgewohnheiten ist eine Jodaufnahme in dieser Höhe mit der Nahrung jedoch nicht möglich. Eine jodinduzierte Hyperthyreose kann bei einer über mehrere Jahre bestehenden Struma durch zu hohe Jodzufuhr, jedoch nicht durch die Verwendung von Jodsalz im Haushalt entstehen.

34 Fluorid (F)

▶ **Biochemie**: Im menschlichen Organismus liegt Fluorid zu etwa 95 % im Skelett und in den Zähnen, eingelagert in Apatitkristalle, vor. Im Alter steigt die Fluoridkonzentration im Knochen in Abhängigkeit von der Höhe der Fluoridaufnahme an. Im Serum ist Fluorid überwiegend an Albumin gebunden, nur ein geringer Teil liegt ionisiert vor.

▶ **Funktionen**: Fluorid wirkt auf unterschiedliche Weise **kariostatisch**: Es erhöht die Stabilität des Zahnschmelzes, indem es in die kristalline Struktur eingelagert wird, fördert die Remineralisation der Zähne und hemmt das Wachstum verschiedener Plaquebakterien. Außerdem trägt Fluorid zur Steigerung der **Knochenstabilität** bei, weshalb derzeit eine präventive Wirkung des Fluorids bei Osteoporose (s. Kap. 65, S. 318 ff.) diskutiert wird.

▶ **Regulationsmechanismen**: Das mit der Nahrung aufgenommene Fluorid wird z. T. in den Knochen und Zähnen gespeichert, teilweise über die Niere ausgeschieden. Etwa 60 % des bei normaler Nierenfunktion aufgenommenen Fluorids wird innerhalb eines Tages ausgeschieden. Dabei hängt die Fluoridkonzentration im Urin nicht nur von der aufgenommenen Menge an Fluorid ab, sondern auch von der Speicherfähigkeit des Knochens.

Das Skelett ist für die Fluoridhomöostase im Blut von Bedeutung. Bei einer hohen Zufuhr wird Fluorid vermehrt in den Knochen eingebaut, bei einer niedrigen Dosierung wird die Fluoridfreisetzung aus dem Knochen erhöht und somit die Bilanz ausgeglichen. Ein geringer Teil des täglich aufgenommenen Fluorids wird dauerhaft im Knochen retiniert. Der Fluoridgehalt des Knochens nimmt somit bis zum 50.-60. Lebensjahr zu.

▶ **Vorkommen**: Fluor kommt im Boden, Trinkwasser, in der Luft und in verschiedenen Nahrungsmitteln vor. Der Fluoridgehalt im Trinkwasser schwankt zwischen 0,02 und 1,8 mg/l. Einige Mineralwasser enthalten deutlich höhere Fluoridkonzentrationen. Ab 1,5 mg Fluorid pro Liter müssen Mineralwasser als »fluoridhaltig« gekennzeichnet und ab 5 mg/l mit einem Warnhinweis versehen werden. In Nahrungsmitteln liegt der Fluoridgehalt in der Regel unter 1 mg/100 g. Hohe Gehalte weisen verschiedene Fischarten auf (*Tab. 34.1*). Schwarzteeblätter können bis zu 100 mg Fluorid/kg enthalten.

▶ **Verfügbarkeit**: Die Absorptionsrate von Fluorid, die abhängig vom Bindungszustand des Ions ist, beträgt bei der üblichen Ernährung etwa 80–90 %. Mit Kalzium bildet Fluorid unlösliche Salze, wodurch die Bioverfügbarkeit verringert wird. Das im Trinkwasser enthaltene Natriumfluorid wird zu 100 % absorbiert. Die Bioverfügbarkeit des Fluorids aus schwarzem Tee ist ebenfalls hoch.

Tab. 34.1: Fluoridgehalt ausgewählter Lebensmittel (nach Elmadfa u. a. 1997)

Lebensmittel	Fluorid (mg/100 g)
Seelachs (geräuchert)	0,90
Walnüsse	0,70
Ölsardinen	0,53
Bückling	0,36
Sojabohnen	0,36
Schweineleber	0,29
Kalbsnieren	0,20
Roggen (Korn)	0,15
Radieschen	0,10
Karotten	0,04
Pfirsiche	0,02
Apfelsaft	0,01

▶ **Empfehlungen für die Zufuhr**: Die DGE gibt für die Fluoridzufuhr unterschiedlich hohe Empfehlungen für die Altersgruppen (*Tab. 34.2*). Außerdem empfiehlt sie zur Kariesprophylaxe generell eine Fluoridsupplementierung (Tabletten oder Tropfen), da etwa 90 % des Trinkwassers in Deutschland weniger als 0,3 mg Fluorid/l enthalten. Bei einer Fluoridkonzentration von 0,3–0,7 mg/l Trinkwasser sollte die Supplementmenge halbiert werden, bei über 0,7 mg Fluorid/l werden keine Supplemente empfohlen.
Bei der Herstellung von Säuglingsnahrung mit Mineralwasser ist dessen Fluoridgehalt bei der

Dosierung des Supplements zu berücksichtigen. Nach Empfehlungen der Deutschen Gesellschaft für Zahn-, Mund- und Kieferheilkunde (DGZMK) sollten nicht gleichzeitig verschiedene Fluoridsupplemente zugeführt, sondern nur eine Form von Supplementen gewählt werden. Dabei sollte stets die auf das Lebensalter bezogene Empfehlung berücksichtigt werden, um die empfohlene Dosis nicht dauerhaft zu überschreiten.

▶ **Bedarfsdeckung**: Die tägliche Fluoridzufuhr mit der Nahrung und dem Trinkwasser liegt bei Kindern unter 0,1–0,2 mg/d, bei Er-

Tab. 34.2: Richtwerte für die Fluoridgesamtzufuhr (Nahrung, Trinkwasser und Supplemente) sowie Fluoridsupplemente zur Kariesprophylaxe (nach DGE u. a. 2000, S. 185)

Alter	Angemessene Fluoridgesamtzufuhr mg/d[1]		Praktische Umsetzung in Abhängigkeit vom Trinkwasserfluoridgehalt mit empfohlenen Nahrungsergänzungen in Form von Tabletten oder von Fluoridspeisesalz (250 mg/kg)[2]				
					Trinkwasserfluorid mg/l		
			< 0,3		0,3–0,7		> 0,7[3]
	m	w	Fluoridspeisesalz[4]	Tabletten mg	Fluoridspeisesalz	Tabletten mg	
Säuglinge							
0 – 3 Monate	0,25		Tabl. 0,25	0,25	+	0	–
4 – 11 Monate	0,5		Tabl. 0,25	0,25	+	0	–
Kinder							
1 – 3 Jahre	0,7		Tabl. 0,25	0,25	+	0	–
4 – 6 Jahre	1,1		+	0,5	+	0,25	–
7 – 9 Jahre	1,1		+	1,0	+	0,5	–
10 – 12 Jahre	2,0		+	1,0	+	0,5	–
13 – 14 Jahre	3,2	2,9	+	1,0	+	0,5	–
Jugendliche und Erwachsene							
15 – 18 Jahre	3,2	2,9	+	1,0	+	0,5	–
≥ 19 Jahre	3,8	3,1	+	1,0	+	0,5	–
Schwangere		3,1	+	1,0	+	0,5	–
Stillende		3,1	+	1,0	+	0,5	–

[1] Entspricht im Säuglings- und Kindesalter etwa 0,05 mg/kg Körpergewicht

[2] Bilanzierte Diäten sind meist mit Fluorid angereichert. Dann sind zusätzliche Fluoridgaben nicht zu empfehlen. Herstellerangaben sind zu beachten.

[3] Ab einem Trinkwasserfluoridgehalt von 0,7 mg/l sind weder Fluoridtabletten noch -speisesalz zulässig (–)

[4] Der Fluoridgehalt von fluoridiertem Speisesalz beträgt in Deutschland 250 mg/kg. Die Zufuhr von Speisesalz im Säuglings- und Kindesalter gilt als so gering, dass für dieses Alter zusätzlich Fluoridtabletten gerechtfertigt erscheinen, auch wenn die Familie fluoridiertes Speisesalz verwendet (+).

wachsenen bei 0,2–0,5 mg/d. Die tatsächliche Höhe der täglichen Fluoridzufuhr hängt sehr stark vom Fluoridvorkommen der jeweiligen Region ab.

▶ **Mangelzustände**: Im experimentellen Fluoridmangel zeigen sich Wachstumsstörungen und Beeinträchtigungen der Mineralisation. Fluorid muss aus heutiger Sicht als essentiell angesehen werden, da es die Einlagerung von Mineralstoffen in die Knochen und Zahnmatrix fördert.
Zahnkaries ist allerdings keine Fluoridmangelerkrankung, sondern meist Folge schlechter Mundhygiene und einer für die Zähne schädlichen Ernährung (s. Kap. 64, S. 313 ff.).

▶ **Intoxikationen**: Die letale Dosis für Erwachsene liegt bei 32–64 mg Fluorid/kg Körpergewicht. Bei Kindern wird die toxische Dosis auf 5 mg Fluorid/kg Körpergewicht geschätzt. Klinische Zeichen einer akuten Intoxikation sind u. a. Übelkeit, Erbrechen, Kopfschmerzen, Schwäche und Muskelkrämpfe.
Bei Erwachsenen kann es bei einer langdauernden übermäßigen Fluoridzufuhr von mehr als 8 mg/d zu einer chronischen Fluorvergiftung (Fluorose) kommen. Bei Kindern besteht die Gefahr einer Fluorose bereits ab 2 mg Fluor/d. Durch eine übermäßige Fluorzufuhr kann es zu einer **Dentalfluorose** (Zahnschmelzverände-

rungen) in Form von kreideweißen, gelblichen oder braunen Flecken und zu einer Sklerosierung der Knochen sowie Verkalkung von Muskel- und Sehnenansätzen kommen, die zu einer Einschränkung der Beweglichkeit führt. Bei Nierenerkrankungen ist aufgrund der eingeschränkten Nierenfunktion die Entwicklung einer Fluorose beschleunigt.

35 Selen (Se)

▶ **Biochemie**: Selen ist chemisch eng verwandt mit Schwefel und wird an dessen Stelle z. B. in Cystein und Methionin eingebaut. Im Körper liegt es vor allem in zwei Formen vor: als Selenocystein in Selenoproteinen wie der Glutathion-Peroxidase und als Selenomethionin, das an Stelle von Methionin ebenfalls in Proteine eingebaut wird. Selen ist in allen tierischen Zellen und Geweben zu finden, wobei Leber und Niere die höchsten Gehalte aufweisen. Der größte Selenspeicher ist die Skelettmuskulatur.

▶ **Funktionen**: Selen ist ein wichtiger Bestandteil des Enzyms **Glutathion-Peroxidase**. Dieses Enzym kommt vor allem in Erythrozyten vor und schützt zusammen mit Vitamin E die Membranen vor Lipidperoxidation. Die Glutathion-Peroxidase baut durch Radikale entstandene Hydroperoxide ab (s. Kap. 39, S. 93 f.).

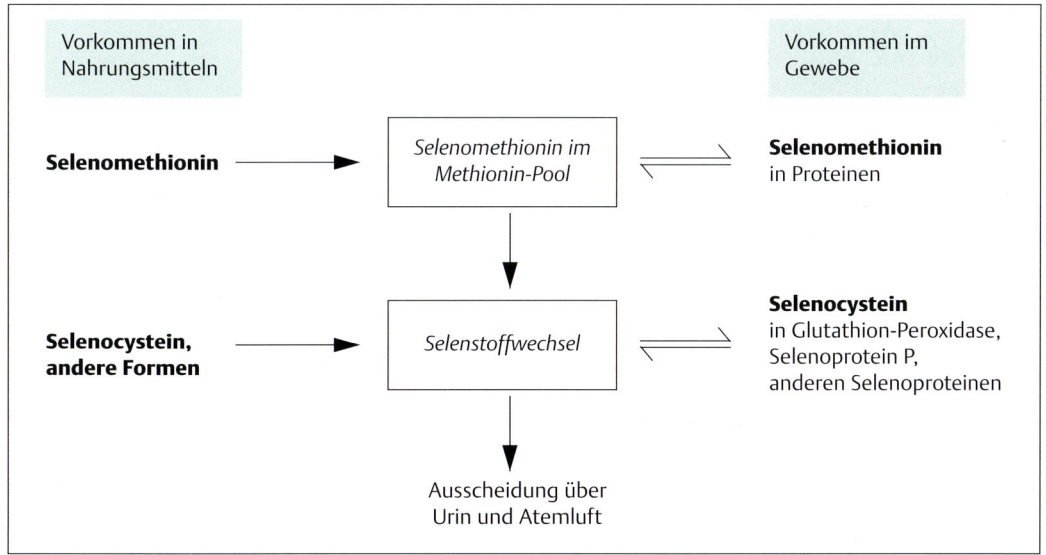

☙ 35.1: Schema des Selenstoffwechsels (nach Levander u. Burk 1990)

Selen hängt außerdem mit dem Schilddrüsenstoffwechsel zusammen, da es Bestandteil der Typ-I-Thyroxin-5'-Dejodase ist, die die Umwandlung von Thyroxin (T_4) in das biologisch aktive Trijodthyronin (T_3) katalysiert. Des Weiteren wird Selen eine immunstimulierende und antiinflammatorische Wirkung zugeschrieben.

▶ **Regulationsmechanismen**: Selenomethionin dient dem Organismus als Speicher, aus dem Selen bei Bedarf mobilisiert werden kann (☎ *35.1*, S. 75). Es unterliegt keiner homöostatischen Regulation. Selenocystein ist die biologisch aktive Form von Selen. Es kommt in freier Form nicht vor, da es zum einen in Selenoproteine eingebaut wird und zum anderen durch die Selenocystein-β-Lyase ständig katabolisiert wird, wodurch der Organismus mit Selen versorgt wird. Überschüssige Mengen an Selen werden mit dem Urin ausgeschieden und über die Atemluft abgegeben.

▶ **Vorkommen**: Mit der Nahrung wird Selen aus Pflanzen vor allem als Selenomethionin und aus tierischen Nahrungsmitteln als Selenocystein aufgenommen. Die Selengehalte pflanzlicher und tierischer Nahrungsmittel hängen entscheidend vom Selengehalt der Biosphäre und des Bodens ab, der regional stark schwankt. Der Selengehalt der Lebensmittel ist auch vom Proteinanteil abhängig, da Selen zum größten Teil in der Proteinfraktion vorliegt. Zu den selenreichen Nahrungsmitteln zählen Fisch, Fleisch, Innereien sowie Nüsse (*Tab. 35.1*). Der Selengehalt von Getreide ist stark standortabhängig. Da sich Selen vor allem in den Randschichten des Getreidekorns befindet, ist der Gehalt in Vollkornmehlen deutlich höher als in Mehlen mit niedrigem Ausmahlungsgrad (Weißmehl).

▶ **Verfügbarkeit**: Die Menge des im Gastrointestinaltrakt absorbierten Selens hängt von seiner chemischen Form und der mit der Nahrung aufgenommenen Menge ab. Sie wird nicht vom Versorgungsgrad des Körpers mit Selen beeinflusst. Die Absorptionsrate liegt im Bereich von 50–100%. Die Bioverfügbarkeit ist je nach Lebensmittel unterschiedlich. Im allgemeinen ist Selen aus Lebensmitteln pflanzlicher Herkunft besser verfügbar als aus Lebensmitteln tierischer Herkunft.

▶ **Empfehlungen für die Zufuhr**: Für die Ermittlung des Selenbedarfs wurde die Aktivierung der Glutathion-Peroxidase im Plasma bei

Tab. 35.1: Selengehalt ausgewählter Lebensmittel (nach Elmadfa u. a. 1997)

Lebensmittel	Selen (µg/100 g)
Steinpilze	184
Paranüsse	100
Heringe	55
Hühnerleber	55
Weizenmehl (Type 2000)	55
Kalbsnieren	40
Rinderfilet	35
Austern	28
Kabeljau	27
Weizenmehl (Type 405)	19
Naturreis	11
Speisequark (20 % Fett i. Tr.)	5
Weißkohl	3
Kuhmilch, Rohmilch	1
Apfelsinen	1

Selenmangel mit Hilfe von Selensupplementen unter Berücksichtigung eines Sicherheitsfaktors herangezogen. Dennoch besteht noch keine ausreichende Klarheit über die optimale Selenversorgung. Selenmangelsymptome wurden bei einer Selenzufuhr unter 10 µg/d beobachtet. Der Schätzwert von täglich 30–70 µg Selen für Erwachsene scheint den Bedarf zu decken (*Tab. 35.2*). Ob diese Menge für die Prävention von Herzinfarkt, Krebs oder Störungen des Immunsystems ausreichend ist, ist noch nicht eindeutig geklärt.

Tab. 35.2: Schätzwerte für die Selenzufuhr (nach DGE u. a. 2000, S. 195)

Alter	Selen (µg/d)
Säuglinge	
0 – 3 Monate	5–15
4 –11 Monate	7–30
Kinder	
1 – 3 Jahre	10–40
4 – 6 Jahre	15–45
7 – 9 Jahre	20–50
10 –14 Jahre	25–60
Jugendliche und Erwachsene	
≥ 15 Jahre	30–70

▶ **Bedarfsdeckung**: Die Versorgung mit Selen ist in Deutschland weitgehend gesichert. Risikogruppen bezüglich einer Selenunterversorgung sind Frühgeborene und Kinder mit angeborenen Stoffwechselkrankheiten, parenteral ernährte Menschen (bedingt durch selenarme Nährlösungen) sowie Alkoholiker. Bei Diabetikern kommt es mit zunehmender Erkrankungsdauer und höherem Alter zu einer Abnahme der Selenwerte. Bei Vorliegen diabetischer Folgeerkrankungen mit erhöhter Aktivität von Sauerstoffradikalen kann deshalb eine marginale Unterversorgung entstehen, die substituiert werden sollte.

▶ **Mangelzustände**: Für die Erkennung einer Unterversorgung wird neben dem Blut-Selenspiegel auch die Aktivität der Glutathion-Peroxidase herangezogen. Zu einer Unterversorgung mit Selen kann es durch eine Ernährung mit selenarmen Lebensmitteln (z. B. bei selenarmen Böden) oder durch eine extrem einseitige Ernährung kommen. Auch Veganer sind eine Risikogruppe für einen Selenmangel.
Selenmangel beim Menschen ist Auslöser für die **Keshan-Krankheit**, die nach der selenarmen Provinz Keshan in China benannt wurde. Vor allem Kinder und junge Frauen sind von dieser Krankheit, bei der es sich um eine Form der Herzinsuffizienz handelt, betroffen. Auch die **Kashin-Beck-Krankheit** wird mit einem schlechten Selenstatus in Verbindung gebracht. Sie tritt vor allem in der frühen Jugend auf und führt zu Deformierungen der Extremitätengelenke.
Vereinzelt wurden positive Korrelationen zwischen einem niedrigen Selenstatus und dem Auftreten von Krebs beobachtet. Diese Ergebnisse sind aber widersprüchlich und erlauben deshalb noch keine eindeutigen Aussagen.
Typische Selenmangelsymptome sind Anämie, Kardio- und Skelettmyopathien, gestörte Spermatogenese sowie Wachstums- und Knochenbildungsstörungen.

▶ **Intoxikationen**: Der sichere Bereich der Selenzufuhr reicht bis etwa 400 µg/d, wobei die individuelle Obergrenze auch höher liegen kann. Mit chronischen Selenvergiftungen ist bei einer täglichen Selenzufuhr von mehr als 800 µg zu rechnen. Die Symptome sind u. a. Diarrhö, Haarausfall, Veränderungen an den Nägeln, Fäulnis der Zähne und Herzmuskelschwäche.

36 Zink (Zn)

▶ **Biochemie**: Zink liegt im menschlichen Körper in einer Gesamtmenge von 2–3 g vor, wobei der Gehalt einzelner Gewebe und Organe stark unterschiedlich ist. Relativ hohe Konzentrationen weisen die Inselzellen des Pankreas, Iris und Retina des Auges, die männlichen Geschlechtsorgane, Knochen, Leber sowie Haare auf. Im Blut sind nur 1–2 % des Gesamtbestandes an Zink enthalten.

▶ **Funktionen**: Zink ist Bestandteil oder Kofaktor von über 200 Enzymen, z. B. Superoxiddismutase, alkalische Phosphatase und Carboxypeptidase. Als Bestandteil von Enzymen stabilisiert es die Proteinstruktur, bindet und aktiviert das Substrat und aktiviert das Enzym. Zudem ist es am Kohlendioxidtransport beteiligt, trägt zur Stabilität von Membranen und zur Wundheilung bei. Auch die Speicherung von Insulin im Pankreas erfordert Zink, ebenso wie die Aufrechterhaltung des Immunsystems. Bei der Transkription und Translation sowie der Genexpression spielt es ebenfalls eine wichtige Rolle.

▶ **Regulationsmechanismen**: Zink wird hauptsächlich im oberen Dünndarm absorbiert. Die Absorptionsrate wird vom Versorgungsstatus des Körpers und verschiedenen Nahrungsbestandteilen (s. Verfügbarkeit) beeinflusst. Ein erhöhter Bedarf führt zu einer verstärkten Absorption von Zink aus der Nahrung. Für die homöostatische Regulation der Zinkaufnahme ist vermutlich das Zinkthionin bedeutsam. Es dient bei erhöhter Zinkabsorption als Speicher. Die Zinkkonzentration im Plasma unterliegt einem zirkadianen Rhythmus und wird durch Hormone und Zytokine (Interleukin-1 und Interleukin-6) beeinflusst. Die Ausscheidung erfolgt überwiegend mit dem Stuhl.

▶ **Vorkommen**: Zink ist vor allem in Vollgetreide, Fleisch, Innereien, Schalentieren und Milchprodukten enthalten (*Tab. 36.1*). In niedrig ausgemahlenen Mehlen bzw. den daraus hergestellten Produkten ist der Zinkgehalt gering.

▶ **Verfügbarkeit**: Die Verfügbarkeit von Zink wird durch verschiedene Nahrungsinhaltsstoffe beeinflusst. Die durchschnittliche Absorptionsrate liegt bei etwa 30 %. Generell ist Zink aus tierischen Lebensmitteln besser verfügbar als aus pflanzlichen. Das in pflanzlichen Lebensmitteln enthaltene Phytat bindet Zink und reduziert

Tab. 36.1: Zinkgehalt ausgewählter Lebensmittel (nach Elmadfa u. a. 1997)

Lebensmittel	Zink (mg/100 g)
Weizenkleie	13,3
Kalbsleber	8,4
Rinderfilet	4,4
Haferflocken	4,1
Gouda (45 % Fett i. Tr.)	3,9
Erdnüsse	3,1
Miesmuscheln	2,7
Naturreis	1,5
Hühnerei	1,4
Broccoli	0,6
Kuhmilch (3,5 % Fett)	0,4
Bananen	0,2

Tab. 36.2: Empfehlungen für die Zinkzufuhr (nach DGE u. a. 2000, S. 191)

Alter	Zink (mg/d) männlich	weiblich
Säuglinge		
0 – 3 Monate	1,0	
4 –11 Monate	2,0	
Kinder		
1 – 3 Jahre	3,0	
4 – 6 Jahre	5,0	
7 – 9 Jahre	7,0	
10 –12 Jahre	9,0	7,0
13 –14 Jahre	9,5	7,0
Jugendliche und Erwachsene		
≥ 15 Jahre	10,0	7,0
Schwangere ab dem 4. Monat		10,0
Stillende		11,0

somit seine Verfügbarkeit. Auch ein hoher Kalziumgehalt der Nahrung sowie eine hohe Zufuhr von Kupfer, Kadmium und anorganischem Eisen können die Absorption von Zink hemmen. Des Weiteren können verschiedene Ballaststoffe wie Zellulose, Hemizellulose und Lignin die Absorptionsrate vermindern. Dagegen fördern verschiedene Aminosäuren wie Histidin und Cystein sowie Peptide und organische Säuren die Zinkaufnahme.

▶ **Empfehlungen für die Zufuhr**: Bei den Empfehlungen der DGE wird die durchschnittliche Absorptionsrate von 30 % sowie ein Sicherheitszuschlag von 30 % berücksichtigt (*Tab. 36.2*).

▶ **Bedarfsdeckung**: Die mittlere Zinkzufuhr liegt nach Ergebnissen der VERA-Studie bei 10,5 mg/d. Das aufgenommene Zink stammt in beträchtlichem Umfang aus Fleisch und Fleischprodukten, aus denen es eine hohe Bioverfügbarkeit hat. Die Zinkversorgung der deutschen Bevölkerung ist nach den Daten der VERA-Studie ausreichend. Dabei liegt die Serumkonzentration der Männer geringfügig höher als die der Frauen.

▶ **Mangelzustände**: Aufgrund der zahlreichen Funktionen von Zink sind bei einem Mangel Reaktionen in fast allen Stoffwechselvorgängen betroffen. So führt ein Zinkmangel zu Wachstumsstörungen, gestörter Glukosetoleranz, verminderter Wundheilung, Hautveränderungen, Störungen bei Reproduktionsfunktionen und Appetitlosigkeit. Auch Geschmacks- und Ge-

ruchsempfindungen können verloren gehen. Bei der *Acrodermatitis enteropathica*, einer angeborenen Störung des Transportsystems für Zink in den Mukosazellen, treten durch den Zinkmangel schwere Hautläsionen sowie Diarrhö und Übelkeit auf. Die wesentlichen Ursachen für einen Zinkmangel sind Malabsorptionssyndrome, parenterale Ernährung, eine zu geringe Aufnahme mit der Nahrung, Nierenfunktionsstörungen oder Erkrankungen, die mit erhöhten Zinkverlusten einhergehen (z. B. bei intestinalen Parasiten oder Dialyse).

▶ **Intoxikationen**: Bereits bei etwa 60 mg wurden veränderte Enzymaktivitäten festgestellt. Starke Überdosierungen führen zu akuten oder chronischen Vergiftungen mit Magen-Darm-Störungen, Kopfschmerzen und Kreislaufstörungen.

37   Sonstige Spurenelemente

Neben Eisen, Jod, Fluorid, Selen und Zink finden sich im menschlichen Organismus zahlreiche weitere Spurenelemente. Aus ihrem Vorhandensein alleine können keine Rückschlüsse auf eine spezifische Funktion und damit auf die Essentialität des betreffenden Stoffes gezogen werden. Essentiell ist ein Nährstoff dann, wenn er eine spezifische biochemische Funktion erfüllt und ein Mangel zu charakteristischen Symptomen führt, die durch Gabe der entsprechenden Substanz wieder behoben werden können.

Analytische Probleme und die Tatsache, dass manche Spurenelemente offenbar in außerordentlich geringen Mengen benötigt werden, erlauben derzeit in vielen Fällen keine exakten Aussagen über die Essentialität.

Eindeutig essentiell beim Menschen sind neben den oben genannten Spurenelementen noch Chrom, Kobalt, Kupfer, Mangan und Molybdän (*Tab. 37.1*). Mangelerscheinungen an diesen Substanzen sind bei üblicher Ernährung nicht bekannt. Der Bedarf wird lediglich vermutet, so dass die DGE bisher nur Schätzwerte für eine angemessene Zufuhr gibt (DGE u.a. 2000, S. 201). Auf der Basis von tierexperimentellen Studien und von In-vitro-Untersuchungen gelten Aluminium, Arsen, Nickel, Silizium, Vanadium und Zinn als wahrscheinlich essentiell (Rehner u. Daniel 1999, S. 232 f.).

Tab. 37.1: Weitere für den Menschen essentielle Spurenelemente (DGE u.a. 2000, S. 201; nach Rehner u. Daniel 1999, S. 236)

Element	Ungefähre Konzentration im Organismus (μg/kg KG[1])	Wesentliche Funktionen	Schätzwerte für eine angemessene Zufuhr für Erwachsene (μg/d)
Chrom	9 – 20	Bestandteil des Glukose-Toleranzfaktors, Beteiligung an der Insulin/Insulin-Rezeptor-Wirkung	30 – 100
Kobalt	14 – 28	Bestandteil von Vitamin B_{12} (Cobalamin)	kein isolierter Bedarf, nur als Bestandteil von Vitamin B_{12}
Kupfer	1000 – 2000	Enzymatische Katalyse, Elektronenübertragung, Interaktionen mit Eisen	1000 – 1500
Mangan	170 – 285	Enzymatische Katalyse	2000 – 5000
Molybdän	70 – 130	Enzymatische Katalyse, Elektronenübertragung	50 – 100

[1] KG = Körpergewicht

Weitere Aspekte

38 Bioaktive Substanzen in Lebensmitteln

> Bioaktive Substanzen sind gesundheitsfördernde Inhaltsstoffe in Lebensmitteln, die keinen Nährstoffcharakter im engeren Sinne besitzen.

Seit langem ist bekannt, dass in der Nahrung neben Wasser, Kohlenhydraten, Proteinen, Fetten, Vitaminen und Mineralstoffen weitere Inhaltsstoffe enthalten sind. Diese früher teilweise als nicht-nutritive Inhaltsstoffe benannten Substanzen werden heute als bioaktive Substanzen bezeichnet. Hierzu zählen vor allem sekundäre Pflanzenstoffe, aber auch Ballaststoffe und Substanzen in fermentierten Lebensmitteln. Entsprechend ihrer chemischen Struktur bzw. ihrer Funktionen lassen sie sich in verschiedene Gruppen einteilen (*Tab. 38.1*). Ihre Wirkungen sind sehr vielseitig.

Das Wissen über bioaktive Substanzen hat in den letzten Jahren deutlich zugenommen. Während früher vor allem die gesundheitsschädlichen Eigenschaften zahlreicher Substanzen bekannt waren, konnte inzwischen in zahlreichen Studien das gesundheitsfördernde Potential dieser Verbindungen gezeigt werden. Dabei liegen Erkenntnisse vorwiegend aus In-vitro-Versuchen und Tierexperimenten vor, die z.T. durch Ergebnisse epidemiologischer Studien ergänzt werden.

Sekundäre Pflanzenstoffe

Bislang gibt es keine einheitliche Definition des Begriffs »sekundäre Pflanzenstoffe«. In der englischsprachigen Literatur werden sie als »phytochemicals« bezeichnet. Bei den sekundären Pflanzenstoffen handelt es sich um Substanzen, die im Gegensatz zu den primären Pflanzenstoffen (Kohlenhydrate, Proteine und Fette) im sekundären Stoffwechsel von Pflanzen u.a. als

Tab. 38.1: Bioaktive Substanzen und ihre möglichen Wirkungen (nach Watzl u. Leitzmann 1999, S. 23)

Bioaktive Substanzen	A	B	C	D	E	F	G	H	I	J
Sekundäre Pflanzenstoffe										
Carotinoide	✓		✓		✓					
Phytosterine	✓							✓		
Saponine	✓	✓			✓			✓		
Glukosinolate	✓	✓						✓		
Polyphenole	✓	✓	✓	✓	✓	✓	✓		✓	
Protease-Inhibitoren	✓		✓						✓	
Terpene	✓									
Phytoöstrogene	✓		✓							
Sulfide	✓	✓	✓	✓	✓	✓	✓	✓		✓
Phytinsäure	✓		✓		✓			✓	✓	
Ballaststoffe	✓				✓			✓	✓	✓
Substanzen in fermentierten Lebensmitteln	✓	✓			✓			✓		

A = antikanzerogen
B = antimikrobiell
C = antioxidativ
D = antithrombotisch
E = immunmodulierend
F = entzündungshemmend
G = Blutdruck-regulierend
H = Cholesterinspiegel-senkend
I = Blutglukosespiegel-senkend
J = verdauungsfördernd

Abwehrstoffe und Wachstumsregulatoren eine Rolle spielen, nur in geringen Konzentrationen vorkommen und in der Regel pharmakologische Wirkungen ausüben. Es wird vermutet, dass etwa 60 000–100 000 sekundäre Pflanzenstoffe in der Natur existieren. Allerdings sind bisher nur etwa 5 % der Pflanzen der Erde diesbezüglich chemisch analysiert worden.

Früher wurden vor allem die gesundheitsschädlichen bzw. toxischen Eigenschaften der sekundären Pflanzenstoffe betrachtet. Zu den toxischen Inhaltsstoffen zählen beispielsweise die Protease-Inhibitoren, Blausäure und Solanin. Die schädlichen Wirkungen führten zur Bezeichnung »antinutritive Inhaltsstoffe«. Da heute allerdings vornehmlich die protektiven Wirkungen im Vordergrund stehen und somit eine Neubewertung der gesundheitlichen Bedeutung erfolgt, ist der Name »sekundäre Pflanzenstoffe« zutreffender (Watzl u. Leitzmann 1999, S. 15).

Mit einer normalen Mischkost werden täglich etwa 1,5 g sekundäre Pflanzenstoffe aufgenommen. Bei einer vegetarischen Ernährung liegt die Zufuhr deutlich höher (DGE 1996, S. 217).

Im Folgenden werden die wichtigsten Gruppen der sekundären Pflanzenstoffe systematisch dargestellt.

Carotinoide

▶ **Biochemie**: Carotinoide bestehen aus acht Isoprenoid-Einheiten und lassen sich in zwei Gruppen einteilen: die sauerstofffreien Carotinoide (z. B. α-Carotin und Lycopin) sowie die Oxycarotinoide, die auch als Xanthophylle bezeichnet werden. Hierzu zählen beispielsweise Zeaxanthin und Lutein. Die sauerstofffreien Carotinoide verleihen Früchten und Gemüse ihre gelbe, orange oder rote Farbe, z. B. Tomaten, Aprikosen, Pfifferlingen, Orangen, Paprika, Eidotter, Hummer und Karotten, während Xanthophylle vor allem in dunkelgrünem Gemüse wie Grünkohl oder Spinat vorkommen. Die wichtigste Aufgabe der Carotinoide besteht jedoch nicht in der Farbgebung, sondern in der Absorption von Licht und der Übertragung von dessen Energie auf Chlorophyll (Watzl u. Leitzmann 1999, S. 26).

▶ **Vorkommen**: Carotinoide sind in pflanzlichen Lebensmitteln weit verbreitet (*Tab. 38.2*). Mehr als 600 verschiedene Carotinoide sind bisher bekannt. Das in der Natur am weitesten verbreitete und bekannteste unter ihnen ist das β-Carotin, aber auch Lycopin, Lutein, Zeaxanthin, β-Cryptoxanthin und α-Carotin kommen häufig vor (Nikoleit 1997). Während gelborange-farbiges Gemüse bzw. Obst vor allem α- und β-Carotin enthält, bestehen die Carotinoide von grünblättrigem Gemüse zu 60–80 % aus Xanthophyllen (Watzl u. Leitzmann 1999, S. 26).

Der Gehalt an Carotinoiden ist stark abhängig von verschiedenen Faktoren wie Sorte, Jahreszeit, Reifegrad, Wachstums-, Ernte- und Lagerbedingungen und kann in den unterschied-

Tab. 38.2: Carotinoidgehalt ausgewählter Gemüse- und Obstarten (Mangels u. a. 1993)

Lebensmittel	α-Carotin	β-Carotin	Lycopin	Lutein und Zeaxanthin
		(µg/100 g Lebensmittel)		
Aprikosen	3500	0	5	0
Broccoli (erhitzt)	1300	–	–	1800
Karotten (erhitzt)	9800	3700	–	–
Karotten	7900	3600	0	260
Spinat (erhitzt)	5500	–	–	12 600
Spinat	4100	0	0	10 200
Kopfsalat	1200	1	0	1800
Mangos	1300	0	0	0
Tomaten	520	–	3100	100
Pfirsiche	99	1	–	14
Orangen	39	20	0	14
– keine Angabe				

lichen Teilen einer Pflanze stark variieren. So enthalten z. B. die äußeren Blätter von Kohl 150-mal mehr Lutein und bis zu 200-mal mehr β-Carotin als die inneren. Auch die Zubereitung hat einen Einfluss auf die Bioverfügbarkeit. Wird das Gemüse gedünstet oder wird bei der Zubereitung Fett verwendet, erhöht sich die Bioverfügbarkeit erheblich (Nikoleit 1997).

▶ **Zufuhr mit der Nahrung**: Von den etwa 700 bekannten Carotinoiden werden nur etwa 40–50 vom Menschen absorbiert und metabolisiert (Watzl u. Leitzmann 1999, S. 27). In Deutschland erreicht nur etwa die Hälfte der Bevölkerung den von der DGE empfohlenen Schätzwertbereich von 2–4 mg β-Carotin pro Tag (DGE 1996, S. 52).

▶ **Gesundheitsfördernde Wirkungen**: Nur wenige der 700 bekannten Carotinoide sind als Provitamin A wirksam (s. Kap. 10, S. 30). Die höchste Aktivität hat β-Carotin. Unabhängig von ihrer Provitamin-A-Wirkung besitzen Carotinoide auch antioxidative Eigenschaften. Neben β-Carotin hat vor allem auch Lycopin die Fähigkeit, Singulett-Sauerstoff zu deaktivieren. Außerdem haben sich β-Carotin, Canthaxanthin und Astaxanthin sowie Lycopin als effektive Fänger freier Radikale erwiesen.
Des Weiteren aktivieren Carotinoide bestimmte Gene, die die Produktion eines Proteins steuern, das Bestandteil von Zellkommunikationsstrukturen (»gap junctions«) ist. Über diese Verbindungen tauschen Zellen Signale und Botenstoffe aus, die das Wachstum der Zellen regulieren. In Zellen, die durch krebsauslösende Substanzen geschädigt wurden, findet dieser Signalaustausch nicht mehr statt. In Anwesenheit von α- und β-Carotin, Canthaxanthin, Lutein oder Lycopin wird die Umwandlung von vorgeschädigten Zellen in Krebszellen unterdrückt, da die Signale über funktionsfähige »gap junctions« fließen können. Des Weiteren beeinflussen Carotinoide auch die Zelldifferenzierung.
Carotinoide können in die Kanzerogenese eingreifen, wie aus zahlreichen epidemiologischen Studien hervorgeht. So korrelierte in verschiedenen Studien die Carotinoidzufuhr bzw. Carotinoidkonzentration im Serum negativ mit der Prävalenz von Krebserkrankungen von Lunge, Prostata, Speiseröhre, Gebärmutterhals, Magen und Dickdarm. Besonders gut dokumentiert ist diese Beziehung beim β-Carotin. Die Ergebnisse

verschiedener Interventionsstudien mit β-Carotin legen allerdings nahe, dass diese Beziehungen nicht unbedingt kausaler Art sind. Möglicherweise muss β-Carotin hierbei eher als Indikator einer gemüsereichen Ernährung gesehen werden, die insgesamt durch ihren Gehalt an sekundären Pflanzenstoffen, Vitaminen und Mineralstoffen krebspräventiv wirkt. Auch für α-Carotin, Lutein, Lycopin, Zeaxanthin und β-Cryptoxanthin liegen derartige Hinweise vor. Des Weiteren zeigen epidemiologische Studien, dass hohe Carotinoidkonzentrationen im Blut mit einem verminderten Risiko für Herz-Kreislauf-Erkrankungen sowie für Katarakt und Makuladegeneration[1] einhergehen. Zudem stimulieren Carotinoide das Immunsystem und schützen die Haut vor Schäden durch UV-Strahlung (Watzl u. Leitzmann 1999, S. 27 f., 70 ff. u. 100 ff.).

Phytosterine

▶ **Biochemie**: Die pflanzlichen Sterine sind in ihrer chemischen Struktur den tierischen Sterinen, z. B. dem Cholesterin, sehr ähnlich. Bislang wurden 44 verschiedene Phytosterine identifiziert, darunter β-Sitosterin, Stigmasterin und Campesterin; β-Sitosterin ist das am häufigsten vorkommende Phytosterin (Watzl u. Leitzmann 1999, S. 28 f.).

▶ **Vorkommen**: Phytosterine befinden sich vorwiegend in den fetthaltigen Teilen der Pflanzen. Besonders reich an Phytosterinen sind Sonnenblumenkerne und Sesam sowie natives Sojaöl, bei dessen Raffination sich der Gehalt allerdings auf ein Viertel der ursprünglichen Menge reduziert (*Tab. 38.3*). Gemüse und Obst enthalten nur geringe Mengen an Phytosterinen.

▶ **Zufuhr mit der Nahrung**: Die tägliche Zufuhr an Phytosterinen mit der Nahrung liegt bei 150–400 mg. Etwa die Hälfte davon macht das β-Sitosterin aus. Allerdings werden weniger als 5 % dieser Menge resorbiert.

▶ **Gesundheitsfördernde Wirkungen**: Phytosterine sind in der Lage, den Cholesterinspiegel zu senken. Diese Wirkung ist wahrscheinlich auf die Hemmung der Cholesterinresorption zurückzuführen. Im Tierversuch wirken Phytosterine auch antikanzerogen in Bezug auf

---

[1] Makuladegeneration: Schädigung an der Fovea auf der Netzhaut des Auges

Tab. 38.3: Phytosteringehalt verschiedener Lebensmittel (Weihrauch u. Gardner 1978; Herrmann 1993)

Lebensmittel	Phytosterin (mg/100 g verzehrbarer Anteil)
Sesamsamen	714
Sonnenblumenkerne	534
Sojaöl	132
Broccoli	42,6
Rosenkohl	23,7
Zwiebeln	14,9
Gurken	14,3
Karotten	11,8
Kopfsalat	9,5
Tomaten	6,8

Tab. 38.4: Saponingehalt verschiedener Lebensmittel (Oakenfull u. Potter 1986)

Lebensmittel	Saponin (mg/kg verzehrbarer Anteil)
Kichererbsen	50
Sojabohnen	39
Grüne Bohnen	16
Linsen	4
Spinat	6
Knoblauch	1
Haferflocken	1

das Kolonkarzinom. Vermutlich hemmen sie die Zellproliferation im Kolon durch eine verringerte Bildung von Abbauprodukten des Cholesterins und von sekundären Gallensäuren (Watzl u. Leitzmann 1999, S. 28 f.).

Saponine

▶ **Biochemie**: Bei den Saponinen handelt es sich um sehr bitter schmeckende Substanzen, die im Wasser zu starker Schaumbildung führen. Von ihrer Struktur her sind sie sehr unterschiedlich. Typisch ist jedoch ein Zuckerrest, verbunden mit einem Steroid oder Triterpenoid. Saponine werden u. a. als Lebensmittelzusatzstoffe, z. B. als Schaumbildner in Bier, verwendet. In Deutschland sind sie als Zusatzstoffe allerdings nicht zugelassen.

▶ **Vorkommen**: In pflanzlichen Lebensmitteln sind Saponine weit verbreitet, vor allem in Hülsenfrüchten (*Tab. 38.4*). Während beim Kochen von Kichererbsen und Linsen Saponine ins Kochwasser übergehen und es somit zu Verlusten von 2–31 % kommt, beeinflussen Keimen und Einweichen den Saponingehalt nicht (Watzl u. Leitzmann 1999, S. 30).

▶ **Zufuhr mit der Nahrung**: In England werden etwa 10 mg Saponine pro Tag aufgenommen. Bei Vegetariern liegt die tägliche Zufuhr je nach verzehrter Menge an Hülsenfrüchten bei 110–240 mg. Saponine werden jedoch nur in geringem Maße vom Körper absorbiert und entfalten ihre Wirkungen vorwiegend im Gastrointestinaltrakt (Watzl u. Leitzmann 1999, S. 30).

▶ **Gesundheitsfördernde Wirkungen**: Saponine können speziell das Risiko für Kolonkrebs senken. Sie hemmen die Proliferationsrate der Kolonzellen sowie das Wachstum und die DNA-Synthese verschiedener Tumorzellarten. Möglicherweise beruht dieser Mechanismus auf ihrer Fähigkeit, primäre Gallensäuren und Cholesterin zu binden, so dass weniger sekundäre Gallensäuren entstehen, die mutagen wirken. Zudem stimulieren Saponine das Immunsystem, was möglicherweise zur antikanzerogenen Wirkung beiträgt.
Saponine vermögen auch den Cholesterinspiegel zu senken, da sie einerseits mit Cholesterin einen unlöslichen Komplex bilden und andererseits direkt hemmend auf den enterohepatischen Kreislauf der primären Gallensäuren wirken. Dies führt zu einer vermehrten fäkalen Ausscheidung der primären Gallensäuren, wodurch die Neusynthese aus körpereigenem Cholesterin gefördert wird. Zudem wirken Saponine entzündungshemmend (Watzl u. Leitzmann 1999, S. 76).

Glukosinolate

▶ **Biochemie**: Glukosinolate bestehen aus Glukose, einer schwefelhaltigen Gruppe mit einem Aglukon-Rest sowie einer Sulfatgruppe. Die etwa 80 verschiedenen Glukosinolate unterscheiden sich nur im Aglukon-Rest. Die eigentlichen Wirkstoffe stellen die enzymatischen Abbauprodukte Isothiozyanate, Thiozyanate und Indole dar. Sie tragen wesentlich zum typischen Geruch und Geschmack von Senf, Meerrettich, Kohl und Kohlrabi bei. Isothiozyanate und Thiozyanate sind goitrogene Substanzen, die die Entstehung einer Jodmangelstruma (s. Kap. 63, S. 307) begünstigen. Allerdings wurde bislang keine Struma, die durch den Verzehr von Kohlgemüse hervorgerufen wurde, festgestellt (Watzl u. Leitzmann 1999, S. 30).

▶ **Vorkommen**: Glukosinolate sind vorwiegend in den Pflanzen der Familie der Kruziferen zu finden (*Tab. 38.5*). Durch Erhitzen der Lebensmittel verringert sich der Gehalt an Glukosinolaten um 35–60 %, wobei die Verluste auf den enzymatischen Abbau und die Auslaugung in die Kochflüssigkeit zurückzuführen sind. Auch bei der Milchsäuregärung, wie sie z. B. bei der Herstellung von Sauerkraut stattfindet, verringert sich der Glukosinolatgehalt (Watzl u. Leitzmann 1999, S. 32 f.).

Tab. 38.5: Glukosinolatgehalt verschiedener Lebensmittel (Sones u. a. 1984)

Lebensmittel	Glukosinolate (mg/100 g Lebensmittel)
Gartenkresse	121
Kohlrabi	109
Kohlrabi (erhitzt)	73
Rotkohl	67
Rotkohl (erhitzt)	55
Broccoli	61
Broccoli (erhitzt)	37
Rettich	13

▶ **Zufuhr mit der Nahrung**: Mit der Nahrung werden pro Tag etwa 40 mg Glukosinolate aufgenommen. Ungefähr zwei Drittel der aufgenommenen Glukosinolate stammen aus Weißkohl. Die tägliche Aufnahme an Indolverbindungen liegt bei etwa 15 mg. Bei einer vegetarischen Ernährung ist die Zufuhr mit 110 mg Indole pro Tag wesentlich höher (Watzl u. Leitzmann 1999, S. 31).

▶ **Gesundheitsfördernde Wirkungen**: In vielen Untersuchungen an Tieren zeigten Isothiozyanate und Thiozyanate antikanzerogene Wirkungen, beispielsweise beim Magen-, Brust-, Leber- und Lungenkrebs. Dabei werden unterschiedliche Wirkmechanismen diskutiert, z. B. Hemmung von Phase-I-Enzymen und Induktion von Phase-II-Enzymen. Indole wirken beispielsweise bei Leber-, Gebärmutterschleimhaut- und Brustkrebs protektiv. In klinischen Studien konnte gezeigt werden, dass sie die Metabolisierung von körpereigenen Östrogenen beeinflussen. Möglicherweise schützen Indole

dadurch vor östrogenbezogenen Krebsarten wie Brust- und Gebärmutterschleimhautkrebs. Zudem sind Isothiozyanate und Thiozyanate auch antimikrobiell wirksam. Dabei ist das Benzyl-Isothiozyanat gegenüber Bakterien und Pilzen ein wirksames Antibiotikum (Watzl u. Leitzmann 1999, S. 77 f. u. 105).

Polyphenole

▶ **Biochemie**: Zu den Polyphenolen zählen verschiedene Substanzen, die auf der Struktur des Phenols basieren. In erster Linie sind dies die Gruppen der Phenolsäuren (z. B. die Hydroxyzimtsäurederivate Kaffee- und Ferulasäure sowie die Ellagsäure) und der Flavonoide, wozu Flavonole, Flavone und Anthozyane zählen. Während Flavonole und Flavone verschiedenen Pflanzen eine gelbe Farbe geben, sind Anthozyane für die rote, blaue und violette Färbung verantwortlich. Bei den Flavonolen ist vor allem das Quercetin vorherrschend, bei den Flavonen ist der häufigste Vertreter das Luteolin, bei den Anthozyanen das Glykosid des Zyanidins.

▶ **Vorkommen**: Kaffeesäure kommt – wie der Name besagt – im Kaffee in relativ hohen Konzentrationen (etwa 7 mg pro Tasse Kaffee) vor. Verschiedene Gemüse- und Getreidearten sind reich an Phenolsäuren, die überwiegend in den Randschichten der Pflanze zu finden sind (*Tab. 38.6*). Bedingt durch ihre Oxidationsempfindlichkeit ist der Gehalt in frischen Lebensmitteln am höchsten.

Tab. 38.6: Phenolsäuregehalt verschiedener Lebensmittel (Watzl u. Leitzmann 1999, S. 34)

Lebensmittel	Phenolsäuren (mg/kg Lebensmittel)
Grünkohl	970–1555
Weizen	500
Weißkohl	105
Radieschen	75– 100
Weizen (Type 405)	71
Grüne Bohnen	70
Paprika	29
Nüsse	1

Besonders reich an Flavonolen sind Zwiebeln und Grünkohl (*Tab. 38.7*). Flavone sind vorwiegend in Doldengewächsen (z. B. Sellerie oder

Pastinake) zu finden, Anthozyane vor allem in Beerenobst (*Tab. 38.8*). Flavonoide sind insbesondere in den äußeren Schichten der Lebensmittel enthalten. Bei den Getränken sind neben Säften vor allem Rotwein und schwarzer Tee flavonoidhaltig (Böhm u. a. 1998). Generell ist der Flavonoidgehalt in verarbeiteten Lebensmitteln nur etwa halb so hoch wie in frischen, unverarbeiteten Lebensmitteln. Vermutlich beruht die Abnahme auf der Auswaschung (Watzl u. Leitzmann 1999, S. 35 ff.).

Tab. 38.7: Quercetingehalt verschiedener Lebensmittel (Hertog u. a. 1992)

Lebensmittel	Quercetin (mg/kg Lebensmittel)
Zwiebeln	347
Grünkohl	110
Grüne Bohnen	39
Äpfel	36
Kirschen	32
Broccoli	30

Tab. 38.8: Anthozyaningehalt verschiedener Lebensmittel (nach Böhm u. a. 1998)

Lebensmittel	Anthozyanine (mg/100 g Lebensmittel)
Schwarze Johannisbeeren	270
Heidelbeeren	165
Brombeeren	160
Himbeeren	40
Sauerkirschen	35
Zwiebeln	15
Rotkohl	13

▶ **Zufuhr mit der Nahrung**: Die Phenolsäurezufuhr eines bayerischen Teilkollektivs der Nationalen Verzehrsstudie lag bei 222 mg/d, wobei die Kaffeesäure mit 206 mg den größten Anteil hatte (Radtke u. a. 1998). Die Flavonoidaufnahme betrug im Mittel 54 mg/d, woran Flavonole einen Anteil von 12 mg/d hatten und Anthozyanidine von 2,7 mg/d. Die wichtigste Flavonoidquelle waren Obst und die daraus hergestellten Säfte sowie weitere Obstprodukte (Linseisen u. a. 1997). Für Quercetin wurden in verschiedenen Untersuchungen Absorptionsra-

ten von 24–52 % ermittelt (Watzl u. Leitzmann 1999, S. 38).

▶ **Gesundheitsfördernde Wirkungen**: In verschiedenen Untersuchungen mit Tieren wirkten Phenolsäuren protektiv im Hinblick auf Krebs an Magen, Speiseröhre, Haut und Lunge. Ihr Wirkmechanismus beruht darauf, dass sie Entgiftungsenzyme induzieren, Kanzerogene binden und somit den Kontakt mit der DNA verhindern. Gleichzeitig haben sie auch antimikrobielles Potential, das vor allem im Zusammenhang mit Fruchtsäften intensiv untersucht wurde. Phenolsäuren sind zudem starke Antioxidantien. Je nach Anzahl und Stellung der Hydroxylgruppen sowie der Anzahl von Doppelbindungen wirken sie unterschiedlich stark antioxidativ, was vermutlich auch zu ihrem antikanzerogenen Potential beiträgt (Watzl u. Leitzmann 1999, S. 83).
Flavonoide sind ebenfalls stark wirksame Antioxidantien, insbesondere das Quercetin. Aufgrund dieser Eigenschaft konnte inzwischen ein protektiver Einfluss von Flavonolen und Flavonen auf Herz-Kreislauf-Erkrankungen gezeigt werden, jedoch nur im Hinblick auf eine Reduzierung der Todesfälle, nicht auf die Zahl der Erkrankungen (Böhm u. a. 1998). Die antioxidativen Fähigkeiten tragen zur antikanzerogenen Wirkung bei. In verschiedenen Untersuchungen wurden einerseits suppressive als auch stimulierende Wirkungen auf das Immunsystem beobachtet. Weitere Studien, insbesondere In-vivo-Studien, sind erforderlich. Des Weiteren hemmen Flavonoide die Blutgerinnung. Sie schwächen verschiedene Entzündungsreaktionen ab, beeinflussen den Blutdruck und sind – vor allem die methylierten Flavonoide – antimikrobiell wirksam. Sie ersetzen teilweise die Funktionen von Vitamin C und wirken so Ascorbinsäure-sparend (Watzl u. Leitzmann 1999, S. 38 f.).

Protease-Inhibitoren

▶ **Biochemie**: Protease-Inhibitoren bestehen aus Polypeptidketten mit 100–200 Aminosäuren. Wie der Name besagt, verringern sie die Aktivität von Proteasen wie Trypsin, Chymotrypsin, Plasmin und Elastase. Hierfür sind die Disulfidbrücken, die sich zwischen den Polypeptidketten befinden, verantwortlich. Diese Hemmung führt im Körper zu einer vermehrten Enzymsynthese, was einen Mangel an verschiedenen Aminosäuren zur Folge hat. Beim Menschen werden die Enzyme jedoch nur in geringem Maße gehemmt. Protease-Inhibitoren werden nicht nur mit der Nahrung aufgenommen, sondern vom menschlichen Körper auch selbst synthetisiert, z. B. das α-Antitrypsin in der Lunge.

▶ **Vorkommen**: In der Sojabohne sind allein fünf verschiedene Protease-Inhibitoren enthalten. Sie befinden sich auch in anderen Hülsenfrüchten und Getreidearten wie Reis, Mais, Hafer und Weizen. Die Aktivität der Protease-Inhibitoren reduziert sich wesentlich durch Erhitzen und Keimen. Bei den Temperaturen, bei denen Weizen üblicherweise verarbeitet wird, verringert sich die Aktivität des Trypsin-Inhibitors um etwa 80 %.

▶ **Zufuhr mit der Nahrung**: Mit der Nahrung werden täglich etwa 300 mg Trypsin-Inhibitor aufgenommen. Durch den häufigen Verzehr von Hülsenfrüchten und Getreide kann der Gehalt an Protease-Inhibitoren bei einer vegetarischen Ernährung wesentlich höher liegen. Anhand von Untersuchungen an Tieren wurde festgestellt, dass allerdings nur etwa 10 % der zugeführten Menge absorbiert wird, der Rest wird mit den Fäzes ausgeschieden.

▶ **Gesundheitsfördernde Wirkungen**: In tierexperimentellen Untersuchungen zeigten verschiedene Protease-Inhibitoren antikanzerogene Wirkungen bei Krebs an Leber, Magen, Darm, Kolon und Mundhöhle. Als Wirkmechanismen werden eine verminderte Verfügbarkeit von Aminosäuren, eine Hemmung von tumorspezifischen Proteasen, die an der Krebsentstehung beteiligt sind, sowie ihre antioxidative Wirkung diskutiert. Zudem wurde auch ein entzündungshemmendes Potential festgestellt (Watzl u. Leitzmann 1999, S. 39 f.).

Terpene

▶ **Biochemie**: Terpene bestehen aus Isopren-Einheiten (Monoterpene aus zwei, Sesquiterpene aus drei und Diterpene aus vier Einheiten usw.), die ketten- oder ringförmig angeordnet sind. In der Nahrung spielen sie als Aromastoffe eine wichtige Rolle, z. B. das Menthol aus Pfefferminze, Carvon im Kümmel und Limonen aus Zitrusöl.

▶ **Vorkommen**: Monoterpene kommen vor allem in verschiedenen Obstarten wie Orangen, Weintrauben und Aprikosen sowie in Gewürzen vor. Limonoide (Triterpene) sind in Zitrusfrüchten enthalten.

▶ **Zufuhr mit der Nahrung**: Mit der Nahrung werden nach Schätzungen etwa 170 mg/d Limonen aufgenommen.

▶ **Gesundheitsfördernde Wirkungen**: In Untersuchungen mit Tieren zeigten die Terpene Limonen und Carvon antikanzerogene Wirkungen, wofür wahrscheinlich ihre Allylgruppen verantwortlich sind. Limonen führt in der Leber und im Dünndarm zur Aktivitätssteigerung der Entgiftungsenzyme. Möglicherweise wird es hierdurch in der Krebsprävention Bedeutung erlangen (Watzl u. Leitzmann 1999, S. 41 u. 90).

Phytoöstrogene

▶ **Biochemie**: Phytoöstrogene sind den menschlichen Östrogenen strukturell sehr ähnlich. Mit 0,1 % ist ihre Wirksamkeit jedoch wesentlich geringer. Für die Östrogenaktivität ist eine phenolische Hydroxylgruppe notwendig. Zu den Phytoöstrogenen zählen Isoflavonoide und Lignane. Chemisch gesehen zählen beide Substanzgruppen zu den Polyphenolen.

▶ **Vorkommen**: Im Unterschied zu den Flavonoiden sind die Isoflavonoide nur in wenigen Pflanzenarten zu finden. Sie sind z. B. in der Sojabohne enthalten, die besonders reich an den Isoflavonoiden Genistein und Daidzein ist (Tab. 38.9). Lignane sind weit verbreitet, da sie die Ausgangssubstanz für Lignin, den Bestandteil der Zellwand, bilden. Vor allem Leinsamen und Vollkorngetreide sind lignanreich. Leinsamen haben vermutlich die höchste Konzentration an Lignan. Frisches Gemüse liefert mit 1,4 mg/kg nur relativ wenig Lignan (Watzl u. Leitzmann 1999, S. 42).

▶ **Zufuhr mit der Nahrung**: In Japan liegt die tägliche Zufuhr von Genistein/Genistin mit Sojaprodukten bei 7,8-12,4 mg und somit vermutlich deutlich höher als bei westlicher Kost. Der bedeutendste Lieferant von Lignan in der Ernährung in den westlichen Industrieländern ist wahrscheinlich das Getreide (Watzl u. Leitzmann 1999, S. 42 ff.).

▶ **Gesundheitsfördernde Wirkungen**: Phytoöstrogene können in Abhängigkeit von ihrer Konzentration und der Menge an endogenen Östrogenen als Östrogene oder auch als Antiöstrogene wirksam sein. Verschiedene epide-

Tab. 38.9: Gehalt verschiedener Lebensmittel an Genistein und Daidzein (Reinli u. Block 1996)

Lebensmittel	Genistein (mg/kg Lebensmittel)	Daidzein (mg/kg Lebensmittel)
Sojabohnen	729	546
Misopaste	376	190
Tempeh	320	190
Sojabohnenkeimlinge	230	138
Sojabohnenpaste	171	159
Tofu	166	76
Sojawürstchen	139	49
Sojamilch	26	18
Sojasoße	5	8
Soja-Säuglingsmilch	3	< 1

miologische Studien und Untersuchungen mit Tieren zeigen, dass Phytoöstrogene durch ihren Einfluss auf den Hormonstoffwechsel und die Hormonproduktion sowohl vor hormonbezogenen Krebsarten wie Brust-, Gebärmutterschleimhaut- und Prostatakrebs schützen als auch vor nicht hormonbezogenen Krebsarten, z.B. Kolonkrebs. Neben vielfältigen Wirkmechanismen trägt möglicherweise auch ihr antioxidatives Potential zu ihrer Funktion als Antikanzerogen bei. Vermutlich wirken sie auch bei Herz-Kreislauf-Erkrankungen, Osteoporose und menopausalen Symptomen protektiv (Watzl u. Leitzmann 1999, S. 93 f.).

Sulfide

▶ **Biochemie**: Zu den Sulfiden werden die schwefelhaltigen Verbindungen aus Knoblauch und anderen Liliengewächsen gezählt. Aus dem Alliin entsteht bei enzymatischer oder thermischer Zersetzung der Hauptwirkstoff des Knoblauchs, das Allicin. Es ist für den typischen Geruch des Knoblauchs verantwortlich.

▶ **Vorkommen**: Liliengewächse, z.B. Zwiebeln, Schnittlauch, Schalotten, Knoblauch und Lauch, enthalten Sulfide. Alliin liegt in einer Konzentration von 4 g/kg Knoblauch vor. Sulfide sind auch in Kohlgewächsen zu finden. Allerdings entstehen hier durch den Mangel des Enzyms Allinase nicht die aktiven Sulfidmetaboliten.

▶ **Gesundheitsfördernde Wirkungen**: Die antimikrobielle Wirkung von Knoblauch bzw. der Sulfide ist schon seit langem bekannt. Sie wurde bereits von Louis Pasteur 1858 nachgewiesen. Zudem wurde auch eine protektive

Wirkung der Sulfide bei verschiedenen Krebsarten, insbesondere bei Magenkrebs, in Untersuchungen mit Tieren und in epidemiologischen Studien beobachtet. Vermutlich tragen die antioxidativen und immunstimulierenden Fähigkeiten der Sulfide zum antikanzerogenen Potential bei. Außerdem beeinflussen sie die Blutgerinnung und wirken verdauungsfördernd, indem sie den Speichelfluss, die Magensaftsekretion sowie die Darmperistaltik anregen (Watzl u. Leitzmann 1999, S. 45 f.).

Weitere sekundäre Pflanzenstoffe

Sekundäre Pflanzenstoffe, die sich keiner der oben genannten Gruppen zuordnen lassen, jedoch auch gesundheitsfördernde Wirkungen ausüben, sind z.B. **Glukarate** und **Phtalide**. Sie besitzen eine antikanzerogene Wirkung. Auch die **Phytinsäure**, deren negative Effekte (wie Verminderung der Resorption verschiedener Mineralstoffe und Protein durch Komplexbildung) bekannt sind, beeinflusst die Gesundheit positiv. Sie wirkt regulierend auf den Blutglukosespiegel und antikanzerogen. **Phytonzide** und **Phytoalexine** sind ebenfalls sekundäre Pflanzenstoffe, die antimikrobiell wirksam sind. Auch **Chlorophyll** und **Chlorophyllin** zählen zu den sekundären Pflanzenstoffen. Sie haben eine tumorhemmende Wirkung, die möglicherweise die in epidemiologischen Studien beobachtete protektive Wirkung von grünem Gemüse erklärt (Watzl u. Leitzmann 1999, S. 46).

Ballaststoffe

Neben den sekundären Pflanzenstoffen zählen auch Ballaststoffe zu den bioaktiven Substanzen. Eine nähere Beschreibung dieser Substanzen sowie ihr Vorkommen und die Zufuhr mit der Nahrung ist in Kap. 8, S. 26 f., zu finden. Daher wird an dieser Stelle nur auf die gesundheitsfördernden Wirkungen näher eingegangen.

▶ **Gesundheitsfördernde Wirkungen**: Die Wirkungen der Ballaststoffe beruhen auf ihren physikalischen Eigenschaften. Bedingt durch die faserige Struktur einiger Ballaststoffe, vor allem Zellulose und Lignin, ist ein längeres und intensiveres Kauen ballaststoffreicher Lebensmittel erforderlich. Dadurch erhöht sich die Speichelsekretion und die Bicarbonatkonzentration des Speichels. Die Zähne werden so stärker umspült und das Bicarbonat neutralisiert die bakteriell gebildeten Säuren, was sich insgesamt positiv auf die Zahngesundheit auswirkt. Das längere Kauen bewirkt zudem, dass bis zur Sättigung weniger Nahrungsenergie aufgenommen wird. Aufgrund der größeren Magenfüllung durch ballaststoffreiche Lebensmittel hält die Sättigung länger an. Diese beiden Aspekte wirken der Entstehung von Übergewicht entgegen.
Verschiedene Wirkungen der Ballaststoffe beruhen auf ihrer Wasserbindungskapazität und Quellfähigkeit. Wasserlösliche Ballaststoffe, wie Pektine und Pflanzengummis, bilden zusammen mit Wasser Gele; sie haben eine ausgeprägte Wasserbindungskapazität (1 g Pektin bindet 60 g Wasser). Dagegen lagern wasserunlösliche Ballaststoffe nur eine geringe Menge an Wasser ein (1 g Zellulose bindet 3 g Wasser). Ist der Anteil an Zellulose hoch, entstehen Dispersionen.
Durch die Fähigkeit, Wasser zu binden und zu quellen, erhöht sich die Viskosität des Speisebreies. Der Chymus wird nur langsam vom Magen in den Darm transportiert, was zur anhaltenden Sättigung führt. Durch die Quellfähigkeit vergrößert sich das Volumen des Speisebreies, so dass der Druck auf die Darmwand zunimmt. Im Dünndarm kommt es dadurch zu einem verlangsamten Durchgang mit einer verzögerten Resorption mancher Nährstoffe, vor allem der Kohlenhydrate. Der Verzehr ballaststoffreicher Lebensmittel führt zu einem langsameren und gleichmäßigeren Anstieg des Blutglukosespiegels. Langfristig kann sich somit die Glukosetoleranz von Gesunden und insbesondere von Patienten mit Diabetes mellitus (s. Kap. 59, S. 244 ff.) verbessern.
Im Dickdarm hingegen bewirkt die Volumenzunahme einen gegenteiligen Effekt: Die Darmperistaltik nimmt zu, wodurch es zu einer normalen Stuhlentleerung kommt. Die Transitzeit wird somit normalisiert. Lösliche Ballaststoffe wie Pektine und Pflanzengummis haben zwar in vitro die höchste Wasserbindungskapazität, allerdings werden sie im Dickdarm von Bakterien zum größten Teil abgebaut. Daher führen sie nur zu einer geringen Füllung des Dickdarms und einer geringen Zunahme des Stuhlvolumens. Unlösliche Ballaststoffe wie Zellulosen und Hemizellulosen erhöhen das Stuhlgewicht dagegen stärker. Die Transitzeit wird durch Getreideballaststoffe stärker verkürzt als durch Ballaststoffe aus Gemüse und Obst (◉ 38.1). Einer Obstipation (s. Kap. 77, S. 390 ff.) oder auch Divertikulose (s. Kap. 76, S. 386 ff.) kann somit durch eine ballaststoffreiche Ernährung vorgebeugt werden. Auch bei der Prävention von Krebs (s. Kap. 62, S. 295), insbesondere des Kolonkarzinoms, spielen Ballaststoffe auf vielfältige Weise eine Rolle.
Ballaststoffe haben auch die Fähigkeit zur Adsorption und zum Ionenaustausch. Sie können Kationen binden und somit ihre Verfügbarkeit vermindern, so z. B. die der Schwermetalle Blei und Kadmium. Allerdings gilt dies auch für einige Mineralstoffe wie Kalzium, Eisen und Zink. Neben Kationen werden auch ungeladene Substanzen, wie organische Schadstoffe und Gallensäuren, adsorbiert. Die Ausscheidung der Gallensäuren mit den Fäzes wird somit erhöht. Dieser Verlust wird durch eine Neusynthese von Gallensäuren ausgeglichen.
Das Cholesterin, das hierzu verwendet wird, stammt zum einen aus der körpereigenen Synthese in der Leber, zum anderen nimmt die Leber LDL-Cholesterin aus dem Blut auf. Hierdurch wird der Blutcholesterinspiegel gesenkt. Gleichzeitig tragen auch die bei der Fermentation von Ballaststoffen durch Darmbakterien gebildeteten kurzkettigen Fettsäuren Azetat, Propionat und Butyrat zur Cholesterinsenkung bei. Sie gelangen z. T. in die Leber, wo sie die Cholesterinsynthese direkt hemmen. Bei einer ballaststoffreichen Ernährung wird der Cholesterinspiegel auch dadurch gesenkt, dass weniger Fett bzw. Cholesterin aufgenommen wird. Insgesamt tragen diese Effekte zu einer Senkung des Cholesterinspiegels und somit zu einer Reduzierung des Risikos für Herz-Kreislauf-Erkrankungen (s. Kap. 61, S. 258 ff.) bei (Leitzmann u. Hahn 1996, S. 116 ff.).

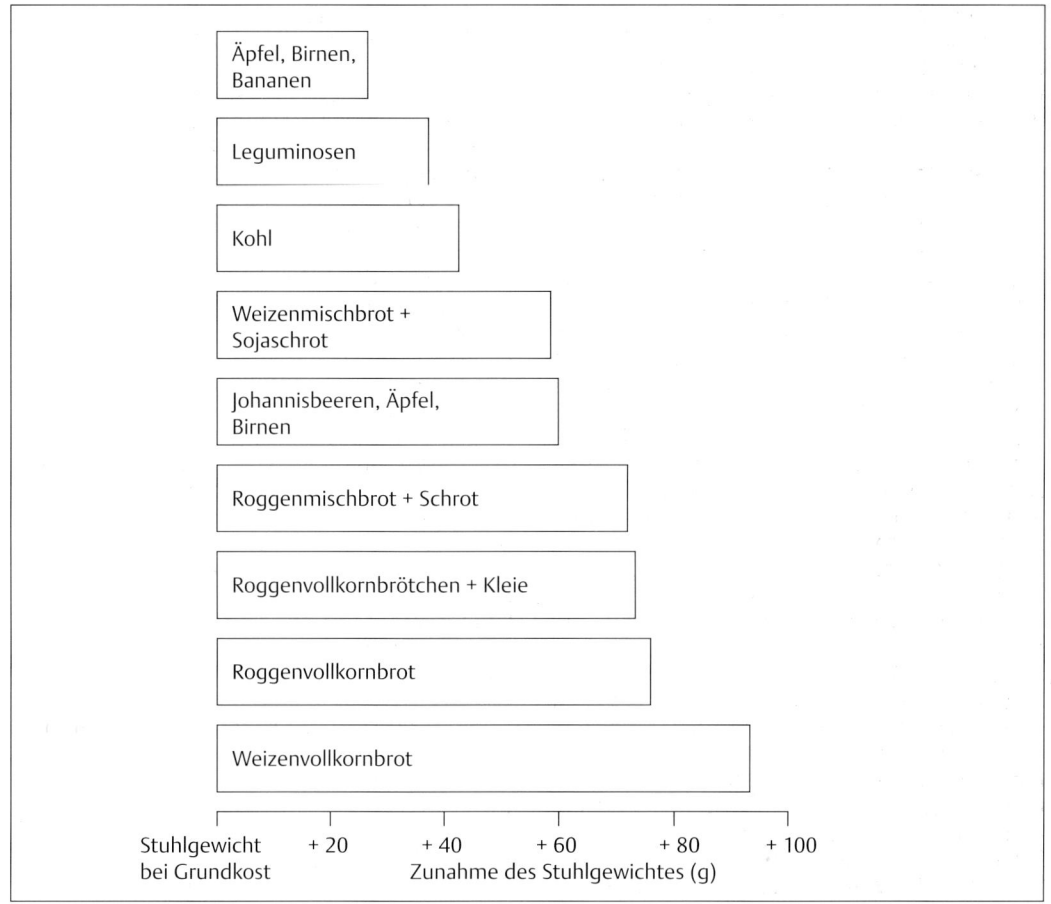

❏ 38.1: Volumenzunahme bei Zufuhr von 14 g Ballaststoffen aus verschiedenen Lebensmitteln zu einer ballaststoffarmen Grundkost (nach Kasper 1996, S. 79)

Substanzen in fermentierten Lebensmitteln

Die Fermentation (milchsaure Gärung) ist ein altes Konservierungsverfahren, bei dem Lebensmittel durch die Aktivität verschiedener Mikroorganismen, z. B. *Lactobacillus brevis, Lactobacillus acidophilus, Streptococcus thermophilus, Bifidobacterium bifidum* oder *Pediococcus cerevisiae*, verändert werden. Zur Fermentation eignen sich Milch, Gemüse, Getreide, Hülsenfrüchte, Fleisch und Fisch. In den westlichen Ländern werden vor allem fermentierte Milchprodukte und als pflanzliches Lebensmittel Sauerkraut verzehrt. Dabei erleben derzeit vor allem Milchprodukte mit probiotischen Milchsäurebakterien (»Probiotika«), denen zahlreiche gesundheitsfördernde Wirkungen zugeschrie-

ben werden, einen Aufwärtstrend (s. Kap. 41, S. 102 ff.).

Durch die Fermentation verändern sich Geruch, Geschmack und ernährungsphysiologischer Wert des Lebensmittels. Die konservierende Wirkung ist im wesentlichen auf die Senkung des pH-Wertes und den Abbau von Kohlenhydraten durch die Bakterien zurückzuführen. Als wichtigstes Stoffwechselprodukt entsteht bei der Fermentation **Milchsäure**, die als rechtsdrehende L(+)-Milchsäure und linksdrehende D(-)-Milchsäure vorliegt.

Während im Stoffwechsel des Menschen fast ausschließlich L(+)-Milchsäure entsteht, wird mit der Nahrung vor allem D(-)-Milchsäure zugeführt. D(-)-Milchsäure wird im Körper langsamer verstoffwechselt als L(+)-Milchsäure, da für den Abbau der L(+)-Milchsäure das spezifische Enzym L(+)-Laktat-Dehydrogenase zur Verfügung steht, während das Enzym, das die D(-)-Milchsäure abbaut, relativ unspezifisch ist und nur eine geringe Aktivität besitzt. Das Verhältnis der beiden Milchsäureformen in den fermentierten Lebensmitteln ist von den verwendeten Bakterienstämmen abhängig. Streptokokkus- und Bifidobakterien-Arten bilden fast ausschließlich L(+)-Milchsäure, *Lactobacillus bulgaricus*, *Lactobacillus lactis* und Leuconostoc-Arten überwiegend D(-)-Milchsäure. Andere Bakterien, wie verschiedene Laktobazillus-Arten, bilden beide Isomere.

Die Milchsäurebakterien spalten die in der Milch enthaltene Laktose zu Galaktose und Glukose. Die aus Glukose gebildete Milchsäure stellt etwa 95 % der aus den milchsauer vergorenen Kohlenhydraten gebildeten Substrate dar. Für die Geschmacksbildung sind vor allem die von den Bakterien abgebauten freien Aminosäuren verantwortlich (Watzl u. Leitzmann 1999, S. 184 ff.).

▶ **Gesundheitsfördernde Wirkungen**: Bei der **Laktoseintoleranz** führt der Verzehr von Milch zu gastrointestinalen Beschwerden, da das Enzym Laktase (β-Galaktosidase) entweder fehlt oder seine Aktivität vermindert ist (s. Kap. 72, S. 365 f.). Personen mit Laktoseintoleranz vertragen fermentierte Milchprodukte, insbesondere Joghurt, jedoch relativ gut, obwohl in der Regel weniger als 30 % der in der Milch enthaltenen Laktose bei der Fermentation abgebaut wird. Die Bakterien im Joghurt haben intrazellulär einen hohen Gehalt des Enzyms β-Galaktosidase, das die Laktose im Dünndarm abbaut. Zudem überstehen sie die Passage durch das saure Magenmilieu relativ gut. Gleichzeitig ist die Transitzeit von Joghurt durch den Magen-Darm-Trakt im Vergleich zur Milch verlängert, was zu einer besseren Verträglichkeit beiträgt. Da die Hersteller von fermentierten Milchprodukten verschiedene und z.T. mehrere Kulturen verwenden, ist die Verträglichkeit der Produkte unterschiedlich.

Für eine eventuelle **Senkung der Cholesterinkonzentration** im Serum durch Milchsäurebakterien bzw. fermentierte Milchprodukte werden verschiedene Mechanismen genannt. Es wird zum einen davon ausgegangen, dass Milchsäurebakterien das mit der Nahrung zugeführte Cholesterin direkt abbauen, zum anderen können Milchsäurebakterien vermutlich konjugierte Gallensäuren dekonjugieren, wodurch weniger Gallensäuren reabsorbiert werden. Dies führt zu einer vermehrten De-novo-Synthese von Gallensäuren aus endogenem Cholesterin, wodurch der Cholesterinspiegel im Serum sinkt (Watzl u. Leitzmann 1999, S. 189). Die Ergebnisse von Studien sind z.T. jedoch widersprüchlich, so dass eine cholesterinsenkende Wirkung der Milchsäurebakterien derzeit nicht belegt ist.

Milchsäurebakterien üben eine **antimikrobielle Wirkung** gegenüber unerwünschten pathogenen Mikroorganismen aus (»Kolonresistenz«). Sie erschweren diesen Bakterien das Anhaften an die Darmmukosa und behindern so ihre Ansiedlung im Darm. Gleichzeitig treten sie mit ihnen in Konkurrenz um Nährstoffe und Wachstumsfaktoren. Verschiedene Milchsäurebakterien sind zudem in der Lage, Bacteriocine[2] und andere antimikrobiell wirksame Substanzen zu bilden. Auch durch die von den Milchsäurebakterien gebildeten organischen Säuren wie Milch- und Essigsäure werden zahlreiche Bakterien in ihrem Wachstum gehemmt. Gleichzeitig wird das Darmmilieu (pH-Wert) günstig beeinflusst, wodurch das Wachstum erwünschter Mikroorganismen gefördert wird. Die antimikrobielle Wirkung beruht auch auf der Synthese von Wasserstoffperoxid, das zusammen mit Thiozyanat unter dem Einfluss der aus der Milch stammenden Laktoperoxidase antimikrobiell wirksame Oxidationsprodukte bildet. Das Thiozyanat entsteht entweder im Darm oder stammt aus der Nahrung.

Die therapeutische Wirkung der Milchsäurebakterien bei Darmentzündungen und Durchfallerkrankungen konnte inzwischen in einigen Studien gezeigt werden, so dass Milchsäurebakterien bzw. fermentierten Milchprodukten eine Bedeutung bei der Behandlung intestinaler Infektionen beigemessen wird, auch wenn ein Vergleich der Studienergebnisse aufgrund der nur selten standardisierten Bedingungen (fermentierte Milchprodukte mit definiertem Bakterienstamm, genaue Konzentration an Bakterien usw.) erschwert ist. Die antimikrobielle Wirkung kann möglicherweise auch Infektionen der Vagina mit dem Pilz *Candida albicans* beeinflussen (Watzl u. Leitzmann 1999, S. 187 ff.).

Ergebnisse zahlreicher Studien deuten darauf hin, dass die in fermentierten Milchprodukten enthaltenen Bakterien **immunstimulierend**

---

[2] Bacteriocine: Von Bakterien gebildete Proteine bzw. Peptide, die gegen verwandte Bakerienarten oder -stämme antibakteriell wirksam sind.

wirken. Durch die Zufuhr von Milchsäurebakterien werden sowohl humorale Abwehrfaktoren (Konzentration von Immunglobulinen, Interferonen und Interleukinen) als auch die zellulären Immunmechanismen (z. B. Aktivität von Makrophagen und B-Zellen) beeinflusst (Döll 1997; Watzl u. Leitzmann 1999, S. 195).

Die Aktivierung des Immunsystems spielt u. a. auch eine Rolle bei der **antikanzerogenen Wirkung** der Milchsäurebakterien, da durch die Stimulation des Immunsystems auch die Tumorabwehr gestärkt wird. Zudem konnte in mehreren Untersuchungen gezeigt werden, dass verschiedene Enzyme von Dickdarmbakterien (β-Glukosidase, β-Glukuronidase, Azoreduktase, Nitroreduktase und 7-α-Dehydroxylase), die Prokarzinogene aktivieren und dadurch mit Kolonkrebs in Zusammenhang gebracht werden, durch Milchsäurebakterien in ihrer Aktivität gehemmt werden. Auch verschiedene Mutagene können von Milchsäurebakterien im Darm gebunden und somit inaktiviert werden. Hierzu zählen z. B. Nitrit, das im Magen-Darm-Trakt zu den kanzerogenen Nitrosaminen umgewandelt wird, heterozyklische Amine und sekundäre Gallensäuren.

In Tierexperimenten wurde außerdem eine direkte Hemmung des Tumorwachstums durch den Verzehr von Joghurt sowie eine Reduzierung der bereits induzierten DNA-Schäden durch Applikation von Milchsäurebakterien und Joghurt festgestellt (Döll 1997; Watzl u. Leitzmann 1999, S. 194 ff.). Ferner zeigen epidemiologische Studien einen Zusammenhang zwischen dem Verzehr fermentierter Milchprodukte bzw. von Milchsäurebakterien und einer Senkung des Kolonkrebsrisikos. Auch bei Mamma- und Pankreaskarzinomen wurde eine protektive Wirkung beobachtet. Allerdings gibt es auch epidemiologische Studien, in denen dieser Zusammenhang nicht vorhanden war. Neben den fermentierten Milchprodukten werden auch milchsauer vergorener Rote-Bete-Saft und milchsaures Gemüse mit antikanzerogenen Wirkungen in Verbindung gebracht (Watzl u. Leitzmann 1999, S. 196 ff.).

Schlussbetrachtung

Inzwischen liegen zahlreiche Untersuchungen vor, die die gesundheitsfördernden Wirkungen von bioaktiven Substanzen belegen. Dabei muss allerdings berücksichtigt werden, dass ein großer Teil der Ergebnisse aus Untersuchungen mit Tieren stammt und die Übertragbarkeit auf den Menschen fraglich bleibt. Ferner wurden bislang überwiegend die gesundheitlichen Wirkungen einzelner Substanzen untersucht. In der Nahrung liegt jedoch ein komplexes Gemisch bioaktiver Substanzen vor. Die möglicherweise bestehenden additiven, synergistischen oder antagonistischen Wirkungen dieser Verbindungen, auch im Zusammenhang mit Nährstoffen oder anderen Inhaltsstoffen (z. B. Schadstoffen) der Lebensmittel, sind nur ansatzweise bekannt.

Während früher vor allem die gesundheitsschädlichen Eigenschaften der sekundären Pflanzenstoffe im Vordergrund standen, sind es derzeit die positiven Wirkungen. Der Wandel in der Beurteilung dieser Substanzen drückt sich u. a. darin aus, dass immer mehr Lebensmittel bzw. Fertigprodukte mit bioaktiven Substanzen angereichert werden (s. Kap. 41, S. 101). In Abhängigkeit von ihrer Konzentration können sekundäre Pflanzenstoffe jedoch auch toxisch wirken. Allerdings stellen sie als Bestandteil natürlicher Lebensmittel kein Risiko für die Gesundheit dar, da mit den üblichen Verzehrsmengen an Lebensmitteln keine bedenklich hohe Aufnahme erfolgt. Der gesundheitliche Wert einer pflanzlich orientierten Nahrung dürfte auch auf die damit zugeführten bioaktiven Substanzen zurückzuführen sein.

39 Oxidativer Stress und Antioxidantien

> **Oxidativer Stress** entsteht, wenn oxidationsfördernde (prooxidative) Prozesse im menschlichen Körper gegenüber oxidationshemmenden (antioxidativen) Prozessen überwiegen, also ein Ungleichgewicht besteht.

Schädigende Oxidationen werden im menschlichen Organismus durch **sauerstoffhaltige freie Radikale** und andere **reaktive Sauerstoffspezies (ROS)** ausgelöst. Freie Radikale sind Atome oder Moleküle mit einem oder mehreren ungepaarten Elektronen. Sie sind sehr kurzlebig und äußerst reaktionsfreudig. Die Bildung freier Radikale ist ein physiologischer Prozess; d. h., freie Radikale erfüllen wesentliche Aufgaben beispielsweise bei der Immunabwehr. Endogen entstehen freie Radikale z. B. in den Mitochondrien bei der oxidativen Energiegewinnung sowie im Arachidonsäurestoffwechsel bei der Leukotriensynthese und der Phagozytose. Auch sportliche Betätigung oder Ischämie bzw. Reperfusion verstärken die Radikalbildung. Exogene Radikalquellen sind z. B. Strahlenbelastung (UV-Licht und Strahlentherapie), Zigarettenrauch, Luftverunreinigungen (Ozon, Stickoxide und Autoabgase), Chemikalien, Nahrungsmittelrückstände (Pflanzenschutzmittel und Schwermetalle) und Medikamente. Die wichtigsten Radikale sind das Superoxid-Anionradikal ($O_2^{-\bullet}$), Hydroxylradikal ($OH^\bullet$), Stickoxidradikal ($NO^\bullet$) und Lipid-Peroxylradikal ($LOO^\bullet$). Reaktive Vorstufen der freien Radikale sind Singulett-Sauerstoff ($^1O_2$), Hydrogenperoxid (H_2O_2), hypochlorige Säure (HOCl) und Ozon (O_3) (Biesalski u. a. 1997, S. 177; Bässler u. a. 1997, S. 422 ff.; Elmadfa u. Leitzmann 1998, S. 285 ff.; Lechler 1999, S. 50 ff.).

Reaktive Sauerstoffspezies können nahezu alle in lebenden Strukturen vorkommenden Verbindungen oxidativ verändern und dadurch in ihrer Funktion beeinträchtigen (*Tab. 39.1*). Sie greifen die DNA an und lösen mutagene Schäden aus. Bei Proteinen können sie zu Strukturveränderungen und damit zu gravierenden Veränderungen der biologischen Aktivität führen. Kohlenhydrate unterliegen seltener oxidativen Schädigungen, während Lipide, vor allem die Membranlipide, häufig betroffen sind (Löffler u. Petrides 1997, S. 512 ff.).

Radikalische Reaktionen lösen, sofern sie nicht durch antioxidative Prozesse gestoppt werden, oxidativen Stress aus und sind an der Entstehung vieler Krankheiten beteiligt, z. B. an Krebs. Sie verändern die genetische Information und führen z. T. zu irreversiblen Schädigungen. Freie Radikale sind durch die oxidative Veränderung von Low-Density-Lipoproteinen (LDL) an der Entstehung von Atherosklerose beteiligt. Weitere Vorgänge, bei denen freie Radikale eine Rolle spielen, sind allgemeine Alterungsprozesse und Krankheiten wie Katarakt, Demenz, Morbus Parkinson, rheumatische Erkrankungen sowie Folgeerkrankungen von Diabetes mellitus (◙ *39.1*).

Der menschliche Organismus verfügt über Substanzen, die oxidative Prozesse verhindern bzw. unterbrechen, die **Antioxidantien**. Sie werden in enzymatische und nicht-enzymatische Systeme unterteilt. Die Vitamine E und C sowie β-Carotin zählen zu den wichtigsten nicht-enzymatischen Antioxidantien (*Tab. 39.2*). Sie werden dem Körper mit der Nahrung zugeführt. Weitere nicht-enzymatische Antioxidantien sind z. B. das endogen gebildete Glutathion und die Harnsäure. Zu den enzymatischen Antioxidantien zählen die Superoxid-Dismutase, Katalase und Glutathion-Peroxidase. Diese Enzyme

Tab. 39.1: Pathogenetische Bedeutung reaktiver Sauerstoffspezies und ihre Angriffsorte (Elmadfa u. Leitzmann 1998, S. 286)

Angriffsort	Konsequenz
Proteine	Erhöhte Tumorgefahr Verminderte Enzymaktivität Zellschädigung
Lipide	Membranschädigung LDL-Oxidation Atherosklerose
Kohlenhydrate	Veränderung der Rezeptoren Verringerte Viskosität der Gelenksflüssigkeit
DNA	Mutation

benötigen bestimmte Mineralstoffe (z. B. Selen, Kupfer, Mangan, Zink) als integrale Bestandteile.

Vitamin E wirkt in erster Linie der Lipidperoxidation entgegen. Es ist in den Membranen lokalisiert, so dass es sich direkt an dem Ort befindet, an dem Peroxide entstehen. Vitamin E ist in der Lage, Radikale, die an den ungesättigten Fettsäuren angreifen, abzufangen. Die Gefahr der Peroxidation ist umso größer, je höher der Anteil an mehrfach ungesättigten Fettsäuren ist. Aus der Lipidperoxidation resultieren Membranveränderungen und Läsionen, die die

Atherosklerose

Krebs

Diabetische Komplikationen

Katarakt

Senile Makuladegeneration

Alzheimer-Demenz

Morbus Parkinson

Rheumatische Erkrankungen

Hautalterung

Reperfusionssyndrom

Arzneimittelnebenwirkungen

◙ 39.1: Krankheiten, die mit reaktiven Sauerstoffspezies in Verbindung gebracht werden

Membraneigenschaften beeinträchtigen. Auch an Lipoproteinen können Peroxidationen stattfinden. Die Oxidation von Fettsäuren der LDL fördert atherogene Ablagerungen (s. Kap. 61, S. 262 ff.).

Zu Beginn der Lipidperoxidation steht die Reaktion einer mehrfach ungesättigten Fettsäure mit einem Initiator, z. B. Hydroxylanion oder aktiver Sauerstoff. Durch die Abspaltung eines Wasserstoff-Atoms entsteht ein Lipidradikal (◙ 39.2). Dieses Radikal reagiert mit Sauerstoff zum Peroxylradikal, das wiederum einer weiteren Fettsäure ein Wasserstoff-Atom entziehen kann. Diese Reaktionen erfolgen so lange, bis es zur Termination (Kettenabbruch), z. B. durch das Zusammentreffen von zwei Radikalen oder durch Antioxidantien (Tocopherol), kommt. So entstandene Tocopherol-Radikale werden durch Vitamin C unter Bildung von Dehydroascorbinsäure oder durch Glutathion regeneriert. Endprodukte der Lipidperoxidation sind u.a. Malondialdehyd oder 4-Hydroxynonenal, die stark zytotoxisch wirken und die DNA verändern können.

Vitamin C schützt vor Superoxid, Wasserstoffperoxid und Singulett-Sauerstoff sowie vor Hydroxyl- und Peroxylradikalen. Es fängt Peroxylradikale in der wässrigen Phase ab, bevor sie die Lipidperoxidation auslösen. Somit vermindert Vitamin C ebenso wie Vitamin E die Peroxidation von Biomembranen. Zudem ist

◙ 39.2: Schematische Darstellung der Lipid-Peroxidation

Vitamin C in der Lage, Vitamin E zu regenerieren. Die antimutagenen Eigenschaften von Vitamin C werden auf diese Wirksamkeit als Antioxidans zurückgeführt (Sies u. a. 1992).

Das **β-Carotin** ist in der Lage, Singulett-Sauerstoff abzufangen (»Quenching«) und damit unschädlich zu machen. Unter Abgabe von Wärme fällt β-Carotin danach wieder in seinen Grundzustand zurück. Auch für zahlreiche andere Carotinoide, besonders Lycopin, wurde eine antioxidative Wirksamkeit nachgewiesen (Di Mascio u. a. 1991; Watzl u. Leitzmann 1999, S. 113 f.).

Die **Superoxid-Dismutase** bewirkt die Neutralisierung des Superoxid-Radikals durch folgende Reaktion:

$$2\,O_2^{\cdot-} + 2\,H^+ \rightarrow O_2 + H_2O_2$$

Die mitochondrielle Superoxid-Dismutase enthält Mangan, während die zytosolische Superoxid-Dismutase Kupfer- und Zink-abhängig ist. Deshalb werden diese Mineralstoffe auch zu den antioxidativ wirksamen Substanzen gezählt (Diplock 1991). Das entstehende H_2O_2 kann in der Eisen-katalysierten Fenton-Reaktion in ein Hydroxyl-Radikal umgewandelt werden, das besonders aggressiv ist. Damit dieses Radikal nicht entsteht, ist der Abbau von H_2O_2 von besonderer Bedeutung. Diese Aufgabe übernimmt die Katalase:

$$2\,H_2O_2 \rightarrow 2\,H_2O + O_2$$

Die Glutathion-Peroxidase, die als Bestandteil Selen enthält, hat die gleiche Funktion wie die Katalase, nämlich den Abbau von H_2O_2. Dabei wird Glutathion (GSH) zu Glutathion-Disulfid

Tab. 39.2: Nicht-enzymatische antioxidative Abwehrmechanismen gegen freie Radikale (nach Elmadfa u. Leitzmann 1998, S. 286)

Schutzfaktor	Funktionen
β-Carotin	Wirksamster Fänger von Singulett-Sauerstoff
Vitamin C	Wichtigstes Antioxidans im wässrigen Milieu Stabilisierung von Superoxid-/Hydroxyl-Radikalen Hemmung der Nitrosaminbildung Regeneration von Vitamin E Fänger von Singulett-Sauerstoff
Vitamin E	Wichtigstes Antioxidans im fettlöslichen Milieu Stabilisierung von Superoxid-/Hydroxyl-Radikalen

(GSSG) oxidiert, das wiederum durch NADPH + H^+ regeneriert wird:

$$H_2O_2 + 2\ GSH \rightarrow 2\ H_2O + GSSG$$

$$GSSG + NADPH + H^+ \rightarrow 2\ GSH + NADP^+$$

Zudem ist die Glutathion-Peroxidase in der Lage, Peroxide von freien Fettsäuren (LOOH) zu reduzieren (Diplock 1991):

$$2\ LOOH + 2\ GSH \rightarrow 2\ LOH + H_2O + GSSG$$

Über die individuelle Wirkung der Antioxidantien hinaus existieren Synergie-Effekte. Beispielsweise regeneriert Vitamin C verbrauchtes Vitamin E, Vitamin E schützt β-Carotin, und Glutathion ist für die Regeneration des Vitamin-E- und Vitamin-C-Radikals verantwortlich. Deshalb ist für eine optimale Wirkungsweise neben der ausreichenden Zufuhr vor allem die Kombination von Antioxidantien wichtig.

In die Referenzwerte für die Nährstoffzufuhr (DGE u. a. 2000, S. 211 ff.) wurden präventive Aspekte von Antioxidantien aufgenommen und die im Hohenheimer Konsensusgespräch erarbeiteten Empfehlungen vorgestellt (◉ 39.3). Diese gelten für gesunde Erwachsene, die keinem speziellen oxidativen Stress unterliegen. Sie haben die Optimierung der Vitamin-Plasmaspiegel zum Ziel. Grundsätzlich ist es möglich, diese Empfehlungen über eine Gemüse- und Obst-betonte Ernährungsweise zu erreichen. Dennoch kann es sein, dass die angestrebten Richtwerte der Plasmakonzentration bei manchen Personen nicht erreicht werden bzw. nicht ausreichen, z. B. wenn ein erhöhter oxidativer Stress vorliegt. In diesem Fall besteht die Möglichkeit, gezielt Supplemente einzusetzen. Diese dürfen jedoch nur als Nahrungsergänzung angesehen werden und keinesfalls als Kompensation für eine falsche Ernährung oder ungesunde Lebensweise (DGE u. a. 2000, S. 216 f.).

Vitamin C	75–150 mg/d
Vitamin E	15– 30 mg/d
β-Carotin	2– 4 mg/d

◉ 39.3: Präventive Empfehlungen für die tägliche Zufuhr von Vitamin C und E sowie β-Carotin (Biesalski 1995)

40 Nahrungsergänzungsmittel ▪

Unter Nahrungsergänzungsmitteln werden im allgemeinen isolierte Nährstoffe, meist Mikronährstoffe wie Vitamine, Mengen- und Spurenelemente, aber auch zahlreiche andere Substanzen aus Lebensmitteln in pharmazeutischer Zubereitung (z. B. Kapseln, Brause- oder Kautabletten) verstanden.

Verschiedenen Erhebungen zufolge verwenden in Deutschland etwa ein Drittel aller Befragten Supplemente in Form von Nahrungsergänzungsmitteln, meist weil sie sich über ihre Nährstoffversorgung unsicher sind oder weil sie sich einen zusätzlichen gesundheitlichen Nutzen von der Einnahme der Präparate versprechen. Nahrungsergänzungsmittel werden je nach Interessenlage sehr kontrovers diskutiert. Gegner von Nahrungsergänzungsmitteln sprechen diesen Produkten jegliche Berechtigung ab und halten sie grundsätzlich für unnötig und überteuert. Befürworter vertreten hingegen vielfach die Auffassung, eine tägliche Ergänzung der Nahrung beispielsweise mit Vitaminen und Mineralstoffen sei zur Gesunderhaltung unverzichtbar. Beide Meinungen sind eher ideologisch und interessenpolitisch motiviert als wissenschaftlich fundiert.

Definition und rechtliche Einstufung

Nach deutschem Recht sind Nahrungsergänzungsmittel den Lebensmitteln zugeordnet und dienen somit nach § 1 des Lebensmittel- und Bedarfsgegenständegesetzes (LMBG) der Ernährung und/oder dem Genuss. Da einem Großteil der Nahrungsergänzungsmittel aufgrund der arzneitypischen Darreichungsform kein Genusswert zukommt, steht der Ernährungszweck im Vordergrund. Er liegt nach derzeit weitgehend anerkannter Rechtsauffassung darin, dass Nahrungsergänzungsmittel etwaige Mängel an Inhaltsstoffen der Nahrung ausgleichen oder einen erhöhten Bedarf des Organismus decken und somit zur Aufrechterhaltung und Verbesserung der Gesundheit beitragen.

Innerhalb der EU ist eine gesetzlich festgeschriebene Definition des Begriffs Nahrungsergänzungsmittel zwar geplant, sie liegt bis heute jedoch noch nicht vor. Die Auffassungen in den Mitgliedstaaten der EU sind sehr unterschiedlich. In vielen anderen europäischen Ländern und in den USA gelten auch Präparate als Nahrungsergänzungsmittel, die aufgrund wesentlich höherer Dosierung in Deutschland den Status eines Arzneimittels besitzen (Hahn u. a. 1999).

Das Spektrum der in Nahrungsergänzungsmitteln angebotenen Substanzen ist sehr breit und reicht von Vitaminen und Mineralstoffen über Vitaminoide und sekundäre Pflanzenstoffe (z. B. Flavonoide) bis hin zu Auszügen bestimmter Lebensmittel (z. B. Tomaten- und Grüntee-Extrakt, ☎ 40.1). Nahrungsergänzungsmittel werden derzeit vorwiegend in Form von Tabletten und Kapseln oder als Pulver angeboten: Darreichungsformen, die bisher überwiegend bei Arzneimitteln eingesetzt wurden.

Aus rechtlicher und ernährungsphysiologischer Sicht sind bestimmte Produkte von den Nahrungsergänzungsmittel abzugrenzen (☎ 40.2). Diätetische Lebensmittel sind für eine spezielle Ernährung bestimmt und dienen besonderen Ernährungserfordernissen, z. B. bei Verdauungs-, Resorptions- oder Stoffwechselstörungen, und nicht den allgemeinen Ernährungsbedürfnissen wie Nahrungsergänzungsmittel.

Abgrenzung von Lebens- und Arzneimitteln

Zwischen Lebensmitteln und Arzneimitteln wird aus juristischer Sicht strikt unterschieden (*Tab. 40.1*), was vom physiologischen Standpunkt z. T. willkürlich erscheint (Wörner 1996).

Functional Food

Diätetische Lebensmittel

Produkte aus der orthomolekularen Therapie (unabhängig von ihrer rechtlichen Einordnung)

Arzneimittel gleicher oder ähnlicher Zusammensetzung wie Nahrungsergänzungsmittel

---

☎ 40.2: Von Nahrungsergänzungsmitteln abzugrenzende Produkte (Hahn u. a. 1999)

So ist es unerheblich, ob z. B. ein Produkt mit 3 mg Vitamin B_6 als Arzneimittel mit der Indikation »zur Behandlung von Vitamin-B_6-Mangelzuständen« gilt oder das gleiche Produkt als Nahrungsergänzungsmittel im Verkehr ist. Die Wirkung wird beim jeweiligen Verwender identisch sein, nur die Argumentation und schließlich die werbliche Aussage ist anders. Nach allgemeiner Rechtsauffassung wird durch Verwendung von Nahrungsergänzungsmitteln die Ernährung dahingehend ergänzt, dass kein Mangel entstehen kann. Durch die Verwendung von Arzneimitteln wird ein bestehender Mangel ausgeglichen. Da Nahrungsergänzungsmittel vielfach unter Arzneimittelbedingungen produziert werden, ist die strikte Trennung faktisch nicht gegeben.

Eine Abgrenzung von Lebens- und Arzneimitteln ist auch deshalb schwierig, weil die Ernährung Funktionen im Sinne des § 2 Arzneimittelgesetz übernimmt: Sie beeinflusst die Funktion des Organismus, trägt zur Prävention von Erkrankungen bei und in einigen Fällen heilt oder lindert sie diese zumindest. Diese erweiterte Sicht des Begriffes »Ernährung« gilt heute aus wissenschaftlicher Sicht als akzeptiert, aufgrund der strengen gesetzlichen Abgrenzung wird sie in der Rechtssprechung jedoch nicht berücksichtigt.

Eine physiologische Beurteilung von Nahrungsergänzungsmitteln muss aber im Hinblick auf die **Aufgaben der Ernährung** und die derzeit bestehende Ernährungssituation erfolgen.

Vitamine
β-Carotin, Ascorbate, Folsäure usw.

Mengen- und Spurenelemente
Magnesium, Selen, Chrom, Zink, Molybdän usw.

Vitaminoide
Koenzym Q_{10}, α-Liponsäure

Fettsäuren
Monoenfettsäuren, Polyenfettsäuren
(z. B. Omega-3-Fettsäuren)

Aminosäuren
L-Cystein, L-Glutaminsäure, L-Carnitin usw.

Kohlenhydrate
Ballaststoffe, Präbiotika (z. B. Oligofruktose)

Sonstiges
Sekundäre Pflanzenstoffe, probiotische Mikroorganismen, Bierhefen, Algen, Pflanzen- und Lebensmittelextrakte, Kieselerde, Enzyme usw.

☎ 40.1: Beispiele für Inhaltsstoffe von Nahrungsergänzungsmitteln (Hahn u. a. 1999)

Verbot der gesundheitsbezogenen Werbeaussagen

Viele Kontroversen in der Diskussion um Nahrungsergänzungsmittel entzünden sich an den Werbeaussagen, die im Zusammenhang mit diesen Produkten getroffen werden. Dabei sind

Tab. 40.1: Unterscheidungskriterien zwischen Lebensmitteln und Arzneimitteln (nach Wörner 1996)

Kriterium	Lebensmittel	Arzneimittel
Aufmachung des Produktes	LM-Kennzeichnungs-VO + diverse spezielle Kennzeichnungsvorschriften	§ 10 AMG Kennzeichnung § 11 AMG Packungsbeilage § 11a AMG Fachinformation
Zweck	Ernährung und Genuss	Heilung, Linderung, Vorbeugung von Erkrankungen
Herstellung	Gewerbeerlaubnis (Zuverlässigkeit)	§ 13 AMG Herstellungs-erlaubnis Zuverlässigkeit und Sachkunde (§ 14)
Betriebsorganisation	–	§ 14ff. Herstellungsleiter Kontrollleiter Vertriebsleiter
Verkehrsfähigkeit	–	präventives Verbot mit Erlaubnis-vorbehalt → Zulassung nach § 21 AMG → Registrierung nach § 38 AMG
Umfang und Inhalt der Werbung	§ 17 LMBG Verbot zum Schutz vor Täuschung § 18 LMBG Verbot der gesundheitsbezogenen Werbung	§ 1 HWG
Überwachung	§ 40 LMBG	§ 69 AMG

LMBG = Lebensmittel- und Bedarfsgegenständegesetz
AMG = Arzneimittelgesetz
HWG = Heilmittel-Werbegesetz

häufig Verstöße gegen die §§ 17 und 18 des LMBG zu finden. Der Verbraucherschutzgedanke, der hinter diesen Vorschriften steht, ist grundsätzlich notwendig und besitzt gerade bei Nahrungsergänzungsmittel eine besondere Bedeutung. Aus ernährungsphysiologischer Sicht besonders beachtenswert sind die in § 17 festgelegten Verbote zum Schutz vor Täuschung. Danach ist es u.a. verboten, Lebensmitteln den Anschein eines Arzneimittels zu geben oder wissenschaftlich nicht gesicherte Aussagen im Zusammenhang mit den Inhaltsstoffen zu machen.

Verstöße sind im Verkehr mit Nahrungsergänzungsmitteln außerordentlich häufig. Der Verbraucher dürfte aufgrund der arzneilichen Darreichungsform der meisten Nahrungsergänzungsmittel zunächst davon ausgehen, er werde mit einem Arzneimittel konfrontiert (Wörner 1996; Stroka 1997). Dieser Eindruck wird durch die Werbeaussagen oftmals verstärkt. Besonders problematisch sind wissenschaftlich nicht gesicherte oder auch völlig unsinnige Aussagen unseriöser Anbieter, die dem Verbraucher suggerieren, er könne mit dem Produkt Krankheiten verhindern oder gar heilen. Grundsätzlich nicht zulässig sind nach § 18 LMBG gesundheitsbezogene Aussagen – unabhängig von ihrem Wahrheitsgehalt. Auch dies scheint zumindest dann sinnvoll, wenn Heilversprechen gegeben werden oder durch die Darstellung von Ärzten und Apothekern der Eindruck eines Arzneimittels entstehen könnte.

In der Diskussion: Prävention durch Supplemente

Im Bereich der Nahrungsergänzungen stoßen Antioxidantien auf ein besonderes Interesse.

Eine Vielzahl von Untersuchungen beweist oder legt zumindest nahe, dass freie Radikale und andere reaktive Sauerstoffspezies beim Alterungsprozess und der Entstehung verschiedener Erkrankungen wie Atherosklerose und Krebs eine Rolle spielen (Gerster 1995; Lechler 1996). Zahlreiche epidemiologische und experimentelle Studien zeigen, dass ein optimaler Antioxidantienstatus das Risiko für Erkrankungen verringert, deren Entstehung mit freien Radikalen in Verbindung steht. Dies gilt primär für Herz-Kreislauf-Erkrankungen, aber auch für Krebs sowie neurodegenerative Erkrankungen wie M. Alzheimer und M. Parkinson (Halliwell u. a. 1992; Biesalski u. a. 1995; Maxwell 1995; Krämer u. a. 1996). Deshalb darf die Versorgung mit verschiedenen Vitaminen wie Ascorbinsäure, Tocopherol und β-Carotin sowie Selen, als Kofaktor der Glutathionperoxidase, nicht mehr nur im Hinblick auf ihre klassische Nährstofffunktion gesehen werden, vielmehr muss auch ihre Antioxidanswirkung berücksichtigt werden (Biesalski u. a. 1995; Lechler 1996).

Um diese Substanzeigenschaften nutzen zu können, sind Zufuhrmengen nötig, die höher liegen als bisher empfohlen, aber noch nicht als pharmakologisch anzusehen sind. So wurden Zufuhrmengen für die Vitamine C, E und β-Carotin veröffentlicht, die die Plasmaspiegel bei gesunden Erwachsenen ohne speziellen oxidativen Stress optimieren sollen (*Tab. 40.2*). Hierbei muss berücksichtigt werden, dass selbst die von der DGE empfohlene untere Grenze des Schätzwertbereichs von 2 mg β-Carotin (DGE u. a. 2000, S. 74 ff.) im Durchschnitt nicht erreicht werden und auch die höhere Aufnahme an Vitamin E nur über eine vermehrte Zufuhr mehrfach ungesättigter Fettsäuren (pflanzliche Öle) möglich wäre, die wiederum gleichfalls eine weitere Zufuhrerhöhung an Vitamin E erfordern würde.

Tab 40.2: Vitaminaufnahme zur Optimierung der Plasmaspiegel bei gesunden Erwachsenen ohne speziellen oxidativen Stress (Biesalski u. a. 1995)

Antioxidans	Empfohlene Zufuhr (mg/d)
Vitamin C	etwa 75–150
Vitamin E	etwa 15– 30
β-Carotin	etwa 2– 4

Positive Ergebnisse einer Supplementierung von Antioxidantien zeigten sich im Zusammenhang mit dem Auftreten der Atherosklerose bzw. deren Folgeerkrankungen ischämische Herzkrankheit und Apoplex. Die oxidative Schädigung der LDL-Lipoproteine wird heute als wesentlicher initialer Faktor bei der Atherogenese gesehen. Antioxidative Nahrungsinhaltsstoffe können die Oxidationsempfindlichkeit der LDL herabsetzen und damit der Ablagerung atheromatöser Plaques vorbeugen (Frei u. Ames 1991; Biesalski u. a. 1995; Gale u. a. 1995).

Bei der US-amerikanischen Bevölkerung, die in vielen Fällen eine unzureichende Antioxidantienversorgung aufweist, ließen sich mit der Zufuhr von Vitamin-C-haltigen Multivitaminpräparaten ($>$ 130 mg Vitamin C pro Tag) die Todesfälle infolge von Herz-Kreislauf-Erkrankungen signifikant senken (Engstrom u. a. 1992; Rimm u. a. 1993; Stampfer u. a. 1993). Für diesen Effekt dürften aber auch andere Vitamine, insbesondere Vitamin E, verantwortlich sein. Ergebnisse zweier Studien ergaben bei den Teilnehmern mit suboptimaler Vitaminversorgung, die eine kombinierte Supplementierung mit Vitamin E, β-Carotin und Selen erhielten, innerhalb von 5–6 Jahren eine Verringerung der letalen Hirninfarkte um 10%. Eine kombinierte Multivitamin/Multimineral-Mischung in der dreifachen RDA-Dosis führte zu einer Verringerung der Anzahl der Schlaganfälle mit Todesfolge um 38% (Blot u. a. 1993; Li u. a. 1993). Breit angelegte Studien ergaben eine protektive Wirkung durch einen besseren Vitamin-E-Versorgungsstatus gegenüber koronaren Herzkrankheiten (Rimm u. a. 1993; Stampfer u. a. 1993).

Die Frage, ob zusätzliche Antioxidantien grundsätzlich aufgenommen werden sollen und in welcher Menge, ist nicht abschließend geklärt. Sowohl theoretische Überlegungen als auch epidemiologische Untersuchungen lassen allerdings vermuten, dass eine ausreichende Versorgung mit Antioxidantien gesundheitserhaltend oder gesundheitsfördernd ist.

Im Bereich der Herz-Kreislauf-Erkrankungen scheinen auch die bisherigen Interventionsstudien diesen Ansatz zu unterstützen. Der momentane Stand der Wissenschaft rechtfertigt es, Antioxidantien im physiologischen Bereich zu ergänzen.

Weniger eindeutig ist der Kenntnisstand bei der Prävention von Krebserkrankungen durch Antioxidantien. Verschiedene Studien deuten darauf hin, dass zusätzliche Antioxidantien keinen Effekt ausüben oder in unphysiologisch hoher

Dosierung das Krebsrisiko sogar erhöhen können (Heinonen u. Albanes 1994; Omenn u. a.
1996). Ein Grund hierfür dürfte sein, dass das
Überleben entarteter Zellen gefördert wird, die
ohne zusätzliche Antioxidantien durch Apop-
tose zerstört würden. Noch wichtiger dürfte
allerdings die Tatsache sein, dass die epidemio-
logisch beobachteten Zusammenhänge zwischen ausreichender Antioxidantienversorgung
und verminderter Krebshäufigkeit nicht kausaler Natur sind. So ist ein »guter« β-Carotinstatus
wahrscheinlich in erster Linie ein Indikator für
eine gemüseorientierte Ernährungsweise, der
auch durch ihren Gehalt an vielfältigen sekundären Pflanzenstoffen krebsprotektive Eigenschaften zukommen. Für einige dieser Stoffe
sind die Mechanismen der antikanzerogenen
Wirkung inzwischen bekannt (Rock u. a. 1996b;
Nikoleit 1997; Watzl u. Leitzmann 1999,
S. 73 f.).
Neben den möglicherweise unerwünschten
Folgen einer geringen Antioxidantienzufuhr auf
die Atherogenese wurden neue Risikofaktoren
identifiziert, die sich durch höhere Nährstoffga-
ben als bisher propagiert vermindern lassen.
Aktuell ist hierbei die Diskussion um erhöhte
Homocysteinwerte im Plasma und ihre Bedeutung für die Genese atherosklerotischer Veränderungen (vgl. Kap. 61, S. 272 f.) (Boushey u. a.
1995; Brönstrup u. Pietrzik 1996).
Unter den drei Vitaminen, die für den Homocys-
teinabbau erforderlich sind, treten bei der Folsäure am häufigsten Versorgungsengpässe in
der Bevölkerung auf. Eine unzureichende Versorgung äußert sich schnell in einem Anstieg
des Homocysteinspiegels im Blut. Die Supplementierung der am Homocysteinspiegel beteiligten Vitamine führte bereits bei einer Dosierung etwa in Höhe der empfohlenen Tagesdosis
zu einer signifikanten Abnahme des Homocysteinspiegels. Dieser Effekt konnte selbst bei Probanden mit Vitamin- und Homocysteinspiegeln
im Normalbereich beobachtet werden. Dabei
scheint die Folsäure die größte Wirkung auf den
Homocysteinspiegel auszuüben, denn ihre
alleinige Gabe zeigte in Untersuchungen gleiche
Effekte wie die kombinierte Gabe mit Vitamin
B_6 und B_{12} (Brönstrup u. Pietrzik 1996).
Zahlreiche Untersuchungen deuten darauf hin,
dass eine Folsäureunterversorgung in der
Schwangerschaft für das Auftreten von Komplikationen und Entwicklungsstörungen beim
Feten verantwortlich ist. Insbesondere werden
Neuralrohrdefekte mit einer unzureichenden
Folsäureversorgung in Zusammenhang ge-
bracht. Mehrere Untersuchungen haben ge-

zeigt, dass durch eine Folsäuresupplementierung das Risiko gesenkt werden kann (Butterworth u. Bendich 1996). In einer Interventionsstudie führte die Supplementierung bei Frauen,
die bereits ein Kind mit Neuralrohrdefekt hatten, zu einer signifikanten Verminderung des
Risikos um 72 % (Wald 1993). Als Konsequenz
aus dieser Studie empfiehlt das US Center for
Disease Control and Prevention Frauen, die
bereits ein Kind mit Neuralrohrdefekt haben, in
der Phase kurze Zeit vor und nach der Konzeption täglich 4 mg Folsäure zu supplementieren
und bereits vor der Planung einer neuen
Schwangerschaft Multivitaminpräparate mit
400 µg Folsäure einzunehmen (Center for
Disease Control 1991). Auch die DGE und die
Deutsche Gesellschaft für Kinderheilkunde und
Neuropädiatrie sprechen sich für eine generelle
Prophylaxe mit dieser Folsäuremenge bei allen
Frauen mit Kinderwunsch bzw. im gebärfähigen
Alter aus (DGE 1997). Eine generelle Empfehlung für Frauen im gebärfähigen Alter, Folsäure
in Form von Multivitaminpräparaten zu supplementieren, könnte das Risiko von Missbildungen reduzieren (Rush 1994).
Bei der unzureichenden Folsäureversorgung
handelt es sich um ein direktes Ernährungsproblem, das vermieden werden kann, wenn das
Vitamin in ausreichender Menge aufgenommen
wird. Auch bei anderen Nährstoffen besteht
zumindest in einzelnen Bevölkerungsgruppen
eine unzureichende Bedarfsdeckung, die sich
sowohl durch die Ernährungsweise als auch
durch die Lebenssituation ergeben kann. Potentiell gefährdet sind hier neben der ständig
wachsenden Gruppe der Senioren vor allem
Schwangere, Stillende und chronisch kranke
Menschen (Biesalski u. a. 1995; American Dietetic Association 1996). Prinzipiell muss in diesem Zusammenhang die Frage gestellt werden,
ob es nicht sinnvoll ist, bestehende Gesund-
heitsrisiken, die sich durch eine unzureichende
Nährstoffzufuhr ergeben, durch Nährstoffsup-
plemente zu beheben, sofern es nicht gelingt,
die Ernährungsweise zu modifizieren.

Risiken einer Supplementierung

In der Diskussion um Nahrungsergänzungsmittel wird neben der Frage der Notwendigkeit oft
diskutiert, ob solche Produkte gefährlich sind
und zur Aufnahme toxikologisch relevanter
Nährstoffmengen führen können. Für Vitamine
und Mineralstoffe liegen toxikologische Kenndaten vor (Tab. 40.3). Sie verdeutlichen, dass bei
den meisten Substanzen zwischen den von der

Tab. 40.3: Toxikologische Kenndaten sowie Zufuhrempfehlungen und Schätzwerte der DGE von Vitaminen und Mineralstoffen (DGE u. a. 2000; nach Hathcock 1997)

Nährstoff	Zufuhrempfehlungen der DGE für erwachsene Männer	NOAEL	LOAEL
Vitamin A (mg/d)	0,8	3	6,5
β-Carotin (mg/d)	4,0	25	n.f.
Vitamin D (µg/d)	5,0	20	50
Vitamin E (mg/d)	12,0 –15,0	800	n.f.
Vitamin C (mg/d)	100,0	> 1000	n.f.
Niacin (mg/d)	13,0 –17,0	500	1000
Vitamin B_1 (mg/d)	1,0 –1,3	50	n.f.
Vitamin B_2 (mg/d)	1,2 –1,5	200	n.f.
Vitamin B_6 (mg/d)	1,4 –1,5	200	500
Folsäure (µg/d)	400,0	1000	n.f.
Vitamin B_{12} (µg/d)	3,0	3000	n.f.
Pantothensäure (mg/d)	6,0	1000	n.f.
Kalzium (mg/d)	1000,0	1500	> 2500
Phosphor (mg/d)	700,0	1500	> 2500
Magnesium (mg/d)	350,0 –400,0	700	n.f.
Chrom III (µg/d)	30,0 –100,0	1000	n.f.
Kupfer (µg/d)	1,0 –1,5	9	n.f.
Jod (µg/d)	180,0 –200,0	1000	n.f.
Eisen (mg/d)	10,0	65	100
Mangan (mg/d)	2,0 –5,0	10	n.f.
Selen (µg/d)	30,0 –70,0	200	910
Zink (mg/d)	15,0	30	60

NOAEL = no observed adverse effect level; Dosis, bei der keine unerwünschten Nebenwirkungen beobachtet werden.
LOAEL = lowest observed adverse effect level; niedrigste Dosis, bei der unerwünschte Nebenwirkungen beobachtet werden.
n.f. = nicht festgesetzt

DGE oder anderen Gremien empfohlenen Nährstoffzufuhr und der niedrigsten Dosis mit möglichen Nebenwirkungen eine große Spannbreite liegt. Beim bestimmungsgemäßen Gebrauch der nach deutschem Recht zulässigen Präparate werden diese Grenzen nicht erreicht.

Kritischer zu betrachten sind Substanzen, bei denen vergleichsweise wenig über die für eine gesundheitsfördernde Wirkung anzustrebende Zufuhr sowie über die Toxikologie bekannt ist. Insbesondere bei sekundären Pflanzenstoffen (z. B. Polyphenole, Terpene, Indole und Phytoöstrogene) sollten die Gehalte aufgrund des derzeit noch unzureichenden Kenntnisstandes auf Mengen begrenzt werden, die auch mit einer üblichen Ernährung realisierbar sind. Dies ist auch deshalb notwendig, weil die Bioverfüg-

barkeit dieser Substanzen in isolierter Form höher liegt als aus pflanzlicher Nahrung.

Ernährungsphysiologische Bewertung von Nahrungsergänzungsmitteln

Wenn es um die Frage einer adäquaten Nährstoffzufuhr geht, muss betont werden, dass die Kenntnisse über den Nährstoffbedarf bei einigen Nährstoffen und verschiedenen Personengruppen mit erheblichen Unsicherheiten behaftet sind. Zudem sind die Empfehlungen für Gesunde gedacht (s. Kap. 2, S. 4 f.). Sie berücksichtigen also nicht oder nur teilweise den erhöhten Nährstoffbedarf, der sich in einzelnen Bevölkerungsgruppen oder auch in besonderen Lebenssituationen ergeben kann. So ist der

Nährstoffbedarf u. a. durch akute und chronische Erkrankungen, physiologische Extremsituationen, die Einnahme bestimmter Medikamente und auch mit zunehmendem Alter erhöht (Hahn 1994; Volkert 1994a; Hahn 1995a u. b) (⚙ *40.3*). Mit der üblichen Ernährung gelingt es in diesen Situationen häufig nicht, den Nährstoffbedarf zu decken oder entleerte Nährstoffspeicher wieder aufzufüllen. Dies wird vielfach dadurch verstärkt, dass die Nahrungsauswahl aufgrund physiologischer oder krankheitsbedingter Gegebenheiten (z. B. Kauschwierigkeiten bei alten Menschen, Aversionen bei Krebspatienten) eingeschränkt ist. ⚙ *40.4* zeigt eine Übersicht der Personengruppen, für die eine zusätzliche Gabe bestimmter Nahrungsinhaltsstoffe sinnvoll sein kann, insbesondere wenn es nicht gelingt, eine ausreichende und ausgewogene Ernährung sicherzustellen.

Schlussbetrachtung

Nahrungsergänzungsmittel haben aus physiologischer Sicht dann ihre Berechtigung, wenn sie bekannte Ernährungsdefizite korrigieren und somit einen Beitrag zur Erhaltung der Gesundheit und zur Vermeidung von Krankheiten leisten. Um Überdosierungen zu vermeiden, sollten in Deutschland nur verkehrsfähige Produkte in der angegebenen Dosierung verwendet werden.

Geschlecht	Körpergewicht
Größe	Stress
körperliche Aktivität	Gesundheitsstatus
physiologischer Status	Aufnahme von
Ernährungsgewohnheiten	Fremdstoffen oder
Alter	Pharmaka

⚙ 40.3: Einflussfaktoren auf den Nährstoffbedarf

Insgesamt darf aber keinesfalls der Eindruck vermittelt werden, Nahrungsergänzungen seien ein Ersatz für eine gesunderhaltende Ernährung. Ihr Wert liegt ausschließlich in der Ergänzung. Nahrungsergänzungsmittel sind deshalb vornehmlich in der Lage, eine unzureichende Versorgung mit Mikronährstoffen zu verbessern. Sie vermögen es aber nicht, eine fettreiche sowie kohlenhydrat- und ballaststoffarme Ernährung, die als wichtige Ursache vieler Erkrankungen angesehen werden muss, in eine gesunderhaltende Ernährung umzukehren. Darüber hinaus ist es weder wünschenswert noch möglich, das breite Spektrum gesundheitsfördernder Substanzen in Lebensmitteln durch eine Nahrungsergänzung auch nur annähernd in seiner ganzen Vielfalt zu imitieren. Eine abwechslungsreiche und schmackhafte Ernährung bleibt die wesentliche Voraussetzung für Gesundheit und Wohlbefinden.

Personen mit unausgewogener Ernährung (z. B. Senioren, Jugendliche)
Menschen mit niedrigem Energiebedarf oder unter Reduktionskost
Alkoholiker
Schwangere und Stillende
Personen mit erhöhtem oxidativen Stress (Leistungssportler, Schwerstarbeiter)
Fliegendes Personal (erhöhte Belastung mit freien Radikalen)
Patienten mit auszehrenden Erkrankungen (z. B. Karzinome, HIV/AIDS)
Patienten nach Operationen, Verbrennungen
Patienten mit Maldigestions- und Malabsorptionssyndrom
Diabetiker
Rheumatiker
Menschen, die dauerhaft bestimmte Arzneimittel verwenden (z. B. orale Kontrazeptiva, Antikonvulsiva, Reduktasehemmer)

⚙ 40.4: Zielgruppen für die Einnahme von Nahrungsergänzungsmitteln

41 Functional Food

In den letzten Jahren gewinnen auch in Deutschland funktionelle Lebensmittel (»Functional Food«) immer mehr an Bedeutung. Im Herbst 1996 wurden sie das erste Mal auf den deutschen Markt gebracht. Die Idee für diese Art von Lebensmitteln stammt ursprünglich aus Japan. In Asien ist die Bevölkerung durch ihre Tradition damit vertraut, dass bestimmte Lebensmittel die Gesundheit positiv beeinflussen können. Zudem ist das Vertrauen zu natürlichen Heilsubstanzen dort sehr ausgeprägt. Bereits seit Mitte der 1980er Jahre fördert die japanische Regierung die Entwicklung funktioneller Lebensmittel, um den Gesundheitszustand der Bevölkerung zu verbessern und langfristig die Ausgaben im Gesundheitswesen zu senken.

Der Begriff Functional Food ist in der wissenschaftlichen Literatur nicht eindeutig definiert. Es besteht jedoch Übereinstimmung darüber, dass es sich um Lebensmittel handelt, die zusätzlich zu ihrer ernährungsphysiologischen Bedeutung eine weitere positive Funktion für die Gesundheit, die physische Leistungsfähigkeit oder das Wohlbefinden haben. Als Synonyme werden auch »Designer Food«, »Pharmafood«, »Nutraceuticals« oder »Food for Special Health Use« verwendet.

Zu diesen Lebensmitteln zählen prä- und probiotische Milchprodukte, die aufgrund ihrer weiten Verbreitung in diesem Kapitel ausführlicher dargestellt werden. Bei den Getränken sind es »Wellnessdrinks«, die neben Vitaminen auch Omega-3-Fettsäuren oder Kräuterauszüge enthalten, und »Energydrinks«, denen u.a. Koffein zugesetzt wird. Bei den »ACE-Getränken« handelt es sich um Obst- und Gemüsesäfte, die mit der Vorstufe von Vitamin A (β-Carotin) sowie den Vitaminen C und E angereichert sind. Auch Müsliriegel mit zugesetzten Vitaminen und Flavonoiden, Tiefkühlgemüse mit den Vitaminen C und E sowie Brot mit Zusätzen von Omega-3-Fettsäuren befinden sich mittlerweile auf dem Markt. Laut Aussagen der Hersteller sollen diese Lebensmittel beispielsweise die Abwehrkräfte fördern, einen Beitrag zur Gesundheit leisten oder den Cholesterinspiegel senken (Groeneveld 1998; Großklaus 1998).

Funktionellen Lebensmitteln werden verschiedene Nährstoffe und nicht-essentielle Substanzen zugesetzt (◗41.1). Unbestritten haben einige dieser Substanzen ernährungsphysiologisch bedeutsame Eigenschaften. Eine wichtige Gruppe stellen die Antioxidantien (Vitamin C und E sowie β-Carotin) dar, deren präventive Wirkung bei chronischen Krankheiten, vor allem Krebserkrankungen, kardiovaskulären Erkrankungen sowie altersbedingter Makuladegeneration und Katarakt diskutiert wird.

Aufgrund ihrer möglichen präventiven und therapeutischen Wirkung u.a. bei kardiovaskulären Erkrankungen, chronisch entzündlichen Erkrankungen (z.B. Arthritis) oder allergischen Krankheiten werden mehrfach ungesättigte Fettsäuren verschiedenen Lebensmitteln zugesetzt. Zahlreiche Veröffentlichungen weisen auf die Bedeutung von Proteinen bzw. Peptiden hin. Hierzu zählen beispielsweise opioide Peptide und Immunopeptide sowie Peptide, die antimikrobiell oder antithrombotisch wirksam sind. Auch von sekundären Pflanzenstoffen, z.B. Flavonoiden, Isoflavonoiden und Lignanen, sind gesundheitsfördernde Eigenschaften bekannt.

Rechtliche Einordnung

Die Definitionen von Functional Food variieren entsprechend ihres Herkunftslandes. Während in Japan per Gesetz die Inhaltsstoffe natürlichen Ursprungs sein müssen, sind in den USA hingegen auch synthetisch hergestellte Inhaltsstoffe zugelassen. Die verschiedenen Entwicklungen beruhen vermutlich auf den unterschiedlichen kulturellen Gegebenheiten. In der EU – speziell in Deutschland – gibt es bislang keine spezifischen Regelungen für Functional Food. Sie kön-

Ballaststoffe	Isoprenoide und Vitamine
Oligosaccharide	Cholin
Zuckeralkohole	Milchsäurebakterien
Glykoside	Mineralstoffe
Alkohol	Mehrfach ungesättigte Fettsäuren
Aminosäuren, Peptide und Proteine	Andere, z.B. Phytohormone und Antioxidantien

◗ 41.1: Inhaltsstoffe von Functional Food (Großklaus 1998)

nen daher sowohl Lebensmittel des allgemeinen Verzehrs als auch diätetische Lebensmittel sein (◖41.2); sie sind jedoch keine Arzneimittel. Die meisten Produkte kommen als Lebensmittel auf den Markt und unterliegen daher dem LMBG.

Bei der Abgrenzung von Arznei- und Lebensmittel bzw. Nahrungsergänzungsmittel ist die objektive Zweckbestimmung entscheidend, die sich u. a. aus der Zusammensetzung, Aufmachung, Darreichungsform, Dosierung, Werbung oder üblichen Verwendung durch den Verbraucher ergibt. Ein Kalziumpräparat kann beispielsweise zur Ergänzung der Kalziumaufnahme ein Nahrungsergänzungsmittel sein, während es zur Vorbeugung gegen Osteoporose zum Arzneimittel wird. Während Nahrungsergänzungsmittel wie Arzneimittel in typischer Form, z. B. Kapseln, Pulver oder Lösungen, angeboten werden, handelt es sich bei Functional Food in erster Linie um »klassische Lebensmittel«.

Problematisch ist Functional Food derzeit hinsichtlich der Regelung gesundheitsbezogener Werbeaussagen. Lebensmittel dürfen nach dem allgemeinen Irreführungsverbot nicht mit irreführenden Äußerungen oder Darstellungen beworben werden. Hersteller dürfen demzufolge gesundheitliche Wirkungen nur dann angeben, wenn sie wissenschaftlich hinreichend gesichert sind. Die Frage, wann eine Wirkung als ausreichend belegt oder gesichert gilt, ist jedoch schwer zu beantworten. Des Weiteren besteht das Verbot der krankheitsbezogenen Werbung, also Aussagen, die sich auf die Beseitigung, Linderung oder Verhütung von Krankheiten beziehen.

Gesundheitsbezogene Äußerungen sind hingegen erlaubt. So dürfen Aussagen wie »schützt vor Infektionen« oder »reduziert das Osteoporoserisiko« bei Lebensmitteln nicht verwendet werden, solche wie »stärkt die Abwehrkräfte« oder »gut für die Gesundheit« sind erlaubt. Dabei ist die Abgrenzung zwischen gesundheits- und krankheitsbezogenen Äußerungen problematisch. In den einzelnen EU-Ländern wird diese Regelung zudem nicht einheitlich gehandhabt. Das Verbot der krankheitsbezogenen Werbung gilt für einige diätetische Lebensmittel nicht (Groeneveld 1998; Großklaus 1998).

In Japan und den USA sind Werbeaussagen zur Risikominderung bestimmter Krankheiten, sog. »health claims«, erlaubt. Japan ist bisher das einzige Land, in dem es spezielle Regelungen für Functional Food gibt. Im japanischen Lebensmittelrecht bilden diese Lebensmittel als »Lebensmittel für spezielle Ernährungszwecke« eine eigene Produktgruppe. Seit 1991 dürfen funktionelle Lebensmittel, die bestimmte Kriterien erfüllen und ein Zulassungsverfahren durchlaufen haben, als »Foods for Specified Health Use« (FOSHU) bezeichnet werden. Das erste Lebensmittel, das in Japan nach dieser Regelung zugelassen wurde, war hypoallergener Reis (Groeneveld 1998).

Pro- und präbiotische Milchprodukte

Der Begriff »**Probiotika**« (griech. pro bios = für das Leben) wurde in den 1960er Jahren in der Tierernährung geprägt, wo Probiotika als Tierfutterzusätze verwendet wurden. Entsprechend der Definition nach Fuller (1989) sind Probiotika »lebende mikrobielle Lebensmittelsupplemente, die die Gesundheit des Wirtsorganismus positiv beeinflussen, indem sie das Gleichgewicht der Intestinalflora verbessern«. Da sich die Wirkungen von Probiotika jedoch nicht ausschließlich im Dickdarm über die intestinale Flora entfalten, wurde die Definition erweitert bzw. verallgemeinert: »Probiotika sind definierte lebende Mikroorganismen, die nach exogener Zufuhr aktiv und in ausreichender Menge ihren Wirkungsort (meist das Kolon) erreichen und die Gesundheit positiv beeinflussen.«

Präbiotika sind »nichtverdauliche Lebensmittelbestandteile, die den Wirt durch Stimulation von Wachstum und Aktivität einzelner oder

---

Kein Arzneimittel

Lebensmittel des allgemeinen Verzehrs

Neuartiges Lebensmittel bzw. neuartige Lebensmittelzutat

Diätetisches Lebensmittel

Allgemeine Kennzeichnungsbestimmungen und ggf. zusätzliche Kennzeichnungsvorschriften der DiätVO

Werbeaussagen müssen wissenschaftlich hinreichend gesichert sein (§ 17 LMBG)

Verbot der krankheitsbezogenen Werbung (§ 18 LMBG)

◖ 41.2: Rechtliche Einordnung von Functional Food (Großklaus 1998)

einer begrenzten Zahl positiver Bakterienstämme im Kolon günstig beeinflussen und dadurch die Gesundheit des Menschen verbessern« (Gibson u. Roberfroid 1995). Sind in einem Lebensmittel Pro- und Präbiotika enthalten, die sich in ihrer Wirkung gegenseitig unterstützen, werden sie als **Synbiotika** bezeichnet. Die meisten Pro- und Präbiotika werden fermentierten Milchprodukten zugesetzt, da diese von Natur aus lebende Milchsäurebakterien enthalten. Probiotische Joghurtprodukte haben bereits einen beachtlichen Marktanteil mit steigender Tendenz. Inzwischen sind weitere Lebensmittel mit probiotischen Kulturen auf dem Markt bzw. in der Entwicklung wie probiotischer Käse, Milchgetränke, Eis, Wurst und Süßwaren (de Vrese u. Schrezenmeir 1998).

Probiotika und ihre Wirkungen

Bisher wurden verschiedene Bakterienstämme mit probiotischen Eigenschaften aus dem menschlichen Darm isoliert. Die meisten probiotischen Mikroorganismen zählen zu den Laktobazillen und Bifidobakterien (*Tab. 41.1*).
Für die probiotische Wirkung müssen die Milchsäurebakterien verschiedene Selektionskriterien erfüllen: Neben ihrer gesundheitlichen Unbedenklichkeit müssen die probiotischen Bakterienstämme die Magen-Darm-Passage überstehen, d. h., sie müssen gegen Magen- und Gallensäuren sowie verschiedene Verdauungsenzyme resistent sein. Etwa 10–40 % der verzehrten probiotischen Bakterien erreichen den Dickdarm lebend. Ein weiteres Kriterium für die Wirksamkeit der Probiotika ist ihr Anheftungsvermögen (Adhäsion) an die Enterozyten als Voraussetzung für eine temporäre Besiedlung des Darms. Eine dauerhafte Keimansiedlung findet nicht statt. Bei Unterbrechung der Probiotikazufuhr reduziert sich deren Anzahl in den Fäzes.
Die Kolonisation des Darms wird durch die zusätzliche Verabreichung von Präbiotika (z.B. Oligofruktose oder Inulin) gefördert. Sie dienen den probiotischen Bakterien und der Intestinalflora als Substrat und fördern somit das Wachstum einzelner Bakterienarten. Für eine Ansiedlung im Darm ist zudem auch die Keimzahl entscheidend. Hierfür ist die technologische Eignung des Bakteriums von Bedeutung, da auch bis Ende der Mindesthaltbarkeitsfrist des Produkts die Keime noch in entsprechenden Konzentrationen vorhanden sein sollten. Da die probiotischen Bakterien teilweise sauerstoff- und säureempfindlich sind, werden sie erst nach Fermentation der Milch dem Produkt zugefügt. Der Keimgehalt sollte mindestens 10^6/g Lebensmittel betragen, um eine Wirkung zu erzielen (Döll 1997; de Vrese u. Schrezenmeir 1998).
Den probiotischen Lebensmitteln werden verschiedene gesundheitsrelevante Effekte zugeschrieben (*Tab. 41.2*). Untersuchungen zeigen, dass Probiotika die Schwere und Dauer von Durchfallerkrankungen günstig beeinflussen. Dies trifft für virale und bakterielle Infekte sowie Pilzinfekte, aber auch durch Antibiotika-

Tab. 41.1: Mikroorganismen, die als Probiotika eingesetzt werden (nach de Vrese u. Schrezenmeir 1998)

Lactobacillus	*Bifidobacterium*	**Sonstige**
acidophilus	longum	Enterococcus faecalis*
casei	bifidum	Enterococcus faecum
johnsonii	animalis*	Lactococcus lactis
gasseri	infantis	Streptococcus thermophilus
crispatus	adolescentis	Sporolactobacillus inulinus*
rhamnosus	breve	Bacillus cereus »toyoi«
reuteri		Escherichia coli*
plantarum		Saccharomyces boulardii*

*Vorwiegend in der Tierernährung oder in pharmazeutischen Präparaten eingesetzt

Tab. 41.2: Gesicherte und mögliche Wirkungen von Prä- und Probiotika (de Vrese u. Schrezenmeir 1998)

Gesicherte Wirkungen	Mögliche Wirkungen
Geringere Häufigkeit und Dauer verschiedener Durchfallerkrankungen	Förderung oder Erhalt einer optimalen Darmflora Motilitätsregulierung bei Obstipation Einsetzbar bei Vaginitis
Senkung der Konzentration gesundheits-schädlicher Stoffwechselprodukte und krebspromovierender Enzyme im Dickdarm	Prävention von Krebs
Immunmodulation	Stärkung des Immunsystems, Verhinderung von Infektions-krankheiten, Verhinderung des Durchtritts pathogener Bakterien durch die Darmwand (Translokation), Reduktion von Allergien und Autoimmunerkrankungen, Einsatz-möglichkeiten als Adjuvans Senkung des Cholesterinspiegels, Beeinflussung des Lipidstoffwechsels
Förderung der Laktoseverdauung bei Laktosemalabsorption	Steigerung der Mineralstoffabsorption, Osteoporose-prävention

und Strahlentherapie bedingte Diarrhöen zu. Die Wirksamkeit bei einer Reisediarrhö ist umstritten.

Neben der präventiven und therapeutischen Wirkung auf Durchfallerkrankungen gilt auch die Förderung der Laktoseverdauung als gesichert. Fermentierte Milchprodukte werden von Personen mit Laktoseintoleranz (s. Kap. 72, S. 365 ff.) häufig gut vertragen. Dies ist jedoch keine spezifische Wirkung der Probiotika. Im Vergleich zu herkömmlichen Milchsäurebakterien fördern Probiotika die Laktoseverdauung teilweise nur in geringerem Maße. Probiotische Bakterien sind in der Lage, sowohl humorale als auch zellvermittelte immunologische Abwehrmechanismen zu stimulieren. Da das Zusammenwirken der immunologischen Komponenten und deren Regulation jedoch sehr komplex ist, bedeutet eine Modulation einzelner Parameter nicht automatisch eine Förderung der Gesundheit.

Auch antikanzerogene Eigenschaften werden den probiotischen Mikroorganismen zugeschrieben. So wurde beispielsweise eine Verringerung der Aktivität verschiedener Darmenzyme, die Prokarzinogene in Karzinogene umwandeln, nach Verzehr fermentierter Milchprodukte beobachtet. Dies könnte zu einer Hemmung der Karzinogenese im Kolon führen. Außerdem wird auch eine Hemmung der Tumorzellteilung und des Tumorwachstums durch Glyko-

peptide und Stoffwechselprodukte der Laktobazillen diskutiert sowie eine Verringerung der Konzentration kanzerogener Substanzen im Darm. Letztlich ist die Bedeutung dieser Wirkungen für das Krebsrisiko nicht bekannt.

Untersuchungen zeigen, dass probiotische Bakterien die Dickdarmflora beeinflussen. Vor allem Laktobazillen und Bifidobakterien sind in der Lage, die Keimdichte von potentiell gesundheitsschädigenden Keimen, wie z. B. Clostridien und Fusobakterien, zu reduzieren (Döll 1997; Gibson 1998). Diese Wirkung beruht nicht nur auf der Senkung des pH-Wertes durch kurzkettige Fettsäuren und Milchsäure, sondern vermutlich werden auch bakterizide Substanzen u. a. gegen Clostridien gebildet. Der Nachweis dieser Effekte in vivo bleibt jedoch nach wie vor schwierig.

Weitere gesundheitsfördernde Effekte von Probiotika sind bislang nicht ausreichend belegt (Döll 1997; de Vrese u. Schrezenmeir 1998; Goldin 1998). Einige Fragen, z. B. ob die Darmflora auch langfristig durch die Aufnahme von Probiotika beeinflusst werden kann, ob sich probiotische Lebensmittel auch bei gesunden Personen positiv auswirken, wieviele Keime für die gesundheitsfördernden Wirkungen zugeführt werden müssen oder ob die Veränderung der Darmflora auf Dauer gesundheitlich unbedenklich ist, sind nur teilweise beantwortet und bedürfen weiterer Untersuchungen.

Präbiotika und ihre Wirkungen

Bei den bislang im Lebensmittelbereich eingesetzten Präbiotika handelt es sich um unverdauliche Oligosaccharide. Dazu zählen die Fruktooligosaccharide Inulin und Oligofruktose, einige synthetische galaktosehaltige Oligosaccharide sowie die Oligosaccharide Raffinose und Stachyose aus Sojabohnen. Oligosaccharide werden in der Lebensmittelindustrie eingesetzt, um Viskosität, Emulgierbarkeit, Gelbildung, Feuchtigkeit, Gefrierpunkt, Cremigkeit und Farbe von Lebensmitteln zu beeinflussen. Sie haben einen niedrigen Energiegehalt und eine geringe Kariogenität.

Als präbiotische Zutaten werden vorwiegend Oligofruktose und Inulin verwendet, die natürlicherweise z. B. in Chicorée, Knoblauch, Zwiebeln, Spargel, Topinambur und Bananen vorkommen. Als Präbiotikum dürfen sie weder im Magen-Darm-Trakt hydrolisiert noch absorbiert werden. Im Kolon sollen sie von den Bakterienstämmen mit gesundheitsfördernden Eigenschaften wie Bifidobakterien und Laktobazillen als fermentierbares Substrat genutzt werden. Durch Steigerung des Wachstums und der Stoffwechselaktivität dieser Bakterien soll die Zusammensetzung der Darmflora günstig beeinflusst werden, was letztlich zur gesundheitsfördernden Wirkung beitragen soll. Lösliche Ballaststoffe werden zwar auch im Dickdarm fermentiert, allerdings fördern sie unspezifisch das Wachstum von Darmbakterien (de Vrese 1997; Roberfroid 1998).

Für Präbiotika werden verschiedene positive Wirkungen diskutiert (*Tab. 41.2*). Als gesichert gilt, dass präbiotische Substanzen das Wachstum von Bifidobakterien fördern, die wiederum das Wachstum gesundheitsschädigender Keime hemmen; dieser Effekt wird auch als bifidogene Wirkung bezeichnet.

Ähnlich wie lösliche Ballaststoffe (s. Kap. 61, S. 278 f.) führen wahrscheinlich auch Präbiotika zu einer Senkung des Serumtriglyzerid- und Cholesterinspiegels. Die Lipidsenkung beruht vermutlich in erster Linie auf der Beeinflussung des Leberstoffwechsels, vor allem auf einer verringerten Bildung von VLDL und/oder einer schnelleren Umwandlung von VLDL in LDL. Außerdem fördern Oligosaccharide die Absorption verschiedener Mineralstoffe wie Kalzium, Eisen und Magnesium. Ergebnisse aus Tierexperimenten zeigen, dass durch Verabreichung von Präbiotika die Mineralstoffdichte im Knochen erhöht und die Knochenstruktur verbessert wird, so dass sie möglicherweise zur Prävention von Osteoporose (s. Kap. 65, S. 318 ff.) beitragen können (de Vrese 1997; Roberfroid 1998). Verschiedene Untersuchungen deuten auch auf eine antikanzerogene Wirkung hin (de Vrese 1997). Wie bei den Probiotika sind auch bei den präbiotischen Lebensmitteln weitere Untersuchungen erforderlich.

Schlussbetrachtung

Funktionelle Lebensmittel sind auf dem internationalen Markt eine innovative Entwicklung. Die in den letzten Jahren steigenden Absatzzahlen zeigen das wachsende Gesundheits- bzw. Ernährungsbewusstsein der Bevölkerung, wodurch langfristig die Forschung in diesem Bereich verstärkt wird. Möglicherweise werden somit neue Zusammenhänge zwischen Ernährung und Gesundheit erkannt. Schließlich hat dieser Trend auch zur intensiveren Erforschung der sekundären Pflanzenstoffe (s. Kap. 38, S. 80 ff.) beigetragen.

Es besteht jedoch die Gefahr, dass der Konsument annimmt, durch den Verzehr funktioneller Lebensmittel seine Ernährung verbessern zu können, ohne dabei seine Ernährungsgewohnheiten zu ändern. Allerdings zeigen verschiedene Studien, dass Personen, die Mineralstoff- und Vitaminsupplemente einnehmen, bereits eine höhere Menge an Vitaminen und Mineralstoffen aus Lebensmitteln aufnehmen, da sie mehr Obst und Gemüse verzehren und sich insgesamt gesundheitsbewusster ernähren (Bodenbach u. Weinkauf, 1997; Klipstein-Grobusch u. a. 1998). Dieses Verhalten trifft u. U. auch auf Konsumenten von Functional Food zu. Möglicherweise können funktionelle Lebensmittel zur Erhaltung und Verbesserung der Gesundheit bzw. zur Prävention ernährungsabhängiger Krankheiten beitragen.

Langfristig hängt der Erfolg funktioneller Lebensmittel vom wissenschaftlichen Nachweis der gesundheitsfördernden Wirkungen ab. Für das Image dieser Lebensmittel ist nicht hilfreich, wenn ständig Produkte mit zweifelhaftem Nutzen auf den Markt kommen. Weitere Untersuchungen zur Aufklärung der Wirkungen von funktionellen Lebensmitteln auf die Gesundheit sind erforderlich (Groeneveld 1998; Großklaus 1998).

Zusammenfassend stellen Functional Food zwar eine mögliche Ergänzung zur Ernährung dar, der Nutzen ist derzeit jedoch noch nicht ausreichend geklärt. Keinesfalls können diese Lebensmittel ein Ersatz für eine gesunderhaltende Ernährung sein.

42 Wechselwirkungen zwischen Arzneimitteln und der Ernährung

Pharmaka und Nahrungsinhaltsstoffe können sich wechselseitig beeinflussen, da sie die gleichen Stoffwechselwege durchlaufen (◙42.1). Dadurch ergeben sich sowohl Veränderungen der Arzneimittelwirkung durch Nahrungsbestandteile als auch Einflüsse von Arzneimitteln auf Nährstoffmetabolismus und Nährstoffversorgung (Hahn 1995b). Ob und inwieweit sich dabei für die Praxis relevante Auswirkungen ergeben, lässt sich im Einzelfall jedoch nur bedingt voraussagen. Im Folgenden sind die wesentlichen Interaktionen und ihre möglichen Konsequenzen dargestellt.

Arzneimitteleinnahme und Nährstoffversorgung

Verschiedene Wirkstoffe sind in der Lage, den Nährstoffstatus zu beeinflussen und so unter bestimmten Bedingungen einen Nährstoffmangel zu begünstigen. Dabei kommt es allerdings nur selten zu klinisch manifesten Mangelsymptomen. Frühe und unspezifische Befindlichkeitsstörungen treten vermutlich häufiger auf; ihnen wird aber wenig oder keine Aufmerksamkeit geschenkt (Kübler 1980).

Beeinflussung der Nahrungsaufnahme

Pharmaka interferieren nicht nur mit dem Nährstoffmetabolismus, sondern beeinflussen bereits übergeordnete Zentren der **Hunger-Sättigungs-Regulation** und damit die Nahrungsaufnahme. Dies gilt insbesondere für Psychopharmaka, da sie vielfach die Konzentrationen der Katecholamine sowie von Dopamin und Serotonin im synaptischen Spalt verändern (Hahn 1995a). Da diese Transmitterstoffe an der Regulation von Hunger und Sättigung beteiligt sind, kommt es zu Appetitveränderungen. So erhöhen beispielsweise Neuroleptika vom Phenothiazin-Typ, trizyklische Antidepressiva

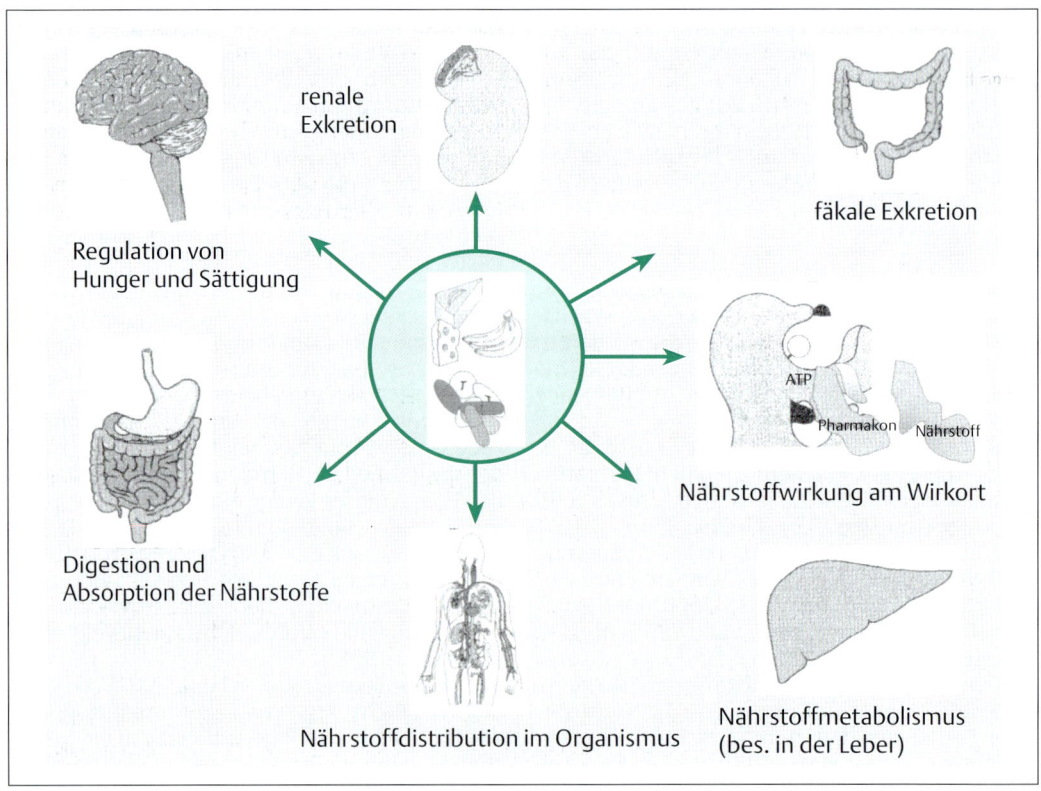

◙ 42.1: Stoffwechselebenen von Pharmaka-Nährstoff-Interaktionen (Hahn 1994)

wie Imipramin und Amitryptilin, Tranquillantien wie die Benzodiazepine, Lithiumsalze sowie Monoaminooxidasehemmstoffe den Appetit und die Nahrungsaufnahme (Roe 1984). Viele dieser Pharmaka wirken daher in unterschiedlichem Ausmaß adipogen (*Tab. 42.1*). Aufgrund ihres stark appetitsteigernden Effektes werden die Serotoninantagonisten Pizotifen und Cyproheptadin sogar als appetitanregende Mittel eingesetzt (Hahn 1999).

Durch die Einnahme von Arzneimitteln kann jedoch nicht nur die absolute Nahrungsmenge, sondern auch das Verhältnis der Nährstoffe zueinander verändert werden. So bewirkt z.B. Amitryptilin einen ausgeprägten Kohlenhydrat-Heißhunger (Paykel u.a. 1973).

In Einzelfällen kann auch eine appetitvermindernde Wirkung von Arzneimitteln erwünscht sein, so z.B. bei der Gabe von Amphetaminen und Fenfluramin, in der Regel ist sie allerdings eine unerwünschte Nebenwirkung (Hahn 1995a). So führen Arzneimittel, die das Geruchs- und Geschmacksempfinden beeinträchtigen oder die Speichelsekretion vermindern, zu einer verringerten Nahrungsaufnahme (Rollin 1978) (☻42.2). Zudem können Übelkeit, Erbrechen und Schleimhautschädigungen zur Folge haben, dass viele Patienten keine Nahrung aufnehmen können oder wollen. Durch Erbrechen treten ggf. zusätzlich starke Wasser- und Elektrolytverluste auf. Dies ist vor allem bei der Therapie mit Zytostatika von Bedeutung (Hahn 1995a).

Gastrointestinale Funktionen

Besonders vielfältige Auswirkungen von Pharmaka auf die Nährstoffversorgung können sich im **Magen-Darm-Trakt** ergeben (*Tab. 42.2*). Je nach betroffenem Mechanismus sind Effekte für einzelne Nährstoffe spezifisch oder sie treten generalisiert auf und betreffen dadurch die gesamte Nährstoffverwertung (Falcoon 1970). Dies ist insbesondere bei Veränderungen der gastrointestinalen Motilität und bei Diarrhöen der Fall, die durch verschiedene Antibiotika, Laxantien, Diuretika, Methyldopa, L-Dopa, Anticholinergika und Zytostatika hervorgerufen werden können. Ebenso bedeutsam sind Schleimhautschädigungen, die z.B. durch Hemmstoffe der Zellteilung (Zytostatika, Kolchizin) oder nichtsteroidale Antiphlogistika hervorgerufen werden (Hahn 1995a).

Metabolische Effekte

Veränderungen in der **Distribution und Metabolisierung von Nährstoffen** (*Tab. 42.3, S. 110*) können u.a. dann auftreten, wenn Pharmaka an Plasmaproteine gebunden werden. Kommt es dabei zur Verdrängung des Nährstoffs aus dieser Bindung, resultiert eine verstärkte renale Ausscheidung des jeweiligen Nährstoffs. Einen derartigen Effekt übt beispielsweise Azetylsalizylsäure auf Folsäure und Ascorbinsäure aus. Allerdings ist er vermutlich nicht von klinischer Bedeutung (Lawrence u.a. 1984). Demgegen-

Tab. 42.1: Pharmaka mit adipogener Wirkung (Wirth 1997, S. 111)

| Substanzgruppe | Adipogene Wirkung | | |
	stark	mittel	leicht
Antidepressiva	Amitryptilin	Imipramin, Trimipramin, Nortriptylin, Doxepin, Clomipramin, Opipramol, Mianserin	Desipramin, Maprotilin, Tranylcypromin (MAO-Hemmer), Moclobemid (MAO-Hemmer)
Neuroleptika˙	Thioridazin	Triflupromazin, Perphenazin, Promethazin	Promazin, Alimemazin, Haloperidol
Andere Psychopharmaka	Lithium		
Hormone	Insulin, Kortisol	Testosteron	Östrogene, Gestagene
Andere Pharmaka			β-Blocker

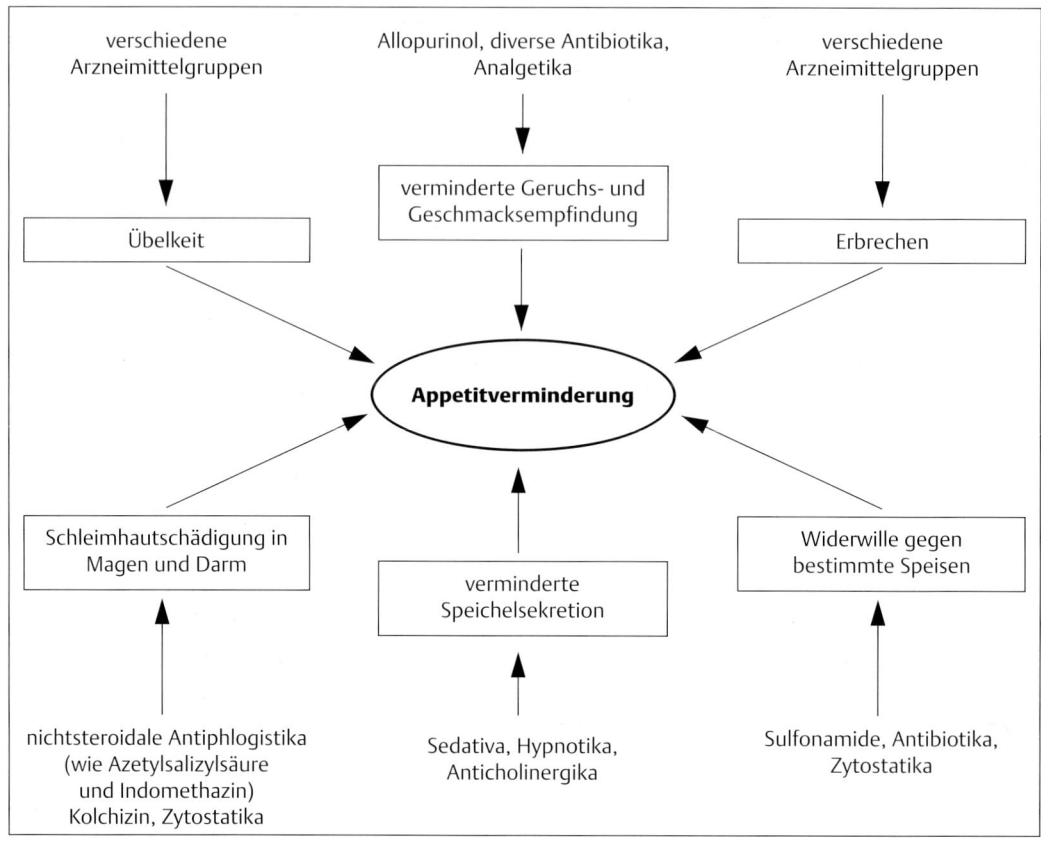

◙ 42.2: Ursachen einer Appetitverminderung durch verschiedene Pharmaka

über führt die Reaktion der Antituberkulotika Isoniazid und Cycloserin mit der Aldehydgruppe von Pyridoxal bzw. Pyridoxalphosphat zu einem praxisrelevanten Vitamin-B_6-Mangel. Das Vitamin wird auf diese Weise abgefangen, physiologisch inaktiv und vermehrt ausgeschieden. Bei bis zu 40% der mit diesen Wirkstoffen behandelten Patienten finden sich periphere Neuropathien als Zeichen eines Vitamin-B_6-Mangels (Young u. Blass 1982).

Beeinflusst ein Arzneimittel die **Gesamtstoffwechsellage**, ergeben sich evtl. generelle Veränderungen im Nährstoffmetabolismus. Dies ist z.B. bei der Gabe von Schilddrüsenhormonen, Insulin und Glukokortikoiden der Fall (Hahn 1995a).

Einige Arzneimittel induzieren **fremdstoffabbauende Enzyme** in der Leberzelle. Dadurch wird der Metabolismus von Nährstoffen und Pharmaka gleichermaßen beeinflusst. So führt beispielsweise die Verabreichung von Pento- und Phenobarbital, Rifampicin, Griseofulvin oder Phenytoin innerhalb weniger Tage zu einer erhöhten Aktivität mikrosomaler Monooxygenasen. Dadurch wird nicht nur der Abbau des entsprechenden Medikamentes selbst, sondern auch die Metabolisierung von Nährstoffen und anderen Pharmaka beschleunigt. Bei dauerhafter Gabe von Phenytoin tritt aus diesem Grund z.B. ein verstärkter Abbau von Vitamin D auf. Als Folge sinkt die intestinale Kalziumaufnahme, so dass es zur Hypokalzämie und vereinzelt zur Osteomalazie kommen kann.

In seltenen Fällen sind Medikamente in der Lage, einzelne Schritte im Metabolismus bestimmter Nährstoffe zu hemmen oder zu verstärken. Daher dürfen z.B. während der Einnahme von **Monoaminooxidase-Hemmstoffen** (MAO-Hemmstoffe) keine Nahrungsmittel verzehrt werden, die reich an biogenen Aminen

Tab. 42.2: Für die Nährstoffversorgung bedeutsame Effekte von Pharmaka auf den Magen-Darm-Trakt (ausgewählte Beispiele) (Hahn 1995a)

Ursache	Mechanismus	Effekt auf
Laxantien, Antibiotika, Metoclopramid, Anticholinergika, Methyldopa	veränderte gastrointestinale Motilität/Diarrhö	alle Nährstoffe, besonders Mineralstoffe
Sulfonamide, Diuretika, orale Kontrazeptiva, Antikonvulsiva	Hemmung/Inaktivierung von Verdauungsenzymen	Fette, Proteine, Kohlenhydrate, Folsäure
Colestipol, Neomyzin, Cholestyramin	Bindung von Gallensäuren	Fette, fettlösliche Vitamine
Aluminium- oder Magnesium- hydroxidhaltige Antazida, Tetrazykline	Bildung schwerlöslicher Pharmaka-Nährstoff-Komplexe	Mineralstoffe (bes. Eisen, Kupfer, Zink), einige Vitamine
Antazida, H_2-Blocker	Verschiebung des pH-Wertes	Folsäure, Cobalamin
Methotrexat, Phenytoin, Sulfasalazin	Störung des enteralen Metabolismus	Folsäure
verschiedene Antibiotika (wie Neomyzin und Tetrazykline)	Zerstörung der intestinalen Flora	intestinale Synthese von Vitamin K, Biotin
Metformin, Oligomyzin, Carbamazepin, Primidon	selektive Interaktionen mit dem Nährstofftransport	Cobalamin, Biotin
Azetylsalizylsäure, Indomethazin, Colchizin, Diclofenac, Methotrexat, Neomyzin	Schädigungen der Darmschleim-haut	alle Nährstoffe

sind. Die Ursache hierfür ist, dass der Abbau von biogenen Aminen durch die MAO-Hemmstoffe verzögert wird, so dass es zu gefährlichen Blutdruckkrisen kommen kann. Proteinreiche Lebensmittel, die gealtert oder fermentiert sind und einen hohen Gehalt an biogenen Aminen aufweisen, wie z. B. Käse, sollten deshalb bei der Einnahme von MAO-Hemmstoffen gemieden werden. Erst drei Wochen nach Absetzen der MAO-Hemmstoffe können sie wieder verzehrt werden (Hahn 1999).

Das therapeutische Prinzip einiger Medikamente (z. B. Cumarinderivate, Methotrexat) beruht auf der **Hemmung der Nährstoffwirkung am Wirkort**. Während diese Antimetaboliten gezielt in den Stoffwechsel des Menschen eingreifen, beeinflussen andere Enzyme von Mikroorganismen. So hemmen beispielsweise Pyrimethamin und Trimethoprim die Dihydrofolatreduktase von Protozoen bzw. Bakterien. Obwohl sie zur Dihydrofolatreduktase des Menschen nur eine geringe Affinität aufweisen, sind sowohl bei Gabe von Pyrimethamin als auch von Trimethoprim Fälle von makrozytärer hyperchromer Anämie als Zeichen eines Folsäuremangels bekannt (s. Kap. 20, S. 50).

Die **Ausscheidung** von Nährstoffen wird in erster Linie durch Diuretika und Laxantien beeinflusst. So bewirken beispielsweise Furosemid, Ethazrynsäure und Triamteren eine Hyperkalziurie; bei der Gabe von Thiaziden tritt teilweise ein Magnesiummangel auf. In einigen Fällen ist auch ein Absinken des Zinkspiegels zu beobachten. Erhöhte renale Nährstoffverluste sind ebenfalls zu erwarten, wenn Pharmaka die Nierenfunktion einschränken. Durch Schädigungen der Schleimhäute kommt es zu einer vermehrten Ausscheidung von Eisen und anderen Spurenelementen sowie zu Proteinverlusten (Hahn 1995a).

Tab. 42.3: Veränderungen des Nährstoffmetabolismus durch Pharmaka am Beispiel verschiedener Vitamine (Hahn 1995a)

Vitamin	Medikament(engruppe)	Art der Einwirkung
Folsäure	Phenytoin, Phenobarbital (Antikonvulsiva)	veränderte zelluläre Bildung von Folsäure-Polyglutamaten, dadurch veränderte Enzymaktivitäten
Folsäure	Triamteren (Diuretikum)	veränderter Metabolismus durch Hemmung der Dihydrofolatreduktase
Folsäure	Trimethoprim (Antibiotikum)	veränderter Metabolismus durch Hemmung der Dihydrofolatreduktase
Pyridoxin	Isoniazid (Antituberkulotikum)	Störung des Metabolismus durch Hemmung der Pyridoxal-Kinase
Pyridoxin/ Tryptophan	orale Kontrazeptiva	Hemmung der pyridoxalphosphatabhängigen Kynureninase; Störungen des Abbaus von Tryptophan
Retinol	Antikonvulsiva	verstärkte Mobilisierung der Vitamin-A-Speicher
Riboflavin	Antikonvulsiva	erhöhter Bedarf durch Induktion von Flavoenzymen
Riboflavin	trizyklische Antidepressiva	herabgesetzte Synthese von FMN und FAD
Vitamin C	orale Kontrazeptiva	erhöhter Katabolismus durch Induktion von Caeruloplasmin
Vitamin D	Antikonvulsiva außer Valproat	beschleunigter Katabolismus durch Enzyminduktion
Vitamin D	Cimetidin (H_2-Blocker)	Störung des Metabolismus durch Hemmung der 25-Hydroxylase
Vitamin K	Antikonvulsiva	verstärkter Katabolismus
Vitamin K	Cephalosporine (Antibiotika)	Hemmung der Vitamin-K-abhängigen Carboxylierung von Glutamat, Hemmung der Epoxid-Reduktase

Bedeutung der Nahrung für die Arzneimittelwirkung

Durch die orale Verabreichung eines Arzneimittels zusammen mit der Nahrung kann dessen Wirksamkeit beeinträchtigt werden. Bei einigen Arzneistoffen ist es deshalb notwendig, die Applikation mit der Nahrungsaufnahme zu koordinieren.

Pharmaka-Nährstoff-Wechselwirkungen treten insbesondere im **Gastrointestinaltrakt** auf. Wenn Nahrung vorhanden ist, kann die Arzneimittelabsorption hier sowohl verringert oder verzögert als auch erhöht oder beschleunigt werden (*Tab. 42.4*). Welchen Einfluss die Nahrungsaufnahme ausübt, ist von Zusammensetzung, Volumen und Konsistenz der Mahlzeit abhängig, aber auch von den Eigenschaften des Arzneimittels und seiner Galenik.

Für viele Absorptionsprozesse ist die **Magenentleerungsrate** von besonderer Bedeutung, da sie festlegt, wie schnell eine Substanz in den Dünndarm gelangt. Durch eine verlangsamte Magenentleerung, also insbesondere nach fett- oder ballaststoffreichen Mahlzeiten, kann die Freisetzung eines Wirkstoffs aus bestimmten Zubereitungsformen erhöht werden. Unter diesen Bedingungen ist auch die Absorption solcher Wirkstoffe verbessert, die im Duodenum nur mit geringer Geschwindigkeit aufgenommen werden. Demgegenüber ist bei säure- und alkalilabilen Wirksubstanzen eine möglichst schnelle Magenentleerung bzw. eine rasche Absorption erwünscht.

Tab. 42.4: Einfluss der Nahrung auf die Arzneimittelabsorption (Beispiele) (Hahn 1999)

Mögliche oder gesicherte Art der Interaktion	Arzneimittel
Verringerung bzw. Verzögerung	
Bildung unlöslicher Komplexe mit zweiwertigen Kationen, v. a. Kalzium, Eisen (Fleisch, Milch)	Tetrazykline, Gyrasehemmer (z. B. Ciprofloxazin, Floxazin, Enoxazin, Norfloxazin, Lomefloxazin)
Bildung unlöslicher Komplexe mit schwarzem Tee	basische stickstoffhaltige Neuroleptika und Antidepressiva (z. B. Maprotilin, Imipramin, Clomipramin, Lofepramin)
verzögerte Magenentleerung führt zum Abbau säurelabiler Substanzen im Magen	Erythromyzin, β-Laktam-Antibiotika
Nahrung verhindert Zutritt zur Mukosa (mechanische Barriere)	Azithromyzin, Sulfonamide, Atenolol
herabgesetzte Verfügbarkeit durch Ballaststoffe	Paracetamol, HMG-CoA-Reduktase-Hemmer (z. B. Lovastatin)
kompetitive Hemmung der Absorption durch proteinreiche Nahrung	L-Dopa, Methyldopa
verlangsamte Absorption durch verzögerte Magenentleerung	Zidovudin (AZT), Sulfonamide
Absorption beeinträchtigt (Mechanismus unbekannt)	Lincomyzin, Rifampin, Rifampizin
verzögerter Wirkungseintritt	Valproinsäure, Cortisol, Captopril, Azetylsalizylsäure
Erhöhung bzw. Beschleunigung	
verzögerte Magenentleerung, dadurch verbesserte Löslichkeit und Absorption	Nitrofurantoin, Spironolazton, Hydrochlorothiazid, Propoxyphen, Lovastatin
verbesserte Absorption durch fettreiche Nahrung	Griseofulvin, Dizumarol, Phenytoin, Theophyllin
erhöhte Absorption in Verbindung mit Kohlenhydraten	L-Dopa

Häufig wird fälschlicherweise der Eindruck erweckt, dass die Arzneimittelaufnahme bei vorhandener Nahrung generell reduziert ist. So werden z. B. **lipophile Arzneistoffe** besser absorbiert, wenn sie mit einer fetthaltigen Mahlzeit aufgenommen werden. Die Ursache dafür ist eine verstärkte Aufnahme in Mizellen oder eine bessere Löslichkeit (durch das Vorhandensein erhöhter Konzentrationen an Gallensalzen und Lezithin). Auch zur Erhöhung der Verträglichkeit ist es oft von Vorteil, Arzneimittel zusammen mit der Nahrung zu verabreichen. Dies gilt beispielsweise für nicht-steroidale Antiphlogistika, wie Azetylsalizylsäure, Ibuprofen, Diclofenac und Indomethazin (Hahn 1999).

Durch die Bildung schwer löslicher oder unlöslicher **Komplexe** zwischen Nahrungsinhaltsstoffen und Pharmaka kann es in einigen Fällen zu einer verminderten Bioverfügbarkeit von Arzneimitteln kommen. So wird beispielsweise die Absorption von Tetrazyklinen und verschiedenen Gyrasehemmern (z. B. Norfloxazin und Ciprofloxazin) durch eine Komplexbildung mit zweiwertigen Kationen wie Kalzium, Magnesium, Eisen und Zink gehemmt (Neuvonen 1976). Schwarzer Tee ist in der Lage, die Verfügbarkeit basischer stickstoffhaltiger Neuroleptika und Antidepressiva (z. B. Maprotilin, Imipramin, Clomipramin, Lofepramin) zu vermindern.

Die Nahrung kann auch die Bioverfügbarkeit von Substanzen, bei denen ein erheblicher **First-Pass-Effekt** auftritt, beeinflussen. Bereits in der intestinalen Mukosa oder beim ersten Durchgang durch die Leber kann ihre Metabolisierung so umfangreich sein, dass die effektive Wirkkonzentration am Zielort absinkt. Bei basischen Wirkstoffen, wie z. B. Metoprolol und Propranolol, sinkt der First-Pass-Effekt bei der Gabe des Arzneimittels zu einer Mahlzeit ab. Die Ursache hierfür ist ein gesteigerter hepatischer Blutstrom durch die Nahrungsaufnahme. Aus diesem Grund können die Substanzen nur in vermindertem Umfang aus dem Portalblut in die Leber aufgenommen und verstoffwechselt werden. Eine erhöhte Bioverfügbarkeit in Verbindung mit der Nahrung ergibt sich beispielsweise bei Hydralazin, da der First-Pass-Effekt in den Darmzellen reduziert wird. Bei Chlorpromazin ist das Gegenteil der Fall.

Die Ernährung hat auch einen Einfluss auf die Aktivität der Phase-I- und Phase-II-Reaktionen in der Leber. Diese sind im wesentlichen für die **Metabolisierung von Pharmaka** verantwortlich, an der außerdem die intestinale Mukosa und die Darmflora beteiligt ist. Der Ablauf von Phase-II-Reaktionen ist an die Bereitstellung von Kohlenhydraten, Aminosäuren und Fetten gebunden. Daher reduzieren beispielsweise proteinarme Diäten die Aktivität der NADPH-abhängigen Enzyme und verringern so die Arzneimittel-Metabolisierung. Durch Fasten wird die Aktivität der mischfunktionellen Oxygenasen unterdrückt. In der Folge steigt die effektive Wirkkonzentration von Arzneistoffen und

damit auch das Risiko unerwünschter Nebenwirkungen.

Verschiedene Nahrungsinhaltsstoffe führen außerdem zur **Induktion arzneimittelmetabolisierender Enzyme**, insbesondere von Cytochrom-P450-haltigen Monooxygenasen. Derartige Effekte wurden z. B. für Indole aus Kohlarten sowie für gegrillte Produkte nachgewiesen.

Die Wirkung von Arzneimitteln, die **an Plasmaproteine gebunden** transportiert werden, kann durch die Nahrungsaufnahme modifiziert sein. Dies beruht darauf, dass der ungebundene Anteil der Pharmaka meist eine höhere Wirksamkeit entfaltet, aber auch schneller metabolisiert wird. So können Fette beispielsweise Diazepam aus seinen Plasmaproteinbindungen verdrängen. Auf diese Weise erhöht sich die Konzentration an freiem Diazepam, wodurch dessen Wirkung verstärkt wird. Die Konzentration an ungebundenem und damit therapeutisch wirksamem Chinidin im Plasma steigt dagegen nach einer Mahlzeit langsamer an als bei Einnahme auf leeren Magen, da es postprandial vermehrt an Plasmaproteine gebunden wird.

Von Bedeutung ist zudem der Einfluss des **Urin-pH-Wertes** auf die Ausscheidung von Arzneimitteln. So werden alkalische Arzneimittel schneller im sauren Harn gelöst und ausgeschieden, saure Arzneimittel dagegen im alkalischen Harn. Eine Alkalisierung des Harns ergibt sich vor allem durch eine vegetarische oder stark pflanzlich orientierte Ernährung, aber auch durch den Konsum größerer Mengen an

Tab. 42.5: Einflussfaktoren bei der Entstehung von Pharmaka-Nährstoff-Interaktionen (nach Hahn 1995b)

Patient	Einfluss von	
	Ernährung	Arzneimittel
Alter/Geschlecht	Gehalt an Hauptnährstoffen	pharmakologische Eigenschaften
physiologischer Status	Gehalt an Mikronährstoffen	Indikation
Ernährungsstatus	Gehalt an Nicht-Nährstoffen	Dosis
Grunderkrankung/	evtl. Kostumstellungen	Dauer der Medikation
Begleiterkrankung	Zeiten der Nahrungskarenz	erreichter Wirkspiegel im Plasma
Funktionen von Magen-	Effekte auf den	physikochemische Eigenschaften
Darm-Trakt, Leber, Niere	Magen-Darm-Trakt	Galenik
Diätvorschriften/	Art der Nahrungszubereitung	Toxizität
Compliance mit verordneter		Pharmaka-Pharmaka-
Kost		Wechselwirkungen
Alkoholkonsum		erreichter Wirkspiegel
Aufnahme von Supplementen		im Gewebe

Zitrussäften. Unter diesen Bedingungen werden alkalische Arzneimittel wie Antiarrhythmika vom Chinidin-Typ, das trizyklische Antidepressivum Imipramin und Amphetamin-Stimulantien langsamer ausgeschieden. Ihre Wirkung verlängert sich dementsprechend. Zum gegenteiligen Effekt kommt es, wenn Menschen mit alkalischem Harn saure Medikamente wie Azetylsalizylsäure oder Phenobarbital verwenden. Diese werden dann schneller über die Nieren eliminiert, so dass ihre Wirkung vermindert sein kann (Hahn 1999).

Risikogruppen für Arzneimittel-Nährstoff-Interaktionen

Da die Beziehungen zwischen der Aufnahme von Arzneistoffen und der Ernährung äußerst komplex sind, ist es kaum möglich, klinisch relevante Einflüsse vorauszusagen. Ob es in der Praxis zu bedeutsamen Wechselwirkungen kommt, hängt von zahlreichen Eigenschaften des Arzneimittels, des Patienten und seiner Ernährung ab (*Tab. 42.5*). Dabei sind insbesondere die pharmakologische Potenz und die Nebenwirkungsrate des Arzneimittels entscheidend. Des Weiteren haben der Ernährungsstatus und die aktuelle Ernährung des Patienten, sein physiologischer Status sowie die Zeitdauer und die Dosis der Arzneimitteleinnahme eine Bedeutung (Hahn 1994).

Prinzipiell sind Pharmaka-Nährstoff-Interaktionen deshalb bei allen Personen denkbar. In erster Linie betrifft das Problem Menschen, bei denen mehrere Risikofaktoren – wie ungenügende oder einseitige Ernährung, schlechter Ernährungszustand und Langzeitmedikation – zusammenkommen. Diese Risikopersonen lassen sich in vier Hauptgruppen unterteilen (◖ *42.3*).

Chronisch Kranke

Menschen mit chronischen Erkrankungen sind besonders gefährdet, durch bestimmte Arzneimittel Nährstoffmangelerscheinungen zu entwickeln. Hierfür gibt es verschiedene Ursachen: Die meisten der Patienten müssen über lange Zeiträume oder sogar lebenslang Medikamente einnehmen. Damit erlangen bereits geringe Effekte der Nahrung auf die Arzneimittelverfügbarkeit bzw. von Arzneimitteln auf die Nährstoffversorgung eine Bedeutung. Konsequenzen für den Stoffwechsel der Nährstoffe ergeben sich indirekt auch dann, wenn ein Wirkstoff bei Langzeitapplikation Organschäden hervorruft.

Chronisch Kranke
Arzneimitteleinnahme über viele Jahre
Teilweise erhöhter Nährstoffbedarf
(je nach Erkrankung)

Senioren
häufig unausgewogene Ernährung
Multimorbidität
verminderter Arzneistoffmetabolismus (durch altersabhängige Stoffwechselveränderungen)

Schwangere und Stillende
deutlich gesteigerter Nährstoffbedarf
evtl. Einnahme verschiedener Pharmaka
verminderte Nährstoffspeicher

Personen mit unkontrollierter Selbstmedikation

◖ 42.3: Risikogruppen für einen arzneimittelbedingten Nährstoffmangel und dessen Ursachen (Hahn 1995b)

Besonders kritisch wird die Situation, wenn sich bereits durch die Grunderkrankung oder die eingeleiteten Therapiemaßnahmen ein schlechter Nährstoffstatus ergibt.

Bei Patienten mit auszehrenden Erkrankungen (z. B. bei Karzinomen oder AIDS) sind die Therapien mehr oder minder invasiv, der Ernährungszustand der Patienten häufig schlecht und die Nahrungsaufnahme eingeschränkt. Auch bei Alkoholikern ergeben sich über verschiedene Mechanismen Fehlernährungszustände, die diesen Patientenkreis für einen arzneimittelinduzierten Nährstoffmangel anfällig machen und gleichzeitig die Wirkung der Arzneimittel verändern (Hahn 1995b).

Ältere Menschen

Senioren unterliegen aus verschiedenen physiologischen und sozialen Gründen einem erhöhten Risiko für Pharmaka-Nährstoff-Interaktionen (*Tab. 42.6*). So vermindern altersabhängige Stoffwechselveränderungen teilweise die Nährstoffabsorption, setzen die Magensäuresekretion herab und schränken die Stoffwechselleistungen von Leber sowie Niere ein. Dies kann die pharmakokinetischen Kenngrößen einzelner Arzneimittel verändern und gleichzeitig die Nährstoffversorgung verschlechtern. Da viele ältere Menschen an mehreren Erkrankungen leiden, verwenden sie gleichzeitig unterschiedliche Medikamente. Diese können sich in ihren

Tab. 42.6: Altersbedingte Stoffwechselveränderungen und ihr Einfluss auf Pharmaka-Nährstoff-Interaktionen (Hahn 1995b)

Veränderung	Folge
Abnahme des Körperwasser- und Zunahme des Körperfettgehaltes	Veränderungen des Verteilungsmusters der Pharmaka im Körper
Kau- und Schluckstörungen, verminderte Speichelsekretion	verringerte Nahrungsaufnahme, einseitige Ernährung
Atrophie gastrointestinaler Schleimhäute und Störungen der Darmmotorik	Maldigestions- und Malabsorptionserscheinungen
verminderte Serumproteinspiegel	geringere Proteinbindung von Arzneistoffen und damit erhöhte Wirkkonzentration freier Substanzen
Abnahme des hepatischen Blutstroms	verzögerter Arzneimittelabbau
verminderte Aktivität mikrosomaler Oxidasen und konjugierender Enzymsysteme in der Leber	verzögerter Arzneimittelabbau
herabgesetzte Exkretionsleistung der Niere	verzögerte Arzneimittelausscheidung

unerwünschten Wirkungen verstärken (Hahn 1995b). Zudem sind Senioren, insbesondere bei Demenzen, z.T. überfordert, komplexere Empfehlungen zur Arzneimitteleinnahme richtig umzusetzen (z.B. die Einnahme vor, zwischen oder zu den Mahlzeiten).

Auch die Aufrechterhaltung einer ausreichenden Nährstoffzufuhr kann Schwierigkeiten bereiten. Der Energiebedarf sinkt im Alter, wogegen der Bedarf an nichtenergieliefernden Nährstoffen und Proteinen gleich bleibt bzw. sogar zunimmt. Daher ist eine vielseitige Zusammenstellung der Lebensmittel und ihre schonende Zubereitung notwendig. Dies ist in der Praxis jedoch häufig nicht zu realisieren (s. Kap. 47, S. 144 ff.).

Schwangere und Stillende

Bei Schwangeren und Stillenden ergibt sich das erhöhte Risiko für Pharmaka-Nährstoff-Interaktionen primär durch den deutlich erhöhten Bedarf an einigen Nährstoffen (s. Kap. 44, S. 120 ff.). Bereits ohne die Einnahme von Medikamenten erweist sich die Versorgung mit Folsäure, Eisen, Thiamin, Riboflavin, Pyridoxin, Vitamin A und D in vielen Fällen als schwierig. Besonders gefährdet sind Frauen mit rasch aufeinanderfolgenden Schwangerschaften, Mehrlingsschwangerschaften und erhöhtem Genussmittelkonsum. Bis zu 90 % der Schwangeren im ersten Trimenon ver-

wenden regelmäßig Arzneimittel, am häufigsten Antiemetika, Laxantien, Tranquillantien, Analgetika und Schlafmittel. Dadurch kann die Gefahr möglicher Nährstoffdefizite weiter verstärkt werden. Bei Frauen, die vor der Schwangerschaft orale Kontrazeptiva verwendet haben, ist zudem mit einem verschlechterten Folsäure- und Pyridoxinstatus zu rechnen (Hahn 1995b).

Personen mit unkontrollierter Selbstmedikation

Da die vorgenannten Gruppen ärztlich überwacht werden, ist zumindest theoretisch die Möglichkeit zur Aufklärung und Intervention gegeben. Anders stellt sich die Situation bei einer (unkontrollierten) Selbstmedikation dar. So können Laxantien, Antazida oder Analgetika die Versorgung mit verschiedenen Nährstoffen beeinträchtigen oder die Arzneimittelverfügbarkeit vermindern (Hahn 1994).

Auch Frauen, die orale Kontrazeptiva einnehmen, lassen sich dieser Gruppe zuordnen, wenngleich es sich hierbei nicht um eine Selbstmedikation im eigentlichen Sinne handelt. Hormonale Kontrazeptiva interagieren mit verschiedenen Nährstoffen wie Folsäure, Pyridoxin und Riboflavin und rufen so u.U. subklinische Nährstoffversorgungszustände hervor, die sich u.a. in psychischen Befindlichkeitsstörungen äußern können (Hahn 1995b).

Ernährung ausgewählter Personengruppen

43 Anforderungen an eine gesunderhaltende Ernährung

Eine adäquate Ernährung ist unabdingbare Voraussetzung für die Gesundheit des Menschen. Über Jahrzehnte hinweg wurde die Bedeutung der Ernährung primär darin gesehen, dass mit der Nahrung alle für Bau und Funktion des Organismus notwendigen Substanzen in ausreichender Menge aufgenommen werden. Bei dieser Betrachtung, die sich an die Sichtweise der Tierernährung anlehnte, standen der Erhalt der Funktionen sowie die Vermeidung von Mangelerscheinungen im Vordergrund. Mittlerweile hat sich das Grundverständnis gewandelt. Die Ernährung stellt nicht nur sicher, dass keine Nährstoffmängel auftreten. Sie trägt durch ihren Gehalt an teilweise erst in jüngerer Zeit erkannten Schutzstoffen wie z.B. den bioaktiven Substanzen (s. Kap. 38, S. 80ff.) auch wesentlich zur Prävention verschiedener Erkrankungen bei. In diesem Zusammenhang erfuhren auch einige Nährstoffe wie die antioxidativ wirksamen Vitamine eine neue Bewertung.

Der Paradigmenwechsel in den Ernährungswissenschaften hat dazu geführt, dass die Qualität der Ernährung sich nicht mehr ausschließlich daran orientiert, welche Mengen an den bekannten Nährstoffen zugeführt werden und inwieweit die Empfehlungen für die Nährstoffzufuhr gedeckt werden. Dafür sind mehrere Gründe ausschlaggebend. Zum einen gehen die in den letzten 50 Jahren eingetretenen Veränderungen in der Ernährungsweise – von einer pflanzlich orientierten Ernährung hin zu einer Kostform mit hohen Anteilen vom Tier stammender Nahrungsmittel – mit einer hohen Prävalenz ernährungsabhängiger Erkrankungen einher (Kohlmeier u.a. 1993, S. 4; Statistisches Bundesamt 1998a).

Zum anderen wurde aus epidemiologischen Studien deutlich, dass der vermehrte Verzehr pflanzlicher Nahrungsmittel wie Gemüse, Obst und Vollkornprodukte das Risiko für zahlreiche ernährungsabhängige Erkrankungen vermindert. Auf Basis dieser vielfältigen Beobachtungen sowie vermehrt auch kausaler Zusammenhänge werden inzwischen konkrete Empfehlungen für die Auswahl bestimmter Lebensmittelgruppen gegeben.

Diese Empfehlungen können wie folgt zusammengefasst werden:

– Mehr Gemüse und Obst
– Mehr ballaststoffreiche Lebensmittel (z.B. Vollkornprodukte)
– Weniger fettreiche Lebensmittel
– Weniger tierische Lebensmittel.

Die Rückbesinnung auf eine pflanzlich orientierte Ernährung bietet vielfältige Vorteile. Gemüse, Obst und Getreideprodukte liefern neben Vitaminen und Mineralstoffen auch Ballaststoffe und sekundäre Pflanzenstoffe; gleichzeitig sind diese Lebensmittel fettarm. Zudem geht ihr vermehrter Konsum zu Lasten des Verzehrs tierischer Produkte und bringt zusätzlich eine Verringerung der Fettzufuhr mit sich. Dabei wird nicht nur die absolute Zufuhr an Fett reduziert, sondern auch die Fettzusammensetzung verändert. Der Anteil gesättigter Fettsäuren in der Nahrung wird gesenkt, während gesundheitsfördernde ein- und mehrfach ungesättigte Fettsäuren in größerer Menge zugeführt werden.

Eine Steigerung der Ballaststoffzufuhr ist vor allem in Hinblick auf die Prävention des Kolon- und Rektumkarzinoms (s. Kap. 62, S. 295), aber auch auf weitere Erkrankungen, empfehlenswert. Die Umsetzung dieser Empfehlungen trägt zudem zur Verbesserung der Versorgung mit Mikronährstoffen bei.

Trotz der quantitativen Überernährung gelten verschiedene Vitamine und Mineralstoffe als kritisch, d.h., nicht alle Menschen sind optimal mit diesen Nährstoffen versorgt (*Tab. 43.1*).

Zur Veranschaulichung und Umsetzung der Empfehlungen für eine gesunderhaltende Ernährung ist die Ernährungspyramide hilfreich (◖*43.1*). Sie symbolisiert, dass die Ernährung vielseitig sein soll und sich auf eine breite Basis von Getreide und Getreideprodukten gründet. Diese Lebensmittel sowie Gemüse und Obst sollen reichlich verzehrt werden, während die weiter oben abgebildeten Produkte nur in Maßen konsumiert werden sollten.

Konkrete Empfehlungen werden auch in der Vollwert-Ernährung (s. Kap. 51, S. 172ff.) gegeben. Für die Praxis sind diese vereinfachten Ernährungsratschläge vollkommen ausreichend. Vom Prinzip her sind sie leicht verständlich und tragen zu einer Veränderung der Ernährungsge-

Tab. 43.1: Kritische Nährstoffe in Deutschland (DGE 1996, S. 42 f.)

Nährstoff	Betroffene Personengruppen
Kalzium	Männer und Frauen fast aller Altersgruppen
Magnesium	Männer und Frauen fast aller Altersgruppen
Eisen	Großteil der Frauen im gebärfähigen Alter
Jod	Gesamtbevölkerung
Vitamin D	Männer und Frauen, aber Eigensynthese
Vitamin E	Männer und Frauen fast aller Altersgruppen
Carotinoide	Hälfte der Gesamtbevölkerung
Vitamin C	Gesamtbevölkerung rechnerisch ausreichend, zur Prävention höhere Zufuhr empfehlenswert
Folsäure	Gesamtbevölkerung deutlich zu niedrig

wohnheiten im erwünschten Sinne bei. Das wesentliche Problem besteht dabei in der entsprechenden Motivation der Bevölkerung. Hierzu sind besondere Strategien notwendig (Kap. 88, S. 425 f.).

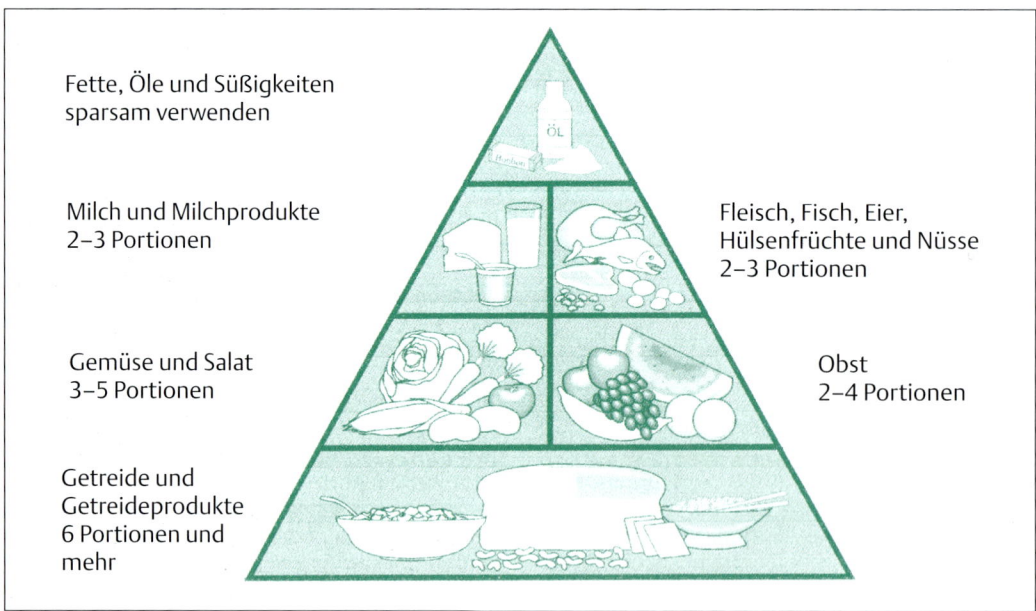

◐ 43.1: Die Ernährungspyramide für die tägliche Nahrungszusammensetzung (nach Guthrie u. Picciano 1995, S. 36)

44 Ernährung in der Schwangerschaft und Stillzeit

Die Schwangerschaft ist ein physiologischer Prozess, der von Veränderungen auf körperlicher und seelischer Ebene geprägt ist. Schwangerschaft und Stillzeit stellen besondere Anforderungen an den mütterlichen Organismus, der in dieser Zeit ausreichend mit Nährstoffen versorgt werden muss, um Mangelzustände bei Mutter und Kind zu vermeiden. Die Stillzeit stellt noch höhere Ansprüche an eine ausgewogene Ernährung als die Schwangerschaft.
Die biologische Reife für eine Schwangerschaft ist frühestens im fünften Jahr nach der Menarche gegeben. Die reproduktionsfähige Phase der Frauen hat sich in den letzten 150 Jahren kontinuierlich verlängert. Der Eintritt der Menarche liegt bei etwa 12,5 Jahren, die Menopause beginnt im Durchschnitt erst nach dem 50. Lebensjahr. Daraus ergibt sich eine Reproduktionsphase von etwa 40 Jahren (McGanity u.a. 1999).

Nährstoffbedarf und Nährstoffaufnahme

Während der Schwangerschaft besteht ein erhöhter **Nahrungsenergiebedarf**, der jedoch oft überschätzt wird. Der Mehrbedarf an Energie sollte durch eine zusätzliche Aufnahme von 255 kcal/d (1,1 MJ/d) während der gesamten Schwangerschaft gedeckt werden (DGE u.a. 2000, S. 29). Die höhere Energiezufuhr wird für physiologische Leistungen wie Wachstum von Plazenta, Kind und mütterlichem Gewebe sowie für die vermehrte körperliche Arbeit bedingt durch den schwereren mütterlichen Körper benötigt (Stoll u.a. 1986, S. 9). Voll stillenden Müttern wird in den ersten vier Monaten post partum eine zusätzliche Energieaufnahme von 635 kcal/d (2,7 MJ/d) empfohlen, nach dem vierten Monat bei vollem Stillen 525 kcal/d (2,2 MJ/d).
Die **Körpergewichtszunahme** während der Schwangerschaft erfolgt hauptsächlich in der zweiten Schwangerschaftshälfte und gilt im Bereich von 9–18 kg als normal (Quaas 1990). Bei untergewichtigen Frauen besteht das Risiko eines zu niedrigen Geburtsgewichts des Kindes, was durch eine überdurchschnittliche Gewichtszunahme (bis zu 16 kg) während der Schwangerschaft kompensiert werden kann. Auch Frühgeburten sind bei untergewichtigen Frauen häufiger zu beobachten als bei normalgewichtigen. Übergewichtige Frauen haben u.a. ein höheres Risiko für Gestosen und Ödeme sowie für Komplikationen bei der Geburt. Ihnen wird eine unterdurchschnittliche Gewichtszunahme (weniger als 10 kg) empfohlen. Reduktionsdiäten sollten während der Schwangerschaft jedoch nicht durchgeführt werden (Stoll u.a. 1986, S. 13; Kübler 1987).
Frauen, die beabsichtigen zu stillen, wird eine höhere Körpergewichtszunahme empfohlen (etwa 12 kg) als Frauen, die nicht stillen möchten (10 kg). Bei Mehrlingsschwangerschaften sollten ebenfalls höhere Gewichtszunahmen (18 kg) angestrebt werden (McGanity u.a. 1999). Die Körpergewichtszunahme beruht sowohl auf Fetteinlagerungen, die als Energiereserve für das letzte Trimenon und die Geburt dient, als auch auf Wassereinlagerungen, besonders im Extrazellulärraum. Außerdem muss der Anstieg des Plasmavolumens, die Vermehrung des Gewebes sowie der Anteil des Kindes und der Plazenta bei der Körpergewichtszunahme berücksichtigt werden (◨ 44.1).
Die Empfehlungen für die **Kohlenhydratzufuhr** während der Schwangerschaft unterscheiden sich nicht wesentlich von den Empfehlungen für nicht schwangere Frauen. Dennoch ist zu beachten, dass der Glukosestoffwechsel und der Plasmainsulinspiegel während der Gravidität starken Schwankungen unterliegen und daher die Gefahr eines Gestationsdiabetes besteht (s. Kap. 59, S. 236 f.).
Während der Schwangerschaft und Stillzeit liegt die Empfehlung für die **Fettzufuhr** mit bis zu 35 % der Energiezufuhr nicht bedeutend höher als für die Allgemeinbevölkerung (DGE u.a. 2000, S. 46). Da die Serumlipide aufgrund der hormonellen Umstellungen bereits erhöht sind, sollte Fett maßvoll verwendet werden, auf versteckte Fette geachtet und bevorzugt pflanzliche Fette ausgewählt werden. Die Fettzufuhr aus tierischen Produkten sollte eingeschränkt werden.
Die Empfehlungen für die **Proteinzufuhr** liegen in der Schwangerschaft im Vergleich zu

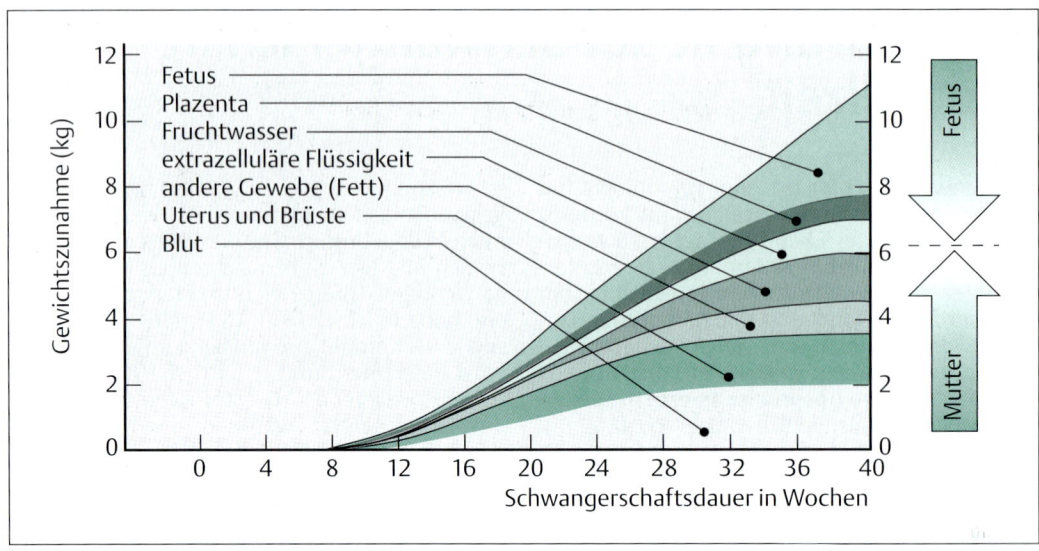

■ 44.1 Komponenten der Gewichtszunahme während der Schwangerschaft (nach Pitkin 1981; Stoll u. a. 1986, S. 12)

nicht schwangeren Frauen bei 19- bis 50-jährigen um 21–23 %, in der Stillzeit um 31–34 % höher (DGE u. a. 2000, S. 35). Eine ausreichende Proteinzufuhr stellt jedoch in den westlichen Industrieländern kein Problem dar. Die Proteinaufnahme ist bei den üblichen Ernährungsgewohnheiten eher zu hoch.

Die adäquate Versorgung mit Vitaminen und Mineralstoffen ist während der Schwangerschaft und Stillzeit besonders wichtig. Die empfohlene Mehrzufuhr ist teilweise erheblich und relativ höher als der Mehrbedarf an Energie (Tab. 44.1). Die Zusammensetzung der Frauenmilch, besonders der Vitamingehalt, wird durch die Ernährung der Mutter beeinflusst. Deshalb sind die Empfehlungen für die Vitaminzufuhr in der Stillzeit z. T. noch höher als in der Schwangerschaft. Um den Nährstoffbedarf von Mutter und Kind ohne allzu hohe Energiezulagen zu decken, sollten Lebensmittel mit einer hohen Nährstoffdichte (Nährstoffgehalt/Brennwert) bevorzugt werden.

Die mütterlichen Vitamin- und Mineralstoffspeicher werden zur Versorgung des Kindes genutzt. Ein Vitaminmangel der Mutter kann möglicherweise eine verkürzte Schwangerschaft sowie Untergewicht oder Fehlentwicklungen beim Kind zur Folge haben.

Während der Schwangerschaft ist der Gehalt an einigen Vitaminen und Mineralstoffen im Blut reduziert. Dabei ist es schwierig festzustellen, inwieweit dies eine normale Folge der physiologischen Veränderungen ist (z. B. Zunahme des Plasmavolumens) oder eine tatsächliche Mangelsituation darstellt (Picciano 1996). Allgemein gilt die Versorgung mit den Vitaminen B_1, B_2, B_6, Niacin, Folsäure, C und A in der Schwangerschaft als kritisch. Während der Stillzeit sind dies mit Ausnahme von Niacin und zusätzlich Vitamin D die gleichen Vitamine (Heepe 1994, S. 77 f.).

In der Schwangerschaft hat **Folsäure** eine besondere Bedeutung. Ein Folsäuremangel in der Schwangerschaft kann u. a. zu Neuralrohrdefekten führen. Neuralrohrdefekte sind angeborene Schädigungen, die das Gehirn und/oder das Rückenmark betreffen. Das klinische Bild äußert sich in zwei Grundtypen, der Spina bifida (offener Rücken) und der Anenzephalie (teilweises oder komplettes Fehlen des Großhirns). Diese Fehlbildungen sind für Behinderungen wie z. B. Lähmungen verantwortlich. Häufig führen sie zum Tod (Bung u. Pietrzik 1995). Jährlich kommen in Deutschland schätzungsweise mindestens 300 Kinder mit Neuralrohrdefekt zur Welt. Bei weiteren 500 Fällen entscheiden sich die Frauen nach der Diagnose für einen Schwangerschaftsabbruch (Genzel-Boroviczény u. a. 1997). Laut Ernährungsbericht 1996 (DGE 1996, S. 52) weist nur etwa ein Vier-

Tab. 44.1: Empfehlungen für die Nährstoffzufuhr und relative Mehrzufuhr bei Schwangeren und Stillenden (nach DGE u.a. 2000)

Empfehlungen (Frauen, 19–50 Jahre)				
Nährstoffe (pro Tag)	**Schwangere**		**Stillende**	
	Gesamtzufuhr	relative Mehrzufuhr (%, gerundet)	Gesamtzufuhr	relative Mehrzufuhr (%, gerundet)
Nahrungsenergie (kcal)	2555 –2655	11	2935 –3035[1]	26 –28
(MJ)	10,6 – 11,1		12,2 –12,7	
Protein (g)	58[3]	21 –23	63	31 –34
Vitamin A (mg RÄ[2])	1,1[3]	38	1,5	**88**
Vitamin D (μg)	5	0	5	0
Vitamin E (mg TÄ[4])	13	8	17	42
Vitamin B_1 (mg)	1,2[3]	20	1,4	**40**
Vitamin B_2 (mg)	1,5[3]	25	1,6	33
Niacin (mg NÄ[5])	15[3]	15	17	31
Vitamin B_6 (mg)	1,9[3]	**58**	1,9	**58**
Folsäure (μg)[6]	600	**50**	600	**50**
Pantothensäure (mg)	6	0	6	0
Vitamin B_{12} (μg)	3,5	17	4,0	33
Vitamin C (mg)	110	10	150	**50**
Kalzium (mg)	1000	0	1000	0
Phosphor (mg)	800	14	900	29
Magnesium (mg)	310	0 –3	390	26 –30
Eisen (mg)	30	**100**	20	33
Jod (μg)	230[6]	15	260	30
Zink (mg)	10[3]	43	11	**57**

[1] in den ersten vier Monaten post partum
[2] 1 mg Retinol-Äquivalent = 6 mg all-trans-β-Carotin = 12 mg andere Provitamin-A-Carotinoide = 1,15 mg all-trans-Retinylacetat = 1,83 mg all-trans-Retinylpalmitat
[3] ab 4. Monat
[4] 1 mg RRR-α-Tocopherol-Äquivalent = 1,1 mg RRR-α-Tocopherylacetat = 2 mg RRR-β-Tocopherol = 4 mg RRR-γ-Tocopherol = 100 mg RRR-δ-Tocopherol = 3,3 mg RRR-α-Tocotrienol = 1,49 mg all-rac-α-Tocopherylacetat
[5] 1 mg Niacin-Äquivalent = 60 mg Tryptophan
[6] Berechnet nach der Summe folatwirksamer Verbindungen in der üblichen Nahrung = Folat-Äquivalente

tel der 19– bis unter 25-jährigen Frauen in Deutschland eine Folsäurezufuhr von 79 % oder mehr der empfohlenen Zufuhr (berechnet nach den alten Empfehlungen für die Nährstoffzufuhr der DGE von 1995) auf.

Das Neuralrohr schließt sich zwischen dem 22. und 28. Tag der Schwangerschaft, also zu einem Zeitpunkt, zu dem die Schwangerschaft meist noch nicht erkannt ist (Rinke u. Koletzko 1994). Deshalb müssen Maßnahmen zur Prävention

schon vor einer möglichen Schwangerschaft ergriffen werden. Verschiedene Fachgesellschaften (Deutsche Gesellschaft für Ernährung, Deutsche Gesellschaft für Gynäkologie und Geburtshilfe, Gesellschaft für Humangenetik, Deutsche Gesellschaft für Kinderheilkunde und Neuropädiatrie) haben sich für eine generelle Supplementierung mit 0,4 mg Folsäure pro Tag bei allen Frauen mit Kinderwunsch bzw. im gebärfähigen Alter ausgesprochen. Wenn bereits ein Kind mit Neuralrohrdefekt geboren wurde, wird zur Prävention bei einer weiteren Schwangerschaft eine Erhöhung der Dosis auf 4 mg/d empfohlen (DGE 1997).

Eine ausreichende Versorgung mit **Vitamin A** in der Schwangerschaft ist wichtig für die Entwicklung des Kindes. Andererseits ist bekannt, dass Vitamin A teratogene Effekte haben kann. Dies gilt in erster Linie für therapeutisch gegen Akne eingesetzte Retinsäurederivate. Zur teratogenen Wirkung von Retinsäure existieren einige hundert Fallbeschreibungen beim Menschen, während natürliche Vitamin-A-Derivate nicht in diesem Ausmaß teratogen zu sein scheinen (Biesalski 1997). Die Verwendung von Vitamin A in Dosierungen unter 10000 IE/d (3 mg/d) während des ersten Trimenons der Schwangerschaft wird als nicht teratogen angesehen (Biesalski 1997; Czeizel u. Rockenbauer 1998).

Für den Verzehr von Leber, einem Lebensmittel mit einem hohen Vitamin-A-Gehalt (die Schwankungsbreite ist sehr groß und kann zwischen 3600 IE (1,1 mg) und 250000 IE (75 mg) pro 100 g Leber liegen), gelten folgende Empfehlungen: Frauen mit Kinderwunsch sollten den Verzehr von Leber meiden und statt dessen vermehrt carotinreiches Obst und Gemüse essen. Frauen, bei denen eine Konzeption nicht sicher auszuschließen ist, sollten nur kleine Portionsgrößen (50–75 g) an Leber verzehren. Im zweiten und dritten Trimenon besteht keine Gefahr durch Leberverzehr (Biesalski 1997).

Bei **Vitamin D** spielt neben der nutritiven Aufnahme auch die Sonnenlichtexposition eine Rolle, d.h., dass die Versorgung im Sommer normalerweise besser ist als im Winter. Vitamin D ist zusammen mit Kalzium für die Knochenbildung des Fetus verantwortlich.

Magnesium, Eisen, Kalzium, Jod und Zink zählen zu den kritischen Mineralstoffen während der Schwangerschaft und Stillzeit, auf deren Zufuhr besonders geachtet werden sollte (Heepe 1994, S. 77). Bei entsprechender Indikation kann eine Supplementierung erwogen werden. Beispielsweise können mit **Magnesium**, das bei einem Mangel zusätzlich gegeben werden kann, u.a. vorzeitige Wehen, nächtliche Wadenkrämpfe und Obstipation therapiert werden (Quaas 1990). **Eisenmangel** ist bei jungen Frauen weit verbreitet, wodurch eine schlechte Ausgangssituation für die Schwangerschaft besteht. In der Schwangerschaft kommt Eisenmangel häufig vor, obwohl die Eisenabsorption im Darm gesteigert ist und der Eisen-

verlust durch die monatliche Regelblutung entfällt. Eisenmangel kann zu einer hypochromen Anämie führen, die Auslöser für verschiedene Schwangerschaftskomplikationen und Fehlentwicklungen beim Kind sein kann (McGanity u.a. 1999). Eine Supplementierung sollte nur bei Eisenmangel erfolgen.

Die Empfehlungen für die Zufuhr von **Kalzium** sind in der Schwangerschaft und Stillzeit nicht höher als bei nicht schwangeren Frauen (mit Ausnahme der 15- bis unter 19-jährigen) (DGE u.a. 2000, S. 159). Bei einer Abneigung gegen Milch und Milchprodukte ist die Versorgung jedoch nicht immer gewährleistet, so dass in diesem Fall eine Supplementierung zu erwägen ist (Quaas 1990).

Die **Jodversorgung** der Bevölkerung in Deutschland ist zu niedrig. In der Schwangerschaft und Stillzeit ist eine ausreichende Jodzufuhr besonders bedeutsam, um beim Kind einen Jodmangel zu vermeiden (DGE u.a. 2000, S. 180). Jodmangelkrankheiten sind u.a. Kretinismus, geistige Retardierung, erhöhte perinatale Mortalität und Säuglingssterblichkeit, Hypothyreose und Kropf beim Neugeborenen (Bergmann u.a. 1997). Neben der Verwendung von Jodsalz empfiehlt der Arbeitskreis Jodmangel (1997) die zusätzliche Einnahme von Jodtabletten in der Schwangerschaft und Stillzeit.

Eine **vegane** Ernährung während der Schwangerschaft ist mit dem Risiko einer Mangelversorgung z.B. mit Proteinen, Kalzium, Eisen, Jod, Zink, Vitamin B_2 und Vitamin B_{12} verbunden – und zwar nicht nur für den Fetus, sondern auch für die Mutter. Daher ist von einer veganen Ernährungsweise während der Schwangerschaft abzuraten (Leitzmann u. Hahn 1996, S. 337). Wird diese Ernährungsform dennoch durchgeführt, sollte eine gezielte Supplementierung erwogen werden.

Risikofaktoren in der Schwangerschaft

Sowohl Frauen, die sehr früh gebären, als auch Spätgebärende sind höheren Risiken ausgesetzt. Das Körpergewicht von Frauen, die schwanger werden wollen, sollte möglichst nicht zu weit vom Normalgewicht (s. Kap. 58, S. 219 f.) abweichen, da sowohl Unter- als auch Übergewicht Risikofaktoren bei einer Schwangerschaft sind (McGanity u.a. 1999).

Vor Beginn einer Schwangerschaft empfiehlt es sich, chronische Erkrankungen der Mutter weitgehend unter Kontrolle zu haben. So ist anzustreben, den Blutzuckerspiegel von Frauen mit **Diabetes mellitus** (s. Kap. 59, S. 235 ff.) präkonzeptionell optimal einzustellen (American Diabetes Association 1996). Etwa 1–5 % der Frauen entwickeln während der Schwangerschaft einen Gestationsdiabetes. Schwangere mit Diabetes mellitus haben ein höheres Risiko, z. B. Harnwegsinfekte, eine Gestose oder ein Hydramnion[1] zu entwickeln. Auch steigt das Risiko einer operativen Entbindung. Die fetalen Risiken liegen in einer erhöhten pränatalen Mortalität und perinatalen Morbidität.

Daher werden bei Schwangeren in der Regel zwischen der 24. und 28. Woche Suchtests durchgeführt. Ein früheres Screening ist u. a. bei Frauen über 30 Jahren, bei bestehender Adipositas und bei diabetischen Verwandten ersten Grades nötig. Die Therapie des Diabetes beinhaltet in erster Linie eine Ernährungsumstellung mit Blutzuckerkontrollen und ggf. eine Insulintherapie (s. Kap. 59, S. 242 ff.). Häufige Kontrollen beim Diabetologen und Gynäkologen sind unerlässlich. Der Gestationsdiabetes bildet sich in den meisten Fällen nach der Schwangerschaft zurück; ein erhöhtes Risiko für eine Diabetesmanifestation bleibt jedoch bestehen (Deutsche Diabetes-Gesellschaft 1992).

Frauen mit **Phenylketonurie** (s. Kap. 72, S. 367 ff.), einer angeborenen vererblichen Aminosäure-Stoffwechselstörung, müssen sich möglichst schon vor und auf jeden Fall während der Schwangerschaft streng phenylalaninarm ernähren, um das ungeborene Kind nicht zu schädigen. Halten Schwangere mit Phenylketonurie keine oder eine nur unzureichende Diät ein, reichert sich Phenylalanin im Ungeborenen an und schädigt das Nervensystem. Das Risiko für eine Mikrozephalie mit schwerer geistiger Behinderung liegt dann bei etwa 92 %. Auch Herzfehler oder Skelettanomalien (z. B. Klumpfuß) können auftreten (Schweitzer 1992).

Rauchen in der Schwangerschaft führt zu intrauteriner Wachstumsverzögerung. Die Kinder von Raucherinnen weisen ein geringeres Geburtsgewicht auf als Kinder von Nichtraucherinnen. Dieser Effekt ist dosisabhängig. Auch der plötzliche Kindstod wird mit dem Rauchen der Mutter in Verbindung gebracht. Inwieweit mentale und motorische Veränderungen durch das Rauchen bedingt sind, ist nicht eindeutig geklärt. Bei Raucherinnen treten vermehrt Schwangerschafts- und Geburtskomplikationen

auf, die die perinatale Mortalität erhöhen (Stoll u. a. 1986, S. 36).

Alkohol wirkt sich ebenso wie das Rauchen negativ auf das Kind aus. Die Befunde werden unter dem Begriff »fetales Alkoholsyndrom« oder »Alkoholembryopathie« zusammengefasst. Zu diesen zählen intrauterine Wachstumsretardierung, psychomotorische und geistige Retardierung, somatische Fehlbildungen und Missbildungen herznaher Gefäße. Die Häufigkeit der Alkoholembryopathie wird in westlichen Industrieländern auf etwa 2 % geschätzt.

Äußerlich erkennbar ist die Alkoholschädigung im Gesicht des Kindes an einem breiten Nasenrücken, kurzen Lidspalten, verstrichenem hohen Philtrum[2] und schmalem Lippenrot. Welche Mengen Alkohol zu Schädigungen des Fetus führen, ist noch unklar. Es wird jedoch vermutet, dass sich sowohl der tägliche Alkoholkonsum als auch gelegentliche übermäßige Alkoholaufnahmen besonders in der Frühschwangerschaft negativ auswirken (Stoll u. a. 1986, S. 37 f.).

Koffein, das neben Kaffee auch in Tee, Kakao und Colagetränken vorkommt, steht im Verdacht, den Schwangerschaftsverlauf negativ zu beeinflussen. Bisher wurden nur in Tierversuchen schädigende Wirkungen festgestellt, die sich beim Menschen nicht bestätigt haben. Dennoch ist es empfehlenswert, den Koffeinkonsum während der Schwangerschaft einzustellen oder zumindest stark zu reduzieren (Picciano 1996).

Während der Schwangerschaft und Stillzeit sollten bestimmte Lebensmittel, die Krankheiten hervorrufen können, nicht verzehrt werden. Zur Verhinderung der **Listeriose**, einer Erkrankung, die durch *Listeria monocytogenes* (grampositive Bakterien) ausgelöst wird, sollten in erster Linie Rohmilch und Rohmilchkäse gemieden werden (⬛ 44.2). Auch auf Weichkäse und Sauermilchkäse sollte verzichtet werden oder vor dem Verzehr die Rinde bzw. Randschicht entfernt werden. Dadurch wird das Risiko einer Infektion erheblich vermindert, denn die Listerien können nur in den äußeren Schichten überleben.

Auch rohes und halbgares Fleisch aller Arten (⬛ 44.3) sowie Gemüserohkost von mist- und jauchegedüngten Böden, kommerzielle Gemüsefertigsalate und rohes Fallobst können mit Listerien besiedelt sein. Das Schälen von Gemüse und Obst verringert das Risiko der

---

[1] Hydramnion: abnorm vermehrtes Volumen des Fruchtwassers über 2000 ml
[2] Philtrum: Rinne in der Mitte der Oberlippe

Alle Sorten von Rohmilchkäse

Weichkäse:
Chevre (Ziegenkäse), Chevret, Chevretin, Nicolin,
Cacciotta, Rebbiola, Pinzgauer Käse
Brie, Le Coulommiers
Camembert, Veritable Camembert,
Petit Camembert
Limburger, Backsteinkäse, Allgäuer Stangenkäse
Münsterkäse, Mainauer, Mondseer, Le Munster,
Gérômè
Pont l'Eveque, Angelot, Mariolles
Romadur, Kümmelkäse, Weinkäse

Sauermilchkäse:
Harzer Käse, Mainzer Käse
Handkäse, Korbkäse, Stangenkäse, Spitzkäse,
Gamelost
Olmützer Quargel

◪ 44.2: Beispiele für Käsesorten, die in der Schwangerschaft und Stillzeit gemieden werden sollten

---

Rohes Fleisch (Tatar, Carpaccio, Mett)
Rohes Geflügel

Roher Schinken
Räucherfleisch

Halbgares Fleisch (kurz gegrilltes Steak)
Halbgares Geflügel (rosa gebratene Entenbrust)

Rohwurst (Cervelatwurst, Debrecziner,
Katenrauchwurst, Krainer Würste, rohe Krakauer,
Landjäger, Mettwurst, Plockwurst, Salami,
Schlackwurst, Teewurst)

◪ 44.3: Beispiele für Fleisch und Fleischprodukte, die in der Schwangerschaft und Stillzeit gemieden werden sollten

Listeriose. Die Bakterien werden durch die Lagerung im Kühlschrank nicht an der Vermehrung gehemmt. Nur durch Hitzeeinwirkung und durch stärkere Säuerung ($< \mathrm{pH}\ 5,0$) werden sie abgetötet (Hof u. a. 1993; Heepe 1994, S. 286). Ähnliche Einschränkungen gelten für die Verhinderung der **Toxoplasmose**. Fleisch sollte grundsätzlich gekocht oder gut durchgebraten sein. Nicht empfehlenswert sind rohes oder halbgares Fleisch sowie rohe oder halbgare Fleischprodukte (◪*44.3*). Für rohe Hühnereier und Rohmilch ist das Risiko nicht sehr hoch, aber nicht auszuschließen (Heepe 1994, S. 388).

Schwangerschaftsbeschwerden ▪

Viele schwangere Frauen leiden unter **Obstipation** (s. Kap. 77, S. 390 ff.), die durch die Einnahme von Eisenpräparaten meist verstärkt wird. Ursache der Obstipation ist die verminderte gastrointestinale Motilität. Ballaststoffreiche Nahrung wie Obst, Gemüse und Vollkornprodukte sowie ausreichende Flüssigkeitszufuhr können Abhilfe schaffen. Auch die Zufuhr von eingeweichtem Leinsamen oder Dörrobst wirken einer Obstipation entgegen. Falls diese Maßnahmen nicht ausreichen, ist die Einnahme von milden Laxanzien über einen möglichst kurzen Zeitraum indiziert (Stoll u. a. 1986, S. 15).

Viele Frauen leiden in der Schwangerschaft unter morgendlicher **Übelkeit** und **Erbrechen**. Dagegen kann hilfreich sein, vor dem Aufstehen eine Kleinigkeit zu essen. Bei Erbrechen sollte ausreichend Flüssigkeit zugeführt werden, am besten in Form von Fruchtsaftschorlen oder schwarzem Tee mit wenig Zucker und einer Prise Salz zum Ausgleich des Elektrolytverlustes. Auch Gemüsebrühe eignet sich dafür. Weitere Schwangerschaftsbeschwerden sind Ptyalismus, saures Aufstoßen und Sodbrennen. Gegen **Sodbrennen** helfen in manchen Fällen Mandeln, Nüsse oder Haferflocken. Auch eine medikamentöse Behandlung mit Antazida ist möglich. Der Appetit ist verändert, es können **Heißhungerattacken** auftreten, die durch häufige kleinere Mahlzeiten vermieden werden können. Bei ungenügender Mundhygiene kommt es durch die in der Schwangerschaft entstehende Gingivahyperplasie mit Zahnfleischblutungen leicht zu **Gingivitiden** und **Parodontitiden** (Stoll u. a. 1986, S. 33; Quaas 1990).

Bei etwa jeder zweiten schwangeren Frau treten durch den Anstieg der Östrogenkonzentration **Ödeme** auf. Diese sind physiologisch bedingt und unbedenklich, da sie den Verlauf der Schwangerschaft und die Entwicklung des Kindes nicht beeinträchtigen. Davon zu unterscheiden sind plötzlich auftretende Ödeme, die mit einer Gestose (in Verbindung mit Hypertonie und Proteinurie, »EPH-Gestose«) einhergehen (Quaas 1990).

Zusammenfassung ▬▬▬

Schwangerschaft und Stillzeit stellen besondere Anforderungen an den mütterlichen Organismus, so dass spezielle Ernährungsempfehlungen für diesen Zeitraum gelten. Der Bedarf an

Vitaminen und Mineralstoffen ist teilweise erheblich erhöht. Individuell kann eine gezielte vorübergehende Supplementierung erwogen werden. In Vorbereitung auf die Schwangerschaft sollten Frauen präkonzeptionell Folsäuresupplemente verwenden. Auch der Energiebedarf steigt während der Schwangerschaft und Stillzeit an, jedoch sollte die Energieaufnahme die vorgegebenen Richtwerte nicht überschreiten. Deshalb sind Lebensmittel mit einer hohen Nährstoffdichte zu bevorzugen. Vermeidbare Risikofaktoren für Mutter und Kind sind Drogen, Alkohol und Rauchen. Beschwerden, die durch die Schwangerschaft bedingt sind, können z.T. mit Ernährungsmaßnahmen gebessert werden.

☞ **Empfehlungen**

▶ Abwechslungsreiche Kost
▶ Angepasste Körpergewichtszunahme während der Schwangerschaft
▶ Ausreichende Versorgung mit Vitaminen und Mineralstoffen, evtl. gezielte Supplementierung
▶ Präkonzeptionelle Folsäuresupplementierung
▶ Möglichst hohe Ballaststoffaufnahme zur Vorbeugung von Obstipation
▶ Ausreichende Flüssigkeitszufuhr
▶ Häufig kleine Mahlzeiten, um Heißhungerattacken vorzubeugen
▶ Einschränken oder Meiden von Koffein
▶ Kein Alkohol- und Drogenkonsum, Rauchen vermeiden

45 Ernährung im Säuglingsalter

Nährstoffbedarf und Nährstoffaufnahme

Nach Definition der WHO (1985) wird als Säuglingsalter der Zeitraum von der Geburt bis zur Vollendung des zwölften Lebensmonats bezeichnet. Vor der Geburt wird das Kind über die Plazenta der Mutter versorgt, nach der Geburt ist es auf die orale Zufuhr von Nährstoffen angewiesen. Die DGE u. a. (2000) differenzieren bei ihren Referenzwerten für die Nährstoffzufuhr meist zwischen Säuglingen im Alter bis vier Monate und von vier bis unter zwölf Monate (*Tab. 45.1*). Die Nährstoffempfehlungen gelten für reifgeborene Säuglinge, nicht für Frühgeborene, und beziehen sich in den ersten vier Lebensmonaten auf gestillte Säuglinge. Dabei wird davon ausgegangen, dass der Bedarf eines Säuglings mit der Frauenmilch (bei ausreichender Milchmenge) gedeckt wird.

Ernährung in den ersten vier Lebensmonaten

In den ersten vier Lebensmonaten erhält der Säugling die notwendigen Nährstoffe über die Frauenmilch oder eine spezielle Säuglingsmilch. Das Zufüttern von anderen Lebensmitteln ist in dieser Zeit nicht nötig. Auch die zusätzliche Gabe von Flüssigkeit ist bei gesunden Säuglingen in den ersten Monaten nicht notwendig. Ausnahmen sind mit starkem Schwitzen verbundene Situationen wie fiebrige Erkrankungen oder sehr hohe Außentemperaturen (Forschungsinstitut für Kinderernährung 1996). Auch bei gestillten Säuglingen ist die zusätzliche Zufuhr von Vitamin D und K sowie Fluorid während des ersten Lebensjahres notwendig (DGE u. a. 2000, S. 18).
Nach der Geburt sollte die Mutter das Neugeborene zum Stillen möglichst bald an die Brust anlegen, um die Milchbildung zu stimulieren. Es empfiehlt sich, den Säugling anfangs immer dann zu stillen, wenn er hungrig ist und schreit, auch nachts. Die Nationale Stillkommission Deutschlands hat »Wege zum erfolgreichen Stillen« formuliert, um das Stillen zu fördern (☎ 45.1).
Die Zusammensetzung der Frauenmilch verändert sich im Verlauf der Laktation. Zunächst

Tab. 45.1: Empfehlungen für die Nährstoffzufuhr von Säuglingen (nach DGE u. a. 2000)

Nährstoffe (pro Tag)		Empfehlungen für Säuglinge (Monate)	
		0 bis < 4	4 bis < 12
Nahrungsenergie	m	500/2,0	700/2,9
(kcal/MJ)	w	450/1,9	700/2,9
Protein (g)		12[1]	10[2]
Fett (% der Energie)		45–50	35–45
ess. Fettsäuren		4,0[3]	3,5[3]
(% der Energie)		0,5[4]	0,5[4]
Vitamin A (mg RÄ[5])		0,5	0,6
Vitamin D (µg)		10	10
Vitamin E (mg TÄ[6])		3	4
Vitamin K (µg)		4	10
Thiamin (mg)		0,2	0,4
Riboflavin (mg)		0,3	0,4
Niacin (mg NÄ[7])		2	5
Vitamin B_6 (mg)		0,1	0,3
Folsäure (µg)[8]		60	80
Vitamin B_{12} (µg)		0,4	0,8
Vitamin C (mg)		50	55
Kalzium (mg)		220	400
Magnesium (mg)		24	60
Eisen (mg)		0,5	8
Jod (µg)		40	80
Zink (mg)		1,0	2,0

[1] 0 bis < 1 Monat
[2] 1 bis < 12 Monate
[3] ω-6-Fettsäuren
[4] ω-3-Fettsäuren
[5] 1 mg Retinol-Äquivalent = 6 mg all-trans-β-Carotin = 12 mg andere Provitamin-A-Carotinoide = 1,15 mg all-trans-Retinylacetat = 1,83 mg all-trans-Retinylpalmitat
[6] 1 mg RRR-α-Tocopherol-Äquivalent = 1,1 mg RRR-α-Tocopherylacetat = 2 mg RRR-β-Tocopherol = 4 mg RRR-γ-Tocopherol = 100 mg RRR-δ-Tocopherol = 3,3 mg RRR-α-Tocotrienol = 1,49 mg all-rac-α-Tocopherylacetat
[7] 1 mg Niacin-Äquivalent = 60 mg Tryptophan
[8] berechnet nach der Summe folatwirksamer Verbindungen in der üblichen Nahrung = Folat-Äquivalente

Anlegen möglichst gleich nach der Geburt im Kreißsaal

24-Stunden-Rooming-in

Stillen nach Bedarf und ohne Einschränkung

Vermittlung der korrekten Anlegetechnik in verschiedenen Stillpositionen durch Gesundheitspersonal

Aufklärung über die richtige Pflege der Brustwarzen

Brusthütchen oder Brustsalben werden nicht empfohlen

Zufütterung bei gesunden reifen Neugeborenen im allgemeinen nicht notwendig

Wenn kurzzeitig Zufütterung notwendig wird, Methoden auswählen, die nicht zur »Saugverwirrung« beitragen, z. B. Füttern mit dem Becher, Löffel oder Finger

☁ 45.1: Wege zum erfolgreichen Stillen (Przyrembel 1997)

wird ein bis drei Tage nach der Geburt noch vor dem Milcheinschuss ein Sekret, das **Kolostrum** (Kolostralmilch) gebildet, das für die Immunisierung des Säuglings von Bedeutung ist. Danach wird eine **Übergangsmilch oder transitorische Milch** abgesondert, bis nach etwa zwei Wochen die **reife Milch** gebildet wird. Der Gehalt an Kohlenhydraten und Fett nimmt von der Kolostralmilch zur reifen Milch zu, der Gesamtproteingehalt nimmt ab (Wachtel u. Hilgarth 1994, S. 85; Fröleke u. Günster 1995, S. 19).
Der Milcheinschuss erfolgt etwa am dritten Tag nach der Entbindung. Am Tag des Milchein-

schusses liegt die Milchmenge bei etwa 50–100 ml und steigt danach kontinuierlich an (Wachtel 1990, S. 96 f.). Nach etwa zwei Monaten beträgt die durchschnittliche Milchmenge 750 ml/d (DGE u. a. 2000, S. 18). Wenn der Verdacht besteht, dass der Säugling zu wenig Milch aufnimmt, wird er vor und nach der Mahlzeit gewogen, um die getrunkene Menge zu bestimmen. Symptome einer zu geringen Nahrungsaufnahme sind Gewichtsstillstand, Apathie oder Unruhe mit häufigem Schreien, dünner, substanzarmer Stuhl und Schwund des subkutanen Fettgewebes.
Die Milch von anderen Säugetieren kann Frauenmilch nicht komplett ersetzen, da in der Menge und Zusammensetzung der Nährstoffe deutliche Unterschiede bestehen. Beispielsweise korrelieren Energie- und Proteingehalt der Säugetiermilch positiv mit dem Wachstum des Neugeborenen der jeweiligen Spezies (*Tab. 45.2*). Auch Kuhmilch, die als Ersatz für Frauenmilch am besten geeignet ist, weicht deutlich von der Zusammensetzung der Frauenmilch ab. Sie hat einen höheren Gesamtproteingehalt, enthält viel Casein und wenig Molkenprotein und hat einen hohen Anteil aromatischer und verzweigtkettiger Aminosäuren. In Kuhmilch ist der Laktose- und der Linolsäureanteil niedriger, während der Gehalt an Mineralstoffen höher liegt. Auch die Vitamingehalte weichen voneinander ab (Wachtel u. Hilgarth 1994, S. 121 ff.).
Das Stillen bietet für Mutter und Kind mehrere Vorteile. So ist Muttermilch jederzeit und in der erforderlichen Temperatur verfügbar. Sie ist leicht verdaulich. Die Zusammensetzung ist dem Bedarf des Säuglings optimal angepasst und auf die teilweise noch unreifen Organfunktionen abgestimmt. Das Stillen und der damit verbundene enge Haut- und Blickkontakt wirken sich positiv auf die körperliche, seelische

Tab. 45.2: Wachstum von Neugeborenen verschiedener Säugetierspezies und die Zusammensetzung der jeweiligen Milchen (Wachtel u. Hilgarth 1994, S. 84)

Spezies	Anzahl Tage bis zur Verdoppelung des Geburtsgewichts	Nährstoffgehalt der Milch (%)			
		Protein	Fett	Laktose	Mineralstoffe
Mensch	150–180	0,9–1,2	3,8–4,2	7,0	0,2
Pferd	60	2,5	1,9	6,2	0,5
Kuh	47	3,3	3,7	4,7	0,7
Ziege	19	2,9	4,5	4,1	0,8
Schaf	10	5,5	7,4	4,8	1,0
Ratte	6	12,0	15,0	3,0	2,0

und geistige Entwicklung des Kindes aus (Hummel 1996). Die in der Muttermilch enthaltenen **Abwehrstoffe** schützen den Säugling vor Infektionen des Verdauungstraktes und der Atemwege. Zu diesen Schutzstoffen zählen das sekretorische Immunglobulin A (sIgA), Lysozym, Laktoferrin, das Laktoperoxidase-System, Makrophagen, Granulozyten sowie T- und B-Lymphozyten (Wachtel u. Hilgarth 1994, S. 90 f.).

Frauenmilch schützt vor **Allergien**, da sie eine für den Säugling optimale Proteinzusammensetzung aufweist. Durch die Gabe von Fremdproteinen, z. B. durch Kuhmilch, können Allergien ausgelöst werden. Besonders der Hauptbestandteil des Molkenproteins in der Kuhmilch, das β-Laktoglobulin, hat ein hohes allergenes Potential (Wachtel 1990, S. 159). Die Kuhmilchproteinallergie, die meist in den ersten Lebensmonaten auftritt, ist die häufigste Nahrungsmittelallergie bei Säuglingen (Chahda u. a. 1996).

Falls ein besonders hohes Allergierisiko besteht, z. B. wenn ein Elternteil Allergiker ist oder sogar beide Elternteile davon betroffen sind, sollten spezielle Richtlinien für die Säuglingsernährung beachtet werden (◨ 45.2). Die beste Prävention vor Allergien ist das Stillen, auch wenn dies kein absoluter Schutz vor der Manifestation allergischer Erkrankungen ist (Saarinen u. Kajosaari 1995). Antigene aus der Nahrung der Mutter können in die Milch gelangen und Unverträglichkeitsreaktionen beim Säugling auslösen. In diesem Fall ist es notwendig, dass die Mutter eine spezielle Diät einhält, um die allergieauslösenden Bestandteile aus der Nahrung zu eliminieren. Dabei muss darauf geachtet werden, dass die Energie- und Nährstoffversorgung der Mutter ausreichend ist.

Wenn nicht gestillt werden kann, stehen für allergiegefährdete Kinder hypoallergene Säuglingsnahrungen (HA-Nahrungen) zur Verfügung, bei denen die Proteine teilweise hydrolysiert sind und dadurch nicht allergen wirken. Bei einer bereits bestehenden Kuhmilchallergie sind hypoallergene Nahrungen nicht ausreichend. Dann müssen, wenn die Mutter nicht stillt, spezielle Säuglingsmilchnahrungen mit hochgradig hydrolysierten Proteinen eingesetzt werden. Auch bei der Einführung von Beikost müssen für allergiekranke Kinder spezielle Richtlinien beachtet werden (Chahda u. a. 1996)[1].

Vollstilldauer von mindestens vier, besser sechs Monaten

Bei Kindern mit hohem Allergierisiko Elimination von bekannten Allergenen aus der Ernährung der stillenden Mutter (z. B. Kuhmilch, Eier, Fisch, Zitrusfrüchte, Soja, Weizen, andere Getreide, Nüsse und Schokolade)

Keine Zufütterung mit Kuhmilch oder Sojaprotein im ersten Lebensjahr

Einführung von Beikost frühestens nach vier, besser nach sechs Monaten

Vermeidung von möglichen Allergenen in der Beikostnahrung (z. B. Kuhmilch, Eier, Fisch, Zitrusfrüchte, Soja, Weizen, andere Getreide, Nüsse und Schokolade)

Verwendung von hypoallergener Säuglingsnahrung, wenn nicht gestillt wird

---

◨ 45.2: Empfehlungen für die Säuglingsernährung zur Verringerung des Risikos einer Allergiemanifestation bei erblicher Vorbelastung (nach Koletzko u. Schmidt 1991; Exner u. Greinecker 1996)

Als Argument gegen das Stillen wird häufig die **Schadstoffbelastung der Frauenmilch** genannt. Da der Mensch am Ende der Nahrungskette steht, ist auch die Frauenmilch nicht frei von unerwünschten Inhaltsstoffen (◨ 45.3). Schadstoffe, vor allem chlorierte Kohlenwasserstoffe und Dioxine bzw. Dibenzofurane, reichern sich aufgrund ihrer Persistenz im Fettgewebe der Mutter an, gelangen durch die Mobilisierung des mütterlichen Depotfettes in die Milch und werden an den Säugling weitergegeben. Um die Schadstoffabgabe an den Säugling nicht noch zusätzlich zu steigern, sollte die Mutter während der Stillperiode keine Körpergewichtsreduktion durchführen.

Das größte Problem in der Frauenmilch stellen chlorierte Kohlenwasserstoffe wie DDT (Dichlordiphenyltrichlorethan), HCH (Hexachlorzyklohexan), HCB (Hexachlorbenzol) und PCB (polychlorierte Biphenyle) sowie Dioxine und Dibenzofurane dar. Aufgrund gesetzlicher Verbote und Maßnahmen zur Emmissionsverminderung hat die Schadstoffbelastung der Frauenmilch in den letzten Jahren und Jahrzehnten deutlich abgenommen (◨ 45.4).

---

[1] Spezielle Empfehlungen für die Ernährung bei Kuhmilcheiweißallergie gibt das Forschungsinstitut für Kinderernährung Dortmund (1994).

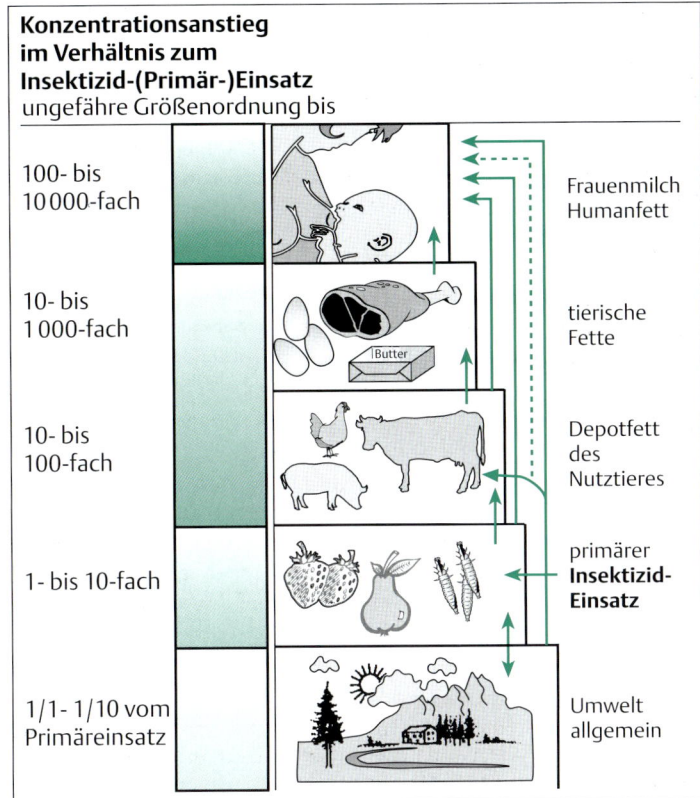

Konzentrationsanstieg im Verhältnis zum Insektizid-(Primär-)Einsatz ungefähre Größenordnung bis

100- bis 10 000-fach

10- bis 1 000-fach

10- bis 100-fach

1- bis 10-fach

1/1- 1/10 vom Primäreinsatz

Frauenmilch Humanfett

tierische Fette

Depotfett des Nutztieres

primärer **Insektizid-Einsatz**

Umwelt allgemein

45.3: Anhäufung von Rückständen in der Nahrungskette am Beispiel der Insektizide (nach Wachtel u. Hilgarth 1994, S. 116)

Neben den genannten Umweltkontaminanten können auch Arzneimittel sowie Alkohol, Koffein und Nikotin in die Muttermilch gelangen (Liebl u. Griffig 1996). Diese Fremdstoffe sind jedoch teilweise vermeidbar. Bei einer medikamentösen Behandlung der Mutter muss im Einzelfall entschieden werden, ob sie stillen sollte. Die Vor- und Nachteile des Stillens müssen gegeneinander abgewogen werden. Der Nutzen des Stillens für die Entwicklung des Kindes wird jedoch höher eingeschätzt als das Risiko der Rückstände in Frauenmilch. Die früher formulierte Empfehlung zur zeitlichen Begrenzung der Stilldauer wird aufgrund der kontinuierlichen Abnahme aller gemessenen Verunreinigungen nicht mehr aufrechterhalten (DGE 1996, S. 169 ff.).

Bei gesunden reifen Säuglingen besteht beim Stillen nach Bedarf und gutem Stillmanagement keine Notwendigkeit des **Zufütterns** (Przyrembel 1997). Am dritten und vierten Lebenstag ist die Gewichtsreduktion am größten, jedoch bleibt sie normalerweise unter 10 % des Ge-

burtsgewichtes. Überschreitet der postnatale Gewichtsverlust 10 %, ist eine passagere Zufütterung von Tee (10 % Dextrose, Dextromaltin) oder eine Säuglingsnahrung nötig (Nationale Stillkommission 1999).

Wenn häufiges Anlegen nicht mehr zur Sättigung führt, sollte nach dem Stillen eine Säuglingsanfangsnahrung aus der Flasche gegeben werden, was als Zwiemilchernährung bezeichnet wird. Empfohlen wird ein Sauger mit kleinem Loch, damit sich der Säugling nicht an das bequemere Trinken aus der Flasche gewöhnt und die Mutterbrust verweigert. Auch wenn eine Frau nicht stillen kann oder möchte, ist die Gabe einer Säuglingsanfangsnahrung indiziert (Forschungsinstitut für Kinderernährung 1996). Für das Abstillen gibt es unterschiedliche Gründe (45.5).

Industriell hergestellte Milchnahrung wurde früher in adaptierte und teiladaptierte Nahrung sowie Folgemilch eingeteilt. Heute wird zwischen Säuglingsanfangsnahrungen und Folgenahrungen unterschieden. **Säuglingsan-**

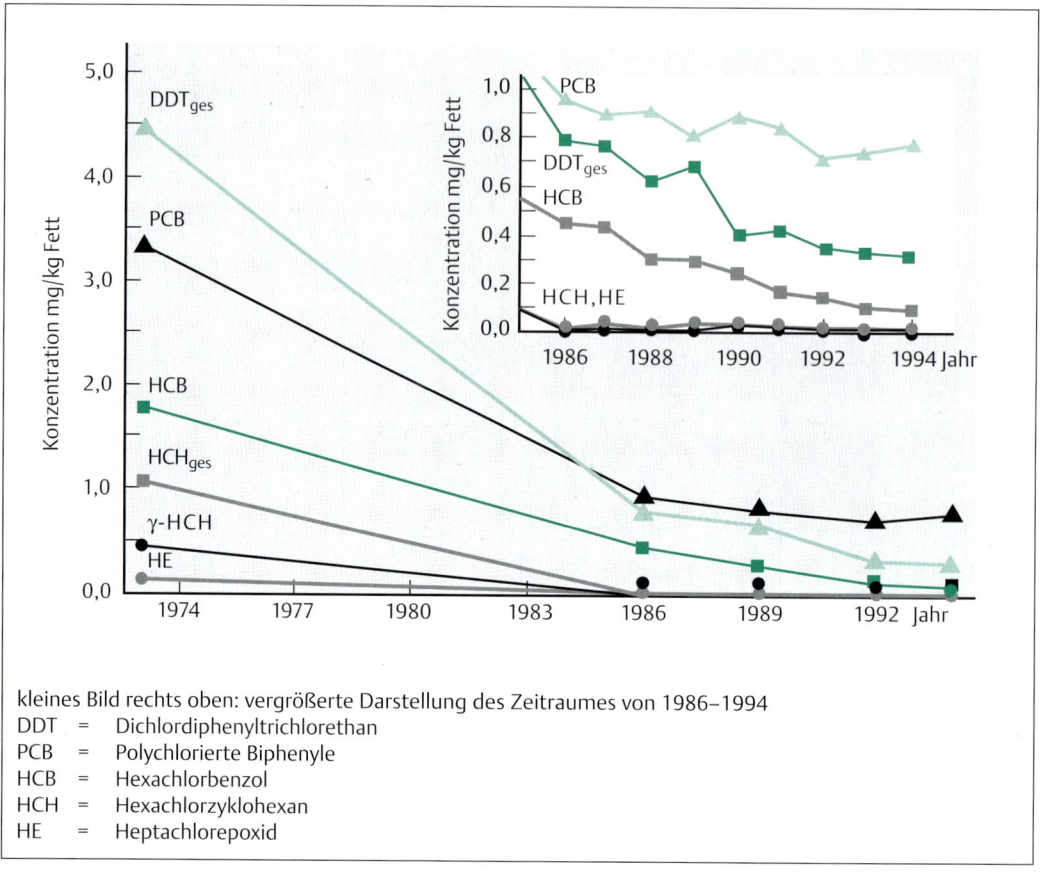

kleines Bild rechts oben: vergrößerte Darstellung des Zeitraumes von 1986–1994

DDT = Dichlordiphenyltrichlorethan
PCB = Polychlorierte Biphenyle
HCB = Hexachlorbenzol
HCH = Hexachlorzyklohexan
HE   = Heptachlorepoxid

◑ 45.4: Veränderung der mittleren Konzentrationen von Kontaminanten der Frauenmilch in Südbayern 1972–1994 (nach Liebl u. Griffig 1996)

Hypogalaktie

Erkrankung der Mutter mit Medikamenten-einnahme

Störung der Laktation durch Mastitis

Anlagefehler der Brüste

Zustand nach vorausgegangenen Brustoperationen

Kindliche Missbildungen im Bereich des Nasen-Rachen–Raumes

Schwere internistische Allgemeinerkrankungen (z. B. Hepatitis)

Wochenbettpsychose

Wiederaufnahme der Berufstätigkeit

◑ 45.5: Gründe für das Abstillen (Hummel 1996)

fangsnahrungen sind für Säuglinge, die nicht gestillt werden, während der ersten 4–6 Lebensmonate geeignet.

Als **Säuglingsmilchnahrung** dürfen nur die Säuglingsanfangsnahrungen bezeichnet werden, die aus Kuhmilch hergestellt sind. Sie werden je nach der Zusammensetzung des Kohlenhydratanteils in zwei Gruppen eingeteilt: Säuglingsmilchnahrungen mit Laktose als einzigem Kohlenhydrat sind mit der Silbe »Pre« im Namen gekennzeichnet. Diese können wie Muttermilch gefüttert werden. Sie sättigen allerdings nicht so anhaltend wie Säuglingsmilchnahrungen mit zusätzlichem Stärkeanteil, die durch die Ziffer »1« im Namen erkennbar sind. Bei stärkehaltiger Milch kann es jedoch leichter zur Überfütterung des Säuglings kommen. Daher sollte bei Verwendung dieser Milch das Gewicht regelmäßig kontrolliert werden.

Folgemilch (Ziffer »2« im Namen) ist für Säuglinge ab dem Alter von vier Monaten bestimmt. Die Umstellung auf eine solche Folgenahrung ist nicht unbedingt erforderlich. Säuglingsanfangsnahrungen können auch bis zum Ende des ersten Lebensjahres mit einer altersentsprechenden Beikost gegeben werden (Wachtel u. Hilgarth 1994, S. 121 ff.; Forschungsinstitut für Kinderernährung 1996).

Die **Selbstherstellung von Säuglingsmilch** ist zwar möglich, wird jedoch aus verschiedenen Gründen nicht empfohlen: Auch bei der Einhaltung strengster hygienischer Richtlinien ist die Gefahr der Keimbesiedelung höher als bei industriell gefertigten Produkten. Der Nährstoffgehalt von selbsthergestellter Säuglingsmilch ist auch bei genauer Beachtung der Mengenangaben nicht so ausgewogen wie der von industriell gefertigter Nahrung. Zudem enthält selbsthergestellte Säuglingsmilch, auch wenn sie nach einem ansonsten ausgewogenen Rezept wie dem Rezept nach Droese und Stolley (pasteurisierte Vollmilch und Wasser im Verhältnis 1:1, Stärke, Zucker und Öl) hergestellt wird, nicht ausreichend Vitamin C und A, so dass ab der sechsten Lebenswoche die Zufütterung von Vitamin-C-reichem Saft bzw. von Karottenbrei zur Vitamin-A-Versorgung erfolgen muss (Kersting u.a. 1988; Grüttner 1992; Forschungsinstitut für Kinderernährung 1996).

Zur Prävention von Rachitis ist die Gabe von **Vitamin D** (400–500 IE/d; 10–12,5 µg/d) im ersten Lebensjahr unabhängig von der Ernährungsweise und der Jahreszeit erforderlich (DGE u.a. 2000, S. 82). Allen Neugeborenen wird zur Prävention von hämorrhagischen Erkrankungen gleich nach der Geburt **Vitamin K** (1 mg) oral gegeben. Zwischen dem dritten und zehnten Lebenstag und in der 4.–6. Lebenswoche sollte noch einmal die gleiche Dosis verabreicht werden. Früh- und Neugeborene, bei denen eine orale Gabe nicht möglich ist, erhalten die erste Vitamin-K-Dosis (dann 200 µg) parenteral (Ohler 1997).

Die Supplementierung mit **Fluorid** (0,25 mg/d für Säuglinge von 0–3 Monaten, 0,5 mg/d für Säuglinge von 4–11 Monaten) wird bei Säuglingen zur Kariesprophylaxe empfohlen. Diese Mengenangabe bezieht sich auf die Haushalte mit einem Fluoridgehalt von weniger als 0,3 mg/l Trinkwasser. Dies trifft für die Mehrheit der Haushalte in Deutschland zu. Ist der Fluoridgehalt höher, muss die Supplementierung entsprechend verringert werden. Auch bei Verwendung fluoridhaltiger Mineralwässer zur Zubereitung von Säuglingsnahrung muss die supplementierte Menge angepasst werden. Evtl. kann ganz auf eine Supplementierung verzichtet werden (DGE u.a. 2000, S. 185 ff.).

Bilanzierte Diäten (Nahrungen mit hochgradig hydrolysiertem Protein, Heilnahrungen und Frühgeborenennahrungen) enthalten im Gegensatz zu Säuglingsmilchnahrungen, Folgemilchen und HA-Nahrungen unterschiedlich hohe Fluoridzusätze. Daher muss bei der Verwendung von bilanzierten Diäten im Einzelfall entschieden werden, ob eine zusätzliche Supplementierung notwendig ist (Kersting u.a. 1999).

Ernährung ab dem fünften Lebensmonat

Ab dem fünften Monat, jedoch spätestens zu Beginn des siebten Monats, sollte **Beikost** gegeben werden. Als Beikost werden die Nahrungsmittel definiert, die zusätzlich zur Milchnahrung eingesetzt werden. Das Forschungsinstitut für Kinderernährung (1996) hat Empfehlungen zur Auswahl bzw. Selbstzubereitung von Beikost herausgegeben.

Zur Prävention von Allergien empfiehlt es sich, anfangs möglichst wenig Zutaten zu verwenden. Die Lebensmittel sollten für eine adäquate Nährstoffversorgung eine hohe Nährstoffdichte aufweisen. Die Beikost kann selbst zubereitet werden, oder es können industriell gefertigte Produkte verwendet werden. Lebensmittel, die speziell für Säuglinge und Kleinkinder hergestellt werden, unterliegen hohen Anforderungen bezüglich der Zusammensetzung und des Schadstoffgehaltes. Die Verwendung von industriell gefertigter Kost ist zeitsparend.

Bei industriell gefertigten Breien sollte darauf geachtet werden, dass der Brei aus möglichst wenigen Zutaten ohne Verwendung von Zucker und Salz zubereitet ist. Ein Vorteil der eigenen Zubereitung ist, dass Anzahl und Menge der Zutaten selbst bestimmt werden können. Außerdem ist selbsthergestellte Beikost finanziell günstiger als kommerzielle Produkte.

Im fünften Monat kann eine Milchmahlzeit durch eine Breimahlzeit ersetzt werden (◙ 45.6). Als erste Breifütterung wird reines Karottenmus empfohlen, bis das Kind an das Füttern mit dem Löffel gewöhnt ist. Danach kann ein Brei aus Gemüse und Kartoffeln gegeben werden, der allmählich durch einen Gemüse-Kartoffel-Fleisch-Brei mit Fettzugabe ersetzt werden kann. Ab dem sechsten Monat können auch andere Gemüsesorten verwendet werden. Mit Einführung der Beikost braucht der

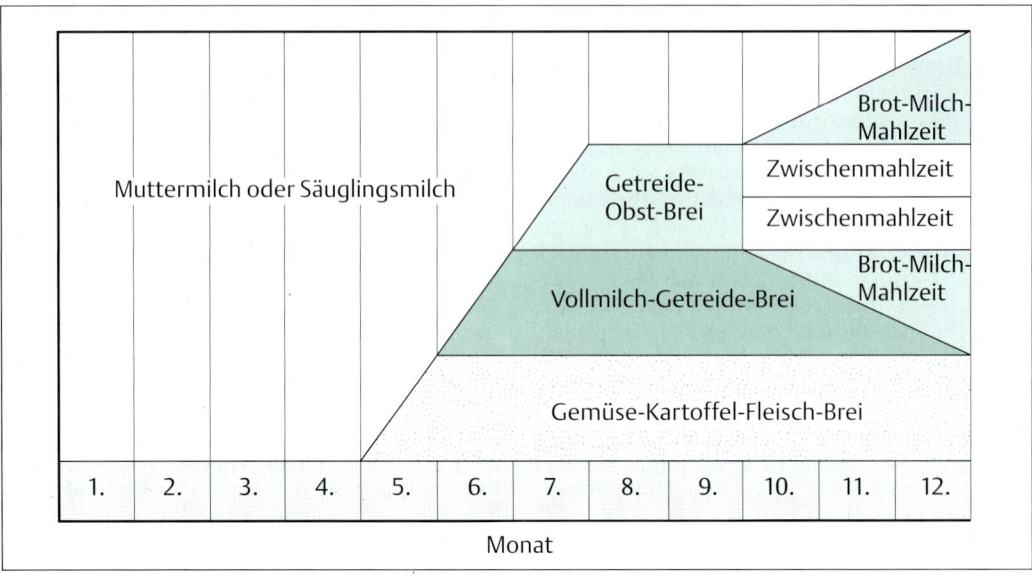

☎ 45.6: Ernährungsplan für das erste Lebensjahr (Forschungsinstitut für Kinderernährung 1996)

Säugling zusätzlich Flüssigkeit in Form von Getränken. Geeignet sind Trinkwasser aus der Leitung (im ersten Lebenshalbjahr abgekocht), stilles Mineralwasser, ungesüßter Säuglings-tee bzw. ungesüßter Kräuter- oder Früchtetee. Zuckerhaltige Getränke sind nicht geeignet.

Im sechsten Monat kann eine weitere Milch-mahlzeit durch einen Brei aus Kuhvollmilch und Vollkorngetreide mit einem Vitamin-C-reichen Orangensaft ersetzt werden. Auch bei diesem Brei ist die Selbstherstellung oder die Verwendung von industriell gefertigten Produk-ten möglich. Ab dem siebten Monat kommt ein milchfreier Getreide-Obst-Brei mit Fettzusatz anstelle einer Milchmahlzeit hinzu. Ab dem zehnten Monat kann das Kind langsam an die Familienkost gewöhnt werden, die idealerweise aus drei Haupt- und zwei Zwischenmahlzeiten besteht. Nach dem ersten Lebensjahr kann das Kind fast alle Lebensmittel essen. Gemieden werden sollten jedoch stark blähende Lebens-mittel (z.B. Bohnen, Linsen, Erbsen und Kohl) sowie solche, die leicht verschluckt werden können (z.B. Nüsse) und schwer verdaulich sind (z.B. fettes Fleisch, fette Wurst und in Fett gebackene Lebensmittel). Scharfe Gewürze und Salz sollten bei der Zubereitung der Mahlzeiten nicht verwendet werden (Kersting u.a. 1994; Forschungsinstitut für Kinderernährung 1996).

Ein guter Indikator für die Entwicklung des Säuglings ist die **Körpergewichtszunahme** (*Tab. 45.3*). Sie beträgt innerhalb des ersten Lebensjahres bei Jungen etwa 6500 g und bei Mädchen etwa 6100 g, was einer Verdreifa-chung des Geburtsgewichtes entspricht. Das Doppelte des Geburtsgewichtes ist bei Jungen etwa zwischen dem vierten und fünften Lebensmonat, bei Mädchen etwa mit fünf Monaten erreicht.

Tab. 45.3: Durchschnittliche Körpergewichtszu-nahme im ersten Lebensjahr (nach Wachtel u. Hil-garth 1994, S. 227)

Alter (Monat)	Gewichtszunahme (g/Woche)	
	Jungen	Mädchen
1	200	175
2	200	175
3	200	175
4	200	175
5	125–150	125
6	125–150	125
7– 9	100	100
10–12	75–100	75

Alternative Ernährungsformen ▬▬

Wenn Eltern sich nach einer alternativen Ernährungsform (s. Kap. 49–57, S. 161 ff.) richten, werden meist auch ihre Kinder entsprechend ernährt. Dabei wird oft nicht bedacht, dass der kindliche Organismus spezielle Anforderungen hat und auf eine unzureichende Nährstoffzufuhr mit Wachstums- und Entwicklungsstörungen reagiert. Die Risiken sind umso größer, je jünger die Kinder sind und je strenger die diätetischen Maßnahmen durchgeführt werden (Grüttner 1992; Leitzmann u. Hahn 1996, S. 348 ff.).

Alternative Säuglingsmilch

Die meisten Vertreter alternativer Ernährungsrichtungen befürworten das Stillen (Kersting u. a. 1988). Von der Ernährungsweise der Mutter ist es abhängig, ob der Säugling mit der Muttermilch ausreichend versorgt wird, da die Milch arm an verschiedenen Nährstoffen sein kann (Grüttner 1992). Beispielsweise hat die Muttermilch bei einer veganen Ernährungsweise nur einen sehr geringen Vitamin-B_{12}-Gehalt, was eine Fehlernährung mit schweren Mangelsymptomen beim Säugling verursachen kann. Auch die Versorgung mit Vitamin D kann kritisch sein (Leitzmann u. Hahn 1996, S. 360 f.). Wenn die Mutter nicht stillen möchte oder kann, werden von den Vertretern alternativer Ernährungsrichtungen Empfehlungen zur Herstellung von Säuglingsmilch gegeben. Im Rahmen der Vollwertkost nach **Bruker** wird die **»Frischkornmilch«** empfohlen. Dafür wird Getreide aus biologischem Anbau (Weizen bzw. Gerste, Hafer, Naturreis oder eine Mischung verschiedener Getreidearten) fein gemahlen, mit nicht abgekochtem Leitungswasser 5–8 Stunden eingeweicht, mit roher Kuhmilch vermischt und auf Trinktemperatur erwärmt. Es kann auch eine Messerspitze Honig dazugegeben werden. Bruker empfiehlt täglich 4–5 Mahlzeiten. Bei schlechter Verträglichkeit der Kuhmilch sollte eine Umstellung auf **Frischkornmandelmilch** erfolgen. Dabei wird die Kuhmilch gegen Mandelmilch (sehr fein geriebene, geschälte Mandeln und Wasser) ausgetauscht (Bruker u. Gutjahr 1997, S. 78 ff.). Frischkornmilch bzw. -brei ist für Säuglinge nicht geeignet. Glutenhaltiges Getreide sollte in den ersten vier Lebensmonaten wegen der Gefahr einer Zöliakiemanifestation überhaupt nicht verwendet werden, nach dem vierten Lebensmonat kann es in erhitzter Form gegeben werden. Außerdem ist der Stärkegehalt bei den aus Getreide hergestellten Milchnahrungen zu hoch. Dies überlastet den Verdauungstrakt des Säuglings, da die stärkespaltende Pankreasamylase nach der Geburt noch nicht vorhanden ist und erst im zweiten Lebenshalbjahr ihre volle Aktivität entwickelt. Die Folgen können Durchfälle, Schleimhautschädigungen und Gedeihstörungen sein. Die Verwendung von Rohmilch für die Säuglingsernährung wird nicht empfohlen, da auch bei guter Stallhygiene und Überwachung der Milchkühe die Gefahr einer bakteriellen Kontamination der Milch besteht. Das Einweichen des Getreides bei Zimmertemperatur begünstigt ebenfalls eine Vermehrung von Mikroorganismen (Kersting u. a. 1988; Grüttner 1992; Leitzmann u. Hahn 1996, S. 354 f.).

Auch in der **Makrobiotik** wird für Säuglinge, falls sie nicht gestillt werden, eine Getreidemilch empfohlen. Als Zutaten werden Vollkornreis, Gerste, Sojabohnen und Sesamsamen verwendet, die in Wasser gekocht werden. Alternativ wird eine fertig gemahlene Mischung unter der Bezeichnung »Kokoh« im Handel angeboten (Kersting u. a. 1988). Heute wird in der Makrobiotik die Getreidemilch zunehmend durch industriell gefertigte Säuglingsnahrung auf Milch- oder Sojabasis ersetzt (Dagnelie 1990).

Säuglingsmilch, die nicht genügend Vitamine und Mineralstoffe enthält, kann schwere Gedeihstörungen und Entwicklungsrückstände verursachen. Berechnungen von Niessen u. Teufel (1983) haben ergeben, dass die Versorgung mit Natrium, Kalzium, Eisen sowie Vitamin D und Vitamin B_{12} bei der Ernährung des Säuglings mit einer »Fruchtmilch« nach Bircher (Mandelmilch mit verschiedenen Fruchtsäften bzw. Tomatensaft) ungenügend ist. Die in der Makrobiotik teilweise noch empfohlene Getreidemilch deckt nicht den Energiebedarf des Säuglings, da sie weder Kuhmilch noch Fett enthält. Wenn Keimöl, Sahne oder Mandelmus bei der Herstellung der Säuglingsnahrung verwendet werden, ist der Energiegehalt in der Regel ausreichend. Der Proteingehalt von alternativer Säuglingsnahrung ist meist ausreichend bzw. durch den Getreideanteil teilweise zu hoch, wodurch die Nieren des Säuglings belastet werden. Bei der Verwendung von Sojaprotein oder Mandelmus als Kuhmilchersatz ist die biologische Wertigkeit des Proteins nicht so hoch wie bei der Verwendung von Kuhmilch (Leitzmann u. Hahn 1996, S. 355 f.).

Die Aufklärung von Eltern, die eine alternative Ernährungsform bevorzugen, über die speziellen Bedürfnisse des Säuglings ist von entscheidender Bedeutung. Eine Supplementierung mit Vitaminen und Mineralstoffen wird von den Eltern häufig nicht akzeptiert. Vereinbar mit einer vegetarischen Ernährung scheint hingegen die Verwendung von Sojamilch zu sein, die anderen Säuglingsmilchen wie Mandelmilch, auch wenn zusätzlich Obst- und Gemüsesäfte gegeben werden, vorzuziehen ist. Sojamilch enthält zwar ebenfalls kein Vitamin B_{12}, jedoch fast alle anderen notwendigen Nahrungsbestandteile in ausreichender Menge (Niessen u. Teufel 1983).

Alternative Beikostempfehlungen

Bruker und Gutjahr (1997, S. 91 ff.) empfehlen für gestillte Kinder die Einführung der Beikost mit dem Durchbruch des ersten Zahns. Allmählich sollte z. B. schaumig geschlagene Banane, fein geriebener Apfel oder Karotte sowie anderes rohes Obst und Gemüse gegeben werden. Auch Frischkornbrei wird empfohlen. Bei Flaschenkindern sollte nach Bruker die Beikost ab dem dritten Monat eingesetzt werden, wobei geringe Obst- und Gemüsemengen in pürierter Form schon ab der sechsten Woche empfohlen werden. Bruker bezeichnet unerhitzte Frischkost als die hochwertigste Nahrung, auch für Säuglinge.

Diese Empfehlungen bedürfen allerdings einer differenzierten Betrachtung: Getreide sollte wegen der möglichen Auslösung einer gluteninduzierten Zöliakie nicht zu früh eingeführt werden (Teufel 1996). Außerdem ist für Säuglinge die Erhitzung bestimmter Lebensmittel, vor allem von Getreide, von Vorteil, weil sie die Verdauung erheblich erleichtert. Obst kann dagegen überwiegend roh und Gemüse teilweise roh gegeben werden (Schöch u. a. 1988).

Bei der **makrobiotischen Ernährung** wird Beikost ebenfalls nach dem Durchbruch der ersten Zähne gegeben. Sie besteht aus einem Getreidebrei, meist aus Vollreis oder »süßem Reis« (eine Reissorte mit ähnlichem Nährwert wie üblicher Reis), der mit zunehmendem Alter mit immer weniger Wasser zubereitet wird. Dieser Brei wird gekocht und durch ein Sieb passiert. Bis zum Alter von zwei Jahren sollte nach der makrobiotischen Ernährungsweise kein Fett und Öl sowie keine tierischen Produkte gegeben werden.

Eine holländische Untersuchung an Kindern aus Familien, die sich makrobiotisch ernährten, zeigte, dass die Körpergewichtsentwicklung der gestillten Kinder in den ersten sechs Lebensmonaten langsamer verlief als in einer üblich ernährten Kontrollgruppe, was auf eine zu geringe Milchmenge der Mutter zurückgeführt wurde. Eine noch stärker ausgeprägte Gewichtsretardierung wurde in einer zweiten Kohorte im Alter von 8–14 Monaten beobachtet. Auch die Körpergröße, Trizeps- und Subscapula-Hautfaltendicke sowie Arm- und Kopfumfang waren geringer als bei üblich ernährten Kindern. Eine verzögerte Entwicklung der Grobmotorik und der Sprache wurde ebenfalls beobachtet (Dagnelie u. a. 1989 a; Dagnelie 1990). Als Ursachen der Wachstumsretardierung werden die zu geringe Energie- und Proteinzufuhr durch die Beikost angesehen. Blutuntersuchungen bei makrobiotisch ernährten Kindern zeigten Defizite bei den Vitaminen B_2, B_{12} und D sowie bei Eisen und Kalzium. Aufgrund dieser Ergebnisse wurden Ernährungsempfehlungen formuliert, die mit der makrobiotischen Ernährungsweise vereinbar sind. Beispielsweise wird die Verwendung von mehr Fett in Form von Öl oder Samen bzw. Nüssen sowie der Verzehr von Fettfisch und Milchprodukten (wegen der geringen Akzeptanz auf ein Minimum beschränkt) empfohlen (Dagnelie 1990).

Die von Eltern praktizierte Ernährungsweise wird häufig auch auf ihre Kinder übertragen. Dabei birgt vor allem die strengste Form des Vegetarismus, die **vegane Ernährung**, erhebliche Risiken für Säuglinge. Die rein pflanzliche Ernährung ist sehr voluminös und hat eine geringe Energiedichte. Auch die Fettaufnahme ist sehr gering (Grüttner 1992). Säuglinge benötigen jedoch einen höheren Anteil der Gesamtenergie in Form von Fett als Erwachsene (DGE 1995, S. 29). Außerdem kann der niedrige Proteingehalt der veganen Ernährung Probleme bereiten. Zudem ist die Verfügbarkeit pflanzlicher Proteine schlechter als tierischer. Die Zufuhr von Vitamin D, Vitamin B_{12}, Eisen, Kalzium und Spurenelementen wie Zink kann bei einer veganen Kost im Kindesalter ebenfalls unzureichend sein (Lentze 1992; Leitzmann u. Hahn 1996, S. 364 f.).

Besonders gravierend wirkt sich der Mangel an Vitamin B_{12} aus. Er äußert sich u. a. in neurologischen Störungen, schwerer Retardierung, Regression der Entwicklung, Gewichtsstillstand, verringerter Wachstumsgeschwindigkeit, verlangsamtem Kopfwachstum und in makrozytärer Anämie. Die neurologischen Symptome sind Lethargie, der Verlust bereits erworbener Fähigkeiten sowie verminderte Kontaktaufnahme. Eine Vitamin-B_{12}-Substitution führt zur Normalisierung der Störungen, jedoch können Schäden auch längerfristig bestehen bleiben (Stötter u. Mayrhofer 1996).

Eine lakto-ovo-vegetarische Ernährung für Säuglinge kann bei entsprechender Lebensmittelauswahl prinzipiell bedarfsgerecht gestaltet werden (Leitzmann u. Hahn 1996, S. 360 ff.). Mit einem geringen Fleischanteil in der Säuglingsernährung ist jedoch die Bedarfsdeckung leichter zu erreichen (Feldl u. Koletzko 1998). Die vegane oder streng makrobiotische Ernährungsweise kann für Säuglinge ein Risiko darstellen und ist daher für diese Altersgruppe nicht geeignet (Lentze 1992). Personen, die eine solche Kostform durchführen und auch ihre Kinder entsprechend ernähren, sind oftmals nicht zu überzeugen, diese aufzugeben. Daher ist es erforderlich, Vorschläge zur Anpassung der Ernährungsweise an den kindlichen Bedarf zu machen, die nicht mit den Ansichten der Eltern im Konflikt stehen, um eine ausreichende Nährstoffversorgung zu gewährleisten. Ein Beispiel dafür sind die Vorschläge von Dagnelie (1990) zur Verbesserung der Ernährungssituation von makrobiotisch ernährten Kindern, die mit Makrobiotik-Lehrern abgesprochen und über die Makrobiotik-Zentren verbreitet wurden (s. Kap. 56, S. 210).

Zusammenfassung

Die optimale Ernährung für den Säugling ist in den ersten 4–6 Lebensmonaten die Frauenmilch. Wenn die Mutter nicht stillen kann oder möchte, stehen industriell gefertigte Säuglingsmilchnahrungen zur Verfügung. Von der Selbstherstellung einer Säuglingsmilch ist abzuraten. Die Einführung der Beikost sollte nicht vor dem fünften Lebensmonat, jedoch spätestens zu Beginn des siebten Monats erfolgen. Schrittweise wird im fünften, sechsten, siebten und zehnten Monat jeweils eine Mutter- oder Säuglingsmilchmahlzeit durch eine Breimahlzeit ersetzt. Unabhängig von der Ernährungsweise und der Jahreszeit wird eine Supplementierung mit Vitamin D zur Prävention von Rachitis empfohlen. Für die Kariesprophylaxe kann eine Fluoridsupplementierung vorgenommen werden, deren Höhe an die Aufnahme von Fluorid aus dem Leitungswasser und Mineralwasser angepasst werden sollte.

Alternative Ernährungsformen können mit Risiken für Säuglinge verbunden sein. Selbst das Stillen kann bei bestehenden Nährstoffdefiziten der Mutter für die Bedarfsdeckung des Säuglings ungenügend sein. Daher muss eine Anpassung der Ernährungsweise bzw. eine gezielte Supplementierung den Bedürfnissen des Säuglings entsprechend erfolgen.

☞ Empfehlungen

▶ Ausschließliches Stillen in den ersten 4–6 Lebensmonaten
▶ Einführung der Beikost frühestens ab dem fünften Monat, spätestens zu Beginn des siebten Monats durch den Ersatz einer Muttermilch- oder Säuglingsmilchmahlzeit durch eine Breimahlzeit
▶ Allmähliche Erweiterung des Nahrungsmittelangebotes durch die Einführung weiterer Breimahlzeiten bis etwa zur Vollendung des ersten Lebensjahres
▶ Ab dem zehnten Lebensmonat Gewöhnung an die Familienkost (ohne Salz und scharfe Gewürze)
▶ Supplementierung von Vitamin D während des ersten Lebensjahres unabhängig von der Jahreszeit
▶ Supplementierung von Fluorid
▶ Bei der Durchführung einer alternativen Ernährungsform Anpassung der Ernährung an die Bedürfnisse des Säuglings

46 Ernährung im Kindesalter

Die Zeitspanne der Kindheit wird in verschiedene Stadien eingeteilt. Eine Möglichkeit ist die Differenzierung zwischen Kleinkindern (2.-3. Lebensjahr), Vorschulkindern (4.-6. Lebensjahr), Grundschulkindern (7.-10. Lebensjahr), Schulkindern (11.-14./15. Lebensjahr) und Jugendlichen (15./16.-18. Lebensjahr) (Fröleke u. Günster 1995, S. 16). Eine ähnliche Einteilung nehmen die DGE u. a. (2000) in ihren Referenzwerten für die Nährstoffzufuhr vor.

Altersspezifische Merkmale

Das **Wachstum** des Kindes wird in erster Linie anhand der Zunahme von Körperlänge und Körpergewicht beurteilt. Es ist von der genetischen Disposition und von Umweltfaktoren, insbesondere der Ernährung, abhängig. Das Wachstum kann als Kontrollgröße für den Ernährungsstatus herangezogen werden. Wachstumsdaten werden meist in Form von Perzentilkurven dargestellt und ermöglichen dadurch den Vergleich eines einzelnen Kindes mit anderen Kindern der gleichen Altersstufe (⌧ 46.1). Als Faustregel für die Entwicklung des Körpergewichts gilt, dass sich das Geburtsgewicht im Alter von einem Jahr verdreifacht (etwa 10 kg), mit sechs Jahren versechsfacht (etwa 20 kg) und mit zwölf Jahren verzwölffacht (etwa 40 kg) haben sollte (Gladis u. a. 1996, S. 3). Anhand von Perzentilen zum größenbezogenen Körpergewicht lässt sich ermitteln, ob ein Kind eher zu schwer oder zu leicht im Verhältnis zur Körperlänge ist. Der **Verdauungsapparat** von Kindern ist im Vergleich zu dem des Erwachsenen noch nicht voll funktionsfähig. Daher sollte der Übergang von der Milchnahrung im Säuglingsalter auf Breinahrung und schließlich auf eine gemischte Kost allmählich erfolgen und dem jeweiligen Entwicklungsstadium des Kindes angepasst werden.

Im Alter von 5–6 Monaten erfolgt meist der Durchbruch des ersten **Zahnes**. Die Entwick-

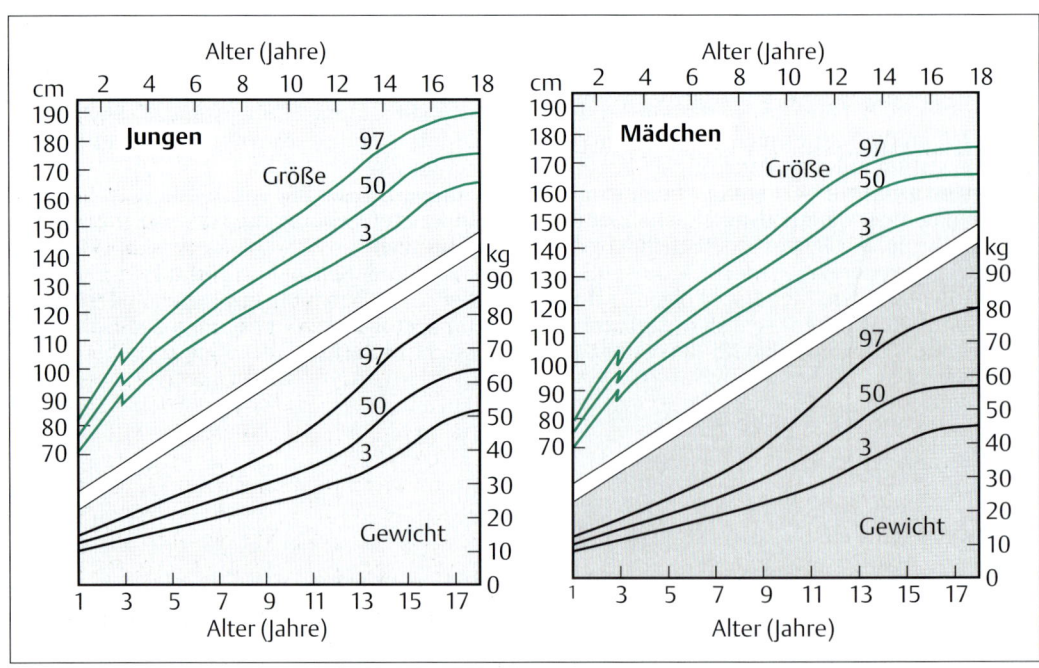

⌧ 46.1: Größe und Gewicht von Jungen und Mädchen von 1–18 Jahren: 3., 50. und 97. Perzentile (von Harnack u. Koletzko 1997, S. 5 f.)

lung des Milchgebisses ist etwa im Alter von zwei Jahren abgeschlossen. Zu Beginn des Schulalters fallen die ersten Milchzähne aus, und das Dauergebiss entwickelt sich. Mit etwa zwölf Jahren sind die bleibenden Zähne (mit Ausnahme der Weisheitszähne) vollständig vorhanden.

Bereits im Kleinkindalter soll die Pflege der Zähne beginnen und auf eine zahnschonende Ernährungsweise geachtet werden (☎ 46.2). Niedermolekulare Kohlenhydrate, die z. B. in Bonbons, Schokolade und süßen Brotaufstrichen enthalten sind, tragen maßgeblich zur Kariesentstehung (s. Kap. 64, S. 314 f.) bei. Besonders stark kariogen wirken klebrige, gezuckerte Lebensmittel, die lange im Mund behalten werden und an den Zähnen hängenbleiben. Da es in der Kinderernährung nur schwer möglich ist, Süßigkeiten ganz aus dem Speiseplan zu eliminieren, ist eine gute Mundhygiene mitentscheidend für die Zahngesundheit. Das Trinken von gezuckerten oder säurehaltigen Getränken (z. B. Obstsäften) aus der Saugerflasche sollte vermieden werden, weil dadurch die Zerstörung der Milchzähne gefördert wird. Auch das Nuckeln an mit Honig bestrichenen Saugern schädigt die Zähne (Wetzel 1988; Fröleke u. Günster 1995, S. 65 ff.;).

Nährstoffbedarf und Nährstoffaufnahme

Eine ausreichende Versorgung mit **Nahrungsenergie** ist besonders im Kindesalter für

Reduzierte Zufuhr saccharosehaltiger Lebensmittel und Getränke
Reduzierte Zufuhr von Lebensmitteln und Getränken, die an Stelle von Saccharose andere isolierte Zucker wie Glukose, Fruktose, Maltose und Maltodextrin enthalten
Sicherstellung einer kauaktiven Ernährungsweise zur Selbstreinigung des Gebisses
Vermeidung klebriger und weicher Lebensmittel
Zufuhr naturbelassener und ballaststoffhaltiger Nahrung
Ausgewogene Ernährungsweise

☎ 46.2: Empfehlungen für eine zahngesunde Ernährung (nach Wetzel 1988)

Wachstum und Entwicklung notwendig (*Tab. 46.1*). Bezogen auf das Körpergewicht haben Kinder einen höheren Energiebedarf als Erwachsene; so beträgt er bei ein- bis dreijährigen Kindern etwa 100 kcal/kg Körpergewicht im Vergleich zu 30–40 kcal/kg Körpergewicht bei Erwachsenen. Der höhere Energiebedarf kann am besten durch einen höheren Anteil an **Fett** in der Nahrung gedeckt werden. Daher sind die Empfehlungen für die Fettzufuhr bei Kindern – für ein- bis dreijährige 30–40% und für vier- bis 14-jährige 30–35% der Gesamtenergieaufnahme – höher als bei Erwachsenen, deren Fettzufuhr nicht mehr als 30% der Gesamtenergieaufnahme betragen sollte (DGE u. a. 2000, S. 43). Die Empfehlungen für die Fettzufuhr werden bei Kindern annähernd erreicht; sie weichen nur geringfügig nach oben bzw. unten ab (DGE 1996, S. 42 ff.).

Tab. 46.1: Richtwerte für die Nahrungsenergiezufuhr bei Kindern (nach DGE u. a. 2000, S. 31)

Alter (Jahre)	Energie (kcal/d)		(MJ/d)	
	m	w	m	w
1 – 3	1 100	1 000	4,7	4,4
4 – 6	1 500	1 400	6,4	5,8
7 – 9	1 900	1 700	7,9	7,1
10 –12	2 300	2 000	9,4	8,5
13 –14	2 700	2 200	11,2	9,4

Eine Reduzierung der Fettaufnahme bei Kindern zur Prävention **atherosklerotischer Veränderungen** wird kontrovers diskutiert. Einerseits wird davon ausgegangen, dass eine fettreiche Ernährungsweise bereits im Kindesalter erhöhte Blutlipidkonzentrationen und Veränderungen der Gefäßwände begünstigt (Kersting u. Schöch 1993). Andererseits zeigte eine drei Jahre dauernde Studie mit 500 kanadischen Kindern im Alter von 3–6 Jahren, dass bei einer niedrigen Fettzufuhr (< 30% der Gesamtenergie) die Aufnahme fettlöslicher Vitamine (Vitamin A, D und E) zu gering war. Für Vitamin A waren diese Befunde bei den drei- und vierjährigen Kindern statistisch signifikant, für die beiden anderen Vitamine bei allen Altersstufen. Die Cholesterinaufnahme stieg proportional mit der Fettzufuhr an (Vobecky u. a. 1995). Es stellt sich die Frage, ob durch eine allgemeine Präventionsstrategie das Risiko einer zu geringen Vitaminaufnahme im frühen Kindesalter in

Kauf genommen werden sollte, um das Risiko für spätere Herz-Kreislauf-Erkrankungen zu senken. Eine gezieltere Maßnahme besteht darin, das individuelle Risiko bei familiärer Vorbelastung festzustellen und ggf. die Blutlipidwerte zu untersuchen, so dass individuelle Maßnahmen zur diätetischen oder medikamentösen Intervention eingeleitet werden können (Kersting u. Schöch 1993).

Die Empfehlungen für die Fettzufuhr sollten möglichst nicht überschritten werden. Zudem kann das Risiko einer späteren koronaren Herzkrankheit durch einen verminderten Anteil an gesättigten Fettsäuren (weniger als ein Drittel der Nahrungsfettaufnahme) gesenkt werden (DGE u. a. 2000, S. 43 ff.). Laut Ernährungsbericht (DGE 1996, S. 40 f.) haben die gesättigten Fettsäuren auch bei Kindern den höchsten Anteil an der Fettzufuhr im Vergleich zu einfach und mehrfach ungesättigten Fettsäuren.

Die Prävention von **Adipositas** (s. Kap. 58, S. 219 ff.) muss bereits im Kindesalter beginnen, da das Risiko einer Adipositas im Erwachsenenalter doppelt so hoch ist, wenn bereits in der Kindheit Übergewicht bestand (Must 1996).

Kritische Phasen für die Entwicklung einer Adipositas sind die fetale Phase, das 4.-7. Lebensjahr und die Pubertät (Körtzinger u. a. 1996).

In der Kinderernährung wird ebenso wie für Erwachsene ein **Kohlenhydratanteil** von > 50 % bezogen auf die Gesamtenergiezufuhr empfohlen (DGE u. a. 2000, S. 59). Diese Empfehlung wird jedoch bei Kindern im Durchschnitt nicht erreicht, sondern liegt mit etwa 46–49 % Kohlenhydratanteil wie auch bei Erwachsenen zu niedrig (DGE 1996, S. 40 f.). Der Verzehr niedermolekularer Kohlenhydrate sollte eingeschränkt werden, d.h., es wird ein moderater Umgang mit Zucker empfohlen. Bereits mit Einführung der Beikost im zweiten Lebenshalbjahr steigt die Ballaststoffzufuhr allmählich an. Für Kinder werden derzeit noch keine Richtwerte für die Ballaststoffzufuhr gegeben (DGE u. a. 2000, S. 59 ff.).

Eine ausreichende Zufuhr von **Protein** mit der Nahrung ist für das Wachstum besonders bedeutsam. Bei Kindern führt Proteinmangel zu körperlicher, in schweren Fällen auch zu geistiger Unterentwicklung. In westlichen Industrieländern ist die Proteinaufnahme bei einer üblichen Mischkost eher zu hoch. Laut Ernährungs-

Tab. 46.2: Empfehlungen für die Vitaminzufuhr im Kindesalter (nach DGE u. a. 2000)

Vitamine	Empfehlungen für unterschiedliche Altersgruppen (Jahre)									
	1 – 3		4 – 6		7 – 9		10 – 12		13 – 14	
	m	w	m	w	m	w	m	w	m	w
Vitamin A (mg RÄ[1])	0,6		0,7		0,8		0,9		1,1	1,0
Vitamin D (µg)	5		5		5		5		5	
Vitamin E (mg TÄ[2])	6	5	8		10	9	13	11	14	12
Vitamin K (µg)	15		20		30		40		50	
Thiamin (mg)	0,6		0,8		1,0		1,2	1,0	1,4	1,1
Riboflavin (mg)	0,7		0,9		1,1		1,4	1,2	1,6	1,3
Niacin (mg NÄ[3])	7		10		12		15	13	18	15
Vitamin B$_6$ (mg)	0,4		0,5		0,7		1,0		1,4	
Folsäure (µg)[4]	200		300		300		400		400	
Vitamin B$_{12}$ (mg)	1,0		1,5		1,8		2,0		3,0	
Vitamin C (mg)	60		70		80		90		100	

[1] 1 mg Retinol-Äquivalent = 6 mg all-trans-β-Carotin = 12 mg andere Provitamin-A-Carotinoide = 1,15 mg all-trans-Retinylacetat = 1,83 mg all-trans-Retinylpalmitat

[2] 1 mg RRR-α-Tocopherol-Äquivalent = 1,1 mg RRR-α-Tocopherylacetat = 2 mg RRR-β-Tocopherol = 4 mg RRR-γ-Tocopherol = 100 mg RRR-δ-Tocopherol = 3,3 mg RRR-α-Tocotrienol = 1,49 mg all-rac-α-Tocopherylacetat

[3] 1 mg Niacin-Äquivalent = 60 mg Tryptophan

[4] berechnet nach der Summe fotalwirksamer Verbindungen in der üblichen Nahrung = Folat-Äquivalente

bericht (DGE 1996, S. 42 ff.) überschreitet die Proteinaufnahme bei Kindern die Empfehlungen erheblich, z. T. um mehr als das Doppelte.

Vitamine sind für Wachstum, Entwicklung und Gesunderhaltung des Kindes unerlässlich. Der Bedarf an Vitaminen ist während der Wachstumsschübe sowie bei Infektionskrankheiten und bei längerfristiger medikamentöser Therapie besonders hoch. Die Empfehlungen für die Vitaminzufuhr sind nach Altersgruppen differenziert und unterscheiden sich teilweise für Jungen und Mädchen (*Tab. 46.2*). Bei Kindern, die eine übliche Mischkost erhalten, ist vor allem die Versorgung mit den Vitaminen D, B_6 und Folsäure kritisch. Auch für die Vitamine E und B_1 wurde teilweise eine zu niedrige Aufnahme festgestellt (DGE 1996, S. 42 ff.).

Auch **Mengen-** und **Spurenelemente** sind für die gesunde Entwicklung des Kindes von großer Bedeutung. Als kritisch in der Kinderernährung gelten Kalzium und Jod, bei den Mädchen zusätzlich Eisen (DGE 1996, S. 42 ff.). Der Bedarf ist während der Wachstumsphasen besonders hoch und für Jungen und Mädchen teilweise unterschiedlich (*Tab. 46.3*). Beispielsweise wird in den ersten beiden Lebensjahren (nach Erschöpfung der endogenen Eisenreserven ab dem 4.-6. Lebensmonat) und in der Pubertät aufgrund der Vermehrung der Körpermasse besonders viel **Eisen** benötigt. Bei einer unzureichenden Zufuhr mit der Nahrung kann in diesen Lebensabschnitten ein latenter Eisenmangel oder eine Anämie auftreten. Ab dem zehnten Lebensjahr wird für Mädchen aufgrund der Eisenverluste durch die einsetzende Menstruation eine höhere Eisenzufuhr empfohlen als für Jungen.

Kalzium wird für den Aufbau der Knochenmasse benötigt. Ein besonders intensives Knochenwachstum findet im Säuglingsalter und in der Pubertät statt. Während der gesamten Kindheit und im Jugendalter muss auf eine ausreichende nutritive Versorgung mit Kalzium – z. B. durch Milch und Milchprodukte – geachtet werden, um eine möglichst hohe Knochendichte zu erreichen und somit der Osteoporose (s. Kap. 65, S. 318 ff.) im Alter vorzubeugen (DGE u. a. 2000, S. 159 ff.).

Ein Problem stellt selbst bei einer ausgewogenen Ernährungsweise die Versorgung mit **Jod** dar. Gute Jodquellen sind Seefische und bei entsprechender Fütterung der Tiere auch Milch und Eier (DGE u. a. 2000, S. 179 ff.). Jodiertes Speisesalz kann einen erheblichen Beitrag zur Jodversorgung leisten und sollte deshalb unbedingt im Privathaushalt eingesetzt werden. Allerdings gilt auch bei Jodsalz der Grundsatz einer sparsamen Verwendung, um das Hypertonierisiko zu minimieren. Eine weitere Möglichkeit, die Jodversorgung zu verbessern, besteht darin, gezielt auf Nahrungsmittel zu achten, die mit Jodsalz hergestellt werden (z. B. Brot und Wurst) (Arbeitskreis Jodmangel 1997).

Die DGE u. a. (2000, S. 185 ff.) empfehlen, im Kindesalter **Fluorid** zu supplementieren. Die supplementierte Menge richtet sich nach dem Fluoridgehalt des Trinkwassers. Bei Werten unter 0,3 mg Fluorid/l werden für ein- bis dreijährige Kinder täglich 0,25 mg, für vier- bis sechsjährige Kinder 0,5 mg und ab sieben Jahren 1 mg Fluorid empfohlen. Bei einem höheren Fluoridgehalt im Trinkwasser muss die Dosis entsprechend reduziert werden. Diese zusätzlichen Fluoridgaben sollen der Kariesprophylaxe dienen, da Fluor die Zahnsubstanz härtet. Die Supplementierung mit Fluorid ist jedoch kein Ersatz für eine gesunde Ernährungsweise und eine gute Mundhygiene mit fluoridhaltiger Zahnpasta schon in der Kinderernährung ist auf eine Einschränkung der **Kochsalzzufuhr** zu

Tab. 46.3: Empfehlungen für die Zufuhr von Mengen- und Spurenelementen im Kindesalter (nach DGE u. a. 2000)

Nährstoffe	Empfehlungen für unterschiedliche Altersgruppen (Jahre)						
	1 –3	4 –6	7 –9	10 –12		13 –14	
				m	w	m	w
Kalzium (mg)	600	700	900	1100		1200	
Magnesium (mg)	80	120	170	230	250	310	
Eisen (mg)	8	8	10	12	15	12	15
Jod (µg)	100	120	140	180		200	
Zink (mg)	3	5	7	9	7	9,5	7

achten, da ein hoher Kochsalzkonsum die Manifestation von Hypertonie (s. Kap. 60, S. 249 ff.) im Erwachsenenalter begünstigt. Kräuter und Gewürze sind zur Speisenzubereitung geeigneter als Kochsalz.

Mit Ende des Säuglingsalters wird die Breinahrung allmählich durch festere und abwechslungsreichere Nahrung ersetzt. Empfehlenswert ist die Einteilung der Nahrungsaufnahme in drei Haupt- und zwei Zwischenmahlzeiten: das Frühstück, die erste Zwischenmahlzeit, die beim Schulkind dem »Pausenfrühstück« entspricht, das (meist warme) Mittagessen, die zweite Zwischenmahlzeit und das Abendessen, das nicht zu spät eingenommen werden sollte (Wachtel u. Hilgarth 1994, S. 176 f.).

Einige Lebensmittel sind für Kleinkinder noch nicht geeignet, und zwar vor allem stark blähende Lebensmittel wie getrocknete Bohnen, Linsen und Erbsen sowie verschiedene Kohlsorten. Nicht empfehlenswert sind außerdem sehr kleine, harte Lebensmittel wie Nüsse, die leicht verschluckt werden können, und schwer verdauliche Lebensmittel wie fettes Fleisch, fette Wurst und in Fett gebackene Lebensmittel. Zudem wird empfohlen, das Essen des Kleinkindes nicht stark zu würzen (Forschungsinstitut für Kinderernährung 1996).

Die Nahrungsmittelmengen erhöhen sich altersentsprechend (*Tab. 46.4*). Das Prinzip der »optimierten Mischkost«, die vom Forschungsinstitut für Kinderernährung (1994) entwickelt wurde, besteht darin, pflanzliche Lebensmittel und Getränke reichlich, tierische Lebensmittel mäßig und Speisefette sehr sparsam zu verwenden. Es wird unterschieden zwischen empfohlenen und geduldeten Lebensmitteln (z. B. Süßigkeiten und Gebäck), deren Anteil weniger als 20 % der Gesamtenergiezufuhr ausmachen sollte.

Von besonderer Bedeutung ist die ausreichende Zufuhr von Flüssigkeit. Die empfohlene Menge ist bei Kindern bezogen auf das Körpergewicht deutlich höher als beim Erwachsenen, da ihre renale Konzentrationsfähigkeit noch nicht voll ausgereift ist (DGE u. a. 2000, S. 145 ff.). Unter bestimmten Bedingungen wie Hitze, vermehrter körperlicher Aktivität, hohem Kochsalzverzehr oder einigen Krankheiten wie Fieber, Erbrechen oder Durchfall ist der Wasserbedarf erhöht. Zum Durstlöschen geeignet sind Trinkwasser, Mineralwasser (möglichst ohne oder mit wenig Kohlensäure) sowie ungesüßte Kräuter- und Früchtetees. Obstsäfte sind nur in verdünnter Form empfehlenswert. Limonaden und Colagetränke sollten aufgrund ihres hohen Zuckergehaltes gemieden werden.

Tab. 46.4: Altersgemäße Lebensmittelverzehrsmengen (Forschungsinstitut für Kinderernährung 1994)

Lebensmittel	Empfohlene Verzehrsmengen für unterschiedliche Altersgruppen (Jahre)						
	1	2–3	4–6	7–9	10–12	13–14	15–18
reichlich							
Getränke (ml/d)	600	700	800	900	1000	1200	1400
Brot, Getreide(-flocken) (g/d)	80	120	170	200	250	280	300
Kartoffeln, Nudeln, Reis, Getreide (g/d)	80	100	120	140	180	200	250
Gemüse (g/d)	100	120	180	200	230	250	300
Obst (g/d)	100	120	180	200	230	250	300
mäßig							
Milchprodukte (ml bzw. g/d)	300	330	350	400	420	450	500
Fleisch, Wurst (g/d)	40	50	60	70	80	90	90
Eier (Stück/Woche)	1–2	1–2	2	2	2–3	3	3
Fisch (g/Woche)	50	70	100	150	180	200	200
sparsam							
Margarine, Öl, Butter (g/d)	10	15	20	25	30	30	35

Der Konsum von Softdrinks (Limonaden und Colagetränke) ist in Deutschland sehr hoch. In den neuen Bundesländern trinken etwa 60 % der 12- bis 15-jährigen Mädchen täglich Limonade oder Cola. In den alten Bundesländern liegt der Anteil bei etwa 35 % (Schneider u. a. 1995).

Im allgemeinen sind Kinder durch eine gut zusammengestellte und ausgewogene Mischkost ausreichend mit Nährstoffen versorgt. Von Tag zu Tag auftretende Schwankungen in der Nahrungsmenge sind bei Kindern nicht ungewöhnlich und nicht besorgniserregend, sofern die Entwicklung von Körpergewicht und -länge normal verläuft. Sie gleichen sich über einen Zeitraum von mehreren Tagen meist wieder aus. Der Appetit ist bei Kindern sehr stark abhängig von Außeneinflüssen, z. B. von Innen- und Außentemperaturen, der körperlichen Aktivität sowie Erkrankungen.

Alternative Ernährungsformen ▬

Alternative Ernährungsformen können bei Kindern eine unzureichende Zufuhr an essentiellen Nährstoffen zur Folge haben. Allgemein gilt, je strenger die Kostform und je jünger das Kind ist, desto höher ist das Risiko einer Mangelversorgung (Grüttner 1992; Leitzmann u. Hahn 1996, S. 348 ff.).

Der **Vegetarismus** wird in moderater (lakto-ovo-vegetarisch), aber auch in strenger (veganer) Form durchgeführt (s. Kap. 50, S. 164). Ein generelles Problem ist die geringe Energiedichte der vegetarischen Kost (Sanders u. Reddy 1994). Kinder haben aufgrund ihres Wachstums einen höheren Energiebedarf als Erwachsene. Bei der veganen Ernährung kann auch die Proteinzufuhr kritisch sein, da Milch und Milchprodukte als wichtige Proteinquellen fehlen (Grüttner 1992). Außerdem besteht die Gefahr einer Unterversorgung mit Vitamin B_{12} und Vitamin D bei der veganen Ernährungsweise. Ebenso gilt die Versorgung mit Kalzium, Eisen und Zink als kritisch (Leitzmann u. Hahn 1996, S. 364 f.). Eine lakto-ovo-vegetarische Ernährungsweise erfüllt bei entsprechender Lebensmittelauswahl die Anforderungen an eine adäquate Nährstoffversorgung. Sie hat zudem Vorteile gegenüber der üblichen Mischkost, da sie weniger tierisches Protein, Fett und Cholesterin und mehr komplexe Kohlenhydrate enthält, was im Sinne der Krankheitsprävention wünschenswert ist.

Bei der **Vollwert-Ernährung** nach von Koerber u. a. (1999), die sowohl in vegetarischer als auch in nicht-vegetarischer Form praktiziert werden

kann (s. Kap. 51, S. 172 ff.), werden für Kinder bis zum Alter von drei Jahren sicherheitshalber geringe Mengen an Fleisch empfohlen. Für ältere Kinder ist die vegetarische Variante möglich, jedoch sollten Milch und Milchprodukte verzehrt werden und auf eine besonders sorgfältige Zusammenstellung der Kost, z. B. zur Verbesserung der Eisenresorption, geachtet werden (Leitzmann u. Hoffmann 1996).

Die **Makrobiotik** ist die umstrittenste der alternativen Ernährungsformen (s. Kap. 56, S. 203 ff.). Tierische Produkte (auch Milch und Milchprodukte) werden im allgemeinen abgelehnt, was sich besonders ungünstig auf den im Wachstum befindlichen Organismus auswirkt. In einer Querschnittsstudie mit makrobiotisch ernährten Kindern im Alter bis zu acht Jahren fiel vor allem ein niedriges Geburtsgewicht sowie ein verzögertes Längenwachstum auf, das in allen Altersgruppen zu beobachten war. Dies wurde hauptsächlich auf die zu geringe Energie- und Proteinzufuhr zurückgeführt. Eine Unterversorgung mit den Vitaminen D, B_2 und B_{12} sowie Eisen und Kalzium wurde in der Gruppe der 4–18 Monate alten Kinder festgestellt. Daraufhin wurde den Eltern empfohlen, den Kindern mehr Fett, fetten Fisch und Milchprodukte zu geben (Dagnelie 1990). Bei einer acht Jahre später durchgeführten Nachuntersuchung der Kinder zeigte sich, dass diese Empfehlungen zum großen Teil befolgt worden waren und die Kinder bezüglich der Körpergröße aufgeholt hatten. Daraus wurde von den Autoren die Schlussfolgerung gezogen, dass die Wachstumsverzögerungen auf die extreme Ernährungsweise zurückzuführen waren (Dagnelie u. a. 1996). Die ältere Form der makrobiotischen Ernährung nach Ohsawa ist für Kinder nicht empfehlenswert.

Zusammenfassung ▬

Die Kindheit ist geprägt durch den Wachstumsvorgang und die Reifung der Organfunktionen. Die dafür benötigten Nährstoffe werden mit einer ausgewogenen Ernährung in ausreichender Menge zugeführt. Eine nicht ausreichende Versorgung wurde in einigen Altersgruppen bei den Vitaminen D, E, B_1, B_6 und Folsäure sowie Kalzium, Eisen und Jod beobachtet. Im Hinblick auf die Prävention ernährungsabhängiger Krankheiten sollte bereits im Kindesalter die Zufuhr an gesättigten Fettsäuren eingeschränkt werden und die Gesamtfettzufuhr die Empfehlungen nicht überschreiten.

Auch mit vegetarischen Kostformen können Kinder adäquat mit Nährstoffen versorgt werden, allerdings muss auf eine sorgfältige Auswahl und Zusammenstellung der Lebensmittel geachtet werden. Problematisch sind die vegane Ernährung und die ältere Form der Makrobiotik, da bei diesen Kostformen häufig Nährstoffdefizite beobachtet werden.

Bereits in der Kindheit sollte mit der Prävention ernährungsabhängiger Krankheiten begonnen werden.

☞ Empfehlungen

▶ Ausgewogene Mischkost
▶ Drei Haupt- und zwei Zwischenmahlzeiten
▶ Ausreichende, situationsangepasste Flüssigkeitsaufnahme
▶ Eingeschränkter Verzehr von Süßigkeiten, besonders in klebriger Form
▶ Einschränkung der Kochsalzzufuhr
▶ Verwendung von jodiertem Speisesalz und gezielte Auswahl von Lebensmitteln, die damit hergestellt werden
▶ Eventuell Supplementierung mit Fluorid zur Kariesprophylaxe

47 Ernährung älterer Menschen

Die Bevölkerungsstruktur in Deutschland hat sich in den letzten Jahrzehnten deutlich verändert. Der Anteil alter Menschen an der Gesamtbevölkerung hat, u.a. aufgrund der höheren Lebensdauer und des Geburtenrückgangs, in Deutschland stetig zugenommen. Im Jahr 1995 waren in Deutschland 21% der Gesamtbevölkerung 60 Jahre und älter (Statistisches Bundesamt 1998a, S. 18). An der Altersverteilung in Deutschland ist zu erkennen, dass einer hohen Zahl von heute etwa 30-Jährigen eine geringe Zahl an Neugeborenen gegenübersteht (◖ 47.1). Bis zum Jahr 2040 wird sich die Form der umgekehrten Pyramide immer mehr durchsetzen. Die am stärksten vertretenen Jahrgänge sind dann um 50 bzw. 75 Jahre alt.

Unter den Todesursachen nehmen die Krankheiten des Kreislaufsystems weiterhin den ersten Platz ein. Unter ihnen tritt der akute Herzinfarkt am häufigsten auf. Eine hohe Zahl der Sterbefälle ist auch auf bösartige Tumore zurückzuführen (*Tab. 47.1*).

Tab. 47.1: Sterbefälle nach ausgewählten Todesursachen in Deutschland 1996 (nach Statistisches Bundesamt 1998b, S. 424 f.)

Todesursache	Gestorbene je 100 000 Einwohner
Krankheiten des Kreislaufsystems	463,3
Bösartige Neubildungen	245,3
Krankheiten der Atmungsorgane	59,3
Krankheiten der Verdauungsorgane	47,1
Unfälle	27,4

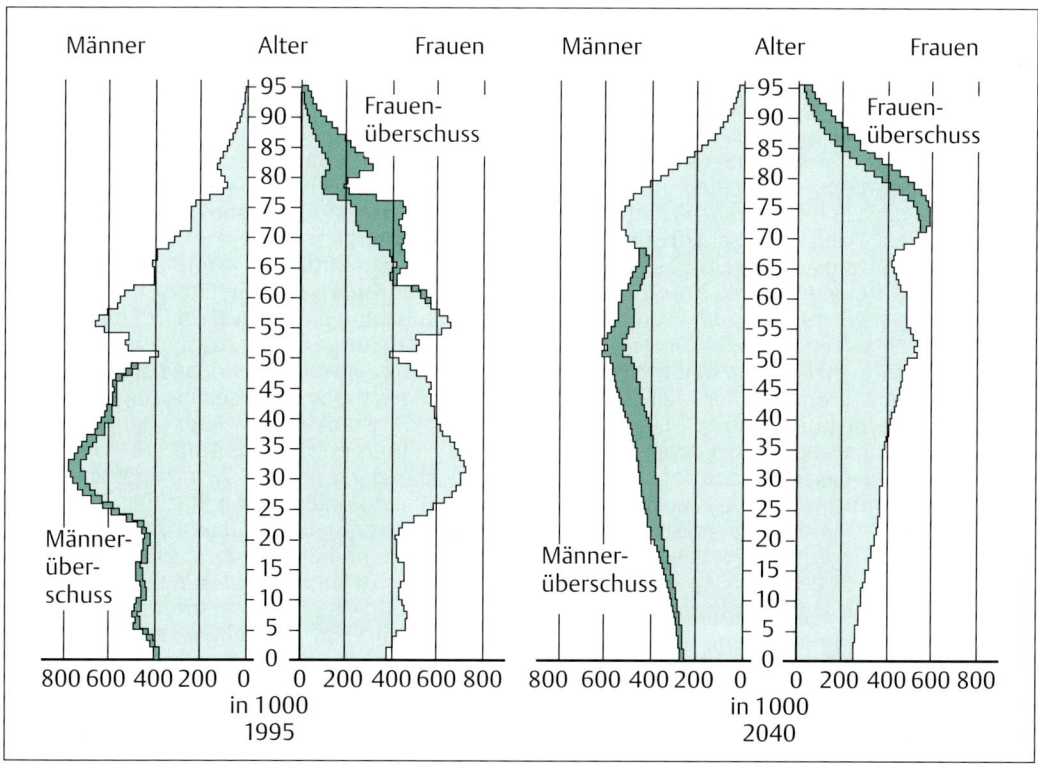

◖ 47.1: Altersaufbau der Bevölkerung in Deutschland 1995 und 2040 (Statistisches Bundesamt 1998a, S. 19)

Altersspezifische Merkmale ▬▬▬

Die Definition, ab wann ein Mensch »alt« ist, wird unterschiedlich vorgenommen. Im allgemeinen zählen Personen ab dem 65. Lebensjahr zur älteren Generation. Ältere Menschen dürfen aber keinesfalls als homogene Gruppe angesehen werden. Während sich bei »jüngeren« Senioren vielfach keine besonderen Erfordernisse an die Ernährung ergeben und die Ernährungssituation meist zufriedenstellend ist, werden bei hochbetagten Menschen öfter einschneidende physiologische und psychosoziale Veränderungen gefunden, die häufig mit einem verschlechterten Ernährungszustand einhergehen.

Mit zunehmendem Lebensalter finden zahlreiche Veränderungen auf verschiedenen Ebenen statt, die z. T. negative Auswirkungen auf die Nahrungsaufnahme sowie die Nährstoffabsorption und -verwertung haben. Im Alter wird häufig ein **Appetitverlust** beobachtet, der eine unregelmäßige Einnahme der Mahlzeiten zur Folge haben kann. Gründe dafür sind u. a. Einsamkeit, soziale Isolation oder Depressionen sowie einschneidende Veränderungen, z. B. der Tod des Partners oder ein Umzug ins Heim. Des Weiteren bringen Krankenhausaufenthalte Veränderungen mit sich, die zur Appetitlosigkeit beitragen (◙ 47.2). Der hohe Medikamentenkonsum wirkt sich häufig zusätzlich negativ auf den Appetit, das Geschmacksempfinden und die Speichelsekretion aus. Sedierende Medikamente können dazu führen, dass die alten Menschen bei den Mahlzeiten schläfrig sind und somit nicht genügend essen (DGE 1996, S. 236). Bisher ist nicht eindeutig geklärt, ob die Hunger-Sättigungsregulation im Alter verändert ist (Rolls u. a. 1995).

Gegen Appetitlosigkeit helfen Maßnahmen wie die Einnahme mehrerer kleiner Mahlzeiten am Tag, eine angenehme, ruhige Essensatmosphäre, Gesellschaft beim Essen und gut gelüftete Räume. Auch das Schneiden der Lebensmittel in mundgerechte Stücke, ausreichendes Würzen der Speisen und die gezielte Auswahl von Gerichten, die gerne gegessen werden, können den Appetit fördern. Ein Aperitif vor dem Essen hat ebenfalls eine appetitanregende Wirkung.

Der **Geschmackssinn** ist bei älteren Menschen für alle vier Geschmacksrichtungen (süß, sauer, bitter und salzig) deutlich reduziert. Die nachlassende Sensitivität des Geschmacks bedingt ein verstärktes Süßen und Salzen der Speisen, was im Hinblick auf die Entstehung von Diabe-

---

Krankheitssituation (Schmerzen, Unwohlsein, Stoffwechselbelastung)

Krankenhausatmosphäre

Umfeld gebrechlicher Hochbetagter

Wechselndes Pflegepersonal, keine Bezugspersonen

Ungewohntes Essensangebot

Ungewohnte Essenszeiten (fremdbestimmt)

Essen im Bett

Hektik und Geräuschkulisse beim Essen

Fehlende Bewegung

Depressionen, Zukunftsängste

Psychische Belastung durch die Abhängigkeit infolge von Behinderungen

Beschwerden nach dem Essen (z. B. Übelkeit, Völlegefühl, Erbrechen)

Medikamente, Multimedikation

◙ 47.2: Faktoren, die bei Krankheit bzw. Krankenhausaufenthalt zur Appetitlosigkeit geriatrischer Patienten beitragen (nach DGE 1996, S. 236)

tes mellitus und Hypertonie negativ zu bewerten ist. Empfehlenswerter ist der Einsatz von Kräutern und Gewürzen. Zudem lässt der **Geruchssinn** nach, was sich wiederum nachteilig auf den Appetit und die Nahrungsaufnahme auswirkt.

Die Nahrungsaufnahme kann auch aufgrund einer **verminderten Speichelsekretion** und dadurch bedingter **Mundtrockenheit** sowie **Schluckstörungen** verringert sein. Diese im Alter häufig zu beobachtenden Phänomene sind aber weniger physiologisch bedingt, sondern eher auf Krankheiten oder Medikamente zurückzuführen (Volkert 1997, S. 52 ff.). Bei Schluckbeschwerden wird eine aufrechte Sitzposition empfohlen. Auch hochbetagte Menschen sollten möglichst selbstständig essen, um die Geschwindigkeit der Essensaufnahme bestimmen zu können und somit den Zeitpunkt der Mundöffnung besser koordinieren zu können. Die Auswahl der Lebensmittel sowie die Zubereitungsart und die Konsistenz sollten der Art und dem Grad der Beeinträchtigung angepasst sein (Töbeck 1993).

Mit zunehmendem Alter erhöht sich die Wahrscheinlichkeit von Zahnverlusten und Zahnprothesen. Die dadurch bedingten **Kaustörungen**

sind ein wesentlicher Risikofaktor für Mangelernährung (Schlierf u. a. 1993). Bei Kaustörungen helfen einfache Maßnahmen wie das Entfernen von Brotrinde oder das Zerkleinern bzw.
Pürieren von Lebensmitteln und Speisen.

Mit zunehmendem Alter sind **Durstempfinden** und homöostatische Kapazität vermindert,
wodurch es zu Austrocknungszuständen kommen kann (Rolls u. Phillips 1990). Die ersten klinischen Symptome einer unzureichenden
Trinkmenge sind u. a. Mundtrockenheit, trockene Schleimhäute und ein verringerter Haut-
turgor. Die Wirkung von Medikamenten wird
durch eine zu geringe Flüssigkeitsaufnahme
verändert. Eine Leistungsminderung und eine
erschwerte Regulation der Körpertemperatur
sind bei Wassermangel ebenfalls zu beobachten. Auch Obstipation kann auf einen Wassermangel zurückzuführen sein. Verwirrtheitszustände, Schwäche, Schwindel und Apathie treten bei stärkerem Flüssigkeitsverlust auf. In
besonders gravierenden Fällen kann es zu Kreis-
lauf- und Nierenversagen kommen (Volkert
1997, S. 284).

Bewegungseinschränkungen der Arme, Hände oder Finger tragen zu einer verminderten
Nahrungsaufnahme bei. Auch Sehstörungen
wirken sich auf die Essmenge aus (DGE 1996,
S. 236). Durch partielle oder komplette **Immobilität** ist das Einkaufen erschwert oder gar
nicht mehr möglich (Darnton-Hill 1992).

Durch die genannten altersbedingten Veränderungen ist das Risiko einer Mangelernährung
erhöht (◨ 47.3). Die Folgen der Mangelernährung sind neben allgemeiner Schwäche und
einem beeinträchtigten Befinden eine erhöhte
Infektionsgefahr, schlechtere Wundheilung und
erhöhtes Sturz- und Frakturrisiko (Volkert
1994 b). Auch ein erhöhtes Dekubitusrisiko,
eine langsamere Genesung nach Krankheiten
und somit längere Krankenhausaufenthalte
sind auf einen schlechten Ernährungszustand
zurückzuführen (DGE 1996, S. 233). Ziel sollte
sein, die Mangelernährung zu vermeiden oder
zu beheben, um die Lebensqualität der älteren
Menschen durch eine geringere Morbiditätsrate
zu verbessern.

Die Leistungsfähigkeit der Organe ist im Alter
eingeschränkt, z. B. die Funktion des **Magens**.
Die Blutversorgung der Magenmukosa ist verringert, der Energiestoffwechsel der Mukosazellen reduziert und die Zellerneuerung der
Mukosa durch verringerte Zellteilungsraten und
erhöhte Zellverluste verlangsamt. Die Folge sind
eine erhöhte Anfälligkeit für Atrophie, Ulzera-
tion und eine verringerte Funktionsfähigkeit.

Physiologische Altersveränderungen
Verringerter Appetit
Verringertes Durstempfinden
Verringertes Geschmacksempfinden
Verringertes Geruchsempfinden

Körperliche Behinderungen
Kaubeschwerden
Schluckstörungen
Bewegungseinschränkungen
Immobilität

Finanzielle Einschränkungen

Geistige Beeinträchtigungen
Vergesslichkeit
Verwirrtheitszustände
Demenzen

Psychische Probleme
Depression
Einschneidende Lebensereignisse
(z. B. Umzug ins Heim, Tod des Partners)

Soziale Veränderungen
Einsamkeit

Krankheiten
Chronische oder akute Krankheiten
Multipler Medikamentenkonsum
Erkrankungen des Verdauungstrakts
(z. B. atrophische Gastritis)
Intestinale Beschwerden (z. B. Diarrhö)

◨ 47.3: Häufige altersbedingte Veränderungen als
Ursache für eine Mangelernährung (nach Volkert
1994b)

Die Häufigkeit der atrophischen Gastritis ist bei
älteren Menschen entsprechend hoch. Die Atrophie bewirkt eine verringerte Magensäuresekretion und eine verminderte Sekretion von
Pepsinogen und Intrinsic-Faktor, wodurch die
Löslichkeit und Bioverfügbarkeit verschiedener
Nährstoffe wie Kalzium, Eisen, Folsäure, Vitamin B_6 und Vitamin B_{12} eingeschränkt wird
(Russell 1992a; Volkert 1997, S. 58 ff.).

Im **Gastrointestinaltrakt**, besonders im Kolon,
treten Veränderungen auf, die zu Erkrankungen
führen können. Beispielsweise sind ältere Menschen häufig von Obstipation betroffen, wofür
es verschiedene Ursachen gibt (◨ 47.4).

Die Funktionen der **Niere** sind im Alter eingeschränkt, wodurch ihre Leistungsbreite vermindert ist. Zusätzlich wird die Funktionsfähigkeit
der Niere sekundär durch Störungen im Mine-
ralstoffhaushalt beeinträchtigt. Die Filtrations-

| Verlangsamte intestinale Transitzeit |
| Verminderte Flüssigkeitszufuhr |
| Verringerter Ballaststoffgehalt der Nahrung |
| Medikamente, Laxantienabusus |
| Endogene Depression |
| Anorektale Läsionen (Hämorrhoidalleiden, Fissuren) |
| Divertikulose |
| Dickdarmmalignome |

☻ 47.4: Ursachen der Obstipation im Alter (nach Riemann 1980)

rate und die Durchblutung der Niere ist bei einem 90-jährigen Menschen im Vergleich zu einem 20-jährigen um etwa die Hälfte reduziert. Diese Veränderungen sollten vor allem bei der Dosierung von Medikamenten beachtet werden, um eine Kumulation der Wirkstoffe und somit evtl. Vergiftungserscheinungen zu verhindern. Neben der glomerulären Filtrationsrate ist auch die Fähigkeit zur Urinkonzentration und die adaptive Kapazität, auf Veränderungen der Wasser- und Elektrolytaufnahme zu reagieren, beeinträchtigt (Seybold u. Gessler 1980).

Auch das **Immunsystem** unterliegt altersbedingten Veränderungen. Die Immunfunktion ist vermindert, wodurch der ältere Mensch anfälliger für Infektionskrankheiten wird. Nicht alle Zellen des Immunsystems sind davon gleichermaßen betroffen. Beispielsweise nimmt die Anzahl der natürlichen Killerzellen deutlich ab, während die Makrophagen-Funktion keine nennenswerten Veränderungen aufweist (Tada 1992).

Im Alter unterliegt auch der Stoffwechsel Veränderungen. So nimmt der **Grundumsatz** ab, was in erster Linie auf die Verringerung der stoffwechselaktiven Körpermasse (lean body mass, LBM) zurückzuführen ist. Die **Glukosetoleranz** verschlechtert sich im Alter, was die Entstehung von Diabetes mellitus Typ 2 (s. Kap. 59, S. 235 ff.) begünstigt. Meist beginnt die Erkrankung zwischen dem 50. und 65. Lebensjahr. Da der Typ-2-Diabetes und die verminderte Glukosetoleranz oft mit Übergewicht einhergehen, ist eine Körpergewichtsreduktion eine wichtige Therapiemaßnahme (s. Kap. 58, S. 225 ff.). Der Typ-2-Diabetes ist zudem meist mit anderen Erkrankungen wie Hypertonie und Dyslipidämie

verknüpft, so dass sich die Diabetesbehandlung auch auf diese Bereiche sowie weitere Begleiterkrankungen positiv auswirkt (Lefebvre 1991). Die Fähigkeit, die **Blutlipide** nach dem Fettverzehr zu regulieren, sinkt ebenfalls im Verlauf des Alterungsprozesses. Die Folge können Fettstoffwechselstörungen oder Atherosklerose (s. Kap. 61, S. 258 ff.) sein (Anemueller 1994).

Nährstoffbedarf und Nährstoffaufnahme ▬▬▬▬

Eine bedarfsgerechte Ernährung sollte bereits in der Kindheit beginnen, da chronische Krankheiten die Folge langfristiger Fehlernährung und anderen Fehlverhaltens wie zu wenig Bewegung sind. Dennoch sind Ernährungsmaßnahmen auch im Alter notwendig, um frühzeitige und behandlungsbedürftige Alterserkrankungen zu vermeiden und die Lebensqualität zu fördern. Ziel ist dabei nicht allein die Lebensverlängerung, sondern die Erhaltung von Gesundheit und Wohlbefinden in jeder Altersstufe sowie das Hinauszögern bzw. Vermeiden von Pflegebedürftigkeit.

In der Bethanien-Ernährungs-Studie, die mit 300 über 75-jährigen Krankenhauspatienten durchgeführt wurde, wurde festgestellt, dass 22 % von ihnen nach dem klinischen Erscheinungsbild als unterernährt einzustufen waren. Die Sterblichkeitsrate war bei den unterernährten Personen deutlich höher als bei den gut ernährten und übergewichtigen Patienten, woraus sich ableiten lässt, dass für ältere Menschen ein guter Ernährungszustand von entscheidender Bedeutung ist (Volkert u.a. 1992). Auch in der SENECA (**S**urvey in **E**urope on **N**utrition and the **E**lderly, a **C**oncerted **A**ction)-Studie zeigte sich, dass Energie- und Nährstoffzufuhr im Alter abnehmen. Ab einer Energiezufuhr unter 1500 kcal/d (6,3 MJ/d) besteht das Risiko für eine inadäquate Nährstoffversorgung (de Groot u.a. 1996). Problematisch, dass sich eine Malnutrition in unspezifischen Symptomen wie schleichender Verschlechterung des Allgemeinzustandes, Müdigkeit, Unlust, Apathie, Schwäche und Gewichtsabnahme äußert und somit häufig als Altersschwäche fehlinterpretiert wird (Seiler 1999).

Die Empfehlungen für die Nährstoffzufuhr älterer Menschen unterscheidet sich nur in einigen Fällen von den Empfehlungen für jüngere, gesunde Erwachsene (*Tab. 47.2*). Eine deutlich abweichende Empfehlung für ältere Menschen

Tab. 47.2: Empfehlungen für die Nährstoffzufuhr bei Erwachsenen, differenziert nach Altersgruppen (nach DGE u. a. 2000)

Nährstoffe	Empfehlungen für Erwachsene			
	< 65 Jahre[5]		≥ 65 Jahre	
	w	m	w	m
Energie (kcal)	2400	3000	1800	2300
(MJ)	10,0	12,5	7,5	9,5
Protein (g)	48	59	44	54
Fett (% der Energie)	30		30	
Kohlenhydrate (% der Energie)	> 50		> 50	
Ballaststoffe (g)	30		30	
Vitamin A (mg RÄ[1])	0,8	1,0	0,8	1,0
Vitamin D (µg)		5		10
Vitamin E (mg TÄ[2])	12	15	11	12
Vitamin K (µg)	65	80	65	80
Thiamin (mg)	1,0	1,3	1,0	
Riboflavin (mg)	1,2	1,5	1,2	
Niacin (mg)	13	17	13	
Vitamin B_6 (mg)	1,2	1,5	1,2	1,4
Folsäure (µg)[4]		400		400
Vitamin B_{12} (µg)		3,0		3,0
Pantothensäure (mg)		6		6
Vitamin C (mg)		100		100
Kalzium (mg)		1000		1000
Eisen (mg)	15	10		10
Magnesium (mg)	310	400	300	350
Zink (mg)	7	10	7	10
Jod (µg)		200		180

[1] 1 mg Retinol-Äquivalent = 6 mg all-trans-β-Carotin = 12 mg andere Provitamin-A-Carotinoide = 1,15 mg all-trans-Retinylacetat = 1,83 mg all-trans-Retinylpalmitat

[2] 1 mg RRR-α-Tocopherol-Äquivalent = 1,1 mg RRR-α-Tocopherylacetat = 2 mg RRR-β-Tocopherol = 4 mg RRR-γ-Tocopherol = 100 mg RRR-δ-Tocopherol = 3,3 mg RRR-α-Tocotrienol = 1,49 mg all-rac-α-Tocopherylacetat

[3] 1 mg Niacinäquivalent = 60 mg Tryptophan

[4] berechnet nach der Summe folatwirksamer Verbindungen in der üblichen Nahrung = Folat-Äquivalente

[5] Die Angaben stellen jeweils den höchsten Wert für Erwachsene dar.

besteht in der **Nahrungsenergiezufuhr**. Mit zunehmendem Alter verringert sich der Energiebedarf aufgrund der Abnahme des Grundumsatzes, die im Zusammenhang mit der verringerten fettfreien, stoffwechselaktiven Körpermasse sowie der geringeren körperlichen Aktivität steht (Salom 1997).

Für die Aufnahme von **Kohlenhydraten** und **Ballaststoffen** gelten für ältere Menschen die gleichen Empfehlungen wie für jüngere (DGE u. a. 2000, S. 59 ff.). Der Verzehr von Kohlenhydraten in Form von Süßwaren sollte zugunsten der Lebensmittel mit einem hohen Anteil an komplexen Kohlenhydraten eingeschränkt werden. Die Höhe des Ballaststoffverzehrs muss individuell angepasst sein. Zur Vermeidung der Obstipation sind die Ballaststoffe zwar erforderlich, aber ältere Menschen sind auch anfälliger für ballaststoffinduzierte Unverträglichkeiten. Vorzuziehen sind Lebensmittel, die Ballaststoffe liefern und gut verträglich sind, z. B. Kartoffeln, nicht blähende Gemüsesorten und leicht verdauliche Vollgetreideprodukte oder -speisen wie Knäckebrot, feinkrumige Vollkornbrote und Gerichte mit Vollgetreideflocken. Auch die Auswahl roher Nahrungsmittel sollte so erfolgen, dass keine Unverträglichkeiten auftreten. Geeignet sind z. B. fein geriebene Karotten, Blattsalate sowie reifes Obst (Anemueller 1994).

Der **Fettanteil** in der Nahrung ist bei älteren Menschen häufig zu hoch, was einen Risikofaktor für die Entstehung von Adipositas, der koronaren Herzkrankheit und von verschiedenen Krebsarten darstellt (Marwick 1997). Im Alter gelten die gleichen Empfehlungen für die Fettzufuhr wie in jüngeren Jahren (DGE u. a. 2000).

Die **Vitaminzufuhr** ist bei älteren Menschen nicht immer ausreichend. In der Bethanien-Ernährungsstudie wurde festgestellt, dass bei zwei Drittel der geriatrischen Patienten (> 75 Jahre) mindestens einer von fünf untersuchten Vitaminparametern außerhalb des Normbereichs lag. Bei den Vitaminen A und C wurden häufig zu niedrige Plasmakonzentrationen festgestellt, ebenso auch bei den Aktivitätskoeffizienten, die die Versorgung mit den Vitaminen B_1, B_2 und B_6 widerspiegeln (Volkert u. a. 1992). Ebenfalls als kritisch gelten Vitamin D, Niacin und Folsäure (Heepe 1994, S. 77 f.). Bei den Teilnehmern der Gießener Seniorenlangzeitstudie (GISELA) wurden dagegen für die antioxidativen Vitamine C und E sowie β-Carotin ausreichende Plasmaspiegel festgestellt. Die Teilnehmer waren im Durchschnitt 67 Jahre alt und versorgten sich noch selbst (Gritschneder u. a.

1998). Für diese Personengruppe scheint das Risiko einer zu geringen Vitaminaufnahme – zumindest bei den antioxidativen Vitaminen – nicht so groß zu sein wie für hochbetagte Menschen.

Die Empfehlungen für die Vitaminzufuhr sind mit Ausnahme von Vitamin D für ältere Menschen nicht höher als für jüngere Erwachsene. Aufgrund der niedrigeren Empfehlungen für die Energiezufuhr muss sich jedoch die Nährstoffdichte erhöhen (DGE u. a. 2000). Die Versorgung mit **Vitamin D** ist im Alter nicht immer gesichert, was einerseits an einer zu geringen Aufnahme über die Nahrung liegt. Zudem ist die Fähigkeit zur Vitamin-D-Synthese in der Haut durch Sonneneinstrahlung im Alter verringert (Kasper 1999). Eine Unterversorgung mit Vitamin D kann die Entstehung von Osteoporose (s. Kap. 65, S. 318 ff.) und dadurch bedingte Knochenfrakturen begünstigen, so dass auf eine adäquate nutritive Versorgung geachtet werden sollte. Die DGE u. a. (2000, S. 79 ff.) haben die Empfehlungen für Vitamin D von 5 μg/d auf 10 μg/d erhöht.

Vitamin C und E werden in ihrer Funktion als Antioxidantien als risikomindernd für Atherosklerose (Losonczy u. a. 1996), Krebserkrankungen (Eichholzer u. a. 1996) und Katarakte (Jacques 1999) angesehen. Die Versorgung mit den **Vitaminen B$_6$** und **B$_{12}$** sowie **Folsäure** ist von besonderer Bedeutung, da ein schlechter Status dieser Vitamine mit einem hohen **Homocysteingehalt** im Blut in Verbindung gebracht wird (Pietrzik u. a. 1995). Zwischen dem Homocysteingehalt im Blut und atherosklerotischen Veränderungen besteht ein deutlicher Zusammenhang. Personen mit einem hohen Homocysteingehalt haben ein höheres Risiko für Gefäßkrankheiten (Boushey u. a. 1995; Omenn u. a. 1998).

Eine mangelhafte **Vitamin-B$_{12}$-Versorgung** bei älteren Menschen ist nur in Ausnahmefällen auf eine unzureichende Zufuhr zurückzuführen, so z. B. bei veganer Ernährung. Ihre Ursache liegt meist in einer Verwertungsstörung des Vitamins infolge chronisch atrophischer Gastritis (Russell 1992b). Eine chronische Gastritis kommt bei älteren Menschen sehr häufig vor (Kasper 1999). Im Rahmen der neuen Nährstoffempfehlungen für die USA und Kanada (Dietary Reference Intakes, DRI) wird Personen über 50 Jahren empfohlen, einen Teil ihres Vitamin-B$_{12}$-Bedarfs durch angereicherte Lebensmittel oder Supplemente zu decken (Institute of Medicine, Food and Nutrition Board 1998).

Bei den Mineralstoffen gilt die Versorgung mit Kalium, Magnesium, Kalzium, Eisen, Jod und Zink als kritisch (Heepe 1994, S. 77). Eine ausreichende Zufuhr von **Kalzium** ist bei älteren Menschen notwendig, um den im Alter einsetzenden Knochenabbau zu verlangsamen. Eine Unterversorgung mit Kalzium wirkt sich negativ auf den Knochenstoffwechsel aus und kann zu Osteoporose und Knochenfrakturen führen (Christiansen 1991; Matkovic 1992). Für die anderen Mineralstoffe gilt, dass sie auch im Alter zur Aufrechterhaltung der Körperfunktionen in ausreichendem Maß zugeführt werden müssen. Zusammenfassend lässt sich feststellen, dass die Nährstoffdichte aufgrund der niedrigeren Empfehlungen für die Energiezufuhr im Alter erhöht werden muss.

Eine adäquate **Flüssigkeitszufuhr** muss im Alter gewährleistet sein, um eine Dehydratation zu vermeiden. Das verminderte Durstempfinden kann zu einer unzureichenden Flüssigkeitsaufnahme führen und drastische gesundheitliche Auswirkungen haben (Rolls u. Phillips 1990). Die Flüssigkeitszufuhr muss umso höher sein, je geringer der Wassergehalt der aufgenommenen Nahrung ist. Mit einer Trinkmenge von 1,5–2 l/d ist eine ausreichende Flüssigkeitsaufnahme gewährleistet (Volkert 1997, S. 117).

Dem mit dem Alter einsetzenden Muskelabbau lässt sich durch ausreichende **Bewegung** vorbeugen. Eine reduzierte Muskelmasse ist die Hauptursache für Immobilität und ein Risikofaktor für Stürze. Auch dem Knochenabbau kann durch körperliche Betätigung vorgebeugt werden und somit das Osteoporose- und Frakturrisiko gesenkt werden. Selbst im hohen Alter ist eine individuell angepasste körperliche Betätigung ein Schutz vor Gangunsicherheit und Immobilität. Weitere positive Aspekte der Bewegung sind der Abbau von Körperfett und die damit verbundene Erhöhung der Insulinsensitivität, die Steigerung des Energiebedarfs und die Förderung des Appetits (Evans 1996).

Zusammenfassung

Die Empfehlungen für eine gesunderhaltende Ernährungsweise unterscheiden sich beim älteren Menschen nicht wesentlich von denen für jüngere Erwachsene. Da der Energiebedarf verringert ist, die Zufuhr von Mikronährstoffen jedoch weitgehend beibehalten werden muss, ist die Auswahl von Lebensmitteln mit einer hohen Nährstoffdichte anzustreben.

Altersbedingte Beeinträchtigungen wie Appetitlosigkeit oder Kau- und Schluckstörungen sollten bei der Nahrungsmittelauswahl und -zubereitung berücksichtigt werden, um eine Mangelernährung zu vermeiden. Nahrungsmittelvorlieben und -abneigungen müssen beachtet werden, um die Freude am Essen zu erhalten. Eine schlechte Ernährungslage kann zu allgemeinen Schwächezuständen führen und somit das Auftreten von Krankheiten begünstigen. Eine quantitativ und qualitativ ausgewogene Ernährung wirkt präventiv, verbessert die Lebensqualität und unterstützt den Heilungsvorgang bei bereits eingetretener Krankheit. Körperliche Bewegung wirkt sich auf die Erhaltung der Mobilität und das Stoffwechselgeschehen positiv aus.

☞ Empfehlungen

▶ Abwechslungsreiche Nahrungsmittelauswahl
▶ Angepasste Nahrungsenergiezufuhr
▶ Bewusste Auswahl von Lebensmitteln mit hoher Nährstoffdichte
▶ Reduzierung des Fettanteils, vor allem in Form versteckter Fette
▶ Einschränkung des Zuckerverzehrs
▶ Ausreichender Ballaststoffanteil unter Beachtung der Verträglichkeit
▶ Ausreichende Flüssigkeitszufuhr
▶ Einschränkung der Kochsalzzufuhr (vor allem bei Hypertonie)
▶ Besondere Maßnahmen bei Appetitlosigkeit, Kau- und Schluckstörungen, Krankheiten
▶ Ausreichend körperliche Bewegung

48 Ernährung von Sportlern

Eine ausgewogene Ernährung ist für die Leistungsfähigkeit eines Sportlers von entscheidender Bedeutung. Die einzelnen Sportdisziplinen und Sportphasen erfordern aufgrund der unterschiedlichen körperlichen Belastung eine gezielte Ernährung. Die Sportdisziplinen werden unterteilt in Kraftsportarten (z. B. Gewichtheben und Kugelstoßen), Schnellkraftsportarten (z. B. Kurzstreckenlauf, Eisschnelllauf, Turnen und Skispringen), Kraftausdauersportarten (z. B. Skilanglauf, Rudern und Ringen) und Ausdauersportarten (z. B. Mittel- und Langstreckenlauf). Die Übergänge sind jedoch teilweise fließend, z. B. kann Eisschnelllauf je nach Länge der Strecke zu den Schnellkraftsportarten oder zu den Kraftausdauersportarten gezählt werden (Heepe 1994, S. 93 f.). Bei den Spielsportarten, wie Fußball, Tennis und Handball, sind die Leistungsanforderungen wie Kraft und Schnellkraft oft kombiniert, so dass sie als eigenständige Gruppe betrachtet werden können (Geiss u. Hamm 1996, S. 178).

Nährstoffbedarf und Nährstoffaufnahme

Für **Breitensportler** (Freizeitsportler) gelten grundsätzlich die gleichen Ernährungsempfehlungen wie für Nichtsportler. Selbst bei einer sportlichen Betätigung von 3–4 Stunden in der Woche beträgt der zusätzliche Energieverbrauch nur etwa 2000 kcal/Woche (8,4 MJ/Woche), was durch die normale Nahrung kompensiert werden kann. Mit einer höheren Nahrungsenergiezufuhr und einer abwechslungsreich zusammengestellten Nahrung können alle benötigten Nährstoffe in ausreichender Menge zugeführt werden. Zusatznahrungen für Breitensportler sind daher nicht notwendig, auf eine adäquate Flüssigkeitszufuhr sollte jedoch besonders geachtet werden.

Der Körper verliert bei mittlerer Trainingsintensität etwa 0,5–1 l Schweiß pro Stunde. Diese Flüssigkeitsmenge sollte dem Körper wieder zugeführt werden, möglichst schon während des Sports in kleinen Mengen von 150–200 ml. Dafür sind z. B. Frucht- oder Gemüsesäfte im Verhältnis 1 : 3 bis 1 : 5 mit Mineralwasser verdünnt oder Kräuter- und Früchtetees geeignet. Mit Mono- oder Disaccha-

riden angereicherte Getränke werden nicht empfohlen. Auch der Einsatz spezieller isotoner Getränke ist für Freizeitsportler unnötig (DGE 1992, S. 60 f.).

Leistungssportler haben teilweise höhere Anforderungen an die Nährstoffzufuhr als Nichtsportler, jedoch gelten die gleichen grundsätzlichen Empfehlungen für eine ausgewogene Ernährungsweise. Es wird empfohlen, mehrere kleine Mahlzeiten über den Tag verteilt aufzunehmen, um die benötigte Nahrungsenergiemenge zuführen zu können, ohne den Gastrointestinaltrakt zu überlasten (Hawley u. Burke 1997).

Der **Nahrungsenergiebedarf** ist abhängig von der Sportart sowie der Intensität, Dauer und Häufigkeit des Trainings und der Wettkämpfe sowie anderen Einflussfaktoren wie Geschlecht und Alter. Allgemeine Empfehlungen sind daher nur schwer zu geben, wie anhand einzelner Beispiele deutlich wird (*Tab. 48.1*).

Bei einigen Sportdisziplinen wie Turnen, Sportgymnastik, Eiskunstlauf u. ä. ist ein geringes Körpergewicht von Vorteil, um die erwünschten Leistungen zu erzielen. Viele Sportler essen daher zu wenig (Berg u. a. 1996). Diese bewusste Körpergewichtsreduktion bis an die Grenze des Untergewichtes wird als »Anorexia athletica« bezeichnet (Clasing u. a. 1997). Eine Energieaufnahme von weniger als 2500 kcal/d (10,5 MJ/d) bei Männern und 2000 kcal/d (8,4 MJ/d) bei Frauen im Leistungssport wird als kritisch angesehen (Berg u. a. 1992). Ständige Körpergewichtskontrollen und das Diäthalten erhöhen die Gefahr der Entstehung von Essstörungen wie Anorexia nervosa und Bulimia nervosa (Mannhart 1995).

Die ausreichende Zufuhr von **Kohlenhydraten** ist für Sportler besonders wichtig, da sie die effizientesten Energielieferanten sind. Bei ihrem Abbau ist die Energieausbeute an ATP bezogen auf den verbrauchten Sauerstoff höher als bei der Fettsäureoxidation. Kohlenhydrate werden in Form von Glykogen in Leber und Muskulatur gespeichert. Der Vorrat an Leber- und Muskelglykogen ist jedoch begrenzt. Der Anteil der Kohlenhydrate an der Energiegewinnung im Sport ist umso höher, je kürzer und intensiver die Aktivität ist. Die Kohlenhydratspeicher stehen durchschnittlich 30–60 Minuten zur Verfügung. Bei länger andauernder Belastung wird vermehrt Fett zur Energiege-

Tab. 48.1: Geschätzter Energie- und Kohlenhydratverbrauch eines 70 kg schweren Sportlers beim Laufen, Schwimmen und Radfahren (Costill 1989)

Sportart	Geschätzter Energieverbrauch (kcal)		Kohlenhydratverbrauch (g)
	pro min	insgesamt	
Laufen			
3,2 km	20	215	5– 55
10 km	17,5	700	150–170
Marathon	15	2800	500–550
Schwimmen (Freistil)			
200 m	25	50	12– 15
1500 m	20	400	90–100
Radfahren			
1 Stunde	17	1020	230–250

winnung herangezogen, was mit einem erhöhten Sauerstoffbedarf und einem Leistungsrückgang verbunden ist (⌦ 48.1).

Die American Dietetic Association (1993) empfiehlt Sportlern, 60–65 % der Nahrungsenergie in Form von Kohlenhydraten aufzunehmen. Die Kohlenhydrate sollten überwiegend komplexer Natur sein, nur etwa 10–15 % der Gesamtenergie sollte über Saccharose gedeckt werden. Diese Forderung wird aufgrund des hohen Anteils an Süßigkeiten und gesüßten Getränken in der Ernährung von Sportlern kaum eingehalten (Eisinger u. Leitzmann 1992; Bauer u.a. 1993a; Berg u.a. 1996). Ausdauersportler haben den höchsten Bedarf an Kohlenhydraten (Klein 1997).

Freie Fettsäuren, die aus dem Fettgewebe stammen, tragen ebenfalls zur Energiegewinnung bei. Aus Fett wird jedoch weniger und langsamer Energie gewonnen als aus Glykogen. Trainierte Männer besitzen einen Körperfettanteil von 5–15 %, untrainierte von 10–20 %. Trainierte Frauen haben einen Körperfettanteil von 10–25 %, untrainierte von 25–35 %. Für die **Fettzufuhr** gelten die gleichen Empfehlungen wie bei Nichtsportlern, d.h. der Fettanteil sollte nicht mehr als 25–30 % der Nahrungsenergiezufuhr und nicht mehr als 10 % in Form von gesättigten Fettsäuren betragen (Eisinger u. Leitzmann 1992; Berg u.a. 1996; Klein 1997). Bei Sportlern wird ebenso wie bei Nichtsportlern häufig eine überhöhte Fettzufuhr beobachtet (Bauer u.a. 1993a).

Der **Proteinbedarf** kann bei verschiedenen Sportarten erhöht sein. Das liegt u.a. an dem im Krafttraining angestrebten Muskelaufbau, an dem Verschleiß der Muskelfasern bei Ausdauer-

belastungen, an strukturellen Veränderungen der Zellmembranen sowie dem Mehrumsatz von Enzymen und Hormonen (Geiss u. Hamm 1996, S. 122). Für Sportler ist es sinnvoll, die empfohlene Proteinaufnahme nicht in Prozent der Gesamtenergie anzugeben, sondern in g/kg Körpergewicht. Manche Sportler benötigen eine sehr hohe Nahrungsenergieaufnahme. Würden für die Proteinzufuhr die üblichen 12–15 % der Gesamtenergiezufuhr zugrunde gelegt, wäre die empfohlene Proteinzufuhr deutlich zu hoch. Umgekehrt wären die Empfehlungen für die Proteinzufuhr bei einer niedrigen Energieaufnahme zu gering (American Dietetic Association 1993).

Geiss u. Hamm (1996, S. 122) geben sportartenspezifisch Schätzwerte für die benötigte Proteinzufuhr an. Für Ausdauersportler liegen sie bei 1,2–1,5 g/kg Körpergewicht, für Schnellkraftsportler bei 1,5–1,7 g/kg Körpergewicht und für Kraftsportler bei 1,5–2,0 g/kg Körpergewicht. Eine höhere Proteinzufuhr sollte u.a. wegen einer möglichen Überlastung der Nieren nicht erfolgen. Eine Zufuhr von Protein über Präparate ist in den meisten Fällen nicht nötig (Mannhart 1995; Berg u.a. 1996).

Das Verhältnis pflanzlicher zu tierischen Proteinträgern sollte ausgewogen sein, um die mit tierischen Proteinträgern verbundene Aufnahme von gesättigten Fettsäuren, Cholesterin und Purinen in Grenzen zu halten. Ausdauersportler nehmen mehr als 50 % des Gesamtproteins in Form von tierischem Protein auf, obwohl der Anteil der tierischen Proteinträger nur bei maximal 40-50 % liegen sollte (Bauer u.a. 1993a). Die Kombination pflanzlicher Proteine untereinander oder mit Milchprodukten

Art der Belastung	Verwertete Energieträger	Art der Energiebereitstellung
Extreme Ausdauerbelastung (über 1 h)	Fette KH	rein aerob
Langzeitausdauer (8–60 min)	Fette	vorwiegend aerob
	Kohlenhydrate	
Mittelzeitausdauer (2–8 min)	überwiegend Kohlenhydrate	gemischt aerob/anaerob
Kurzzeitausdauer (45 sek–2 min)	Kohlenhydrate KH (Glykolyse)	vorwiegend anaerob
Schnellkraftbelastung (bis zu 45 sek)	Energiereiche Phosphate	rein anaerob

◙ 48.1: Art der Energiebereitstellung in Abhängigkeit von der Belastungsdauer (Geiss u. Hamm 1996, S. 95)

(z.B. Kartoffeln mit Ei oder Milch, Getreide mit Hülsenfrüchten) ergibt eine hohe biologische Wertigkeit, so dass der Anteil tierischer Proteinträger ohne Einbußen der Proteinqualität gesenkt werden kann.

Die Versorgung mit den **Vitaminen** B_1, B_2, B_6 und Folsäure wird bei Sportlern als kritisch eingestuft (Heepe 1994, S. 94). In einer Erhebung bei Ausdauersportlern wurde eine zu niedrige absolute Zufuhr an Vitamin D festgestellt sowie eine zu geringe Nährstoffdichte für Niacin und Pantothensäure (Bauer u. a. 1993b). Besonders Sportler mit einer geringen Energiezufuhr, z.B. bei den Sportarten Turnen, Gymnastik, Ballett,

Bodybuilding oder Ringen, haben ein erhöhtes Risiko für einen Vitaminmangel (Eisinger u. Leitzmann 1992).

Eine marginale Versorgungslage mit Vitaminen kann zu Leistungseinbußen führen. Daher ist der Verzehr von Lebensmitteln mit einer hohen Nährstoffdichte zu bevorzugen. Es wird widersprüchlich diskutiert, ob eine Supplementierung mit Vitaminen bei ausreichender Versorgung zu einer Leistungssteigerung führen kann. Besteht jedoch eine latente Unterversorgung mit Vitaminen, steht außer Frage, dass eine messbare Verbesserung der physischen Leistungsfähigkeit zu erwarten ist. Aus sportmedizinischer Sicht erscheint es sinnvoll, u.a. den individuellen Vitaminstatus und die spezifischen Anforderungen der Sportart in die Entscheidung um eine Supplementierung einzubeziehen (Smasal u.a. 1995).

Als kritische **Mengen-** und **Spurenelemente** bei Sportlern gelten Eisen, Magnesium, Kalium, Natrium, Kalzium, Chlorid und Zink (Heepe 1994, S. 94). Für Eisen, Magnesium und Zink wurden erniedrigte Blutkonzentrationen bei Leistungssportlern beobachtet (Berg u.a. 1992).

Eisen ist bei Sportlern ein kritischer Nährstoff, da beispielsweise durch Langstreckenlaufen und durch Körperkontaktsport eine vermehrte Zerstörung von Erythrozyten (Hämolyse) stattfindet. Zudem wird Eisen über den Schweiß ausgeschieden. Auch Blutverluste über Stuhl und Urin durch traumatische Effekte im Gastrointestinaltrakt sowie in der Blase und Niere verschlechtern die Eisenbilanz. Frauen sind durch die Menstruation und durch Geburten für einen Eisenmangel besonders gefährdet. Eine unzureichende Aufnahme von Eisen über die Nahrung kann zusammen mit den genannten Faktoren eine Eisenmangelanämie verursachen, die zu Leistungseinbußen führt.

Bei Sportlern wird häufig ein Abfall der Hämoglobinwerte (Sportanämie) festgestellt, der jedoch meist vorübergehend ist und auf einem Anstieg des Plasmavolumens beruht. Dabei handelt es sich um keine echte klinische Eisenmangelanämie. Kennzeichen der Sportanämie sind vorzeitige Laktatazidose, erhöhte Ermüdbarkeit, Appetitminderung, Muskelkrämpfe und Kreislaufregulationsstörungen (Keul u.a. 1987; Eisinger u. Leitzmann 1992; Reuss 1992). Eine Supplementierung mit Eisen ist jedoch meist nicht nötig, zumal die zusätzliche Aufnahme von Eisen den Nachteil hat, dass die Absorption anderer Nährstoffe wie Zink behindert wird. Zudem führt eine Eisenüberladung des Organismus zu vermehrtem oxidativen Stress (Berg u.a. 1996).

Magnesium ist für Sportler wichtig, um Muskelkrämpfe und andere unspezifische Muskelbeschwerden zu vermeiden. Deshalb ist es im Sport von besonderer Bedeutung, eine ausreichende Magnesiumzufuhr sicherzustellen. Werden trotz einer optimierten Ernährung wiederholt zu niedrige Magnesiumwerte im Serum nachgewiesen, kann eine Magnesiumsubstitution notwendig sein, besonders wenn klinische Anzeichen eines Magnesiummangels vorliegen (Berg u.a. 1996).

Bei Sportlern treten vermehrt Verluste von **Zink** über Schweiß, Urin und Stuhl auf. Bei einer zusätzlich marginalen Zufuhr ist ein Zinkmangel nicht auszuschließen (Berg u.a. 1996). Zink ist für den Muskelaufbau während der Trainingsphasen von Bedeutung, so dass besonders im Leistungssport auf eine ausreichende Zufuhr geachtet werden sollte (Kieffer 1990).

Sportliche Aktivität schützt vor dem Auftreten von Osteoporose (s. Kap. 65, S. 322 f.). Eine Risikogruppe für Osteoporose sind jedoch Sportlerinnen mit Amenorrhö (Platen u.a. 1991). Die Amenorrhö geht meist mit einem niedrigen Körpergewicht und hoher sportlicher Aktivität einher, z.B. in den Disziplinen Gymnastik, Schwimmen und Langstreckenlauf. Für Athletinnen mit Amenorrhö wird daher von der American Dietetic Association (1993) eine höhere **Kalzium**zufuhr empfohlen.

Das Ernährungsverhalten und somit die Nährstoffzufuhr von Sportlern ist besser als von Nichtsportlern (Röcker u.a. 1992; Bauer u.a. 1993b). Dennoch ist die Vitamin-, Mengen- und Spurenelementzufuhr nicht immer ausreichend. Daher sollte bei jedem Leistungssportler der individuelle Versorgungszustand über die Analyse der Nährstoffzufuhr sowie Blut- bzw. Urinuntersuchungen erfasst werden. Für die Bedarfsermittlung muss die jeweilige Sportart, der Trainingsumfang und die Intensität berücksichtigt werden. Darauf basierend kann eine gezielte Supplementierung mit einzelnen Nährstoffen erwogen werden.

Eine **vegetarische Ernährungsweise** wird von einigen Hochleistungssportlern praktiziert und ist, wie gezeigt wurde, ohne sportliche Leistungseinbußen möglich. Bei Teilnehmern eines Ausdauerlaufs (1000 km in 20 Tagen), die sich lakto-ovo-vegetarisch ernährten, wurde im Vergleich zu Läufern mit konventioneller Ernährung bei gleichen Energiegehalten und Nährwertrelationen der Mahlzeiten eine höhere Zufuhr an Ballaststoffen und mehrfach ungesättigten Fettsäuren sowie eine geringere Aufnahme von Cholesterin festgestellt. Die Mineralstoff- und Vitaminzufuhr war mit Ausnahme von Natriumchlorid und Vitamin B_{12} in der lakto-ovo-vegetarischen Gruppe höher als in der Gruppe mit Normalkost und lag über den Nährstoffempfehlungen. Die Zufuhr von Niacin war bei beiden Kostformen gleich hoch. Die Eisenaufnahme war zwar in der lakto-ovo-vegetarischen Gruppe höher, jedoch muss dabei die unterschiedliche Bioverfügbarkeit von Eisen aus pflanzlichen und tierischen Lebensmitteln für eine Bewertung berücksichtigt werden (Eisinger u.a. 1994).

Eine vegetarische Ernährung sollte so zusammengestellt sein, dass möglicherweise kritische Nährstoffe wie Eisen, Zink, Kalzium und Vitamin B_{12} in ausreichender Menge zugeführt werden (American Dietetic Association 1993). Die Proteinzufuhr ist bei einer vegetarischen Ernährungsweise geringer. Dies ist jedoch bei der derzeit zu hohen Proteinaufnahme nicht als problematisch anzusehen. Die Proteinqualität der vegetarischen Ernährung kann durch gezielte Kombinationen verschiedener Proteinträger verbessert werden (Eisinger u. Leitzmann 1992; Geiss u. Hamm 1996, S. 124).

Bei Sportlern ist die angepasste Zufuhr von **Flüssigkeit** aufgrund der vermehrten Wärmeproduktion im Körper und der Schweißabsonderung eine der wichtigsten Maßnahmen, um die Kühlung des Körpers zu gewährleisten und die Fließfähigkeit des Blutes zu erhalten. Schweißverlust führt zur einer Verminderung des Plasmavolumens (Hypovolämie) und dadurch zu einer verschlechterten Fließfähigkeit des Blutes. Eine Dehydratation kann die Muskelkraft, -ausdauer und -koordination negativ beeinflussen. Das Risiko von Krämpfen, Erschöpfung und Hitzschlag ist bei einer zu geringen Wasserzufuhr erhöht (American Dietetic Association 1993).

Bei Ausdauersportlern wurde unter Berücksichtigung des Schweißverlustes durch tägliches Training eine zu geringe Flüssigkeitszufuhr festgestellt (Bauer u. a. 1993 a). Bereits ab einem Flüssigkeitsverlust von 2 % des Ausgangsgewichts kann eine Leistungsminderung eintreten

(*Tab. 48.2*). Bei starker körperlicher Belastung kann der Körpergewichtsverlust über den Schweiß bis zu 4 kg betragen. Die Außentemperatur beeinflusst ebenfalls entscheidend die Höhe der Schweißproduktion (Hartmann 1991). Zur Ermittlung, wieviel Flüssigkeit mit dem Schweiß ausgeschieden wurde, sollte das Körpergewicht vor und nach der Belastung erfasst werden und der Flüssigkeitsverlust entsprechend ausgeglichen werden. Idealerweise wird auch während der körperlichen Aktivität in festgelegten Abständen immer Flüssigkeit zugeführt, weil das Durstempfinden durch starke körperliche Beanspruchung gestört ist (American Dietetic Association 1993).

Im Bereich des Sports existiert eine Vielzahl von **Nahrungsergänzungen**, die die Leistungsfähigkeit verbessern sollen (☞ *48.2*). Deren Wirksamkeit wird jedoch kontrovers gesehen (American Dietetic Association 1993; Schek 1995a). Weitere Maßnahmen zur Leistungsoptimierung können physiologischer (z.B. Physiotherapie und Massagen), psychologischer (z.B. autogenes Training und Yoga), (bio-)mechanischer (z.B. Optimierung von Körpermasse, Bekleidung und Ausrüstung), sozialer (z.B. Sportberatung und Finanzierung) und pharmakologischer Art sein (Schek 1995a).

Eine Reihe von Substanzen aus dem pharmazeutischen Bereich ist verboten, sie fallen unter den Begriff **Doping**. Doping wird im Sport eingesetzt, um eine künstliche Leistungssteigerung zu erzielen. Dopingmittel werden in fünf Klassen eingeteilt: Stimulantien, narkotische Anal-

Tab. 48.2: Symptome bei Flüssigkeitsverlusten (Reuss 1992)

Flüssigkeitsverlust (% des Ausgangsgewichts)	Symptome
ab 1	Auftreten des Durstgefühls
~ 2	Verminderung der Ausdauerleistungsfähigkeit
~ 4	Verminderung der sportlichen Kraftleistung
~ 5	Rückgang der Speichel- und Harnproduktion erhöhter Puls beschleunigte Herztätigkeit Apathie Erbrechen Muskelkrämpfe
~ 10	Eintreten neuromuskulärer und vegetativer Störungen (psychische Labilität) Verwirrtheitszustände
~ 15–20	keine Lebensfähigkeit

Proteinkonzentrate

Proteinhydrolysate (teilweise als Zusatz zu Proteinkonzentraten), Peptide

Aminosäuren

Kohlenhydratkonzentrate

Kohlenhydrat-Mineralstoffkonzentrate (Energie-Mineralstoff-Getränkepulver oder -Trinkflüssigkeiten, teilweise mit Vitaminzusätzen)

Vitaminpräparate

Vitaminpräparate in Kombination mit Mengen- und Spurenelementen

Mineralstoffkonzentrate

Biologische Nahrungsergänzungen, wie Weizenkeime, Bierhefe, aufgeschlossene Blütenpollen, Gelee royale

Sonstige, z.B. MCT-Fette und Phospholipide (Lezithin)

⬛ 48.2: Nahrungsergänzungen im Sport (Geiss u. Hamm 1996, S. 254)

getika, anabole Steroide, β-Blocker und Diuretika. Alle zu diesen Gruppen zählenden Wirkstoffe sind verboten. Nicht erlaubte Maßnahmen sind Blutdoping sowie pharmakologische, chemische und physikalische Manipulation. Dopingklassen, die bestimmten Einschränkungen unterliegen, sind Alkohol, Lokalanästhetika und Kortikosteroide (Dirix 1989).

Ernährung in den verschiedenen Sportphasen

Eine der jeweiligen Sportphase angepasste Ernährung ist von entscheidender Bedeutung für eine optimale Leistungsfähigkeit. Es wird eine Unterteilung in Basis- und Trainingsernährung, die Ernährung vor, während und nach dem Wettkampf vorgenommen. Die **Basisernährung** ist entscheidend für die Gesunderhaltung und die Leistungsstabilität. Deshalb muss sie den allgemeinen Empfehlungen für eine ausgewogene Ernährung mit besonderer Beachtung des Kohlenhydratanteils entsprechen.

Während der **Trainingsphase** sollte der Kohlenhydratanteil bei Ausdauersportlern auf mindestens 60% der Gesamtenergiezufuhr erhöht

werden (Hamm 1991). Die American Dietetic Association (1993) empfiehlt mit 65–70% einen noch höheren Anteil. Vor der Trainingseinheit wie auch vor dem Wettkampf gilt es, die Glykogendepots in der Muskulatur aufzufüllen, um eine optimale Ausdauer und Leistungsfähigkeit zu ermöglichen.

Die letzte größere Mahlzeit sollte etwa 2–3 Stunden vor dem Training erfolgen (Hamm 1991). Im Anschluss an die körperliche Belastung ist es günstig, so schnell wie möglich Kohlenhydrate zuzuführen, um die Resynthese von Glykogen zu fördern (Coyle 1995). Bei ausreichender Kohlenhydratzufuhr erfolgt sie innerhalb von 24 Stunden, bei besonderen Belastungen kann sie auch bis zu sieben Tagen dauern (Dickhuth u.a. 1991). Werden die durch körperliche Betätigung bedingten Glykogenverluste nicht wieder ausgeglichen, vermindert sich der Glykogenspeicher und damit die Leistungsfähigkeit (⬛ 48.3).

Im Training muss auf den Ersatz von Flüssigkeit geachtet werden. Bei Trainingszeiten von weniger als einer Stunde ist Wasser als Getränk ausreichend (American Dietetic Association 1993). Bei länger andauernden Belastungen sollten Elektrolyte, die mit dem Schweiß verloren gehen, sowie evtl. Kohlenhydrate substituiert werden. Es gelten die gleichen Empfehlungen für die Flüssigkeitszufuhr wie am Wettkampftag (s.u.).

Muskelglykogen kann nur in begrenztem Umfang gespeichert werden. Daher wird besonders in der **Vorwettkampfphase** versucht, die Glykogenspeicher durch eine kohlenhydratreiche Diät aufzufüllen. Im Hinblick auf den Wettkampf führen Ausdauersportler teilweise eine »Kohlenhydrat-Superkompensation« (»carbohydrate loading«) durch. Dafür werden zunächst die Speicher an Muskelglykogen durch intensives Training entleert. Im Anschluss wird für 2–3 Tage eine kohlenhydratreiche Ernährungsweise eingehalten, so dass die leeren Speicher in erhöhtem Maß Kohlenhydrate aufnehmen. Eine weitere Steigerung kann erreicht werden, indem nach der Entleerung der Speicher etwa 2–3 kohlenhydratarme, protein- und fettreiche Tage zwischengeschaltet werden und erst dann die kohlenhydratreiche Kost folgt. Diese extreme Form ist für den Verdauungsapparat sehr belastend und kann auch negative Auswirkungen auf das psychische Wohlbefinden haben (z.B. Mattigkeitsgefühl und Motivationsverlust). Daher wird diese Form der Superkompensation nicht empfohlen (Geiss u. Hamm 1996, S. 78ff.).

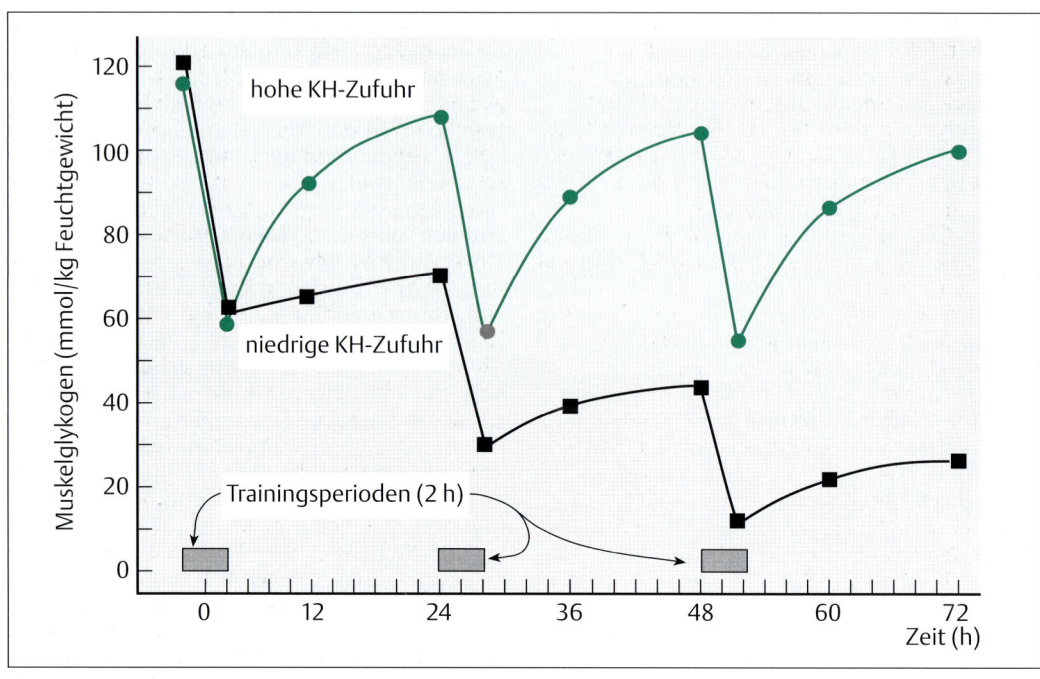

◉ 48.3: Wirkung der Zufuhr von Kohlenhydraten (KH) auf den muskulären Glykogengehalt bei täglichem intensiven Training (Eisinger u. Leitzmann 1992)

Bei Ausdauer- und Spielsportarten ist das Essen von Nudeln am Vorabend des Wettkampfes weit verbreitet. Ein kohlenhydratreiches Frühstück am Morgen des Wettkampftages wird ebenfalls empfohlen. Auch für Kraftsportler muss die Kohlenhydratzufuhr ausreichend sein (> 60%) und leicht verdauliches Protein zugeführt werden. Für alle Sportarten gilt, dass die Versorgung mit Vitaminen und Mineralstoffen durch die Auswahl von Lebensmitteln mit hoher Nährstoffdichte für eine hohe Leistungsfähigkeit unerlässlich ist (Hamm 1991; Geiss u. Hamm 1996, S. 179).

Vor dem Wettkampf werden in einigen Sportarten teilweise gefährliche Maßnahmen zur kurzfristigen Reduzierung des Körpergewichts angewandt. Dies gilt vor allem für Bodybuilder und für Sportler, deren Nominierung in Gewichtsklassen erfolgt (z. B. Judoka, Ringer, Boxer und Gewichtheber). Beispielsweise wird die Flüssigkeitszufuhr drastisch reduziert bzw. destilliertes Wasser getrunken, die Nahrungszufuhr eingeschränkt oder eine Nulldiät durchgeführt. Auch exzessive Saunagänge und die Einnahme von Diuretika werden eingesetzt, um das Körpergewicht zu reduzieren. Die Folgen sind u. a.

Kopfschmerzen, Schwäche oder Schwindelanfälle (Schek 1995b; Geiss u. Hamm 1996, S. 180).

Am **Wettkampftag** gelten spezielle Regeln. Der Start darf nicht mit einem Flüssigkeitsdefizit und nicht im hungrigen Zustand, aber auch nicht mit vollem Magen erfolgen. Es sollten vor dem Wettkampf nur Lebensmittel verzehrt werden, die bekanntermaßen keine gastrointestinalen Beschwerden auslösen (American Dietetic Association 1993; Klein 1997). Die letzte größere Mahlzeit empfiehlt sich 2,5–3 Stunden vor dem Wettkampf, möglichst kohlenhydratreich sowie fettarm. Eine kleine Kohlenhydratmahlzeit ist noch 30–60 Minuten vor dem Start möglich. Zudem ist es von Vorteil, während der sportlichen Betätigung Kohlenhydrate, Vitamine und Mineralstoffe, entweder als Flüssignahrung oder in Form von fester, leicht verdaulicher Nahrung, zuzuführen (Nothacker 1992; Schek 1995b).

Bei sehr langer Wettkampfdauer bzw. bei mehreren Starts am Tag muss für eine ausreichende Flüssigkeitszufuhr gesorgt werden. In der letzten Stunde vor einer sportlichen Betätigung sind Getränke mit hohem Kohlenhydratgehalt nicht empfehlenswert, da sie Schwankungen des Blutglukosespiegels auslösen können, die leistungsmindernd wirken (Reuss 1992). Während einer Ausdaueraktion werden besondere Anforderungen an das richtige Getränk gestellt, da mit dem Schweiß Mineralstoffe wie Natrium, Kalium, Kalzium, Magnesium, Eisen, Zink und Chlorid verloren gehen.

Isotone Getränke sollen – neben der Funktion als Flüssigkeitsersatz – den Mineralstoffverlust ausgleichen und durch ihren Gehalt an Kohlenhydraten wie Saccharose, Glukose, Fruktose oder Maltodextrin den Blutglukosespiegel aufrechterhalten. Sie entsprechen in ihrer Osmolarität etwa dem Blutplasma. Ihre Bedeutung für den Sportler wird kontrovers diskutiert (Hartmann 1991; Reuss 1992; Geiss u. Hamm 1996, S. 267).

Nach Hartmann (1991) ist ein hypotones Gemisch aus Mineralwasser mit einer günstigen Mineralstoffzusammensetzung und Obstsaft (z. B. Apfelsaft) besser geeignet, Mineralstoffverluste auszugleichen als ein Isogetränk. Reines Wasser wird nicht empfohlen, da es über den Schweiß zu schnell wieder abgesondert wird (Geiss u. Hamm 1996, S. 154 ff.). Die Deutsche Gesellschaft für Ernährung (DGE 1998b) empfiehlt isotone Getränke für Hochleistungssportler, sieht sie aber für Breitensportler als nicht notwendig an. Für Breitensportler ist es laut DGE ausreichend, den Flüssigkeitsverlust durch Mineralwasser, verdünnte Fruchtsäfte und Tee auszugleichen, während die höheren Anforderungen an eine schnelle Flüssigkeits- und Energiezufuhr im Leistungssport mit isotonen Getränken optimal erfüllt werden können.

Die **Nachwettkampfphase** dient der Regenerierung. Teilweise ist sie bei eng aufeinanderfolgenden Wettkampftagen bereits wieder die Vorwettkampfphase. In dieser Zeit müssen vor allem Kohlenhydrate zur Auffüllung der Glykogendepots zugeführt werden sowie die Flüssigkeits- und Elektrolythaushalt ausgeglichen werden (Nothacker 1992). Kohlenhydrathaltige Getränke können nach einer Ausdauerbelastung dazu beitragen, die Glykogenreserven wieder aufzufüllen (Reuss 1992).

Zusammenfassung

Die Ernährung des Sportlers richtet sich nach individuellen Gegebenheiten wie Alter und Geschlecht sowie nach der Sportart und körperlichen Beanspruchung. Auch die jeweilige Sportphase (Training, Vorwettkampf, Wett-

kampf und Regeneration) ist für die Zusammenstellung der Kost ausschlaggebend. Auf Basis des individuellen Ernährungsstatus können gezielte Ernährungsempfehlungen am besten gegeben werden.

Für Sportler gelten im Grundsatz die allgemeinen Richtlinien für eine gesunderhaltende Ernährung. Die allgemeine Forderung, den Kohlenhydratanteil zu erhöhen, sollte von Sportlern in besonderem Maß beachtet werden, um den muskulären Glykogengehalt zu optimieren. Der Proteinbedarf ist bei Sportlern, besonders im Kraftsport, ebenfalls erhöht. Die Proteinzufuhr über die Nahrung ist jedoch meist ausreichend, so dass die Zufuhr von Proteinkonzentraten nicht notwendig ist.

Sportler zeigen ähnliche Ernährungsfehler wie die Allgemeinbevölkerung. So ist z.B. der Kohlenhydratanteil oft zu niedrig und der Gehalt an komplexen Kohlenhydraten in der Ernährung des Sportlers zu gering. Die Fettaufnahme sollte dagegen reduziert werden und der Fettsäureverteilung größere Beachtung zukommen. Eine ausreichende Flüssigkeitszufuhr ist bedingt durch den Schweißverlust besonders wichtig. Im Freizeit- und Breitensport kann der Mehrbedarf an Nährstoffen durch eine ausgewogene Ernährungsweise gedeckt werden. Leistungssportler sollten auf eine ausgewogene Nahrungsmittel-Zusammenstellung achten, um sich adäquat zu versorgen. Eine eventuelle Nährstoff-Supplementierung sollte gezielt und individuell eingesetzt werden.

☞ Empfehlungen

▸ An die Sportart sowie die Sportphase angepasste Ernährungsweise
▸ Mehrere kleine Mahlzeiten über den Tag verteilt
▸ Ausreichende Flüssigkeitszufuhr
▸ Ausreichende Kohlenhydratzufuhr, vorzugsweise als komplexe Kohlenhydrate
▸ Ausreichende, aber nicht zu hohe Proteinzufuhr
▸ Keine überhöhte Fettzufuhr, Einschränkung des Anteils gesättigter Fettsäuren
▸ Beobachtung des Körpergewichts
▸ Keine extremen Ernährungsmaßnahmen wie drastische Körpergewichtsreduktionen
▸ Eventuell gezielte und individuelle Supplementierung mit Nährstoffen

Alternative Ernährungsformen

⁴⁹ Allgemeine Aspekte

Alternative Ernährungsformen sind von der üblichen Ernährung abweichende Kostformen, die meist längerfristig praktizierbar sein sollen. Damit unterscheiden sie sich von Reduktionsdiäten, wie der Punkte- oder Atkins-Diät, oder Ernährungskuren, z. B. Mayr- oder Schrothkur, die nur kurzfristig durchgeführt werden (Leitzmann u. Michel 1993; Leitzmann u. a. 1999a, S. 15).

Einige alternative Ernährungsformen wurden bereits in der Antike begründet, z. B. die vegetarische Ernährung und die Makrobiotik. Andere, wie die anthroposophische Ernährungslehre oder die Haysche Trennkost, entstanden aus der Reformbewegung in Mitteleuropa bzw. den USA. Der Mehrzahl der alternativen Ernährungsformen liegt eine ganzheitliche bzw. religiöse Philosophie mit einer bestimmten Weltanschauung zugrunde. Die Vollwert-Ernährung, die von Bircher-Benner und Kollath begründet wurde, hat ihre Wurzeln ebenfalls in der Reformbewegung. Sie wurde jedoch erst in den letzten Jahrzehnten entwickelt.

Wieviele Menschen eine alternative Ernährungsform praktizieren, ist nicht bekannt. Lediglich über die Zahl der Vegetarier existieren Angaben. Sie wird in Deutschland auf 3–5 Mio. geschätzt (Leitzmann u. Hahn 1996, S. 13). Die große Popularität der alternativen Kostformen zeigt sich u. a. an der steigenden Zahl von Buchveröffentlichungen und Berichten über diese Themen in den Medien. In einer repräsentativen Befragung (n = 1002) von Personen in Baden-Württemberg 1991 waren jedem Befragten im Durchschnitt drei der genannten Kostformen zumindest dem Namen nach bekannt (*Tab. 49.1*).

Am häufigsten wurden die vegetarische Ernährung und die Vollwert-Ernährung genannt. Jede fünfte Person, die eine alternative Kostform kannte, hatte sich zumindest zeitweise selbst entsprechend ernährt. Zwei Drittel der Personen mit praktischer Erfahrung ernährten sich z. Zt. der Befragung nach den Empfehlungen einer alternativen Ernährungsform (Hess u. Flick 1991, S. 17 ff.).

Die Gründe, sich für eine alternative Kostform zu entscheiden, sind laut der Befragung in Baden-Württemberg sehr unterschiedlich. Im Vordergrund stehen gesundheitliche und ökologische Aspekte, aber auch ethische, politische und religiöse Gründe werden genannt (◘ *49.1*).

Tab. 49.1: Kenntnis und Praktizieren alternativer Kostformen nach einer Befragung (n = 1002) in Baden-Württemberg 1991 (nach Hess u. Flick 1991, S. 20)

Alternative Kostform[1]	Kenntnis (%)	Praktizieren[2] (%)
Vegetarische Kostformen	89,9	9,6
Vegetarische Ernährung	89,4	7,5
Lakto-ovo-vegetabile Kost	13,9	2,0
Lakto-vegetabile Kost	20,0	1,5
Vegane Kost	14,7	0,6
Vollwert-Ernährung	77,5	6,3
Vollwertige Ernährung (DGE)	26,3	3,5
Anthroposophische Ernährung	22,7	1,0
Schnitzer-Kost	19,8	1,7
Haysche Trennkost	14,3	1,8
Makrobiotische Ernährung	12,8	0,9
Andere	1,8	2,9

[1] Mehrfachnennungen möglich
[2] zurückliegend und momentan

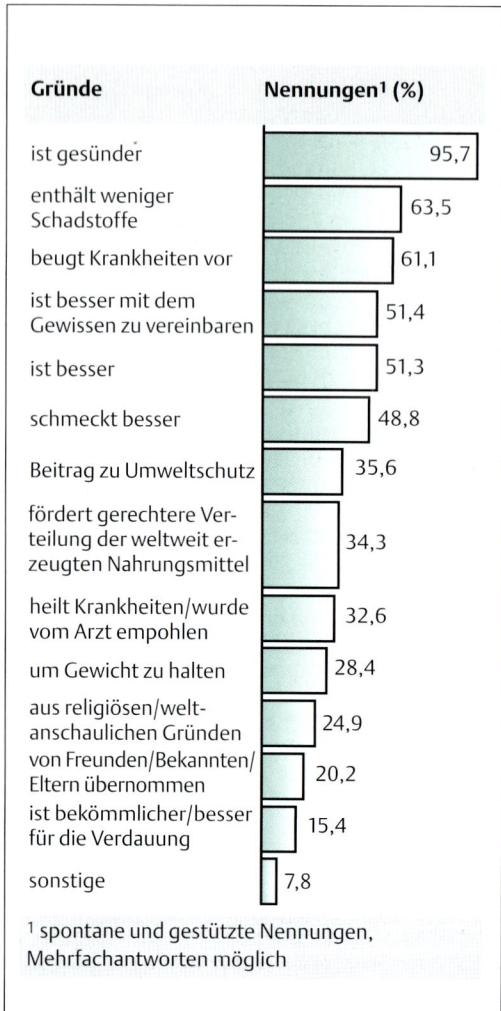

Gründe	Nennungen¹ (%)
ist gesünder	95,7
enthält weniger Schadstoffe	63,5
beugt Krankheiten vor	61,1
ist besser mit dem Gewissen zu vereinbaren	51,4
ist besser	51,3
schmeckt besser	48,8
Beitrag zu Umweltschutz	35,6
fördert gerechtere Verteilung der weltweit erzeugten Nahrungsmittel	34,3
heilt Krankheiten/wurde vom Arzt empohlen	32,6
um Gewicht zu halten	28,4
aus religiösen/weltanschaulichen Gründen	24,9
von Freunden/Bekannten/Eltern übernommen	20,2
ist bekömmlicher/besser für die Verdauung	15,4
sonstige	7,8

¹ spontane und gestützte Nennungen, Mehrfachantworten möglich

🔶 49.1: Gründe für das Praktizieren alternativer Kostformen nach einer Befragung (n = 1002) in Baden-Württemberg 1991 (nach Hess u. Flick 1991, S. 30)

Alternative Ernährungsformen weisen trotz teilweise unterschiedlicher Ansätze und Begründungen Gemeinsamkeiten auf (🔶49.2). Fast alle orientieren sich am Vegetarismus, wobei die Ablehnung vom Tier stammender Lebensmittel unterschiedlich stark ausgeprägt ist. Die Mehrzahl der Anhänger alternativer

Kostformen legt großen Wert auf die Lebensmittelqualität. Aufgrund der zunehmenden Umweltbelastung durch die konventionelle Landwirtschaft und Rückstände in Lebensmitteln werden von ihnen Lebensmittel aus anerkannt ökologischem Anbau bevorzugt. Zudem achten sie auf eine geringe Verarbeitung von Lebensmitteln und auf eine möglichst schonende Zubereitung. Die Bevorzugung von Lebensmitteln aus regionalem Anbau hatte ursprünglich ökonomische Gründe. Heute sind es vorwiegend ökologische Überlegungen und die Tatsache, dass Erzeugnisse aus fernen Ländern oft unreif geerntet werden. Der überwiegende Teil der alternativen Ernährungsformen ist ganzheitlich orientiert, d. h., neben der Gesundheit werden auch Aspekte wie Sozial- und Umweltverträglichkeit sowie persönliche Bewusstseinsentwicklung berücksichtigt.

Bevorzugung pflanzlicher Lebensmittel
Bevorzugung von Produkten aus ökologischer Landwirtschaft
Ablehnung übertriebener Lebensmittelverarbeitung
Vermeidung von Lebensmittelzusatzstoffen
Bevorzugung heimischer Lebensmittel

🔶 49.2: Gemeinsame Merkmale alternativer Ernährungsformen (Leitzmann u. Michel 1993)

Wissenschaftliche Untersuchungen zur Bewertung der verschiedenen alternativen Kostformen, inwieweit sie sich als Dauerkost eignen oder langfristig möglicherweise zu Nährstoffmangelsituationen führen können, fehlen bis auf wenige Ausnahmen. Lediglich zur vegetarischen Ernährung wurden bislang zahlreiche Studien durchgeführt. Dennoch ist eine Bewertung der verschiedenen alternativen Kostformen anhand der Lebensmittelauswahl möglich und aufgrund der zunehmenden Popularität erforderlich.
In den nachfolgenden Kapiteln werden die Hintergründe und Grundsätze der am weitesten verbreiteten alternativen Ernährungsformen erläutert und aus ernährungswissenschaftlicher Sicht bewertet.

50 Vegetarismus

Der Begriff Vegetarismus leitet sich von »vegetare« (lat. = wachsen, leben) ab. Nach Pythagoras, dem Begründer des klassischen Vegetarismus, ist es eine »lebende« Kost, bei der überwiegend pflanzliche Lebensmittel und Lebensmittel vom lebenden Tier (Käse, Milch und Eier) verzehrt werden. Vom getöteten Tier stammende Lebensmittel werden hingegen abgelehnt.

Die Zahl der Vegetarier in Europa wird auf etwa 3–5 Mio. Menschen geschätzt. Vegetarierverbände gehen aufgrund eigener Erhebungen von über neun Mio. Vegetariern in sieben europäischen Ländern aus. Das Verhältnis von Frauen zu Männern liegt bei etwa 3 : 2 (Leitzmann u. Hahn 1996, S. 13).

Grundsätze

Beim Vegetarismus handelt es sich nicht nur um eine Ernährungsform, sondern um eine Lebensweise mit unterschiedlichen Motiven und Zielen. Die Gründe für eine vegetarische Ernährung sind sehr vielseitig und individuell bestimmt (⊙ 50.1). Es gibt Beweggründe und Ziele aus naturwissenschaftlicher und weltanschaulicher Sicht. Meist werden von den Vegetariern mehrere Gründe für die Wahl ihrer Kostform angeben, ethisch-religiöse und gesundheitliche Motive überwiegen dabei (Thefeld u. a. 1986; Schönhöfer-Rempt u. Leitzmann 1989). Aus ethisch-religiöser Sicht ist es vor allem die Ablehnung des Tötens und das Verhältnis von

---

Ethisch/religiös

Töten als Unrecht/Sünde
Fleischverzehr als religiöses Tabu
Lebensrecht für Tiere
Mitgefühl mit Tieren
Ablehnung der Massentierhaltung
Ablehnung der Tiertötung als Beitrag
   zur Gewaltfreiheit in der Welt
Ablehnung des Verzehrs tierischer Nahrung
   als Beitrag zur Lösung des Welthungerproblems

Ästhetisch

Abneigung gegen den Anblick toter Tiere
Ekel vor Fleisch
Höherer kulinarischer Genuss vegetarischer
   Gerichte

Spirituell

Freisetzung geistiger Kräfte
Unterstützung von meditativen Übungen
   und Yoga

Sozial

Erziehung
Gewohnheit
Gruppeneinflüsse

Gesundheitlich

Allgemeine Gesunderhaltung (undifferenziert)
Körpergewichtsabnahme
Prophylaxe bestimmter Krankheiten
Heilung bestimmter Krankheiten
Steigerung der körperlichen Leistungsfähigkeit
Steigerung der geistigen Leistungsfähigkeit

Kosmetisch

Körpergewichtsabnahme
Beseitigung von Hautunreinheiten

Hygienisch-toxikologisch

Verminderung der Schadstoffaufnahme
Bessere Küchenhygiene in vegetarischen Küchen

Ökonomisch

Begrenzte finanzielle Möglichkeiten
Sparen für andere Werte als Ernährung

Ökologisch

Ablehnung tierischer Nahrung als Beitrag
   zur Lösung des Welthungerproblems
Verminderung der durch Massentierhaltung
   bedingten Umweltbelastungen

⊙ 50.1: Gründe für eine vegetarische Ernährung (Leitzmann u. Hahn 1996, S. 18)

Mensch zu Tier. Auch die Problematik der Massentierhaltung und Tiertransporte sowie die Vermeidung des Anblicks toter Tiere sind Gründe für eine Hinwendung zum Vegetarismus.

Die Lebensweise sich vegetarisch ernährender Personen unterscheidet sich von der der Nicht-Vegetarier. So treiben Vegetarier häufiger Sport als es im Bevölkerungsdurchschnitt üblich ist, da sie körperliche Aktivität als einen Bestandteil der gesundheitsorientierten Lebensführung betrachten. Sie nehmen weniger Genussmittel wie alkoholische Getränke, Kaffee oder schwarzen Tee zu sich und rauchen weniger.

Viele Vegetarier bevorzugen naturheilkundliche Behandlungsmethoden wie die Homöopathie und die anthroposophische Medizin. Dies hat u.a. historische Gründe: Seit den Anfängen der Naturheilbewegung besteht eine enge Verbindung zum Vegetarismus. Zahlreiche alternativmedizinische Bewegungen messen der Ernährung, insbesondere dem Vegetarismus, in der Prävention und Therapie von Krankheiten eine große Bedeutung bei (Leitzmann u. Hahn 1996, S. 254 ff.).

Empfehlungen zur Lebensmittelauswahl

Entsprechend der Vielzahl möglicher Beweggründe gibt es nicht nur eine Form des Vegetarismus. Anhand der Lebensmittelauswahl wird zwischen einer lakto-vegetarischen, ovo-vegetarischen, lakto-ovo-vegetarischen und veganen Ernährung unterschieden (*Tab. 50.1*). Als streng vegetarische Kost werden die vegane Kost und die Rohkost-Ernährung bezeichnet. Die Rohkost-Ernährung, bei der es eine Vielzahl unterschiedlicher Ausprägungen gibt und einige Rohköstler auch tierische Nahrungsmittel verzehren, wird ausführlicher in Kap. 53, S. 188 ff., dargestellt. Verschiedene andere alternative Ernährungsformen, wie z.B. die Vollwert-Ernährung (s. Kap. 51, S. 172 ff.), Haysche Trennkost (s. Kap. 54, S. 194 ff.) und anthroposophische Ernährung (s. Kap. 57, S. 212 ff.), können als vegetarische Kostformen praktiziert werden. Bei der Makrobiotik handelt es sich ebenfalls um eine vegetarische Ernährungsweise. Aufgrund ihrer speziellen vom Vegetarismus abweichenden Grundsätze wird sie in Kap. 56 (S. 203 ff.) beschrieben.

Personen, die überwiegend vegetarisch leben, werden auch als »Halb-Vegetarier« oder »Bei-

Tab. 50.1: Formen vegetarischer Ernährung (nach Leitzmann u. Hahn 1996, S. 15)

Bezeichnung	Meiden von[1]
Lakto-Vegetarier	Fleisch, Fisch und Eier
Ovo-Vegetarier	Fleisch, Fisch und Milch
Lakto-Ovo-Vegetarier	Fleisch und Fisch
Veganer strikte Veganer (vegans)	allen vom Tier stammenden Nahrungsmitteln (Fleisch, Fisch, Milch, Eier, evtl. Honig)
Rohköstler (new vegans)	(fast) allen vom Tier stammenden Nahrungsmitteln sowie jede erhitzte Nahrung

[1] Bei allen Nahrungsmitteln werden auch die daraus hergestellten Produkte gemieden

nahe-Vegetarier« bezeichnet. Diese Personen lehnen Lebensmittel tierischer Herkunft nicht ab, sie schränken allerdings den Verzehr deutlich ein (etwa 2–3 Fleischmahlzeiten pro Monat). Es handelt sich dabei vor allem um Personen, die sich an den Grundsätzen der Vollwert-Ernährung orientieren. Streng genommen sind sie keine Vegetarier. Im Gegensatz dazu meiden sog. »Pudding-Vegetarier« zwar Fleisch und Fisch, sie konsumieren jedoch vorwiegend stark verarbeitete Lebensmittel mit einer geringen Nährstoffdichte (Leitzmann u. Hahn 1996, S. 15 f.).

Einer Befragung von Vegetariern zufolge sind in der Regel mehr als die Hälfte aller Vegetarier Lakto-Ovo-Vegetarier. Etwa 30 % sind Lakto-Vegetarier und weniger als 10 % Veganer. Ovo-vegetarisch ernähren sich demnach nur sehr wenige (Schönhöfer-Rempt u. Leitzmann 1989). Aus gesundheitlichen, ökologischen und teilweise philosophischen Gründen bevorzugen Vegetarier pflanzliche Lebensmittel aus ökologischer Landwirtschaft, die aus heimischen Anbaugebieten stammen und nur gering verarbeitet sind. Im Vergleich zu Nicht-Vegetariern verzehren sie mehr Obst und Gemüse (vor allem als Rohkost), Getreide, Vollkornprodukte und Hülsenfrüchte, während Süßwaren, Eier, Bohnenkaffee und alkoholische Getränke in geringen Mengen verzehrt werden (Thefeld u.a. 1986; Schönhöfer-Rempt u. Leitzmann 1989).

Ernährungsphysiologische Bewertung

Zahlreiche Untersuchungen über die Nährstoffaufnahme und -versorgung sowie den Gesundheitsstatus von Vegetariern können zur ernährungsphysiologischen Bewertung des Vegetarismus herangezogen werden. Eine generelle Bewertung erweist sich jedoch als problematisch, da es **den Vegetarismus** ebenso wenig gibt wie die **nicht-vegetarische Ernährung**. Die Lebensmittelauswahl der Vegetarier variiert entsprechend den unterschiedlichen Motiven und Zielvorstellungen. Letztlich hängt die Nährstoffversorgung des Vegetariers von seinen Kenntnissen über Ernährung und von der individuellen Zusammensetzung der Kost ab (Leitzmann u. Hahn 1996, S. 59).

Energie- und Nährstoffversorgung von Vegetariern

Die empfohlene **Zufuhr an Nahrungsenergie** wird von Vegetariern nur selten überschritten (Davies u. a. 1985; Rottka u. a. 1988; Millet u. a. 1989; Sanders u. Roshanai 1992; Draper u. a. 1993; Aalderink u. a. 1994; Janelle u. Barr 1995). Durch die Bevorzugung ballaststoffreicher Lebensmittel hat die Nahrung eine geringere Energiedichte (Leitzmann u. Hahn 1996, S. 67 f.). Bei vegan ernährten Kindern wurde eine marginale Nahrungsenergieversorgung beobachtet, bei den anderen vegetarischen Ernährungsformen ist eine ausreichende Nahrungsenergieversorgung gewährleistet (Sanders u. Purves 1981; Dwyer u. a. 1982; van Staveren u. a. 1985; Tayter u. Stanek 1989; Sanders u. Reddy 1994). Eine unzureichende Energieversorgung in der Wachstumsphase des Kindes ist problematisch und kann zu Entwicklungsstörungen führen.
Die Aufnahme der Hauptnährstoffe ist bei Vegetariern und Nicht-Vegetariern unterschiedlich und variiert auch zwischen den vegetarischen Ernährungsformen (*Tab. 50.2*). Veganer nehmen mehr Kohlenhydrate als Lakto-Ovo-Vegetarier auf. Auch bei der Kohlenhydratzusammensetzung gibt es Unterschiede. Vegetarier nehmen insbesondere aufgrund ihres hohen Obstverzehrs mehr Monosaccharide auf als Nicht-Vegetarier. Die Empfehlungen der DGE u. a. (2000) für die **Kohlenhydratzufuhr** werden auch von Vegetariern, deren Kohlenhydrataufnahme im allgemeinen höher liegt als die der Nicht-Vegetarier, nicht erreicht.

Die **Fettaufnahme** ist bei Vegetariern im allgemeinen geringer als bei Nicht-Vegetariern, allerdings bestehen zwischen den verschiedenen Formen des Vegetarismus Unterschiede. Die Fettzufuhr von Veganern entspricht ungefähr den Empfehlungen. Die Daten zur Fettaufnahme bei Lakto- und Lakto-Ovo-Vegetariern sind uneinheitlich. Teilweise liegen sie im Rahmen der Empfehlungen der DGE u. a. (2000), teilweise überschreiten sie diese. Die Cholesterinaufnahme von Vegetariern, insbesondere die von Veganern, liegt im Vergleich zum Bevölkerungsdurchschnitt deutlich (teilweise um die Hälfte) niedriger.
Durch eine ausgewogene vegetarische Ernährung kann eine ausreichende **Proteinversorgung** problemlos gewährleistet werden, auch wenn die biologische Wertigkeit einzelner pflanzlicher Proteine in der Regel nicht so hoch ist wie die einzelner tierischer Proteine. Im allgemeinen liegt die Proteinzufuhr der Vegetarier niedriger als die der Nicht-Vegetarier, deren Aufnahme in den industrialisierten Ländern die Empfehlungen deutlich überschreitet. Im Vergleich zu Lakto- und Lakto-Ovo-Vegetariern nehmen Veganer weniger Protein auf (Davies u. a. 1985; Rottka u. a. 1988; Millet u. a. 1989; Sanders u. Roshanai 1992; Draper u. a. 1993; Aalderink u. a. 1994; Janelle u. Barr 1995).
Bei abwechslungsreicher Zusammensetzung der Nahrung ist die Proteinzufuhr für Erwachsene ausreichend. Ein umfangreiches Ernährungswissen ist besonders für Veganer wichtig, da die Bioverfügbarkeit der Aminosäuren aus vegetarischer Kost durch verschiedene Faktoren, z.B. Ballaststoffe, Enzyminhibitoren oder thermische Behandlung von Nahrungsmitteln, eingeschränkt wird (Leitzmann u. Hahn 1996, S. 106 f.). Problematisch kann allerdings die Proteinversorgung bei vegan ernährten Kleinkindern sein. Insbesondere wenn Kinder von sich vegan ernährenden Müttern nach dem Abstillen vegan ernährt wurden, waren die Zufuhrmengen im Vergleich zu den Empfehlungen zu gering (Sanders u. Purves 1981).
Aufgrund des hohen Verzehrs pflanzlicher Lebensmittel, vor allem Getreide, liegt die **Ballaststoffzufuhr** von Vegetariern höher als die der Durchschnittsbevölkerung und überschreitet die empfohlene Mindestzufuhr von 30 g deutlich. Im Vergleich zu anderen Formen des Vegetarismus ist die Ballaststoffzufuhr bei Veganern am höchsten (Draper u. a. 1993; Aalderink u. a. 1994; Janelle u. Barr 1995). Bei einer hohen Zufuhr müssen allerdings auch die unerwünschten Wirkungen von Ballaststoffen wie

die mögliche Verminderung der Absorption von Kalzium, Eisen, Magnesium und Zink sowie kurzfristige Blähungen berücksichtigt werden (Leitzmann u. Hahn 1996, S. 121).

Eine ausreichende Zufuhr an **Vitaminen** ist bei den vegetarischen Kostformen im allgemeinen gewährleistet. Eine Ausnahme ist das **Vitamin B₁₂**, das fast ausschließlich in tierischen Lebensmitteln enthalten ist (Herbert 1988). Während bei der lakto-vegetarischen Ernährung eine ausreichende Aufnahme in den meisten Fällen gegeben ist, liegt die Cobalamin-Zufuhr bei Veganern deutlich unter den Empfehlungen (☎ 50.2) (Rottka u.a. 1988; Aalderink u.a. 1994; Janelle u. Barr 1995). Durch das Meiden von tierischen Lebensmitteln nehmen sie nur geringe Mengen (etwa 0,5–0,7 µg/d) Vitamin B₁₂ auf (Draper u.a. 1993; Janelle u. Barr 1995).

Besonders während der Schwangerschaft und der Stillzeit ist eine unzureichende Versorgung mit Vitamin B₁₂ für Mutter und Kind problematisch. Säuglinge verfügen nur über einen geringen Cobalaminspeicher. Dieser ist bei einem Vitamin-B₁₂-Mangel der Mutter für die Versorgung des Kindes nicht ausreichend (von Schenck u.a. 1996). So wurden bei gestillten Kindern von sich vegan ernährenden Müttern, die keine Cobalamin-Supplemente nahmen, schwere Mangelerscheinungen beobachtet (McPhee u.a. 1988; von Schenck u.a. 1996; Stötter u. Mayrhofer 1996). Im Vergleich zu Müttern, die sich mit einer Mischkost ernährten, war die Vitamin-B₁₂-Konzentration der Muttermilch von Veganerinnen signifikant niedriger. Der Gehalt an Cobalamin war umso geringer, je länger die Mutter sich vegan ernährt hatte (Specker u.a. 1990).

Klinische Mangelsymptome treten u.a. aufgrund der hohen Reservekapazität dieses Vitamins nur selten auf. Allerdings muss berücksichtigt werden, dass die vegane Kost reich an Folsäure ist und bei gleichzeitig niedriger Vitamin-B₁₂-Zufuhr aufgrund der funktionalen Verbindung beider Vitamine die Entwicklung einer cobalaminbedingten Anämie verzögert wird. Indessen schreiten jedoch die durch den Cobalaminmangel entstandenen neurologischen Veränderungen weiter voran, so dass beim Auftreten einer Anämie bereits schwere irreversible Schädigungen des zentralen Nervensystems vorhanden sein können (Leitzmann u. Hahn 1996, S. 178). Bei veganer Ernährung wird daher während der Schwangerschaft und der Stillzeit eine Supplementierung mit Vitamin B₁₂ empfohlen (Herbert 1988; American Dietetic Association 1997).

Auch die **Vitamin-D-Versorgung** ist bei vegan ernährten Kleinkindern kritisch. Untersuchun-

Tab. 50.2: Studien zur Aufnahme von Hauptnährstoffen bei Vegetariern

Autoren	Aufnahme (g/d)					
	Kohlenhydrate		**Proteine**		**Fette**	
	Lakto-Ovo-Vegetarier	Veganer	Lakto-Ovo-Vegetarier	Veganer	Lakto-Ovo-Vegetarier	Veganer
Draper u.a. 1993 (England)	250	266	61	56	85	76
Janelle u. Barr 1995 (Kanada)	288	299	57	52	76	64
	Vegetarier	Nicht-Vegetarier	Vegetarier	Nicht-Vegetarier	Vegetarier	Nicht-Vegetarier
Rottka u.a. 1988 (Deutschland)	259	238	70	80	92	94
Millet u.a. 1989 (Frankreich)	249	217	57	84	73	96
Aalderink u.a. 1994 (Deutschland)	239	218	74	88	60	80

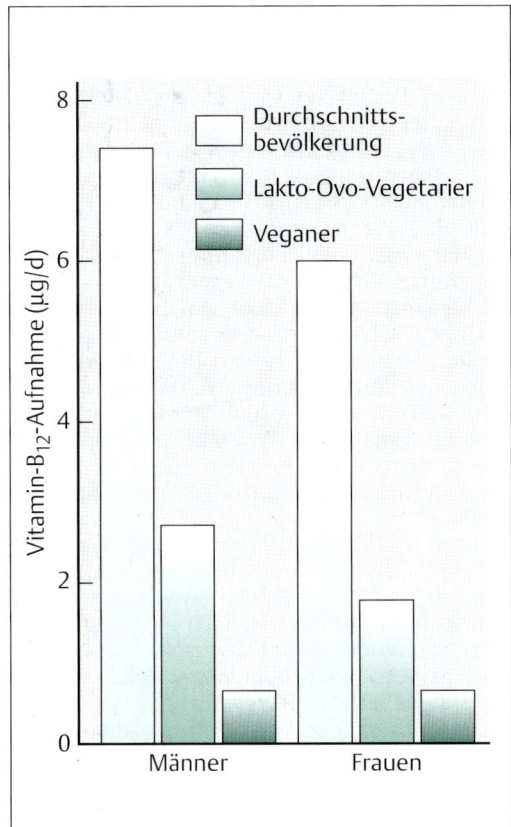

● 50.2: Vitamin-B$_{12}$-Aufnahme von Vegetariern im Vergleich zur Durchschnittsbevölkerung in England (nach Draper u. a. 1993)

gen zeigten, dass bei ihnen im Alter von 1–3 bzw. 1–5 Jahren die Empfehlungen für die Vitamin-D-Zufuhr nicht erreicht wurden (Sanders u. Purves 1981; van Staveren u. a. 1985). Insbesondere Kinder von Veganerinnen, die länger als sechs Monate gestillt werden, haben ohne Gabe von Vitamin-D-Supplementen ein hohes Risiko einer Rachitis (Dwyer 1988). Auch bei einem Vitamin-D-Mangel der Mutter besteht ein erhöhtes Risiko für den Säugling (Hellebostad u. a. 1985). Für schwangere und stillende Vegetarierinnen, die sich nicht ausreichend im Freien bei Sonnenlicht aufhalten, wird eine Supplementierung empfohlen (American Dietetic Association 1997).
Die Höhe der Zufuhr verschiedener **Mineralstoffe** ist bei vegetarischer Ernährung günstiger als bei Mischkost. So ist die Aufnahme von

Natrium und Phosphor von Vegetariern vergleichsweise geringer, die Magnesiumzufuhr höher (Leitzmann u. Hahn 1996, S. 199, 210 u. 214).
Allerdings können bei einigen Mineralstoffen auch Versorgungsdefizite entstehen. Kritiker des Vegetarismus führen häufig aus theoretischen Überlegungen heraus eine unzureichende Versorgung mit **Eisen** an (Leitzmann u. Hahn 1996, S. 224). Verschiedene Untersuchungen zeigen, dass Vegetarier genauso viel bzw. mehr Eisen aufnehmen als Nicht-Vegetarier und teilweise die Empfehlungen überschreiten (Sanders u. Purves 1981; Draper u. a. 1993; Aalderink u. a. 1994; Janelle u. Barr 1995). Dabei muss jedoch berücksichtigt werden, dass Eisen aus pflanzlichen Lebensmitteln vom Körper schlechter als aus tierischen Nahrungsmitteln resorbiert wird. Außerdem geht mit einer hohen Zufuhr pflanzlicher Nahrungsmittel meist auch eine hohe Aufnahme von Substanzen einher, die die Absorption von Eisen vermindern, z. B. Oxalsäure, Phytinsäure und Ballaststoffe. Andererseits ist die Zufuhr von Ascorbinsäure, welche die Verfügbarkeit von Eisen fördert, bei Vegetariern höher als bei Nicht-Vegetariern. Teilweise verwenden Vegetarier Eisen- und Ascorbinsäure-Supplemente (Draper u. a. 1993; Aalderink u. a. 1994; Janelle u. Barr 1995). Während in einigen Studien keine Unterschiede im Eisenstatus von Vegetariern und Nicht-Vegetariern gefunden wurden, gibt es auch Untersuchungen, bei denen Erwachsene, insbesondere Frauen, einen erniedrigten Serum-Ferritin-Spiegel und verringerte Eisenspeicher im Vergleich zu Nicht-Vegetariern aufwiesen (Helman u. Darnton-Hill 1987; Rottka u. a. 1989; Craig 1994; Heins u. a. 1999).
Die Eisenzufuhr bei vegetarisch ernährten Kleinkindern war in einer Studie im Vergleich zu den Empfehlungen unzureichend (Tayter u. Stanek 1989), in anderen Studien wurde hingegen eine adäquate Eisenzufuhr beobachtet (Sanders u. Purves 1981; Dwyer u. a. 1982). Trotzdem hatten in einer Untersuchung ein Viertel der Kinder mit ausreichender Eisenzufuhr eine milde Form des Eisenmangels (Dwyer u. a. 1982).
Mit einer vegetarischen Ernährung scheint bei ausgewogener Lebensmittelauswahl – es sollte auf eine adäquate Protein- und Vitamin-C-Zufuhr geachtet werden – eine ausreichende Eisenversorgung möglich zu sein (Craig 1994; American Dietetic Association 1997).
Durch das Meiden von Milch und Milchprodukten liegt die Zufuhr von **Kalzium** bei der vega-

nen Ernährung, insbesondere bei vegan ernährten Kindern, häufig deutlich unter den Empfehlungen, während bei der lakto-ovo-vegetarischen Ernährung die Kalziumaufnahme ausreichend ist (*Tab. 50.3*) (Davies u. a. 1985; Jacobs u. Dwyer 1988; Aalderink u. a. 1994; Janelle u. Barr 1995). Bei dem geringen Kalziumgehalt der veganen Kost muss der absorptionsvermindernde Einfluss von Phytin- und Oxalsäure sowie Ballaststoffen berücksichtigt werden. Andererseits wirkt sich der bei veganer Ernährung im Vergleich zur Mischkost niedrigere Gehalt an Protein positiv auf die Kalziumausnutzung aus, es wird weniger Kalzium im Urin ausgeschieden (Weaver u. Plawecki 1994).

Tab. 50.3: Kalziumaufnahme von Vegetariern im Vergleich zur Durchschnittsbevölkerung in England (Draper u. a. 1993)

| | Aufnahme von Kalzium (mg/d) | | |
	Veganer	Lakto-Ovo-Vegetarier	Durchschnittsbevölkerung
Männer	582	995	1006
Frauen	497	891	790

Studien zeigen, dass sich die Aufnahme von **Zink** zwischen Vegetariern und Nicht-Vegetariern kaum unterscheidet, beide Gruppen erreichen die Empfehlungen nur knapp (Davies u. a. 1985; Rottka u. a. 1988; Draper u. a. 1993; Aalderink u. a. 1994). Ähnlich wie beim Kalzium wird die Absorption von Zink durch verschiedene Faktoren, z. B. Phytinsäure und Ballaststoffe, beeinträchtigt. Die Bioverfügbarkeit aus pflanzlichen Lebensmitteln ist somit generell schlechter als aus tierischen. Untersuchungen lassen jedoch vermuten, dass die Ausnutzung von Zink bei Vegetariern besser ist (Freeland-Graves 1988; Gibson 1994; Leitzmann u. Hahn 1996, S. 236). Bei der vegetarischen Ernährung von Kindern ist Zink ein kritischer Nährstoff. Kinder reagieren empfindlich auf eine zu geringe Zinkzufuhr. Das liegt wahrscheinlich am hohen Zinkbedarf während des Wachstums und an der nicht vorhandenen Fähigkeit der Anpassung der Absorption (Gibson 1994).
Die Aufnahme von **Jod** liegt bei Vegetariern deutlich unter den Empfehlungen (Rottka u. a.

1988; Draper u. a. 1993). Als wichtige Jodquellen entfallen bei der lakto-ovo-vegetarischen Form Fisch und Schalentiere, bei der veganen Ernährung sind es zusätzlich Milch und Milchprodukte. Allerdings sollte bei der Bewertung berücksichtigt werden, dass auch Nicht-Vegetarier die Empfehlungen für die Jodzufuhr nicht erreichen (Leitzmann u. Hahn 1996, S. 231).
In einer einjährigen Longitudinal-Studie, bei der das Wachstum von 50 vegetarisch ernährten Kindern im Alter von 7–10 Jahren mit 50 gleichaltrigen Nicht-Vegetariern verglichen wurde, konnten keine signifikanten Unterschiede zwischen den **anthropometrischen Werten** der beiden Gruppen festgestellt werden. Eine vegetarische Ernährung scheint für das Wachstum von Kindern gleichermaßen geeignet zu sein wie eine Ernährung mit Fleisch (Nathan u. a. 1997).
Mit der vegetarischen Ernährung ist insgesamt eine ausreichende Versorgung mit Nährstoffen möglich. Im Vergleich zur Mischkost ist die Nährstoffversorgung vielfach günstiger zu bewerten. Auch bei der veganen Ernährung ist bei entsprechender Sachkenntnis und geeigneter Lebensmittelauswahl mit Ausnahme von Vitamin B_{12} eine bedarfsgerechte Nährstoffaufnahme möglich. Bei Kindern, die vegetarisch ernährt werden, ist vor allem auf eine ausreichende Nährstoffzufuhr von Kalzium, Eisen, Zink, Vitamin D und B_{12} zu achten. Problematisch ist die vegane Ernährung bei Säuglingen und Kleinkindern, vor allem bei gestillten Säuglingen, deren Mütter sich vegan ernähren. Hier ist eine Supplementierung empfehlenswert.

Gesundheitsstatus von Vegetariern

Der Gesundheitszustand von Vegetariern lässt sich u. a. an der Häufigkeit verschiedener ernährungsabhängiger Erkrankungen beurteilen. Dabei muss allerdings berücksichtigt werden, dass nicht nur die Ernährung, sondern auch zahlreiche weitere Faktoren auf den Gesundheitsstatus einen Einfluss haben. So spielen auch genetische Aspekte, Umweltbedingungen, körperliche Bewegung, Aufnahme von Suchtmitteln (z. B. Alkohol und Nikotin), Stress usw. eine bedeutende Rolle (Leitzmann u. Hahn 1996, S. 322).
Ergebnisse einer Mortalitätsanalyse nach einem Beobachtungszeitraum von fast elf Jahren zeigten, dass Vegetarier im Vergleich zur Allgemeinbevölkerung eine um etwa die Hälfte niedrigere Sterblichkeitsrate hatten und seltener an Krankheiten wie Herz-Kreislauf-Erkrankungen oder

Krebs litten (Chang-Claude u.a. 1991). Eine Untersuchung mit 11000 Vegetariern bzw. gesundheitsbewussten Personen von 1979–1995 konnte dieses Ergebnis bestätigen (Key u.a. 1996). Ein Grund dafür, dass Vegetarier im Vergleich zu Nicht-Vegetariern länger leben, ist möglicherweise das geringere Körpergewicht der Vegetarier (Sanders u. Roshanai 1992; Janelle u. Barr 1995; Walter 1997).

In der Berliner Vegetarier-Studie wurde bei Nicht-Vegetariern dreimal häufiger **Überge-wicht** diagnostiziert als bei Vegetariern (Rottka u.a. 1989). Das liegt zum einen an dem vergleichsweise geringen Fettgehalt der Nahrung, dem hohen Anteil an komplexen Kohlenhydraten und Ballaststoffen sowie insgesamt der geringeren Nahrungsenergiezufuhr bei vegetarischer Kost. Der Alkoholkonsum, der zu einer höheren Nahrungsenergieaufnahme beiträgt, ist geringer. Zudem treiben Vegetarier häufiger und regelmäßiger Sport (Leitzmann u. Hahn 1996, S. 266; Walter 1997).

Entsprechend der Adipositashäufigkeit tritt **Diabetes mellitus** Typ 2 bei Vegetariern seltener auf (Dwyer 1988). Bei den Sieben-Tage-Adventisten, einer sich vegetarisch ernährenden Glaubensgemeinschaft in den USA, ist Diabetes mellitus nur etwa halb so oft die Todesursache wie bei der Durchschnittsbevölkerung (Snowdon u. Phillips 1985). Als Ursache für die geringere Diabetesprävalenz wird der hohe Anteil komplexer Kohlenhydrate und Ballaststoffe sowie der geringere Anteil an Gesamtfett, gesättigten Fettsäuren und Cholesterin sowie die körperliche Betätigung vermutet (Dwyer 1988).

Die Mortalitätsrate an **Herz-Kreislauf-Er-krankungen** ist bei Vegetariern niedriger als bei Nicht-Vegetariern (Chang-Claude u.a. 1991; Key u.a. 1996). Vegetarier haben ein günstigeres Risikofaktorenprofil: Besonders bedeutsam sind in diesem Zusammenhang die geringeren Konzentrationen von Gesamtcholesterin, LDL-Cholesterin und Triglyzeriden (❍ 50.3) (Sanders u. Roshanai 1992; Hoffmann 1994). Die günstigeren Blutfettwerte werden u.a. auf die im Vergleich zur Mischkost fett- und cholesterinärmere sowie ballaststoffreichere Kost zurückgeführt (Sanders u. Roshanai 1992; Draper u.a. 1993; Janelle u. Barr 1995).

In einer Untersuchung wurde eine signifikante Korrelation zwischen dem täglichen Konsum von frischem Obst und der geringeren Mortalitätsrate bei Vegetariern bzw. gesundheitsbewussten Personen beobachtet (Key u.a. 1996). Auch der geringere Nikotinkonsum, mehr kör-

perliche Aktivität sowie die geringere Prävalenz von Adipositas, Diabetes mellitus und Hypertonie führen dazu, dass Vegetarier seltener an Herz-Kreislauf-Erkrankungen leiden (Leitzmann u. Hahn 1996, S. 282 ff.).

Aus verschiedenen epidemiologischen Studien geht hervor, dass Vegetarier ein geringeres Risiko für **Krebserkrankungen** aufweisen als die durchschnittliche Bevölkerung (Dwyer 1988; Chang-Claude u.a. 1991; Key u.a. 1996). Dies gilt u.a. für Darm-, Brust- und Lungenkrebs. Beim Kolonkrebs werden beispielsweise ein hoher Fleisch- und Fettverzehr, hohes Körpergewicht sowie Alkoholkonsum als Risikofaktoren diskutiert. Präventiv wirken z.B. Ballaststoffe, Kalzium, Vitamine und pflanzliche Sterine. Aufgrund der multifaktoriellen Ätiologie von Krebserkrankungen kann das Risiko an Krebs zu erkranken mit der Ernährung zumindest reduziert werden. Dabei erweist sich die vegetarische Ernährung mit einer hohen Zufuhr an protektiven Substanzen bei gleichzeitig niedriger Gesamtfettzufuhr und geringem Nikotin- und Alkoholkonsum als geeignet (Leitzmann u. Hahn 1996, S. 284 ff.).

Es könnte vermutet werden, dass bei Veganern aufgrund der geringen Kalziumaufnahme häufig eine **Osteoporose** diagnostiziert wird. Dies trifft jedoch nicht zu – vermutlich wegen der niedrigen Proteinzufuhr (kalziumsparender Effekt) und geringen Phosphataufnahme, der höheren körperlichen Aktivität sowie dem geringeren Konsum von Nikotin, Kaffee, Alkohol und Medikamenten (Leitzmann u. Hahn 1996, S. 300). Bis zum 50. Lebensjahr wurde kein signifikanter Unterschied zwischen der Knochendichte von Lakto-Ovo-Vegetarierinnen und Nicht-Vegetarierinnen beobachtet. Nicht-Vegetarierinnen hatten mit 80 Jahren gegenüber ihrem 50. Lebensjahr einen Verlust von 35 % an Knochendichte, während dieser bei den Lakto-Ovo-Vegetarierinnen nur 18 % betrug (Marsh u.a. 1988). Lakto-Ovo-Vegetarierinnen im Alter zwischen 60 und 98 Jahren hatten einen höheren Knochen-Mineralstoffgehalt als Nicht-Vegetarierinnen im gleichen Alter (Tylavsky u. Anderson 1988).

Vegetarier haben im allgemeinen niedrigere Blutdruckwerte und erkranken seltener an **Hypertonie** (s. Kap. 60, S. 249 ff.) (Rottka u.a. 1989; Beilin 1994). Als Ursachen werden geringerer Alkoholkonsum, gute Kaliumversorgung, günstiger Blutlipidspiegel, geringeres Körpergewicht und mehr körperliche Betätigung genannt. Die niedrigen Blutdruckwerte sind vermutlich auf ein Zusammenspiel vieler Faktoren zurückzuführen, da andere Faktoren wie Alter, Stress, Rauchen und der Lebensstil auch den Blutdruck beeinflussen. In anderen Untersuchungen wurden bei Vegetariern keine günstigeren Blutdruckwerte gefunden (Beilin 1994; Leitzmann u. Hahn 1996, S. 312 f.).

Im Vergleich zu Nicht-Vegetariern erkranken Vegetarier laut einer Befragung seltener an **Hyperurikämie** (s. Kap. 67, S. 332 ff.) (Thefeld u. a. 1986). Neben der fleischlosen Ernährung tragen auch ein geringer Alkoholkonsum, mehr körperliche Bewegung und seltener Übergewicht zu der geringeren Prävalenz der Hyperurikämie bei Vegetariern bei (Leitzmann u. Hahn 1996, S. 317).

Zusammenfassung

Die vegetarische Ernährung ist eine pflanzliche Kost, bei der je nach Ausprägung (lakto-vegeta-

risch, ovo-vegetarisch, lakto-ovo-vegetarisch oder vegan) verschiedene vom Tier stammende Lebensmittel gemieden werden und entsprechend mehr Obst, Gemüse und Getreide verzehrt wird. Beim Vegetarismus handelt es sich nicht nur um eine Kostform, sondern um eine Lebensweise mit unterschiedlichen Motiven und Zielen. So sind Vegetarier z. B. körperlich aktiver, nehmen weniger Genussmittel zu sich und bevorzugen überwiegend naturheilkundliche Behandlungsmethoden.

Die Nährstoffzufuhr ist in Abhängigkeit von der Form des Vegetarismus unterschiedlich. Insgesamt ist mit vegetarischer Ernährung bei entsprechenden Kenntnissen eine ausreichende Nährstoffzufuhr möglich. Eine einseitige Nahrungszusammenstellung begünstigt – wie bei jeder anderen Ernährungsform auch – das Risiko von Nährstoffmangelerscheinungen. Insbesondere bei der Ernährung von Kindern und anderen Risikogruppen ist auf eine geeignete

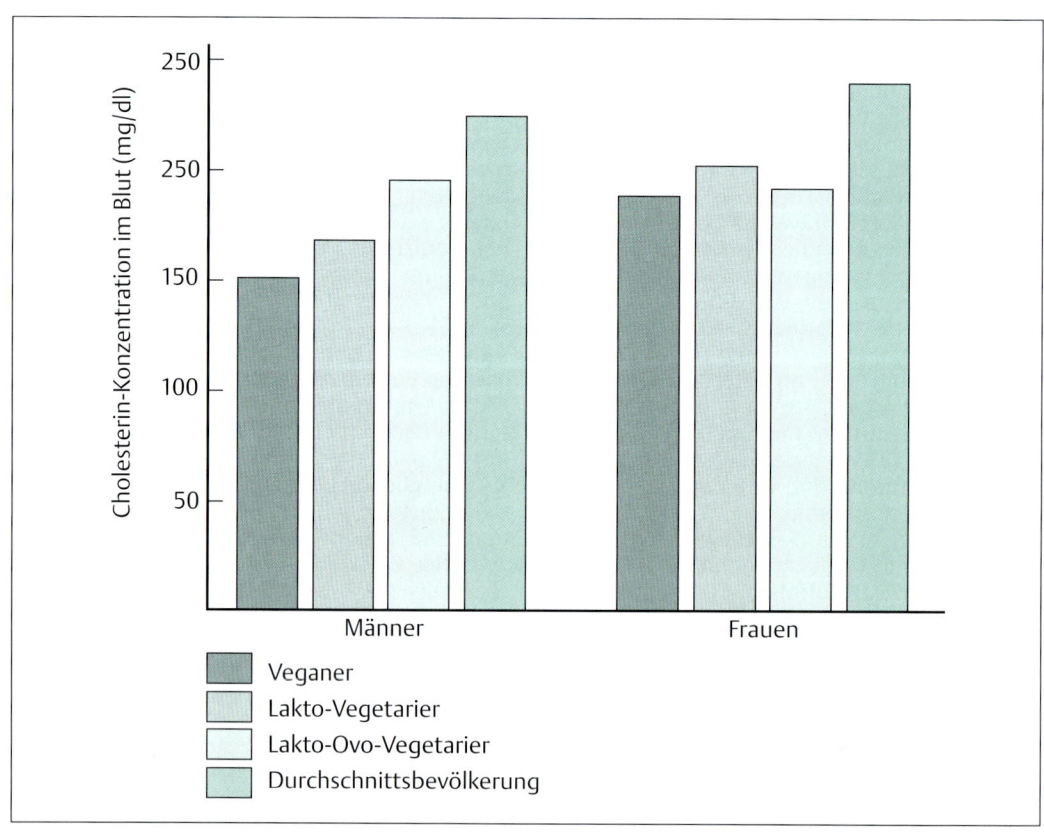

◙ 50.3: Cholesterin-Konzentrationen im Blut von Vegetariern (n = 119) im Vergleich zur Durchschnittsbevölkerung in Deutschland (nach Richter u. a. 1993)

Lebensmittelauswahl zur Deckung des Nährstoffbedarfs zu achten. Vor allem die vegane Ernährung erfordert ausreichende Sachkenntnisse. Problematisch ist eine vegane Ernährung bei Kleinkindern, vor allem bei vollgestillten Säuglingen, deren Mütter sich vegan ernähren. Im Vergleich zur Durchschnittsbevölkerung leiden Vegetarier seltener an ernährungsabhängigen Erkrankungen. Die gesundheitlichen Vorteile des Vegetarismus sind vorwiegend auf den vermehrten Verzehr von Gemüse, Obst und Getreide zurückzuführen, weniger auf die geringere Aufnahme tierischer Lebensmittel. Neben nutritiven Faktoren spielen auch andere Aspekte, z. B. Nikotinkonsum, körperliche Bewegung und Stress, eine Rolle. Schließlich lässt sich der bessere Gesundheitsstatus von Vegetariern nicht nur auf die Ernährung, sondern auch auf ihre damit verbundene Lebensweise zurückführen. Insgesamt ist die vegetarische Ernährung eine Kost- bzw. Lebensweise mit erheblichen gesundheitlichen Vorteilen und als Dauerkost empfehlenswert.

Vollwert-Ernährung

Die Grundideen der Vollwert-Ernährung stammen aus der Antike. Hippokrates und Pythagoras gelten als Begründer ganzheitlicher Ernährungs- und Lebensweisen. Wichtige Wegbereiter der heutigen Vollwert-Ernährung waren Max Bircher-Benner (1867–1939) und Werner Kollath (1892–1970). Ihre Erkenntnisse führten zum Begriff »Vollwert der Nahrung«. Wichtige Vertreter der Vollwert-Ernährung sind Are Waerland (Waerland-Kost), Max Otto Bruker (Vollwertkost), Johann Georg Schnitzer (Schnitzer-Normal- bzw. Intensivkost) und Helmut Anemüller (Grunddiätsystem). Die Vollwert-Ernährung nach von Koerber, Männle und Leitzmann ähnelt in ihren Empfehlungen zum Lebensmittelverzehr den alternativen Ernährungsformen der genannten Vertreter, wenn auch einzelne Schwerpunkte, Begründungen und weitere Überlegungen unterschiedlich sind (von Koerber u. a. 2000, S. 28).

Die unterschiedlichen Begriffe »Vollwertkost«, »vollwertige Kost« und »Vollwert-Ernährung«, die auf der Namensgebung durch die jeweiligen Begründer beruhen, sind für den Verbraucher verwirrend, zumal die Bezeichnungen im allgemeinen Sprachgebrauch synonym verwendet werden. Der Begriff »Vollwert-Ernährung« soll verdeutlichen, dass es sich hierbei nicht allein um eine Kostform handelt, sondern dass auch das zur Ernährung gehörende Umfeld (Gesundheit, Ökologie und Gesellschaft) mit einbezogen wird (Leitzmann u. Michel 1993).

51 Vollwert-Ernährung nach von Koerber, Männle und Leitzmann

Die Vollwert-Ernährung nach von Koerber, Männle und Leitzmann basiert auf wissenschaftlichen Grundlagen. Aus altbewährten Erfahrungen und Erkenntnissen, insbesondere von Kollath (1998), und neuen Forschungsergebnissen wurde eine Ernährungsform konzipiert, die nicht nur individuelle gesundheitliche Aspekte in ihre Betrachtung einbezieht, sondern auch ökologische, soziale, ökonomische und damit auch politische Aspekte. Die Vollwert-Ernährung ist die praktische Umsetzung der **Ernährungsökologie**, einem neuen Wissenschaftsgebiet, bei der die komplexen Beziehungen innerhalb des Ernährungssystems bei den Empfehlungen zur Auswahl und Zubereitung der Lebensmittel berücksichtigt werden (🖼51.1).

Die Bezugssysteme, die den Betrachtungen in der Ernährungsökologie bzw. Vollwert-Ernährung zugrunde liegen, sind der Mensch, die Umwelt und die Gesellschaft. Die Vollwert-Ernährung hat den Anspruch, gesundheits-, umwelt- und sozialverträglich zu sein.

Grundsätze

In der Definition der Vollwert-Ernährung von Leitzmann u.a. (1993) wird die Konzeption dieser Ernährungsweise zusammengefasst (🖼51.2). Ausgehend von den Ansprüchen der Vollwert-Ernährung wurden zwölf Grundsätze formuliert (🖼51.3).

Den Grundsätzen übergeordnet ist, dass die Kost gut schmecken und der Verzehr Freude bereiten soll. Die Grundsätze werden im Folgenden kurz erläutert. Den Ausführungen liegt das Buch »Vollwert-Ernährung. Konzeption einer zeitgemäßen Ernährungsweise« (von Koerber u.a. 1999) zugrunde, in dem detaillierte Informationen zur Vollwert-Ernährung enthalten sind.

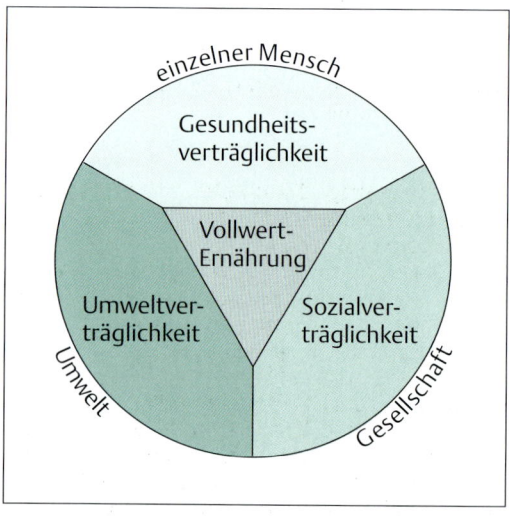

🖼 51.1: Bezugssysteme und Ansprüche der Vollwert-Ernährung (von Koerber u. a. 1999, S. 27)

Vollwert-Ernährung ist eine überwiegend lakto-vegetabile Ernährungsweise, bei der gering verarbeitete Lebensmittel bevorzugt werden. Gesundheitlich wertvolle Lebensmittel werden zu genußvollen Speisen zubereitet. Die hauptsächlich verwendeten Lebensmittel sind Vollkornprodukte, Gemüse und Obst, Kartoffeln, Hülsenfrüchte sowie Milch und Milchprodukte, daneben können auch geringe Mengen an Fleisch, Fisch und Eiern enthalten sein. Etwa die Hälfte der Nahrungsmenge besteht aus unerhitzter Frischkost. Die Zubereitung erfolgt schonend und mit wenig Fett aus frischen Lebensmitteln. Nahrungsmittel mit Zusatzstoffen werden vermieden.

Zusätzlich zur Gesundheitsverträglichkeit der Ernährung werden auch die Umweltverträglichkeit und die Sozialverträglichkeit des Ernährungssystems berücksichtigt. Das bedeutet u. a., möglichst ausschließlich Erzeugnisse aus anerkannt ökologischer Landwirtschaft zu verwenden sowie Erzeugnisse aus regionaler Herkunft und entsprechend der Jahreszeit zu bevorzugen. Weiterhin werden unverpackte oder umweltschonend verpackte Lebensmittel bevorzugt sowie umweltverträgliche Produkte und Technologien verwendet. Außerdem werden landwirtschaftliche Erzeugnisse bevorzugt, die unter sozialverträglichen Bedingungen erzeugt, verarbeitet und vermarktet werden (u. a. Fairer Handel mit Entwicklungsländern).

Mit Vollwert-Ernährung sollen hohe Lebensqualität – besonders Gesundheit –, Schonung der Umwelt und soziale Gerechtigkeit weltweit gefördert werden.

☎ 51.2: Definition der Vollwert-Ernährung (Leitzmann u. a. 1993)

1 Bevorzugung pflanzlicher Lebensmittel (überwiegend lakto-vegetabile Ernährungsweise)

Die heutige Ernährungssituation in Deutschland ist gekennzeichnet durch eine zu hohe Fettzufuhr, hohe Proteinaufnahme sowie zu niedrige Zufuhr komplexer Kohlenhydrate und Ballaststoffe. In der Vollwert-Ernährung werden pflanzliche Lebensmittel in den Vordergrund gestellt und eine Verminderung des Verzehrs tierischer Lebensmittel angestrebt. Pflanzliche Lebensmittel haben eine hohe Nährstoffdichte und enthalten gesundheitsfördernde Inhaltsstoffe wie Ballaststoffe und sekundäre Pflanzenstoffe. Eine hohe Zufuhr dieser Substanzen ist

1. Bevorzugung pflanzlicher Lebensmittel (überwiegend lakto-vegetabile Ernährungsweise)

2. Bevorzugung gering verarbeiteter Lebensmittel (Lebensmittel so natürlich wie möglich)

3. Reichlicher Verzehr unerhitzter Frischkost (etwa die Hälfte der Nahrungsmenge)

4. Zubereitung genußvoller Speisen aus frischen Lebensmitteln, schonend und mit wenig Fett

5. Vermeidung von Nahrungsmitteln mit Zusatzstoffen

6. Vermeidung von Nahrungsmitteln aus bestimmten Technologien (wie Gentechnik, Food Design, Lebensmittelbestrahlung)

7. Möglichst ausschließliche Verwendung von Erzeugnissen aus anerkannt ökologischer Landwirtschaft (nach den Rahmenrichtlinien der Arbeitsgemeinschaft Ökologischer Landbau bzw. International Federation of Organic Agriculture Movements)

8. Bevorzugung von Erzeugnissen aus regionaler Herkunft und entsprechend der Jahreszeit

9. Bevorzugung unverpackter oder umweltschonend verpackter Lebensmittel

10. Vermeidung bzw. Verminderung der allgemeinen Schadstoffemission und dadurch der Schadstoffaufnahme durch Verwendung umweltverträglicher Produkte und Technologien

11. Verminderung von Veredelungsverlusten durch geringeren Verzehr tierischer Lebensmittel

12. Bevorzugung landwirtschaftlicher Erzeugnisse, die unter sozialverträglichen Bedingungen erzeugt, verarbeitet und vermarktet werden (u. a. Fairer Handel mit Entwicklungsländern)

☎ 51.3: Grundsätze der Vollwert-Ernährung (von Koerber u. a. 1999, S. 106)

mit einer möglichst gering verarbeiteten Kost möglich.

Im Unterschied zu pflanzlichen enthalten tierische Lebensmittel häufig viel Fett und Protein sowie viele unerwünschte Inhaltsstoffe wie

Purine und Cholesterin. Wie in verschiedenen Studien mit Vegetariern gezeigt wurde, ist eine lakto-ovo-vegetabile Ernährungsweise für die Gesundheit vorteilhaft (s. Kap. 50, S. 168 ff.). Neben diesen positiven Aspekten hat ein geringer Verzehr tierischer Produkte auch im Hinblick auf ökologische und soziale Probleme verschiedene Vorteile (z. B. weniger Veredelungsverluste und geringere Belastung der Umwelt durch Gülle).

2 Bevorzugung gering verarbeiteter Lebensmittel (Lebensmittel so natürlich wie möglich)

Dieser Grundsatz ist aus der Antike von Hippokrates überliefert und wurde bzw. wird besonders von Kollath (1998), Bruker (1995) und Anemüller (1993) vertreten. Kollath, der die Grundzüge der Vollwert-Ernährung vor rund 50 Jahren entwickelte, prägte den Ausspruch »Lasst unsere Nahrung so natürlich wie möglich«. Diese Forderung von Kollath spiegelt sich in dem Begriff »Vollwert-Ernährung« wider. Die Lebensmittel sollen noch den »vollen Wert« der natürlicherweise vorhandenen Inhaltsstoffe besitzen. Lebensmittel, die gar nicht oder wenig verarbeitet sind, werden deshalb als »vollwertig« bezeichnet.

Durch die meisten Verarbeitungsverfahren wird der Gehalt an Inhaltsstoffen verringert. Nur bei wenigen Verfahren werden durch die Verarbeitung ernährungsphysiologisch wünschenswerte Inhaltsstoffe vermehrt, z. B. beim Ankeimen von Samen oder bei der Milchsäuregärung von Milch oder Gemüse. Unverarbeitete bzw. gering verarbeitete Lebensmittel enthalten außerdem häufig weniger Fett als verarbeitete Lebensmittel und benötigen keine Lebensmittelzusatzstoffe. Zudem wird die Forderung nach einer Verminderung des Primärenergieverbrauchs erfüllt.

Verschiedene Lebensmittel sollten allerdings in dem Maße verarbeitet werden, wie es für die gesundheitliche Unbedenklichkeit, Genussfähigkeit und Bekömmlichkeit notwendig ist. So müssen z. B. Hülsenfrüchte und Kartoffeln erhitzt werden, um toxische Inhaltsstoffe zu zerstören bzw. damit die Kartoffelstärke verkleistert und dadurch verdaut werden kann.

Für den Verbraucher ist die Orientierung an der Naturbelassenheit bzw. am Verarbeitungsgrad der Lebensmittel leicht verständlich. Er braucht keine Nährstoffberechnungen, um sich bedarfsgerecht zu ernähren. Entsprechend den Verarbeitungsgraden werden die Lebensmittel nach Kollaths (1998) Überlegungen in unterschiedliche Wertstufen eingeteilt (*Tab. 51.1*).

3 Reichlicher Verzehr unerhitzter Frischkost (etwa die Hälfte der Nahrungsmenge)

Unter dem Begriff »Frischkost« werden alle in unerhitzter Form verzehrsfähigen und genießbaren pflanzlichen und teilweise auch tierischen Lebensmittel zusammengefasst. Als Orientierung wird empfohlen, etwa die Hälfte der Nahrungsmenge unerhitzt zu verzehren, wobei für ältere oder empfindliche Menschen auch ein geringerer Anteil empfehlenswert sein kann (◑ 51.4).

Der überwiegende Teil der Frischkost sollte aus Obst und Gemüse bestehen. Mit unerhitzter Frischkost können alle essentiellen und gesundheitsfördernden Inhaltsstoffe in der ursprünglich im Lebensmittel vorhandenen Menge zugeführt werden, insbesondere Vitamine und sekundäre Pflanzenstoffe, die teilweise hitzelabil und oxidationsempfindlich sind. Zudem führt Frischkost zu einem intensiveren Kauen, was wiederum eine schnellere Sättigung zur Folge hat und sich positiv auf Zähne und Zahnfleisch auswirkt. Aus den bereits genannten Gründen und zur Abtötung schädlicher Mikroorganismen sowie Veränderungen der Konsistenz und des Geschmacks ist es sinnvoll, etwa die Hälfte der Nahrungsmenge in erhitzter Form zu verzehren.

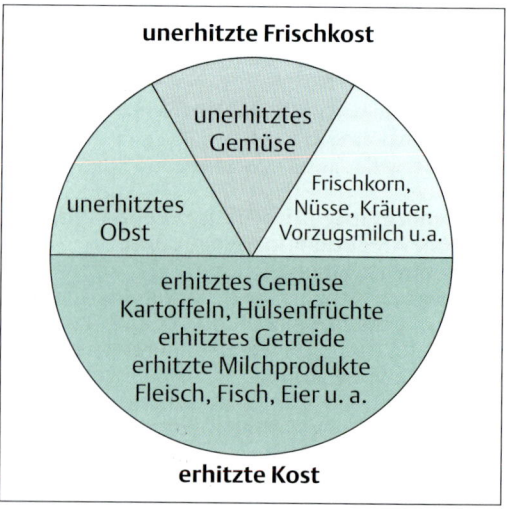

◑ 51.4: Empfehlung zur Aufteilung der Nahrungsmenge in unerhitzte Frischkost und erhitzte Kost (von Koerber u. a. 1999, S. 109)

4 Zubereitung genussvoller Speisen aus frischen Lebensmitteln, schonend und mit wenig Fett

Der Genuss und die Freude am Essen stehen nicht im Widerspruch zu den Grundsätzen der Vollwert-Ernährung. Vielmehr können neue Geschmacksrichtungen durch die Verwendung von in Vergessenheit geratenen oder bisher nicht verwendeten Getreidearten (wie Grünkern und Hirse) und Gemüsearten (z. B. Pastinaken) entdeckt werden. Neben der schonenden Zubereitung der Speisen mit frischen Lebensmitteln sollte auf eine sachgerechte Lagerung von Obst und Gemüse geachtet werden. Die Speisen sollten mit wenig Fett zubereitet werden.

5 Vermeidung von Nahrungsmitteln mit Zusatzstoffen

Lebensmittelzusatzstoffe werden u. a. verwendet, um sensorische Eigenschaften von Lebensmitteln zu beeinflussen, den Gehalt an bestimmten Inhaltsstoffen (z. B. Vitaminen) zu erhöhen, die Haltbarkeit zu verlängern oder um technische Prozesse der Lebensmittelverarbeitung zu vereinfachen bzw. überhaupt erst zu ermöglichen. Nicht alle Zusatzstoffe müssen deklariert werden. Trotz gesetzlicher Regelungen und erforderlicher Zulassung können gesundheitliche Risiken durch Zusatzstoffe nicht völlig ausgeschlossen werden.

Beispielsweise sind verschiedene Zusatzstoffe in Deutschland z. Zt. zugelassen, während sie in anderen Ländern verboten sind (wie Cyclamat). Verschiedene Konservierungsstoffe wurden zunächst zugelassen, später aber aufgrund bekannt gewordener toxikologischer Wirkungen verboten. Außerdem gelten die für die Lebensmittelzusatzstoffe festgelegten ADI-Werte[1] nur jeweils für eine einzelne Substanz. Mögliche Folgen von Wechselwirkungen mehrerer Zusatzstoffe untereinander sowie von Zusatzstoffen mit Schadstoffen werden nicht berücksichtigt. In der Vollwert-Ernährung ist die Verwendung von Lebensmittelzusatzstoffen überflüssig, da überwiegend frisch verarbeitete Nahrungsmittel und keine Fertigprodukte verzehrt werden.

6 Vermeidung von Nahrungsmitteln aus bestimmten Technologien (wie Gentechnik, Food Design, Lebensmittelbestrahlung)

Im Rahmen des Europäischen Binnenmarktes werden neuartige Lebensmittel und Lebensmittelzutaten, die unter dem Begriff »Novel Food« zusammengefasst werden, eingeführt. Dies sind gentechnisch hergestellte Zusatz- und Hilfsstoffe, gentechnisch veränderte Pflanzen und Tiere sowie chemisch modifizierte oder neu synthetisierte Zutaten und Erzeugnisse (wie Fettersatzstoffe oder Einzellerproteine). Das sog. »Food Design«, d. h. die Komposition neuartiger Produkte aus isolierten pflanzlichen bzw. tierischen Rohstoffen mit Hilfs- und Zusatzstoffen, gewinnt an Bedeutung. Food Design wird beispielsweise zur Produktion von Snacks und Süßwaren, Diät- und Lightprodukten sowie Milch-, Käse-, Butter- und Fleischimitaten eingesetzt.

Auch der Einsatz der Lebensmittelbestrahlung wird kontrovers diskutiert. Durch die Lebensmittelbestrahlung wird z. B. das Keimen von Zwiebeln und Kartoffeln verhindert, der Verderb von Früchten verzögert und schädliche Insekten, Parasiten und Mikroorganismen an der Entwicklung gehindert oder abgetötet. In der Vollwert-Ernährung werden die genannten Technologien abgelehnt, da mögliche Risiken für die Gesundheit, Umwelt und Gesellschaft nicht näher erforscht und daher nur schwer abschätzbar sind. Außerdem wird ihre Notwendigkeit bzw. ihr Nutzen in Frage gestellt.

7 Möglichst ausschließliche Verwendung von Erzeugnissen aus anerkannt ökologischer Landwirtschaft (nach den Rahmenrichtlinien der AGÖL bzw. IFOAM)

Zur Vermeidung bzw. Verminderung der Umweltbelastung durch die konventionelle Landwirtschaft und des Schadstoffeintrages in Lebensmittel werden Erzeugnisse von den in Deutschland derzeit neun Verbänden der ökologischen Landwirtschaft, die in der ArbeitsGemeinschaft Ökologischer Landbau (AGÖL) organisiert sind, empfohlen (⊃ 51.5, S. 178).

---

[1] ADI-Wert (acceptabel daily intake): Menge eines Stoffes, die täglich über das gesamte Leben aufgenommen werden kann, ohne dass schädigende Wirkungen zu erwarten sind.

Tab. 51.1: Orientierungstabelle für die Vollwert-Ernährung (von Koerber u. a. 1999, S. 154 f.)

Wertstufen	1 Sehr empfehlenswert	2 Sehr empfehlenswert	3 Weniger empfehlenswert	4 Nicht empfehlenswert
Verarbeitungs-grad	Nicht/gering verarbeitete Lebensmittel (unerhitzt)	Mäßig verarbeitete Lebensmittel (vor allem erhitzt)	Stark verarbeitete Lebensmittel (vor allem konserviert)	Übertrieben verarbeitete Lebensmittel und Isolate/Präparate
Mengen-empfehlung	Etwa die Hälfte der Nahrungsmenge	Etwa die Hälfte der Nahrungsmenge	Nur selten verzehren	Möglichst meiden
Die Übergänge zwischen den Spalten sind teilweise fließend				
Getreide	Gekeimtes Getreide Vollkornschrot (z. B. Frischkornmüsli) Frisch gequetschte Flocken	Vollkornprodukte (z. B. Vollkornbrot, -nudeln, -flocken, -feinbackwaren) Vollkorngerichte	Nicht-Vollkorn-produkte (z. B. Weißbrot, Graubrot, weiße Nudeln, Cornflakes, Auszugs-mehl-Feinbackwaren), geschälter (weißer) Reis	Getreidestärke (z. B. Maisstärke) Ballaststoff-präparate
Gemüse, Obst	Frischgemüse Milchsaures Gemüse Frischobst	Erhitztes Gemüse, auch milchsaures Erhitztes Obst Tiefkühlgemüse* Tiefkühlobst*	Gemüsekonserven (z. B. Tomaten in Dosen) Obstkonserven (z. B. Kirschen in Gläsern)	Vitaminpräparate Mineralstoff-präparate Tiefkühlgerichte
Kartoffeln		Gekochte Kartoffeln (möglichst Pell-kartoffeln)	Fertigmischungen (z. B. Knödel-mischungen)	Pommes frites, Chips Kartoffelstärke
Hülsenfrüchte		Gekeimte, blanchierte Hülsenfrüchte Erhitzte Hülsen-früchte	»Sojamilch«, Tofu Fertigmischungen (z. B. Bratlings-mischungen)	»Sojafleisch« (TVP) Sojaprotein Sojalezithin
Nüsse, Fette, Öle	Nüsse*, Mandeln* Ölsamen* (z. B. Sonnenblumen-kerne, Sesam) Ölfrüchte* (z. B. Oliven)	Geröstete Nüsse*, Nussmuse* Kaltgepreßte Öle* Ungehärtete Pflanzenmargarinen mit hohem Anteil an Kaltpressöl* Butter*	Gesalzene Nüsse Extrahierte, raffinierte Fette und Öle Ungehärtete Pflanzen-margarinen Kokosfett, Palmkernfett Butterschmalz	Nuss(-Nougat)-Cremes, gehärtete Margarinen

Tab. 51.1 (Fortsetzung)

Wertstufen	1 Sehr empfehlenswert	2 Sehr empfehlenswert	3 Weniger empfehlenswert	4 Nicht empfehlenswert
Milch Milchprodukte	Vorzugsmilch	Pasteurisierte Vollmilch Milchprodukte (ohne Zutaten) Käse* (ohne Zusatzstoffe)	H-Milch(-produkte) Milchprodukte (mit Zutaten) Käse (mit Zusatz- stoffen)	Sterilmilch, Kondensmilch Milchpulver, Milchzucker Milch-, Molken- protein Milch- und Käse- Imitate Schmelzkäse
Fleisch Fisch Eier		Fleisch* (bis 2 x/Woche) Fisch* (bis 1x/Woche) Eier* (bis 2 Stück/ Woche)	Fleischwaren, -konserven Wurstwaren, -konserven Fischwaren, -konserven	Innereien Ei-Pulver
Getränke	Ungechlortes Trinkwasser Kontrolliertes Quellwasser Natürliches Mineralwasser	Kräuter-, Früchtetees Verdünnte Fruchtsäfte Verdünnte Gemüse- säfte Getreidekaffee*	Tafelwasser Fruchtnektare Kakao Bohnenkaffee, Schwarzer Tee Bier, Wein	Limonaden, Cola-Getränke Fruchtsaft- getränke Instant-Kakao Instant-, Sportlergetränke Spirituosen
Gewürze Kräuter Salz	Ganze oder frisch gemahlene Gewürze Frische Kräuter	Gemahlene Gewürze Getrocknete Kräuter Jodiertes Meersalz, Kochsalz*	Kräutersalz Meersalz, Kochsalz	Aromastoffe (natürliche, naturidentische, künstliche) Geschmacksver- stärker (Glutamat)
Süßungsmittel	Frisches, süßes Obst	Honig* (nicht wärmegeschädigt, verdünnt) Trockenobst* (ungeschwefelt, eingeweicht)	Honig (wärme- geschädigt) Trockenobst (geschwefelt) Apfel-, Birnendicksaft Vollrohrzucker Ahornsirup Zuckerrübensirup	Isolierte Zucker (z. B. Haushalts-, Trauben-, Fruchtzucker, brauner Zucker) Süßwaren, Süßigkeiten Süßstoffe

* mäßig zu verwenden. Dies gilt auch für die Lebensmittel in Spalte 3 und 4.

Weiter oben aufgeführte, d. h. pflanzliche Lebensmittel sollten gegenüber tierischen Lebensmitteln bevorzugt werden. Lebensmittel, die besonders schadstoffbelastet sind (z. B. Innereien und Wildpilze), sollten gemieden werden, außerdem Nahrungsmittel mit Zusatzstoffen sowie unnötig verpackte Lebensmittel.

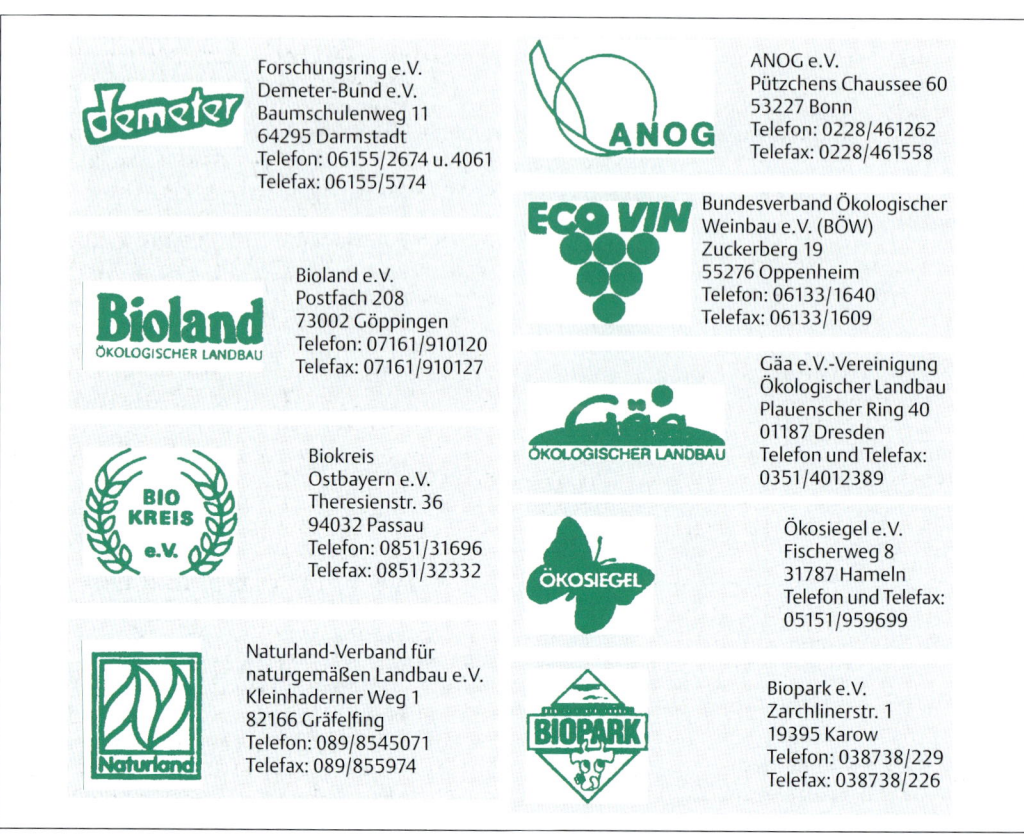

⊙ 51.5: Anerkannte Verbände der ökologischen Landwirtschaft in Deutschland (Stand 01.01.1998)

Gemeinsame Grundlage für den Anbau sind die »Rahmenrichtlinien zum ökologischen Landbau«. Auf internationaler Ebene werden die Richtlinien von der International Federation of Organic Agriculture Movements (IFOAM) herausgegeben. Diese Richtlinien verbieten den Einsatz von chemisch-synthetischen Pestiziden, mineralischen Stickstoffdüngern, chemisch-synthetischen Wachstumsregulatoren, Futtermitteln aus Entwicklungsländern, Tierarzneimitteln als Futterzusatzstoffe usw. Ein Lebensmittel, das nach diesen Richtlinien hergestellt wurde, darf nach der EG-Öko-Kennzeichnungs-Verordnung als »Erzeugnis aus ökologischem Landbau« deklariert werden.

8 Bevorzugung von Erzeugnissen aus regionaler Herkunft und entsprechend der Jahreszeit

Da durch Transporte Energie verbraucht wird und sie Schadstoffemissionen, Lärmbelästi-

gungen und zusätzliche Kosten verursachen, sollten Lebensmittel aus regionalem Anbau bevorzugt werden. Gemüse und Obst sollten entsprechend der Jahreszeit verzehrt und nicht aus Treibhausanbau gekauft werden, um Energie zu sparen. Außerdem enthalten Erzeugnisse aus Treibhaus- oder Folienanbau höhere Mengen an Nitrat und sind teilweise auch mit Pestiziden belastet. Im Winter ist daher winterhartes Gemüse wie Feldsalat und Grünkohl sowie lagerfähiges Gemüse und Obst zu bevorzugen, z. B. Kohl, Möhren, rote Bete, Äpfel und Birnen.

9 Bevorzugung unverpackter oder umweltschonend verpackter Lebensmittel

Die großen Mengen an Hausmüll stellen eine wesentliche Ursache der derzeitigen Umweltprobleme dar. Etwa die Hälfte des Hausmüllvolumens bzw. rund 30% des Hausmüllgewichts sind Verpackungen, 90% der Verpackungen stammen von Lebensmitteln. Da weder durch

Deponieren noch durch Verbrennen von Müll weniger Ressourcen benötigt werden, sollte die Müllvermeidung angestrebt werden. Zur Abfallvermeidung bzw. -verminderung sollten Lebensmittel ohne bzw. mit wenig umweltbelastend produzierter Verpackung oder mit Mehrwegsystem-Verpackungen gekauft werden.

10 Vermeidung bzw. Verminderung der allgemeinen Schadstoffemission und dadurch der Schadstoffaufnahme durch Verwendung umweltverträglicher Produkte und Technologien

Eine Vermeidung bzw. Verminderung der Umweltbelastung durch Schadstoffemissionen ist durch den Kauf von umweltfreundlichen Produkten wie Umweltschutzpapier, umweltfreundliche Waschmittel und Haushaltsgeräte mit niedrigem Wasser- bzw. Energieverbrauch sowie Produkten in Mehrwegverpackungen anzustreben. In der Vollwert-Ernährung wird gefordert, dass umweltfreundliche Technologien, z. B. Solartechnik, Wasser- und Windmühlen, verstärkt eingesetzt werden. Die Entwicklung bzw. Weiterentwicklung ökologisch verträglicher Verfahren sollte gefördert werden. In Bezug auf die Ernährungsweise sollte eine möglichst energiesparende und ressourcenschonende Erzeugung, Verarbeitung und Zubereitung der Lebensmittel erfolgen.

11 Verminderung von Veredelungsverlusten durch geringeren Verzehr tierischer Lebensmittel

Zur Produktion von Fleisch, Milch und Eiern werden in der Tierfütterung Nahrungsmittel verwendet, die auch direkt der menschlichen Ernährung dienen könnten. Zwischen 65 und 90 % der Nahrungsenergie und des Proteins pflanzlicher Futtermittel gehen bei der Umwandlung in tierische Produkte verloren. Wesentlich mehr Menschen könnten von der gleichen Ackerfläche ernährt werden, wenn die darauf angebaute Nahrung nicht für die Erzeugung tierischer Produkte verwendet würde. Dieser Aspekt ist insbesondere im Hinblick auf die Hungerprobleme in den sog. Entwicklungsländern bedeutsam. Neben den sozialen Problemen treten auch Umweltprobleme aufgrund der Massentierhaltung (z. B. Beseitigung der Gülle) auf. Aus diesen Gründen wird ein geringer Verzehr tierischer Lebensmittel empfohlen.

12 Bevorzugung landwirtschaftlicher Erzeugnisse, die unter sozialverträglichen Bedingungen produziert, verarbeitet und vermarktet werden (u. a. Fairer Handel mit Entwicklungsländern)

Der weltweite Handel mit landwirtschaftlichen Erzeugnissen wird durch verschiedene Faktoren, z. B. Boden- und Klimaverhältnisse sowie Lohnkosten und Steuern, beeinflusst. Dabei sind niedrige Löhne in den sog. Entwicklungsländern charakteristisch für die internationale Arbeitsteilung, die für die meisten Menschen in den Entwicklungsländern sozial ungünstig ist. Da die Industrieländer aufgrund ihres Einflusses auf Produktion, Verarbeitung und Vermarktung von Produkten eine Machtposition innehaben, tragen sie, und damit auch jeder Einzelne, eine Mitverantwortung für die Situation der Menschen in den Entwicklungsländern. Der Aspekt der Sozialverträglichkeit betrifft aber auch Vorgänge in den Industrieländern, z. B. die soziale Situation der Landwirte in der EU (Aussterben kleiner und mittlerer landwirtschaftlicher Betriebe).

Die Vollwert-Ernährung erhebt nicht den Anspruch, die weltweiten Ernährungsprobleme lösen zu können. Sie versucht jedoch, einen Beitrag zu weltweit mehr sozialer Gerechtigkeit zu leisten und fordert, dass jeder Einzelne durch solidarisches Verhalten Zeichen setzt, beispielsweise durch das Meiden bestimmter Nahrungs- und Konsumgüter. Daher wird in der Vollwert-Ernährung z. B. eine Einschränkung des Verzehrs von Fleisch und Eiern aus Massentierhaltung, für deren Produktion Futtermittel aus Entwicklungsländern verwendet werden, empfohlen. Regional nicht verfügbare Produkte wie tropische Früchte oder Genussmittel sollten allenfalls aus sog. Fairem Handel, z. B. über (Dritte-) Welt- oder Naturkostläden, bezogen werden.

Empfehlungen zur Lebensmittelauswahl

In der Vollwert-Ernährung werden weder Verbote noch Gebote ausgesprochen. Verschiedene Lebensmittel werden als empfehlenswert beurteilt, bei anderen wird zu seltenem Verzehr oder Vermeidung geraten. Durch die Empfehlung bestimmter Lebensmittel bzw. Lebensmittelgruppen werden Angaben zur Mindest- oder Höchstzufuhr einzelner Nährstoffe nicht benötigt. Eine prinzipielle Berücksichtigung der Empfehlungen wird für wichtig gehalten, individuelle Präferenzen und Verträglichkeiten sollten beachtet werden.

Die Empfehlungen gelten für gesunde Erwachsene. Mit entsprechenden Abwandlungen sind sie auch für Kinder, Schwangere, Stillende und Kranke anwendbar. Auch bei der Säuglingsernährung können die Grundsätze der Vollwert-Ernährung weitgehend berücksichtigt werden (s. ◖ 51.3, S. 173). Als Hilfe für den Verbraucher dient die Orientierungstabelle (s. *Tab. 51.1, S. 176 f.*). Im Gegensatz zur ursprünglichen Tabelle von Kollath (1998), bei der das Hauptkriterium der Verarbeitungsgrad ist, werden auch gesundheitliche bzw. ernährungsphysiologische, ökologische und soziale Kriterien berücksichtigt. Insgesamt wird der Verzehr von Lebensmitteln aus anerkannt ökologischer Landwirtschaft empfohlen.

Getreide

Es wird empfohlen, Vollkornprodukte, d. h. Produkte aus ganzen, gemahlenen, geschroteten oder unzerkleinerten Getreidekörnern, zu verzehren. Produkte aus Auszugsmehlen oder nur teilweise ausgemahlenem Mehl, isolierte Produkte wie Getreidestärke (z. B. in Pudding) und Ballaststoffpräparate wie Kleie sollten nicht verwendet werden, um die Wertminderung, die bei der Herstellung von hellen Mehltypen (z. B. Type 405) durch starke Verluste an Vitaminen, Mineralstoffen, Ballaststoffen und sekundären Pflanzenstoffen auftritt, zu vermeiden. Außerdem ist die Belastung des Blutzuckers nach Verzehr von Vollkornprodukten in der Regel geringer als bei Produkten mit Auszugsmehlen, was für Diabetiker von Vorteil ist.

Als weitere Möglichkeit, Getreide zu verwenden, wird das Frischkornmüsli empfohlen. Dazu können u. a. Hafer, Weizen, Gerste oder Roggen als ganzes Korn entweder grob geschrotet, gequetscht oder gekeimt verwendet werden. Auch Obst, Gemüse, Milch und Milchprodukte, Nüsse, Ölsamen, eingeweichtes Trockenobst und Gewürze können hinzugefügt werden. Das Frischkornmüsli bietet verschiedene Vorteile: Die beim Erhitzen auftretenden Verluste an Inhaltsstoffen werden vermieden und durch die Kombination von Getreide und Milchprodukten entsteht eine günstige biologische Wertigkeit des Proteins. Zudem führt das Keimen von Getreide zu einer Neusynthese von Vitaminen und essentiellen Aminosäuren. Vorteilhaft ist auch, dass der Verzehr von Getreidekeimlingen den Blutzuckerspiegel nur gering belastet.

Gemüse und Obst

Im Rahmen der Vollwert-Ernährung wird der Verzehr von viel Gemüse und Obst, ein großer Teil davon als unerhitzte Frischkost, empfohlen, da Gemüse und Obst bei niedrigem Nahrungsenergiegehalt reich an Vitaminen, Mineralstoffen, Ballaststoffen sowie sekundären Pflanzenstoffen sind. Der Verzehr von Gemüse und Obst sollte sich nach dem jahreszeitlichen Angebot richten. Tiefkühlgemüse und -obst sollten nur gelegentlich verwendet werden, da trotz der ernährungsphysiologisch relativ günstig zu bewertenden Konservierungsmethode ein hoher Energieaufwand bei der Herstellung und Aufrechterhaltung der Kühlkette vom Acker bis zum Haushalt benötigt wird. Weniger empfehlenswert sind Gemüse- und Obstkonserven.

Kartoffeln

Der Verzehr von Kartoffeln wird empfohlen, da die Nährstoffdichte der essentiellen Inhaltsstoffe hoch ist. Pellkartoffeln sollten gegenüber geschälten Kartoffeln (Salzkartoffeln) bevorzugt werden. Kartoffel-Fertigmischungen wie zur Herstellung von Püree und Knödeln werden als weniger, fettreiche Kartoffelerzeugnisse, z. B. Pommes frites oder Chips, sowie isolierte Kartoffelstärke als nicht empfehlenswert eingestuft.

Hülsenfrüchte

In der Vollwert-Ernährung werden Hülsenfrüchte, vor allem Bohnen, Erbsen, Linsen und Kichererbsen, aufgrund ihres hohen Proteingehaltes zum Verzehr empfohlen. Die biologische Wertigkeit des Proteins der Hülsenfrüchte erhöht sich deutlich durch die Kombination mit Getreide, Ei oder Milchprodukten. Neben einem geringen Fettanteil – Erdnüsse und Sojabohnen ausgenommen – weisen sie eine hohe Nährstoffdichte für Vitamine und Mineralstoffe sowie einen hohen Ballaststoffgehalt auf. Sojaprodukte wie Sojamilch oder Tofu und Fertigmischungen z. B. für Bratlinge sind weniger empfehlenswert; Produkte aus stark verarbeitetem, insbesondere texturiertem Sojaprotein, werden nicht empfohlen.

Nüsse, Fette und Öle

Die Gesamtfettzufuhr sollte auf 70–80 g/d begrenzt werden, was sich vor allem durch eine Einschränkung der Aufnahme von Fetten aus tierischen Lebensmitteln erreichen lässt. Als Streichfette werden Butter oder ungehärtete Pflanzenmargarinen mit einem hohen Anteil an Kaltpressöl, als Speiseöle kaltgepresste, nicht raffinierte Speiseöle und zum Kochen und Backen alle genannten Fette und Öle empfohlen.

Kaltgepresste, nicht raffinierte Öle sind gegenüber extrahierten, raffinierten Ölen zu bevorzugen, da sie wesentlich schonender (in Bezug auf Erhaltung von Inhaltsstoffen und Geschmack sowie Energieverbrauch, technischen Aufwand und chemische Hilfsmittel) gewonnen werden. Bei sparsamer Verwendung von Butter fallen die Argumente gegen einen Verzehr nicht ins Gewicht. Weniger empfehlenswert sind Fette mit hohem Anteil an langkettigen, gesättigten Fettsäuren, z. B. Kokosfett und Palmkernfett. Der mäßige Konsum von Nüssen, Nussmusen, Ölsamen und Ölfrüchten wird empfohlen, während gesalzene Nüsse als weniger empfehlenswert eingestuft werden.

Milch und Milchprodukte
Ein mäßiger Konsum von Milch und Milchprodukten wird in der Vollwert-Ernährung empfohlen, da Milch eine hohe Nährstoffdichte für Protein, Kalzium, Vitamin B_2 und B_{12} aufweist. In der Vollwert-Ernährung wird vor allem Vorzugsmilch, ansonsten auch pasteurisierte Vollmilch empfohlen, da bei H-Milch und besonders bei Sterilmilch durch die Erhitzung Vitaminverluste entstehen, die mit steigender Behandlungstemperatur und -dauer zunehmen. Schwangere, Säuglinge und Kranke mit eingeschränkter Immunabwehr sollten aufgrund des nicht auszuschließenden Infektionsrisikos allerdings pasteurisierte Vollmilch bevorzugen. Anstelle fettreicher Milchprodukte wie süße und saure Sahne sollten Dickmilch, Joghurt und Buttermilch konsumiert werden, die keine Zusatzstoffe oder Zutaten wie zuckerhaltige Fruchtzubereitungen enthalten. Weniger empfehlenswert sind Milchpulver und Käsesorten mit Zusatzstoffen. Kondensmilch, Milchpulver, Milch- und Käse-Imitate sowie Schmelzkäse werden nicht empfohlen.

Fleisch, Fisch und Eier
Der Verzehr von Fleisch, Fisch und Eiern wird in der Vollwert-Ernährung nicht ausdrücklich empfohlen. Da Fisch zur Jodversorgung beiträgt und Fleisch und Eier ernährungsphysiologisch wertvolle Lebensmittel sind, aber zur Versorgung mit essentiellen Inhaltsstoffen nicht unbedingt notwendig sind, wird ein mäßiger Konsum von bis zu zwei Fleischmahlzeiten, bis zu einer Fischmahlzeit und bis zu zwei Eiern pro Woche nicht abgelehnt. Fleisch bzw. Fleisch- und Wurstwaren enthalten unerwünschte Begleitstoffe wie Fett, Cholesterin, Purine, Kochsalz und chemische Hilfsstoffe, z. B. Nitrat und Phosphate. Außerdem sprechen einige der genannten Grundsätze der Vollwert-Ernährung gegen einen hohen Konsum von Fleisch- und Wurstwaren, so dass diese unter den weniger empfehlenswerten Lebensmitteln eingeordnet werden. Auch Fischwaren sowie Konserven mit Fleisch, Wurst und Fisch fallen in diese Kategorie. Nicht empfehlenswert sind aufgrund der Schadstoffbelastung Innereien.

Getränke
Der tägliche Flüssigkeitsbedarf (1–2 Liter) sollte vorwiegend mit ungechlortem Trink- oder Quellwasser oder natürlichem Mineralwasser gedeckt werden. Zum Durstlöschen werden auch ungesüßte Früchte- und Kräutertees, verdünnte Frucht- und Gemüsesäfte sowie Getreidekaffee empfohlen. Unverdünnte Frucht- und Gemüsesäfte sowie Milch sind Nährstofflieferanten und sollten daher nicht zur Deckung des Flüssigkeitsbedarfs verwendet werden. Weniger empfehlenswert sind Tafelwasser, Fruchtnektare und Getränke mit anregender Wirkung, z. B. Bohnenkaffee, schwarzer Tee, Kakao, Bier und Wein. Insbesondere Getränke mit anregender Wirkung sollten nicht täglich und nicht in größeren Mengen getrunken werden. Fruchtsaftgetränke, Limonaden, Cola-Getränke, Instant-Kakao, Instant- und Sportlergetränke werden aufgrund ihres teilweise hohen Gehalts an isoliertem Zucker und verschiedenen Zusatzstoffen nicht empfohlen. Auch Spirituosen sollten nicht konsumiert werden.

Gewürze, Kräuter und Salz
Zur Verminderung der Salzaufnahme wird die vielseitige Verwendung von Gewürzen und Kräutern empfohlen. Sie leisten zwar nur einen geringen Beitrag zur Vitaminversorgung, weisen aber einen hohen Gehalt an sekundären Pflanzenstoffen auf. Ihre Wirkungen auf den Körper sind vielfältig, z. B. Anregung der Speichelbildung, Förderung von Verdauungsvorgängen und Gallebildung sowie Erweiterung der Blutgefäße. Jodiertes Meer- oder Kochsalz sollte in mäßigen Mengen verwendet werden, da eine hohe Salzzufuhr zur Hypertonie beitragen kann (s. Kap. 60, S. 251). Jodiertes Salz ist erforderlich, da eine ausreichende Jodversorgung durch die übliche Kost in Deutschland nicht gewährleistet ist (s. Kap. 63, S. 302). Die Fluoridierung von Speisesalz zur Kariesprophylaxe wird mit der Begründung, dass Karies keine Fluoridmangelkrankheit ist, abgelehnt.

Süßungsmittel

Zur Verringerung des hohen Verbrauchs an Süßungsmitteln wird eine Senkung der Geschmacksschwelle für süß durch allmähliche Reduzierung des Verzehrs von stark gesüßten Lebensmitteln empfohlen. Zum Süßen sollten in erster Linie frisches, süßes Obst und in zweiter Linie nicht wärmegeschädigter Honig oder ungeschwefeltes, eingeweichtes Trockenobst in geringen Mengen verwendet werden. Als weniger empfehlenswert werden wärmegeschädigter Honig, geschwefeltes Trockenobst, Fruchtdicksäfte, Vollrohrzucker, Ahorn- und Zuckerrübensirup eingestuft. Da isolierte Zucker fast keine bzw. nur sehr geringe Mengen an essentiellen Nährstoffen enthalten und ein Zusammenhang des Verzehrs isolierter Zucker mit verschiedenen Krankheiten (insbesondere Karies, aber auch Adipositas und Diabetes mellitus) diskutiert wird, sind isolierte Zucker (z. B. Haushalts-, Trauben-, Fruchtzucker und brauner Zucker) und Süßstoffe sowie damit hergestellte Produkte wie Süßwaren, Süßigkeiten usw. nicht empfehlenswert. Zudem wird durch Vermeidung zuckerhaltiger Produkte die Nahrungsenergiezufuhr gesenkt.

Ernährungsphysiologische Bewertung

Zur ernährungsphysiologischen Bewertung der Vollwert-Ernährung nach von Koerber, Männle und Leitzmann wird die Gießener Vollwert-Ernährungs-Studie (Aalderink u. a. 1994; Groeneveld 1994; Hoffmann 1994) herangezogen, bei der der Gesundheits- und Ernährungsstatus von 418 gesunden Frauen im Alter von 25–65 Jahren untersucht wurde. In der Studie wurden 243 Frauen, die sich seit mindestens fünf Jahren nach den Empfehlungen der Vollwert-Ernährung richteten (Vollwertköstlerinnen), mit 175 Frauen verglichen, deren Ernährungsweise dem Bundesdurchschnitt entsprach (Mischköstlerinnen).

Die teilnehmenden Vollwertköstlerinnen praktizierten seit durchschnittlich acht Jahren Vollwert-Ernährung, vorwiegend aus gesundheitlichen und ökologischen Gründen. Im Vergleich zu den Mischköstlerinnen war ihr Gesundheitsbewusstsein stärker ausgeprägt, was sich an einem signifikant geringeren Zigarettenkonsum und günstigeren BMI-Werten zeigte. Anhand des **Lebensmittelverzehrs** lässt sich das unterschiedliche Ernährungsverhalten der zwei Gruppen erkennen (◙*51.6*). Der Verzehr von Brot und Backwaren beider Gruppen war

etwa gleich hoch; der Anteil der Vollkornprodukte war bei den Vollwertköstlerinnen mit 85 % deutlich höher als bei den Mischköstlerinnen (26 %). Etwa die Hälfte der Vollwertköstlerinnen backte Brot selbst aus Getreide aus anerkannt ökologischem Anbau, während fast alle Mischköstlerinnen Brot kauften. Vollwertköstlerinnen konsumierten wesentlich mehr Nährmittel, insbesondere aus Vollgetreide, und aßen fast 70 % mehr Gemüse und Hülsenfrüchte. Dabei entsprach der Anteil an unerhitztem Gemüse bei den Vollwertköstlerinnen der gesamten Gemüsezufuhr der Mischköstlerinnen. Der Verzehr von Obst lag bei den Vollwertköstlerinnen fast doppelt so hoch wie bei den Mischköstlerinnen, während die Mischköstlerinnen mehr Kartoffeln und Kartoffelprodukte aßen.

Etwa die Hälfte der Vollwertköstlerinnen ernährte sich lakto-ovo-vegetarisch, der andere Teil verzehrte etwa eine Portion Fleisch und zwei Scheiben Wurst pro Woche. Die Mischköstlerinnen aßen hingegen ungefähr vier Portionen Fleisch pro Woche und täglich zwei Scheiben Wurst. Beim Verzehr von Milch und Milchprodukten bestanden keine Unterschiede. Die Vollwertköstlerinnen tranken zwar weniger

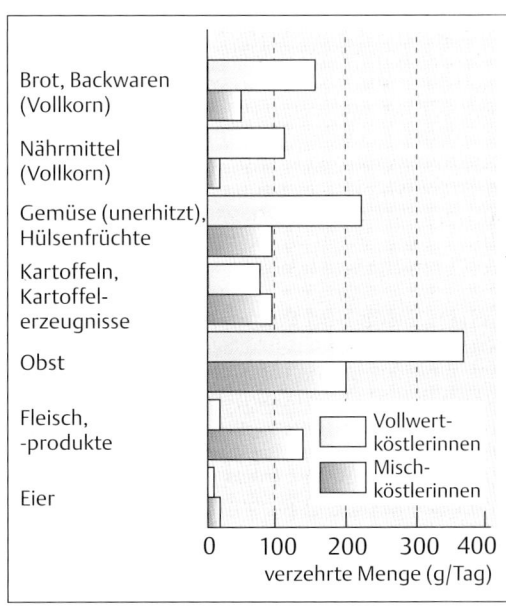

◙ 51.6: Unterschiede im Lebensmittelverzehr von Vollwertköstlerinnen (n = 243) und Mischköstlerinnen (n = 175) (nach Groeneveld 1994)

Milch, aßen dafür aber mehr Käse und Quark. Ihr Verzehr an Speisefetten und -ölen lag höher als der der Vergleichsgruppe, wobei die Vollwertköstlerinnen mehr Butter, ungehärtete Margarine und kaltgepresstes, nicht raffiniertes Speiseöl verwendeten, die Mischköstlerinnen mehr gehärtete Margarine, raffiniertes Speiseöl, Schmalz und Speck.

Der Verzehr an Süßspeisen und Süßigkeiten war bei den Mischköstlerinnen mehr als doppelt so hoch wie bei den Vollwertköstlerinnen. In Bezug auf Süßungsmittel und Getränke bestanden keine quantitativen, sondern qualitative Unterschiede: Vollwertköstlerinnen bevorzugten Honig, Rohrzucker, Ahornsirup, Melasse und Obstdicksäfte, wohingegen Mischköstlerinnen Haushaltszucker oder Süßstoffe verwendeten. Während die Vollwertköstlerinnen mehr Mineralwasser sowie Früchte- und Kräutertees tranken, bevorzugten die Mischköstlerinnen Kaffee, schwarzen Tee und Erfrischungsgetränke. Der Anteil an Lebensmitteln aus anerkannt ökologischem Landbau war bei den Vollwertköstlerinnen hoch (z. B. Gemüse 90 % und Obst 85 %).

Bei der **Zufuhr von Nährstoffen und anderen Inhaltsstoffen** gab es zwischen den zwei Probandengruppen Unterschiede: Die Nahrungsenergieaufnahme der Vollwertköstlerinnen war im Vergleich zu den Mischköstlerinnen signifikant niedriger; sie nahmen weniger Fett, Protein und Alkohol auf (◙ 51.7). Dennoch erreichten auch die Vollwertköstlerinnen nicht die von der DGE empfohlene Nährstoffrelation (DGE u. a. 2000, S. 36 ff.).

Die Ballaststoffaufnahme der Vollwertköstlerinnen war signifikant höher als die der Mischköstlerinnen, die Aufnahme von Cholesterin nur etwa halb so hoch. Die Vitaminzufuhr der Vollwertköstlerinnen war in den meisten Fällen (Ausnahmen Vitamin D, B_2, B_{12} und Niacin) höher als die der Mischköstlerinnen und lag über den Empfehlungen der DGE (Ausnahmen Vitamin D und B_{12}). Dies traf auch für den Gehalt an Mineralstoffen zu. Allerdings muss hier die geringere Verfügbarkeit vieler Mineralstoffe aus ballaststoffreicher, pflanzlicher Nahrung berücksichtigt werden.

Trotz der höheren Vitaminzufuhr der Vollwertköstlerinnen ergaben sich bei den **Vitaminkonzentrationen im Blut** kaum Unterschiede. Eine Ausnahme stellte β-Carotin dar, dessen Konzentration bei den Vollwertköstlerinnen etwa doppelt so hoch war wie bei den Mischköstlerinnen, was in erster Linie auf den hohen Gemüse- und Obstverzehr zurückgeführt

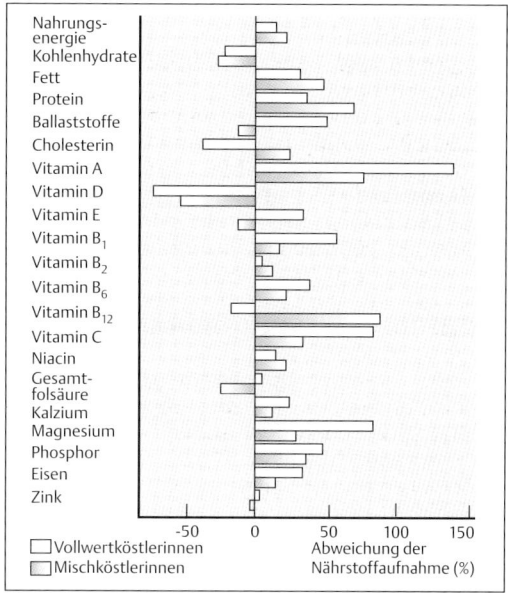

◙ 51.7: Abweichungen der Nährstoffaufnahme von den Empfehlungen der DGE von 1995 bei Vollwertköstlerinnen (n = 243) und Mischköstlerinnen (n = 175) (Aalderink u. a. 1994)

werden kann. Die Frauen, die am längsten Vollwert-Ernährung praktizierten, hatten die höchsten Konzentrationen an β-Carotin im Blut. Auch verschiedene **Fettstoffwechsel-Parameter** im Blut, wie HDL-Cholesterin, der Quotient aus LDL- und HDL-Cholesterin sowie die Triglyzeride, erwiesen sich bei den Vollwertköstlerinnen als günstiger. Für Gesamt- und LDL-Cholesterin wurden keine Unterschiede zwischen den Gruppen festgestellt.

Aus den Ergebnissen der Gießener Vollwert-Ernährungs-Studie wird deutlich, dass mit der Vollwert-Ernährung nach von Koerber, Männle und Leitzmann eine ausreichende Versorgung mit Nährstoffen gewährleistet werden kann. Im Vergleich zur Mischkost ist die Nährstoffdichte der meisten Inhaltsstoffe bei der Vollwert-Ernährung wesentlich höher. Aufgrund ihrer günstigeren Lebensmittelauswahl haben Vollwertköstlerinnen eine hohe Vitaminzufuhr. Dies gilt insbesondere für antioxidativ wirkende Vitamine und β-Carotin, denen in der Prävention von Herz-Kreislauf-Erkrankungen und Krebserkrankungen eine große Bedeutung beigemessen wird. Zur Prävention ernährungsabhängiger Krankheiten ist die Vollwert-Ernährung daher günstiger zu bewerten als die übliche Mischkost.

Mit dieser und einer weiteren Studie (DGE 1992, S. 68 ff.) wurde gezeigt, dass die Empfehlungen der Vollwert-Ernährung leicht nachzuvollziehen und gut in die Praxis umsetzbar sind. Da das Konzept der Vollwert-Ernährung auch die komplexen Zusammenhänge des Ernährungssystems berücksichtigt, handelt es sich um eine zeitgemäße Ernährungsform.

Zusammenfassung

Bei der Gießener Konzeption der Vollwert-Ernährung werden neben individuellen und gesundheitlichen Aspekten auch die Umwelt- und Sozialverträglichkeit des Ernährungssystems in die Betrachtung mit einbezogen. Es handelt sich um eine vorwiegend laktovegetabile Ernährungsform, bei der gering verarbeitete Lebensmittel bevorzugt werden, vor allem Vollkornprodukte, Obst und Gemüse (teilweise als Rohkost), Kartoffeln, Hülsenfrüchte, Milch und Milchprodukte. Der Verzehr geringer Mengen Fleisch, Fisch und Eier wird nicht abgelehnt. Die Lebensmittel sollten aus anerkannt ökologischem Anbau stammen. Aus ökologischen und sozialen Gründen werden regional und der Jahreszeit entsprechend angebaute sowie unverpackte bzw. umweltschonend verpackte Produkte empfohlen. Lebensmittel, die unter sozialverträglichen Bedingungen erzeugt, verarbeitet und vermarktet werden, sind zu bevorzugen.

Die Vollwert-Ernährung nach von Koerber, Männle und Leitzmann ist eine alternative Ernährungsform, die eine ausreichende Nährstoffversorgung gewährleistet und als Dauerkost geeignet ist. Die Forderung nach einer energiereduzierten, fett- und cholesterinarmen sowie ballaststoffreichen Kost ist mit der Vollwert-Ernährung realisierbar. Im Vergleich zur üblichen Mischkost ist die Nährstoffdichte der meisten Inhaltsstoffe bei der Vollwert-Ernährung wesentlich höher. Daher ist die Vollwert-Ernährung zur Prävention ernährungsabhängiger Krankheiten günstig zu bewerten.

52 Vitalstoffreiche Vollwertkost nach Bruker

Die Vollwertkost nach Max Otto Bruker lehnt sich eng an die Lehren von Kollath (1998) an. Brukers Empfehlungen beruhen auf seinen persönlichen Erfahrungen als Arzt bei der Anwendung der Vollwertkost in der Therapie verschiedener Krankheiten. Detaillierte Informationen sind in dem Buch »Unsere Nahrung – unser Schicksal« (Bruker 1999) enthalten.

Grundsätze

Bei der vitalstoffreichen Vollwertkost nach Bruker steht vor allem die »Lebendigkeit und Natürlichkeit« der Nahrung im Vordergrund. Bruker unterscheidet wie Kollath zwischen **Lebensmitteln**, die selbst noch lebendig und notwendige Mittel zum Leben sind, und **Nahrungsmitteln**, die durch äußere Einwirkung, wie Erhitzung oder Konservierung »getötet« sind. Er hält Lebensmittel zur Erhaltung der Gesundheit für unerlässlich, während Nahrungsmittel zur Gesunderhaltung nicht ausreichen, da sie lediglich Träger von Nährstoffen sind.

Im Gegensatz zur konventionellen Ernährungslehre, die sich auf den Nährwert der einzelnen Nahrungsmittel bezieht, orientiert sich die »neue Ernährungslehre« nach Bruker am biologischen Wert der Lebensmittel. Als Maßstab für die biologische Wertigkeit dient der Gehalt an Vitalstoffen. Unter dem Begriff **Vitalstoffe** fasst Bruker folgende Wirkstoffgruppen zusammen: Vitamine, Mineralstoffe, Enzyme, ungesättigte Fettsäuren, Aromastoffe und Faserstoffe (Ballaststoffe). Laut Bruker sind die Vitalstoffe in natürlichen Lebensmitteln in einem harmonischen Verhältnis enthalten, wodurch Gesundheit garantiert wird; Nahrungsmittel enthalten keine Vitalstoffe mehr und sind daher gesundheitsschädlich.

Die Ursache ernährungsbedingter Zivilisationskrankheiten ist nach Bruker im Verzehr von Auszugsmehlen, »Fabrikzucker« und »Fabrikfetten« zu sehen. Insbesondere der »Fabrikzucker« ist nicht nur für die Krankheitsentstehung, sondern auch für die Unheilbarkeit verschiedener Krankheiten verantwortlich. Zum einen entzieht der Fabrikzucker nach Bruker als Vitamin-B_1-Räuber dem Körper dieses Vitamin, welches ohnehin durch den Konsum von Auszugsmehlen und den mangelnden Verzehr von Frischkost nur in kleinsten Mengen vorhanden ist. Daher leidet nach Bruker der größte Teil der deutschen Bevölkerung an einem Vitamin-B_1-Mangel. Zum anderen stört der Fabrikzucker die Verträglichkeit anderer Nahrungsmittel, wodurch eine Heilung bestimmter Krankheiten verhindert wird. Aber auch der Verzehr von Fleisch, Wurst, Säften, Milch und Milchprodukten führt seiner Meinung nach zu Stoffwechselschäden.

Empfehlungen zur Lebensmittelauswahl

Auf der Basis seiner Ernährungslehre gibt Bruker verschiedene Empfehlungen zur Lebensmittelauswahl, wobei er bei Einhaltung der Maßnahmen sowohl die Verhütung als auch die Heilung verschiedener Krankheiten, wie Erkrankungen des Bindegewebes, Atherosklerose, Herzinfarkt, Thrombose und bis zu einem gewissen Grad auch Krebs, in Aussicht stellt.

Vollkornbrot und Vollkornprodukte
Produkte aus Auszugsmehlen (z.B. Weißbrot und Graubrot) sollten durch Vollkornprodukte aus frisch gemahlenem Getreide ersetzt werden, um so eine adäquate Vitamin-B_1-Aufnahme zu gewährleisten.

Frischkost und Frischkornbrei
Ein Drittel der Nahrung sollte in naturbelassener Form, also Frischkost, verzehrt werden. Die Frischkost sollte zu zwei Dritteln aus rohen, zu Salaten zubereiteten Gemüsen und zu einem Drittel aus rohem Obst bestehen. Bei dem Frischgemüse sollte etwa die Hälfte aus Pflanzenteilen, die in der Erde wachsen (Wurzelteile), wie rote Bete, Möhren, Sellerie, Pastinaken u.a., bestehen, die andere Hälfte aus Pflanzenteilen, die über der Erde wachsen, z.B. Kohlrabi, Rotkohl, Gurken, Spinat und Tomaten. Mit der Frischkost wird der ursprüngliche Gehalt an wasserlöslichen Vitaminen garantiert. Einmal täglich wird zusätzlich zur Frischkost der Verzehr von Frischkornbrei – eine Variante ist die Zubereitung nach Dr. Evers mit Getreidekeimlingen – empfohlen.

Naturbelassene Fette
Zur Zubereitung der Frischkost werden naturbelassenes Öl und Obstessig oder Zitrone, Sahne und Gewürze empfohlen. Die Verwendung von Öl und auch Butter garantieren den Gehalt an fettlöslichen Vitaminen und hochungesättigten Fettsäuren. Raffinierte Öle und Margarinen werden abgelehnt.

Einschränkung der Fabrikzuckerarten
Damit die Frischkost und das Vollkornbrot vertragen werden, sollte der Verzehr sämtlicher Arten von Zucker und daraus hergestellter Produkte eingeschränkt werden. Besonders empfindlichen Personen, bei denen eine Funktionsstörung der Verdauungsorgane vorliegt, wird geraten, für einige Wochen alle Zuckerarten, gekochtes Obst und Säfte jeder Art zu meiden.

Möglichst wenig Fabriknahrungsmittel
Der Verzehr von sog. Fabriknahrungsmitteln, z.B. Konserven und industriell hergestellte Fette, sollte eingeschränkt oder ganz gemieden werden, da sie als zusätzliche »Schädigungsmittel« – neben den Auszugsmehlen und Zucker - eine Rolle bei der Krankheitsentstehung spielen sollen.
Die übrige Kost sollte abwechslungsreich sein. Da tierische Produkte zur Deckung des Proteinbedarfs nicht notwendig sind, wird der Verzehr von Fleisch, Wurst und Fisch nicht empfohlen, der von Käse, Milch (nur als Vorzugsmilch) und Milchprodukten sowie Eiern ist einzuschränken. Säfte sollten nicht getrunken werden. Bei Magen-Darmempfindlichen Personen können sie zu Unverträglichkeiten von anderen Nahrungsmitteln führen. Falls entsprechende Einkaufsquellen vorhanden sind, sollten die Lebensmittel aus anerkannt ökologischem Anbau stammen.
Nach Bruker sollte so früh wie möglich mit der Vollwertkost begonnen werden. Für die werdende Mutter ist es am besten, wenn sie sich spätestens ab dem Tag der Empfängnis an die Richtlinien hält. Für Säuglinge, die nicht gestillt werden können, empfiehlt Bruker eine Frischkornmilch, die aus eingeweichtem gemahlenem Getreide, etwas Honig und Rohmilch besteht (s. Kap. 45, S. 133). Der Frischkornbrei sollte ab dem dritten Monat gefüttert werden (Bruker u. Gutjahr 1999, S. 78 ff.).

Ernährungsphysiologische Bewertung

Mit der Vollwertkost nach Bruker ist für Erwachsene prinzipiell eine bedarfsgerechte Ernährung möglich. Durch den hohen Anteil an unerhitzten Lebensmitteln und Vollkornprodukten ist die Kost reich an Vitaminen, Mineralstoffen und Ballaststoffen. Durch die empfohlene Naturbelassenheit der Lebensmittel wird eine Nährstoffminderung durch Verarbeitungsprozesse vermieden. Die starke Einschränkung des Fleischkonsums geht mit einer geringeren Aufnahme an tierischem Fett, Cholesterin und Purinen einher. Dies ist bei der heutigen Ernährungsweise der Durchschnittsbevölkerung und zur Prävention verschiedener Erkrankungen wünschenswert.

In einer prospektiven, klinischen Studie wurde gezeigt, dass eine vierwöchige Vollwertkost, eine Frischkost sowie eine Kombination beider Kostformen nach Bircher-Benner, Kollath und Bruker zu einer signifikanten Senkung erhöhter Serumwerte von Cholesterin, LDL-Cholesterin, Triglyzeriden und der γ-GT führte (Schmiedel u.a. 1992). Auch das Meiden von isolierten und raffinierten Nahrungs- und Genussmitteln ist sinnvoll, da diese Produkte meist eine hohe Nahrungsenergie bei gleichzeitig geringer Nährstoffdichte aufweisen. Positiv ist auch die Empfehlung, Lebensmittel aus anerkannt ökologischem Anbau zu verwenden. Soziale und ökologische Aspekte werden in der Vollwertkost nach Bruker ebenfalls berücksichtigt.

Die Vollwertkost nach Bruker hat Ähnlichkeiten mit der Vollwert-Ernährung nach von Koerber, Männle und Leitzmann (s. Kap. 51, S. 172 ff.). Beide alternativen Ernährungsformen sind auf die gleichen Begründer zurückzuführen (vor allem Kollath und Bircher-Benner) und haben ähnliche Prinzipien.

Verschiedene Aussagen von Bruker sind allerdings problematisch, z. B. »Arteriosklerose ist weder ein Cholesterin- noch ein reines Fettproblem« (Bruker 1999, S. 273), Krebs lässt sich bis zu einem gewissen Grad »durch eine Vollwertkost im dargestellten Sinne verhüten und je nach Stadium heilen« (S. 340), »Das tägliche Brot (aus Auszugsmehl): Die wichtigste Krankheitsursache« (S. 157) oder »Die Zuckergier des Kindes ist ein klassisches Zeichen eines Vitalstoffmangels« (S. 261). Verschiedene international anerkannte Ergebnisse der Ernährungsforschung (z. B. erhöhte Fettzufuhr als eine Ursache bzw. als ein Risikofaktor der Atherosklerose) werden von Bruker als falsch beurteilt. Einige Behauptungen, wie »Fett macht nicht fett« (Bruker u. Gutjahr 1999, S. 51) oder »der Cholesteringehalt der Nahrungsmittel ist belanglos« (S. 273), sind für den Verbraucher nicht nur verwirrend, sondern können bei isolierter Umsetzung dieser Aussagen problematisch sein. Auch die Behauptung, dass einzelne Lebensmittel wie erhitzte Milch gesundheitsgefährdend seien, ist nicht haltbar, da in der Regel nicht einzelne Lebensmittel gesundheitsschädlich sind (Ausnahme: Lebensmittel mit toxischen Inhaltsstoffen), sondern die Menge und die Zusammensetzung der gesamten Kost für die Gesunderhaltung des Körpers bzw.

für die Prävention von Krankheiten entscheidend ist. Des Weiteren handelt es sich bei Zucker nicht um einen Vitamin-B_1-Räuber, da Vitamin B_1 beim Abbau von Zucker zwar zunächst verbraucht, aber nach Ablauf der Verstoffwechselung regeneriert wird.

Die Verwendung bestimmter Bezeichnungen, wie »grausige Kadaver wie die mausetote H-Milch« und »die total künstliche Fabrikschmiere Margarine« (S. 440), ist wenig hilfreich. Auch die Unterscheidung in »lebendige« Lebensmittel und »tote« Nahrungsmittel ist wissenschaftlich nicht haltbar, denn verschiedene Lebensmittel (z. B. Hülsenfrüchte) werden erst durch Erhitzen verzehrsfähig.

Die Empfehlung von Frischkornmilch bzw. -brei für Säuglinge ist problematisch. Der Magen-Darm-Trakt des Säuglings ist noch nicht ausreichend entwickelt, um rohes Getreide zu verdauen. Getreide sollte der Säugling erst nach dem vierten Monat in erhitzter Form erhalten, da es andernfalls zu Unverträglichkeitsreaktionen, z. B. Blähungen, kommen kann. Zudem können glutenhaltige Getreideprodukte bei Säuglingen mit entsprechender Veranlagung zu einem frühzeitigen und schweren Ausbruch der Zöliakie (s. Kap. 74, S. 379 ff.) führen. Aufgrund der Infektionsgefahr durch Krankheitserreger sollten Säuglinge entgegen der Empfehlung von Bruker keine Rohmilch erhalten.

Die DGE übt Kritik an zahlreichen Behauptungen von Bruker. Aufgrund irreführender Aussagen wird die Vollwertkost nach Bruker von der BZgA und DGE (1995) negativ bewertet.

Zusammenfassung

Bei der vitalstoffreichen Vollwertkost nach Bruker handelt es sich um eine vorwiegend laktovegetabile Ernährungsform, bei der insbesondere der Verzehr von Vollkornprodukten und Frischkost bzw. Frischkornbrei empfohlen wird. Sämtliche Zuckerarten und daraus hergestellte Erzeugnisse, Produkte aus Auszugsmehlen sowie andere industriell hergestellte Lebensmittel sind zu meiden, da es sich nach Bruker dabei nicht um vitalstoffreiche Lebensmittel, sondern um Nahrungsmittel (»tote Nahrung«) handelt. Der Verzehr von Fleisch, Wurst und Fisch gilt als nicht notwendig, der von Eiern, Käse, Milch und Milchprodukten ist einzuschränken. Es werden Lebensmittel aus anerkannt ökologischem Anbau empfohlen.

Die Vollwertkost nach Bruker ist eine alternative Ernährungsform mit ausreichender Nährstoffzufuhr. Aufgrund des hohen Anteils an Vollkornprodukten und unerhitzten Lebensmitteln ist die Kost reich an Mineralstoffen, Vitaminen und Ballaststoffen und als Dauerkost geeignet. Die Empfehlung zur Einschränkung des Verzehrs von Zucker, Produkten aus Auszugsmehlen und Fleisch ist sinnvoll. Allerdings sind zahlreiche Begründungen und Empfehlungen von Bruker aus wissenschaftlicher Sicht nicht haltbar; die Empfehlung von Frischkornmilch für Säuglinge ist problematisch.

53 Rohkost-Ernährung

Die Rohkost-Ernährung ist eine alternative Kostform mit zahlreichen Vertretern und vielen verschiedenen Ausprägungen (● 53.1). Der Begriff »Rohkost« wird sehr heterogen verwendet, er bezeichnet z.B. unerhitzte Lebensmittel, aber auch eine Nahrung, die völlig unverarbeitet, unbehandelt sowie unzerkleinert ist. Die Vertreter der Rohkost-Ernährung lehnen gekochte Lebensmittel als denaturierte und wertlose Nahrung ab (Koebnick u.a. 1997a). Eine Definition des Begriffs Rohkost-Ernährung wurde im Rahmen der Gießener Rohkost-Studie erarbeitet (● 53.2).

Die Rohkost-Bewegung hatte ihren Ursprung zu Beginn des 19. Jahrhunderts in den USA. In Deutschland ist sie aus verschiedenen, meist aus dem Ausland stammenden Bewegungen entstanden. Maximilian Otto Bircher-Benner (1867–1939), der von Heilerfolgen in seiner Privatklinik in der Schweiz berichtete, und Are Waerland (1876–1955), der von Schweden nach Deutschland kam, gelten als Vordenker der Rohkost-Ernährung. Die Waerlandkost ist keine reine Rohkost-Ernährung, sondern eine vegetarische Ernährungsform, die eine wichtige Grundlage für die Entwicklung verschiedener Kostformen darstellte.

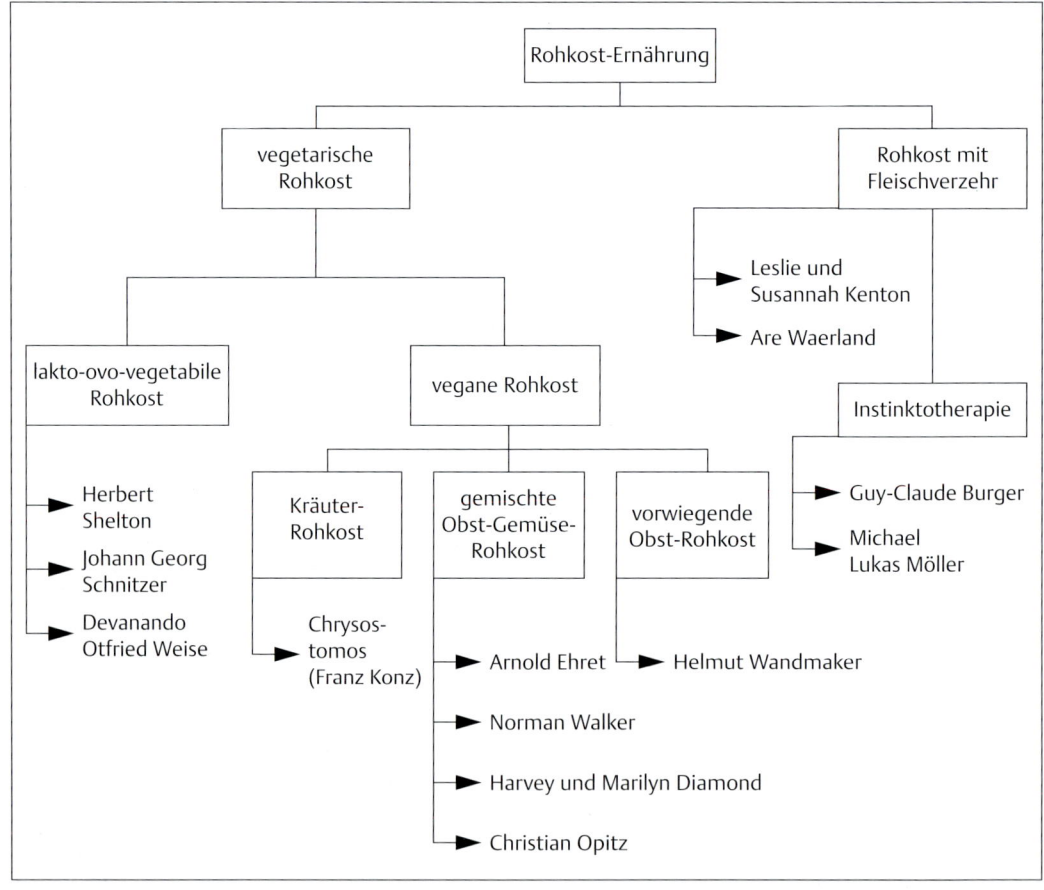

● 53.1: Verschiedene Formen der Rohkost-Ernährung und ihre Vertreter (nach Koebnick u.a. 1997a)

> Rohkost-Ernährung ist eine Kostform, die weitgehend oder ausschließlich unerhitzte pflanzliche (teilweise auch tierische) Lebensmittel enthält. Es werden Lebensmittel einbezogen, die verfahrensbedingt erhöhten Temperaturen ausgesetzt sind (z.B. kaltgeschleuderter Honig und kaltgepresste Öle), ebenso Lebensmittel, bei deren Herstellung eine gewisse Hitzezufuhr erforderlich ist (z.B. Trockenfrüchte, Trockenfleisch und -fisch und bestimmte Nussarten). Außerdem können kaltgeräucherte Erzeugnisse (z.B. Fleisch und Fisch) sowie essig- und milchsaure Gemüse Bestandteil der Rohkost-Ernährung sein.
>
> Arbeitsgruppe Rohkost, Gießen 1995

☼ 53.2: Definition der Rohkost-Ernährung im Rahmen der Gießener Rohkost-Studie (Strassner u.a. 1998)

Die aus den USA stammende »Natural Hygiene« (natürliche Gesundheitslehre) entstand um 1822 aus einer Ärztebewegung. Populär wurde sie durch Herbert Shelton (1895–1985). In Deutschland wird der Name Shelton daher häufig mit der natürlichen Gesundheitslehre verbunden. Die bekanntesten Vertreter in den USA sind derzeit Harvey und Marilyn Diamond (»Fit for Life«, s. Kap. 55, S. 200ff.). Die Rohkost-Bewegung in Deutschland ist durch den Waldthausen-Verlag geprägt. Dieser Verlag arbeitet eng mit dem Verein für natürliche Lebenskunde e.V. zusammen, der sich an die Natural Hygiene anlehnt und viele Bücher zum Thema Rohkost veröffentlicht hat.

Die beiden bekanntesten Vertreter der deutschen Rohkost-Bewegung sind nach einer Befragung von 572 Personen im Rahmen der Gießener Rohkost-Studie Helmut Wandmaker und Guy-Claude Burger, die beide eine strenge Form der Rohkost-Ernährung empfehlen. Von den Befragten, die sich nach eigenen Angaben zu mindestens 70% von Rohkost ernährten, richteten sich etwa 30% nach den Empfehlungen von Wandmaker und etwa 20% nach denen von Burger. Vor allem gesundheitliche Gründe waren bei den befragten Personen bei der Hinwendung zur Rohkost-Ernährung ausschlaggebend. Andere Gründe, wie ethische oder geschmackliche, spielten nur eine untergeordnete Rolle (Strassner u.a. 1997).

Im weiteren werden einige der bekannten Formen der Rohkost-Ernährung mit ihren wichtigsten Aussagen kurz erläutert. Diesen Ausführungen liegt die Veröffentlichung von Koebnick u.a. (1997b) zugrunde.

Grundsätze und Empfehlungen zur Lebensmittelauswahl ▬▬▬

Helmut Wandmaker (»Leben ohne Kochtopf«)

Nach Wandmaker (geb. 1916), einem Vertreter der 100%igen Rohkost, ist der Mensch genetisch nicht an die gekochte Nahrung angepasst. Die durch den Kochvorgang hervorgerufenen Veränderungen in der Nahrung führen seiner Meinung nach beim Menschen zu Degenerationen und Krankheiten. Nur die rohe Nahrung enthalte die für die Verdauung notwendigen Enzyme.

Nach Wandmaker ist für den Menschen ein gesundes Säure-Basen-Gleichgewicht wesentlich, das nur durch eine zu 70% aus Basenbildnern bestehende Kost erreicht werden kann. Vor allem Früchte seien basenbildend und aufgrund ihrer reinigenden Wirkung sehr wertvoll. Obst, das Schlacken löse, sollte nur auf leeren Magen, am besten morgens gegessen werden. Wandmaker empfiehlt ein Obst-Gemüse-Verhältnis von 3:1. »Totes« Muskelfleisch, Milch und Milchprodukte lehnt er wegen der Säurebildung ebenso ab wie Getreide, Nüsse und Samen. Als Getränk empfiehlt Wandmaker destilliertes Wasser, obwohl es generell nicht notwendig sei zu trinken, da Obst und Gemüse ausreichend Wasser enthielten.

Guy-Claude Burger (»Instinktotherapie«)

Im Unterschied zu den anderen Vertretern der Rohkost-Bewegung entwickelte Burger (geb. 1934) die Theorie des »Ernährungsinstinktes«, wonach dem Körper seine Nährstoffbedürfnisse über die Geruchs- und Geschmacksempfindungen, den zwei Sinnen des Instinktes, vermittelt werden sollen. Nach Burger soll bei einer Mahlzeit zunächst an verschiedenen Lebensmitteln gerochen werden. Dann soll das wohlriechendste verzehrt werden bis sich sein Geschmack unangenehm verändere, was er als »instinktive Sperre« bezeichnet. Anschließend kann ein weiteres Lebensmittel ausgewählt und verzehrt werden. Dieser Vorgang soll bis zur Sättigung wiederholt werden.

Solange die Lebensmittel als wohlschmeckend empfunden werden, besteht nach Burger keine Gefahr für die Gesundheit, da der Instinkt den Menschen auch beim Umgang mit giftigen Lebensmitteln schützt. Da der Mensch der gekochten Nahrung nicht angepasst ist, funktioniert der Ernährungsinstinkt nur bei natürlicher Rohkost. Durch verschiedene Züchtungen und Mutationen sind einige Nahrungsmittel stark verändert worden, z. B. der Weizen, der seiner Meinung nach »verrückt macht«. Milch und Milchprodukte lehnt Burger ebenfalls ab. Rohes Fleisch, roher Fisch und rohe Eier seien jedoch Nahrungsmittel des Urmenschen und gehörten daher auf den Speiseplan. Sie sollten allerdings nicht in übermäßigen Mengen verzehrt werden.

Norman Walker (»Der natürliche Weg zu strahlender Gesundheit«)

Walker (vermutlich 1876–1985) vertrat eine 100 %ige Rohkost-Ernährung, wozu aber auch Lebensmittel, die bis zu 45 °C erhitzt wurden, zählten. Die Grundlage für eine gesunde Lebensweise stellte für ihn eine ausgewogene Rohkost sowie regelmäßiges »innerliches Baden mit Hilfe von Einläufen und Darmspülungen« dar.
Gemüse und Salate sind nach seiner Meinung für den Aufbau des Körpers notwendig, während Früchte den Körper reinigen. Rohe, frische Säfte hielt er für besonders wertvoll, da sie dem Verdauungssystem im Gegensatz zu fester Nahrung viel Energie ersparten und bereits nach kurzer Zeit vom Körper aufgenommen würden. Getreide und Getreideprodukte lehnte Walker ab, weil sie auf verschiedene Organe eine verstopfende Wirkung hätten. Da beim Abbau von tierischem Protein Harnsäure entsteht, die nach seiner Ansicht zu vielen Krankheiten führt, und Milch sowie Milchprodukte verschleimend wirken, empfahl er eine vegane Form der Rohkost-Ernährung.

Franz Konz (Urmedizin nach »Chrysostomos«)

Konz (geb. 1926) geht davon aus, dass die menschliche Nahrung in ihrer Zusammensetzung der verschiedener Affenrassen ähneln bzw. entsprechen sollte, da der Mensch vom Affen abstammt. Die Lebensmittel, die der Urmensch nicht verzehrt habe, seien auch für den heutigen Menschen keine natürliche Nahrung. Daher sollte Fleisch entweder mit »Haut und Haaren« oder gar nicht gegessen werden. Allerdings kann der Mensch seiner Meinung nach ohne Fleischverzehr gesund werden. Die Urkost des Menschen sollte eine 100 %ige Rohkost bestehend aus wildgewachsenen Pflanzen (vor allem Kräutern) und deren Früchten sein. Dabei empfiehlt Konz auch Weidenröschenblätter, Farn und Blätter von Birke oder Buche. Die Nahrungsmittel sollten nach Konz einzeln und pro Mahlzeit möglichst nur von einer Nahrungssorte verzehrt werden. Als Getränke empfiehlt er Regen-, Tümpel-, Quell- oder Gebirgswasser. Ein wesentlicher Bestandteil seiner natürlichen Lebensweise ist die Urzeit-Bewegungstherapie, eine Art Gymnastik, die den Kletterbewegungen der Urzeitmenschen ähnlich ist (Konz 1999).

Devanando Otfried Weise (»Harmonische Ernährung«)

Nach Weise (geb. 1943) sollte die Ernährung harmonisch und individuell sein, d. h., jeder sollte selbst seine optimale Ernährungsform herausfinden. In Anlehnung an Ayurveda, die indische Lehre vom Leben, teilt er die Menschen aufgrund der vorherrschenden Grundenergien (= Äther: Raum, Luft, Erde, Wasser und Feuer) in die drei Grundtypen Vata (Luft und Äther), Pitta (Feuer) und Kapha (Wasser und Erde) ein. Mit der Ernährung sollen die bei einem Typen vorherrschenden Energien durch die fehlenden ausgeglichen werden, so dass jeder in Harmonie leben kann. Die harmonische Ernährung nach Weise ist eine lakto-vegetabile Kost, die überwiegend aus Rohkost besteht. Eine 100 %ige Rohkost empfiehlt er nicht als Dauerkost, sondern nur als Heilkost. Dabei seien die einzelnen Lebensmittel umso wertvoller, je mehr Sonnenenergie in ihnen gespeichert ist. Die Kost sollte zu 70 % aus Obst und Gemüse sowie Nüssen, Samen und kaltgepressten Ölen bestehen. Zum Entschlacken empfiehlt Weise destilliertes Wasser. Fleisch und Fleischprodukte schaden seiner Meinung nach dem Körper, da sie z. B. zu Müdigkeit, Depressionen, Aggressivität und Angst führen. Getreide und Getreideprodukte sowie Milch und Milchprodukte lehnt er aufgrund ihrer verschleimenden Wirkung ab. Kohlenhydrat- und proteinreiche Lebensmittel sollten nicht gemeinsam während einer Mahlzeit gegessen werden. Obst ist nach Weise nicht auf leeren Magen und nicht in großen Mengen zu verzehren (Weise 1993).

Arnold Ehret (»Die schleimfreie Heilkost«)

Die Ursache jeder Krankheit sah Ehret (1866–1922) in der Verstopfung der Leitungssysteme des Körpers. Zur Gesundung hielt er daher eine Reinigung von diesem Schleim mittels Fastenkuren für notwendig. Auch eine schleimfreie Heilkost, bestehend aus Obst und Gemüse, kann seiner Meinung nach den Körper langsam reinigen. Fleisch und Fleischprodukte, stärkehaltige Lebensmittel sowie Milch und Milchprodukte lehnte Ehret ab. Er empfahl das »richtige« Kochen, da »falsches« Kochen die heilenden Eigenschaften der Nahrung zerstöre. Der Hauptteil der Nahrung sollte jedoch aus rohem Obst und Gemüse bestehen. Laut Ehret sollten nicht mehr als zwei Mahlzeiten am Tag verzehrt werden. Bis mittags empfahl er ein Getränk und 1–2 Arten Obst.

Weitere Vertreter, wie Harvey und Marilyn Diamond (s. Kap. 55, S. 200 ff.) sowie Leslie und Susannah Kenton empfehlen eine moderatere Rohkost-Form mit einem Anteil von etwa 70 % Rohkost. Nach Christian Opitz sollte mindestens 50 % der Nahrung aus Rohkost bestehen, wohingegen Johann G. Schnitzer mit der Schnitzer-Intensivkost eine 100%ige Rohkost vertritt.

Obwohl der Rohkost-Anteil bei den verschiedenen Varianten der Rohkost-Ernährung unterschiedlich hoch ist, existieren einige Gemeinsamkeiten: Die überwiegende Zahl der Rohkost-Vertreter lehnen den Verzehr von Getreide und Getreideprodukten, Milch und Milchprodukten, Fleisch und Fisch sowie stark verarbeiteten Lebensmittel ab. Empfohlen wird der Verzehr von rohem Obst, Gemüse, Nüssen und Samen. Die Lebensmittel sollten in der Regel nicht gemeinsam verzehrt werden. Die Empfehlungen zur Flüssigkeitszufuhr sowohl zur Menge als auch zur Art des Getränkes sind sehr unterschiedlich.

Viele der Theorien der Rohkost-Bewegung sind nach dem heutigen wissenschaftlichen Stand veraltet und nicht haltbar. Sie beruhen oftmals auf Spekulationen, Einzelfallbeschreibungen und Erfahrungsberichten. Je nach Variante der Rohkost-Ernährung, vor allem bei den extremen Formen (z. B. Burger, Wandmaker oder Walker), besteht das Risiko einer einseitigen Ernährung.

Ernährungsphysiologische Bewertung

Zur ernährungsphysiologischen Bewertung werden insbesondere die Gießener Rohkost-Studie (Kwanbunjan 1996; Strassner 1997 u. 1998) und Untersuchungen einer finnischen Arbeitsgruppe (Rauma u. a. 1995a u. b) herangezogen.

Zur Ermittlung des Ernährungs- und Gesundheitsstatus von Rohköstlern wurde in der Gießener Rohkost-Studie u. a. der **Lebensmittelverzehr** erfasst. Die Rohköstler (n = 201) ernährten sich von mindestens 70 % Rohkost und praktizierten diese Kostform seit mindestens 14 Monaten (Teilnahmekriterien), im Durchschnitt seit 3,5 Jahren. Beim überwiegenden Teil der Probanden (73 %) bestand die Nahrung zu 90–100 % aus Rohkost, während sich 20 % zu 80–89 % und 7 % zu 70–79 % von Rohkost ernährten. Über 60 % der Studienteilnehmer waren Vegetarier, fast ein Viertel der Probanden Veganer (Strassner 1998, S. 78). Mehr als zwei Drittel aller verzehrten Lebensmittel waren Obst und Obsterzeugnisse (❒ 53.3). Damit lag der Obstkonsum um das Siebenfache höher als bei Mischköstlern der Gießener Vollwert-Ernährungs-Studie (s. Kap. 51, S. 182 f.). Der Verzehr von Gemüse und Hülsenfrüchten betrug nur etwa ein Drittel des Obstkonsums. Kartoffeln, Kartoffelerzeugnisse, Brot, Backwaren, Getreide und Nährmittel spielten eine untergeordnete Rolle in der Ernährung der Probanden. Mit 28 g/d lag der Konsum von Milch und Milchprodukten sehr niedrig. Erwartungsgemäß war auch der Verzehr von Fleisch, Fleischprodukten, Fisch und Eiern im Vergleich zu Mischköstlerinnen (167 g/d) bei Rohköstlern (11 g/d) sehr gering. Mehr als drei Viertel dieser Lebensmittel aßen die Studienteilnehmer in roher Form. Die teilnehmenden Rohköstler tranken weniger als 1 Liter Flüssigkeit täglich und liegen somit unter den Empfehlungen der DGE von 1995, 3 % der Probanden nahmen gar keine Getränke zu sich (Groeneveld 1994, S. 209; Strassner 1998, S. 82 f.).

Die Berechnung der durchschnittlichen **Nahrungsenergie**- und **Nährstoffaufnahme** in der Gießener Rohkost-Studie ergab, dass die Mehrzahl der Rohköstler (57 %) die Empfehlung für die Zufuhr an Nahrungsenergie von 1995 (DGE 1995, S. 17ff.; Strassner 1998, S. 102) nicht erreichte. Im Vergleich zu Mischköstlern war die Energiezufuhr der Rohköstler signifikant niedriger. Zudem waren 57 % der Teilnehmer

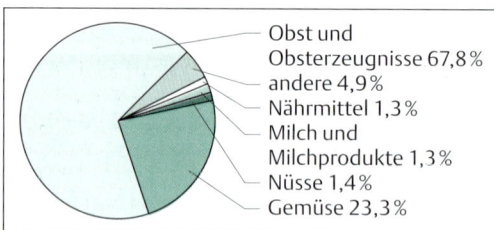

◧ 53.3: Anteil der Lebensmittelgruppen in der Ernährung von Rohköstlern (n = 201) (nach Strassner u. a. 1997)

nach dem Body Mass Index (BMI) entsprechend ihrem Alter untergewichtig, 1 % war übergewichtig (Strassner u. a. 1997). In der finnischen Studie wurde jedoch kein signifikanter Unterschied zwischen der Energiezufuhr von Mischköstlern und Rohköstlern (n = 21), die sich nach den Empfehlungen von Ann Wigmore (»living food diet«) ernährten, beobachtet (Rauma u. a. 1995b). Die Rohköstler in der Gießener Studie nahmen 56 % der Nahrungsenergie in Form von Kohlenhydraten, 30 % Fett und 10 % Protein auf und erreichten damit die von der DGE empfohlene Nährstoffrelation (Strassner 1998, S. 111). Die Zufuhr der Vitamine A, E, B_1, B_6 und C, Folsäure sowie des β-Carotins lag über den Empfehlungen der DGE von 1995 und über den Referenzwerten von 2000 (◧ 53.4). Die Zufuhr von Vitamin D und insbesondere Vitamin B_{12} (nur 13 % der Rohköstler erreichten die empfohlene Zufuhr) war viel zu gering. Diese Ergebnisse wurden durch die finnische Studie im wesentlichen bestätigt (Rauma u. a. 1995a u. b). Die Empfehlungen von 1995 und 2000 für die Zufuhr von Magnesium, Phosphor und Eisen wurden von den Rohköstlern überschritten, die Empfehlungen von 1995 von Kalzium, Zink und Jod nicht erreicht. Nach den Referenzwerten von 2000 ist die Zinkzufuhr der männlichen Probanden ausreichend (Strassner 1998, S. 93 f.). Hierbei muss die schlechtere Verfügbarkeit von Eisen und Zink aus pflanzlichen im Vergleich zu tierischen Lebensmitteln berücksichtigt werden. Die Verfügbarkeit von Kalzium wird durch den Gehalt an z. B. Oxalsäure- und Phytinsäure in pflanzlichen Nahrungsmitteln vermindert. In der Studie der finnischen Arbeitsgruppe wurde bei den Rohköstlern eine über den Empfehlungen (RDA) liegende Selenzufuhr beobachtet, während die Aufnahme von Zink geringfügig unterhalb der Empfehlung lag

(Rauma u. a. 1995b). Insgesamt hatten die omnivoren Rohköstler im Vergleich zu den sich vegetarisch bzw. vegan ernährenden Rohköstlern eine höhere Nahrungsenergie- und Nährstoffzufuhr. Die sich vegetarisch und vegan ernährenden Rohköstler erreichten im Gegensatz zu den sich omnivor ernährenden Probanden die Empfehlungen für die Kalzium- und Vitamin-B_2-Zufuhr nicht (Strassner u. a. 1997). Verschiedene Parameter des **Nährstoffstatus** zeigten in der Gießener Rohkost-Studie eine ausreichende Versorgung mit β-Carotin, Vitamin A, E, B_1, B_2 und B_6 sowie Folsäure im Blut. Die sehr hohe Zufuhr von Vitamin A und E spiegelte sich jedoch nicht in den Blutwerten wider (Strassner u. a. 1997). Bei der Untersuchung der finnischen Arbeitsgruppe lagen die Blutkonzentrationen von β-Carotin, Vitamin C und E im Referenzbereich und im Vergleich zu Mischköstlern signifikant höher.
Da neben den Konzentrationen der Antioxidantien auch die Superoxid-Dismutase-Aktivität in den Erythrozyten bei den Rohköstlern signifikant erhöht war, scheint eine Rohkost-Ernährung zu einem besseren Antioxidantienstatus beizutragen (Rauma u. a. 1995b). Bei fast 40 %

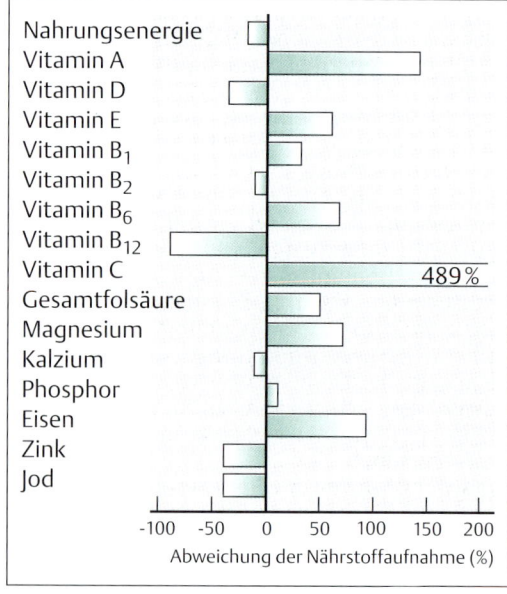

◧ 53.4: Abweichungen der Vitamin- und Mineralstoffaufnahme von Rohköstlern (n = 201) von den Empfehlungen der DGE von 1995 für Männer (Strassner u. a. 1997)

der Rohköstler war die Cobalaminversorgung als mangelhaft einzustufen, was sich u. a. auch in den hohen Homocysteinkonzentrationen widerspiegelte (Strassner u. a. 1997). In der finnischen Studie waren es 57 % der Rohköstler, hingegen nur 19 % der Kontrollgruppe, die unzureichende Cobalaminkonzentrationen im Blut aufwiesen (Rauma u. a. 1995a).

Die intrazelluläre Magnesiumbestimmung in Erythrozyten ergab, dass nur die Hälfte der Rohköstler eine gute Magnesiumversorgung hatten; der mittlere Serum-Magnesium-Spiegel des Kollektivs lag im Normbereich. Bei einem hohen Prozentsatz der Studienteilnehmer wurden niedrige Serum-Eisen- und Serum-Ferritin-Konzentrationen ermittelt, wobei sich der Eisenstatus mit zunehmender Dauer der Rohkost-Ernährung verschlechterte. Das Blutbild zeigte bei 43 % der männlichen und 15 % der weiblichen Rohköstler eine Anämie, deren Entstehung durch einen Mangel an Vitamin B_{12} und eine niedrige Proteinzufuhr wesentlich mit beeinflusst wird (Kwanbunjan 1996, S. 62 ff.; Strassner u. a. 1997).

Weitere Studien befassten sich mit der Wirkung der Rohkost-Ernährung auf verschiedene Aspekte, z. B. die Darmflora (Ling u. Hänninen 1992; Peltonen u. a. 1992), Blut- und Urinparameter (Hänninen u. a. 1992; Ågren u. a. 1995) oder Krankheiten wie Hypertonie und Übergewicht (Douglass u. a. 1985). Häufig wurde jedoch die Rohkost-Ernährung bei diesen Studien nur kurzfristig eingesetzt (Hänninen u. a. 1992) oder die Probandenzahl war teilweise sehr gering (Ågren u. a. 1995).

Anhand der bisherigen Studien kann davon ausgegangen werden, dass bei Rohköstlern die Zufuhr und der Versorgungsstatus mit bestimmten Nährstoffen, insbesondere Antioxidantien, ausreichend, die Aufnahme von Nahrungsenergie, Vitamin B_{12} und D jedoch zu gering ist. Vor allem in den Wintermonaten kann die Vitamin-D-Versorgung kritisch werden. Ebenso ist die Versorgungslage mit Vitamin B_{12} und möglicherweise auch Eisen problematisch. Ob die Eisenversorgung ausreichend ist, wird ähnlich wie bei der vegetarischen Ernährung kontrovers diskutiert.

Die Rohkost-Ernährung hat einige ernährungsphysiologische Vorteile. Die Nährstoffrelation entspricht den Empfehlungen der DGE, die Zufuhr von Ballaststoffen und Antioxidantien ist im Vergleich zur üblichen Mischkost höher, die von Fett, Cholesterin und Nahrungsenergie geringer. Des weiteren treten keine Vitaminverluste durch das Erhitzen von Nahrungsmitteln auf. Als Dauerkost ist sie eher problematisch.

Zusammenfassung

Die Formen der Rohkost-Ernährung variieren stark, bedingt durch ihre zahlreichen Vertreter. Die Empfehlungen reichen von extremen Formen, bestehend aus 100 % Rohkost, bis zu Varianten mit einem Rohkost-Anteil von z. B. 50 oder 70 %. Meist handelt es sich um eine lakto-ovo-vegetarische oder vegane Kostform, bei der erhitzte, stark verarbeitete Lebensmittel sowie Getreide und Getreideprodukte abgelehnt werden. Im Vordergrund steht der Verzehr von rohem Obst und Gemüse. Eine einheitliche Bewertung ist bedingt durch die diversen Ausprägungen der Rohkost-Ernährung nur schwer möglich. Die Versorgung mit verschiedenen Nährstoffen ist ausreichend oder kann die Empfehlungen teilweise überschreiten. Allerdings ist vor allem die Versorgungslage bei Vitamin D und B_{12} als mangelhaft einzustufen. Die Zufuhr an Nahrungsenergie ist ebenso wie die von Kalzium, Jod und Zink nicht ausreichend.

Eine reine (100 %ige) Rohkost-Ernährung ist durch das damit verbundene Risiko einer Mangelernährung als Dauerkost nicht geeignet, insbesondere nicht für Risikogruppen wie Schwangere, Stillende, Kinder und ältere Menschen. Eine Ergänzung der reinen Rohkost-Ernährung mit Lebensmitteln wie Getreide, Vollkornprodukten, Milch und Milchprodukten lässt eine ausreichende Nährstoffversorgung erwarten. Eine derartige moderate Form der Rohkost-Ernährung ist für Erwachsene mit entsprechendem Ernährungswissen möglich. Es sollte eine ausreichende Menge an Lebensmitteln verzehrt werden, um genügend Nahrungsenergie und Protein aufzunehmen. Dies ist aber bei fast ausschließlicher Rohkost-Ernährung auf Basis von Obst und Gemüse vom Nahrungsvolumen her nicht für jeden möglich. Die reine Rohkost-Ernährung kann daher allgemein als Dauerkost nicht empfohlen werden.

54 Haysche Trennkost

Die Haysche Trennkost ist nach ihrem Begründer Howard Hay (1866–1940), einem amerikanischen Arzt, benannt. Hay selbst litt an einer chronischen Nierenerkrankung und entwickelte ein Therapiekonzept, das »Hay-System«, das nach eigener Aussage ihn selbst und viele seiner Patienten heilte. Bei diesem Konzept steht die Ernährung im Vordergrund. In Deutschland wurde es von Heinrich Ludwig Walb (1907–1992) in abgewandelter Form unter der Bezeichnung »Haysche Trennkost« verbreitet; derzeit wird sie von seinem Nachfolger Thomas Heintze vertreten. Den nachfolgenden Ausführungen liegt das Buch »Original Haysche TrennKost« (Walb u. a. 1996) zugrunde.

Grundsätze

Die Haysche Trennkost beruht auf dem Prinzip der Trennung des Verzehrs von protein- und kohlenhydratreichen Lebensmitteln mit dem Ziel der Stabilisierung des Säure-Basen-Gleichgewichts im Körper. Nach Walb u. a. (1996, S. 41) bedeutet die Haysche Trennkost, »zu einer Mahlzeit entweder vorwiegend proteinhaltige Lebensmittel oder vorwiegend kohlenhydratreiche Lebensmittel zu verwenden, jeweils ergänzt durch einen großen Anteil von Salaten, Gemüsen und Früchten, die neutral sind«. Hierdurch soll eine »**Übersäuerung** des Körpers« vermieden werden, die nach Hay Hauptursache für die Entstehung zahlreicher Erkrankungen ist. Für das Auftreten einer Übersäuerung nennt er vier Ursachen:

1. Verzehr »unnatürlicher« Nahrungsmittel (z. B. Konserven, Weißmehl, weißer Zucker und polierter Reis). Sie sind starke Säurebildner, da sie zu Kohlensäure verstoffwechselt werden. Für diesen Abbau werden B-Vitamine und Mineralstoffe benötigt, die für die Aufrechterhaltung des Säure-Basen-Gleichgewichtes notwendig sind. Zudem sind diese Nahrungsmittel nährstoffarm.
2. Aufnahme zu großer Mengen von konzentrierten protein- und kohlenhydrathaltigen Lebensmitteln. Dies widerspricht der biochemischen Zusammensetzung der Körpersäfte. Nach Hay besteht der Mensch zu 80 % aus basenbildenden und zu 20 % aus säurebildenden Elementen. Durch eine zu hohe Proteinzufuhr kommt es zur Harnsäure- und

Harnsteinbildung, woraus Rheuma oder Gicht resultieren können. Gleichzeitig wird das Säure-Basen-Gleichgewicht in den sauren Bereich verschoben. Außerdem belastet eine zu hohe Proteinzufuhr unnötig die Verdauung. Auch ein Zuviel an Kohlenhydraten ist für den Körper schädlich, da diese zu Kohlensäure abgebaut werden und somit zu einem Säureüberschuss beitragen.
3. Verzögerte Verdauung, die bis zu 72 Stunden Transitzeit bedeuten kann. Durch eine Verstopfung kann es im Darm zu Fäulnis und Gärung des Speisebreis kommen, wodurch Giftstoffe, Fuselalkohole, Säuren und krebserregende Substanzen entstehen können.
4. Falsche Zusammensetzung der Nahrungsmittel. Bei der heute üblichen Ernährung werden große Mengen Proteine und Kohlenhydrate zusammen aufgenommen, was der Biochemie des Körpers widerspricht. Die **Kohlenhydratverdauung** beginnt im Mund mit dem Enzym Amylase, welches ein basisches Milieu benötigt. Wird gleichzeitig beispielsweise saures Obst verzehrt, kann nach Hay die Amylase aufgrund des veränderten Milieus nicht optimal wirken, und die Verdauung ist beeinträchtigt. Völlegefühl und Blähungen sind die Folge.
Bei der **Proteinverdauung** im Magen benötigt das Enzym Pepsin ein saures Milieu. Die beiden Enzyme Amylase und Pepsin behindern sich aufgrund ihrer unterschiedlichen Anforderungen gegenseitig. Der Körper benötigt somit bei gleichzeitigem Verzehr protein- und kohlenhydratreicher Lebensmittel unnötig viel Energie, was sich nach der Mahlzeit in Form von Müdigkeit äußert. Während anfangs nur Müdigkeit oder Verdauungsstörungen auftreten, kommen später Herz- und Kreislaufbeschwerden hinzu.

Die Begründung seiner Theorie sah Hay in der Zusammensetzung natürlicher Lebensmittel, die mit Ausnahme der Hülsenfrüchte entweder überwiegend Protein oder Kohlenhydrate enthalten. Zur Unterstützung der Trennkost-Theorie nennen die Autoren verschiedene Untersuchungen bzw. Experimente sowie zahlreiche Fallbeispiele von Patienten.
Nach Ansicht von Vertretern der »Übersäuerungstheorie« werden, wenn der Körper die Säuren im Blut mittels der Puffersysteme nicht

mehr ausreichend abpuffern kann, aus dem Skelett Mineralstoffe, z. B. Kalzium, mobilisiert. Langfristig können dadurch Karies, Osteoporose oder kalziumhaltige Nierensteine entstehen. Auch viele andere Zivilisationskrankheiten, z. B. Herzinfarkt, Schlaganfall, Krebs, Kopfschmerzen und psychische Veränderungen, werden auf eine Übersäuerung zurückgeführt.

Nach Sander (1999, S. 73 f.) wird der Zustand der Übersäuerung des Körpers als latente Azidose[1] bezeichnet. Im Bindegewebe sammeln sich über das physiologische Maß hinaus Säuren an, was durch die Haysche Trennkost verhindert wird. Neben der Prävention von Krankheiten empfehlen die Vertreter der Hayschen Trennkost diese Ernährungsform auch zur Therapie verschiedener Erkrankungen. So soll sie zur Anregung der Durchblutung und Linderung von chronischen Schmerzzuständen im Bereich von Gelenken, Muskeln und Knochen führen sowie bei seelischen und körperlichen Erschöpfungszuständen helfen.

Wie Walb anhand von Fallbeispielen zeigt, soll die Haysche Trennkost vor allem als Therapie bei chronischen Nierenerkrankungen (nach seinen Angaben wurden etwa 80 % seiner Patienten geheilt), Diabetes mellitus und Herz-Kreislauf-Erkrankungen wirksam sein. Zudem führt die Trennkost bei Übergewicht zu einer Normalisierung des Körpergewichtes, wobei die Gewichtsabnahme allmählich erfolgt und von Dauer ist.

Insgesamt soll der Körper durch die Haysche Trennkost beweglicher und die Haut straffer werden, die »pathologische Tagesmüdigkeit« und Befindlichkeitsstörungen verschwinden. Der Mensch wird somit leistungsfähiger, erhält seine Gesundheit, beugt Krankheiten vor und altert langsamer.

Neben den Ernährungsempfehlungen werden auch Anregungen zu einer natürlichen Lebensführung gegeben. So werden beispielsweise Entspannungs- und Atemübungen sowie regelmäßige körperliche Bewegung empfohlen.

Empfehlungen zur Lebensmittelauswahl

Die zugeführten Lebensmittel werden im Körper nach der Theorie von Hay unterschiedlich verstoffwechselt. Je nachdem, ob aus ihnen im Körper Säuren oder Basen entstehen, werden sie als Säure- bzw. Basenbildner bezeichnet. Generell sind Lebensmittel, die überwiegend aus Proteinen oder Kohlenhydraten bestehen, säurebildend (☎ 54.1). Tierische Lebensmittel sind überwiegend säurebildend, pflanzliche Lebensmittel eher Basenbildner. Bei Lebensmitteln, die weder überwiegend protein- noch überwiegend kohlenhydrathaltig sind, handelt es sich nach Hay um sog. neutrale Lebensmittel. Entsprechend der Zusammensetzung des Körpers sollte die Nahrung zu etwa zwei Dritteln bzw. 80 % aus Basenbildnern und zu einem Drittel bzw. 20 % aus Säurebildnern bestehen.

Entsprechend dieser Unterscheidung teilte Hay die Lebensmittel in proteinreiche, kohlenhydratreiche und neutrale Lebensmittel ein (☎ 54.2). Eine exakte Trennung von protein- und kohlenhydratreichen Lebensmitteln ist nicht möglich, allerdings auch nicht notwendig, da bereits die Trennung der Extreme zu einer Entlastung des Verdauungstraktes führt. Neutrale Lebensmittel lassen sich jeweils mit denen der Protein- oder Kohlenhydratgruppe kombinie-

Stark säurebildend	Fleisch, Wurst, Fisch, Eier, Käse, Süßwaren, Weißmehlprodukte, Alkohol und Kaffee
Schwach säurebildend	Quark, Sahne, Nüsse und Vollkornprodukte
Schwach basenbildend	Trockenobst, Rohmilch und Pilze
Stark basenbildend	Gemüse, frisches Obst, Kartoffeln und Blattsalate

☎ 54.1: Einteilung der Lebensmittel in Säure- und Basenbildner nach der Hayschen Trennkost (Walb u. a. 1996, S. 27)

---

[1] Latente Azidose: Linksverschiebung (Verschiebung in den sauren Bereich) des Säure-Basen-Haushaltes im Organismus, die weder anhand der Bestimmung der Blutalkalireserve (Kohlendioxid-Bindungsvermögen) noch des pH-Wertes im Blut erfasst werden kann (Sander 1999, S. 73 f.).

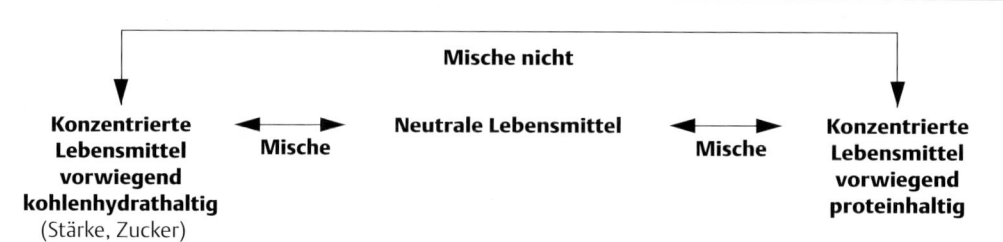

Mische nicht

| Konzentrierte Lebensmittel vorwiegend kohlenhydrathaltig (Stärke, Zucker) | ←→ **Mische** | Neutrale Lebensmittel | ←→ **Mische** | Konzentrierte Lebensmittel vorwiegend proteinhaltig |

Vollkorngetreide
Vollkornmehl
Vollkornbrot
Vollkornnudeln
Naturreis
Kartoffeln
Topinambur
Schwarzwurzeln

Bienenhonig
getr. Feigen
getr. Datteln
getr. Äpfel
getr. Aprikosen
getr. Pflaumen
Rosinen
Bananen

1. Fette
Pflanzliche Öle und Fette, Butter, Rahm,
Quark, gesäuerte Milchprodukte wie
Kefir, Buttermilch, Vollmilchjoghurt,
Doppelrahmkäse über 60 % Fett i. Tr.,
Eigelb, reife Oliven

2. Gemüse
Blattsalate, Karotten, rote Rüben,
Zwiebeln, Lauch, Blumenkohl, Broccoli,
Spargel, Bohnen, Erbsen (grün),
Mangold, Rettich, Radieschen, Spinat[1],
Tomaten[1], Sellerie, Kohlrabi, Wirsing,
Rotkohl, Weißkraut, Sauerkraut, Kürbis,
Gurken, Rosenkohl, Paprikaschoten,
Fenchel, Chicorée, Chinakohl, Pilze

3. Andere Nahrungsmittel
Agar-Agar
Nüsse, Mandeln – außer Erdnüsse
Heidelbeeren
Rinderschinken, roh[2]
Rindersalami, roh[2]

4. Gewürze
Vollmeersalz, Kräuter-, Selleriesalz,
Knoblauch, Paprika, Muskat, Pfeffer[3],
Curry, Basilikum, Wild- und Gartenkräuter

Fleisch, Wild, Fische,
Geflügel, Magerkäse
(bis 55 % Fett i. Tr.)
Eier, Sojamehl

**Saures Obst wird
mit überwiegend
proteinhaltigen
Lebensmitteln
kombiniert.**

Beerenobst
Kernobst
Steinobst
Zitrusfrüchte
Kiwis
Ananas
Melonen

Nicht empfohlen!
Weißmehl
Weißbrot
Weißmehlnudeln
polierter Reis
Sago
Erdnüsse
weißer Zucker
Süßigkeiten
Marmeladen, Gelees
Eingemachtes

Nicht empfohlen!
Rohes Hühner-
eiweiß
fette Wurst
Rhabarber
Eingemachtes
Gekochtes in
großen Mengen

Nicht empfohlen!
Getrocknete Hülsenfrüchte,
käufliche Mayonnaisen, Suppen, Saucen,
schwarzer Tee, Kaffee, Kakao
Eingemachtes
Essigessenz

[1] Unter historischen Gesichtspunkten (Original Hay) gesehen, gehören gekochte Tomaten und gekochter Spinat zu den Proteinmahlzeiten.
[2] Unter historischen Gesichtspunkten (Original Hay) betrachtet, gelten rohe Rindersalami und roher Rinderschinken als neutral, unter analytischem Aspekt (Proteingehalt) zählen sie zur Proteingruppe.
[3] Unter historischen Gesichtspunkten (Original Hay) betrachtet, gilt Pfeffer als nicht empfehlenswert.

◨ 54.2: Einteilung der Nahrung in Lebensmittelgruppen nach der Hayschen Trennkost (Walb u. a. 1996)

ren. Vor dem Mittagessen wird eine Portion Salat empfohlen, um eine gewisse Sättigung zu erreichen.

Die Richtlinien der Hayschen Trennkost gelten für den gesunden Menschen (☎ 54.3). Zur Beurteilung, in welcher Form die Lebensmittel verzehrt werden sollten, z.B. roh oder gekocht, tiefgekühlt oder aus der Dose, wird in der Hayschen Trennkost auf die Orientierungstabelle für die Vollwert-Ernährung (s. Tab. 51.1, S. 176 f.) verwiesen. Die Lebensmittel sollten möglichst ausschließlich aus anerkannt ökologischer Landwirtschaft stammen sowie frisch und natur- belassen verwendet und wertschonend zubereitet werden. Sie sollten keine Konservierungs-, Farb-, Süß- und Aromastoffe enthalten. Der Verzehr von mit Schwefel oder Paraffin behandelten Lebensmitteln (z.B. Rosinen bzw. Datteln) wird nicht empfohlen.

Insgesamt wird die Haysche Trennkost nicht als eine Diät, sondern als eine vollwertige Ernährung betrachtet, die zeitlebens durchführbar ist. »Die Ernährung sollte individuell gestaltet, der Konstitution und auch den Jahreszeiten und der Umwelt angemessen sein« (Walb u.a. 1996, S. 44).

Zu einigen Lebensmitteln werden spezielle Hinweise gegeben. So soll Milch nicht als Durst-

löscher dienen, da sie als ein Lebensmittel betrachtet wird. Milch kombiniert mit saurem Obst und Gemüse (roh oder gekocht) soll nach der Hayschen Trennkost die Giftstoffe ausschwemmen.

Als Fette werden Butter, Sahne sowie hochungesättigte, naturbelassene und kaltgeschlagene Pflanzenöle empfohlen. Gehärtete Fette sollten ebenso wie Erdnussöl gemieden werden.

Salz und scharfe Gewürze sind sparsam zu verwenden. Zum Süßen werden kaltgeschleuderte Honigsorten empfohlen. Zu einer Kohlenhydratmahlzeit wird nur eine Stärkeart, wie die von Vollkornnudeln, Vollkornreis oder Kartoffeln, empfohlen. Fleisch und Fett sollen lediglich Zugaben zu den Mahlzeiten sein.

Von der häufigen Aufnahme alkoholischer Getränke wird abgeraten. Zu einer Kohlenhydratmahlzeit kann Bier, zu einer Proteinmahlzeit ungesüßter Wein getrunken werden. Falls auf Kaffee nicht verzichtet werden kann, sollte er mit Rahm getrunken werden.

Ernährungsphysiologische Bewertung

Die Empfehlung der Hayschen Trennkost, täglich frische naturbelassene Lebensmittel zu verzehren, ist positiv zu bewerten. Durch den hohen Anteil an Rohkost und durch die Bevorzugung von Vollkornprodukten sowie von gering verarbeiteten Lebensmitteln ist der Gehalt an Vitaminen, Mineralstoffen und Ballaststoffen hoch. Die Einschränkung des Fleischverzehrs ist wegen der dadurch geringeren Aufnahme von Fett, Cholesterin und Purinen ebenfalls wünschenswert. Positiv ist auch die Einschränkung des Verzehrs stark verarbeiteter Lebensmittel, z.B. Auszugsmehl, polierter Reis, Süßigkeiten sowie Fertigsaucen und -suppen, da diese meist nur eine geringe Nährstoffdichte aufweisen.

Da Heintze bei der Bewertung der Lebensmittel auf die Orientierungstabelle für die Vollwert-Ernährung (s. Tab. 51.1, S. 176 f.) verweist, ist ebenso wie mit der Vollwert-Ernährung eine bedarfsgerechte Versorgung mit den essentiellen Nährstoffen zu erwarten bzw. möglich. Die bei der Mischkost heute üblichen Ernährungsfehler (zu viel, zu fett, zu süß) können weitgehend vermieden werden.

Die empfohlene **Zusammensetzung der Nahrung** (etwa 20 % säurebildende und 80 % basenbildende Nahrungsmittel) ist jedoch wissen-

---

1. Innerhalb einer Mahlzeit Proteinnahrung von Kohlenhydratnahrung trennen.
2. Nur natürliche und naturbelassene Nahrungsmittel verwenden und nur soviel davon, wie zur Erhaltung des Lebens nötig ist.
3. Konzentriertes Protein und konzentrierte Stärke verringern, um eine Übersäuerung des Körpers zu verhindern.
4. Für einen optimalen Säure-Basen-Haushalt etwa drei Viertel überwiegend rohe Basenbildner wie Gemüse, Salate und Obst und nur etwa ein Viertel Säurebildner wie Fleisch und Fisch verwenden.
5. Morgens Verzehr von Basen-, mittags Protein- und abends Kohlenhydratmahlzeiten (keine Proteinmahlzeiten nach 15 Uhr).
6. Alle neutralen Lebensmittel können sowohl mit proteinhaltigen als auch mit kohlenhydrathaltigen kombiniert werden.
7. Langsam und in Ruhe essen, gründlich kauen.
8. Zwischen den einzelnen Mahlzeiten Pausen von vier Stunden einhalten.

☎ 54.3: Richtlinien zur Durchführung der Hayschen Trennkost (nach Walb u. a. 1996, S. 32)

schaftlich nicht begründet. Sie kann sich ungünstig auf die Lebensmittelauswahl auswirken, da hierdurch der Anteil an Getreide und Getreideprodukten, Hülsenfrüchten, Milch und Milchprodukten in der Kost nur einen geringen Stellenwert einnimmt. Dies kann möglicherweise eine unzureichende Aufnahme verschiedener Mineralstoffe wie Kalzium, Magnesium, Eisen, Kupfer und Jod zur Folge haben (Leitzmann u.a. 1999a, S. 120f.). Bisher fehlen wissenschaftliche Studien zur Nährstoffversorgung von Personen, die sich nach der Hayschen Trennkost ernähren, so dass eine Beurteilung der Nährstoffversorgung nur theoretisch möglich ist. Bei ausgewogener Lebensmittelauswahl ist aber eine ausreichende Versorgung mit Nährstoffen zu erwarten.

Die **Trennung von Kohlenhydraten und Proteinen** während einer Mahlzeit ist wissenschaftlich nicht nachvollziehbar. Die Kohlenhydratverdauung beginnt zwar durch die im Speichel enthaltene Amylase im Mund, hauptsächlich findet sie jedoch im Dünndarm bei neutralem pH-Wert statt. Auch bei der Proteinverdauung verhält es sich anders, als Hay es darstellte. Sie beginnt im sauren Milieu im Magen, wird aber im Dünndarm bei neutralem bis leicht basischem pH-Wert fortgesetzt. Die Verdauung von Proteinen und Kohlenhydraten läuft also entgegen der Vorstellung von Hay gleichzeitig im Dünndarm ab.

Aus praktischen Erwägungen ist die Unterscheidung von konzentriert kohlenhydrat- und proteinhaltigen Lebensmitteln problematisch, da es keine Größenordnung gibt, ab welchem Kohlenhydrat- bzw. Proteingehalt ein Lebensmittel der jeweiligen Gruppe zugeordnet wird. Ebenso fehlt eine Abgrenzung, ab wann ein Lebensmittel schwach oder stark säure- bzw. basenbildend ist. Von Natur aus gibt es nur wenige Lebensmittel, die nur Proteine oder Kohlenhydrate enthalten. Als Beispiel für ein kohlenhydrat- und proteinhaltiges Lebensmittel, dessen Gesundheitswert unumstritten ist, wird häufig die Muttermilch angeführt (BZgA u. DGE 1995). Die Einteilung der Lebensmittel erscheint teilweise willkürlich: So zählen beispielsweise Quark und Frischkäse nicht zur Proteingruppe, sondern zu den neutralen Lebensmitteln. Aprikosen werden sowohl der Protein- als auch der Kohlenhydratgruppe zugeordnet. Rohe Tomaten sind neutrale Lebensmittel, gekochte Tomaten, die sich im Protein- und Kohlenhydratgehalt nur unwesentlich von rohen unterscheiden, zählen zur Proteingruppe.

Die Theorie, dass der menschliche Organismus durch eine **säureüberschüssige Nahrung** belastet wird, ist umstritten. Aus Sicht der klassischen Medizin und der konventionellen Ernährungswissenschaft wird der Säure-Basen-Haushalt des Körpers durch Puffersysteme im Blut und spezifische Ausscheidungsmechanismen über die Atmung und Niere im Gleichgewicht gehalten. Selbst bei stark säureüberschüssiger Kost ist eine Übersäuerung des Organismus nicht möglich.

Vertreter der Naturheilkunde und einiger alternativer Ernährungsformen gehen davon aus, dass der Säure-Basen-Haushalt durch die Ernährung beeinflusst wird. Überschüssige Säuren sammeln sich im Bindegewebe beim Transport von den Zellen zum Blut und umgekehrt an. Es entsteht eine latente Azidose, die zu verschiedenen Zivilisationskrankheiten, z.B. Rheuma, Migräne, Schlaganfall und Herzinfarkt, führen bzw. sie begünstigen kann.

Vertreter der Naturheilkunde sind der Meinung, dass die klassische Medizin lediglich pH-Wert-Messungen im Blut durchführt, so dass bisher eine Übersäuerung im Bindegewebe nicht diagnostiziert werden konnte. Zur Aufrechterhaltung oder zur Wiederherstellung einer normalen Funktion des Säure-Basen-Haushaltes propagieren sie daher eine Kost, die reich an basenbildenden Nahrungsmitteln ist (von Koerber u.a. 1999, S. 96f.). Der von Seiten der Naturheilkunde dargestellte Einfluss der Ernährung auf den Säure-Basen-Haushalt kann beim derzeitigen Stand der Wissenschaft nicht beurteilt werden, da umfassende experimentelle Untersuchungen fehlen. Diese Theorien basieren auf zahlreichen Erfahrungen von Ärzten der Naturheilkunde; viele Patienten berichten von positiven Erfahrungen (Leitzmann u.a. 1999, S. 204ff.).

Dass die Haysche Trennkost ein Mittel zur Prävention und Therapie von verschiedenen Erkrankungen ist, ist derzeit wissenschaftlich nicht belegt. Positive Effekte der Trennkost bei der Behandlung von z.B. Übergewicht, Hypercholesterinämie, chronischen Nierenerkrankungen oder allgemeinen Beschwerden, wie sie von den Vertretern der Trennkost beschrieben werden, sind vermutlich Folge der bewussten Nahrungsmittelauswahl mit geringerem Fett-, Protein- und Cholesteringehalt und höherem Ballaststoffanteil.

Die DGE (1998a) hält eine vollwertige Ernährungsweise nach dem Prinzip der Hayschen Trennkost auf Dauer nur mit Einschränkung für möglich, da die Lebensmittelauswahl nicht ausgewogen ist. Trotz einiger Vorteile empfiehlt sie diese Ernährungsweise nur, wenn der Getreideanteil in der Kost deutlich erhöht wird.

Obwohl das Prinzip der Trennung von Kohlenhydraten und Proteinen wissenschaftlich nicht nachvollziehbar ist, handelt es sich bei der Hayschen Trennkost um eine alternative Kostform mit ausreichender Nährstoffversorgung. Im Vergleich zur üblichen Mischkost ist die Ballaststoffaufnahme höher bei gleichzeitig geringerer Energie- und Fettzufuhr. Bei ausgewogener Lebensmittelauswahl stellt sie eine langfristig praktizierbare Ernährungsweise dar.

Zusammenfassung ▬▬▬▬

Die Haysche Trennkost beruht auf dem Prinzip der Trennung des Verzehrs von kohlenhydrat- und proteinreichen Lebensmitteln während einer Mahlzeit, wodurch eine effektivere Verdauung der Nährstoffe gewährleistet werden soll. Durch die Zusammensetzung der Nahrung aus 20 % säurebildenden und 80 % basenbildenden Lebensmitteln soll eine Übersäuerung des Körpers, die als eine Ursache von Stoffwechselerkrankungen angesehen wird, verhindert werden. Die Haysche Trennkost soll zur Prävention und Therapie verschiedener Krankheiten dienen. Die Trennung von Kohlenhydraten und Proteinen ist ernährungsphysiologisch nicht nachvollziehbar, zumal die meisten Lebensmittel beide Nährstoffe enthalten. Zur Beurteilung, ob die Haysche Trennkost eine ausreichende Versorgung mit Nährstoffen gewährleistet, fehlen wissenschaftliche Studien. Aufgrund der hohen Zufuhr von Gemüse und Obst sowie der Empfehlung zum Verzehr von Vollkornprodukten und zur Einschränkung des Verzehrs von Fleisch, Fleischprodukten und stark verarbeiteten Lebensmitteln kann jedoch eine ausreichende Nährstoffversorgung angenommen werden. Bei ausgewogener vielseitiger Lebensmittelauswahl ist die Haysche Trennkost als Dauerkost geeignet.

55 Fit for Life

Eine Variante der Hayschen Trennkost ist das Ernährungsprogramm »Fit for Life«, das von den amerikanischen Ernährungsberatern Harvey und Marilyn Diamond entwickelt wurde. Ziel dieses Programms ist die Körpergewichtsabnahme und die »Behebung der persönlichen Energiekrise«, von der den Diamonds zufolge viele Menschen betroffen sind. Der Mensch soll zu einer natürlichen Lebensweise zurückgeführt werden, die auf den **»natürlichen Körperzyklen«** aufbaut (*Tab. 55.1*).
Dabei ist besonders die Phase der Ausscheidung wichtig, da der Erfolg der Körpergewichtsabnahme im Ausscheiden von giftigen Abfallprodukten und Stoffwechselschlacken aus dem Körper liegt. Durch den normalen Stoffwechsel und durch Nahrungsrückstände, die aufgrund der Denaturierung nicht ausreichend verstoffwechselt werden, sammeln sich im Körper Giftstoffe an. Hieraus entstehe Übergewicht. Da diese Giftstoffe saurer Natur sind, hält der Körper Wasser zur Neutralisation der Säuren zurück. Als Folge wird der Körper aufgeschwemmt, wodurch das Übergewicht verstärkt wird. Die folgenden Ausführungen sind dem Buch »Fit for Life« (Diamond u. Diamond 1992) entnommen.

Tab. 55.1: Die natürlichen Körperzyklen nach »Fit for Life« (nach Diamond u. Diamond 1992, S. 98 f.)

Körperzyklus	Zeitraum (Uhrzeit)	Funktion
1	4.00–12.00	Ausscheidung
2	12.00–20.00	Nahrungsaufnahme
3	20.00– 4.00	Ausnutzung

Grundsätze

Diamonds vertreten die These, dass zur Vermeidung von Übergewicht die **Reinigung des Körpers von Schlacken** notwendig ist. Gleichzeitig muss verhindert werden, dass sich Schlacken wieder im Übermaß ansammeln. Für die Entfernung von giftigen Abfallprodukten wurden drei Richtlinien aufgestellt:

Grundsatz I: Nahrung mit hohem Wassergehalt
Grundsatz II: richtige Lebensmittelkombination
Grundsatz III: richtiger Obstverzehr

Da der Körper des Menschen zu etwa 70 % aus Wasser besteht, sollte ihm auch eine aus 70 % Wasser bestehende Nahrung zugeführt werden. Zudem dient Wasser als Transportmittel für die Nährstoffe zu den Zellen und zur Ausscheidung von Schlacken. Die restlichen 30 % der Nahrung können aus »konzentrierter Nahrung« bestehen. Wichtig ist vor allem die richtige Lebensmittelkombination zur Förderung der Verdauung, da hierdurch die Energie gesteigert werden kann. Dabei ist nach den Diamonds der Körper nicht dafür geschaffen, mehr als eine konzentrierte Nahrung zu verdauen. Werden zwei mit Protein und Kohlenhydraten konzentrierte Lebensmittel gleichzeitig verzehrt, benötigt der Körper mehr Zeit und Energie für die Verdauung. Aufgenommenes Protein beginnt sich dann durch Fäulnis zu zersetzen, während Kohlenhydrate gären. Die Folge ist die Entstehung giftiger Säuren, die zu Blähungen, Aufstoßen und Sodbrennen führen. Es wird daher – wie bei der Hayschen Trennkost (s. Kap. 54, S. 194 ff.) – empfohlen, nur ein konzentriertes Lebensmittel, entweder kohlenhydrat- oder proteinhaltig, zu verzehren. Dieses kann mit wasserhaltigen Lebensmitteln kombiniert werden.
In einer weiteren Regel werden Empfehlungen für den Zeitpunkt und die Art des Obstverzehrs gegeben. Obst stellt aufgrund seines hohen Wassergehaltes nach Ansicht der Diamonds das wichtigste Nahrungsmittel für den Menschen dar. Es »verschlackt« den Körper nicht, sondern »reinigt« ihn. Gleichzeitig ist für seine Verdauung weniger Energie als für jedes andere Nahrungsmittel erforderlich. Zudem soll Obst ebenso wie Gemüse die im Körper entstandenen Säuren neutralisieren und somit der Übersäuerung des Körpers vorbeugen. Alternativ können auch frisch gepresste Obstsäfte getrunken werden. Obst und Obstsäfte sollten nur auf leeren Magen verzehrt werden, da ansonsten das Obst daran gehindert wird, durch den Magen direkt in den Darm zu gelangen und es zur Fäulnis kommt. Nach dem Verzehr von Obst sollte 20–30 Minuten keine weitere Nahrung gegessen werden.

Zu diesem Ernährungsprogramm wird ein tägliches Bewegungstraining empfohlen. Die innere Einstellung des Menschen sollte positiv sein, um nach Auffassung der Diamonds das Verlangen des Körpers nach Gesundheit zu unterstützen.

Empfehlungen zur Lebensmittelauswahl

Zur Deckung des hohen Wasserbedarfs werden Lebensmittel mit einem natürlich hohen Wassergehalt wie Obst, Gemüse und Salate (sog. Sonnenkost) empfohlen. Sie werden von den Autoren auch als »lebendige« Nahrung bezeichnet. Im Gegensatz dazu gibt es die konzentrierte Nahrung, die durch Verarbeitung nur einen geringen Wassergehalt hat. Hierzu zählen z.B. Brot, Getreide, Fleisch, Milchprodukte und Hülsenfrüchte. Diamonds bezeichnen sie als »tote« Nahrung. Das Obst sollte roh verzehrt, die Obstsäfte frisch gepresst werden. Getrocknete Früchte sollten ebenso wie rohe Nüsse und Samen nur in geringen Mengen gegessen werden.
Ein wichtiger Bestandteil des Ernährungsprogramms ist Salat aus frischem, rohem Gemüse als Hauptgericht. Vom Verzehr von Milch und Milchprodukten wird abgeraten, da sie die Körpergewichtsreduktion verhindern. Milch, die nur für Kälber geeignet sei, besitzt eine verschleimende Wirkung, so dass die Durchlässigkeit der Darmschleimhaut für Nährstoffe abnimmt. Nur unpasteurisierte Milchprodukte, z.B. Butter, Joghurt, saure und süße Sahne sowie weiße Käsesorten (gelbe Käsesorten seien meistens gefärbt), werden empfohlen. Öle sollten kalt gepresst und nicht raffiniert sein, Honig nicht erhitzt. Als Getränk wird destilliertes Wasser empfohlen. Mineralwasser sollte nicht getrunken werden, da es anorganische Mineralstoffe enthält, die sich nach Ansicht der Autoren mit Cholesterin im Körper verbinden und als Plaque in den Arterien ablagern.
Für die Zusammenstellung der Nahrung zeigt eine **»Energieleiter«,** welche Lebensmittel zu welcher Tageszeit zu verzehren sind (☎ 55.1). Die Lebensmittel, die oben stehen, können auch zu jeder anderen Tageszeit gegessen werden. Besonders wichtig ist dabei, dass bis mittags – also in der Ausscheidungsphase – ausschließlich frisches Obst bzw. Obstsäfte in beliebiger Menge verzehrt werden. Alle drei Stunden sollten mindestens zwei Portionen Obst gegessen

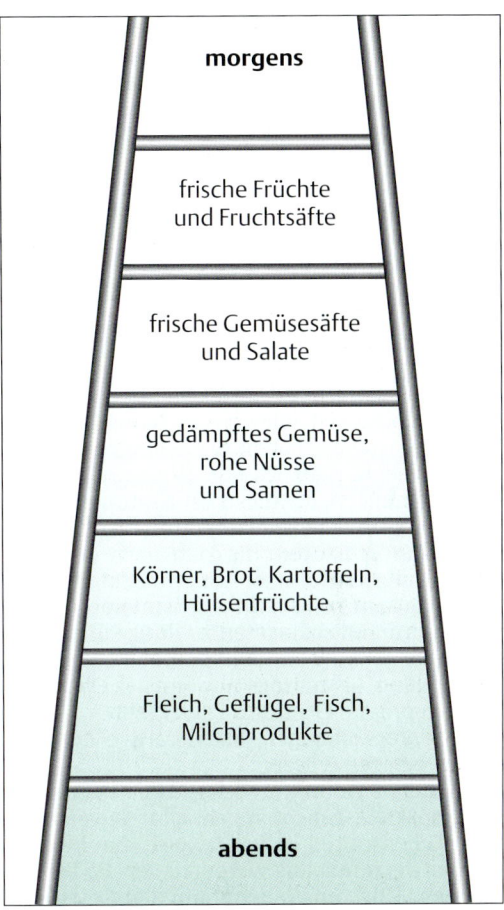

☎ 55.1: Energieleiter des »Fit for Life«-Programms (Diamond u. Diamond 1992, S. 182)

werden, die letzte 20–30 Minuten vor einer Mahlzeit. Auch bei Hungergefühlen sollte Obst verzehrt werden, allerdings frühestens drei Stunden nach dem Mittagessen und spätestens drei Stunden nach dem Abendessen. Die Autoren empfehlen, nicht zuviel zu essen, da das jeweilige Nahrungsmittel dann nicht mehr vom Körper aufgenommen wird.

Ernährungsphysiologische Bewertung

Positiv an dem Ernährungsprogramm »Fit for Life« ist der im Vergleich zur derzeitigen Ernährung der Bevölkerung **höhere Verzehr von Obst** und **Gemüse,** vor allem als Rohkost. Auch die Einschränkung des Fleischverzehrs ist durch die reduzierte Aufnahme von Fett, Cholesterin und Purinen bei unserer heutigen Ernährungssituation wünschenswert.

Die Grundlage des Ernährungsprogramms »Fit for Life« basiert auf dem Prinzip der Hayschen Trennkost. Aus ernährungsphysiologischer Sicht hat sich diese Theorie als problematisch erwiesen. Für »Fit for Life« gelten diesbezüglich die gleichen Kritikpunkte wie für das Konzept der Hayschen Trennkost (s. Kap. 54, S. 197 ff.).

Im Ernährungsprogramm »Fit for Life« werden zahlreiche irreführende, ernährungswissenschaftlich nicht nachvollziehbare Aussagen gemacht, z. B. »Obst verschlackt nicht, es reinigt« (S. 84) und »weil wir unsere Nahrung falsch zusammenstellen, haben wir eine Energiekrise in unserem Körper« (S. 68). Wissenschaftliche Untersuchungen, die diese Behauptungen belegen, fehlen. Eine genaue Beschreibung der Giftstoffe und Schlacken, die sich nach den Diamonds aufgrund falscher Ernährung in unserem Körper ansammeln, fehlt ebenso wie die Darstellung von Mechanismen zu ihrer Entstehung und Ausscheidung aus dem Körper. Auch für die Empfehlung, bis mittags nur frisches Obst oder frisch gepresste Obstsäfte zu verzehren, gibt es keine Untersuchungen, die derartige Empfehlungen belegen würden.

Die Unterscheidung in »lebendige« und »tote« Lebensmittel ist nicht angebracht, da verschiedene Lebensmittel beispielsweise durch Erhitzen erst verzehrsfähig werden. Auch die Bewertung von Milch und Milchprodukten ist wissenschaftlich nicht haltbar. Bei unausgewogener Ernährung kann das Meiden von Milch und der geringe Verzehr von Milchprodukten evtl. zu einem Mangel an Kalzium beitragen. Obst ist ein wichtiges Lebensmittel in unserer Ernährung, da es zahlreiche Vitamine und Mineralstoffe liefert. Es ist jedoch übertrieben, es als »das wichtigste Lebensmittel, das Sie überhaupt essen können« (S. 87) darzustellen. Möglicherweise ist bedingt durch den geringen Verzehr von Getreideprodukten die Zufuhr von B-Vitaminen und Ballaststoffen zu gering.

Die Empfehlung, destilliertes Wasser zu trinken, kann bei geringer Mineralstoffzufuhr zu Nährstoffmangelzuständen führen. Die im Mineralwasser enthaltenen Mineralstoffe werden entgegen der Ansicht der Autoren vom Körper teilweise absorbiert und nicht mit Cholesterin als Plaque in den Arterien abgelagert.

Widersprüchlich erscheinen die Aussagen zum Thema Fleisch. Zunächst wird konsequent gegen den Fleischverzehr argumentiert. In der

»Energieleiter« (s. ☎ 55.1, S. 201), an der sich die tägliche Ernährung orientieren soll, wird jedoch Fleisch aufgeführt.

Nach der DGE handelt es sich bei »Fit for Life« um eine »Aneinanderreihung von unhaltbaren Thesen«. Sie bezeichnet dieses Ernährungsprogramm als eine »Anleitung zu lebenslanger Fehlernährung« (Oberritter 1996).

Die Deckung des Nährstoffbedarfs ist mit dieser Kostform nur bei einer ausgewogenen Lebensmittelauswahl und moderater Befolgung der Empfehlungen möglich. Dabei ist auf eine ausreichende Zufuhr von Kalzium und B-Vitaminen zu achten, die durch den Verzehr von Milch und Milchprodukten sowie Getreide und Getreideprodukten möglich ist. Das Ernährungsprogramm »Fit for Life« sollte aus ernährungsphysiologischer Sicht daher nur bei entsprechenden Ernährungskenntnissen durchgeführt werden. Die Theorien dieses Ernährungsprogramms widersprechen wissenschaftlichen Erkenntnissen, sie sind nicht belegt und teilweise irreführend.

Zusammenfassung

Das Ernährungsprogramm »Fit for Life« soll nach den Diamonds zur Körpergewichtsabnahme und zur Steigerung der Lebensenergie führen. Es basiert auf der Behauptung, dass sich durch Verzehr von konzentrierter Nahrung (hierzu zählen z. B. Brot, Fleisch und Milch) Schlacken ansammeln und Übergewicht entsteht. Durch den gleichzeitigen Verzehr mehrerer konzentrierter Lebensmittel bilden sich nach Meinung der Autoren Säuren, die ebenfalls zum Übergewicht führen. Entsprechend der Zusammensetzung des Körpers empfehlen sie eine zu 70 % aus Wasser bestehende Kost, die den Körper reinigen und entschlacken soll. Obst stellt dabei aufgrund seines hohen Wassergehaltes das wichtigste Nahrungsmittel dar. Basierend auf den sog. natürlichen Körperzyklen kann Obst in der Phase der Ausscheidung nüchtern in beliebiger Menge gegessen werden. Der Verzehr weiterer Lebensmittel soll sich nach der Energieleiter richten.

Das Konzept »Fit for Life« ist wissenschaftlich umstritten. Verschiedene Aussagen der Autoren sind für den Leser irreführend. Das Ernährungsprogramm sollte nur bei ausreichender Sachkenntnis und ausgewogener Lebensmittelauswahl, bei der Milch und Getreide sowie die daraus hergestellten Produkte mit berücksichtigt werden, angewendet werden.

56 Makrobiotische Ernährung

Die Bezeichnung Makrobiotik leitet sich von den Begriffen »makros« (griech. = groß) und »bios« (griech. = Leben) ab. Die Bezeichnung »Makrobios« wurde erstmals im fünften Jahrhundert v. Chr. von Hippokrates, der eine natürliche Lebensweise lehrte, verwendet. Im Jahre 1796 schrieb Hufeland ein Buch über die Makrobiotik (Hufeland 1995). Der eigentliche Begründer der Makrobiotik ist der Japaner George Ohsawa (1893–1966), der seine Lehre in Anlehnung an den Buddhismus »**Zen-Makrobiotik**« nannte. Nach seinem Tod prägte und modifizierte Mishio Kushi (Japan, geb. 1926) die makrobiotische Bewegung. Mit der Interpretation der Makrobiotik durch Steve Acuff (USA, geb. 1945) näherte sich die Makrobiotik dem westlichen Kulturkreis an.

Grundsätze

Nach der östlichen Philosophie ist die Makrobiotik ein universaler Weg zu Gesundheit, Glück und Frieden. Sie beruht auf dem Verständnis der natürlichen **Ordnung des Universums**, die durch die zwei gegensätzlichen Kräfte **Yin** und **Yang** bestimmt wird (Kushi 1995, S. 15). Die Wirkung dieser Kräfte beschrieb Ohsawa in sieben Prinzipien (☎ 56.1).

Das aus dem Zen-Buddhismus stammende Yin-Yang-Prinzip bildet nach Ohsawa die Grundlage des Lebens, die er auch als »einziges

(all-eines) Prinzip« bezeichnete. Die Energietendenzen Yin und Yang sind entgegengesetzte, sich ergänzende Kräfte. Dabei ist Yin der sich ausdehnende, Yang der sich zusammenziehende Teil. Beide Pole können nicht voneinander getrennt werden, sie ergänzen sich in ihrer Wirkung. Jedes Phänomen der Natur kann als eher Yin oder Yang beobachtet werden, wobei Yin und Yang stets im Fluss sind und sich ständig ineinander verwandeln, wie die symbolische Darstellung von Yin und Yang verdeutlicht (☎ 56.2). Yin und Yang kreisen ineinander und wechseln sich ab. Jedes Yin hat einen Kern Yang in sich und umgekehrt (Kushi 1995, S. 47).

Das Zusammenspiel dieser Energietendenzen (Prinzip der Bipolarität) bestimmt das Universum und lässt sich daher auf alle Phänomene übertragen (*Tab. 56.1*). Ohsawa bezog dieses Prinzip auf die Ernährung bzw. Lebensmittel (*Tab. 56.2*). Durch Zubereitung, z. B. Kochen, Salzen oder Würzen, können Nahrungsmittel yangisiert oder yinisiert werden (Clausnitzer 1970, S. 50). Als Kriterien für die Einteilung dienen Faktoren des Wachstums (Form, Geschwindigkeit, Zeit und Standort) sowie Merkmale wie Wassergehalt, Kalium-Natrium-Verhältnis und Farbe (Clausnitzer 1970, S. 40 f.).

Für eine ausgewogene Ernährung sollte ein Gleichgewicht zwischen Yin und Yang angestrebt werden. Nahrungsmittel, die nach dieser Einteilung extrem Yin oder Yang sind, sollten gemieden werden (Acuff 1998, S. 36). Ein dauerhaftes Ungleichgewicht im Körper durch die heute übliche Nahrung kann nach der makrobiotischen Lehre zu Gesundheitsstörungen führen (Acuff 1998, S. 43).

---

1. Alles, was existiert, ist eine Differenzierung der einen Ewigkeit.

2. Alles ist dem Wandel unterworfen.

3. Alle Gegensätze sind komplementär.

4. Es gibt nichts Identisches.

5. Was eine Vorderseite hat (d. h. eine sichtbare Seite), hat auch eine Rückseite (d. h. eine unsichtbare Seite).

6. Je größer die Vorderseite, desto größer die Rückseite.

7. Was einen Anfang hat, hat auch ein Ende.

☎ 56.1: Die sieben Prinzipien des unendlichen Universums in der Makrobiotik (Kushi 1995, S. 31)

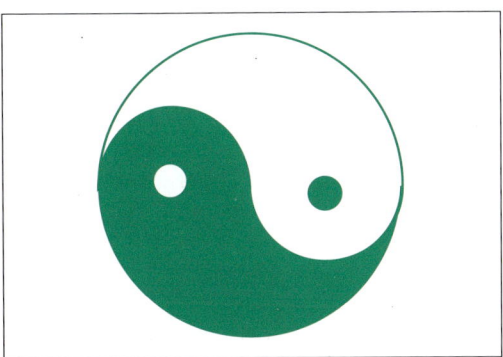

☎ 56.2: Symbol für Yin und Yang

Krankheiten werden unterschieden in solche, die durch ein unausgewogenes Verhältnis von Yin oder Yang hervorgerufen werden. Sind die Symptome durch ein übermäßiges Yin entstan-den, wird in der Therapie der Zustand zum Yang hin ausgeglichen und umgekehrt (Kushi 1995, S. 273 ff.). Symptome oder Krankheiten können vor allem durch eine ausgewogene Ernährung,

Tab. 56.1: Beispiele für Yin und Yang (Kushi 1995, S. 36)

Eigenschaft	Yin	Yang
Tendenz	Ausdehnung Diffusion Dispersion Trennen Zerlegung	Zusammenziehung Fusion Assimilation Sammeln Organisation
Bewegung	mehr inaktiv, langsamer	mehr aktiv, schneller
Schwingung	kürzere Wellen, höhere Frequenz	längere Wellen, niedrigere Frequenz
Richtung	aufsteigend, vertikal	absteigend, horizontal
Lage	mehr außen, peripher	mehr innen, zentral
Gewicht	leichter	schwerer
Temperatur	kälter	heißer
Licht	dunkler	heller
Feuchtigkeit	feuchter	trockener
Dichte	dünner	dicker
Größe	größer	kleiner
Gestalt	mehr expansiv, zerbrechlich	mehr kontraktiv, härter
Form	länger	kürzer
Beschaffenheit	weicher	härter
Atomteilchen	Elektron	Proton
Elemente	z.B. N, O, P, Ca	z.B. H, C, Na, As, Mg
Umwelt	Schwingung, Luft, Wasser	Erde
Klimatische Wirkungen	tropisches Klima	kälteres Klima
Biologische Eigenschaft	mehr pflanzlich	mehr tierisch
Geschlecht	weiblich	männlich
Organstruktur	mehr hohl, ausgedehnt	kompakter, dichter
Nerven	mehr peripher, Sympathikus	Parasympathikus
Haltung, Emotionen	eher sanft, negativ, defensiv	eher aktiv, positiv, aggressiv
Arbeit	eher psychologisch, geistig	eher körperlich, gesellschaftlich
Bewusstsein	mehr universal	mehr spezifisch
Geistige Funktion	mehr mit der Zukunft beschäftigt	mehr mit der Vergangenheit befasst
Kultur	mehr spirituell orientiert	mehr materiell orientiert
Dimension	Raum	Zeit

Tab. 56.2: Einteilung von Lebensmitteln nach Yin und Yang (nach Acuff 1998, S. 37 f.)

extrem Yin	ausgewogen Yin	Mitte	ausgewogen Yang	extrem Yang
Stark verarbeitete Lebensmittel	Ingwer, Senf, Meerrettich	Kerne, Samen	Shoyu, Tamari, Miso	Salziger Schnittkäse
Zucker	Reisessig	Gemüse	Fisch	Fleisch
Honig	Amazake[1]	Meeresalgen	Löwenzahn-	Eier
Scharfe Gewürze	Reis-, Gerstenmalz	Hülsenfrüchte	kaffee	Meer-, Kochsalz
Essig	Pflanzenöle	Vollkorngetreide	Mu-Tee	Gingseng-Tee
Hefe	Einheimisches Obst	Brunnen-,		
Tropische Früchte	Kräuter	Quellwasser		
Milchprodukte (z. B. Joghurt, Kefir, Quark, Weichkäse)	Nüsse, Nussmus	Bancha-Tee		
		Getreidekaffee		
Tomaten, Kartoffeln, Paprika, Spargel	Bio-Reiswein, Bio-Bier			
Kaffee	Einheimischer Obstsaft			
Schwarzer Tee, Kräutertee (stimulierend)	Kräutertee, Grüner Tee			
Alkoholische Getränke				
Milch				

[1] Cremiges Süßungsmittel aus fermentiertem Süßreis

also durch die Makrobiotik, behandelt werden (Acuff 1998, S. 52 ff.). Bei richtiger Anwendung der makrobiotischen Philosophie ist nach Ohsawa jede Krankheit innerhalb von zehn Tagen oder wenigen Wochen heilbar. Insbesondere Krebs ist nach seiner Ansicht leicht zu heilen (Ohsawa 1996, S. 18 u. 90).

Zudem vertritt Ohsawa die Ansicht, dass der menschliche Körper zu Transmutationen, z. B. von Natrium und Sauerstoff zu Kalium, fähig ist, bei denen Wärme frei bzw. verbraucht wird. Transmutationen dienen somit zur Aufrechterhaltung des Wärmehaushaltes (Clausnitzer 1970, S. 14). Ferner kann nach Ohsawa der menschliche Körper mit Hilfe einer gesunden Darmflora Vitamine selbst synthetisieren. Bei einer zu hohen Vitaminzufuhr »verzehren« bestimmte Darmbakterien die Vitamine, so dass der Körper sie nicht verstoffwechseln kann (Clausnitzer 1970, S. 26).

Empfehlungen zur Lebensmittelauswahl

Makrobiotische Ernährung nach Ohsawa

Nach Ohsawa gibt es zehn Arten, richtig zu essen und zu trinken. Er bezeichnet sie als »**10 Wege durch Gesundheit zum Frieden**« (*Tab. 56.3*). Bei Erkrankungen empfiehlt er den »Weg Nr. 7«. Er bezeichnet ihn als den direktesten Weg, der ein, zwei oder vier Wochen eingehalten werden sollte. Danach ist auch jeder andere dieser Wege möglich. Seine Empfehlung, möglichst wenig Flüssigkeit zu trinken, begründet er damit, dass der Körper viel Wasser enthält und zudem Reis und Gemüse sehr wasserreich sind, so dass der Mensch zuviel Wasser (Yin) aufnimmt.

Als lebenswichtiges Nahrungsmittel, das mindestens 60 % der Nahrung ausmachen sollte, nennt Ohsawa das **Getreide** (Reis). Es stellt für ihn die Grundlage des Seins und der Menschheit dar, da es aus den lebensnotwendigen Fak-

toren Wasser, Licht und Luft entsteht (Ohsawa 1996, S. 88). Zudem ist nach Ohsawa Getreide das ausgewogenste Nahrungsmittel, da es nach der Makrobiotik ebenso wie unser Körper Kalium und Natrium im optimalen Verhältnis von 5 : 1 enthält (Clausnitzer 1970, S. 40).
Gemüse sollte wie alle anderen Lebensmittel entsprechend der Jahreszeit und Region ausgewählt werden und aus anerkannt ökologischer Landwirtschaft stammen. Kartoffeln, Tomaten und Auberginen (Nachtschattengewächse) sollten gemieden werden, da sie zu stark yinbetont sind. Ebenso sind weißer Zucker, Kaffee, Kräuter, stark verarbeitete Lebensmittel und tierische Lebensmittel (mit Ausnahme von Wildgeflügel, frischen Fischen und Muscheln) zu meiden (Ohsawa 1996, S. 35). Ohsawa empfiehlt die Aufnahme von etwa 4 g **Meersalz** täglich, da das Leben aus dem Meer kommt und Meersalz für den Menschen eine optimal abgestimmte Mineralstoffmischung darstellt, die zur Besserung der Gesundheit beiträgt (Clausnitzer 1970, S. 50 f.).
Für die Ernährung von Säuglingen, die nicht gestillt werden, empfiehlt Ohsawa »Kokkoh«, eine Mischung aus Reis, Buchweizen, Hafer, Weizen- und Sojamehl sowie Sesamsamen. Die Zutaten werden einzeln erhitzt und gemahlen, anschließend gemischt und mit Wasser im Verhältnis von 1 : 10 sowie etwas Salz gekocht. Ab dem vierten Lebensmonat soll die Nahrung allmählich durch Gemüse und Vollkornreis ergänzt werden (Ohsawa 1996, S. 105).

Makrobiotische Ernährung nach Kushi

Essen bedeutet nach Kushi (1995, S. 143), die Umwelt (Sonnenlicht, Boden, Wasser und Luft) in sich aufzunehmen. Die Ernährung ist die grundlegendste Beziehung zur Umwelt und sollte daher an die traditionelle Ernährungsweise, an Klima, Region, gesellschaftliche Rahmenbedingungen und individuelle Bedürfnisse angepasst sein (Kushi 1995, S. 135 u. 158 ff.).
Die »10 Wege« von Ohsawa hat Kushi (1995, S. 135 ff.) in seinen Empfehlungen nicht berücksichtigt. Kushi empfiehlt eine **Standardernährung,** bei der Vollkorngetreide – nach Kushi die am weitesten entwickelte Pflanzenart – einen Anteil von 50–60 % haben sollte (☎ 56.3). Gelegentlich darf ein Teil des Getreides durch Getreideprodukte ersetzt werden. Gemüse sollte zu mehr als zwei Drittel gekocht, der Rest roh oder sauer eingelegt verzehrt werden. Wie auch Ohsawa empfiehlt Kushi täglich eine Suppe bestehend aus Land- und Meeresgemüse sowie einer Brühe mit Miso (milchsauer vergorene Paste aus Sojabohnen, Getreide und Salz) oder Tamari (Sojasauce). Die in Miso und Tamari enthaltenen Enzyme stellen nach Kushi die Urform des Lebens dar.
Auch Meeresgemüse (Wakame, Kombu, Hijiki, Nori usw.), gekochte Bohnen und Sojabohnenprodukte wie Tofu (Sojakäse bzw. -quark), Tempeh (Produkt aus fermentierten Sojabohnen) und Natto (gekochte und fermentierte Sojabohnen) sollten täglich verzehrt werden. Aufgrund

Tab. 56.3: »Zehn Wege durch Gesundheit zum Frieden« nach der makrobiotischen Ernährungslehre (Ohsawa 1996, S. 34)

Weg Nr.	Zerealien (%)	Gemüse (%)	Suppe (%)	tierisches Protein (%)	Salate, Früchte (%)	Nach-speisen (%)	Getränke, Flüssigkeit (%)
7	100	–	–	–	–	–	so wenig wie möglich
6	90	10[1]	–	–	–	–	"
5	80	20	–	–	–	–	"
4	70	20	10	–	–	–	"
3	60	30	10	–	–	–	"
2	50	30	10	10	–	–	"
1	40	30	10	20	–	–	"
–1	30	30	10	20	10	–	"
–2	20	30	10	5	10	5	"
–3	10	30	10	30	15	5	"

[1] zerkleinert

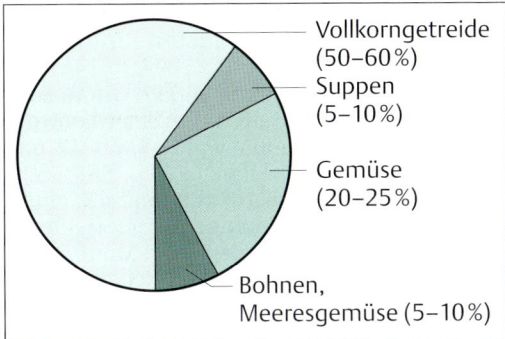

Vollkorngetreide
(50–60 %)

Suppen
(5–10 %)

Gemüse
(20–25 %)

Bohnen,
Meeresgemüse (5–10 %)

◉ 56.3: Zusammensetzung der makrobiotischen Standardernährung (nach Kushi 1995, S. 137)

ihres geringeren Fettgehaltes werden kleinere Arten wie Azuki-Bohnen, Linsen und Kichererbsen empfohlen.
Tierische Lebensmittel sollten bis auf Fisch, der gelegentlich verzehrt werden kann, gemieden werden. Nach Kushi kann Obst mehrmals in der Woche, vorzugsweise gekocht oder getrocknet, von Kindern auch roh, gegessen werden. Zum Würzen sollten Meersalz, Miso, Tamari, Reis- und Umeboshi-Essig, Umeboshi-Pflaume, Gomasio (geröstetes Sesamsalz), Petersilie, Ingwerwurzeln u. a. verwendet werden. Zur besseren Verdauung von Getreide und Gemüse empfiehlt Kushi täglich eine kleine Menge milchsauer vergorenes Gemüse und als Getränke Quell- oder Brunnenwasser sowie verschiedene Teesorten (Bancha-, Kräuter-, Wurzeltees usw.) (Kushi 1995, S. 137 ff.).

Makrobiotische Ernährung nach Acuff

Acuff (1998, S. 27) bezeichnet die Makrobiotik als einen »**Weg der Mitte**«, der durch Mäßigkeit und Flexibilität gekennzeichnet ist. Das Hauptanliegen der Makrobiotik ist die Erhaltung der Gesundheit. »Wirklich gesund ist der Mensch nur, wenn er ein harmonisches inneres Gleichgewicht erreicht, wenn er die Zusammenhänge von der ›Ganzheit des Lebens‹ verstehen lernt« (S. 19).
Nach Acuff (1998, S. 29) lässt sich die Makrobiotik nicht so genau abgrenzen wie die laktovegetarische oder vegane Kost, da sie unterschiedliche persönliche Bedürfnisse berücksichtigt. Da die Makrobiotik für jeden Menschen eine unterschiedliche Bedeutung hat, kann jeder seinen eigenen makrobiotischen Weg

gestalten. Dem Weg liegt lediglich das Prinzip der Makrobiotik zugrunde.
In seinen Empfehlungen orientiert sich Acuff an der Standardernährung nach Kushi. Aufgrund des hohen Nährstoffgehaltes steht auch bei Acuff das **Getreide** im Vordergrund. Gemüse folgt wegen des hohen Vitamin- und Mineralstoffgehalts mengenmäßig an zweiter Stelle. Die Menge an Rohkost sollte jeder individuell festlegen (Acuff 1998, S. 115 u. 118). **Meeresalgen** sind für Acuff die wichtigste Mineralstoffquelle. Er weist darauf hin, dass das Vorkommen von Vitamin B_{12} in Algen nach neueren Untersuchungen ebenso wie in Miso und Tamari fraglich ist. Als Alternative empfiehlt er zur Vitamin-B_{12}-Versorgung den Verzehr von Eiern und fettreichem Fisch (ein- bis dreimal wöchentlich), der auch eine gute Vitamin-D-Quelle darstellt. Acuff hebt hervor, dass bei rein pflanzlicher Kost auf eine ausreichende Zufuhr dieser Vitamine zu achten ist (Acuff 1998, S. 90 ff.).
Wer auf Milch nicht verzichten will, sollte Sauermilchprodukte verzehren, da die Milch nach Acuff durch die Säuerung für den Menschen verträglicher wird. Von einem zu hohen Salzkonsum rät er ab (Acuff 1998, S. 83 ff.). Die Empfehlung zur Einschränkung der Flüssigkeitszufuhr nach Ohsawa betrachtet er als »überholt« (Acuff 1998, S. 97). Da die richtige Mengenangabe individuell sehr unterschiedlich und von verschiedenen Faktoren (körperliche Aktivität, Flüssigkeitsgehalt der Nahrung, Umgebungstemperatur usw.) abhängig ist, werden keine konkreten Angaben gemacht. Für die Ernährung des Kleinkindes nach dem Stillen sei vor allem auf eine ausreichende Zufuhr von Vitamin B_{12}, D und Kalzium zu achten. Da Kinder prozentual mehr Energie als Erwachsene benötigen, sollten sie bis etwa zum vierten Lebensjahr täglich Speiseöl verzehren (Acuff 1998, S. 108).

Ernährungsphysiologische Bewertung

Bisher liegen nur wenige Untersuchungen vor, die zu einer Bewertung der makrobiotischen Ernährung herangezogen werden können. In den 1980er Jahren wurde in den Niederlanden eine Reihe von Untersuchungen durchgeführt, an denen 173 (80 %) der in den Niederlanden lebenden, sich makrobiotisch ernährenden Familien mit Kindern unter acht Jahren teilnahmen.

Seit mehr als zwei Jahren ernährten sich 94 % dieser Familien nach den Richtlinien von Kushi, 72 % bereits seit über fünf Jahren. Am häufigsten verzehrten die Familien unpolierten Reis, Vollkorngetreide, Algen, Pickels (eingelegtes, fermentiertes Gemüse) und Misosuppe. Tomaten, Honig und tropische Früchte, z. B. Bananen, wurden gemieden. Die meisten Familien verzehrten nie oder nur einmal im Monat Fleisch, 75 % weniger als einmal pro Woche Milchprodukte und weniger als die Hälfte ein- bis dreimal wöchentlich mageren Fisch (Dagnelie u. a. 1988).

Die sich makrobiotisch ernährenden Mütter stillten ihre Kinder im Durchschnitt 13,6 Monate (Kontrollgruppe 6,6 Monate) und führten die Beikost durchschnittlich im Alter von 4,8 Monaten ein (Kontrollgruppe mit 2,7 Monaten). Die Beikost bestand aus durchgesiebtem Getreidebrei auf Wasserbasis, später wurde sie durch Gemüse (nach 5,7 Monaten), Sesamsamen (nach 6,4 Monaten) und Hülsenfrüchte (nach 8,2 Monaten) ergänzt. Obst wurde entweder ganz gemieden oder im Vergleich zur Kontrollgruppe wesentlich später gegeben. Gelegentlich erhielten 21 % der makrobiotisch ernährten Kinder Milchprodukte. Weitere tierische Lebensmittel wurden während des Untersuchungszeitraumes von diesen Kindern nicht verzehrt (Dagnelie u. a. 1989c).

Energie- und Nährstoffzufuhr von makrobiotisch ernährten Kindern

Die Energie- und Nährstoffzufuhr von makrobiotisch ernährten Kindern und einer Kontrollgruppe wurden im Alter von 6–8, 10–12 und 14–16 Monaten berechnet (*Tab. 56.4*). Die makrobiotische Kost hatte aufgrund des geringen Fettanteils eine niedrige Energiedichte. In den ersten Lebensmonaten war Muttermilch die Hauptquelle für Fett. In der Beikost wurde sie nicht durch fetthaltige Lebensmittel ergänzt. Durch das Fehlen von tierischen Lebensmitteln war auch der Proteingehalt der makrobiotischen Beikost sehr gering.

Die Ballaststoffzufuhr nahm bei der makrobiotischen Gruppe mit Einführung der Beikost stark zu, während sich diese bei der Kontrollgruppe nur wenig erhöhte. In allen Altersgruppen war die Kalziumzufuhr bei den makrobiotisch ernährten Kindern aufgrund des Meidens bzw. seltenen Verzehrs von Milchprodukten sehr gering. Die Eisenzufuhr dieser Kinder überschritt mit Ausnahme der Altersklasse 6–8 Monate die der Kontrollgruppe, jedoch muss dabei die geringere Verfügbarkeit von Eisen aus pflanzlichen Lebensmitteln und die hohe Ballaststoffzufuhr berücksichtigt werden. Die Aufnahme der Vitamine B_1, B_2, B_{12} und C war wesentlich geringer als in der Kontrollgruppe.

Tab. 56.4: Durchschnittliche Energie-, Nährstoff- und Ballaststoffaufnahme von makrobiotisch ernährten Kindern und einer Kontrollgruppe im Alter von 6–8, 10–12 und 14–16 Monaten (nach Dagnelie u. a. 1989c)

	Makrobiotisch ernährte Kinder im Alter (Monate) von			Kontrollgruppe im Alter (Monate) von		
	6–8	**10–12**	**14–16**	**6–8**	**10–12**	**14–16**
Energie (kcal)	645	741	789	717	884	980
Protein (g)	14	21	27	23	35	37
Fett (g)	27	24	14	29	28	33
Kohlenhydrate (g)	87	109	134	92	122	131
Ballaststoffe (g)	6	13	19	5	8	8
Kalzium (mg)	254	306	281	595	796	872
Eisen (mg)	2,4	5,3	7,8	3	4,4	4,7
Vitamin B_1 (mg)	0,3	0,6	0,8	0,3	0,5	0,5
Vitamin B_2 (mg)	0,3	0,4	0,4	0,8	1,1	1,2
Vitamin B_{12} (µg)	0,2	0,3	0,3	1,9	3,2	3,6
Vitamin C (mg)	49	65	45	58	77	97

In einer früheren Untersuchung, bei der die Nährstoffzufuhr makrobiotisch ernährter Kinder (vegan oder geringer Konsum von Fisch oder anderen tierischen Lebensmitteln) mit der lakto- und lakto-ovo-vegetarisch ernährter Kinder im Alter von 0,8–8,4 Jahren verglichen wurde, konnte eine geringere Zufuhr an Vitamin B_2, B_{12} und D bei den makrobiotisch ernährten Kindern beobachtet werden. Die Aufnahme von Vitamin B_2, B_6, B_{12}, D, Niacin, Folsäure sowie Kalzium, Zink und Eisen lag unterhalb der Empfehlungen (Dwyer u.a. 1982).

Gesundheitsstatus von makrobiotisch ernährten Kindern

Bei makrobiotisch ernährten Kindern (n = 243) im Alter bis zu acht Jahren wurde bei 4,5 % ein Geburtsgewicht von 2500 g oder weniger festgestellt. Im Vergleich hierzu lagen nur 2 % aller niederländischen Hausgeburten im Jahr 1982 mit ihrem Geburtsgewicht in diesem Bereich. In Familien, die mindestens dreimal pro Woche Milchprodukte verzehrten, waren die Kinder bei der Geburt 350 g schwerer als die Kinder von Familien, die nur einmal im Monat Milchprodukte konsumierten. Auch in Familien, die mindestens einmal wöchentlich Fisch verzehrten, lag das Geburtsgewicht der Kinder im Vergleich zu Familien, die seltener als einmal im Monat Fisch aßen, um 180 g höher.

In einer Querschnittsstudie von 1985 zeigte sich, dass die Entwicklung von Körpergewicht und -größe sowie Armumfang der makrobiotisch ernährten Kinder in den ersten sechs Lebensmonaten weitgehend den niederländischen Wachstumsstandards entsprach. Vom 6.-18. Lebensmonat zeigte sich bei ihnen ein vergleichsweise verringertes Wachstum, das sie jedoch ab dem zweiten Lebensjahr bis auf die Körpergröße aufholten. Körpergewicht und -größe sowie Armumfang waren bei Kindern, in deren Familien mehr als dreimal wöchentlich Milchprodukte verzehrt wurden, signifikant größer als bei Kindern, in deren Familien sie selten oder nie konsumiert wurden (Dagnelie u.a. 1988).

In den ersten sechs Lebensmonaten wurde bei makrobiotisch ernährten Kindern eine langsamere Körpergewichtszunahme beobachtet als bei der Kontrollgruppe (● 56.4). Im Alter von 8–14 Monaten entwickelte sich eine starke Wachstumsverzögerung in Bezug auf Körpergewicht und -größe, Trizeps- und Subscapulahautfaltendicke sowie Arm- und Kopfumfang.

Bei 30 % der Kinder wurde eine Dystrophie des Unterhautfett- und Muskelgewebes als Folge starker Abmagerung diagnostiziert. Gleichzeitig war die Entwicklung der Grobmotorik und der Sprache verzögert.

Daneben wurden auch verschiedene Nährstoffmängel mit entsprechenden Symptomen beobachtet. Im Sommer hatten 28 % und im Winter 55 % der Kinder Symptome einer Rachitis, die im Vergleich zur Kontrollgruppe mit niedrigeren 25-Hydroxy-Vitamin-D-, Kalzium- und Phosphat-Plasmawerten einhergingen. Nur eines der 53 makrobiotisch ernährten Kinder in der Altersgruppe von 4–18 Monaten erhielt täglich ein Vitamin-D-Supplement. Neben dem Vitamin-D-Mangel war auch der hohe Ballaststoffgehalt der makrobiotischen Nahrung ein unabhängiger Risikofaktor für die Rachitis. Offensichtlich wurde die zugeführte Kalziummenge, die mit 300 mg/d sehr gering war, durch den hohen Ballaststoffgehalt schlecht absorbiert (Dagnelie u.a. 1990). Bei 26 % der makrobiotisch ernährten Kinder wurde zudem ein Vitamin-B_2-Mangel (Kontrollgruppe 2 %) und bei 15 % ein Eisenmangel (Kontrollgruppe 2 %) diagnostiziert (Dagnelie u.a. 1989b u. c). Die Plasma-Cobalamin-Konzentration lag bei 45 % der makrobiotisch ernährten Kinder unter dem Normwert. In der Kontrollgruppe kamen solche

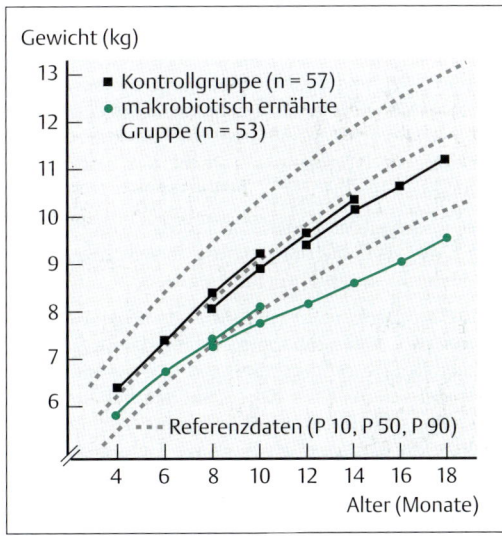

● 56.4: Körpergewichtsentwicklung von makrobiotisch ernährten Kinder im Alter von 4–10, 8–14 und 12–18 Monaten sowie einer Kontrollgruppe üblich ernährter Kinder (Dagnelie u.a. 1989a)

niedrigen Werte nicht vor. Die gemessenen hohen Folsäurekonzentrationen beruhten vermutlich nicht auf einer hohen alimentären Folatzufuhr, sondern waren Folge des Vitamin-B_{12}-Mangels (Dagnelie u. a. 1989b).

Aufgrund dieser Untersuchungsergebnisse gab die niederländische Forschungsgruppe den sich makrobiotisch ernährenden Eltern **Ernährungsempfehlungen** (**☎** *56.5*). Dabei wurde berücksichtigt, dass Vitamin-Supplemente und mit Vitaminen angereicherte Lebensmittel nicht der makrobiotischen Philosophie entsprechen und somit für sich makrobiotisch ernährende Personen nicht akzeptabel sind.

Nach sechs Monaten (zwei Jahre nach der Querschnittstudie) zeigte sich, dass die Familien ihre Ernährung nur geringfügig umgestellt hatten und sich somit das Wachstum der Kinder nicht deutlich verbessert hatte. Die Kinder, die mehr tierische Lebensmittel verzehrt hatten als vorher, wuchsen schneller als andere makrobiotisch ernährte Kinder (Dagnelie u. a. 1994). Eine Nachuntersuchung sechs Jahre später mit den inzwischen 7–16 Jahre alten Kindern

---

Zur Deckung des Energiebedarfs werden mindestens 20–25 g Fett pro Tag (etwa 2 Essl. Öl) empfohlen. Ersatzweise können auch 50 g Samen oder Nüsse verzehrt werden.

Regelmäßiger Verzehr von fettem Fisch (z. B. Lachs, Forelle, Hering, Aal oder Makrele; mindestens 100–150 g pro Woche) soll zur Verbesserung der Vitamin-B_{12}- und Vitamin-D-Versorgung beitragen. Seealgen sollten nur in mäßigen Mengen konsumiert werden, da sie Vitamin-B_{12}-Analoga enthalten, die den Cobalamin-Stoffwechsel blockieren können.

Zur Deckung des Bedarfs an Protein, Vitamin B_{12} und vor allem Kalzium sollten täglich Milchprodukte (150–250 mg) verzehrt werden.

Die Ballaststoffzufuhr sollte vor allem bei Kindern unter zwei Jahren reduziert werden, damit sich die Mineralstoffresorption verbessert und die Nahrung weniger voluminös ist. Dies kann dadurch erreicht werden, dass Getreide und Gemüse ausgiebiger durch ein Sieb gestrichen, ganze Getreidekörner durch Teigwaren und Vollkornbrot teilweise durch Brot aus Mehl mit niedrigerem Ausmahlungsgrad ersetzt werden.

☎ 56.5: Ernährungsempfehlungen der niederländischen Forschungsgruppe für eine makrobiotische Kost (Dagnelie u. van Staveren 1994)

zeigte, dass fast alle Familien im Vergleich zu der Studie von 1987 mehr tierische Lebensmittel und weniger Vollkorngetreide, Vollkornreis und Seealgen verzehrten. Zwei Drittel der Kinder aßen dreimal in der Woche Milchprodukte und fast die Hälfte der Kinder mehr als einmal wöchentlich Fleisch. Ein Drittel der Kinder bezeichnete ihre Ernährung nicht mehr als makrobiotisch. Die anthropometrischen Messungen zeigten ein signifikantes Aufholwachstum bei Körpergröße und Armumfang. Bereits eine Ergänzung durch Milchprodukte verbesserte das Wachstum der makrobiotisch ernährten Kinder (van Dusseldorp u. a. 1996).

Die Studienergebnisse verdeutlichen, dass eine makrobiotische Ernährung nach den Empfehlungen von Kushi für Kinder ungeeignet ist. Aufgrund des Meidens von tierischen Lebensmitteln und des hohen Getreideanteils in der Nahrung können Nährstoffdefizite entstehen, die bei Kindern zu körperlichen Symptomen und Entwicklungsstörungen führen. Für Erwachsene ist bei ausgewogener und vielseitiger Lebensmittelauswahl eine bedarfsgerechte Ernährung möglich.

Mit den Empfehlungen der niederländischen Forschungsgruppe zur Ergänzung der makrobiotischen Ernährung bei Kindern ist eine ausreichende Nährstoffversorgung möglich. Bei Säuglingen ist auf eine ausreichende Eisenzufuhr bei fleischloser Beikost zu achten. Die Ernährungsempfehlungen stimmen weitgehend mit denen von Acuff überein. Lediglich der tägliche Verzehr von Milchprodukten wird von Acuff nicht genannt. Allerdings empfiehlt er den häufigen Konsum von fettreichem Fisch und auch Eiern sowie zur Deckung des Kalziumbedarfs Meeresalgen, grünes Blattgemüse, Mandeln, Sonnenblumenkerne usw. Acuff orientiert sich mit seinen Empfehlungen nicht so streng an der fernöstlichen Philosophie. Er macht somit die ursprünglich östliche Ernährungsweise für westliche Kulturkreise besser zugänglich und berücksichtigt gleichzeitig zeitgemäße Aspekte. Positiv zu bewerten ist bei der makrobiotischen Kost nach Acuff im Vergleich zur üblichen Mischkost der bevorzugte Verzehr von Vollkornprodukten, Gemüse und gering verarbeiteten Lebensmitteln sowie das Meiden von Zucker und Alkohol. Auch der geringe Fettgehalt der Kost ist positiv zu beurteilen. Eine ausreichende Nährstoffversorgung ist mit der makrobiotischen Ernährung nach Acuff zu erwarten. Nach den Richtlinien von Acuff ist die makrobiotische Ernährung daher auch für Kinder als Dauerkost geeignet.

Da die Lebensmittelauswahl bei der makrobiotischen Ernährung nach Ohsawa stärker begrenzt ist als nach den Empfehlungen von Kushi, ist sie abzulehnen. Problematisch sind u. a. die Einteilung der Ernährung nach den zehn Stufen, die Empfehlung zur eingeschränkten Flüssigkeitszufuhr, die Theorie über Transmutation sowie der Anspruch der Heilbarkeit aller Krankheiten. Diese Aspekte wurden weder von Kushi noch von Acuff in ihren Empfehlungen übernommen. Für die heutige Makrobiotik sind sie somit nicht mehr relevant.

Zusammenfassung

Die makrobiotische Ernährung gründet sich als Teil der makrobiotischen Lebensweise auf eine fernöstliche Philosophie, die auf dem Prinzip der Kräfte Yin und Yang beruht. Dieses Prinzip übertrug Ohsawa auf die Ernährung mit dem Ziel, durch das Meiden von extrem yin- oder yang-betonten Nahrungsmitteln eine ausgewogene Ernährung zu erreichen. Seine Empfehlungen wurden von Kushi und Acuff weiterentwickelt.

Neben Getreide, dem Hauptbestandteil der Kost, werden auch Gemüse, Hülsenfrüchte, Meeresalgen, Samen und Nüsse, Obst, Fisch, verschiedene Würzmittel und Speiseöl empfohlen. Während Kushi den Verzehr von Milchprodukten ablehnt und Fisch nur gelegentlich zum Verzehr empfiehlt, macht Acuff auf die möglicherweise schlechte Versorgung mit Vitamin D und B_{12} aufmerksam. Er empfiehlt daher den Verzehr von fettreichem Fisch oder Eiern ein- bis dreimal wöchentlich. Anstelle von Milchprodukten empfiehlt er vegetabile kalziumhaltige Nahrungsmittel. Kinder sollten für eine ausreichende Energieversorgung täglich Speiseöl verzehren.

Studien zeigen, dass bei einer makrobiotischen Ernährung nach den Empfehlungen von Kushi die Nährstoffzufuhr für Kinder nicht ausreichend ist. Insbesondere die Aufnahme von Fett, Kalzium, Eisen und den Vitaminen D, B_2 und B_{12} ist zu gering. Zudem ist die extrem hohe Ballaststoffzufuhr negativ zu beurteilen, da Ballaststoffe die Resorption verschiedener Nährstoffe vermindern und sie zu einer schlechten Nährstoffversorgung beitragen. Es können Nährstoffmängel entstehen, die evtl. zu verschiedenen Mangelerscheinungen und verzögerter Entwicklung führen. Wird die Nahrung durch tierische Lebensmittel ergänzt, verbessert sich der Gesundheitszustand der Kinder. Aufgrund dieser Studienergebnisse ist eine Ernährung nach den Empfehlungen von Kushi für Kinder nicht geeignet. Die makrobiotische Ernährung nach den Empfehlungen von Acuff lässt eine ausreichende Nährstoffzufuhr erwarten. Sie ist als Dauerkost geeignet.

57 Anthroposophisch orientierte Ernährung

Die anthroposophisch orientierte Ernährungslehre basiert auf einer Philosophie, die von Rudolf Steiner (1862–1925) begründet wurde. Bei der Anthroposophie handelt es sich um eine ganzheitliche Lehre, nach der der Mensch nicht nur als ein körperliches, sondern auch als ein geistig-seelisches Wesen im Zusammenhang mit den sichtbaren Erscheinungen der Welt und den unsichtbaren Kräften des Kosmos betrachtet wird. Die anthroposophische Ernährungslehre wurde von Rudolf Hauschka (1891–1969), Gerhard Schmidt (geb. 1908) und Udo Renzenbrink (1913–1994) weiterentwickelt und wird derzeit u. a. von Petra Kühne vertreten.

Grundsätze

Steiner definierte die Anthroposophie als eine »... wissenschaftliche Erforschung der geistigen Welt, welche die Einseitigkeit einer bloßen Naturerkenntnis ebenso wie diejenigen der gewöhnlichen Mystik durchschaut ...« (Renzenbrink 1988, S. 8). Er wollte mit der Anthroposophie das Übersinnliche mit den Erkenntnismethoden der Naturwissenschaft und umgekehrt erklären. Die Anthroposophie gilt nicht als eine Alternative, sondern als eine Erweiterung der naturwissenschaftlich orientierten Schulmedizin (Madeleyn 1996).

Der Anthroposophie zufolge setzt sich der Mensch aus mehreren Bereichen, sog. Wesensgliedern, zusammen. Einer davon ist der Körper, der **physische Leib**, der u. a. aus Organen, Muskeln und Blut besteht. Die Körperstrukturen unterliegen einem ständigen Auf- und Abbau, dem Stoffwechsel. Die hierfür notwendige Dynamik beruht nach der anthroposophischen Lehre auf einem eigenen Kräftegefüge, den Bildekräften, auch als Ätherkräfte bezeichnet (◐ 57.1).

Diese Ätherkräfte strömen aus dem Kosmos in die stoffliche Welt ein. Sie wirken vor allem in den Pflanzen und werden **Ätherleib** genannt. Beim Menschen sorgen die Ätherkräfte für einen belebten, vitalen Körper. Die Seele und Psyche wird als **Astralleib** bezeichnet. Durch ihn zeichnet sich die Tierwelt aus. Der vierte Wesensbereich ist die Persönlichkeit, das **Ich**, das den Menschen zu einer unverwechselbaren Person macht. Nur beim Menschen sind alle vier Naturreiche vertreten (Renzenbrink 1988, S. 28; Kühne 1993, S. 18 ff.). Nach Steiner bewirkt die Anthroposophie eine Veränderung im Menschengefüge, die alle vier Wesensbereiche betrifft. Die Organe werden lebendiger, selbstständiger und innerlich beweglicher (Steiner 1993, S. 36 ff.).

Die Ernährung soll neben den körperlichen auch die seelischen und geistigen Bedürfnisse

Lebensäther	Die umfassendste Bildekraft, die vorwiegend im Wurzelbereich das Mineralische mit ergreift und das Leben besonders konzentriert. Der Lebensäther hat eine gestaltbildende Tendenz.
Chemische Äther	Im wässrigen Bereich von Blatt und Stengel vollziehen sich die Stoffumwandlungen, die nach chemischen Ordnungen verlaufen. Der chemische Äther ist quellender Natur.
Lichtäther	Das Farbenspiel der Blüten deutet auf die Lichtbeziehung. Aber auch im Chlorophyll der Blätter wirken bei der Assimilation des Kohlenstoffes Lichtkräfte. Das Licht gehört zum Element der Luft, es greift in den stofflichen Bereich ein an der Grenze, wo sich die Luft mit dem Wasserelement berührt. Es gliedert das durch den chemischen Äther quellende Element.
Wärmeäther	Früchte und Samen reifen in der Wärme. Diese durchdringt die Substanzwelt, ohne sie wäre kein Leben, keine Bewegung, sondern nur die Starre des Todes. Der Wärmeäther rundet die Frucht, er führt in der Samenbildung zur Vervielfältigung.

◐ 57.1: Die vier Ätherkräfte in der Anthroposophie (Renzenbrink 1988, S. 14 f.)

zufrieden stellen. Sie soll eine Kräftigung der lebendigen Strukturen, der Bildekräfte leisten (Kühne 1993, S. 18 f.). Dabei ist die Lebensmittelqualität wichtig; sie hängt u. a. von der biologischen Qualität ab, die durch die Pflanzenfamilie bzw. Tierart bestimmt wird. Um die verschiedenen biologischen Einflüsse der Pflanze zu unterteilen, entwickelte bereits Johann Wolfgang von Goethe (1749–1832) die **Dreigliederung der Pflanze**. Danach ist die Pflanze unterteilt in Wurzel, Blatt/Stengel und Blüte/Frucht/Samen. Beim Verzehr üben die Pflanzenteile eine Wirkung auf spezielle Ätherkräfte des Menschen aus. Steiner übertrug die Dreigliederung in umgekehrter Reihenfolge auf den Menschen (◙ 57.2).

Nach Steiner wird der Mensch entsprechend in Kopf, Brust und Bauchraum gegliedert. Der Kopfbereich wird als **Nerven-Sinnes-System** bezeichnet. Er ist das Wahrnehmungsorgan, das verhärtet ist und Kühle benötigt. Der Brustraum ist das **rhythmische System**, das den Blutkreislauf mit Herz und die Atmungsorgane umfasst. Dabei findet sich das rhythmische Element im Puls und Atmen wieder. Der Bauchraum entspricht dem **Stoffwechsel-Gliedmaßen-Bereich** und beinhaltet Stoffwechsel, Ver-

dauung, Fortpflanzung und Bewegung. Nach der anthroposophischen Theorie gibt es Analogien zwischen diesen Bereichen des Menschen und der dreigegliederten Pflanze (*Tab. 57.1*).

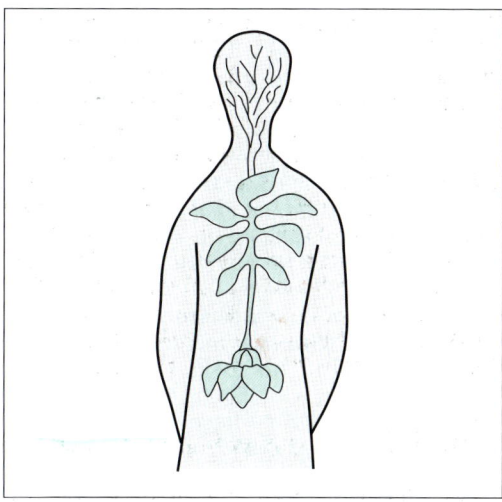

◙ 57.2: Dreigliederung von Pflanze und Mensch in der Anthroposophie (Renzenbrink 1988, S. 67)

Tab. 57.1: Analogien zwischen der Dreigliederung von Pflanze und Mensch (nach Kühne 1993, S. 43)

Pflanze: Wurzel	Blatt/Stengel	Blüte/Frucht/Samen
Verhärtendes Wahrnehmungsorgan zur Umwelt	Vermittelndes	Verströmendes/Konzentrierendes
Mineralstoffe, Salze	Säftestrom	Duft, Aroma, Farben
Kühle	Flüssigkeit	Stoffwechsel
	Assimilation	Stoffspeicherung
	Chlorophyll	Fortpflanzung
	Blattatmung	Innenraumbildung
Mensch: Nerven-Sinnes-System	**Rhythmisches System**	**Stoffwechsel-Gliedmaßen-System**
Verhärtendes (Schädel)	Vermittelndes	Verströmendes, sich auflösendes (Verdauung)
Sinnesorgane (Wahrnehmung der Umwelt)	Atmung	Konzentrierung (Aufbau)
Verarbeitung der Sinneseindrücke	Blutkreislauf	Stoffwechsel
Kühle	Hämoglobin	Fortpflanzung
Starre	Rhythmus (Puls, Atmung)	Wärmeprozesse
		Beweglichkeit

Durch den Verzehr von Pflanzenteilen können entsprechende Bereiche im Menschen beeinflusst werden. So wirkt z. B. Wurzelgemüse anregend auf das Nerven-Sinnes-System, Blattgemüse wie Kohl und Salat sowie Stengelgemüse (z. B. Spargel und Bleichsellerie) auf das rhythmische System und Fruchtgemüse wie Gurken, Tomaten oder Obst sowie Samen auf das Stoffwechsel-Gliedmaßen-System. Diese Wirkung findet nicht nur in stofflicher Hinsicht statt, sondern auch im Bereich der vitalen, ätherischen Kräfte (Kühne 1993, S. 41 ff.).

Für die Lebensmittelqualität ist der Anbau der Pflanzen entscheidend. Die Herstellung von hochwertiger Nahrung ist in der Anthroposophie Aufgabe des biologisch-dynamischen Landbaus, der 1924 eingeführt wurde. Er unterscheidet sich vom konventionellen Landbau dadurch, dass z. B. Dünger nicht zur Ertragssteigerung, sondern zur Verlebendigung des Bodens eingesetzt wird. Biologisch-dynamische Präparate werden zur Pflege und Gesundung der Pflanzen und des Bodens als »Heilmittel« angewendet. Der Zeitpunkt von Aussaat, Pflanzung, Anwendung von Präparaten und Ernte orientiert sich am Stand des Mondes, um die kosmischen Rhythmen zu nutzen. Die so erzeugten Lebensmittel werden unter der Marke »Demeter« angeboten (Renzenbrink 1988, S. 24 f.).

Neben dem Anbau stellt die Verarbeitung einen weiteren Aspekt für die Lebensmittelqualität dar. Verfahren der Bestrahlung und Begasung von Lebensmitteln, die Verwendung von Zusatzstoffen und Verfahren, bei denen wichtige Bestandteile des Lebensmittels entfernt werden (Schälen von Reis, Raffinieren von Öl), sowie der Einsatz von Mikrowellen werden abgelehnt. Rohkost wird empfohlen, da sie die vitalen Kräfte im Menschen aktiviert (Kühne 1993, S. 53 u. 78).

Die Qualität der Lebensmittel wird in der Anthroposophie somit durch das Zusammenwirken von irdischen Substanzprozessen und ätherischen Bildekräften aus dem Kosmos bestimmt. Lebensmittel sind für den Menschen dann wertvoll, wenn sie reich an Bildekräften sind (Renzenbrink 1988, S. 26 f.).

Auch der Rhythmus, in dem der Mensch lebt, spielt in der Anthroposophie eine bedeutende Rolle. Es gibt kosmische Rhythmen, die auf die Lebensmittel und auf den Menschen direkt einwirken. Hierzu zählen z. B. der Jahreszeiten-, Tag-Nacht- und Wochen-Monat-Rhythmus. Auch die Stoffwechselorgane unterliegen einem Rhythmus. Zudem schafft sich der Mensch selbst Rhythmen, z. B. durch die Mahlzeiten. Lebt der Mensch in einer rhythmischen Art, gewinnt er an Kraft, während bei einem unrhythmischen Lebensstil Kraft verloren geht (Kühne 1993, S. 261 ff.).

Empfehlungen zur Lebensmittelauswahl

Steiner legte besonderen Wert darauf, dass die anthroposophisch orientierte Ernährungslehre keine Verbote aufstellt, sondern lediglich Empfehlungen gibt. Der Mensch kann somit eigene Entscheidungen treffen, wodurch der »Respekt vor der menschlichen Freiheit« bewahrt bleibt (Steiner 1993, S. 122).

In der anthroposophisch orientierten Ernährung stellt **Getreide** das wichtigste Grundnahrungsmittel dar. Das Getreidekorn wirkt auf alle Bereiche des Menschen. Es stärkt die Sinneskräfte und bildet die Grundlage für die Konzentrationsfähigkeit und Bewusstseinsentfaltung. Gleichzeitig kräftigt es Lunge und Herz, regt die Verdauung an und liefert alle zur Bewegung der Gliedmaßen notwendigen Nährstoffe. Da das Getreide von der Saat bis zur Ernte durch die verschiedensten kosmischen Kräfte geprägt wird, bezeichnet Renzenbrink (1988, S. 93) die Getreidearten auch als »kosmische Sonnenwesen, die sich besonders stark mit der Erdenstofflichkeit verbinden und in der Sphäre des Lichtes irdische Substanzbildung anreichern«. Zum Verzehr wird Vollkorngetreide empfohlen, das auf verschiedene Weise (z. B. Darren, Einweichen oder Kochen) zubereitet werden kann.

Auch **Gemüse** und **Obst** sind wichtige Bestandteile der anthroposophisch orientierten Ernährung. Es sollten täglich Gemüse von Wurzel, Blatt und Frucht verzehrt werden, um alle drei Bereiche im Menschen anzusprechen. Das Gemüse und Obst sollte saisongemäß ausgewählt werden und aus regionalem Anbau stammen (Kühne 1993, S. 196 ff.). Steiner riet vom Kartoffelverzehr ab, da Kartoffeln nach seiner Ansicht aufgrund einer unzureichenden Verdauung der Kartoffelstärke das Gehirn belasten. Bei zu häufigem Verzehr von Kartoffeln verkümmert das Mittelhirn, der Instinkt geht verloren, dafür wird das intellektuelle, materialistische Denken im Vorderhirn gefördert (Renzenbrink 1988, S. 89 f.). Kühne (1993, S. 201 ff.) empfiehlt, Kartoffeln aufgrund ihres Nährstoffgehaltes zwei- bis dreimal in der Woche zu verzehren, Hülsenfrüchte einmal wöchentlich.

Der Verzehr von **Fleisch** wird in der anthroposophisch orientierten Ernährungslehre nicht ausdrücklich verboten. Im Vergleich zur pflanzlichen Nahrung bezeichnet Steiner (1993, S. 44 u. 54 f.) die tierische Nahrung als »irdischer«, sie fesselt den Menschen an die Erde und wird dabei als eine Last empfunden; das Meiden von Fleisch bedeutet somit eine Erleichterung für die Entwicklung des Menschen. »Das beste ist, wenn die Anthroposophie den Menschen dazu bringt, eine Art Ekel und Abscheu vor der Fleischnahrung zu haben« (Steiner 1993, S. 44). Pflanzliche Nahrung hingegen regt Kräfte an, die den Menschen »in eine Art kosmische Verbindung bringen mit dem ganzen planetarischen System« (Steiner 1993, S. 54). Nach Kühne (1993, S. 253 ff.) sollten Fleisch und Wurstwaren ebenso wie Fisch und Eier selten (ein- bis zweimal wöchentlich) verzehrt werden. Das Fleisch sollte von Tieren aus ökologischer Tierhaltung stammen.

Da nach der Anthroposophie **Milch** aufbauend auf den Organismus wirkt und dem Menschen Festigkeit gibt, ist ein regelmäßiger Konsum wünschenswert. Unbehandelte Milch von artgemäß gehaltenen Tieren (nach Demeter-Richtlinien) wird empfohlen, ebenso wie Sauermilchprodukte und Käse (Kühne 1993, S. 214 ff.).

Zucker wird als ein isoliertes Produkt abgelehnt. Zum Süßen werden Obst, Trockenfrüchte, Ahornsirup, Honig u.a. empfohlen (Renzenbrink 1988, S. 55).

Durch **Alkohol** wird nach Steiner (1993, S. 105) der Verstand unterdrückt und auch die Seele beeinflusst. Daher sollten alkoholische Getränke gemieden werden. Renzenbrink (1988, S. 90) bezeichnet den Alkohol als einen »Feind für die geistige Entwicklung«. Auch Kaffee und Tee sollten nur in Maßen getrunken werden (Kühne 1993, S. 245), wobei nach Steiner (1993, S. 61 f.) der Kaffee die logischen Folgerungen des Menschen fördert und ihn daher »solide« macht. Tee hingegen regt die Phantasie an und kann zur Gleichgültigkeit bzw. »Scharlatanerie« führen.

Für die Ernährung von **Säuglingen** wird in den ersten fünf Lebensmonaten das Stillen empfohlen. Nicht-gestillten Säuglingen sollte zunächst eine Flaschennahrung, bestehend aus mit Wasser verdünnter Drittelmilch, Laktose, Mandelmus und später Reis- oder Hirseschleim gegeben werden. Ab der sechsten Lebenswoche wird zum Ausgleich des relativ niedrigen Gehaltes an Vitamin A und C der Milchzubereitung die Zugabe von Orangen- oder Johannisbeer- und

Karottensaft empfohlen. Als Alternative zur Hydrolysatnahrung sollten nicht ausreichend gestillte Säuglinge Stutenmilch erhalten. Bei der Beikost wird vom Fleischverzehr abgeraten (Madeleyn 1996). Nach Renzenbrink (1988, S. 73 f.) führt Fleisch zu einer Überfütterung mit Protein, wodurch der Säugling in seiner Selbstverwirklichung gehemmt wird.

Ernährungsphysiologische Bewertung

Die Nährstoffversorgung und der Gesundheitsstatus von sich anthroposophisch ernährenden Personen wurde wissenschaftlich bisher nicht hinreichend untersucht. Lediglich eine Studie aus den Niederlanden, an der neben einer Kontrollgruppe (n = 50) und einem vegetarisch bzw. makrobiotisch ernährten Probandenkollektiv 26 anthroposophisch ernährte Kinder im Alter von 1–3 Jahren teilnahmen, liefert einige Hinweise. Bei dieser Studie zeigte sich, dass die sich anthroposophisch ernährenden Mütter im Vergleich zu den Müttern der Kontrollgruppe ihre Kinder im Durchschnitt länger stillten (7 versus 5,3 Monate). Keines der Kinder der Versuchsgruppe verzehrte Fleisch, 8 % aßen Fisch und 66 % Eier. Lediglich zwei Kinder erhielten Vitamin-A- und Vitamin-D-Supplemente, während über 80 % der Kinder Kalziumsalze oder ein anderes »knochenbildendes Supplement« bekamen.

Die Nährstoffzufuhr bei anthroposophischer Ernährung, die für die Hauptnährstoffe, Ballaststoffe, Vitamin B_2 und D sowie Kalzium und Eisen berechnet wurde, ist ähnlich wie bei vegetarischer Kost. Im Vergleich zur Kontrollgruppe war die Zufuhr von pflanzlichem Protein und Ballaststoffen höher, die von Fett, Cholesterin, Kalzium und Vitamin D niedriger. Die Zufuhrmengen von Kalzium, Eisen und Riboflavin lagen im Bereich der niederländischen Empfehlungen, die von Vitamin D darunter. Anthropometrische Messungen ergaben, dass die anthroposophisch ernährten Kinder eine etwas geringere Körpergröße und ein etwas niedrigeres Körpergewicht hatten als die Kontrollgruppe (van Staveren u.a. 1985).

Da es sich bei der anthroposophisch orientierten Ernährung um eine überwiegend lakto-ovovegetabile Ernährung handelt, ist eine Nährstoffversorgung ähnlich wie bei der entsprechenden vegetarischen Kostform zu erwarten. Vermutlich ist aufgrund des geringen Fischverzehrs die Aufnahme von Jod ebenso wie bei der heute üblichen Mischkost zu niedrig. Durch das Meiden von Fleisch in der Beikost sollte bei Säuglingen auf eine bedarfsdeckende Eisenzufuhr geachtet werden. Auch die Vitamin-D-Versorgung ist möglicherweise, wie in der Studie von van Staveren u. a. (1985) beobachtet, unzureichend.

Bedingt durch den selteneren Verzehr von Fleisch, Fisch und Eiern ist im Vergleich zur üblichen Mischkost die Aufnahme von Fett, Cholesterin und Purinen geringer, was bei der heutigen Ernährungssituation wünschenswert ist. Zudem ist die Ballaststoffzufuhr durch den hohen Getreideanteil und die Bevorzugung von Vollkornprodukten höher. Auch der hohe Gemüse- und Obstanteil ist im Hinblick auf die Versorgung mit Mineralstoffen und Vitaminen positiv zu bewerten. Die Bevorzugung von Lebensmitteln aus ökologischem Anbau sowie von jahreszeitlich entsprechenden und regional angebauten Lebensmitteln ist begrüßenswert.

Die Betrachtungsweise der Anthroposophie, nach der die Lebensmittel auch einen geistigen Gehalt sowie Bildekräfte besitzen und die Dreigliederung des Menschen eine Rolle spielt, ist aus ernährungswissenschaftlicher Sicht nicht nachvollziehbar. Auch die Wirkung verschiedener Lebensmittel, z.B. von Getreide, Fleisch, Milch und Alkohol, auf den menschlichen Körper, wie sie von Steiner beschrieben wird, ist aus naturwissenschaftlicher Sicht nicht verständlich. Dies trifft auch auf die Ablehnung von Kartoffeln zu, die allerdings von Kühne nicht mehr so strikt vertreten wird. Da die Kartoffel wichtige Nährstoffe liefert und einen relativ hohen Ballaststoffgehalt bei gleichzeitig geringem Fettgehalt hat, ist der Verzehr von Kartoffeln zu empfehlen und eine Steigerung des Kartoffelverzehrs wünschenswert.

Bei der anthroposophisch orientierten Ernährungslehre handelt es sich um eine Kostform, die bei abwechslungsreicher Lebensmittelauswahl eine ausreichende Nährstoffversorgung erwarten lässt. Die anthroposophisch orientierte Ernährung ist als Dauerkost geeignet.

Zusammenfassung

In der anthroposophisch orientierten Ernährungslehre wird der Mensch nicht nur als ein stoffliches, sondern auch als ein geistig-seelisches Wesen betrachtet. In den pflanzlichen und mineralischen Erscheinungen wirken die sog. Äther- bzw. Bildekräfte. Die Nahrung ist um so wertvoller, je mehr Ätherkräfte sie enthält. Eine hohe Lebensmittelqualität wird z.B. durch den biologisch-dynamischen Landbau und eine geringe Verarbeitung der Lebensmittel erreicht. Aus Sicht der Anthroposophie besteht die Pflanze aus drei Teilen. Diese Dreigliederung wird auf den Menschen übertragen. Durch den Verzehr eines bestimmten Pflanzenteiles beeinflusst dieser den entsprechenden Bereich im Menschen.

Bei der anthroposophisch orientierten Ernährungslehre handelt es sich um eine vorwiegend lakto-vegetabile Kost, bei der Getreide das Grundnahrungsmittel darstellt. Fleisch, Fisch und Eier sollten nur in geringen Mengen verzehrt werden. Vom Alkoholkonsum und vom Verzehr anderer Genussmittel (z.B. Bohnenkaffee und schwarzer Tee) wird abgeraten. Bei abwechslungsreicher Lebensmittelauswahl ist von einer ausreichenden Versorgung mit Nährstoffen auszugehen. Auf eine ausreichende Zufuhr an Jod, bei Säuglingen und Kindern insbesondere auch an Vitamin D und evtl. Eisen sollte geachtet werden. Die anthroposophische Kost ist als Dauerkost geeignet.

Ernährungs-
abhängige
Krankheiten

58 Adipositas

Übergewicht ist die Folge einer den individuellen Energiebedarf chronisch überschrei-
tenden Energieaufnahme, wodurch das Körpergewicht, bedingt durch die Zunahme des
Körperfettgehaltes, ansteigt. Stark ausge-
prägtes Übergewicht wird als Adipositas
bezeichnet.

Übergewicht ist in den westlichen Industrieländern weit verbreitet. In Deutschland sind 40 %
der Bevölkerung als übergewichtig, 16 % als adipös und 1 % als extrem adipös (s. ☎ 58.2, S. 220)
einzustufen (Wechsler u. a. 1996). Dies hat
deutliche Auswirkungen auf die Gesundheit,
denn Übergewicht begünstigt u. a. die Entstehung von Diabetes mellitus (Typ 2), koronarer
Herzkrankheit, Hypertonie, Hyperurikämie,
Gallensteinen, degenerativen Skeletterkrankun-
gen und verschiedenen Krebsarten (Wirth 1997,
S. 47). Die Mortalitätsrate steigt mit zunehmendem Körpergewicht an, ebenso wie auch Untergewicht mit einem höheren Mortalitätsrisiko
assoziiert ist (☎ 58.1).

Klinik

Adipositas kann in verschiedenen Lebensabschnitten entstehen. Adipozyten (Fettzellen)
entwickeln sich aus den Präadipozyten. Die

Fettspeicherung bei einer überhöhten Nahrungsenergiezufuhr erfolgt über die Vergrößerung vorhandener Adipozyten (Hypertrophie)
und in einem späteren Stadium auch über die
Vermehrung von Fettzellen (Hyperplasie). Die
Volumenvergrößerung ist reversibel, während
die Anzahl der einmal angelegten Fettzellen
nicht mehr reduziert werden kann.
Bei der **Diagnostik** der Adipositas steht zunächst die Ermittlung von Körpergröße, Körpergewicht, Body Mass Index (s. u.) und Fettverte-
lungsmuster im Vordergrund. Weiterhin gehört
die Erfassung von Folgeerkrankungen sowie der
Verlauf der Adipositas (Beginn der Körpergewichtszunahme und Entwicklungszeitraum)
und das Vorkommen von Übergewicht in der
Familie (Anamnese) dazu. Im Hinblick auf die
therapeutischen Maßnahmen sollte geklärt
werden, ob es sich um eine sekundäre Adipositas handelt, d. h. ob sie auf einer anderen
Grunderkrankung (z. B. Morbus Cushing, Hypothyreose) beruht oder durch die Einnahme von
bestimmten Medikamenten ausgelöst sein
könnte. Das Ernährungsverhalten kann durch
das Führen von Ernährungsprotokollen, üblicherweise über sieben Tage, erfasst werden;
auch ist es wichtig, nach bereits durchgeführten
Diäten oder Schwierigkeiten im Ernährungsverhalten (z. B. Heißhungerattacken) zu fragen.

Klassifikation des Gewichts

Die eindeutige Abgrenzung zwischen Unter-,
Ideal-, Normal- und Übergewicht bereitet trotz
vorhandener Indizes Schwierigkeiten. Der
heute gebräuchlichste Parameter für die Klassifikation des Gewichts ist der **Body Mass Index**
(= BMI, Körpermassenindex, Quetelet-Index)
(☎ 58.2). Danach werden vereinfachend Personen mit einem BMI zwischen 25 und 30 kg/m^2
als übergewichtig und mit einem BMI > 30
kg/m^2 als adipös eingestuft. Adipöse sind in
jedem Fall behandlungsbedürftig. Liegen bereits mit dem Übergewicht assoziierte Erkrankungen vor, ist eine Körpergewichtsreduktion
auch schon in früherem Stadium anzustreben.
Als extrem adipös gelten Personen mit einem
BMI > 40 kg/m^2.
Eine ältere Maßzahl ist das **Broca-Gewicht**, das
einfach zu berechnen ist und dessen Ergebnis
direkt in Kilogramm ausgedrückt wird (☎ 58.2).

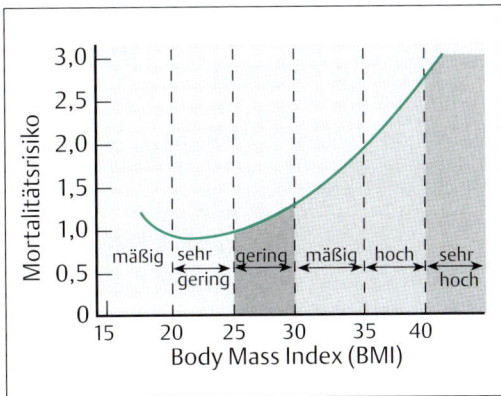

☎ 58.1: Mortalitätsrate in Abhängigkeit vom BMI
(nach Bray 1996)

BMI (Body Mass Index) = Körpergewicht (kg)/Quadrat der Körperlänge (m²)

	Frauen	Männer	
BMI (kg/m²)	< 19	< 20	Untergewicht
	19–23,9	20–24,9	Normalgewicht
	24–29,9	25–29,9	Übergewicht
	30–39,9	30–39,9	Adipositas
	≥ 40	≥ 40	massive Adipositas

Broca-Normalgewicht = Körperlänge (cm) – 100

Broca-Index: Körpergewicht/Normalgewicht

Relativgewicht nach Broca: Körpergewicht x 100 / Normalgewicht

Relativgewicht nach Broca (%)	< 90	Untergewicht
	90–109	Normalgewicht
	110–125	Übergewicht
	> 125	Adipositas
	> 150	massive Adipositas

☻ 58.2: Indizes zur Klassifikation des Körpergewichts

Dabei werden kleine Personen jedoch zu oft, große dagegen zu selten als übergewichtig eingestuft. Zudem wird international überwiegend der BMI verwendet, so dass die Maßzahl nach Broca in den Hintergrund getreten ist. Der Broca-Index wird durch den Quotienten aus Körpergewicht und Normalgewicht errechnet. Als Normalgewicht wird das Durchschnittsgewicht innerhalb einer Bevölkerungsgruppe bezeichnet. Wenn sich eine Person im Bereich des Normalgewichtes befindet, gibt dies keinen Aufschluss über ihren individuellen Gesundheitszustand. Im Gegensatz dazu wird der Begriff Idealgewicht für das Gewicht verwendet, bei dem die größte Lebenserwartung, also die geringste Mortalität, besteht.
Die ersten Angaben zum Idealgewicht gehen auf Daten amerikanischer Lebensversicherungsgesellschaften zurück, die jedoch den Nachteil hatten, dass sie nicht die allgemeine Bevölkerung repräsentierten, sondern hauptsächlich Personen der oberen Mittelschicht. Später wurden die Zahlen unter Berücksichtigung neuer Ergebnisse nach oben korrigiert, da sich zeigte, dass das Idealgewicht etwas höher anzusetzen ist. In den 1980er Jahren wurde eine neue Analyse der bereits vorliegenden Daten durchgeführt. Dabei zeigte sich, dass der BMI, der mit der geringsten Mortalität assoziiert ist, sowohl alters- als auch geschlechtsabhängig variiert, wobei der Einfluss des Alters größer ist als der des Geschlechts (*Tab. 58.1*). Auf dieser Grundlage lassen sich Bereiche für Empfehlungen zum BMI ableiten (*Tab. 58.2*).

Tab. 58.1: Body Mass Index (BMI) mit der geringsten Mortalität, differenziert nach Alter und Geschlecht (Andres u. a. 1985)

Alter (Jahre)	BMI (kg/m²) Männer	BMI (kg/m²) Frauen
20–29	21,4	19,5
30–39	21,6	23,4
40–49	22,9	23,2
50–59	25,8	25,2
60–69	26,6	27,3

Tab. 58.2: Empfehlungen zum Body Mass Index (BMI), differenziert nach Alter (National Research Council 1991, S. 564)

Alter	Empfohlener BMI (kg/m²)
19–24	19–24
25–34	20–25
35–44	21–26
45–54	22–27
55–65	23–28
< 65	24–29

Um beurteilen zu können, ob ein erhöhtes Körpergewicht auf einen hohen Anteil an Muskelmasse oder Fettmasse zurückzuführen ist, sind Messungen zum **Fettanteil des Körpers** nötig. Ein Körperfettgehalt von 12–20 % bei Männern und von 20–30 % bei Frauen gilt als »normal« (Abernathy u. Black 1996). Zur Erfassung des Körperfettgehaltes stehen mehrere Methoden zur Verfügung (⬛ 58.3). Anthropometrische Methoden, z. B. Messung der Körpergröße, des Körpergewichts und der Hautfaltendicke, sowie die bioelektrische Impedanzmessung sind die gebräuchlichsten Verfahren. Sie sind leicht durchzuführen.

Über die Hälfte des Körperfettgehalts ist unter der Haut lokalisiert, so dass über die Hautfaltendicke Rückschlüsse auf den Gesamtfettgehalt möglich sind. Bei der Hautfaltendickemessung sind reproduzierbare Ergebnisse nur von erfahrenen Untersuchern zu erzielen. Die Messung wird an Bizeps, Trizeps, subscapular, suprailiacal, an Abdomen und Oberschenkel mit Hilfe eines Kalipers vorgenommen. Über die Summe der gemessenen Hautfaltendicken kann der Körperfettgehalt aus Tabellen ermittelt werden.

Bei der Impedanzmessung werden Elektroden an einem Arm und Bein angelegt und über den elektrischen Widerstand (Impedanz) der Gehalt an Körperwasser bestimmt. Der Fettanteil setzt dem Strom einen Widerstand entgegen, leitet ihn also nicht. Durch Formeln, die neben den Messwerten auch das Körpergewicht, die Körpergröße, das Geschlecht und Alter berücksichtigen, kann der Fettgehalt ermittelt werden (Stroh 1995; Bray 1996).

Körperfettverteilung

Das mit der Adipositas verbundene Risiko für Folgeerkrankungen wird im Wesentlichen von der Körperfettverteilung bestimmt. Dabei lassen sich zwei grundsätzliche Verteilungstypen unterscheiden, die abdominale (viszeral, stammbetont, android, vorwiegend Männer, »Apfeltyp«) und die gluteal-femorale Fettverteilung (hüftbetont, gynoid, vorwiegend Frauen, »Birnentyp«) (Vague 1947) (⬛ 58.4). Zur Charakterisierung des Fettverteilungstyps wird die **Waist-to-Hip-Ratio** (= WHR, Taille-zu-Hüfte-Relation) herangezogen. Werte > 1,0

1. visuelle Beurteilung

2. anthropometrische Methoden
   Gewicht-Längen-Indizes
   (z. B. Body Mass Index)
   Umfänge und Durchmesser
   (z. B. Waist-to-Hip-Ratio)
   Hautfaltendicke

3. Ultraschall
   (subkutanes und intraabdominelles Fett)

4. Leitfähigkeit
   bioelektrische Impedanz (BIA)
   Ganzkörperleitfähigkeit (TOBEL)

5. Isotopen
   Körperwasser (^3H_2O)
   Körperkalium (^{40}K)
   Körperfett (Krypton)

6. Körperdichte (Unterwasserwiegen)

7. Computer-Tomographie

8. Kernspintomographie

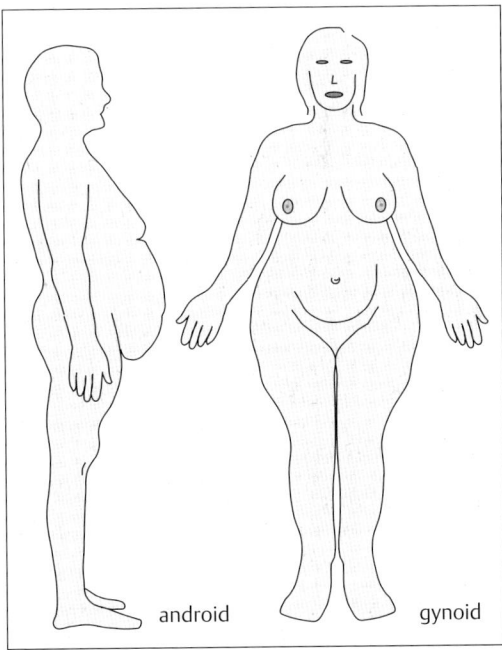

android   gynoid

⬛ 58.3: Methoden zur Bestimmung der Körperzusammensetzung bzw. des Körperfettanteils (Wirth u. Noelle 1992)

⬛ 58.4: Abdominale (androide) und gluteal-femorale (gynoide) Fettverteilung (nach Wirth 1997, S. 13)

bei Männern bzw. >0,85 bei Frauen sind gleich-bedeutend mit abdominaler Adipositas.

Die androide Adipositas birgt ein höheres Risiko für die Krankheiten, die allgemein unter dem Begriff »**metabolisches Syndrom**« zusammen-gefasst werden. Zu diesen zählen neben der Adipositas selbst auch Diabetes mellitus Typ 2, Hypertonie und Hyper- bzw. Dyslipoproteinämie (◙ 58.5). Auch Hyperurikämie wird häufig zum metabolischen Syndrom gezählt. Dieser Krankheitskomplex bildet die ätiologische Vo-raussetzung für die Entstehung von Atheroskle-

rose und den damit assoziierten Krankheitsbil-dern (Wirth u. Noelle 1992).

Die Entwicklung eines Diabetes mellitus Typ 2 (s. Kap. 59, S. 235 ff.) hängt sowohl vom Grad der Adipositas als auch von der Fettverteilung ab. Das abdominelle Fettgewebe ist metabolisch besonders aktiv und spricht stark auf lipolyti-sche Stimuli an. Hierdurch kommt es zu einer gesteigerten Freisetzung von Fettsäuren aus dem Fettgewebe und in der Folge zur Insulinre-sistenz und nachfolgend zur Glukose-Intole-ranz. Umgekehrt resultiert aus der Glukose-Intoleranz wiederum eine Insulinresistenz, wodurch die Gefahr, an Diabetes mellitus zu erkranken, erhöht ist (◙ 58.6). Die Insulinresis-tenz ist ein zentraler Faktor für die Krankheiten, die zum metabolischen Syndrom zählen. Durch sie wird die renale Natrium-Rückresorption sti-muliert und damit die Entstehung einer Hyper-tonie begünstigt. Die bei der abdominalen Adi-positas häufig erhöhten Triglyzeridwerte und ein erniedrigtes HDL-Cholesterin stellen Risiko-faktoren für atherosklerotische Komplikationen wie Herzinfarkt und Schlaganfall dar (Wirth u. Noelle 1992; Wolfram 1990).

Ursachen

Vereinfacht dargestellt ist Übergewicht die Folge eines Missverhältnisses zwischen Ener-giezufuhr und -verbrauch. Energie- und Fettzu-fuhr sind im Verhältnis zu Energieverbrauch und Fettoxidation zu hoch. Dies reicht aller-dings als einzige Erklärung nicht aus, da z. B.

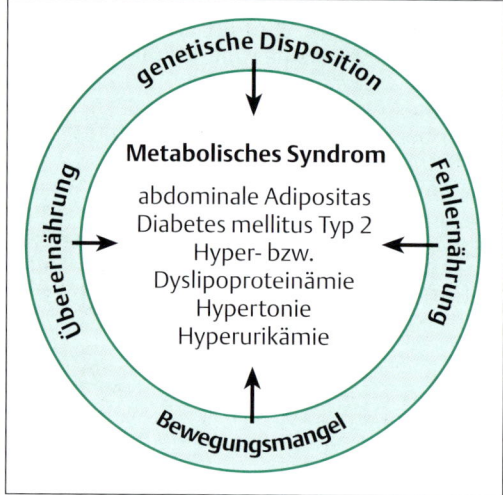

◙ 58.5: Das metabolische Syndrom

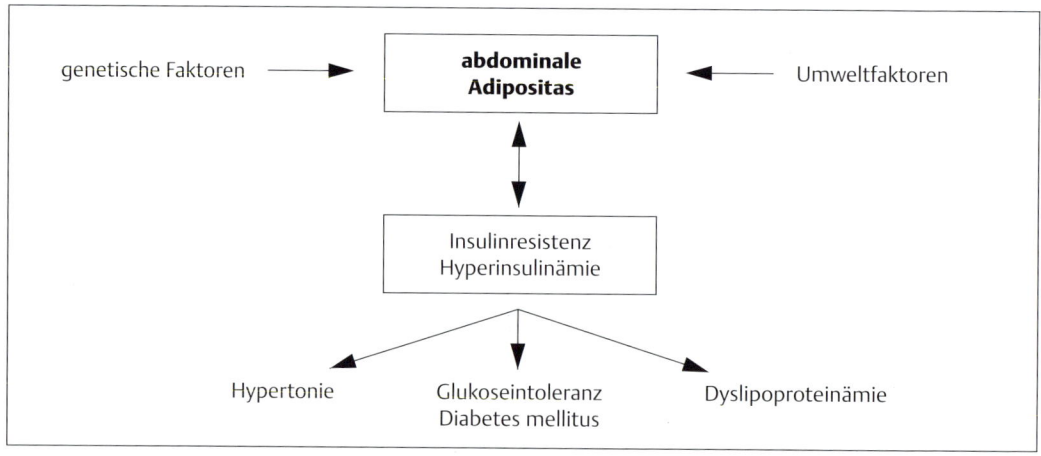

◙ 58.6: Stellung der abdominalen Adipositas innerhalb des metabolischen Syndroms (nach Wirth u. Noelle 1992)

einige Personen eine größere Neigung zur Depotfettbildung aufweisen als andere. Das an den Endothelzellen der Gefäße lokalisierte Enzym **Lipoprotein-Lipase** reguliert die Fettspeicherung. Es baut im Blut transportierte Triglyzeride zu Glyzerin und freien Fettsäuren ab, so dass sie von den Adipozyten aufgenommen werden können, wo sie wieder zu Triglyzeriden zusammengebaut und gespeichert werden. Die Lipoprotein-Lipase-Aktivität im Fettgewebe ist bei Adipösen erhöht (Pi-Sunyer 1999).

Der Gesamtenergieumsatz des Körpers setzt sich aus dem Grundumsatz und dem Leistungsumsatz zusammen. Der Leistungsumsatz beinhaltet vor allem den erhöhten Energieverbrauch durch Muskelarbeit, Veränderungen in der Umgebungstemperatur und durch die Nahrungsaufnahme. Der Grundumsatz, die Energie, die bei völliger körperlicher Ruhe verbraucht wird, scheint bei Personen, die zur Adipositas neigen, vermindert zu sein. Zudem zeigten verschiedene Studien, dass die als nahrungsinduzierte Thermogenese bekannte Erhöhung des Energieumsatzes nach einer Mahlzeit bei Adipösen signifikant niedriger ist als bei schlanken Personen. Die Untersuchungsergebnisse sind allerdings nicht einheitlich, so dass diese Erklärung für die Adipositasentstehung umstritten ist (Ravussin u. Swinburn 1992).

Die Beobachtung, dass sich das Körpergewicht vieler Menschen über lange Zeiträume nicht verändert, hat zu der Annahme geführt, dass das Gewicht innerhalb bestimmter Grenzen über Energiezufuhr und -verbrauch reguliert wird. Dies wird als **»Set-point-Theorie«** bezeichnet (Keesey u. Powley 1986). Eine Studie zeigte, dass sowohl bei einer hypo- als auch bei einer hyperenergetischen Ernährung kompensatorische Mechanismen in der Energieausnutzung einsetzen, um das Ursprungsgewicht wieder zu erreichen. Diese Vorgänge wurden bei Normalgewichtigen und bei Adipösen beobachtet (Leibel u. a. 1995).

Studien mit Zwillingen und Untersuchungen an adoptierten Kindern lassen Rückschlüsse auf den Einfluss der Vererbung bei der Entstehung von Adipositas zu. Schätzungen zufolge liegt der Anteil **genetischer Faktoren** an der Adipositas bei 25–30 % (Weck 1998). In einer Studie mit eineiigen Zwillingen konnte gezeigt werden, dass länger anhaltende Überernährung (84 Tage, 1000 kcal/d (4,2 MJ/d) über dem Bedarf) von großen Schwankungen in der Körpergewichtszunahme beim Vergleich zwischen verschiedenen Zwillingspaaren begleitet war. Innerhalb der Paare war die Gewichtszunahme

dagegen sehr ähnlich. Daraus schlossen die Autoren, dass genetische Einflüsse eine große Rolle bei der Adipositasentstehung spielen (Bouchard u. a. 1990).

Diese Theorie wird auch durch Untersuchungen an Adoptivkindern unterstützt. Das Körpergewicht von adoptierten Kindern korrelierte mit dem der leiblichen Eltern, besonders der Mutter, nicht aber mit dem der Adoptiveltern (Stunkard u. a. 1986). Das widerspricht der Annahme, dass vor allem die durch die Eltern vorgelebte Ernährungsweise maßgeblich an der Adipositasentstehung beteiligt ist (Stunkard u. a. 1990). Entscheidend für die Ausprägung des Übergewichts sind allerdings die individuellen Ernährungsgewohnheiten, insbesondere die Lebensmittelauswahl und der Energiegehalt der Nahrung.

Einen weiteren Hinweis auf eine genetische Komponente lieferten die Forschungen über das »obese-Gen« (ob-Gen), das von Zhang u. a. (1994) kloniert wurde. Genprodukt des ob-Gens ist Leptin, ein Protein, das bei der Konstanthaltung des Körpergewichtes eine bedeutsame Rolle spielt. Das von den Adipozyten sezernierte Leptin vermittelt Sättigungssignale an den Hypothalamus. Es reduziert die Konzentration von Neuropeptid Y, das als Stimulator der Nahrungsaufnahme gilt. Folglich wird die Nahrungszufuhr gedrosselt. Auch Stoffwechselaktivität und Thermogenese werden beeinflusst. Anfangs wurde vermutet, dass Adipositas auf einem Leptinmangel beruhen könnte. Inzwischen wurde jedoch gezeigt, dass die Konzentration von Leptin im Serum positiv mit der Körperfettmasse korreliert, Adipöse also sogar erhöhte und nicht erniedrigte Leptinspiegel aufweisen.

Demnach scheint die Adipositas mit einer Leptinresistenz assoziiert zu sein: Infolge eines Rezeptordefekts kann das Leptinsignal nicht weitergegeben werden. Dadurch unterbleiben die Verminderung der Nahrungsaufnahme und die Steigerung von Stoffwechselaktivität und Thermogenese (Considine u. a. 1996; Spitzweg u. a. 1996; Weck 1998). Beim Fasten fällt der Leptinspiegel überproportional ab, was zu einer Steigerung des Appetits und der Nahrungszufuhr bei gleichzeitigem verminderten Energieumsatz führt. Möglicherweise ist dies mit eine Erklärung für die rasch wiederkehrende Gewichtszunahme nach einer Diät (Weck 1998).

Neben der genetischen Komponente spielen die **Ernährungsgewohnheiten** (Essverhalten) und **Lebensbedingungen** (z. B. körperliche Aktivität) eine entscheidende Rolle in der Ätiologie.

Adipöse unterscheiden sich im Essverhalten von nicht-adipösen Personen. Sie sind stärker abhängig von Außenreizen (z. B. von der Tageszeit oder dem Füllungszustand eines Tellers), ihre inneren Körpersignale wie die Sättigungswahrnehmung sind dagegen weniger ausgeprägt (Pudel u. Westenhöfer 1991, S. 106 ff.). Auch die eigene Kontrolle beeinflusst das Essverhalten. So lässt sich zwischen gezügelten und ungezügelten Essern unterscheiden. Die gezügelten Esser reduzieren bewusst kontinuierlich ihre Nahrungsaufnahme entgegen vorhandener Hunger- und Appetenzsignale mit dem Ziel der Gewichtsabnahme oder -konstanz. Dabei besteht die Gefahr in einem möglichen Zusammenbruch der Kontrolle, was bereits durch geringfügige Auslöser wie den Verzehr eines Bonbons geschehen kann. Der Diätvorsatz gilt als gescheitert und nach dem Prinzip »Nun ist es auch egal« wird deutlich zuviel gegessen. Ungezügelte Esser lassen sich meist von inneren Signalen wie Hunger und Sättigung leiten. Unter der rigiden Diätkontrolle wird in der Summe oft mehr verzehrt als bei ungezügeltem Essen (Ellrott u. Pudel 1998, S. 28 ff.).

Übergewicht kommt theoretisch durch eine längerfristig erhöhte Energieaufnahme zustande. Untersuchungen darüber, ob Übergewichtige tatsächlich mehr essen als Normalgewichtige, stellen sich als sehr schwierig dar, weil besonders übergewichtige Personen ihre Nahrungszufuhr und Energieaufnahme in Ernährungsprotokollen drastisch unterschätzen (»Underreporting«) (Lichtman u. a. 1992). So lassen sich Ergebnisse erklären, die keine oder teilweise negative Korrelationen von Körpergewicht und aufgenommener Nahrungsenergiemenge zeigen (Ravussin u. Swinburn 1992).

Neben der Menge der zugeführten Nahrung beeinflusst auch ihre Zusammensetzung die Entstehung von Übergewicht. Die früher vertretene These von Kohlenhydraten als »Dickmachern« ist aus heutiger Sicht falsch. Die Fettspeicherung aus Nahrungsfetten erfolgt schneller als aus Kohlenhydraten, da Nahrungsfette ohne Energieverbrauch als Depotfette gespeichert werden können. Für Kohlenhydrate sind dagegen energieaufwendige Umwandlungsprozesse nötig, so dass die Fettspeicherung nicht so effizient abläuft (Bässler 1995).

In einer Studie wurde gezeigt, dass bei einer kohlenhydratreichen Überernährung 75–80 % der überschüssigen Energie gespeichert wurden, bei einer fettreichen Überernährung jedoch 90–95 % (Horton u. a. 1995). Diese Ergebnisse bestätigen, dass in erster Linie Fette für die Entstehung des Übergewichtes verantwortlich sind, jedoch bei einer hyperkalorischen Ernährung auch Kohlenhydrate in die Fettdepots eingebaut werden können.

Nicht zuletzt fördern veränderte Lebens- und Arbeitsbedingungen die Verbreitung von Adipositas. Bereits im Kindesalter verleiten Fernseher und Computer zu Bewegungsarmut. Dieser Trend setzt sich auch im Erwachsenenalter fort.

Folgen

Adipositas geht mit einer erhöhten Mortalitätsrate einher, die positiv mit dem Grad des Übergewichts korreliert (Sjöström 1992). Grund dafür sind mit dem Übergewicht assoziierte Krankheiten (☎ 58.7). Im Vordergrund steht das metabolische Syndrom mit den Krankheiten Dyslipoproteinämie, Diabetes mellitus Typ 2, Hypertonie und Hyperurikämie. In der PRO-CAM (Prospective Cardiovascular Münster)-Studie wurde gezeigt, dass sich die Risikofaktoren für kardiovaskuläre Erkrankungen (erhöhte Gesamt-Cholesterin- und LDL-Cholesterinspiegel, erhöhte Triglyzeridwerte und erniedrigter HDL-Cholesterinspiegel) mit steigendem BMI signifikant erhöhen (Assmann u. Schulte 1992).

Übergewicht kann auch psychische, ökonomische und soziale Konsequenzen haben. Adipöse leiden häufig unter einem gestörten Selbstwertgefühl. Eine Studie zeigte, dass junge adipöse Frauen bei Ausbildung und Einkommen gegenüber nicht-adipösen Frauen benachteiligt sind und, ebenso wie übergewichtige Männer, seltener verheiratet sind (Gortmaker u. a. 1993).

Therapie

Die **Indikation** für eine Therapie ist nicht allein aufgrund des BMI zu stellen, sondern muss individuelle Gegebenheiten berücksichtigen (Abernathy u. Black 1996). Auch bereits vorhandene übergewichtsbedingte Krankheiten werden in die Entscheidung zur Körpergewichtsreduktion einbezogen. Allgemein gilt, dass ab einem BMI von 30 kg/m^2 die Indikation für eine Therapie gegeben ist, bzw. bei einem BMI von 25–30 kg/m^2, wenn bereits Gesundheitsstörungen vorliegen oder Krankheiten durch das Übergewicht verstärkt werden. Die abdominale Fettverteilung ist ebenfalls ein Hinweis, dass eine Körpergewichtsreduktion angestrebt werden sollte. Auch wenn ein erheblicher psychosozialer Leidensdruck besteht, ist eine Körpergewichtsreduktion schon ab einem BMI von 25 kg/m^2 indiziert (Wechsler u.a. 1996).

Ziel jeder Maßnahme zur Gewichtsreduktion ist die Beibehaltung des erreichten Körpergewichts, da ständige Gewichtsschwankungen für den Körper sehr belastend sind (Lissner u.a. 1991; Gries 1994). Nach Reduktionsdiäten kommt es bei der Rückkehr zur gewohnten Ernährungsweise häufig zu einer erneuten Gewichtszunahme. Dies wird als »**Jo-Jo-Effekt**« bezeichnet. Nur ein langfristiges Therapiekonzept kann einen Erfolg gewährleisten. Neben ernährungs- und verhaltenstherapeutischen

---

Kardiovaskuläres System
Hypertonie, koronare Herzkrankheit, linksventrikuläre Hypertrophie, Herzinsuffizienz, venöse Insuffizienz

Metabolische und hormonelle Funktion
Diabetes mellitus Typ 2, Dyslipidämien, Hyperurikämie

Gerinnung
Hyperfibrinogenämie, erhöhter Plasminogen-Aktivator-Inhibitor

Respiratorisches System
Schlafapnoe, Pickwick-Syndrom

Hepatobiliäres System
Cholezystolithiasis, Fettleber

Bewegungsapparat
Gonarthrose, Sprunggelenkarthrose

Haut
Intertrigo, Hirsutismus, Striae

Neoplasien
erhöhtes Risiko für Endometrium-, Zervix-, Prostata- und Gallenblasenkarzinom

Sexualfunktion
reduzierte Fertilität, Komplikationen bei Geburten

Psychosoziale Probleme
vermindertes Selbstbewusstsein, soziale Isolation, Diskriminierung, Partnerprobleme, Berufsprobleme

Verschiedenes
erhöhtes Operationsrisiko, erschwerte Untersuchungsbedingungen, reduzierte Beweglichkeit und Ausdauer

---

🅒 58.7: Mit Adipositas und Übergewicht assoziierte Krankheiten (Wirth 1997, S. 47)

Maßnahmen muss auch eine verstärkte körperliche Bewegung einbezogen werden (Deutsche Gesellschaft für Adipositasforschung 1995).

Zur Körpergewichtsabnahme werden in erster Linie **Reduktionsdiäten** (s.u.) eingesetzt, die in einer großen Vielfalt existieren. Viele von ihnen bewirken kurzfristig eine Körpergewichtsabnahme, haben aber keinen längerfristigen Erfolg. Allgemein wird eine ausgewogene Mischkost, die eine Energiezufuhr von 1000 kcal/d (4,2 MJ/d) nicht unterschreiten sollte, als geeignet empfohlen (Deutsche Gesellschaft für Adipositasforschung 1995), auch weil sie am ehesten zum Erlernen einer vernünftigen Ernährungsweise beiträgt.

Die übliche Mischkost-Diät wird jedoch von Ellrott u. Pudel (1998, S. 44ff.) kritisiert, weil sie meist einem starren Diätplan folgt, der eine rigide Kontrolle erfordert (s.o.). Die Autoren sprechen sich für fettkontrollierte, kohlenhydratliberale Strategien aus. Das heißt: Fettrestriktion, aber ein Kohlenhydratverzehr ad libitum (Ellrott u.a. 1998). Die Veränderung zur gewohnten Kost ist nicht allzu groß, und es ist eine flexiblere Kontrolle möglich. Da die Gewichtsreduktion nur langsam erfolgt (etwa 1 kg pro Monat), eignet sich diese Variante nur für Personen mit einem BMI von 25–30 kg/m^2. Ab einem BMI von 30 kg/m^2 wird die Kombination mit einer initialen Formuladiät oder der kurzfristige Einsatz von Pharmaka empfohlen, um die Motivation zu steigern. Die diätetische Intervention sollte immer mit einer Verhaltens- und Bewegungstherapie gekoppelt werden (Ellrott u. Pudel 1998, S. 44ff.). Die Entscheidung, welche Art von Diät gewählt wird, muss die Wünsche und Einstellungen des Diätwilligen berücksichtigen.

Bei **Formuladiäten** handelt es sich um Produkte mit konstantem Nährstoffgehalt. Sie werden z.T. bereits trinkfertig angeboten oder sind pulver- bzw. granulatförmig und werden mit Wasser oder Milch angerührt (Großklaus 1997). Formuladiäten mit niedrigem Energiegehalt (low calorie diet, LCD, 700–1000 kcal/d (2,9–4,2 MJ/d)) müssen in einer Tagesration gemäß § 14 a der Diätverordnung 50 g Protein, 90 g Kohlenhydrate und 7 g Linolsäure enthalten (Diätverband 1990). Ein Vorteil der Formuladiäten ist, dass aufwendiges Kochen und Kalorienzählen entfallen. Nachteilig wirken sich der eintönige Geschmack und die Konsistenz aus. Diäten mit extrem niedrigem Nahrungsenergiegehalt (very low calorie diet, VLCD, 450–700 kcal/d (1,9–2,9 MJ/d)), wie sie u.a. beim modifizierten Fasten eingesetzt werden, müssen ebenfalls bestimmten Anforderungen genügen (s. u.). Bei Diäten mit einem Nahrungsenergiegehalt < 1000 kcal/d (4,2 MJ/d) ist eine ärztliche Überwachung erforderlich (Deutsche Gesellschaft für Adipositasforschung 1995).

Light-Produkte haben sich seit den 1970er Jahren in Deutschland auf dem Markt etabliert. Der Begriff »light« oder »leicht« ist im Lebensmittelbereich nicht gesetzlich definiert oder geschützt. Er kann u. a. bedeuten: leicht bekömmlich, mit geringem Nährstoffgehalt, energiearm, energiereduziert, alkoholarm oder alkoholreduziert. In erster Linie werden unter Light-Produkten jedoch energiereduzierte Lebensmittel verstanden.

Light-Produkte zeichnen sich vor allem dadurch aus, dass Energielieferanten wie Fett, Zucker und Alkohol durch andere Stoffe ersetzt werden, die einen geringeren Brennwert haben. Bei Fett sind dies Wasser in Verbindung mit Emulgatoren und Quellstoffen, Protein, Kohlenhydrate und unverdauliche Fette, bei Zucker Süßstoffe sowie Ballast-, Quell- und Füllstoffe und bei Alkohol Wasser.

Würden energiereduzierte Light-Produkte nur in der Menge aufgenommen, in der die ausgetauschten Lebensmittel üblicherweise verzehrt werden, könnte Nahrungsenergie eingespart werden. Im Bewusstsein, energiereduzierte Lebensmittel zu essen, wird jedoch u. U. mehr als üblicherweise verzehrt. Richtiges Ernährungsverhalten wird durch Light-Produkte nicht erlernt. Das Gefühl, unbegrenzt essen zu dürfen, wird durch die Werbung vermittelt (Taschan u. Muskat 1992). Es wird daher diskutiert, ob der Einsatz von Light-Produkten in der Adipositastherapie sinnvoll ist. Studienergebnisse haben gezeigt, dass der Verzehr fettreduzierter Lebensmittel zu einer geringeren Energie- und Fettaufnahme führen kann (Ellrott u. a. 1995; Seppelt u. a. 1996).

Für eine **medikamentöse Therapie** der Adipositas werden der Noradrenalin-Serotonin-Reuptake-Inhibitor Sibutramin und der Lipaseinhibitor Orlistat eingesetzt. Orlistat, das 1998 in Europa zugelassen wurde, blockiert die Pankreaslipase und vermindert dadurch die Fettresorption um 20–30 %. Sibutramin, in Deutschland seit Februar 1999 auf dem Markt, greift in die zentrale Hunger-Sättigungs-Regulation ein. Die Serotonin-Agonisten Fenfluramin und Dexfenfluramin wurden 1997 wegen möglicher schwerer Nebenwirkungen weltweit vom Markt genommen (Wechsler 1998). Grundsätzlich sollten Medikamente nur additiv zu einer Diät- und Verhaltenstherapie und nach sorgfäl-

tiger Indikationsstellung eingesetzt werden (Deutsche Gesellschaft für Adipositasforschung 1995).

Zu den **chirurgischen Maßnahmen** der Adipositastherapie zählen die vertikale Gastroplastik nach Mason und das elastische Banding nach Kuzmak. Durch beide Verfahren wird der Magen so verkleinert, dass er nur noch einen Bruchteil des üblichen Nahrungsvolumens aufnehmen kann. Mit dieser Maßnahme wird eine durchschnittliche Gewichtsabnahme von etwa 50 kg erreicht. Indikationen für diese Verfahren sind ein BMI > 40 kg/m² und eine drastische Gefährdung der Gesundheit. Da diese chirurgischen Eingriffe mit starken Nebenwirkungen verbunden sind, sollten sie nur eingesetzt werden, wenn keine anderen Therapiemaßnahmen mehr greifen. Operationen wie der biliopankreatische Bypass, der jejunoileale Bypass, der Gastric-Bypass und das Jaw wiring werden heute nicht mehr durchgeführt.

Der Einsatz von endoskopisch applizierten Magenballons bewirkt einen Gewichtsverlust von etwa 10 kg während der rund vier Monate, in denen der Ballon im Magen verbleibt. Die Implantation von Magenballons wird angewendet, um das Magenvolumen zu verkleinern. Diese Ballons sind mit Luft oder Flüssigkeit gefüllt und sollen ein Sättigungsgefühl vermitteln. Auch diese Methode ist mit deutlichen Nebenwirkungen verbunden (Wechsler 1998).

Durch eine Gewichtsreduktion können verschiedene Stoffwechselparameter positiv beeinflusst werden. So konnte ein deutlicher Rückgang der atherogenen Risikofaktoren im Blut (Gesamtcholesterin- und LDL-Cholesterin-Spiegel), des Harnsäure- und Insulinspiegels festgestellt werden (Wabitsch u. a. 1994). Eine Gewichtsreduktion führte bei Hypertonikern zu einer deutlichen Blutdrucksenkung (s. Kap. 60, S. 254). Deshalb wird eine Körpergewichtsabnahme auch als Therapiemaßnahme bei Hypertonie empfohlen (Dimitrakoudis u. a. 1991).

Neben den positiven Aspekten einer Gewichtsreduktion können auch unerwünschte Nebeneffekte auftreten. Dabei gilt, dass besonders einseitige und extrem hypoenergetische Diäten zu Problemen im Stoffwechselgeschehen führen. So kann z. B. das **Herz-Kreislauf-System** von Veränderungen betroffen sein, da Elektrolyte (Kalium und Natrium) zusammen mit Wasser in den ersten Tagen vermehrt ausgeschieden werden. Der Natriumverlust führt zum Absinken des Blutdrucks, der Kaliumverlust zu einer erhöhten Anfälligkeit für Herzrhythmusstörungen. Bei längerer Anwendung extrem hypoener-getischer Diäten kann es zum **Herzmuskel-schwund** kommen.

Auch der **Harnsäurestoffwechsel** kann gestört werden. Bei kohlenhydratarmen Reduktions-diäten wird die Harnsäureausscheidung in der Niere durch die entstehende Ketose gehemmt. Daher wird ein Anstieg des Harnsäurespiegels und die Auslösung von Gichtanfällen begünstigt. Auch beim Fasten ist mit Gichtanfällen zu rechnen. Nach Beendigung der Diät werden große Mengen von Harnsäure über den Urin ausgeschieden, was die **Nierensteinbildung** begünstigt, besonders wenn nicht genügend Flüssigkeit aufgenommen wird. Die Entstehung von **Gallensteinen** wurde unter einseitigen oder sehr hypoenergetischen Reduktionsdiäten beobachtet.

Vitaminmangel kann bei Reduktionsdiäten, die über zehn Tage dauern, auftreten. Dies trifft für Vitamin B_1 (Körperreserve 4–10 Tage), Vita-min B_2 (2–6 Wochen), Nikotinsäure (2–6 Wochen), Vitamin B_6 (2–6 Wochen), Vitamin C (2–6 Wochen) und Vitamin K (2–6 Wochen) zu (Richter 1993; Großklaus 1997). Um dieser Gefahr entgegenzutreten, sind industriell gefer-tigte Formulanahrungen mit Vitaminen ange-reichert.

In einer prospektiven Studie wurde gezeigt, dass wiederholte starke Schwankungen des Körpergewichts mit einer höheren Inzidenz der koronaren Herzkrankheit und dadurch mit einer erhöhten Mortalitätsrate verbunden sind (Lissner u. a. 1991). Auch die Entstehung von **Essstörungen** wird mit häufigem Diäthalten in Verbindung gebracht. Westenhöfer u. Matzen (1998) stellten bei einem Drittel der Teilnehmer an Gewichtsreduktionsprogrammen wieder-holte Essanfälle fest, teilweise unter Erfüllung aller diagnostischen Kriterien für die Essstörun-gen »Binge Eating Disorder« oder »Bulimia ner-vosa« (s. Kap. 86, S. 418, u. Kap. 85, S. 411 ff.).

Diäten zur Körpergewichts-reduktion

Das Angebot an Reduktionsdiäten ist unüber-schaubar groß, weshalb an dieser Stelle nur eine Auswahl vorgestellt werden kann. Als Reduk-tionsdiät werden auch einige alternative Ernäh-rungsformen, z. B. die Haysche Trennkost, die Schnitzer-Kost und die makrobiotische Ernäh-rungsweise, eingesetzt. Das Prinzip jeder Reduktionsdiät besteht darin, die Nahrungs-energiezufuhr unter den individuellen Energie-

bedarf zu senken, um Energie zu mobilisieren, wofür vor allem das Fettdepot zur Verfügung steht. Die Umsetzung stellt sich in der Praxis jedoch schwierig dar, denn für einen langfristi-gen Erfolg ist die Änderung des Lebensstils unabdingbar.

Jede Diät bedeutet eine Umstellung des Körpers. Der Gewichtsverlust ist bei allen Diäten in den ersten Tagen höher als im weiteren Verlauf, da zu Beginn hauptsächlich Wasser ausge-schwemmt wird. Das Fettgewebe wird erst spä-ter angegriffen. Je einseitiger eine Diät ist, desto größer sind die Auswirkungen auf Stoffwechsel-funktionen. Die Auswahl einer geeigneten Diät ist für das subjektive Wohlempfinden von größ-ter Bedeutung.

Fastenkuren

Fastenzeiten wurden früher vor allem aus reli-giösen Gründen eingehalten, während heute der gesundheitliche Aspekt im Vordergrund steht. Fasten wird sowohl zur Körpergewichts-reduktion als auch zur Therapie verschiedener Krankheiten (z. B. metabolischer und chronisch-entzündlicher Erkrankungen) eingesetzt. Die Erhaltung der Gesundheit und Stärkung der geistigen sowie körperlichen Leistungsfähigkeit sind weitere Beweggründe für eine Fastenkur.

Der Körper stellt während des Fastens seine Funktionen auf den Hungerstoffwechsel um. Der Energiebedarf wird in erster Linie aus dem Fettabbau gedeckt, wobei freie Fettsäuren und Glyzerin entstehen. Ein Teil der Fettsäuren wird zu Ketonkörpern umgewandelt und steht in dieser Form dem Gehirn als Ersatz für Glukose zur Verfügung. Mit der Umstellung auf Keton-körper als Substrat für das zentrale Nervensys-tem wird auch Protein eingespart. Um den Minimalbedarf des Organismus an Protein zu decken, mobilisiert der Körper kontinuierlich Protein. Zu Beginn des Fastens ist der Proteinab-bau höher als im weiteren Verlauf. Nach mehr-wöchigem Fasten wird nur noch ein sehr gerin-ger Teil des Energiebedarfs aus Körperprotein gedeckt.

Als Nebenwirkungen des Fastens sind Hypo-tonie, Magen-Darm-Beschwerden, Azidose, Müdigkeit, Schwindelgefühl, verminderte Kon-zentrationsfähigkeit, erhöhtes Kälteempfinden, trockene Haut, Haarausfall, Menstruationsstö-rungen und Mundgeruch bekannt. Sie treten jedoch meist nur vorübergehend auf und nor-malisieren sich im Verlauf des Fastens. Die Harnsäureausscheidung über die Niere ist,

bedingt durch die Ausscheidung von Ketonkörpern, gehemmt, wodurch die Harnsäurekonzentration im Serum ansteigt. Dies kann bei
prädisponierten Personen zum Gichtanfall führen. Eine negative Bilanz von Elektrolyten, Vitaminen und Mineralstoffen entsteht durch die
katabole Stoffwechsellage. Kontraindiziert ist
das Fasten bei Kindern, Jugendlichen, Schwangeren und Stillenden, bei starker beruflicher
Belastung sowie bei verschiedenen Erkrankungen, z.B. bei Diabetes mellitus Typ 1, malignen
Tumoren, manifester Herzinsuffizienz, hämolytischer Anämie sowie Leber- und Nierenerkrankungen und auch bei psychischen Störungen
(Hahn u. Leitzmann 1982; Kuhn 1992; Elmadfa
u. Leitzmann 1998, S. 197 ff.).

Totales Fasten (Nulldiät)

▶ **Charakteristika:** Beim totalen Fasten werden nur energiefreie Getränke wie Mineralwasser und Tee, aber keine feste Nahrung aufgenommen. Die Flüssigkeitszufuhr sollte mindestens 3 l/d betragen. Bei längerem Fasten ist eine
Supplementierung mit Vitaminen und Mineralstoffen erforderlich (Elmadfa u. Leitzmann
1998, S. 197 f.).
▶ **Erfolg:** Innerhalb kurzer Zeit können beachtliche Erfolge erzielt werden, die den Fasten-
den motivieren. Das Hungergefühl geht nach
2–3 Tagen Nahrungskarenz verloren und tritt
auch im weiteren Verlauf des Fastens nicht
mehr auf (Laube u.a. 1972). Die Langzeiterge-
nisse sind allerdings unbefriedigend, u.a. weil
das Fasten langfristig nicht zum Erlernen einer
vernünftigen Ernährungsweise beiträgt. Wird
das Fasten als Einstieg zur Ernährungsumstellung genutzt, kann die erreichte Körpergewichtsreduktion auch langfristig gesichert werden.
▶ **Ernährungsphysiologische Bewertung:**
Das totale Fasten stellt eine besondere Belastung für den Körper dar und sollte deshalb nur
bei ausreichender Erfahrung oder unter ärztlicher Überwachung durchgeführt werden. Es
können erhebliche Nebenwirkungen auftreten,
die vor allem auf den hohen Proteinverlust
sowie die fehlende Vitamin- und Mineralstoffzufuhr zurückzuführen sind. Daher ist das
totale Fasten als Methode zur Gewichtsreduktion nicht empfehlenswert.

Modifiziertes (proteinsparendes) Fasten

▶ **Charakteristika:** Beim modifizierten Fasten
wird der in der Fastenperiode einsetzende Proteinverlust durch die Aufnahme von Proteinkonzentraten vermindert. Diese enthalten in
einer Tagesration biologisch hochwertiges Protein (50 g) sowie geringe Mengen an Kohlenhydraten (45 g) und Fett (7 g). Das modifizierte
Fasten zählt mit einem Energiegehalt von etwa
450–500 kcal/d (1,9–2,1 MJ/d) zu den extrem
niedrigenergetischen Diäten (very low calorie
diet = VLCD). Auch Vitamine, Mengen- und Spurenelemente werden bilanziert substituiert
(Wechsler 1997). Eine ausreichende Flüssigkeitszufuhr (mindestens 3 l/d) ist unbedingt
erforderlich (Ditschuneit u.a. 1993).
▶ **Erfolg:** Beim modifizierten Fasten beträgt
die Körpergewichtsabnahme durchschnittlich
12–13 kg in vier Wochen (Wechsler 1997). Zur
langfristigen Beibehaltung des erzielten Körpergewichts ist auch das modifizierte Fasten nicht
geeignet. Dafür ist die Verbindung mit einer
Ernährungsumstellung notwendig.
▶ **Ernährungsphysiologische Bewertung:**
Das modifizierte Fasten ist gegenüber dem totalen Fasten zu bevorzugen, da der Proteinverlust
vermindert wird. Die Stickstoffbilanz ist nur in
den ersten zwei Wochen des proteinsparenden
Fastens negativ, danach ist sie ausgeglichen
bzw. positiv (Wechsler 1997). Die Gefahr eines
Gichtanfalls besteht auch bei dieser Fastenart,
und es gelten die oben genannten Kontraindika-
tionen. Unter ärztlicher Aufsicht kann das
modifizierte Fasten über mehrere Wochen
durchgeführt werden.

Saftfasten

▶ **Charakteristika:** Beim Saftfasten werden
außer Wasser und Tee etwa 0,5 l Obst- und
Gemüsesäfte getrunken, wodurch der Organismus Vitamine und Mineralstoffe erhält (Lützner
2000, S. 37). Diese Form des Fastens, die auf Dr.
Buchinger zurückgeht, wird auch als Heilfasten
bezeichnet, da es als Therapie im Rahmen der
Naturheilverfahren eingesetzt wird und über
die Körpergewichtsreduktion hinausgehende
Bedeutung hat (Lützner 2000, S. 8 ff.). Die täglich aufgenommene Energiemenge beträgt
etwa 150–300 kcal (0,6–1,3 MJ) (Hahn u. Leitzmann 1982).
Das Saftfasten kann im Alltag von gesunden Personen, besonders wenn schon Fastenerfahrung
besteht, durchgeführt werden. Bei einer phy-

sisch oder psychisch labilen Verfassung sollte jedoch vom selbstständigen Fasten abgesehen werden. Personen, die unter Essstörungen leiden, sollten nur in Verbindung mit einer psychotherapeutischen Behandlung fasten (Lützner 2000, S. 20).

▶ **Erfolg:** s. totales Fasten und modifiziertes Fasten. Beim Saftfasten wird großer Wert auf die »Aufbautage« gelegt, d.h. auf die Zeit nach der Fastenperiode. Dabei soll eine Ernährungsumstellung zu einer vollwertigen Kost angestrebt werden (Lützner 2000, S. 66ff.). Dies ist als positiv zu bewerten und kann einen längerfristigen Erfolg bewirken.

▶ **Ernährungsphysiologische Bewertung:** Das Saftfasten ist gegenüber dem totalen Fasten zu bevorzugen, da klinischen Mangelerscheinungen vorgebeugt wird. Die Zufuhr an Vitaminen und Mineralstoffen ist langfristig jedoch nicht ausreichend, weshalb ab der dritten Fastenwoche Vitamin- und Mineralstoffpräparate empfohlen werden (Lützner 2000, S. 66). Der Proteinverlust wird dagegen nicht ausgeglichen.

Die Darm-Reinigung nach Mayr

▶ **Charakteristika:** Bei der Mayr-Kur, die nach dem Arzt F. X. Mayr benannt ist, steht die Darmreinigung im Vordergrund als Voraussetzung für die Gesunderhaltung des Menschen und als Therapieform bei Krankheiten, die durch Funktionsstörungen des Darms ausgelöst werden. Von diesen Funktionsstörungen soll jedes Organ betroffen sein können. Die Mayr-Kur umfasst das Heil- oder Teefasten, die Milchdiätkur (Milch-Semmel-Diät) und die erweiterte Schonkost (milde Ableitungsdiät) (Rauch 1990, S. 12ff.). Je nach Diagnose wird eine geeignete Kurform ausgewählt. Oft wird mit dem Teefasten begonnen, dann folgt die Milch-Semmel-Diät und zuletzt die milde Ableitungsdiät (Rauch 1990, S. 49ff.).

Beim Teefasten wird neben dünn gebrühten Kräutertees (evtl. mit etwas Honig und Zitronensaft), Wasser und Mineralwasser auch Gemüsebrühe getrunken. Das Teefasten sollte unter Kurbedingungen durchgeführt werden, um eine ärztliche Überwachung und den nötigen Abstand zu beruflichen und anderen Belastungen zu gewährleisten (Rauch 1990, S. 50). Die Milchdiätkur ist im Alltag durchführbar. Dabei werden altbackene Brötchen, die je nach Witterung 2–4 Tage gelagert werden, in fingerdicke Scheiben oder Würfel geschnitten. Diese

werden in kleinen Stücken gut gekaut und so lange eingespeichelt, bis ein flüssiger Semmel- und Speichelbrei mit leicht süßlichem Geschmack entstanden ist. Dann wird ein kleiner Löffel Milch mit nahezu aneinander gepressten Lippen vom Löffel abgesaugt und mit dem Mundinhalt vermischt. Weitere Kaubewegungen sollen die Verdauung bereits im Mund anregen. Erst dann wird der Inhalt geschluckt. Das Essen wird bis zu einem leichten Sättigungsgefühl fortgesetzt. Reichliches Trinken von Wasser und Kräutertee (etwa 2–3 l/d, evtl. auch 4 l/d) wird empfohlen (Rauch 1990, S. 51ff.).

▶ **Erfolg:** Da die Mayr-Kuren nicht primär zur Körpergewichtsreduktion eingesetzt werden, sondern die Darmreinigung im Vordergrund steht, liegen nur vereinzelt Berichte über Gewichtsverluste vor. Es gelten jedoch die gleichen Aussagen wie bei anderen Fastenkuren.

▶ **Ernährungsphysiologische Bewertung:** Wie bei anderen Fastenarten gilt, dass die Mayr-Kur nicht zum Erlernen einer vernünftigen Ernährungsweise beiträgt. Jedoch kann der Einstieg in eine Ernährungsumstellung erleichtert werden. Die Nährstoffaufnahme ist während der Mayr-Kur sehr gering, was bei der üblicherweise kurzen Kurdauer nicht bedenklich ist. Ein Vorteil der Milch-Semmel-Kur ist das gründliche Kauen, das auch beim Essen im Alltag nach der Kur hilfreich sein kann, da besonders übergewichtige Personen häufig zu hastig essen.

Schroth-Kur

▶ **Charakteristika:** Die Schroth-Kur ist nach ihrem Begründer, dem Bauern und Fuhrmann Johann Schroth, benannt und wird als Ganzheitsmethode zur Reinigung, Entschlackung und Entgiftung angesehen (Schroth 1994, S. 17ff.). Die Schroth-Kur soll sich auf beinahe alle Krankheiten positiv auswirken und sich u.a. auch zur Körpergewichtsreduktion eignen (Schroth 1994, S. 29f.). Sie ist wegen ihres sehr geringen Nahrungsenergiegehalts dem Fasten sehr ähnlich. Die Kur wird in drei »Trockentage« eingeteilt, an denen altbackene Brötchen und Zwieback gegessen werden und als einziges Getränk 0,125 l Wein aufgenommen wird, in zwei »kleine Trinktage«, die Weinsuppe oder Haferbrei sowie trockene Brötchen, Zwieback und 0,5 l Wein beinhalten, und zwei »große Trinktage« mit Getreidebrei, altbackenen Brötchen oder Zwieback, Pflaumen und bis zu 1 l Wein (Schroth 1994, S. 27ff.). An den Trockentagen liegt die Energieaufnahme bei etwa 700 kcal/d (2,9 MJ/d), an den Trinktagen beträgt sie durch den Energiegehalt des Weins etwa 1200 kcal/d (5 MJ/d) (Oberbeil 1991, S. 239). Die Schroth-Kur ist für mindestens drei Wochen und drei Aufbautage konzipiert, jedoch wird empfohlen, sie 4–6 Wochen durchzuführen (Schroth 1994, S. 47 f.). Kontraindiziert ist die Schroth-Kur unter den gleichen Voraussetzungen wie bei den anderen Fastenarten.

▶ **Erfolg:** Der Gewichtsverlust ist bei dieser Diät sehr hoch. Lerneffekte bezüglich einer gesunderhaltenden Ernährung sind nicht gegeben.

▶ **Ernährungsphysiologische Bewertung:** Die Vitamin- und Mineralstoffaufnahme sowie der Proteingehalt sind nicht ausreichend, was jedoch bei einer kurzen Kurdauer nicht bedenklich ist. Wegen der zu niedrigen Flüssigkeitszufuhr besonders an den Trockentagen und des hohen Alkoholgehalts an den Trinktagen ist die Schroth-Kur jedoch nicht zu empfehlen.

Diäten mit extremen Nährstoffrelationen

Kohlenhydratreiche Diäten

F-Plan-Diät

▶ **Charakteristika:** Die F-Plan-Diät, die von Audrey Eyton konzipiert wurde, hat einen sehr hohen Ballaststoffgehalt (40–50 g/d), was sich in ihrem Namen (f für fiber) ausdrückt. Der Kohlenhydratanteil beträgt etwa 75 %, die Gesamtenergiezufuhr liegt bei 1000–1500 kcal/d (4,2–6,3 MJ/d). Die Kohlenhydrate werden z. B. in Form von Obst, Gemüse oder Getreide (auch Weizenkleie) aufgenommen. Der Rohkostanteil ist sehr hoch (Oberbeil 1991, S. 33 ff.; Hauner u. Hauner 1996, S. 163).

▶ **Erfolg:** Langfristige Erfolge sind möglich, auch weil eine Umstellung auf eine vollwertige Ernährungsweise angestrebt wird.

▶ **Ernährungsphysiologische Bewertung:** Diese Diät kann über einen kurzen Zeitraum durchgeführt werden. Längerfristig ist sie nur bedingt empfehlenswert, da die Nährstoffrelation zugunsten des Kohlenhydratanteils verschoben ist. Der hohe Ballaststoffgehalt kann zu Flatulenz führen.

Kartoffel-Diät

▶ **Charakteristika:** Alle Mahlzeiten außer dem Frühstück bestehen aus Kartoffelgerichten, jedoch sind Pommes frites oder in Fett gebratene Kartoffelchips von der Diät ausgenommen. Die Energiezufuhr während der Kartoffel-Diät beträgt etwa 1000 kcal/d (4,2 MJ/d). Der Kaliumgehalt ist durch den Kartoffelverzehr sehr hoch, kritisch ist die Kalzium- und Eisenzufuhr. Die Zubereitung der Mahlzeiten ist relativ einfach, und der Sättigungseffekt ist hoch (Hauner u. Hauner 1996, S. 161 f.).

▶ **Erfolg:** Eine rasche Gewichtsabnahme ist bei ausreichendem Sättigungsgefühl möglich. Die Eintönigkeit der Kartoffel-Diät kann jedoch zu einem vorzeitigen Abbruch führen. Zudem ist ein Lerneffekt nur bedingt gegeben.

▶ **Ernährungsphysiologische Bewertung:** Bei kurzzeitiger Durchführung der Diät gibt es keine Bedenken, langfristig ist die Vitamin- und Mineralstoffaufnahme jedoch unzureichend. Der hohe Kohlenhydratgehalt und die geringe Fettzufuhr sind positiv zu bewerten.

Proteinreiche Diäten

Scarsdale-Diät

▶ **Charakteristika:** Die Scarsdale-Diät ist für 14 Tage konzipiert. Sie enthält durchschnittlich 1000 kcal/d (4,2 MJ/d) und ist neben ihrem hohen Proteinanteil (43 %) fett- und kohlenhydratarm (Fett: 22,5 %, Kohlenhydrate: 34,5 %) (Tarnower u. Baker 1995, S. 14 f.). Fettarme tierische Produkte bilden den Schwerpunkt dieser Diät. Außerdem enthält sie viel Obst und Gemüse, das entweder erhitzt oder in Form von Salaten, jeweils ohne Fettzugabe, zubereitet wird. Der Verzehr von Karotten und Sellerie ist zu jeder Zeit erlaubt. Eine Besonderheit liegt in der Empfehlung, proteinreiches Brot (z. B. Sojabrot, Milcheiweißbrot) zu verzehren (Tarnower u. Baker 1995, S. 34 f.).

▶ **Erfolg:** Die Körpergewichtsreduktion erfolgt rasch, nach Angaben der Autoren (Tarnower u. Baker 1995, S. 15) 10 kg in 14 Tagen, allerdings sind Langzeiterfolge kaum gegeben.

▶ **Ernährungsphysiologische Bewertung:** In Anbetracht des kurzen Durchführungszeitraums ist diese Diät unbedenklich. Längerfristig sollte sie jedoch nicht angewandt werden, besonders nicht von Übergewichtigen mit Begleiterkrankungen wie Gicht, Nierenproblemen und Herz-Kreislauf-Erkrankungen (Hauner u. Hauner 1996, S. 166).

Mayo-Diät

▶ **Charakteristika:** Bei der Mayo-Diät ist eine Energiezufuhr von 1000–1500 kcal/d (4,2–6,3 MJ/d) erlaubt. Der Proteinanteil liegt bedingt durch die Aufnahme von Fisch, Fleisch, Geflügel, Sojabohnen und Milchprodukten bei 50%. Obst, Gemüse und Vollkornprodukte sind ebenfalls Bestandteile der Diät. Eine Besonderheit liegt im täglichen Verzehr von Eiern (Oberbeil 1991, S. 86 ff.; Hauner u. Hauner 1996, S. 165)
▶ **Erfolg:** Die Gewichtsabnahme erfolgt rasch.
▶ **Ernährungsphysiologische Bewertung:** Vitamine und Mineralstoffe sind in der Mayo-Diät ausreichend enthalten, die Kohlenhydrat- und Ballaststoffgehalte sind aber zu niedrig. Die Diät sollte wegen ihres hohen Proteinanteils und des hohen Cholesteringehalts nicht über einen längeren Zeitraum durchgeführt werden.

Fettreiche Diäten

Atkins-Diät

▶ **Charakteristika:** Die Atkins-Diät hat einen hohen Fett- (40–45%) und Proteingehalt (40%) und ist extrem kohlenhydratarm (15–20%) (Oberbeil 1991, S. 97). Sie ist relativ leicht durchzuführen. Erwünscht ist der Verzehr »üppiger« Gerichte, z.B. Hummer mit Butter, Steak mit fetthaltiger Sauce, Frikadellen mit fettem Käse überbacken und Spiegeleier mit Speck (Atkins 1994, S. 21). Die Einnahme von Mineralstoff- und Multivitaminpräparaten in Megadosen wird empfohlen (Atkins 1994, S. 123 ff.).
▶ **Erfolg:** Die Gewichtsabnahme beträgt nach Angaben des Autors (Atkins 1994, S. 17) in der ersten Woche 2,5–4,5 kg und in der zweiten Woche 1–2,5 kg. Der Sättigungseffekt ist sehr hoch, so dass ein vorzeitiger Diätabbruch wegen auftretender Hungergefühle wenig wahrscheinlich ist. Die Akzeptanz lässt allerdings wegen der einseitigen Lebensmittelauswahl (Fleisch, Fisch, Geflügel, Käse, Sahne, Butter, Mayonnaise u.ä.) im Verlauf der Diät nach. Auch kann Heißhunger auf Kohlenhydrate entstehen. Ein Lerneffekt ist nicht gegeben.
▶ **Ernährungsphysiologische Bewertung:** Von dieser Diät ist abzuraten, da der hohe Proteinanteil die Nieren belastet und der Harnsäurespiegel im Blut steigt. Der hohe Fettanteil kann zu erhöhten Blutfettwerten führen. Kontraindiziert ist die Atkins-Diät bei Patienten mit Fettstoffwechselstörungen, Atherosklerose und Hyperurikämie. Vitamine und Mineralstoffe

sowie Ballaststoffe werden nicht ausreichend zugeführt.

Punkte-Diät

▶ **Charakteristika:** Bei der Punkte-Diät werden für die einzelnen Lebensmittelgruppen Punkte vergeben. Kohlenhydratreiche Lebensmittel haben hohe Punktzahlen, fett- und proteinreiche niedrige. Mehr als 60 Punkte dürfen am Tag nicht erreicht werden. Diese Punkteverteilung führt hauptsächlich zum Verzehr fett- und proteinreicher Lebensmittel, so dass die Nährwertrelation extrem ungünstig ist (Hauner u. Hauner 1996, S. 166).
▶ **Erfolg:** Es kommt zu einer raschen Gewichtsabnahme, jedoch ist die Akzeptanz durch die einseitige Lebensmittelauswahl relativ gering. Ein Lerneffekt ist nicht vorhanden.
▶ **Ernährungsphysiologische Bewertung:** Die Punkte-Diät ist nicht zu empfehlen. Die Zufuhr von Cholesterin, gesättigten Fettsäuren und tierischem Protein ist zu hoch, während der Anteil an Ballaststoffen, Vitaminen und Mineralstoffen zu gering ist.

Energiereduzierte Mischkost-Diäten

Brigitte-Diät

▶ **Charakteristika:** Die Brigitte-Diät wird von der gleichnamigen Zeitschrift propagiert. Die Nährwertrelation bei dieser Mischkost-Diät entspricht mit 50% Kohlenhydraten, 20% Protein und 30% Fett etwa den Empfehlungen der Deutschen Gesellschaft für Ernährung (DGE u.a. 2000). Obst und Gemüse sowie Vollkornprodukte werden bevorzugt, während fettes Fleisch und fette Wurst gemieden werden. Die Zubereitung der Speisen sollte möglichst fettarm erfolgen. Die Brigitte-Diät erstreckt sich über acht Wochen und hat einen Energiegehalt von etwa 1000 kcal/d (4,2 MJ/d). Es werden exakte Rezepte mit Einkaufslisten und Tagesplänen zusammengestellt. Der Arbeitsaufwand für das Kochen und den Einkauf ist relativ hoch (Hauner u. Hauner 1996, S. 161). Eine Variante ist die »Grüne Diät« mit vegetarischen Gerichten. Eine weitere ist die »Brigitte Vollwert Diät« mit einem Nahrungsenergiegehalt von etwa 1300 kcal/d (5,4 MJ/d) (Rias-Bucher o.J., S. 51).
▶ **Erfolg:** Die Gewichtsabnahme erfolgt langsam, etwa 5–10 kg in acht Wochen, was aus

ernährungsphysiologischer Sicht sinnvoll ist (Hauner u. Hauner 1996, S. 161). Allerdings sind Motivation und Durchhaltevermögen geringer als bei Diäten mit einer raschen Gewichtsabnahme. Die Brigitte-Diät ist nur für Personen geeignet, die sich nach einem festen Essensplan richten möchten.

▶ **Ernährungsphysiologische Bewertung:** Die Brigitte-Diät ist ausgewogen und variationsreich. Der Nährstoffgehalt ist durch ihre Vielseitigkeit zufriedenstellend. Erst bei der Anwendung über einen längeren Zeitraum kann es zu Defiziten kommen, die bei einer 1000 kcal (4,2 MJ)-Diät nicht zu umgehen sind. Die Brigitte-Diät kann den Einstieg auf vollwertige Ernährung erleichtern. Bei der »Grünen Diät« kann die Eisen- und Jodzufuhr kritisch sein. Die »Vollwert Diät« ist abwechslungsreich und ausgewogen zusammengestellt und kann als Einstieg zu einer gesunderhaltenden Ernährungsweise genutzt werden.

Programme zur Körpergewichtsreduktion

Programme zur Körpergewichtsreduktion werden von unterschiedlichen Anbietern durchgeführt, z.B. von der DGE (Deutsche Gesellschaft für Ernährung), der BZgA (Bundeszentrale für gesundheitliche Aufklärung) und von Krankenkassen. Kommerzielle Anbieter sind z.B. die Weight-Watchers, die DGGL (Deutsche Gesellschaft für gesundes Leben) mit dem BCM (Body Cell Mass) Diät- und Ernährungsprogramm oder die Firma Wander mit dem Optifast-Programm. Teilweise arbeiten sie mit Formula-Diäten. Programme zur Körpergewichtsreduktion beinhalten neben der Diät weitere Elemente wie Bewegungs- oder Verhaltenstherapie, die den Erfolg sichern sollen (Hauner u. Hauner 1996, S. 189ff.; Wirth 1997, S. 287ff.).

Weight-Watchers

▶ **Charakteristika:** Das Programm der Weight-Watchers gründet sich auf vier Säulen, nämlich das Ernährungsprogramm, das Verhaltensprogramm, das Bewegungsprogramm und die Gruppe Gleichgesinnter. Gruppentreffen, in denen das Gewicht durch den Gruppenleiter kontrolliert wird, finden einmal pro Woche statt. Die Gruppenleiter sind meist ehemalige Weight-Watchers-Teilnehmer, wodurch die Übergewichtigen motiviert werden sollen. Das

Ernährungsprogramm teilt die Lebensmittel in fast fettfreie (»grüne«), in fettarme (»gelbe«) und fettreiche (»rote«) ein. Zum grünen Bereich zählen fast alle Obst- und Gemüsesorten. Diese können ohne Mengenbeschränkung verzehrt werden. Die Anzahl der täglichen Portionen wird nach dem Körpergewicht festgelegt. Lebensmittel der roten Kategorie, nämlich fett- und energiereiche Lebens- und Genussmittel, stehen in Maßen auf dem Plan. Der Nahrungsenergiegehalt variiert nach Geschlecht und Körpergewicht (Frauen: etwa 1150–1380 kcal/d (4,8–5,8 MJ/d), Männer: etwa 1500–1730 kcal/d (6,3–7,2 MJ/d)).

Das Konzept der Weight-Watchers beinhaltet drei Phasen: die Abnahmephase, deren Dauer sich nach dem Zielgewicht richtet, die Erhaltungsphase, in der die Teilnehmer die Nahrungsenergiezufuhr so lange erhöhen, bis sie ihr Gewicht konstant halten, und die aktive Nachsorge durch kostenlose Dauermitgliedschaft (Weight-Watchers Presse-Informationen).

▶ **Erfolg:** Die Reduktion des Körpergewichts erfolgt langsam (etwa 0,5 kg/Woche), wodurch das erzielte Körpergewicht – auch durch die anschließende Erhaltungsphase – langfristig leichter zu sichern ist. Die Motivation kann allerdings schnell nachlassen. Nach einer Studie der Weight-Watchers haben 97% der Teilnehmer ihr Zielgewicht nach einem Jahr gehalten, nach fünf Jahren waren es noch 53% und nach mehr als fünf Jahren 37% (Weight-Watchers Presse-Informationen).

▶ **Ernährungsphysiologische Bewertung:** Die Nährwertrelation (50% Kohlenhydrate, 25% Protein, 25% Fett) liegt (mit Ausnahme des Proteins) nahe an den Empfehlungen der Deutschen Gesellschaft für Ernährung (DGE u.a. 2000). Positiv ist auch die Einbeziehung von Verhaltens- und Bewegungstherapie zu bewerten. Insgesamt ist das Programm der Weight-Watchers zur langfristigen Körpergewichtsreduktion zu empfehlen.

Optifast-Programm

▶ **Charakteristika:** Das Optifast-Programm erstreckt sich über 26 Wochen. In den ersten drei Monaten wird eine Formuladiät mit etwa 750 kcal/d (3,1 MJ/d) verwendet. Während dieser Zeit finden regelmäßig ärztliche Kontrollen statt. Daran schließen sich drei Monate mit einer energiereduzierten Mischkost (etwa 1000–1500 kcal/d, 4,2–6,3 MJ/d) an. Dieser Zeitraum wird noch einmal aufgegliedert in eine Umstellungsphase von sieben Wochen und eine Stabilisierungsphase. In dieser letzten Phase werden Strategien vermittelt, wie die neue Ernährungsweise in das Alltagsleben integriert werden kann. Begleitet wird die Ernährungstherapie von einer psychologischen Betreuung und einem Bewegungsprogramm. Inzwischen existiert auch ein ebenfalls 26 Wochen dauerndes Folgeprogramm. Dabei treffen sich die Teilnehmer in ein- bis zweiwöchigem Abstand mit dem Therapeuten, was den Langzeiterfolg erhöhen soll (Hauner u. Hauner 1996, S. 198 f.; Wechsler 1997).

▶ **Erfolg:** Der durchschnittliche Verlust an Körpergewicht liegt bei 22–25 kg nach Beendigung des Programms (Hauner u. Hauner 1996, S. 199).

▶ **Ernährungsphysiologische Bewertung:** Das Programm eignet sich vor allem ab einem BMI über 30. Der rasche Erfolg zu Anfang motiviert. Positiv ist, dass eine ausgewogene Ernährung vermittelt wird und Wert auf eine Stabilisierung des Erfolges gelegt wird. Die Kombination von Ernährungs-, Verhaltens- und Bewegungstherapie, durchgeführt von Fachkräften, ist ebenfalls von Vorteil.

Deutsche Gesellschaft für gesundes Leben (DGGL)

▶ **Charakteristika:** Die Deutsche Gesellschaft für gesundes Leben (DGGL) hat ein BCM (Body Cell Mass) genanntes Diät- und Ernährungsprogramm konzipiert. Ziel ist die Normalisierung des Körperfettanteils bei weitgehender Erhaltung der Muskel- und Organmasse (BCM) sowie die Hinführung zu einer ausgewogenen Ernährungsweise. Die Überprüfung erfolgt mit Hilfe der Impedanzmessung, die Aufschluss über die Körperzusammensetzung, nämlich u.a. den Körperfettgehalt, die BCM und die ECM (extrazelluläre Masse) gibt.
Ein Baustein des Programms ist die »Basis-Kost« in Verbindung mit einer Mischkost. Die Basis-Kost, ein Formula-Produkt, das als Pulver aufgelöst in 250 ml fettarmer Milch verabreicht wird, besteht aus biologisch hochwertigem Protein und ist mit Vitaminen und Mineralstoffen angereichert. Der Brennwert liegt bei etwa 360 kcal (1,5 MJ)/100 g. Pro Tag sollten 2–3 l energiefreie Getränke aufgenommen werden. Das Diät- und Ernährungsprogramm beginnt mit zwei Vorbereitungstagen, an denen fünfmal pro Tag die »BCM Start-Diät« in Wasser verrührt verabreicht wird. Ab dem dritten Tag (Reduktionsphase) sind nur noch drei Mahlzeiten vorgesehen, zwei Mahlzeiten als BCM Basis-Kost und

eine Mischkostmahlzeit. Zwischenmahlzeiten sind nicht erlaubt. Diese Phase wird individuell unterschiedlich lange durchgeführt. In der folgenden Integrationsphase, die ebenfalls nur drei Mahlzeiten beinhaltet und mindestens sechs Wochen eingehalten werden sollte, wird eine weitere Basis-Kost-Mahlzeit durch eine Mischkost-Mahlzeit ersetzt. Die anschließende Haltephase umfasst drei Mischkost-Mahlzeiten. Die Mischkost sollte als Grundlage kohlenhydratreiche Lebensmittel wie Getreideprodukte, Kartoffeln, Hülsenfrüchte, Obst und Gemüse enthalten. Davon kann täglich und reichlich verzehrt werden. Proteinreiche Lebensmittel (Fleisch, Fisch und Eier) sowie in geringen Mengen Fette und Öle (vorzugsweise Pflanzenöle) ergänzen die Kost. Es sollten täglich mindestens 2 l Getränke aufgenommen werden. Zur Unterstützung des Programms wird eine erhöhte körperliche Aktivität empfohlen (DGGL 1996).

▶ **Erfolg:** Zu Beginn der Diät wird rasch ein Erfolg sichtbar, der motivieren kann. Mit Einführung der ersten Mischkost-Mahlzeit wird eine Abnahme der Fettmasse von 1 kg pro Woche angestrebt.

▶ **Ernährungsphysiologische Bewertung:** Die negativen Aspekte einer vorgefertigten Formuladiät werden durch die langsame Hinführung zu einer ausgewogenen Mischkost kompensiert. Positiv zu bewerten ist die Zusammensetzung der Mischkost-Mahlzeiten, die kohlenhydratreich und fettarm sind. Langfristig wird eine ausgewogene Ernährungsweise angestrebt. Die Betreuung des Programms durch geschulte Mitarbeiter ist begrüßenswert. Nicht belegt ist die Theorie, dass Übergewichtige eine Störung der Körperzellmasse aufweisen bzw. dass mit dieser Diät der Zellstoffwechsel verändert werden kann (Hauner u. Hauner 1996, S. 203). Fraglich ist, ob die Einnahme von nur drei Mahlzeiten günstig ist. Möglicherweise sind mehrere kleine Mahlzeiten geeigneter für das persönliche Wohlbefinden, um kein Hungergefühl aufkommen zu lassen.

Blitzdiäten

▶ **Charakteristika:** Die Begründer von Blitzdiäten versprechen hohe Gewichtsverluste innerhalb weniger Tage. Oft handelt es sich bei Blitzdiäten um Monodiäten, d.h. solche mit nur einem Lebensmittel wie bei der Ananas-Diät, Apfel-Diät oder der Trauben-Kur. Teilweise werden sie mit wenigen anderen Nahrungsmitteln ergänzt. Ein Beispiel dafür ist die Fisch-Diät, die zwar in der Hauptsache Fisch enthält, aber auch andere Lebensmittel wie Magermilchprodukte, wenig Gemüse und Obst sowie in geringen Mengen Vollkornbrot zulässt. Diese Diäten sind wenig zeitaufwendig, weil das Kochen zum großen Teil entfällt.

▶ **Erfolg:** Kurzfristig können Gewichtsabnahmen erzielt werden. Für eine langfristige Körpergewichtsreduktion eignen sich diese Diäten jedoch nicht, da das Ausgangsgewicht meist sehr schnell wieder erreicht wird. Zudem lässt die Motivation durch die Eintönigkeit schnell nach.

▶ **Ernährungsphysiologische Bewertung:** Der Nährstoffgehalt ist in der Regel nicht ausreichend. Durch die Einseitigkeit können negative Inhaltsstoffe einzelner Lebensmittel vermehrt aufgenommen werden, z. B. Schadstoffe wie Quecksilber bei der Fisch-Diät oder eine hohe Cholesterinzufuhr wie bei der Eierdiät. Blitzdiäten tragen nicht zum Erlernen einer vernünftigen Ernährungsweise bei. Gegen einzelne Schalttage, wie Obst- oder Reistage, ist nichts einzuwenden, da sie bei kurzzeitiger Anwendung nicht gefährlich sind. Sie führen allerdings nicht zu einer Reduzierung der Fettreserven, sondern bei der kurzen Dauer in erster Linie zum Wasserverlust.

Zusammenfassung ▬▬▬▬

Übergewicht ist in den westlichen Ländern weit verbreitet und begünstigt verschiedene Krankheiten, vor allem des kardiovaskulären Systems. Adipositas ist der stärkste Promotor des metabolischen Syndroms. Dabei sind der Grad des Übergewichts sowie die Fettverteilung (gynoid oder android) von Bedeutung. Die Ursachen der Adipositas liegen z. T. im Ernährungsverhalten sowie im Lebensstil (Bewegungsarmut), aber auch die genetische Prädisposition hat einen nicht unerheblichen Einfluss. Für die Adipositastherapie stehen unterschiedliche Maßnahmen zur Verfügung, die je nach Ausprägung des Übergewichts und individuellen Gegebenheiten gezielt eingesetzt werden können. Langfristig ist das Erlernen einer vernünftigen Ernährungsweise anzustreben, damit das erreichte Zielgewicht beibehalten werden kann. Jede diätetische Maßnahme sollte von einer Verhaltens- und Bewegungstherapie begleitet werden.

☞ Empfehlungen

▶ Erhaltung des im Normalbereich liegenden Körpergewichts mit einer ausgewogenen Ernährung
▶ Gewichtsreduktion bei Übergewicht mit einem BMI > 30 kg/m^2 oder früher bei bereits durch das Übergewicht bedingten Krankheiten
▶ Langsamer Abbau von Übergewicht
▶ Individuelle Auswahl der Maßnahmen zur Gewichtsreduktion
▶ Keine einseitigen Diäten oder »Blitzdiäten«
▶ Langfristige Umstellung des Ernährungsverhaltens
▶ Verhaltenstherapie
▶ Regelmäßige, gezielte sportliche Betätigung

59 Diabetes mellitus

> Diabetes mellitus ist eine Stoffwechsel-
> störung, die durch einen erhöhten Blutglu-
> kosespiegel charakterisiert ist und auf ei-
> nem relativen oder absoluten Insulinman-
> gel bzw. einer gestörten Insulinwirkung
> beruht.

Diabetes mellitus zählt zu den häufigsten endokrinen Erkrankungen. In Deutschland sind etwa
5 % der Bevölkerung davon betroffen. Der Typ-
2-Diabetes mellitus ist mit einer Prävalenz von
93–95 % gegenüber dem Typ-1-Diabetes mellitus vorherrschend (Statistisches Bundesamt
1998, S. 237 f.). Der Typ-1-Diabetes mellitus
zeigt mit einer Prävalenz von 0,1–0,3 % der
Bevölkerung in Mitteleuropa eine deutlich
ansteigende Tendenz. Auch beim Typ-2-Diabe-
tes muss in den nächsten Jahren als Folge von
Übergewicht, Bewegungsmangel und dem
wachsenden Anteil älterer Menschen mit einer
Zunahme der Prävalenz (auf etwa 7 %) gerechnet werden.

Klinik

Das Hormon **Insulin**, das für die Blutzuckerre-
gulation verantwortlich ist, wird in den B-Zellen
(β-Zellen) der Langerhansschen Inseln des
Pankreas gebildet. Zahlreiche Substanzen wie
Zucker, Hormone, Aminosäuren, Ketonkörper,
kurzkettige Fettsäuren sowie einige Pharmaka
stimulieren die Insulinsekretion. Wichtigstes
Stimulans ist jedoch Glukose. Bei Erhöhung der
Blutglukosekonzentration folgt ein Anstieg der
Insulinkonzentration im Blut. Insulin hat eine
Schlüsselfunktion im Stoffwechsel und übt viel-
fältige biochemische Wirkungen aus, von denen
die Steigerung des Glukosetransports in die Zel-
len, die Förderung glukoseverbrauchender
Stoffwechselwege sowie die Hemmung der
Lipolyse hervorzuheben sind. Bei einem Ausfall
der Insulinwirkung kommt es zur Hyper-
glykämie und zu gesteigerter Lipolyse mit
Ketonkörperbildung.
Hauptwirkungsorte des Insulins sind Leber,
Muskulatur und Fettgewebe, jedoch werden
auch z.B. Gehirn, Aorta, Knorpel, Knochen und
Haut beeinflusst. Insulin bindet an spezifische
membranständige Rezeptoren (Insulinrezepto-

ren), die in das Zellinnere hineinragen und der
Übertragung von Insulinsignalen dienen. Je
höher die Insulinkonzentration im Plasma ist,
desto niedriger ist die Zahl der Insulinrezeptoren (Down-Regulation). Bei Hunger oder körperlicher Aktivität steigt die Zahl der Rezeptoren an (Up-Regulation).
Diabetes mellitus wird in verschiedene Typen
eingeteilt (◘ 59.1). Diese Klassifikation wurde
erst kürzlich vom »Expert Committee on the
Diagnosis and Classification of Diabetes Mellitus« (1998), das von der Amerikanischen Diabetes-Gesellschaft ins Leben gerufen wurde,
erneuert. Damit entfallen die Begriffe »insulin-
abhängiger Diabetes mellitus (insulin-dependent diabetes mellitus, IDDM)« und »nicht-insu-
linabhängiger Diabetes mellitus (non-insulin-
dependent diabetes mellitus, NIDDM)« und
werden ausschließlich durch die Bezeichnungen Typ-1- und Typ-2-Diabetes ersetzt (Kerner
1998).
Der **Typ-1-Diabetes** resultiert aus heutiger
Sicht überwiegend aus einer zellvermittelten
Autoimmunreaktion der B-Zellen des Pankreas
und führt zum absoluten Insulinmangel. Diese
B-Zellzerstörung kann sich über viele Jahre
erstrecken. Dem Beginn klinischer Symptome
geht meist eine jahrelange chronisch progres-
sive Insulitis voraus. Pathogenetische Voraussetzungen sind eine genetische Disposition mit
einer Konkordanzrate von 30–40 % bei eineiigen
Zwillingen und exogene Einflüsse, z.B. Virusin-
fekte, nitrosaminreiche Lebensmittel und früher Kontakt des Säuglingsdarms mit fremden
Eiweißstoffen. Anfangs besteht meist noch eine
Restsekretion von Insulin, die jedoch abnimmt,
bis es schließlich zum absoluten Insulinmangel
kommt. Beim manifesten Typ-1-Diabetes ist
eine Insulinzufuhr von außen überlebensnot-
wendig.
Typ-1-Diabetes beginnt meist vor dem 20.
Lebensjahr, weshalb er früher auch als »juveni-
ler Diabetes« bezeichnet wurde. Heute wird
dieser Begriff nicht mehr verwendet. Obwohl
die meisten Typ-1-Diabetiker schlank sind,
können auch adipöse Menschen davon betroffen sein.
Typ-2-Diabetes beinhaltet eine Insulinresistenz mit einem Sekretionsdefizit des Insulins
(Sekretionsstarre). Charakteristisch für Typ-2-
Diabetes ist das Auftreten nach dem 40. Lebensjahr (frühere Bezeichnung: »Altersdiabetes«).

Dem Typ-2-Diabetes liegen zwei Defekte zugrunde: zum einen eine gestörte Insulinwirkung (Insulinresistenz), die sich an den peripheren und zentralen Zielorganen des Stoffwechsels (Leber, Muskulatur und Fettgewebe) äußert, und zum anderen eine Störung der Insulinsekretion aus den B-Zellen (relativer Insulinmangel). Über 80 % der Typ-2-Diabetiker sind übergewichtig, was für die Ätiologie von entscheidender Bedeutung ist.

Der Typ-2-Diabetes ist dadurch gekennzeichnet, dass im allgemeinen zunächst kein Insulin zugeführt werden muss. Allerdings kann ein Typ-2-Diabetiker im Verlauf seiner Krankheit insulinbedürftig werden.

Den **Diabetestypen mit bekannten Ursachen** liegen z. B. genetische Defekte, verschiedene Krankheiten oder medikamentöse Einflüsse zugrunde (◘ 59.1).

Als **Schwangerschaftsdiabetes** wird die Form des Diabetes bezeichnet, die während der Gravidität erstmals auftritt. Diese Bezeichnung gilt ausschließlich für den Zeitraum der Schwangerschaft, danach (etwa sechs Wochen nach Beendigung der Schwangerschaft) ist eine Reklassifizierung nötig. Die Diagnose eines Gestationsdiabetes wird nach anderen Kriterien gestellt als die der übrigen Diabetestypen (s. Expert Committee on the Diagnosis and Classification of Diabetes mellitus 1998).

Einen Gestationsdiabetes entwickeln etwa 1–5 % aller Schwangeren; nach der Gravidität bildet er sich meist zurück. Das Risiko für Frühgeburten ist bei Frauen mit Schwangerschaftsdiabetes ebenso wie die perinatale Morbidität und praenatale Mortalität erhöht. Die mütterlichen Risiken sind z. B. Harnwegsinfekt, EPH-Gestose, Hydramnion und die Notwendigkeit

---

I. Diabetes mellitus Typ 1 (β-Zellzerstörung, die zum absoluten Insulinmangel führt)
A. Immunologisch bedingt
B. Idiopathisch (in Europa selten)

II. Diabetes mellitus Typ 2 (reicht vom Vorwiegen der Insulinresistenz mit relativem Insulinmangel bis zum Vorwiegen des Sekretionsdefizits mit Insulinresistenz)

III. Andere Diabetestypen mit bekannten Ursachen
A. Genetische Defekte der β-Zellfunktion
  1. Chromosom 12, HNF-1α (MODY3),
  2. Chromosom 7, Glukokinase (MODY2),
  3. Chromosom 20, HNF-4α (MODY1),
  4. Mitochondriale DNA, 5. Andere
B. Genetische Defekte der Insulinwirkung
  1. Insulinresistenz Typ A, 2. Leprechaunismus,
  3. Rabson-Mendenhall-Syndrom,
  4. Lipatrophischer Diabetes, 5. Andere
C. Erkrankungen des exokrinen Pankreas
  1. Pankreatitis, 2. Trauma/Pankreatektomie,
  3. Neoplasmen, 4. Zystische Fibrose,
  5. Hämochromatose, 6. Fibrokalzifizierende Pankreatitis, 7. Andere

D. Endokrinopathien
  1. Akromegalie, 2. Cushing-Syndrom,
  3. Glukagonom, 4. Phäochromozytom,
  5. Hyperthyreose, 6. Somatostatinom,
  7. Aldosteronom, 8. Andere
E. Medikamentös-toxisch induziert
  1. Vacor (Rattengift), 2. Pentamidin,
  3. Nikotinsäure, 4. Glukokortikoide,
  5. Schilddrüsenhormone, 6. Diazoxid,
  7. β-adrenerge Agonisten,
  8. Thiazid-Diuretika, 9. Dilantin,
  10. α-Interferon, 11. Andere
F. Infektionen
  1. Kongenitale Röteln, 2. Zytomegalievirus,
  3. Andere
G. Seltene, immunologisch bedingte Formen
  1. »Stiffman«-Syndrom, 2. Anti-Insulin-Rezeptor-Antikörper, 3. Andere
H. Andere, manchmal mit Diabetes assoziierte Syndrome
  1. Down-Syndrom, 2. Klinefelter-Syndrom,
  3. Turner-Syndrom, 4. Wolfram-Syndrom,
  5. Friedreichsche Ataxie, 6. Chorea Huntington, 7. Lawrence-Moon-Biedel-Syndrom, 8. Dystrophia myotonica,
  9. Porphyrie, 10. Prader-Willi-Labhart-Syndrom, 11. Andere

IV. Gestationsdiabetes (Schwangerschaftsdiabetes)

◘ 59.1: Klassifikation des Diabetes mellitus (nach Expert Committee on the Diagnosis and Classification of Diabetes mellitus 1998)

für eine operative Entbindung. Bei einem Gestationsdiabetes muss eine intensive Betreuung der Schwangeren stattfinden, die regelmäßige Blutglukose-Selbstbestimmungen, häufige Kontrollen durch den Arzt, die frühzeitige Vorstellung in der Entbindungsklinik und ein intensives fetales Monitoring einschließt (Deutsche Diabetes-Gesellschaft 1992). Bei Frauen, die bereits vorher Diabetikerinnen waren, sollte der Blutzuckerspiegel möglichst schon vor der Gravidität optimal eingestellt und während der Schwangerschaft kontinuierlich kontrolliert werden (American Diabetes Association 1996).

Kein Diabetes mellitus liegt vor, wenn eine **gestörte Glukosetoleranz** (impaired glucose tolerance, IGT) oder **abnorme Nüchternglukose** (impaired fasting glucose, IFG) nachgewiesen werden. Allerdings müssen diese Veränderungen als Risikofaktor für einen zukünftigen Diabetes und kardiovaskuläre Erkrankungen angesehen werden.

Die **Symptome** des Diabetes mellitus sind vielfältig und resultieren aus dem erhöhten Blutzucker (◪ 59.2). Allgemeines Unbehagen und Krankheitsgefühl zählen neben Durst, Harnflut, Harndrang, Juckreiz sowie Gewichtsverlust trotz Heißhungergefühlen und Polyphagie zu den häufigsten Symptomen. Auch Sehstörungen, Libido- und Potenzminderung, Amenorrhö, Muskelkrämpfe und Oberbauchbeschwerden treten auf.

In der Manifestationsphase des entgleisenden Typ-1-Diabetes sind folgende Symptome zu beobachten: Brechreiz und Erbrechen (bedingt

Leistungsminderung
Schlappheit, Mattigkeit
Abnormer Durst
Harnflut, Nykturie
Heißhunger
Körpergewichtsabnahme
Mundtrockenheit
Nächtliche Wadenkrämpfe
Parästhesien, Juckreiz
Sehstörungen
Infektionsneigung

◪ 59.2: Symptome des Typ-1- und Typ-2-Diabetes (nach Eggstein u. Luft 1994; Knick u. Knick 1994, S. 26)

durch die azidotische Stoffwechsellage), Pseudoperitonitis, Atonie des Magen-Darm-Traktes und der Blaseninnervation, Bewusstseinstrübung, Kussmaulsche Atemstörung und Hypotonie. Der Typ-2-Diabetes kann über Jahre asymptomatisch verlaufen und wird nicht selten im Rahmen einer Routinekontrolle eher »zufällig« diagnostiziert. Ketoazidotische Entgleisungen sind selten.

Bei der **Diabetesdiagnostik** liefert die **Anamnese** erste Hinweise auf eine mögliche Erkrankung. Dabei werden familiäre Dispositionen, bestehende Krankheiten des Patienten, z.B. Übergewicht, Fettstoffwechselstörungen, Hypertonie, Harnwegsinfekte, Myokardinfarkt, zerebraler Insult, arterielle Verschlusskrankheit, Gicht u.a., sowie die persönliche körperliche Entwicklung des Patienten (Körpergewicht in verschiedenen Lebensabschnitten) erfasst.

Ein klinisches Leitsymptom des Diabetes mellitus ist die **Hyperglykämie**. Um diese festzustellen, wird der Glukosewert im Plasma bestimmt (für Werte im Vollblut s. Expert Committee on the Diagnosis and Classification of Diabetes mellitus 1998). Zur weiteren Klärung, ob ein Diabetes mellitus vorliegt, kann der orale Glukose-Toleranztest (OGTT) herangezogen werden, bei dem nach einer standardisierten Glukosezufuhr zum Zeitpunkt 0 und nach 120 Minuten (der 60-Minuten-Wert ist nicht obligatorisch) Blutzuckerbestimmungen durchgeführt werden (◪ 59.3).

Als eine abnorme Nüchternglukose (IFG) wird ein Wert zwischen 100 mg/dl und 110 mg/dl bezeichnet. Eine gestörte Glukosetoleranz (IGT) wird über den OGTT definiert. Dabei liegt der Nüchternwert zwischen 110 mg/dl und 126 mg/dl, der Zwei-Stunden-Wert zwischen 140 mg/dl und 200 mg/dl Plasmaglukose.

Ein regelmäßiges Diabetes-Screening bei Gesunden ab dem 45. Lebensjahr kann dazu beitragen, die Krankheit frühzeitig zu entdecken (◪ 59.4). Ein unentdeckter Typ-2-Diabetes birgt das Risiko für koronare Herzkrankheit, Schlaganfall und periphere vaskuläre Erkrankungen. Außerdem besteht eine höhere Wahrscheinlichkeit für Dyslipidämie, Hypertonie und Adipositas.

Ursachen

Die genetische Disposition spielt bei der Ausprägung des Diabetes mellitus eine zentrale Rolle. Für Personen, bei denen ein Elternteil Typ-2-Diabetiker ist, liegt das Erkrankungsri-

Symptome des Diabetes und Plasmaglukose $\geq$ 200 mg/dl (11,1 mmol/l) zu einem beliebigen Zeitpunkt des Tages (ohne Rücksicht auf den Zeitpunkt der letzten Mahlzeiteneinnahme). Die klassischen Symptome des Diabetes sind: Polyurie, Polydipsie und sonst nicht zu erklärender Gewichtsverlust oder

Nüchtern-Plasmaglukose $\geq$ 126 mg/dl (7,0 mmol/l). Nüchtern bedeutet: Keine Kalorienzufuhr für wenigstens acht Stunden oder

2h-Plasmaglukose $\geq$ 200 mg/dl (11,1 mmol/l) während eines OGTT. Testdurchführung nach WHO-Richtlinien mit 75 g Glukose (oder äquivalenter Menge hydrolysierter Stärke), aufgelöst in Wasser.

Ohne die eindeutigen Zeichen der Hyperglykämie mit metabolischer Dekompensation müssen die Ergebnisse der Glukosebestimmung durch Wiederholungsmessungen zu einem späteren Zeitpunkt bestätigt werden. Die Anwendung des oralen Glukosetoleranztestes (OGTT) wird für die klinische Routine nicht empfohlen.

◨ 59.3: Diagnostische Kriterien des Diabetes mellitus (nach Expert Committee on the Diagnosis and Classification of Diabetes mellitus 1998)

Tests sollten in Betracht gezogen werden bei allen Personen, die 45 Jahre oder älter sind. Bei Normalbefunden sollte Wiederholung nach drei Jahren erfolgen. Tests sollten in Betracht gezogen werden bei jüngeren Personen oder in kürzeren Intervallen durchgeführt werden, wenn:

ein Übergewicht vorliegt ($\geq$ 120% Normalgewicht oder BMI $\geq$ 27 kg/m^2)

ein/e erstgradig Verwandte/r einen Diabetes hat

eine Frau ein Kind mit > 4000 g geboren hat oder bei ihr ein Gestationsdiabetes festgestellt wurde

ein Hypertonus vorliegt ($\geq$ 140/90 mmHg)

eine Hyperlipidämie mit HDL-Cholesterin $\leq$ 35 mg/dl und/oder Triglyzeriden $\geq$ 250 mg/dl vorliegt

eine frühere Untersuchung eine gestörte Glukosetoleranz oder eine abnorme Nüchternglukose ergeben hat.

◨ 59.4: Diabetes-Screening bei Gesunden (nach Expert Committee on the Diagnosis and Classification of Diabetes mellitus 1998)

siko bei 25–50%. Sind beide Elternteile betroffen, beträgt die Erkrankungswahrscheinlichkeit bis zu 80%. Äußere Einflüsse, vor allem eine zu hohe Nahrungsenergiezufuhr und Bewegungsmangel, beeinflussen jedoch entscheidend das Auftreten von Diabetes. Das Risiko für Typ-1-Diabetes liegt, wenn ein Elternteil an Typ-1-Diabetes erkrankt ist, für Kinder bei etwa 2%, also deutlich niedriger als bei Typ-2-Diabetes. Das Erkrankungsrisiko steigt, wenn beide Elternteile Diabetiker sind (Knick u. Knick 1994, S. 421 f.).

Typ-1-Diabetes entsteht aufgrund schädigender Einflüsse auf die insulinproduzierenden B-Zellen des Pankreas bei entsprechender genetischer Disposition. Diese zeigt sich an einer bestimmten HLA-Konstellation[1] (insbesondere DR3 und DR4), die eine enge Assoziation zum Typ-1-Diabetes aufweist. Die Faktoren, die zur B-Zellschädigung führen, können **Virusinfek-** **tionen** sein, die vor allem mit der Konstellation HLA-DR4 einhergehen. Dabei nehmen die Erreger von Mumps, Röteln, Masern und Coxsackie-Viruserkrankungen eine vorrangige Position ein. Auffallend ist der Manifestationsgipfel für Diabetes in den Herbst- und Wintermonaten, was ebenfalls auf Infekte als mögliche Auslöser hinweist. Bisher ist noch nicht abschließend geklärt, ob der Diabetes Typ 1 Folge einer Virusinfektion, einer Virus-induzierten Autoimmunerkrankung oder einer ohne Virus-Beteiligung entstehenden (auto)immunen Insulitis (lymphozytäre Infiltration der Langerhansschen Inseln) ist. Die **Insulitis** führt zur Zerstörung der B-Zellen. Eine **Autoimmunerkrankung** (Antikörperbildung gegen B-Zellen), die vermehrt mit HLA-DR3 einhergeht, trägt zur B-Zellschädigung bei. Beim manifesten Diabetes sind mehr als 90% der B-Zellen zerstört (Mehnert 1990).

---

[1]   HLA (human leucocyte antigens): vererbbare Antigene. Die HLA-Konstellation ist dafür verantwortlich, dass der Organismus keine Antikörper gegen körpereigene Zellen bildet.

Insulinresistenz und eine gestörte Insulinsekretion kennzeichnen den Typ-2-Diabetes, wobei **Übergewicht** (s. Kap. 58, S. 219 ff.) die Hauptursache für die Insulinresistenz ist. Dabei hängt das Diabetesrisiko wesentlich vom **Fettverteilungsmuster** ab (s. Kap. 58, S. 221 ff.) und ist bei Personen mit androider Adipositas deutlich höher als bei einer gynoiden Fettverteilung. Die androide Adipositas führt zu einem vermehrten Anfall von freien Fettsäuren im Blut. Hierdurch ergibt sich eine direkte Hemmung der Insulinwirkung am Rezeptor und damit eine Insulinresistenz. Das Geschehen wird dadurch verstärkt, dass die Überernährung eine Hyperglykämie und somit die Hyperinsulinämie begünstigt (*59.5*), die langfristig zu einer Down-Regulation der Insulinrezeptoren führt. Folge der verminderten Rezeptorzahl ist wiederum eine Insulinresistenz, die dann die Hyperglykämie verstärkt, womit sich der »circulus vitiosus« schließt. Die B-Zellen werden durch diesen Kreislauf überfordert, so dass sich Diabetes manifestieren kann.

Durch die Insulinresistenz wird die renale Natrium-Rückresorption stimuliert, was ein Risikofaktor für Hypertonie ist (*59.6*). Bei der abdominalen Adipositas werden häufig erhöhte Triglyzeridwerte und ein erniedrigtes HDL-Cholesterin festgestellt, was auf die bei Insulinresistenz verminderte Lipoproteinlipase-Aktivität zurückzuführen ist. Alle genannten Faktoren führen zu atherosklerotischen Komplikationen wie Herzinfarkt und Schlaganfall (Wirth u.

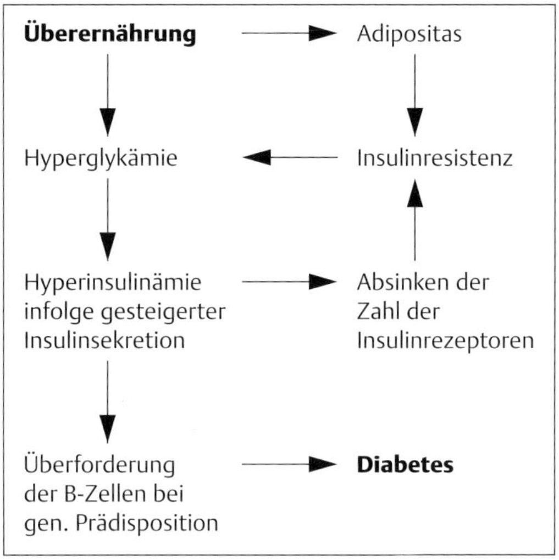

59.5: Überernährung als Risikofaktor bei Typ-2-Diabetes (nach Mehnert 1990)

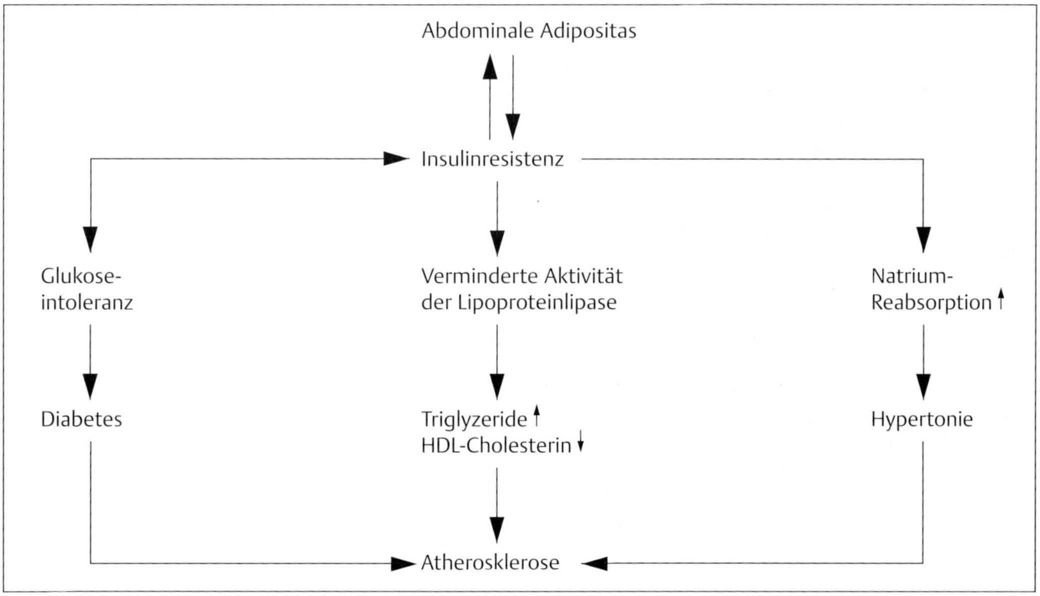

59.6: Abdominale Adipositas und ihre Auswirkungen auf Diabetes mellitus und andere Krankheiten (nach Kannel u. a. 1996)

Noelle 1992). Das gemeinsame Auftreten von Typ-2-Diabetes, androider Adipositas, Hypertonie und Dyslipoproteinämie wird auch als »metabolisches Syndrom« bezeichnet (s. ☎ 58.5, S. 222).

Ergebnisse aus einer prospektiven Studie in den USA lassen Rückschlüsse auf den Einfluss von körperlicher Aktivität auf die Entstehung von Typ-2-Diabetes zu. Danach sind etwa 25 % der Diabeteserkrankungen auf **mangelnde Bewegung** zurückzuführen (Manson u. a. 1992).

Folgen

Noch vor wenigen Jahrzehnten stand die akute Stoffwechselentgleisung mit überhöhten Blutglukosewerten, diabetischer Ketoazidose und Entgleisung des Mineralstoffwechsels (besonders Kaliummangel) im Vordergrund der diabetischen Gesundheitsprobleme (Statistisches Bundesamt 1998a, S. 239). Heute wird das Augenmerk vor allem darauf gerichtet, der Entwicklung diabetischer Folgeschäden vorzubeugen. Sie treten meist erst nach einer Krankheitsdauer von 10–15 Jahren auf. Wie neue Ergebnisse aus der United Kingdom Prospective Diabetes Study (UKPDS) zeigen, kann eine gute Diabeteseinstellung diese Folgeschäden verhindern oder zumindest hinauszögern und somit Lebenserwartung und Lebensqualität erhöhen (Leslie 1999).

Diabetische Folgeerkrankungen sind die Mikroangiopathie als Erkrankung der kleinen Blutgefäße und die Makroangiopathie als Erkrankung der großen Gefäße. Hauptursache der **Mikroangiopathie** ist die anhaltende Hyperglykämie, die eine vermehrte Glykosilierung der Proteine hervorruft und somit die Proteinstruktur verändert. Folglich werden die spezifischen Funktionen der Proteine gestört; z. B. führt die Glykosilierung von Proteinen in der Augenlinse zu Katarakten. Die Retinopathie kann bis zur Erblindung führen, die diabetische Glomerulosklerose zur Nephropathie und bis zum vollständigen Funktionsverlust der Nieren und somit zur Dialysepflicht. Die Neuropathie ist u. U. Auslöser für Lähmungserscheinungen, Schmerzen und Geschwüre an den Füßen (»diabetischer Fuß« mit möglichen Amputationen als Folge). Von der Mikroangiopathie sind wegen der langen Diabetesdauer vor allem Typ-1-Diabetiker betroffen.

Bei Typ-2-Diabetikern tritt sie zwar auch auf, aber die **Makroangiopathie** führt bereits wesentlich früher zu klinischen Problemen.

Aufgrund der Makroangiopathie kann die koronare Herzkrankheit entstehen mit den möglichen Folgen Angina pectoris, Herzinfarkt und diabetischer Kardiomyopathie, die Atherosklerose der hirnversorgenden Arterien mit möglicher Durchblutungsstörung im Gehirn und Schlaganfall sowie die arterielle Verschlusskrankheit der Beine, insbesondere im Bereich der Füße. Etwa 75 % aller Todesfälle bei Diabetikern sind auf kardiovaskuläre Erkrankungen zurückzuführen (Schmidt 1998).

Unter unseren Lebensbedingungen gilt Diabetes mellitus als die häufigste Ursache von Erblindung und von nicht durch Verletzungen bedingten Amputationen. Etwa ein Drittel aller Fälle von chronischem Nierenversagen sind die Folge von Diabetes (Statistisches Bundesamt 1998a, S. 239).

Prävention

Die **Vermeidung von Übergewicht** ist die Hauptstrategie zur Prävention von Typ-2-Diabetes. Zusätzlich kommt der **körperlichen Aktivität** eine besondere Bedeutung zu. In einer prospektiven Studie an 21 271 Ärzten wurde gezeigt, dass die Diabetes-Inzidenz mit der körperlichen Aktivität negativ korreliert. Das relative Risiko, einen Typ-2-Diabetes zu entwickeln, lag altersangepasst bei den Probanden, die einmal in der Woche sportlich aktiv waren, bei 0,77. Wenn die sportliche Betätigung zwei- bis viermal in der Woche stattfand, lag das relative Risiko bei 0,62 und bei mehr als fünfmal Sport pro Woche bei 0,58 (Manson u. a. 1992).

Auch eine Untersuchung an Studenten führte zu dem Ergebnis, dass Sport das Risiko für Typ-2-Diabetes verringern kann. So korrelierte die Diabetes-Inzidenz invers mit dem Energieverbrauch durch Sport. Sportarten mit einem hohen Aktivitätsgrad wie Schwimmen, Tennis und Laufen waren effektiver als solche mit niedrigem Aktivitätsgrad. Der protektive Effekt der sportlichen Aktivität war besonders ausgeprägt bei Personen, die aufgrund eines hohen BMI (s. Kap. 58, S. 219 f.), einer Hypertonie oder einer genetischen Disposition durch die Eltern ein hohes Risiko für Typ-2-Diabetes aufwiesen (Helmrich u. a. 1991). Daher sind präventive Maßnahmen besonders bei vorbelasteten Personen von Bedeutung.

Ebenfalls vorbeugend wirkt wahrscheinlich das Meiden von ballaststoffarmen, zuckerreichen Nahrungsmitteln, die den Blutzucker stark erhöhen, obwohl dafür keine kontrollierten Studien vorliegen (Statistisches Bundesamt 1998a, S. 241).

Eine optimale Stoffwechseleinstellung dient der Prävention von Folgeerkrankungen. Zur Überprüfung der Stoffwechseleinstellung werden neben dem Blutglukosewert u.a. auch die Serumlipide und die Blutdruckwerte herangezogen, um eventuelle Folgekrankheiten mit zu erfassen und ggf. zu therapieren (*Tab. 59.1*). Auch die Messung des glykosilierten Hämoglobins (HbA$_{1c}$)[2] wird zur Beurteilung der Stoffwechseleinstellung des Diabetikers genutzt, da das Hämoglobin durch eine anhaltende Hyperglykämie verändert wird. Der

normale Glykosilierungsgrad des Hämoglobins liegt bei 5%, was sich bei konstanter Hyperglykämie bis zu 15–20% des Gesamthämoglobins steigern kann. Zur diabetestypischen Glukosurie kommt es, wenn der Blutzuckerspiegel die Nierenschwelle, die bei etwa 160–180 mg/dl (8,9–10,0 mmol/l) Blutzucker liegt, überschreitet.

Eine Überprüfung des Urins auf Mikroalbumin dient zur Feststellung der diabetischen Nephropathie. Jährlich sollte eine eingehende körperliche Untersuchung stattfinden. Besonders die Füße müssen auf Druckstellen, Entzündungen, Ulzera, Mykosen und Fehlstellungen untersucht werden, da die Gefahr von Amputationen für

Tab. 59.1: Zielgrößen verschiedener Parameter bei Diabetes mellitus (nach European NIDDM Policy Group 1993)

Zielgrößen	Einheit	gut[1]	akzeptabel	schlecht
Blutglukose				
nüchtern	mg/dl	80–110	$\leq$ 140	> 140
	mmol/l	4,4–6,1	$\leq$ 7,8	> 7,8
postprandial	mg/dl	80–144	$\leq$ 180	> 180
	mmol/l	4,4–8,0	$\leq$ 10,0	> 10,0
HbA$_1$[2]	%	< 8,0	$\leq$ 9,5	> 9,5
HbA$_{1c}$	%	< 6,5	$\leq$ 7,5	> 7,5
Glukose im Urin	%	0	$\leq$ 0,5	> 0,5
Gesamtcholesterin	mg/dl	< 200	< 250	> 250
	mmol/l	< 5,2	< 6,5	> 6,5
HDL-Cholesterin[3]	mg/dl	> 40	$\geq$ 35	< 35
	mmol/l	> 1,1	$\geq$ 0,9	< 0,9
Triglyzeride	mg/dl	< 150	< 200	> 200
(nüchtern)	mmol/l	< 1,7	< 2,2	> 2,2
Body Mass Index	kg/m^2	m 20–25	$\leq$ 27	> 27
		w 19–24	$\leq$ 26	> 26
Blutdruck	mmHg	$\leq$ 149/90[4]	$\leq$ 160/95	> 160/95

[1]   Dies ist der Idealwert. Es könnte sein, dass er bei manchen Personen schwierig, unmöglich oder unnötig zu erreichen ist (z.B. bei älteren Personen). Für jeden Patienten müssen individuelle Ziele festgelegt werden.

[2]   Referenzwerte für HbA$_1$ und HbA$_{1c}$ variieren je nach Methode erheblich. »Gut« bedeutet bis zu 3 Standardabweichungen über dem oberen Limit des durchschnittlichen Referenzwertes.

[3]   Die Zielwerte für Frauen liegen 10 mg/dl (0,3 mmol/l) höher.

[4]   Strengere Ziele können bei jungen Patienten mit früher Nephropathie notwendig sein.

---

[2]   HbA$_{1c}$: Wichtigste Untergruppe der HbA$_1$-Komponente des Hämoglobins, die ihrerseits etwa 5% des gesamten Hämoglobingehalts ausmacht.

den Diabetiker besonders groß ist. Auch die Injektionsstellen müssen inspiziert werden, und ein Reflexstatus sollte erhoben werden. Eine jährliche Untersuchung der Augen ist notwendig (Beier u. Hardinghaus 1992).

Therapie

Das **Therapieziel** muss für jeden Patienten individuell festgelegt werden. Es ist von verschiedenen Faktoren abhängig, z. B. vom Diabetestyp, dem derzeitigen Diabetesstadium und von bereits vorhandenen Komplikationen. Auch das Alter des Patienten, die körperliche Verfassung, Aktivitätsgrad, Intelligenz und Kooperationsfähigkeit sind entscheidend. Die American Diabetes Association gibt Ziele für die Diabetestherapie vor (☎ 59.7), wobei eines der wichtigsten Therapieziele eine dauerhaft gute Stoffwechseleinstellung ist, um diabetische Folgeschäden zu vermeiden.

Bei adipösen Typ-2-Diabetikern ist eine Reduktionsdiät oft ausreichend, um die Blutglukosewerte zu normalisieren. In der Realität sieht es aber so aus, dass nur bei weniger als 25 %, selbst der intensiv geschulten Patienten, ein Dauererfolg zu erzielen ist. Teilweise wird der Einsatz von oralen Antidiabetika notwendig. Dabei werden drei Stoffgruppen eingesetzt, nämlich Alpha-Glukosidasehemmer (Acarbose), Biguanide (Metformin) und Sulfonylharnstoffe. Sie werden je nach Indikation ausgewählt. Die Behandlung von Folgeschäden, z. B. der Makroangiopathie, erfolgt neben der diätetischen

---

Möglichst gute Blutglukose-Einstellung

Optimale Einstellung der Serumlipide

Anstreben oder Erhaltung des Normalgewichtes durch angepasste Nahrungsenergiezufuhr

Angepasste Nahrungsenergiezufuhr bei Kindern und Jugendlichen für Wachstum und Entwicklung

Angepasste Nahrungsenergiezufuhr während der Schwangerschaft und Stillzeit

Prävention und ggf. Therapie von akuten Komplikationen und diabetischen Langzeitkomplikationen

Optimale Nährstoffzufuhr

☎ 59.7: Therapieziele bei Diabetes mellitus (nach American Diabetes Association 1994)

Schulung u. U. auch medikamentös (Mehnert 1996).

Insulintherapie

Eine Insulintherapie ist bei allen Typ-1-Diabetikern indiziert sowie bei Typ-2-Diabetikern, deren eigene Insulinbildung erschöpft ist (Sekundärversagen), und bei Pankreatektomierten. Bei Typ-2-Diabetikern kann auch akut unter Stresssituationen (z. B. Operationen, Erkrankungen, Cortisonbehandlung) oder bei Infekten eine Insulinbehandlung notwendig werden und grundsätzlich immer dann, wenn das Therapieziel mit anderen Behandlungsformen nicht erreicht wird. Auch während einer Schwangerschaft kann eine Insulintherapie vorübergehend notwendig werden.

Beim insulinabhängigen Diabetes mellitus werden vor allem zwei Therapieverfahren angewandt, die konventionelle und die intensivierte Insulintherapie. Bei der **konventionellen Insulintherapie** wird zweimal pro Tag Verzögerungs- bzw. Mischinsulin gespritzt, so dass es erforderlich ist, eine Diät mit zeitlich konstanter Mahlzeitenfolge (etwa fünf bis sechs Mahlzeiten pro Tag) und jeweils festgelegtem Kohlenhydratgehalt einzuhalten.

Bei der **intensivierten Insulintherapie** wird versucht, die physiologische Insulinsekretion zu imitieren. Normalerweise findet kontinuierlich eine basale Insulinsekretion statt. Die Insulinsekretion nimmt zudem variabel bei körperlicher Bewegung ab und steigt bei Nahrungsaufnahme deutlich an (☎ 59.8). Die intensivierte Insulintherapie basiert auf der Injektion von Verzögerungsinsulin zweimal pro Tag (morgens und abends) zur Aufrechterhaltung des basalen Insulinspiegels und von Normalinsulin **präprandial**, jeweils angepasst an die vorher berechnete Kohlenhydrataufnahme (Basis-Bolus-Konzept). Die intensivierte Insulintherapie erlaubt eine größere Flexibilität beim Kohlenhydratgehalt der Kost sowie bei Anzahl und Zeitpunkt der Mahlzeiten als die konventionelle Therapie. Jedoch müssen regelmäßige Blutzuckerselbstkontrollen durchgeführt werden. Außerdem muss der Patient den Kohlenhydratgehalt der Mahlzeit einschätzen können, um die präprandiale Insulindosis zu berechnen. Je besser die Insulinsubstitution der physiologischen Insulinsekretion angepasst wird, desto mehr kann sich die Ernährungsweise des Diabetikers der des Gesunden annähern. Bei allen Therapieverfahren muss der Patient aktiv in die

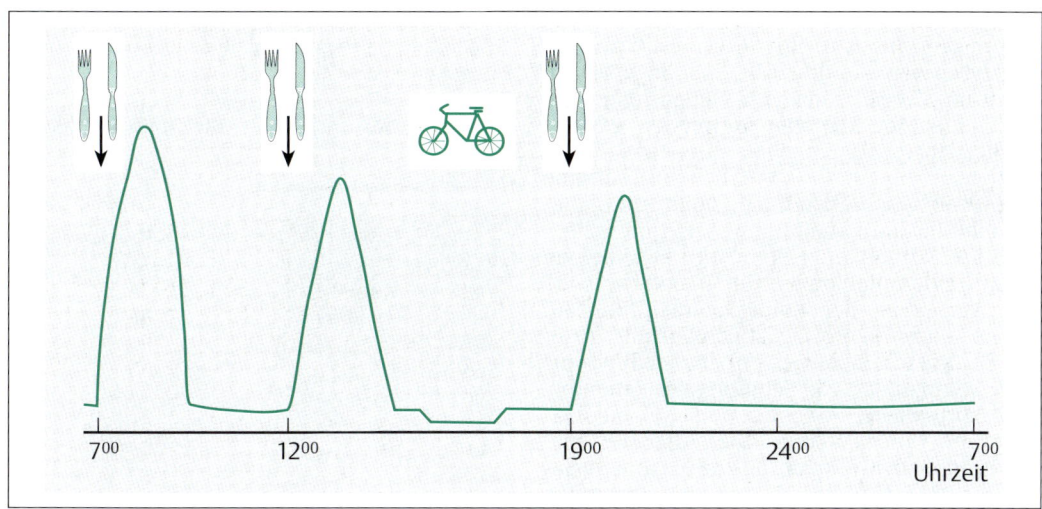

◉ 59.8: Insulinspiegel im Blut bei Stoffwechselgesunden (nach Berger u. Jörgens 1995, S. 71)

Behandlung einbezogen werden, denn der Therapieerfolg hängt maßgeblich von der Schulung und Mitarbeit des Patienten ab (empowerment).

Zur Vermeidung einer **Hypoglykämie** bei der konventionellen Insulintherapie und bei der Behandlung mit Sulfonylharnstoffen ist eine korrekte zeitliche Einhaltung der Mahlzeiten und die Beibehaltung der an die Insulinzufuhr angepassten Kohlenhydratzufuhr notwendig. Größere körperliche Belastungen sollten nur nach vorbeugenden Maßnahmen (z.B. Reduktion der Insulinzufuhr oder zusätzliche Aufnahme von Kohlenhydraten) ausgeführt werden, um eine Hypoglykämie zu vermeiden.

Dennoch treten bei insulinbehandelten Diabetikern gelegentlich Hypoglykämien auf. Symptome sind Schwitzen, Zittern, Unruhe, Sehstörungen, Hungergefühl, Konzentrationsstörungen, Schwäche, Herzklopfen sowie ein taubes Gefühl an Mund, Beinen oder Händen. Für den Fall einer Hypoglykämie sollte Würfelzucker (zwei bis fünf Stück) oder Traubenzucker (ein bis drei Täfelchen) zusammen mit Flüssigkeit eingenommen werden. Auch gezuckerter Tee, Fruchtsaft oder Limonade helfen bei einer Hypoglykämie. Dazu sollten Lebensmittel mit langsam resorbierbaren Kohlenhydraten (z.B. eine Scheibe Brot) verzehrt werden. Bei einer schweren Hypoglykämie müssen Diabetiker mit Glukagon oder Glukose i.v. behandelt werden (Berger u. Jörgens 1995, S. 103 ff.; Heepe 1994, S. 179).

Diätetische Maßnahmen

Grundsätzlich gelten für Diabetiker die gleichen Nährstoffempfehlungen wie für Gesunde. Aufbauend auf diesen Empfehlungen müssen individuelle Modifikationen vorgenommen werden, die von der Medikamenteneinnahme, der Einstellbarkeit des Stoffwechsels und der Kooperation des Patienten abhängig sind (Jahnke 1990). Zur Prävention der Makroangiopathie sollten einige Maßnahmen, z.B. eine reduzierte Fettzufuhr, besonders beachtet werden. Generell ist eine ernährungsmedizinische Therapie sowohl für Typ-1- als auch für Typ-2-Diabetiker notwendig. Auch die intensivierte Insulinbehandlung sollte von diätetischen Maßnahmen begleitet werden (Mehnert 1996), da sonst z.B. mit einer Gewichtszunahme zu rechnen ist (Purnell u. a. 1998).

Da die Mehrzahl der **Typ-2-Diabetiker** übergewichtig ist, steht die Körpergewichtsreduktion im Vordergrund der Therapie (s. Kap. 58, S. 225 ff.). Die Abnahme des Körpergewichts hat einen positiven Effekt auf den Blutglukosespiegel und die Insulinempfindlichkeit (Wing u. a. 1994). Oft reicht schon ein Körpergewichtsverlust von wenigen Kilogramm aus, um die Blutglukose- und HbA_1-Werte zu senken. Zudem bessern sich nach einer Körpergewichtsabnahme häufig auch die erhöhten Blutfett- und Blutdruckwerte.

Ernährungstherapeutische Maßnahmen sollten bei adipösen Typ-2-Diabetikern immer bevorzugt werden, auch wenn es mehrere Wochen dauern kann, bis es zu einer Normalisierung der Blutzuckerwerte kommt. Mit einer angepassten Ernährungsweise kann u.U. lebenslang eine medikamentöse Therapie vermieden werden (Toeller 1994b). Im Einzelfall muss entschieden werden, ob ein Patient zusätzlich zur Diät eine medikamentöse Behandlung (orale Antidiabetika oder Insulin) erhalten muss. Für normalgewichtige Diabetiker gelten die allgemeinen Ernährungsempfehlungen für Diabetiker (s.u.). Eine Verteilung der Kohlenhydratzufuhr auf sechs Mahlzeiten pro Tag ist von Vorteil.

Die Diabetestherapie besteht im Idealfall aus einer Kombination von Schulung des Patienten, Diät, körperlicher Aktivität und ggf. medikamentöser Unterstützung. Die »Diabetes and Nutrition Study Group of the European Association for the Study of Diabetes« gibt allgemeine Empfehlungen für die Ernährung von Diabetikern, die individuell abgewandelt werden sollten. Dieses Konzept wird von der »Deutschen Diabetes Gesellschaft« (DDG) mitgetragen. Ziel ist es, für alle Diabetiker in Europa gleichartige Empfehlungen zu formulieren, die nach den jeweiligen länderspezifischen Ernährungsgewohnheiten modifiziert werden können (Toeller 1995).

Die **Energiezufuhr** muss bei Diabetikern ebenso wie bei gesunden Personen zur Erhaltung des Normalgewichtes dem Bedarf angepasst sein. Bei Typ-2-Diabetikern mit Übergewicht ist die Restriktion der Nahrungsenergie vorrangig.

Die **Kohlenhydratzufuhr** ist bei Diabetes mellitus von zentraler Bedeutung. Früher wurde generell eine Kohlenhydratrestriktion für Diabetiker vorgeschrieben. Heute wird für sie der gleiche Kohlenhydratanteil wie für gesunde Personen empfohlen (> 50 % der Nahrungsenergie), allerdings unter Berücksichtigung der Blutzuckerwirksamkeit der verschiedenen Kohlenhydrate (Petzoldt 1991).

Als theoretische Größe der Blutzuckerwirksamkeit dient der **glykämische Index** (Jenkins u.a. 1981). Er gibt die Blutzuckerwirksamkeit eines Lebensmittels im Vergleich zu Glukose an. Zu seiner Berechnung werden die Flächen unter den Blutzuckerkurven nach dem Verzehr verschiedener Lebensmittel mit gleichen Kohlenhydratmengen in Relation gesetzt. Der glykämische Index von Glukose wird gleich 100 % gesetzt (*Tab. 59.2*).

Die klinische Relevanz des glykämischen Index wird jedoch angezweifelt, da die individuelle Schwankungsbreite der Blutzuckerwirksamkeit

Tab. 59.2: Durchschnittlicher glykämischer Index ausgewählter Lebensmittel und Zuckerarten (nach Foster-Powell u. Miller 1995)

Lebensmittel	Glykämischer Index
Cornflakes	77
Honig	73
Wassermelonen	72
Karotten	71
Weizenbrot, weiß	70
Vollkornweizenbrot	69
Müsli	66
Saccharose	65
Kartoffeln	62
Eis	61
weißer Reis	56
Bananen	53
Laktose	46
Orangen	43
Spaghetti, weiß	41
Vollkornspaghetti	37
Äpfel	36
Linsen	29
Kidneybohnen	27
Milch, Vollfett	27
Fruktose	23
Erdnüsse	14

sehr hoch ist, wodurch Ergebnisse schlecht reproduzierbar sind. Außerdem kann die gegenseitige Beeinflussung von verschiedenen Nahrungmitteln in einer Mahlzeit kaum abgeschätzt werden. Durch die Berechnung des glykämischen Index wurde allerdings deutlich, dass die Empfehlungen zur Kohlenhydratzufuhr differenziert vorgenommen werden müssen. Die pauschale Empfehlung, Mono- und Disaccharide zu meiden und Polysaccharide zu bevorzugen, ist nicht haltbar, da sich gezeigt hat, dass die Zufuhr von Fruktose einen geringen, von Saccharose einen mittleren und von Glukose den höchsten Blutzuckeranstieg bewirkt (◑ 59.9). So besitzt Obst, das einen hohen Anteil an Fruktose hat, eine geringe Blutzuckerwirksamkeit. Stärkehaltige Lebensmittel (z.B. Kartoffeln) unterscheiden sich dagegen in ihrer Blutzuckerwirksamkeit nur gering von Glukose, während Hülsenfrüchte einen sehr niedrigen glykämischen Index aufweisen (Beyer u.a. 1990).

Die Blutzuckerwirksamkeit wird auch durch verschiedene Pflanzeninhaltsstoffe und andere Eigenschaften der Lebensmittel verändert

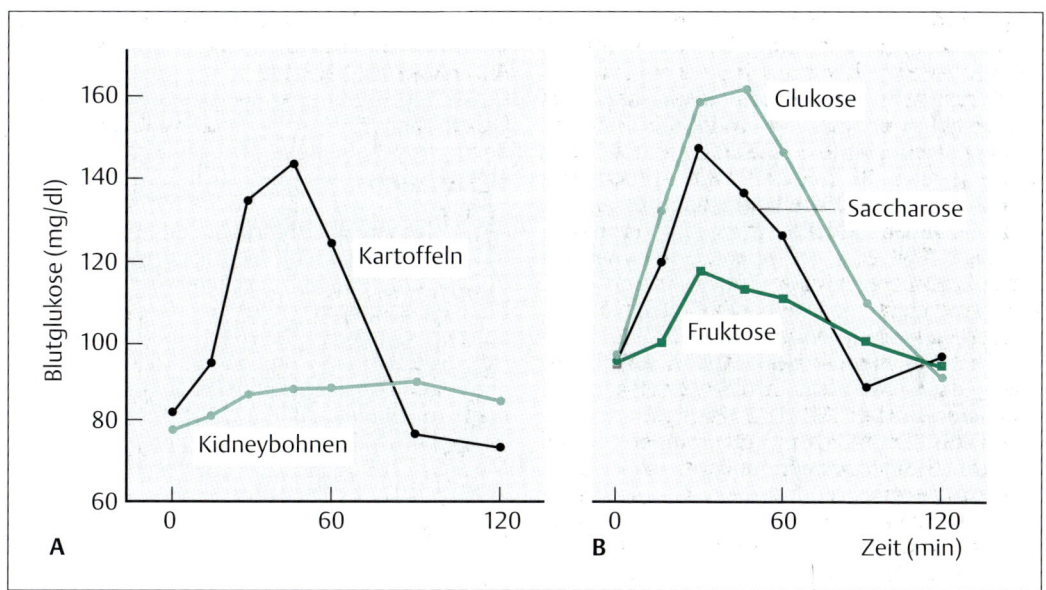

◙ 59.9: Blutglukoseverlauf bei gesunden Personen nach der Gabe von 50 g Kohlenhydraten in Form von Kartoffeln und Kidneybohnen (A) bzw. 50 g Glukose, Saccharose oder Fruktose (B) (nach Anderson 1999)

(◙ *59.10*). Generell wird der Blutzucker durch pflanzliche Nahrungsmittel nicht so stark erhöht. Besonders unerhitzte Lebensmittel haben günstige Eigenschaften bezüglich der Blutzuckerwirksamkeit. Gegarte Lebensmittel führen aufgrund des leichteren Aufschlusses der Stärke zu einem schnelleren Blutzuckeranstieg (Beyer u.a. 1990). Weizenvollkornbrot und erhitztes Weizenvollkornschrot führten im Vergleich zu rohem Weizenvollkornschrot bei gesunden Personen zu signifikant höheren postprandialen Blutzucker- und Insulinkonzentrationen. Der Verzehr von Frischkornmüsli (mit rohem Weizenvollkornschrot) ruft bei Typ-2-Diabetikern eine geringere postprandiale Serumglukosekonzentration hervor als ein im Kohlenhydratgehalt vergleichbares Diabetiker-Frühstück mit den kohlenhydratwirksamen Komponenten Mischbrot, Apfel und Diabetiker-Marmelade (Sichert-Oevermann u.a. 1987).

In Deutschland hat sich für den Vergleich des Kohlenhydratgehalts der Nahrungsmittel die **Broteinheit** (BE) bewährt. Eine BE entspricht 12 g Kohlenhydraten einschließlich nicht verdaulicher Ballaststoffe, während in der ehemaligen DDR die Kohlenhydrateinheit (KHE) à 10 g üblich war. Im allgemeinen wird davon ausgegangen, dass Lebensmittelportionen, die

10–12 g Kohlenhydrate enthalten, gegeneinander austauschbar sind. Die Verwendung von Kohlenhydrat-Austauschtabellen ist nur für

Art der Kohlenhydrate
    Monosaccharide
    Disaccharide
    Oligosaccharide
    komplexe Kohlenhydrate

Ballaststoffgehalt

Hemmstoffe der Kohlenhydratresorption
    Enzyminhibitoren
    Lektine, Phytate, Tannine
    pflanzliche Lipide

Zubereitungsart
    Kochmethoden
    Mahlen
    Reiben

Kombinationen mit anderen Nährstoffen
    Fett
    Proteine

◙ 59.10: Einflussfaktoren auf die Blutzuckerwirksamkeit von Kohlenhydraten in der Nahrung (nach Beyer u.a. 1990)

insulinbehandelte Diabetiker notwendig, nicht für adipöse Diabetiker ohne Insulinbehandlung (Toeller 1994b).

Die Angaben in Kohlenhydrataustausch-Tabellen beziehen sich auf den Anteil der verdaulichen Kohlenhydrate ohne Ballaststoffe. Die Tabellen geben an, wieviel g eines Lebensmittels einer Broteinheit entsprechen (*Tab. 59.3*), teilweise auch welcher Menge an üblichen Küchenmaßen dies entspricht. Somit können Kohlenhydratträger mit ähnlich hohem Kohlenhydratgehalt gegeneinander ausgetauscht werden, wobei der Austausch nur innerhalb der gleichen Lebensmittelgruppen stattfinden sollte (z. B. Obst gegen Obst, Gemüse gegen Gemüse). Anzurechnende kohlenhydrathaltige Lebensmittel sind Getreideprodukte, Obst, Milch und Milchprodukte und einige Getränke (Standl u. Loser 1998).

Die meisten Gemüsesorten müssen in üblichen Mengen nicht berechnet werden; über die Ausnahmen bei Gemüse mit hohem Kohlenhydratgehalt existieren außer für Kartoffeln und Mais unterschiedliche Auffassungen. Auch die Angaben zu Nüssen und Hülsenfrüchten differieren je nach Tabelle.

Die unterschiedliche Blutzuckerwirksamkeit der Kohlenhydratlieferanten wird nur begrenzt berücksichtigt. Teilweise werden Lebensmittel mit hohem Ballaststoffanteil und somit geringerer Blutzuckerwirksamkeit gekennzeichnet (Ausschuss Ernährung der Deutschen Diabetes Gesellschaft 1991).

Bevorzugte Kohlenhydratträger sind solche mit einem hohen Anteil an löslichen Ballaststoffen, Vitaminen, Mengen- und Spurenelementen (Obst, Gemüse, Hülsenfrüchte und Getreideprodukte) sowie einem niedrigen glykämischen Index. Die Zufuhr von Saccharose ist in geringen Mengen akzeptabel ($< 10\%$ der Gesamtenergiezufuhr). Generell gilt jedoch die Empfehlung, Haushaltszucker, Honig, Süßigkeiten und andere mit Zucker gesüßte Produkte zu meiden, auch im Hinblick auf die Gesamtenergiezufuhr. Trockenobst sollte ebenfalls nicht in größerer Menge verzehrt werden (Laube 1989; Heepe 1994, S. 447; Toeller 1995).

In der Ernährung des Diabetikers werden **Ballaststoffe** zunehmend empfohlen, da sie, und zwar besonders die löslichen Ballaststoffe wie Pektin und Guar, positiv auf den Verlauf des Blutzuckers wirken (Beyer u. a. 1990).

Die Empfehlungen für die **Proteinzufuhr** unterscheiden sich nicht von denen für gesunde Personen, jedoch sollten Diabetiker besonders darauf achten, dass die Proteinaufnahme nicht

Tab. 59.3: Beispiel für eine Kohlenhydrat-Austauschtabelle anhand ausgewählter Lebensmittel (nach Standl u. Loser 1998)

Lebensmittel	1 BE = etwa ... g	Lebensmittel	1 BE = etwa ... g
Milch und Milchprodukte		**Kartoffeln und Kartoffelprodukte**	
Joghurt, alle Fettstufen	250	Kartoffeln	80
Trinkmilch, alle Fettstufen	250	Pommes frites	35
Brot		**Gemüse und Hülsenfrüchte**	
Vollkornbrot	30	Dicke Bohnen	170
Weizenmischbrot	25	Erbsen, grün	110
Zwieback	20	Speisemais/Zuckermais	80
Nährmittel und Getreide		**Obst**	
Cornflakes	15	Ananas	90
Grieß, Graupen	20	Apfel	100
Haferflocken	20	Banane, ohne Schale	90
Nudeln, gekocht	60	Himbeeren	200
Reis, gekocht	45	Kirschen, süß, mit Stein	100
Weizenmehl, Type 405	15	Kiwi	120
Getränke		**Nüsse und Hartschalenobst**	
Apfelsaft	125	Cashewnüsse	40
Karottensaft	250	Kastanien	30

überschritten wird. Für Diabetiker mit beginnender oder manifester Nephropathie ist eine Proteinzufuhr im unteren Bereich wünschenswert (0,7–0,8 g/kg Körpergewicht/d) (American Diabetes Association 1994; Toeller 1995).

Auch die Empfehlungen für die **Fettzufuhr** entsprechen denen für gesunde Personen (< 30 % der Gesamtenergiezufuhr). Im Hinblick auf die hohe Rate an koronarer Herzkrankheit bei Diabetikern ist es ratsam, die Fettzufuhr im Rahmen der Empfehlungen zu halten. Vor allem die gesättigten Fettsäuren sollten nicht mehr als 10 % der Gesamtenergiezufuhr ausmachen. Es wird empfohlen, Lebensmittel mit einem hohen Anteil an trans-Fettsäuren (z. B. kommerziell hergestellte Back- und Süßwaren) zu meiden, da sie das Risiko der koronaren Herzkrankheit erhöhen können. Die Aufnahme von mehrfach ungesättigten Fettsäuren sollte wegen der möglicherweise erhöhten Lipidperoxidation und erniedrigter HDL-Cholesterinspiegel 10 % der Gesamt-Energiezufuhr nicht überschreiten.

Für Diabetiker gelten beim **Alkoholkonsum** die gleichen Vorsichtsmaßnahmen wie für Gesunde. Alkohol ist in Maßen akzeptabel, d. h. pro Tag nicht mehr als die Alkoholmenge, die ein bis zwei Gläsern Wein entspricht. Die Besonderheit liegt in der blutzuckersenkenden Wirkung von Alkohol. Um eine Hypoglykämie zu vermeiden, sollte Alkohol immer in Verbindung mit einer kohlenhydrathaltigen Mahlzeit getrunken werden (Toeller 1995). Zu bedenken ist der hohe Energiegehalt von Alkohol, der im Rahmen einer möglichen Reduktionsdiät ungünstig ist.

Es empfiehlt sich, die Aufnahme von **Kochsalz** auf weniger als 6 g/d zu beschränken, da das Hypertonierisiko für Diabetiker höher ist als für Nichtdiabetiker (Toeller 1995).

Für Diabetiker ist die adäquate Aufnahme von **Vitaminen**, vor allem der antioxidativ wirkenden Vitamine C und E sowie des Provitamins β-Carotin (s. Kap. 39, S. 92 f.), im Rahmen einer Mischkost empfehlenswert. Bei Diabetikern finden vermehrt oxidative Prozesse statt, die das Risiko für Lipidperoxidationen und dadurch für Herz-Kreislauf-Erkrankungen erhöhen. In einer Studie mit Diabetikern wurde gezeigt, dass die Supplementierung mit Vitamin E (100 IE/d DL-α-Tocopherol über drei Monate) im Vergleich zu Plazebo das Vorkommen von Lipidperoxidationsprodukten und den Lipidspiegel insgesamt signifikant senkte (Jain u. a. 1996). Eine generelle Empfehlung zur Substitution kann zur Zeit jedoch nicht gegeben werden.

Süßstoffe werden in der Diabetesdiät häufig eingesetzt, um das Süßbedürfnis des Diabetikers zu befriedigen. Sie besitzen eine wesentlich höhere Süßkraft als Saccharose. Wird die Süßkraft von Saccharose gleich eins gesetzt, hat Cyclamat eine Süßkraft von 35, Aspartam und Acesulfam-K von 200 und Saccharin von 550. Mischungen verschiedener Süßstoffe können die Süßkraft verstärken und zusätzlich den z. T. unangenehmen Eigengeschmack der einzelnen Süßstoffe mildern. Süßstoffe haben keinen (Saccharin, Cyclamat und Acesulfam-K) oder nahezu keinen Brennwert (Aspartam). Aspartam ist aufgrund seines Phenylalaninanteils für Personen mit Phenylketonurie nicht geeignet. Der Insulinbedarf wird durch Süßstoffe nicht beeinflusst.

In der Diabetesdiät findet **Fruktose** aufgrund der geringen Blutzuckerwirksamkeit häufig als Ersatz für Saccharose Verwendung. Große Mengen an Fruktose (> 20 % der Gesamt-Energiezufuhr) können jedoch den Lipidstoffwechsel, vor allem die Serumtriglyzeride, negativ beeinflussen. Daher sollte Fruktose von Personen mit Fettstoffwechselstörungen nicht als Süßungsmittel in großen Mengen eingesetzt werden. Als Bestandteil von Obst und Gemüse ist Fruktose unproblematisch (American Diabetes Association 1994).

Zuckeraustauschstoffe wie Fruktose, Mannit, Sorbit, Xylit, Isomaltit, Maltit und Laktit haben im Gegensatz zu den Süßstoffen einen ähnlich hohen Energiegehalt wie Saccharose (Laube u. Mehnert 1999). Es existieren unterschiedliche Auffassungen darüber, ob sie in die Kohlenhydratberechnung mit einbezogen werden müssen, da sie nur begrenzt blutzuckersteigernd sind. Eine mögliche Lösung ist, sie bei kleinen Mengen (bei schlanken Typ-1-Diabetikern) nicht in die BE-Schätzung einzubeziehen (Standl u. Loser 1998).

Bei übermäßigem Verzehr können Zuckeraustauschstoffe zu Durchfällen führen (Domke u. a. 1995). Bei manchen Personen ist schon bei einer geringen Einzeldosis eines Zuckeraustauschstoffes (z. B. 10–20 g Isomalt) die Toleranzgrenze erreicht (Toeller 1994a). Mit Ausnahme der verminderten Kariesentstehung haben Zuckeraustauschstoffe keine deutlichen Vorteile gegenüber Saccharose (Toeller 1995).

Diätetische Lebensmittel für Diabetiker sind meist Produkte wie Gebäck, Konfitüren, Schokolade- und Marzipanartikel, Bonbons sowie Getränke, denen anstelle von Zucker Zuckeraustauschstoffe und/oder Süßstoffe zugesetzt wurden (Domke u. a. 1995). Sie sind zur

Einhaltung der Diabetesdiät nicht notwendig, da sie keinen direkten gesundheitlichen Nutzen aufweisen. Sie können aber von Diabetikern zur Erweiterung des Lebensmittelangebotes verwendet werden. Lebensmittel für Diabetiker haben häufig einen hohen Energie- und Fettgehalt (Toeller 1995). Da es sich bei dem Warensortiment für Diabetiker hauptsächlich um Süßwaren handelt, kann auf die Verwendung dieser Lebensmittel ohne Weiteres verzichtet werden. Laut der im Januar 1998 auch im Deutschen Recht umgesetzten Süßungsmittelrichtlinie der Europäischen Union wird der Gehalt an Süßstoffen und/oder Zuckeraustauschstoffen künftig durch die Deklaration »mit Süßungsmittel(n)« kenntlich gemacht (Laube u. Mehnert 1999).

Körperliche Aktivität unterstützt die Diabetestherapie. Typ-2-Diabetiker leiden aufgrund ihres häufig bestehenden Übergewichts unter einer Überlastung der Gelenke. Dennoch sollten diese Patienten Sport treiben, da die Aufnahme von Glukose in die Körpergewebe bei regelmäßiger körperlicher Aktivität verbessert wird, also eine bessere Glukose-Utilisation stattfindet. Langfristig ist somit eine verbesserte Gesamtsituation (Blutglukoseeinstellung, geringere Ausscheidung von Glukose im Harn, bessere HbA_1-Werte) zu erwarten. Bei Typ-1-Diabetes ist eine optimale und stabile Einstellung des Blutglukosespiegels die Grundvoraussetzung für sportliche Aktivität. Die Insulininjektionen und Mahlzeiten müssen an die sportliche Belastung angepasst werden (Jakober u. Krönert 1991).

Zusammenfassung

Der Begriff Diabetes mellitus umfasst mehrere Krankheitsbilder, zu denen u. a. Typ-1- und Typ-2-Diabetes zählen. Vom Typ-1-Diabetes sind vor allem jüngere Menschen betroffen, während Typ-2-Diabetiker in der Regel älter und zum großen Teil übergewichtig sind. Den verschiedenen Ursachen und Konsequenzen entsprechend ergeben sich unterschiedliche Therapiekonzepte. Charakteristisch für Diabetes mel-

litus ist der erhöhte Blutglukosespiegel, der durch einen relativen oder absoluten Insulinmangel bzw. eine Insulinresistenz gekennzeichnet ist.

Hauptziel der Therapie ist eine gute Einstellung der Blutglukosekonzentration zur Vermeidung diabetischer Spätschäden. Typ-1-Diabetiker werden mit Insulin behandelt. Bei der konventionellen Insulintherapie müssen sie ihre Ernährung entsprechend anpassen, während sich bei intensivierter Insulinbehandlung die Therapie an der Ernährung orientiert. Bei übergewichtigen Typ-2-Diabetikern steht die Körpergewichtsreduktion an erster Stelle, bei schlanken eine angepasste Ernährungsweise. Beiden Diabetes-Typen gemeinsam sind die Empfehlungen zur Modifikation der Kohlenhydrataufnahme, zur reduzierten Fettzufuhr und zur eingeschränkten Proteinaufnahme. Ballaststoffreiche Kohlenhydratträger sind zu bevorzugen. Grundsätzlich wirken Kohlenhydrate im Verbund von pflanzlichen Lebensmitteln günstiger auf den Blutzuckerspiegel als isolierte Kohlenhydrate. Des Weiteren gelten die gleichen Ernährungsempfehlungen wie für gesunde Personen.

☞ Empfehlungen

▶ Reduzierung der Nahrungsenergiezufuhr bei adipösen Typ-2-Diabetikern
▶ Meiden schnell absorbierbarer Kohlenhydrate
▶ Bevorzugen von Lebensmitteln mit hohem Anteil an löslichen Ballaststoffen
▶ Bevorzugen von Lebensmitteln mit niedrigem glykämischen Index
▶ Angepasste Proteinzufuhr
▶ Reduzierte Fettzufuhr
▶ Meiden von Alkohol
▶ Eingeschränkte Kochsalzzufuhr
▶ Verwendung von Zuckeraustauschstoffen und diätetischen Lebensmitteln für Diabetiker nicht notwendig
▶ An die Behandlung angepasste körperliche Aktivität

60 Hypertonie

Hypertonie (Bluthochdruck) ist die dauerhafte Erhöhung des systolischen Blutdrucks auf $\geq$ 140 mmHg und des diastolischen Blutdrucks auf $\geq$ 90 mmHg.

Der physiologische Blutdruck liegt nach der Definition der WHO beim Erwachsenen bei unter 140 mmHg systolisch und unter 90 mmHg diastolisch. Systolische Blutdruckwerte von 140–160 mmHg und/oder diastolische von 90–95 mmHg werden als Grenzwerthypertonie (»borderline hypertension«) bezeichnet. Eine differenziertere Einteilung der Hypertonie wird durch das Joint National Committee on Detection, Evalution, and Treatment of High Blood Pressure vorgeschlagen (*Tab. 60.1*).

Epidemiologische Studien zeigen, dass bei westlicher Lebensweise etwa 20 % der Bevölkerung an ausgeprägter Hypertonie leiden. Wird die Grenzwerthypertonie miteinbezogen, ist fast jeder zweite Erwachsene betroffen. Während Bluthochdruck bei Jugendlichen relativ selten auftritt, nimmt die Häufigkeit ab dem 45. Lebensjahr stark zu. Mit zunehmendem Alter steigt der Blutdruck, insbesondere der systolische Wert, u. a. bedingt durch strukturelle und funktionelle Veränderungen der Gefäßwand. Vom 30.-65. Lebensjahr wurde eine Erhöhung des systolischen Blutdrucks um 20 mmHg und des diastolischen um 10 mmHg beobachtet (Kannel 1996).

Tab. 60.1: Klassifikation der Hypertonie nach dem Joint National Committee on Detection, Evaluation, and Treatment of High Blood Pressure (nach Middeke 1993)

Klassifikation	Blutdruck (mmHg) systolisch	diastolisch
Normal	< 130	< 85
Hochnormal	130–139	85– 89
Mild	140–159	90– 99
Mittel	160–179	100–109
Schwer	180–209	110–119
Sehr schwer	> 210	> 120

Klinik

Als subjektive **Symptome** der Hypertonie können nen Kopfschmerzen, Schwindel, Nervosität, vermehrte Schweißneigung, Schlafstörungen, Belastungsdyspnoe, Leistungsminderung u. a. auftreten. Liegt der Hypertonie keine Erkrankung zugrunde, bleiben die Patienten häufig viele Jahre symptomlos.

Eine nicht oder unzureichend behandelte Hypertonie führt zu vielfältigen **Folgeerscheinungen** bzw. Komplikationen. Betroffen sind Herz (Linksherzhypertrophie, Koronarinsuffizienz), Gehirn (Schlaganfall, hypertensive Enzephalopathie), Niere (Arteriolosklerose) und Auge (Veränderungen des Augenhintergrunds). Entsprechend der Endorganschäden wird die Hypertonie in verschiedene Schweregrade unterteilt: Im ersten Stadium sind keine Organschäden nachweisbar, im zweiten Stadium treten Schädigungen an Herz, Niere oder Gehirn auf, im dritten Stadium sind mehrere Organe geschädigt, und der Augenhintergrund ist verändert.

Das Hauptrisiko besteht in der erhöhten Morbidität und Mortalität infolge von Herzinsuffizienz, koronarer Herzerkrankung und Schlaganfall. Dabei ist die Beziehung zwischen Hypertonie und relativem Risiko für zerebrovaskuläre Ereignisse stärker ausgeprägt als für kardiovaskuläre Folgen. Häufig liegen neben der Hypertonie jedoch weitere Risikofaktoren wie Hyperlipidämie (s. Kap. 61, S. 258 ff.), Diabetes mellitus (s. Kap. 59, S. 235 ff.), Übergewicht (s. Kap. 58, S. 219 ff.) oder Hyperurikämie (s. Kap. 67, S. 332 ff.) im Rahmen des metabolischen Syndroms vor, die einen synergistischen Effekt auf das kardiovaskuläre Risiko ausüben. Auch das Rauchen potenziert das hypertoniebedingte Risiko (Suter u. a. 1996).

Ziele der **Diagnose** sind die Abgrenzung von Blutdrucksteigerungen, die nur kurzfristig auftreten und nicht zu Komplikationen führen, die Festlegung des Schweregrades der Hypertonie sowie das Erkennen von Folgeerscheinungen und weiterer Risikofaktoren. Zur Diagnose sollten Messungen des Blutdrucks, eine Anamnese, körperliche Untersuchungen, Laboruntersuchungen und eine Nierensonographie durchgeführt werden. Die Blutdruckmessungen sollten aufgrund physiologischer Schwankungen durch z. B. physische und psychische Belastungen mehrmals bei verschiedenen Gelegenheiten erfolgen, am besten in einer definierten Tagesperiodik (24 Stunden) zur Erstellung eines Blutdrucktagesprofils (Spieker u. a. 1996).

Ursachen

Ätiologisch lässt sich die Hypertonie in **primäre** (essentielle) und **sekundäre** Formen einteilen (☎ 60.1). Etwa 90 % der Hypertoniker leiden an einer essentiellen Hypertonie, bei der die Ursachen nicht eindeutig bekannt sind. Der sekundären Hypertonie hingegen liegt eine Erkrankung oder eine Schwangerschaft zugrunde.

Bei der essentiellen Hypertonie handelt es sich um ein multifaktorielles Geschehen. Neben einer genetischen Prädisposition sind endogene Faktoren, wie Störungen des Elektrolyt- und Wasserhaushaltes und somit der Nierenfunktion, des sympathischen Nervensystems, Renin-Angiotensin-Systems und der Prostaglandinsynthese, an der Pathogenese beteiligt. Es wurden Befunde erhoben, die auf eine zentrale Bedeutung des zellulären Elektrolythaushaltes und/oder humoraler vasokonstriktiver Faktoren bei der Pathogenese der essentiellen Hypertonie hinweisen (☎ 60.2).

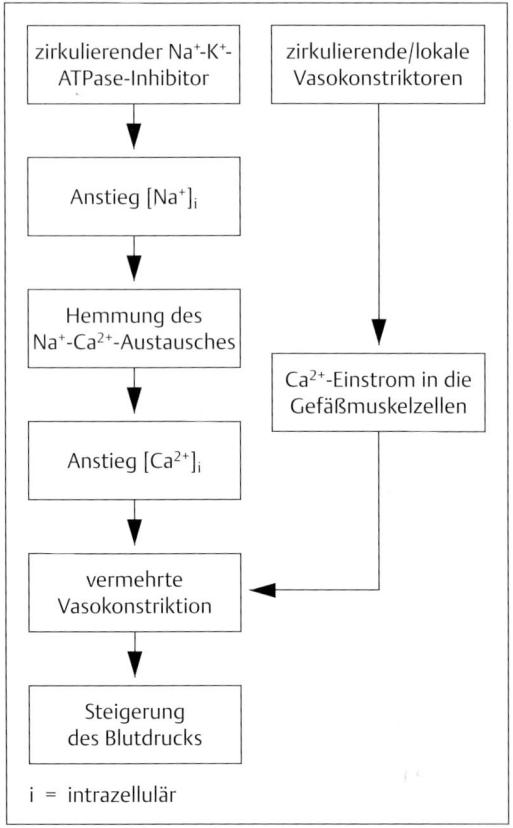

☎ 60.2: Schematische Darstellung der Pathogenese der Hypertonie (nach Spieker u. Zidek 1995)

Primäre Hypertonie
Ursache nicht genau bekannt
multifaktoriell bedingt (genetische und endogene Faktoren, z. B. Störung des Elektrolyt- und Wasserhaushaltes oder des Renin–Angiontensin-Systems)

Sekundäre Hypertonie
renale (renoparenchymatös oder -vaskulär, bei Nierentumor)
endokrine (primärer Aldosteronismus, Cushing-Syndrom, Phäochromozytom, Hyperparathyreodismus u. a.)
medikamentös bedingte (z. B. Ovulationshemmer, Steroide)
kardiovaskuläre (Aortenisthmusstenose u. a.)
Schwangerschaftshypertonie
neurogen bedingte (z. B. bei Hirndrucksteigerung, Hirntumor)

☎ 60.1: Einteilung der Hypertonie nach ihrer Ätiologie

Untersuchungen zeigten, dass bei Hypertonikern die Natriumkonzentration in den Erythrozyten erhöht ist. Eine jahrelange erhöhte Natriumzufuhr ($>$ 12 g NaCl/d) und/oder eine angeborene Störung der renalen Natrium-Ausscheidung führt zu einer erhöhten Natriumkonzentration im Serum. Dies bewirkt eine Zunahme des Extrazellulär-Volumens, was eine vermehrte Sekretion des natriuretisch wirksamen Hormons (Auriculin) zur Folge hat. Dieses Hormon hemmt die Natrium-Kalium-ATPase, ein Enzym, das für den Austausch von Natrium und Kalium an der Zellmembran verantwortlich ist. Hierdurch kommt es einerseits zum Anstieg der intrazellulären Natriumkonzentration und andererseits zur Verminderung der tubulären Natrium-Rückresorption, wodurch eine Natriurese hervorgerufen wird. Durch die erhöhte intrazelluläre Natriumkonzentration steigt der

Kalziumgehalt in der Zelle. Dies bewirkt eine Tonussteigerung der glatten Gefäßmuskulatur, d. h., es finden vermehrt Kontraktionen statt, die zur Hypertonie führen.

Daneben sind möglicherweise auch vasokonstriktorische Substanzen wie Diadenosinpolyphosphate, die in Thrombozyten vorkommen, von Bedeutung. Sie bewirken eine vermehrte Kalziumaufnahme in die Muskelzellen. Bei Hypertonikern wurde eine erhöhte Konzentration dieser Substanzen gemessen (Spieker u. Zidek 1995).

Auch exogene Faktoren, wie verschiedene Ernährungsfaktoren (*Tab. 60.2*), Nikotinabusus und psychische Aspekte (Stress usw.) spielen bei der Pathogenese der Hypertonie eine Rolle. Von diesen Faktoren sind eine zu hohe Zufuhr an Kochsalz und Nahrungsenergie sowie der Alkoholkonsum unabhängig voneinander blutdruckwirksam.

Verschiedene Studien haben einen Zusammenhang zwischen Hypertonie und hoher **Kochsalzaufnahme** gezeigt. Dabei kommt vor allem dem **Natrium** eine blutdrucksteigernde Wirkung zu. Die Natriumzufuhr korreliert positiv mit der Höhe des Blutdrucks (Law u. a. 1991a; Zhou u. a. 1994). In einer internationalen Studie (Intersalt) mit 10 079 Probanden zeigte sich, dass eine geringe Natriumausscheidung im Urin mit einem niedrigen Blutdruck einhergeht. Die positive Korrelation zwischen Natriumausscheidung und Blutdruck wurde auch in einer Studie in England bestätigt (Beard u. a. 1997). Des Weiteren wurde eine inverse Beziehung zwischen der Ausscheidung von **Kalium** im Urin und dem Blutdruck beobachtet. Das Verhältnis von Natrium zu Kalium korrelierte positiv mit dem Blutdruck (Intersalt Cooperative Research Group 1988). Auch erniedrigte Serumkonzentrationen an **Kalzium** und **Magnesium** wurden bei Personen mit Bluthochdruck gemessen (Osborne u. a. 1996). Eine zu geringe Zufuhr dieser Mineralstoffe wird als Risikofaktor diskutiert.

Tab. 60.2: Hypertonie begünstigende Ernährungsfaktoren

hohe Zufuhr an	geringe Zufuhr an
Kochsalz	Kalium
Kalzium?	Magnesium?
Alkohol	Ungesättigten Fettsäuren

Ein weiterer Risikofaktor der Hypertonie ist ein erhöhter **Alkoholkonsum** (Intersalt Cooperative Research Group 1988; Witteman u.a. 1990). Ein prospektive Studie zeigte, dass sich bei Frauen das Risiko, an Hypertonie zu erkranken, bei 20–34 g Alkohol pro Tag um etwa 40 % erhöht im Vergleich zu Frauen, die keinen Alkohol trinken. Bei einem Alkoholkonsum von 35 g/d (diese Menge ist in etwa 0,9 l Bier enthalten) erhöht sich bei Frauen das Risiko um annähernd 90 % (Witteman u. a. 1990).

Auch **Übergewicht** fördert die Entstehung der Hypertonie (Intersalt Cooperative Research Group 1988; Witteman u. a. 1989; Moussa u. a. 1994). Zwischen der Nahrungsenergiezufuhr und dem systolischen Blutdruck besteht eine signifikant positive Korrelation (Post u. a. 1997). Während früher angenommen wurde, dass Übergewichtige aufgrund einer erhöhten Nahrungszufuhr mehr Natrium aufnehmen und dadurch eine Hypertonie entwickeln, ist mittlerweile bekannt, dass bei Übergewichtigen eine Beziehung zwischen Hyperinsulinämie und Hypertonie besteht. Bei Übergewichtigen liegt eine Insulinresistenz peripherer Gewebe, insbesondere der Skelettmuskulatur und des Fettgewebes, sowie eine verminderte Glukosetoleranz vor. Die Insulinresistenz führt zu einer erhöhten Insulinsekretion mit Hyperinsulinämie, die wiederum eine vermehrte Natriumreabsorption im distalen Tubulus bewirkt. Diskutiert werden auch direkte Wirkungen des erhöhten Insulinspiegels auf die Gefäßwand. Neben dem absoluten Körpergewicht ist vor allem die Fettverteilung von Bedeutung: Die android (stammbetonte) Adipositas stellt ein wesentlich höheres Risiko dar (s. Kap. 58, S. 221 f.) (Suter u. a. 1996).

Auch die Menge und die Zusammensetzung des **Nahrungsfettes** spielen bei der Hypertonie eine Rolle. In Studien wurde deutlich, dass sich Bluthochdruck-Patienten im Vergleich zu Normotonikern fettreicher ernähren, wobei insbesondere der Anteil gesättigter Fettsäuren hoch ist. Hieraus resultierte ein ungünstiger P/S-Quotient (Verhältnis mehrfach ungesättigter zu gesättigten Fettsäuren) von 0,28. Gleichzeitig war die Cholesterinkonzentration im Blut erhöht (Matzkies u. a. 1990). Personen, die nach einer Beobachtungszeit von sechs Jahren aufgrund der Serum-Cholesterin- und HDL-Cholesterin-Konzentrationen sowie des diastolischen Blutdrucks einer Risikogruppe für koronare Herzerkrankung zugeordnet wurden, hatten im Vergleich zum Zeitpunkt des Studienbeginns eine höhere Aufnahme an gesättigten Fettsäuren und Cholesterin sowie ein höheres Körpergewicht. Außerdem waren sie körperlich weniger aktiv (Raitakari u. a. 1994).

Therapie

Ziel der Behandlung ist es, den Blutdruck auf Normalwerte einzustellen. Bei etwa 40 % der Patienten mit einer milden essentiellen Hypertonie kann der Blutdruck mit Hilfe von Allgemeinmaßnahmen auf Werte unter 140/90 mmHg gesenkt werden. Liegen wiederholt deutlich erhöhte Blutdruckwerte vor, ist eine medikamentöse Behandlung angezeigt. Die Beibehaltung der diätetischen Therapiemaßnahmen ist sinnvoll, um den Verbrauch an Medikamenten zu reduzieren (Rahn 1996).

Die diätetische Behandlung umfasst verschiedene Maßnahmen. Ein wichtiges therapeutisches Ziel sollte die **Kochsalzrestriktion** sein, da Untersuchungen zeigten, dass sie bei Hypertonie-Patienten und gesunden Probanden zu einer Senkung des Blutdrucks führt (MacGregor u. a. 1989; Hypertension Prevention Trial

Research Group 1990; The Trials of Hypertension Prevention Collaborative Research Group 1992) (◓ 60.3). Je älter der Patient und je höher sein Blutdruck ist, desto stärker wird der Blutdruck durch die Kochsalzrestriktion gesenkt (Law u. a. 1991a).

Bei der Analyse von 45 internationalen Studien zeigte sich, dass eine Einschränkung der Kochsalzzufuhr um 3 g/d bei Normotonikern im Alter von 50–59 Jahren zu einer systolischen Blutdrucksenkung von durchschnittlich 5 mmHg und bei Patienten mit hohem Blutdruck (170 mmHg) von 7 mmHg führte. Der diastolische Wert verringerte sich im Vergleich zum systolischen etwa um die Hälfte. Statistisch würde eine um 6 g/d reduzierte Kochsalzzufuhr langfristig die Mortalität an Schlaganfällen um 39 % und die an Herzinfarkten um 30 % verringern (Law u. a. 1991b). Eine generelle Natriumrestriktion erachten Midgley u. a. (1996) aufgrund einer Metaanalyse von 56 Kontrollstudien für normotensive Personen als nicht notwendig.

Es sollte berücksichtigt werden, dass für den Erfolg der Kochsalzrestriktion verschiedene

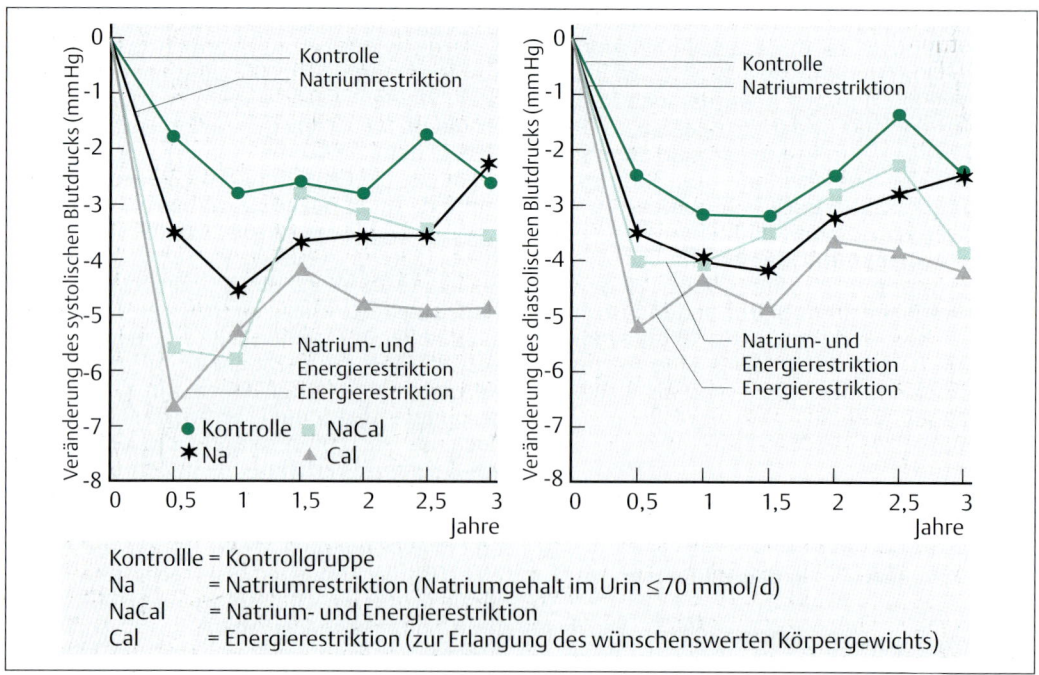

◓ 60.3: Blutdruckveränderungen durch Nahrungsenergie- und Natriumrestriktion bei Personen mit hohem Body Mass Index (nach Hypertension Prevention Trial Research Group 1990)

Faktoren wie Form und Schweregrad der Hypertonie, Grad der Kochsalzrestriktion und der Patient selbst eine Rolle spielen. So wird das Ausmaß der Blutdrucksenkung unter Kochsalzrestriktion u.a. durch die individuelle »Salzsensitivität« beeinflusst. Nach einer Studie von Kawasaki u.a. (1978) wird zwischen salzempfindlichen und salzunempfindlichen Patienten unterschieden. Es wird vermutet, dass etwa die Hälfte der Hypertoniker salzsensitiv ist.

Der Begriff Salzsensitivität ist allerdings nicht einheitlich definiert: Eine Auswertung von 32 klinischen Studien ergab, dass die Einteilung wissenschaftlich nicht gesichert ist. Die Unterscheidung sollte nicht dazu führen, dass Hypertonie-Patienten eine Kochsalzrestriktion vorenthalten wird (Ummenhofer u. Kluthe 1994). Die Einschränkung der Kochsalzzufuhr ist neben anderen diätetischen Maßnahmen der wichtigste Bestandteil in der Prävention und Therapie der Hypertonie. Da diese Maßnahme keine gesundheitlichen Schäden verursacht, sollte sie auch von Patienten eingehalten werden, die auf eine Kochsalzrestriktion nicht so stark reagieren (Zidek 1996).

Die Deutsche Liga zur Bekämpfung des hohen Blutdrucks (1993) empfiehlt zur Behandlung der Hypertonie, täglich nicht mehr als 6 g Kochsalz (= 2,4 g Natrium; 1 g Kochsalz enthält 400 mg Natrium) aufzunehmen. Der Kochsalzverbrauch liegt in Deutschland bei 10–15 g/d, wovon mehr als die Hälfte mit verarbeiteten Lebensmitteln zugeführt wird (DGE 1992, S. 85). Bereits durch den Verzehr einer Portion eines Fertiggerichtes kann die empfohlene Höchstzufuhr von 6 g Kochsalz erreicht werden. Ein großer Teil des aufgenommenen Kochsalzes bzw. Natriums stammt aus Brot und Backwaren, Fleisch- und Wurstwaren sowie Käse. Der Natriumgehalt einzelner Produkte variiert erheblich, z.B. von 400–1200 mg Na/100 g Geflügelbrust in Form von Brühwurst (Greubel u.a. 1996). Auch Mineralwässer können größere Mengen an Natrium enthalten, das in Verbindung mit Chlorid auch den Blutdruck steigern kann (Wolfram 1995).

Kochsalzreiche Speisen (z.B. Fertiggerichte) sollten seltener verzehrt und der Konsum kochsalz- bzw. natriumreicher Lebensmittel (*Tab. 60.3*) wie gesalzene, gepökelte, geräucherte Fleisch- und Fischerzeugnisse, verschiedene Käsesorten (Schmelzkäse, Limburger, Camembert usw.), Gemüsekonserven sowie salzhaltiger Würzmittel stark eingeschränkt oder gemieden werden. Auf das Salzen am Tisch sollte verzichtet werden (Deutsche Liga zur

Tab. 60.3: Natrium- und Kochsalzgehalt ausgewählter Lebensmittel (nach Elmadfa u.a. 1997)

Lebensmittel	Natrium (mg/100 g)	Kochsalz (g/100 g)
Matjeshering	2500	6,4
Nüsse, gesalzen	1470	3,8
Schinken, roh	1400	3,7
Salami	1260	3,2
Schmelzkäse, 45 % Fett i. Tr.	1100	2,8
Dill- und Salzgurken	960	2,5
Räucherfisch	500	1,3
Mischbrot	555	1,4
Sauerkraut	355	0,9
Kalbfleisch	105	0,3

Bekämpfung des hohen Blutdrucks 1993). Bereits durch die Bevorzugung von natriumärmeren Lebensmitteln bei Brot, Backwaren, Fleisch- und Wurstwaren sowie Käse kann die Kochsalzzufuhr um mehr als die Hälfte reduziert werden (Greubel u.a. 1996).

Im Handel werden Kochsalzersatzmittel (»Diätsalze«) angeboten. Bei diesen Salzen wird Natrium durch die Mineralstoffe Kalium, Magnesium oder Kalzium, die an organische Säuren gebunden sind, ersetzt. Häufig haben diese Kochsalzersatzmittel einen bitteren und metallischen Geschmack (Belitz u. Grosch 1992, S. 888). Der typische Geschmack von Kochsalz wird nur annähernd erreicht. Durch die Verwendung von frischen Kräutern und Gewürzen kann auf Kochsalzersatzmittel weitgehend verzichtet werden.

Die Industrie bietet entsprechend der Verordnung für diätetische Lebensmittel natriumarme Lebensmittel an, die pro 100 g Lebensmittel weniger als 120 mg Natrium enthalten und streng natriumarme Lebensmittel mit weniger als 40 mg Natrium/100 g Lebensmittel. Für natrium-reduzierte Lebensmittel gibt es je nach Lebensmittelgruppe unterschiedliche Höchstgehalte. Sie schwanken von 250–500 mg/100 g Lebensmittel (Kasper 1996, S. 572). Mineralwässer werden als natriumarm bezeichnet, wenn der Natriumgehalt unter 20 mg/l liegt. Sie

können wesentlich zur Senkung der Natrium-
aufnahme beitragen (Wolfram 1995).

Eine bedeutende Therapiemaßnahme bei übergewichtigen Hypertonie-Patienten ist die **Reduzierung der Nahrungsenergiezufuhr**. Eine
Körpergewichtsabnahme geht sowohl bei
Hypertonikern als auch bei Normotonikern mit
einer Senkung des Blutdrucks einher, unabhängig vom Natrium- und Kaliumgehalt der
Nahrung (Hypertension Prevention Trial Research Group 1990; Dimitrakoudis u.a. 1991;
The Trials of Hypertension Prevention Collaborative Research Group 1992) (s. ☎ *60.3*, S.
252). Bei Hypertonikern ergab sich in einer
Untersuchung eine Blutdrucksenkung von
2,0 mmHg systolisch und 1,3 mmHg diastolisch
pro kg Gewichtsabnahme. Altersspezifische
Unterschiede wurden dabei nicht beobachtet
(Dimitrakoudis u.a. 1991). Neben der Hypertonie beeinflusst die Gewichtsabnahme auch weitere Risikofaktoren günstig, wie Hyperlipidämie
und ggf. eine diabetische Stoffwechsellage.
Außerdem geht mit einer reduzierten Nahrungsenergiezufuhr auch eine verminderte
Natriumzufuhr einher (Zidek 1996).

Auch die **Kaliumaufnahme** beeinflusst die
Höhe des Blutdrucks. Studienergebnisse zeigen,
dass eine Supplementierung mit Kalium zu
einer Blutdrucksenkung führt (☎ *60.4*). Die
Wirkung des Kaliums ist bei verschiedenen

Kaliumsalzen unterschiedlich stark ausgeprägt.
So war nach einer achtwöchigen Kaliumzitrat-
Einnahme der Blutdruck signifikant reduziert,
während nach Kaliumchlorid-Einnahme nur
geringe Blutdruckveränderungen auftraten
(Overlack u.a. 1995). Eine kaliumarme Ernährung führte in einer Untersuchung bei normotensiven Männern zu einer Erhöhung des Blutdrucks (Krishna u.a. 1989). In einer anderen Studie erwies sich jedoch sowohl die Supplementierung mit Kalium als auch mit anderen Mineralstoffen als wenig erfolgreich (The Trials of
Hypertension Prevention Collaborative Group
1992).

Eine Metaanalyse von 33 randomisierten Kontrollstudien zeigte, dass eine Kaliumsupple-
mentation bei Erwachsenen zu einer signifikanten Reduktion von im Durchschnitt 3,1 mmHg
des systolischen Blutdruckwertes und durchschnittlich etwa 2,0 mmHg des diastolischen
Wertes führte. Die Autoren kommen daher zu
dem Schluss, dass eine Supplementation mit
Kalium bei den Empfehlungen zur Prävention
und Therapie der Hypertonie berücksichtigt
werden sollte (Whelton u.a. 1997).

Die blutdrucksenkende Wirkung von **Kalzium**
und **Magnesium** ist umstritten (Knapp 1996).
Allerdings korreliert die Kalzium- sowie auch
die Magnesiumzufuhr signifikant negativ mit
der Höhe des Blutdrucks (Osborne u.a. 1996;

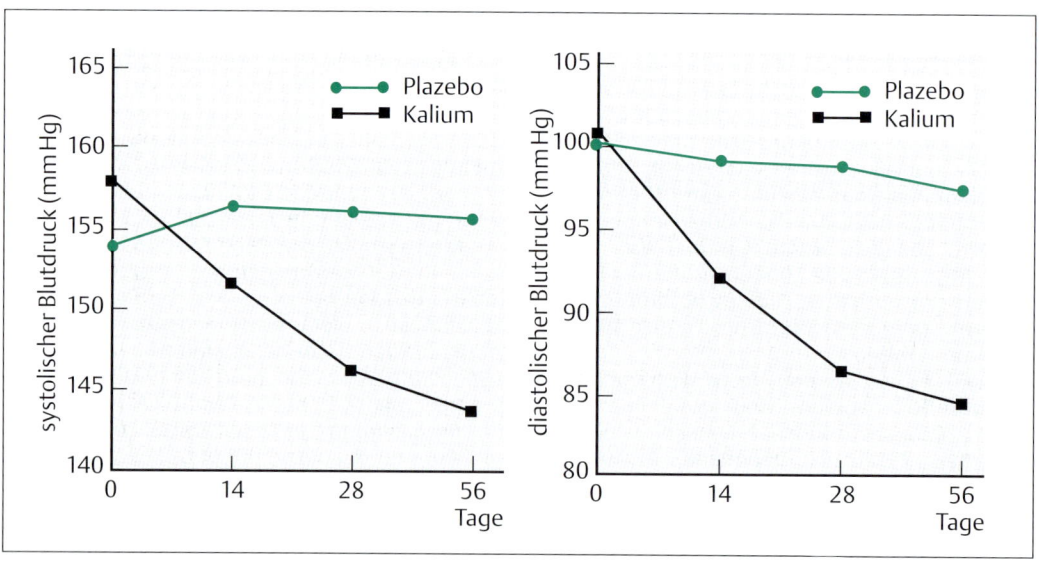

☎ 60.4: Durchschnittliche Blutdruckveränderungen von Patienten mit milder Hypertonie (n = 37) bei Supplementierung mit Kalium (60 mmol/d) (nach Patki u.a. 1990)

Mizushima u.a. 1998). In der oben erwähnten Metaanalyse von 33 Studien zeigte sich, dass durch eine Kalziumsupplementation der systolische, jedoch nicht der diastolische Blutdruck gesenkt werden kann (Bucher u.a. 1996). Die bisherigen Ergebnisse reichen deshalb für eine diätetische Empfehlung nicht aus.

Da ein Zusammenhang zwischen **Alkoholzufuhr** und Hypertonie besteht, sollten Bluthochdruck-Patienten ihren Alkoholkonsum einschränken. Eine Zufuhr von nicht mehr als ein- bis zweimal wöchentlich 20–30 g Alkohol (enthalten in einem Viertel Liter Wein bzw. einem halben Liter Bier) gilt als akzeptabel. Untersuchungen verdeutlichen, dass sich diese Maßnahme günstig auf den Blutdruck auswirkt. Welcher Mechanismus dieser Wirkung zugrundeliegt, ist bisher nicht bekannt. Möglicherweise spielen eine adrenerge Stimulation, eine Verarmung an Magnesium und eine vermehrte Kortisolausschüttung bei der alkoholbedingten Blutdrucksteigerung eine Rolle (Zidek 1996).

In verschiedenen Studien wurde ein blutdrucksenkender Effekt von **mehrfach ungesättigten Fettsäuren** (Linolsäure und ω-3-Fettsäuren) beobachtet (Singer 1991; Knapp 1994). Insbesondere die ω-3-Fettsäuren Eicosapentaensäure und Docosahexaensäure erwiesen sich als antihypertensiv. So verringerte sich z.B. bei hypertensiven Probanden der Blutdruck nach täglicher Aufnahme von 6 g Fischöl (zu 85% bestehend aus Eicosapentoensäure und Docosahexaensäure) signifikant, während nach der Aufnahme gleicher Mengen Maisöl keine Blutdruckveränderungen auftraten (☛ 60.5). Bei übergewichtigen Hypertonikern führte eine tägliche Fischmahlzeit, die 3,65 g ω-3-Fettsäuren enthielt, über einen Zeitraum von vier Monaten zu einer signifikanten Blutdrucksenkung. Eine gleichzeitige Gewichtsreduktion wirkte sich additiv auf die Senkung aus (Bao u.a. 1998). Mehrere Wirkmechanismen der Blutdrucksenkung durch mehrfach ungesättigte Fettsäuren werden diskutiert (Singer 1991). Der therapeutische Effekt gilt jedoch als nicht ausreichend gesichert, um diesen Aspekt bei den Empfehlungen für die Therapie zu berücksichtigen.

Der Blutdruck lässt sich auch durch den absoluten Gehalt an Fett in der Nahrung beeinflussen. Im Vergleich zu einer Kost mit einem Fettgehalt von 37% der Nahrungsenergiezufuhr sank in einer Untersuchung der Blutdruck von gesunden Erwachsenen während einer vierwöchigen Ernährung mit einem Fettgehalt von 26% signifikant um durchschnittlich 4,8 mmHg systolisch und 2,6 mmHg diastolisch. Bei 70% der Proban-

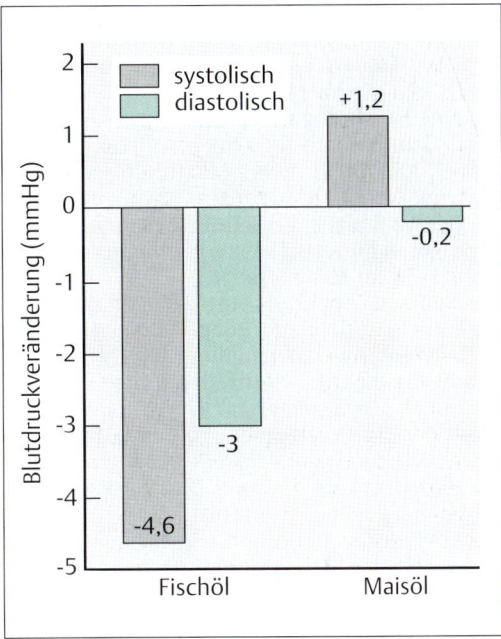

☛ 60.5: Durchschnittliche Blutdruckveränderungen von Personen (n = 156) mit milder Hypertonie nach zehnwöchiger Supplementierung mit Fischöl oder Maisöl (nach Bønaa u.a. 1990)

den erhöhte sich der Blutdruck durch die Nahrung mit einem Fettgehalt von 38% um im Durchschnitt 2,9 mmHg systolisch und 1,6 mmHg diastolisch (Rantala u.a. 1997).

In einer US-amerikanischen Multicenter-Studie wurde nicht nur der Einfluss eines einzelnen Ernährungsfaktors auf den Blutdruck untersucht, sondern einer Kost insgesamt. Dabei wurden die Auswirkungen einer achtwöchigen Ernährung reich an Obst und Gemüse (Obst- und Gemüsekost mit hohem Ballaststoffgehalt) und einer Kostform reich an Obst, Gemüse und fettarmen Milchprodukten (Kombinationskost mit reduziertem Gehalt an Fett, gesättigten Fettsäuren und Cholesterin sowie hohem Ballaststoff- und Proteingehalt) auf den Blutdruck von 459 Erwachsenen mit systolischen Blutdruckwerten unter 160 mmHg und diastolischen Werten zwischen 80 und 95 mmHg untersucht. Die Salzzufuhr (3 g/d) und das Körpergewicht waren während dieser Zeit konstant. Durch die Kombinationskost sank der Blutdruck um 5,5 mmHg systolisch bzw. 3 mmHg diastolisch, bei der Obst- und Gemüsekost um 2,8 mmHg bzw. 1,1 mmHg. Der blutdrucksenkende Effekt war bei den Hypertonikern stärker ausgeprägt als bei den Normotonikern. Die Autoren empfehlen daher zur Prävention und auch Therapie einer milden Hypertonie eine Ernährung mit einem hohen Anteil an Obst, Gemüse und fettarmen Milchprodukten (Appel u. a. 1997). Auch epidemiologische Studien mit Vegetariern zeigten, dass eine überwiegend pflanzlich orientierte Kostform mit niedrigeren Blutdruckwerten einhergeht (Leitzmann u. Hahn 1996, S. 311 ff.)

Im Rahmen der Hypertonie-Behandlung ist auch auf ausreichende **körperliche Aktivität** in Form von Ausdauertraining zu achten. Hierdurch können das Herzzeitvolumen und der periphere Gefäßwiderstand verringert und somit der Blutdruck gesenkt werden. So führte z. B. ein vierwöchiges Fahrradergometertraining bei Hypertonikern zu einer Blutdrucksenkung, unabhängig von der Intensität des Trainings. Dabei spielt u. a. der erhöhte Energieverbrauch, der zu einer Gewichtsabnahme beiträgt, eine Rolle (Ehrendorfer u. Haber 1995).

Zur Verbesserung des kardiovaskulären Risikoprofils wird der Verzicht auf das Rauchen gefordert (Deutsche Liga zur Bekämpfung des hohen Blutdrucks 1993). Auch psychische Belastungen wirken blutdrucksteigernd, so dass eine psychotherapeutische Behandlung und Entspannungsübungen zu einer Senkung des Blutdrucks beitragen können.

Eine Befragung von Hypertonikern zeigte, dass das Wissen dieser Patienten um nichtmedikamentöse Therapiemaßnahmen relativ hoch ist, wobei nur etwa ein Drittel der Personen vom Arzt hierauf hingewiesen wurde (Saradeth u. a. 1994). Oftmals werden von den Patienten einzelne Risikofaktoren falsch bewertet, so wird z. B. die Bedeutung des Salzkonsums überschätzt, während die Reduzierung des Körpergewichts als Therapiemaßnahme unterschätzt wird (Suter u. a. 1995). Obwohl vielen Patienten die Kochsalzrestriktion als Behandlungsmaßnahme bekannt ist, wird sie praktisch nicht umgesetzt (Matzkies u. a. 1990).

Liegt eine mittelschwere oder schwere Hypertonie vor, ist neben den diätetischen Maßnahmen eine **medikamentöse Behandlung** indiziert. Hierfür stehen vorrangig vier Substanzgruppen (Diuretika, β-Blocker, Kalziumantagonisten, ACE[1]-Hemmer) zur Verfügung, die als Mono- oder Kombinationstherapie eingesetzt werden können. Es empfiehlt sich, die Therapie mit einer einzigen Substanz durchzuführen; bei ungenügender Wirksamkeit einer Substanzgruppe kann ein Therapieversuch mit einem Medikament einer anderen Gruppe oder einer Kombinationstherapie erfolgen (Deutsche Liga zur Bekämpfung des hohen Blutdrucks 1993).

Bei der Auswahl der Medikamente für die Monotherapie müssen evtl. bestehende Begleiterkrankungen berücksichtigt werden (Rahn 1996). Seit in einer retrospektiven Untersuchung festgestellt wurde, dass die Einnahme von schnell wirksamen Kalziumantagonisten möglicherweise mit einem erhöhten Herzinfarktrisiko einhergeht, wird der Einsatz dieser Medikamente diskutiert (Psaty u. a. 1995). Es liegen allerdings auch Studienergebnisse vor, die eine statistisch signifikante Reduktion kardiovaskulärer Komplikationen bei Hypertonikern durch Verabreichung von Kalziumantagonisten im Vergleich zu Plazebo dokumentieren. Als neue Substanzgruppe werden bei Hypertonie auch Angiotensin-II-Rezeptor-Antagonisten verabreicht (Spieker u. a. 1996).

Prävention

Zur Prävention der Hypertonie sollte Übergewicht vermieden, der Natrium- bzw. Kochsalzkonsum sowie die Alkoholzufuhr eingeschränkt und auf ausreichende körperliche Aktivität geachtet werden. Personen, die fünf Jahre lang diese Maßnahmen befolgten, entwickelten im Vergleich zu einer Kontrollgruppe signifikant seltener eine Hypertonie (8,8 versus 19,2 %) (Stamler u. a. 1989). Präventionsstudien zeigen, dass durch diese Maßnahmen sowie durch regelmäßiges Ausdauertraining, Entspannungsübungen, Gesundheits- und Ernährungsberatung in Form eines Kurses der Blutdruck gesenkt werden kann und sich die Risikofaktoren für Herz-Kreislauf-Erkrankungen reduzieren lassen (Hypertension Prevention Trial Research Group 1990; Kupper u. a. 1995).

Die Prävention beginnt idealerweise bereits im Kindesalter, um die Prävalenz der Hypertonie und ihrer Folgeerkrankungen zu vermindern. Hierzu sollte die Nahrung von Kindern wenig Kochsalz und weniger Fett enthalten. Die Steigerung der Kaliumzufuhr kann durch den Verzehr kaliumreicher Lebensmittel, wie Hülsenfrüchte und Trockenobst, erreicht werden.

---

[1] ACE = Angiotensin converting enzyme

Übergewicht lässt sich bei Kindern durch z. B. ausreichende körperliche Aktivität verhindern (Ellison 1995).

Zusammenfassung

Hypertonie ist eine weit verbreitete Krankheit, die einen wesentlichen Risikofaktor für koronare Herzkrankheit, Herzinsuffizienz und Schlaganfall darstellt. Unterschieden wird zwischen einem primären bzw. essentiellen und einem sekundären Bluthochdruck. Bei der Erkrankung handelt es sich um ein multifaktorielles Geschehen, bei dem es zu einer Störung der Blutdruckregulation kommt. Verschiedene Ernährungsfaktoren sind an der Entstehung der Hypertonie beteiligt. Die Therapie der milden Hypertonie beinhaltet daher als Allgemeinmaßnahmen u. a. die Reduktion der Nahrungsenergieaufnahme zur Gewichtsreduktion bei Übergewicht, die Einschränkung des Kochsalzbzw. Natriumkonsums, keine oder nur geringe Mengen Alkohol und Steigerung der körperlichen Aktivität. Bei Vorliegen einer schwereren Form der Hypertonie ist ergänzend eine medikamentöse Therapie notwendig. Zur Prävention sollten die Allgemeinmaßnahmen der Therapie berücksichtigt werden.

 Empfehlungen

▶ Einschränkung des Natriumkonsums ($\leq 2{,}4$ g/d) bzw. Kochsalzkonsums (≤ 6 g/d)
▶ Vermeiden von Übergewicht
▶ Bevorzugen von kaliumreichen Lebensmitteln
▶ Bevorzugen von Fetten mit hohem Gehalt an mehrfach ungesättigten Fettsäuren
▶ Geringer Alkoholkonsum
▶ Nicht Rauchen
▶ Regelmäßige körperliche Aktivität in Form von Ausdauertraining
▶ Bei schwerer Hypertonie ergänzend medikamentöse Therapie

61 Hyperlipidämien, Atherosklerose und Herz-Kreislauf-Erkrankungen

Hyperlipidämien sind durch genetisch oder ernährungsbedingt erhöhte Konzentrationen von Cholesterin und/oder Triglyzeriden in verschiedenen Lipoproteinfraktionen gekennzeichnet. Sie sind ein wichtiger Risikofaktor für die Entstehung atherosklerotischer Gefäßerkrankungen. Die **Atherosklerose** ist eine krankhafte Veränderung der Arterien mit Verdickung und Verhärtung der Gefäßwand. Durch Lipidakkumulation, Proliferation glatter Muskelzellen, Makrophagenaktivierung und Vermehrung von Bindegewebszellen entstehen atherosklerotische Plaques, die in späteren Stadien nekrotisieren und verkalken und – oft unter Beteiligung von Thromben – zur Verengung des Gefäßlumens bis zum völligen Verschluss führen können. Bei den **Herz-Kreislauf-Erkrankungen**, speziell den kardiovaskulären Erkrankungen, ist die koronare Herzkrankheit (KHK) die wichtigste klinische Manifestation der Atherosklerose. Bei Manifestation an den Beinarterien kommt es zur peripheren arteriellen Verschlusskrankheit (PAVK), bei Manifestation an extrakraniellen Hirngefäßen zu zerebralen Durchblutungsstörungen und zum Apoplex (Schlaganfall).

Weltweit starben in den Industrieländern 1996 über fünf Mio. Menschen an Erkrankungen des Herz-Kreislauf-Systems. Das entspricht 46% aller Todesfälle. Ein Drittel davon wird durch die koronare Herzkrankheit (KHK) verursacht. Allerdings ist die KHK-Mortalität seit ihrem Höhepunkt in den 1960er und frühen 1970er Jahren in den meisten industrialisierten Ländern um mehr als 50% zurückgegangen (WHO 1997). Auch in Deutschland wird seit mehreren Jahren eine abnehmende Mortalitätsrate beim akuten Myokardinfarkt beobachtet. In den alten Bundesländern reduzierte sich die Sterblichkeit von 1980–1994 um 38% bei Männern und um 26% bei Frauen (Ladwig u. Scheuermann 1997). In osteuropäischen Ländern, in denen die Prävalenz von Hypertonie, Rauchen sowie Übergewicht höher ist als in westlichen Ländern, von Hypercholesterinämien hingegen niedriger, nimmt die Inzidenz kardiovaskulärer Er-

krankungen zu (Ginter 1995). Dieser Prozess wird auch in Entwicklungsländern beobachtet (Reddy u. Yusuf 1998).

Die grundlegende Ursache kardiovaskulärer Erkrankungen ist die Atherosklerose. Sie entwickelt sich unbemerkt über einen Zeitraum von Jahrzehnten, bis es zu klinischen Manifestationen kommt. Schätzungen gehen davon aus, dass die heute bekannten Risikofaktoren etwa 50% der beobachteten Effekte erklären. Somit besteht nach wie vor ein großer Forschungsbedarf bei der Aufklärung der Mechanismen, die für die Pathogenese atherosklerotisch bedingter Erkrankungen verantwortlich sind.

Klinik

Fettstoffwechselstörungen

Am Transport der exogenen und endogenen Fette sind die Lipoproteine maßgeblich beteiligt (s. Kap. 6, S. 18). Sie bestehen im Inneren aus hydrophoben Cholesterinestern und Triglyzeriden, auf der Oberfläche befinden sich Phospholipide und nicht-verestertes Cholesterin sowie die Apolipoproteine (Apo). Die Apolipoproteine verleihen dem Lipoprotein Stabilität und haben zahlreiche Funktionen im Stoffwechsel, z.B. als Aktivator von Enzymen oder bei der Bindung an Rezeptoren (*Tab. 61.1*).

Die Chylomikronen, die größten Lipoproteinpartikel, bestehen überwiegend aus Triglyzeriden und finden sich nur nach einer fetthaltigen Mahlzeit im Blut. Die Triglyzeride und das durch die Azylcholesterin-Azyltransferase (ACAT) veresterte Cholesterin aus der Nahrung werden in Chylomikronen inkorporiert. Über Lymphe und *Ductus thoracicus* gelangen die Chylomikronen ins Blut, wo die Triglyzeride durch die Lipoproteinlipase hydrolysiert werden. Die freiwerdenden Fettsäuren werden in der Muskulatur oxidiert oder im Fettgewebe als Triglyzeride gespeichert. Übrig bleiben Chylomikronen-Remnants, die über Rezeptoren in die Leber aufgenommen werden, und Apolipoproteine, die zur Entstehung von HDL_3 führen (◖ *61.1*, Teil A).

Der Stoffwechsel der endogenen Fette wird unterteilt in den Transport der Apo-B-haltigen Lipoproteine und den der Apo-A-haltigen Lipoproteine. Der Metabolismus Apo-B-reicher Lipoproteine umfasst den Transport der von der Leber synthetisierten VLDL. Durch die Lipoproteinlipase werden die Triglyzeride der VLDL hydrolysiert, und es entstehen Lipoproteine intermediärer Dichte, die IDL, die auch als VLDL-Remnants bezeichnet werden. Diese werden entweder von der Leber aufgenommen oder zu LDL umgebaut. Der Hauptabbauweg der LDL wird über die LDL-Rezeptoren der Leber vermittelt (☎ *61.1*, Teil B).

Der Stoffwechsel Apo-A-haltiger Lipoproteine besteht im Cholesterinrücktransport von den peripheren Zellen zur Leber. Vom Darm und vor allem von der Leber werden kleine, cholesterinarme naszente HDL sezerniert, die von den triglyzeridreichen Lipoproteinen Phospholipide und Apolipoproteine aufnehmen sowie Cholesterin von extrahepatischen Geweben. Die so entstandenen HDL_3 werden durch Aufnahme von Cholesterinestern unter Vermittlung der Lezithin-Cholesterin-Azyltransferase (LCAT) in HDL_2 umgewandelt, die entweder als ganze Partikel aus dem Plasma entfernt werden oder

Cholesterinester an Apo-B-haltige Lipoproteine übertragen (☎ *61.1*, Teil C).

Ein weiteres Lipoprotein ist das Lipoprotein (a). Es wird von der Leber synthetisiert und ähnelt in Lipid- und Proteingehalt dem LDL. Zusätzlich enthält es das Glykoprotein Apolipoprotein (a), das über eine Disulfidbrücke mit dem Apo B-100 verbunden ist. Über die physiologische Funktion und den Katabolismus von Lipoprotein (a) ist nur wenig bekannt. Der Abbau findet vermutlich unabhängig vom LDL-Rezeptor statt (Lawn u. Scanu 1996).

Störungen des Fettstoffwechsels können genetisch bedingt oder erworben sein. Erhöhte Cholesterin- und Triglyzeridkonzentrationen im Blut werden als Hyperlipidämien bezeichnet. Sie werden als Hyperlipoproteinämien bezeichnet, wenn sie infolge gestörter Synthese, Transport oder Abbau von Lipoproteinen auftreten. Der Begriff Dyslipoproteinämie umfasst zusätzlich HDL-Defizite, Apolipoproteinämien und Lipoprotein (a)-Erhöhungen, die nicht mit Konzentrationsänderungen von Cholesterin und Triglyzeriden verbunden sind (Hanefeld 1999a).

Tab. 61.1: Funktionen der Apolipoproteine (nach Kostner u. März 1995; Ginsberg u. Goldberg 1998)

Apolipoprotein	Enthalten in Lipoprotein	Funktionen
Apo A-I	HDL, Chylomikronen	Strukturprotein von HDL, aktiviert LCAT
Apo A-II	HDL, Chylomikronen	aktiviert hepatische Triglyzeridlipase (?)
Apo A-IV	HDL, Chylomikronen	Triglyzeridstoffwechsel, aktiviert LCAT
Apo B-48	Chylomikronen	Aufbau und Sekretion von Chylomikronen aus dem Dünndarm
Apo B-100	VLDL, IDL, LDL	Aufbau und Sekretion von VLDL aus der Leber; Strukturprotein von VLDL, IDL, LDL; Ligand für LDL-Rezeptor
Apo C-I	Chylomikronen, VLDL, IDL, HDL	hemmt Bindung an den LDL-Rezeptor; aktiviert LCAT (?)
Apo C-II	Chylomikronen, VLDL, IDL, HDL	aktiviert die Lipoproteinlipase
Apo C-III	Chylomikronen, VLDL, IDL, HDL	inhibiert die Lipoproteinlipase; hemmt Aufnahme Apo-B-haltiger Lipoproteine in die Leber
Apo E	Chylomikronen, VLDL, IDL, HDL	Bindung von Chylomikronen-Remnants, VLDL und IDL an den B/E-Rezeptor sowie E-Rezeptor (?) der Leber

LCAT   = Lezithin-Cholesterin-Azyltransferase
B/E-Rezeptor = Apo B/E-Rezeptor, entspricht LDL-Rezeptor
E-Rezeptor   = Apo E-Rezeptor

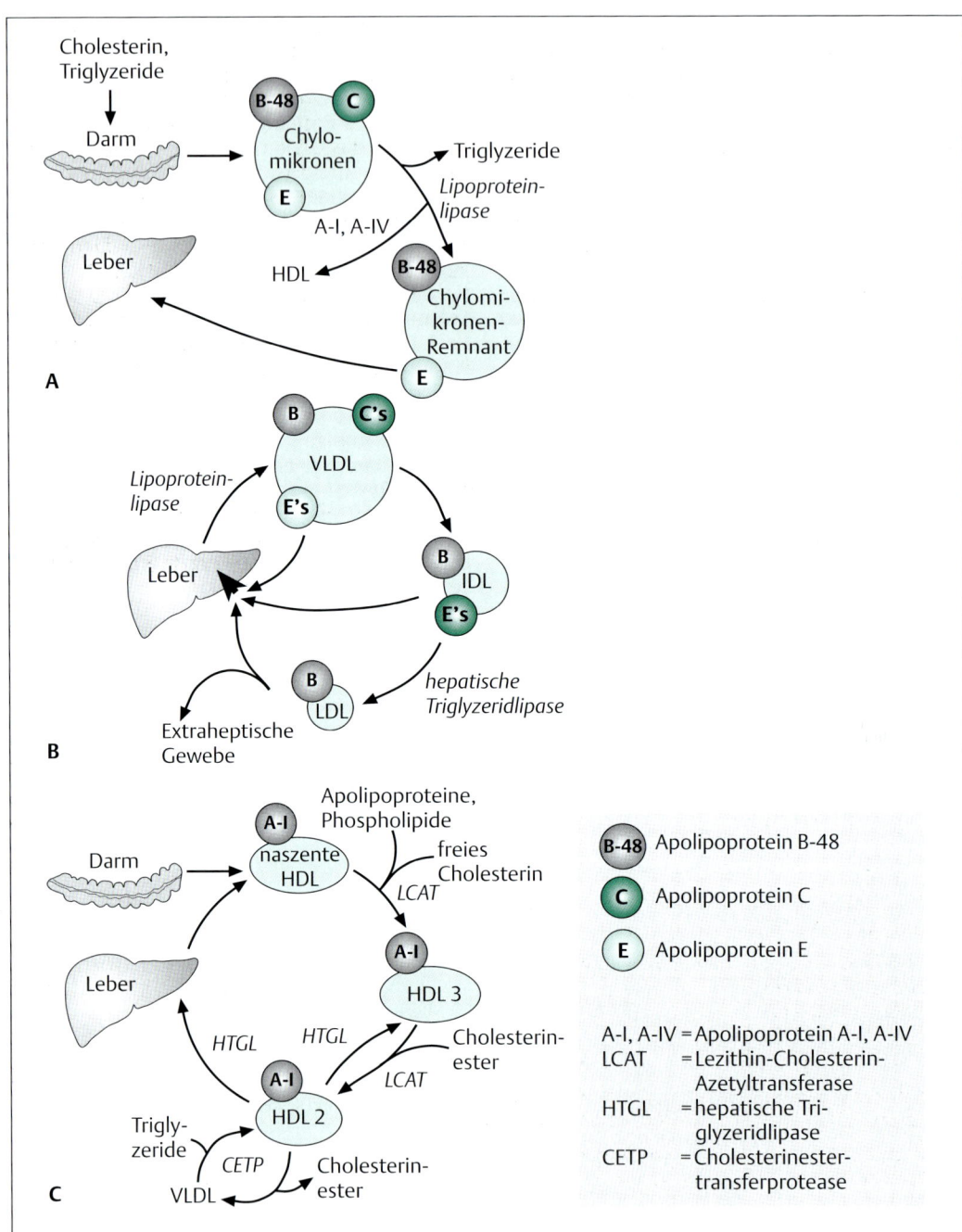

● 61.1: Vereinfachte schematische Darstellung des Lipoprotein-Stoffwechsels (nach Ginsberg u. Goldberg 1998)
A) exogener, mit der Nahrung zugeführter Lipide
B) endogener Apo-B-reicher Lipoproteine
C) endogener Apo-A-reicher Lipoproteine (Cholesterinrücktransport)

Die Erkrankungen des Fettstoffwechsels werden in primäre und sekundäre Störungen unterteilt. Unter die **primären Fettstoffwechsel-störungen** fallen die genetisch bedingten Hyper-, Hypo- oder Dyslipoproteinämien sowie die polygene Hypercholesterinämie, unter der alle Cholesterinerhöhungen aus nicht näher bekannter Ursache zusammengefasst werden. Sie ist die bei weitem häufigste Form der Hypercholesterinämie und wird stark von Ernährungsfaktoren beeinflusst. Hypercholesterinämien und Hypertriglyzeridämien treten sowohl isoliert als auch in Kombination auf (*Tab. 61.2*).
Die familiäre Hypercholesterinämie und der familiäre Apolipoprotein-B-Defekt unterscheiden sich in ihrem klinischen Bild – Hypercholesterinämie, tuberöse Xanthome[1] und *Arcus lipoides corneae*[2] sowie atherosklerotische Gefäßveränderungen – nicht voneinander. Bei der heterozygoten Form der familiären Hypercholesterinämie tritt eine manifeste atherosklerotische Koronarerkrankung bei Männern vor dem 50., bei Frauen vor dem 60. Lebensjahr auf. Bei der homozygoten Form entwickeln sich Xanthome und eine manifeste Gefäßerkrankung schon in der Kindheit, und die Patienten versterben meist vor dem 20. Lebensjahr an einem Herzinfarkt. Bei der polygenen Hypercholesterinämie sind Xanthome und *Arcus lipoides corneae* selten (Zöllner u. Keller 1994).

Tab. 61.2: Primäre Hyperlipidämien (nach Ginsberg u. Goldberg 1998)

Fettstoffwechsel-störung[1]	Serumlipide (mg/dl)		Erhöhte Lipoprotein-fraktion	Häufig-keit/1000
Isolierte Hypercholesterinämien				
Polygene Hyper-cholesterinämie	Cholesterin:	250–350	LDL	5
Familiäre Hyper-cholesterinämie	Cholesterin:	Heterozygote: 275–500 Homozygote: >500	LDL	1–2
Familiärer Apolipo-protein-B-Defekt	Cholesterin:	Heterozygote: 275–500	LDL	1–2
Isolierte Hypertriglyzeridämien				
Familiäre Hyper-triglyzeridämie	Triglyzeride:	250–750	VLDL	2–3
Familiärer Lipoprotein-lipase- oder Apolipo-protein-C-II-Mangel	Triglyzeride:	>750	Chylomi-kronen	sehr selten
Kombinierte Hypertriglyzeridämie und Hypercholesterinämie				
Kombinierte Hyper-lipidämie	Triglyzeride: Cholesterin:	250–750 250–500	VLDL, LDL	3–5
Familiäre Dysbeta-lipoproteinämie	Triglyzeride: Cholesterin:	250–500 250–500	VLDL, IDL, LDL normal	0,2

[1] Die Einteilung nach Frederickson in die Typen I bis V wird heute in der Regel nicht mehr verwendet.

---

[1] Xanthome: gelbe Knoten in der Haut infolge lokaler Lipideinlagerung
[2] *Arcus lipoides corneae:* ringförmige, weißliche Trübung der Hornhautperipherie infolge von Lipid- und Kalkeinlagerung

Erhöhte Triglyzeridwerte sind auf eine vermehrte Synthese und Sekretion von VLDL-Triglyzeriden aus der Leber zurückzuführen. Oftmals treten Hypertriglyzeridämien in Verbindung mit Übergewicht, exzessivem Konsum von Monosacchariden und gesättigten Fettsäuren, körperlicher Inaktivität, hohem Alkoholkonsum und Insulinresistenz auf. Meist werden gleichzeitig erniedrigte HDL-Werte beobachtet; diese gehen aber mit ebenfalls erniedrigten LDL-Werten einher, so dass kein erhöhtes Atherosklerose-Risiko vorliegt. Zu den Symptomen der Hypertriglyzeridämie zählen Pankreatitis, eruptive Xanthome, Hepatosplenomegalie[3] und, wenn die Triglyzeridkonzentration über 1000 mg/dl liegt, *Lipaemia retinalis*[4] (Ginsberg u. Goldberg 1998).

Zu den kombinierten Hyperlipidämien zählt die selten vorkommende familiäre Dysbetalipoproteinämie, die mit einem hohen Risiko einer frühzeitigen Atherosklerose der Koronararterien einhergeht. Die gemischte familiäre Hyperlipidämie tritt hingegen häufig auf. Ihr Krankheitsbild ist sehr uneinheitlich, Xanthome und *Arcus lipoides corneae* sind selten, das Risiko einer frühzeitigen Koronarsklerose ist hoch (Zöllner u. Keller 1994).

Weitere, nicht in *Tab. 61.2*, S. 261, aufgeführte Fettstoffwechselstörungen sind die Chylomikronämie und die Hypoalphalipoproteinämie. Bei der Chylomikronämie, die auf einem Mangel an Lipoproteinlipase oder Apo C-II beruht, sind im Nüchternplasma Chylomikronen vorhanden, und die Triglyzeridkonzentration kann auf Werte weit über 1000 mg/dl ansteigen. Es kommen eruptive Xanthome, *Lipaemia retinalis* und akute Pankreatitiden vor (Beisiegel u. Patsch 1995).

Sekundäre Fettstoffwechselerkrankungen

treten infolge anderer Erkrankungen (z.B. Diabetes mellitus, Leber- und Nierenerkrankungen, Pankreatitis, Alkoholismus, Anorexia nervosa) oder als Nebenwirkung einer Medikamenteneinnahme (wie Betarezeptorenblocker, Diuretika, Kortison, Retinoide und orale Kontrazeptiva) auf. Bei ihrer Behandlung steht die Grunderkrankung bzw. der Austausch des Medikaments im Vordergrund. Erst wenn dadurch keine Normalisierung der Lipidkonzentrationen erreicht wird, ist eine Ernährungstherapie erforderlich (Zöllner u. Keller 1994).

Atherosklerose

Die Atherosklerose beginnt schon in der Kindheit und im Jugendalter mit der Ablagerung von Cholesterin und Cholesterinestern in der Intima großer Arterien (Sternby u.a. 1999). Die bereits morphologisch fassbaren Veränderungen werden als »fatty streaks« bezeichnet. Zu diesem Zeitpunkt ist der atherosklerotische Prozess noch vollständig reversibel. Bleibt die atherogene Noxe jedoch bestehen, entwickeln sich die Frühläsionen u.a. durch Migration und Proliferation glatter Muskelzellen der Media zu fibroatheromatösen Plaques. Diese enthalten in ihrem Zentrum nekrotisches Gewebe mit Zelltrümmern und Lipiden, hauptsächlich Cholesterinestern. Zum Lumen hin wird die Nekrose durch eine bindegewebige Kappe begrenzt. Im weiteren Verlauf können sich durch Ulzerationen, Verkalkungen und Einblutungen komplizierte Läsionen bilden. Beim Patienten treten häufig erst in diesem Stadium klinisch fassbare Symptome als Folge der Stenosierung des Gefäßlumens auf. Der endgültige Verschluss des Gefäßes resultiert aus einer Plaqueruptur und der Thrombenbildung. Abhängig von der Lokalisation der betroffenen Arterien resultieren verschiedene Manifestationen der Atherosklerose (◙ 61.2).

Entsprechend der von Ross (1993 u. 1999) formulierten »Response to injury«-Hypothese handelt es sich bei der Atherosklerose um einen chronisch-entzündlichen Prozess, an dessen Beginn die Verletzung des Endothels steht. Ursache für die Endothelschädigung sind mechanische, immunologische oder toxische Noxen, z.B. Hypertonie, freie Radikale aus dem Zigarettenrauch oder erhöhtes LDL. Auf die Noxe reagiert das Endothel mit kompensatorischen Mechanismen, durch die sich seine normalen Eigenschaften verändern, z.B. nimmt die Permeabilität zu, und die Adhäsion von Leukozyten und Blutplättchen ist erhöht. Außerdem setzt es vasoaktive Moleküle, Zytokine und Wachstumsfaktoren frei. Eine vereinfachte Übersicht der Vorgänge ist in ◙ 61.3 dargestellt.

Oxidativ modifizierte LDL sind eine Hauptursache für die Verletzung des Endothels. Nach ihrer Aufnahme durch die Endothelzellen werden die LDL durch reaktive Sauerstoffspezies, die von Makrophagen, glatten Muskelzellen oder dem

---

[3] Hepatosplenomegalie: Leber- und Milzvergrößerung
[4] *Lipaemia retinalis*: milchig-weißliche Verfärbung der Gefäße am Augenhintergrund

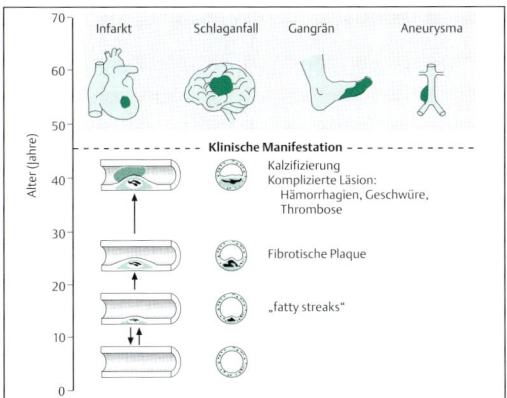

◉ 61.2: Verschiedene Stadien in der Entwicklung atherosklerotischer Plaques (nach McGill 1996)

Endothel stammen, oxidiert (Chisolm u. Penn 1996). In der Arterienwand werden sie über den Scavenger-Rezeptor, der keinem negativen »feed-back«-Mechanismus durch das LDL-Cholesterin unterliegt und daher einen ungehinderten Einstrom von Cholesterin gestattet, von Makrophagen aufgenommen. Es kommt zur Bildung von Lipidperoxiden, die die Aufnahme von Cholesterinestern weiter verstärken. Die Makrophagen wandeln sich in lipidreiche Schaumzellen um.

Außerdem ist oxidiertes LDL chemotaktisch für Monozyten, den Vorläuferzellen für die Makrophagen, verstärkt also die Aufnahme im Blut zirkulierender Monozyten. Von Makrophagen freigesetzte Entzündungsmediatoren, z.B. Tumor-Nekrose-Faktor-α (TNF-α) und Interleukin-1 (IL-1), erhöhen zusätzlich die Bindung der

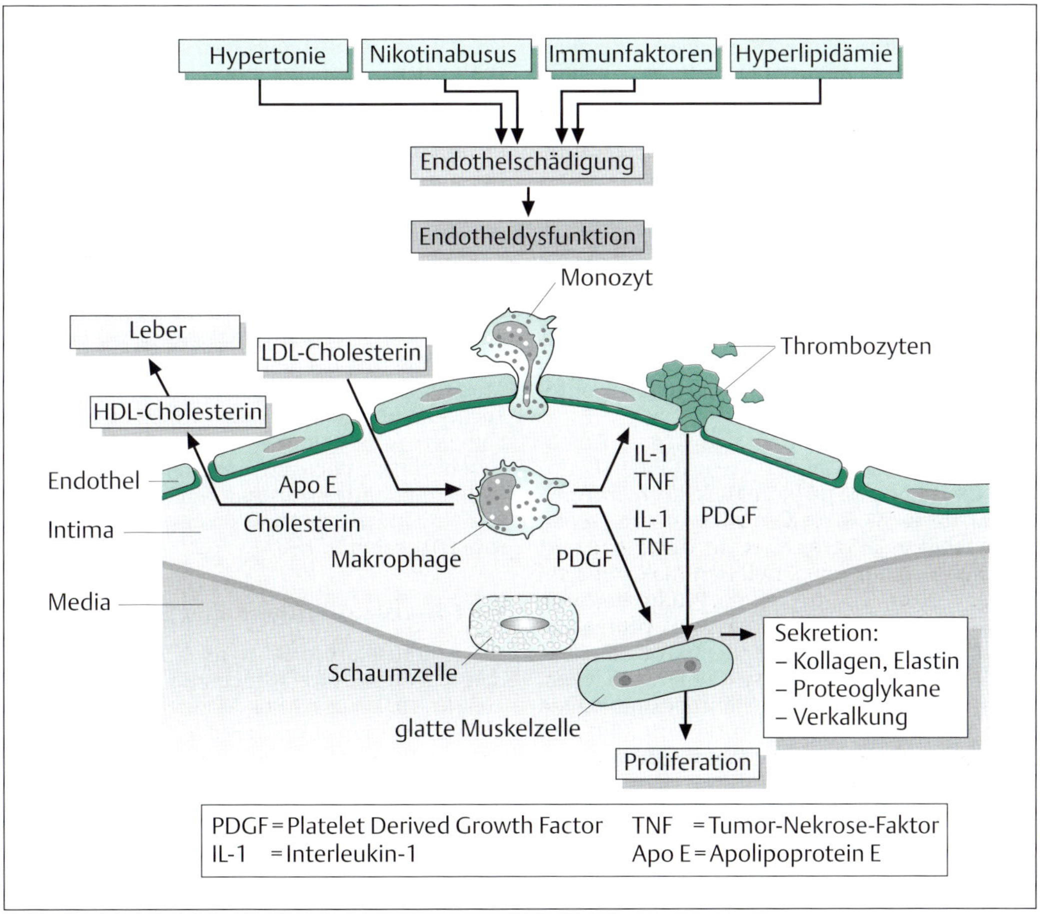

◉ 61.3: Schema zur Pathogenese der Atherosklerose (nach Roessner u.a. 1997)

LDL an das Endothel (Ross 1999). Eine weitere negative Auswirkung des oxidierten LDL besteht darin, dass das Endothel in der Produktion von Prostazyklin und Stickstoffmonoxid (NO), vasodilatorischen Substanzen, die die Plättchenaggregation hemmen, gestört wird (Chan 1998).

Blutplättchen (Thrombozyten) heften sich an das verletzte Endothel (Plättchenadhäsion) an. Dadurch werden die Plättchen aktiviert und setzen zahlreiche Substanzen frei, z. B. aus den Phospholipiden Arachidonsäure, aus der über mehrere Stufen das aggregationsfördernde Thromboxan A_2 entsteht. Schließlich verklumpen die Plättchen miteinander (Plättchenaggregation). Zusätzlich setzen sie den Wachstumsfaktor platelet derived growth factor (PDGF) frei, der die Migration und Proliferation glatter Muskelzellen stimuliert. Es kommt zu einer Einwanderung von glatten Muskelzellen aus der Media in den subendothelialen Raum. Dort modulieren die glatten Muskelzellen unter dem Einfluss verschiedener Mitogene (insulin growth factor, Mevalonat) in normale, nicht-teilungsaktive glatte Muskelzellen und in eine besondere Form, die durch aktive Proliferation und Sekretion von extrazellulärer Matrix gekennzeichnet ist (Ross 1993). Diese extrazelluläre Matrix enthält elastische Fasern, Proteoglykane und Kollagen. Die veränderten glatten Muskelzellen sind wie Makrophagen in der Lage, oxidiertes LDL aufzunehmen und sich in Schaumzellen umzuwandeln. Darüber hinaus bilden sie chemotaktische Stoffe, die weitere glatte Muskelzellen anlocken und deren Proliferation stimulieren.

Neueren Erkenntnissen zufolge gibt es »instabile« und »stabile« Plaques. Die instabilen Läsionen sind durch einen lipidreichen Kern und eine dünne fibröse Kappe zum oft gut erhaltenen Lumen hin gekennzeichnet. In der Plaque ist eine hohe Dichte von aktivierten Makrophagen vorhanden, welche durch die Produktion von Metalloproteinasen und anderen proteolytischen Enzymen die Struktur der extrazellulären Matrix und damit die fibröse Kappe schwächen. Diese Plaques sind rupturgefährdet und stellen ein hohes Risiko für Angina pectoris und den akuten Myokardinfarkt dar. Stabile Plaques hingegen haben einen stark fibrosierten oder kalzifizierten, lipidarmen Kern und besitzen eine dicke fibröse Kappe, die den Kontakt der thrombogenen Lipide mit dem arteriellen Gefäßlumen verhindert (Libby 1995).

Lipidreiche, stenotisch unauffällige Läsionen haben nur einen Anteil von 10–20 % an den beobachteten Läsionen, sind aber für 80–90 % aller akuten klinischen Vorfälle verantwortlich. Bei einer Normalisierung des atherogenen Lipidprofils wird der Gehalt an lipidreichen Makrophagen in der Plaque reduziert. Die Plaques werden dadurch stabilisiert, die Plaquegröße ändert sich aber nicht wesentlich. Daher wird in klinischen Studien unter einer erfolgreichen lipidsenkenden Therapie oft nur eine geringfügige Abnahme des Stenosegrades, aber eine große Reduktion bei der Anzahl kardiovaskulärer Vorfälle beobachtet (Brown u. a. 1993).

Als Ursache der Atherosklerose werden auch Bakterien und Viren vermutet. In der Diskussion sind die gramnegativen Bakterien *Helicobacter pylori* und *Chlamydia pneumoniae*, der Herpesvirus Zytomegalievirus sowie klinische Marker einer chronischen Infektion wie das C-reaktive Protein. Serum-Antikörper gegen diese Bakterien werden bei etwa 50 % der Bevölkerung in industrialisierten Ländern festgestellt. Aus diesem Befund kann aber nicht auf eine aktive Infektion geschlossen werden (Danesh u. a. 1997).

Chlamydia pneumoniae werden in atherosklerotischen Läsionen der Koronararterien und der Karotiden nachgewiesen; ob sie dort pathogen wirken, ist nicht bekannt. In zwei klinischen Studien führte die Behandlung von Myokardinfarkt-Patienten mit Antibiotika zu einer signifikanten Reduktion der kardialen Komplikationen im Vergleich zur Plazebogruppe. Ob dies auf die antibiotische Wirkung oder auf eine unspezifische antiinflammatorische Wirkung zurückzuführen ist, bedarf weiterer Untersuchungen (Lindholt u. a. 1999). Die derzeitige Datenlage ist noch unzureichend und erlaubt keine eindeutige Aussage über eine kausale Beziehung zwischen Infektion und Atherosklerose (Danesh u. a. 1997).

Herz-Kreislauf-Erkrankungen

Die Atherosklerose führt in Abhängigkeit von den betroffenen Gefäßregionen zu verschiedenen Erkrankungen. Bei Manifestation in den Koronararterien kommt es u. a. zu Angina pectoris und Myokardinfarkt. Sind die Arterien des zentralen Nervensystems betroffen, treten transiente zerebrale Ischämien und Schlaganfall auf. In der peripheren Zirkulation können atherosklerotische Gefäßwandveränderungen die periphere arterielle Verschlusskrankheit verursachen. In der Niere kann es zur Nierenarterienstenose und damit zur Hypertonie kommen.

Die **koronare Herzerkrankung** (KHK) wird überwiegend durch atherosklerotische Ablagerungen von Lipiden, Bindegewebe und Kalk in der Gefäßwand der Koronargefäße verursacht. Die Lumeneinengung beeinträchtigt die Blutzufuhr zum Myokard und kann eine Myokardischämie auslösen. Die klinischen Manifestationen der Durchblutungsstörungen sind *Angina pectoris,* stumme Myokardischämie, akuter Herzinfarkt, Herzinsuffizienz, Herzrhythmusstörungen oder plötzlicher Herztod (Schanzenbächer u. Kochsiek 1991).

Angina pectoris ist das häufigste Leitsymptom. Sie verursacht ein Enge- und Druckgefühl hinter dem Brustbein, das in der Regel 5–30 Minuten anhält und mit Schmerzausstrahlung, z.B. in den linken Arm und die linke Schulter, sowie Angstzuständen einhergeht. Die chronisch stabile *Angina pectoris* wird durch Vorgänge verursacht, die den myokardialen Sauerstoffbedarf über eine Zunahme der Herzfrequenz und/oder eine Erhöhung des Blutdrucks steigern, also körperliche Anstrengung, Kälte, umfangreiche Mahlzeiten oder psychische Belastungen. Die Schmerzen verschwinden bei Unterbrechung der Anstrengung rasch wieder. Bei der instabilen Form der *Angina pectoris* treten die Anfälle unabhängig von der Herzfrequenz schon in Ruhe oder bei geringen Belastungen auf. Als Akuttherapie von *Angina-pectoris*-Anfällen wird Nitroglyzerin, das innerhalb von 1–2 Minuten wirkt, eingesetzt. Zur Anfallsprophylaxe werden Langzeitnitrate und Betarezeptorenblocker verwendet. Bei der instabilen *Angina pectoris* steht die Beeinflussung der Thrombozytenfunktion (Azetylsalizylsäure, Glykoprotein IIb/IIIa Antagonisten) und eine Antikoagulation mit Heparin im Vordergrund.

Im Unterschied zu pektanginösen Beschwerden, die eine reversible Ischämie hervorrufen, tritt beim **Herzinfarkt** ein irreversibler Myokardschaden auf. In über 90% der Fälle ist die Ursache ein plötzlicher Verschluss einer Koronararterie durch einen Thrombus, der z.B. als Folge einer ruptierenden atheromatösen Plaque entsteht. Je weiter proximal der Gefäßverschluss liegt, desto größer ist die Ausdehnung des Infarkts (Kochsiek u. Schanzenbächer 1991). Herzinfarkte treten am häufigsten in den frühen Morgenstunden auf. In ungefähr der Hälfte der Fälle geht dem Herzinfarkt eine starke körperliche Anstrengung, emotionaler Stress oder eine Krankheit voraus. Starke retrosternale Schmerzen, Vernichtungsgefühl und allgemeine Schwäche sind typische Symptome; bei Diabetikern und älteren Menschen verlaufen Infarkte allerdings auch gelegentlich schmerzlos.

Die Diagnostik umfasst die Elektrokardiographie, die Bestimmung infarktspezifischer Enzyme und eine Echokardiographie. Werden innerhalb der ersten drei Stunden nach Gefäßverschluss Reperfusionsmaßnahmen (thrombolytische Therapie oder perkutane transluminale koronare Angioplastie) eingeleitet, kann das Ausmaß des Infarkts und die Komplikationsrate erfolgreich reduziert werden; günstige Wirkungen werden auch noch innerhalb von sechs, evtl. bis zu zwölf Stunden beobachtet. Die Mortalitätsrate des Myokardinfarkts beträgt 30%. Über die Hälfte dieser Todesfälle findet vor Erreichen einer Klinik statt. Von den Patienten, die den akuten Infarkt überlebt haben, sterben 4% innerhalb eines Jahres. Fortschritte bei sekundärpräventiven Maßnahmen haben zur Senkung der Langzeitmortalität beigetragen. Dazu zählen medikamentöse Therapien (Plättchenaggregationshemmer, ACE-Inhibitoren, Betarezeptorenblocker, Warfarin) ebenso wie eine Modifikation der für die Atherosklerose wesentlichen Risikofaktoren (Antman u. Braunwald 1998).

Zerebrale Ischämien und Infarkte haben einen Anteil von 85–90% und intrakranielle Hämorrhagien einen Anteil von 10–15% an den zerebrovaskulären Erkrankungen. Die zerebrale Ischämie wird durch einen verminderten Blutfluss, der wenige Sekunden bis einige Minuten dauern kann, ausgelöst. Infolge der Durchblutungsstörungen entsteht ein neurologisches Defizit. War der Blutfluss nur für kurze Zeit unterbrochen, bilden sich die funktionellen Ausfallerscheinungen komplett zurück. Bei länger andauernden Unterbrechungen können die neurologischen Ausfälle dauerhaft bleiben (Easton u.a. 1998). Entsprechend dem zeitlichen Verlauf werden vier Stadien unterschieden: Stadium I verläuft ohne klinische Symptome. Das neurologische Defizit des Stadiums II bildet sich innerhalb von 24 Stunden komplett zurück und wird als transiente ischämische Attacke (TIA) bezeichnet; bei Stadium III erfolgt die Rückbildung innerhalb von sieben Tagen. Bei Stadium IV handelt es sich um einen kompletten Hirninfarkt, bei dem keine oder nur eine unvollständige Rückbildung der neurologischen Ausfälle erfolgt (Creutzig 1991).

Stenosierende Prozesse der extrakraniellen Hirngefäße sind zu 95% Folge von atherosklerotischen Plaquebildungen. Besonders häufig befinden sich Plaques im Bereich des Abgangs der *A. carotis interna* aus der *A. carotis communis.* Da etwa der Hälfte der kompletten Hirninfarkte transitorisch ischämische Attacken vorausgehen, ist es wichtig, in diesem Intervall therapeutische Maßnahmen zu ergreifen. Durch die Früherkennung von Karotisläsionen und deren medikamentöse, z.B. Thrombozytenfunktionshemmer (Azetylsalizylsäure), oder chirurgische Therapie (Thrombendarteriektomie) kann ein kompletter Hirninfarkt häufig verhindert werden (Creutzig 1991).

Die **periphere arterielle Verschlusskrankheit** (**PAVK**), die bei Männern fünfmal häufiger auftritt als bei Frauen, hat in 95 % der Fälle eine atherosklerotische Genese. In den oberen und unteren Extremitäten – zu 90 % sind die Beine betroffen – kommt es zu Verengung oder Verschluss von Arterien. Vier klinische Stadien werden unterschieden: Bei Stadium I liegen Beschwerdefreiheit oder uncharakteristische Missempfindungen vor. Im Stadium II treten belastungsabhängige Schmerzen auf, die im Fall der unteren Extremitäten als *Claudicatio intermittens*, im Fall der oberen Extremitäten als *Dyspraxia intermittens* bezeichnet werden. Bei Patienten im Stadium III sind Ruheschmerzen vorhanden. Stadium IV ist durch Gewebsuntergang mit Nekrose und Gangrän gekennzeichnet. Aufgrund der körpereigenen Kompensationsmechanismen, z.B. durch die Bildung von Kollateralen, kommt es erst spät zu Beschwerden. Die ersten klinischen Symptome sind belastungsabhängige Schmerzen, da durch die Gefäßverengung die bei Muskelarbeit erforderliche Mehrdurchblutung eher eingeschränkt ist als die Ruhedurchblutung. Therapiemaßnahmen umfassen Gehtraining, eine medikamentöse Behandlung, lumeneröffnende Verfahren, wie perkutane transluminale Angioplastie, Fibrinolyse oder gefäßchirurgische Maßnahmen (Creutzig 1991). Die Häufigkeit von Amputationen beträgt 2–5 %. Bei Diabetikern ist das Amputationsrisiko 15-mal höher, da der Krankheitsverlauf bei ihnen aufgrund einer Mikroangiopathie wesentlich beschleunigt ist (Widmer u.a. 1993).

Risikofaktoren

Bei der Atherosklerose und ihren Folgekrankheiten werden modifizierbare Risikofaktoren – biochemische und physiologische Charakteristika und Faktoren, die mit dem Lebensstil zusammenhängen, – von den nicht-beeinflussbaren Faktoren wie Alter, Geschlecht und der Häufigkeit atherosklerotischer Erkrankungen in der Familie unterschieden (*Tab. 61.3*).

Tab. 61.3: Hauptrisikofaktoren der Atherosklerose (Libby 1998)

Risikofaktor	Beeinflussbar
Hypercholesterinämie	Ja
Niedriges HDL-Cholesterin	Ja
Hypertonie	Ja
Männliches Geschlecht	Nein
Diabetes mellitus	Möglicherweise
Frühzeitig aufgetretene kardiovaskuläre Erkrankungen in der Familie	Nein
Hohe Lipoprotein (a)-Konzentration	Moderat
Zigarettenrauchen	Ja
Postmenopause	Wahrscheinlich
Hyperfibrinogenämie	Wahrscheinlich
Hyperhomocysteinämie	Ja
Körperliche Inaktivität	Ja
Adipositas	Ja

Die für die Atherosklerose genannten Risikofaktoren haben für die verschiedenen kardiovaskulären Erkrankungen z.T. eine andere Gewichtung. Für die Koronargefäße stehen Hyperlipoproteinämien an erster Stelle, für den Schlaganfall Hypertonie und für die periphere arterielle Verschlusskrankheit das Rauchen (*Tab. 61.4*).

Ungeachtet dieser Unterschiede sind alle Risikofaktoren in ihrer multiplikativen Wirkung auf die Krankheitsentstehung zu berücksichtigen. So sind beim Schlaganfall, bei dem die Prävention der Hypertonie im Mittelpunkt steht, auch die Hyperlipidämien entscheidend an der Entstehung beteiligt (Gorelick u.a. 1997). Neueren Studienergebnissen zufolge kann das Risiko für den Schlaganfall durch die konsequente Behandlung erhöhter Lipidwerte, vor allem mit HMG-CoA-Reduktasehemmern, reduziert werden (Sacks u.a. 1996; Henry u. Kendall 1998).

Eine vereinfachte Methode zur Risikoabschätzung kann mit Hilfe eines Diagramms durchgeführt werden (⚫61.4). Berücksichtigt werden die Faktoren Geschlecht, Alter, Gesamtcholesterinspiegel, Blutdruck und Rauchen. Die Darstellung ermöglicht, den Effekt von einzelnen Maßnahmen, z.B. Senkung des Gesamtcholesterins oder das Einstellen des Rauchens, auf das Risiko abzuschätzen. Das KHK-Risiko ist höher als im Diagramm angezeigt für Personen mit familiärer Hyperlipidämie, Diabetes mellitus

Tab. 61.4: Rangordnung der Risikofaktoren für verschiedene kardiovaskuläre Erkrankungen (nach Schanzenbächer u. Kochsiek 1991; Trübestein 1994; Zöllner u. Keller 1994; Gorelick u. a. 1997)

Koronare Herzkrankheit	Zerebrovaskuläre Erkrankungen	Periphere arterielle Verschlusskrankheit
1. Hypercholesterinämie 2. Zigarettenrauchen 3. Hypertonie 4. Diabetes mellitus 5. Adipositas 6. Hyperurikämie	1. Hypertonie 2. Diabetes mellitus 3. Hypercholesterinämie	1. Zigarettenrauchen 2. Diabetes mellitus 3. Hypercholesterinämie 4. Hypertonie 5. Adipositas

oder einer durch frühzeitiges Auftreten einer Herz-Kreislauf-Erkrankung gekennzeichneten Familiengeschichte. Auch ein niedriges HDL-Cholesterin, d. h. bei Männern < 39 mg/dl (1,0 mmol/l) und bei Frauen < 43 mg/dl (1,1 mmol/l), und hohe Triglyzeridkonzentrationen von > 180 mg/dl (2,0 mmol/l) müssen bei der Interpretation des KHK-Risikos berücksichtigt werden.

Hyperlipidämien

Das KHK-Risiko ist kontinuierlich mit der Höhe der Plasma-Lipidkonzentrationen assoziiert. Je niedriger die Lipidkonzentration ist, desto geringer ist das Risiko; es ist kein Schwellenwert bekannt, unterhalb dessen diese Beziehung nicht mehr gelten würde. In der klinischen Praxis werden üblicherweise Grenzwerte für Gesamt-, LDL- und HDL-Cholesterin sowie Triglyzeride verwendet (*Tab. 61.5*).
Diese Grenzwerte müssen im Zusammenhang mit dem individuellen kardiovaskulären Risiko betrachtet werden. So ist es bei einem niedrigen KHK-Risiko ausreichend, die LDL-Cholesterinkonzentration auf < 160 mg/dl (4,0 mmol/l) zu senken; bei einem hohen Risiko oder in der Sekundärprävention werden Konzentrationen von < 100 mg/dl (2,6 mmol/l) angestrebt. Frühere Befürchtungen, dass niedrige LDL-Cholesterinspiegel mit einer erhöhten Gesamtmortalitätsrate assoziiert sind, haben sich als nicht haltbar erwiesen; möglicherweise waren die niedrigen LDL-Cholesterinkonzentrationen die Folge von Krebs oder anderen vorbestehenden chronischen Erkrankungen (The International Task Force for Prevention of Coronary Heart Disease 1998).
Mit der Scandinavian Simvastatin Survival Study (4S) (Scandinavian Simvastatin Survival Study Group 1994) und dem Cholesterol and Recurrent Events Trial (CARE) (Sacks u. a. 1996) liegen Studien zur Sekundärprävention, mit der West of Scotland Coronary Prevention Study (WOSCOPS) (Shepherd u. a. 1995) zur Primärprävention vor, in denen die Lipidsenkung zu einer signifikanten Reduktion der KHK-Morbidität und -Mortalität sowie auch der Gesamtmortalität führte. Die Reduktion der Mortalität war umso größer, je stärker das Gesamtcholesterin gesenkt wurde (Bucher u. a. 1999).
Angiographische Studien haben gezeigt, dass die Reduktion der **Gesamtcholesterinkonzentration** die Progression der KHK signifikant vermindert, in einigen Fällen darüber hinaus zu einer Regression vorhandener Plaques führt. Obwohl die Verbesserung des Stenosegrades gering war, wurden beachtliche Erfolge bei der Verminderung kardiovaskulärer Vorfälle beobachtet. Dies ist wahrscheinlich zum einen darauf zurückzuführen, dass die Cholesterinsen-

Tab. 61.5: Grenzwerte für Plasmakonzentrationen von Lipiden und Lipoproteinen (The International Task Force for Prevention of Coronary Heart Disease 1998)

Lipid- und Lipoproteinfraktion	Grenzwert mg/dl (mmol/l)
Gesamtcholesterin	< 200 (5,5)
LDL-Cholesterin	< 135 (3,5)

HDL-Cholesterin
  bei Frauen
  bei Männern
	
	> 35 (0,9)
	> 40 (1,0)

Triglyzeride	150–400 (1,7–4,5)
Lipoprotein (a)	< 30

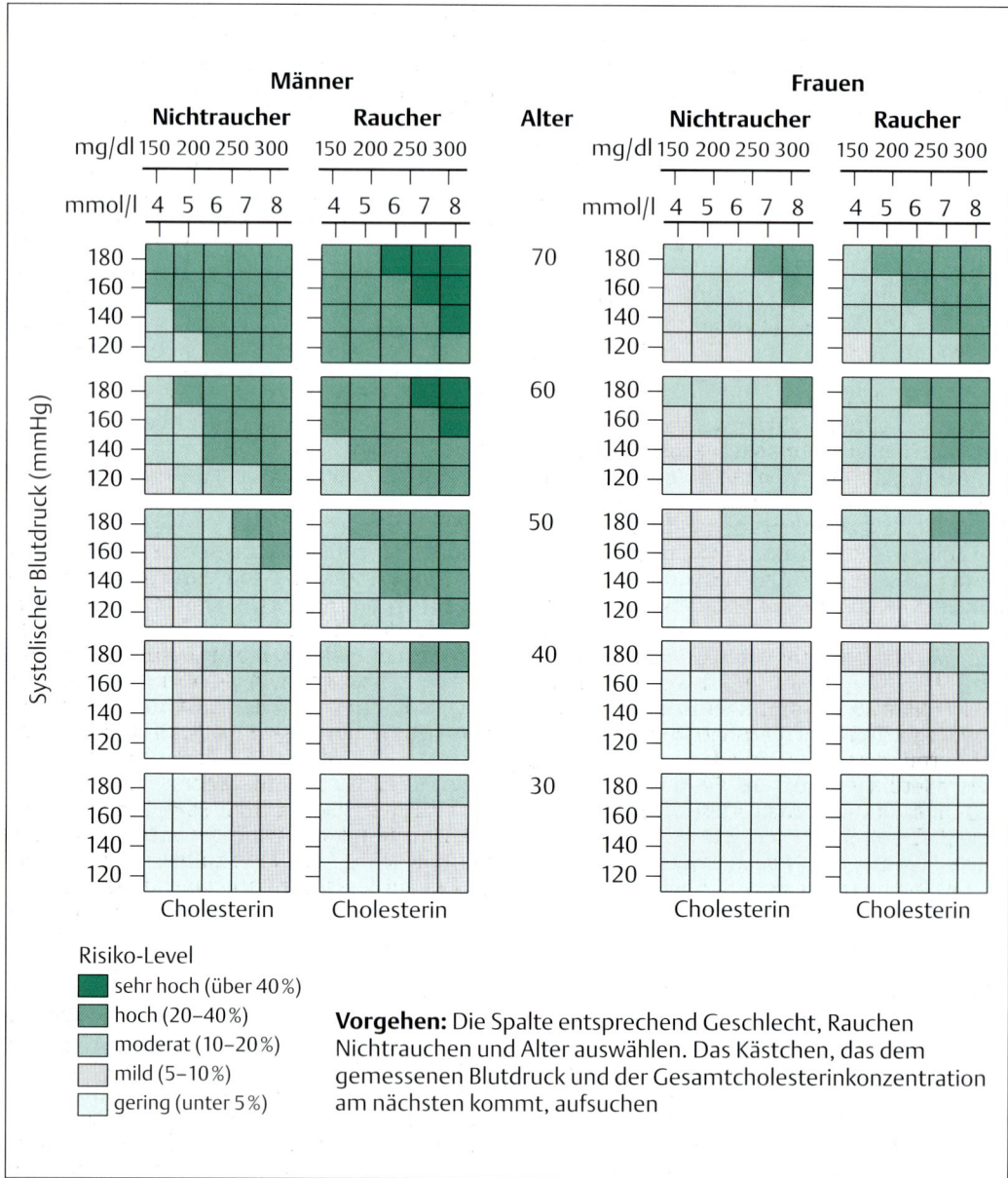

61.4: Diagramm zur Abschätzung des Risikos, in den nächsten zehn Jahren eine koronare Herzkrankheit zu entwickeln (basierend auf den Daten der Framingham Studie; nach Wood u. a. 1998)

kung zur Plaquestabilität beiträgt, so dass die Gefahr einer Plaqueruptur und damit eines Gefäßverschlusses und Myokardinfarkts geringer ist. Zum anderen könnte die lipidsenkende

Behandlung die Endothelfunktion verbessern (Wood u. a. 1998).
Eine erhöhte **LDL-Cholesterinkonzentration** hat einen engeren Bezug zum KHK-Risiko als

die Gesamtcholesterinkonzentration. Die Beziehung zwischen LDL-Cholesterin und dem KHK-Risiko ist semilogarithmisch: ein Unterschied von z. B. 40 mg/dl (1 mmol/l) ist bei höheren Konzentrationen mit einem weitaus größeren Risiko verbunden als bei niedrigeren Konzentrationen. Folglich ist der Nutzen der Lipidsenkung bei Patienten mit höheren LDL-Konzentrationen am größten (The International Task Force for Prevention of Coronary Heart Disease 1998).

Zwischen der **HDL-Cholesterinkonzentration** und dem Risiko für Koronarerkrankungen besteht ein starker inverser Zusammenhang. Auch bei Personen mit niedrigen LDL-Cholesterinkonzentrationen ist ein erniedrigtes HDL-Cholesterin ein unabhängiger Risikofaktor für die KHK. Das Verhältnis von Gesamtcholesterin zu HDL-Cholesterin sollte möglichst gering sein; bei Werten > 5 steigt das KHK-Risiko deutlich an (The International Task Force for Prevention of Coronary Heart Disease 1998). Maßnahmen, das HDL-Cholesterin zu erhöhen, umfassen das Einstellen des Rauchens, die Reduktion des Körpergewichts, körperliche Aktivität und bei Frauen in der Postmenopause die orale Östrogensubstitutionstherapie. Diätetische Maßnahmen sind vor allem im Zusammenhang mit Gewichtsabnahmen erfolgreich. Ein verminderter Fettanteil in der Nahrung führt allerdings nicht zu einer Erhöhung des HDL-Cholesterins, sondern eher zu einer Senkung (Rader 1999).

Die Bedeutung der **Hypertriglyzeridämie** als unabhängiger Risikofaktor der KHK – lange Zeit kontrovers diskutiert – wurde in einer Meta-Analyse epidemiologischer Studien bestätigt. Eine Erhöhung der Triglyzeridkonzentration um 89 mg/dl (1 mmol/l) geht mit einer Steigerung des KHK-Risikos einher: bei Frauen um 75 %, bei Männern um 31 % (Austin 1999). Triglyzeride im Bereich von 150–400 mg/dl (1,7–4,5 mmol/l) sind ein Risikofaktor, insbesondere, wenn gleichzeitig niedrige HDL-Cholesterinkonzentrationen vorliegen. Oft findet sich bei Hypertriglyzeridämie ein vermehrtes Auftreten von kleinen dichten LDL-Partikeln, die besonders atherogen sind (The International Task Force for Prevention of Coronary Heart Disease 1998). Bei sehr stark erhöhten Triglyzeridwerten (> 1000 mg/dl $= 11,29$ mmol/l)) sind Chylomikronen und große VLDL-Partikel vermehrt vorhanden. Da diese nicht in die Gefäßwand eindringen können, sind sie nicht atherogen, stellen aber ein Risiko für eine Pankreatitis dar (Gotto 1998). Über die Wirkung auf LDL und HDL hinaus

könnte eine Hypertriglyzeridämie auch über Effekte auf die Koagulation, Fibrinolyse, Endothelfunktion und auf Adhäsionsmoleküle atherogen wirken (Ooi u. Ooi 1998).

Lipoprotein (a) gilt als unabhängiger Risikofaktor für kardiovaskuläre und zerebrovaskuläre Erkrankungen. Seine Konzentration ist bei Männern und Frauen mit KHK im Vergleich zu gesunden Kontrollpersonen signifikant erhöht (Hahmann u. a. 1999). In der Bevölkerung variieren die Plasma-Lipoprotein (a)-Konzentrationen sehr stark zwischen einzelnen Personen (von 0,1 bis > 200 mg/dl), bleiben aber unabhängig vom Alter lebenslang relativ konstant, was für eine genetische Kontrolle spricht. Bei Personen mit Lipoprotein (a)-Konzentrationen > 30 mg/dl steigt das Atheroskleroserisiko an (Lawn u. Scanu 1996).

Hypertonie

Das Risiko für Schlaganfall, KHK, PAVK und Herzversagen ist bei Vorliegen einer Hypertonie ($> 140/90$ mmHg) erhöht. Allerdings steigt das kardiovaskuläre Risiko – ausgehend von noch im Normbereich liegenden Werten – kontinuierlich mit steigendem Blutdruck an (◎ 61.5). Entgegen früherer Auffassung, als nur der diastolische Wert betrachtet wurde, werden diastolische und systolische Werte heute gleichermaßen zur Beurteilung des Blutdrucks herangezogen (Wood u. a. 1998). Hypertonie ist für schätzungsweise 35 % der kardiovaskulären klinischen Ereignisse verantwortlich (Kannel 1996). Bei Hypertonikern sind zahlreiche Risikofaktoren der KHK, z. B. Hyperlipidämie und Übergewicht, häufiger vertreten als in der normotensiven Bevölkerung (Perreault u. a. 1999). Bei der Behandlung der Hypertonie (s. Kap. 60, S. 252 ff.) sind in jedem Fall Veränderungen der Lebensweise angezeigt: Normalisierung des Körpergewichts, Reduktion der Kochsalzaufnahme, Meiden von Rauchen, verstärkte körperliche Bewegung, Reduktion der Alkoholzufuhr und eine ausreichende Zufuhr von Kalium, Kalzium und Magnesium. Bei milder Hypertonie können diese Maßnahmen allein schon ausreichend sein, den Blutdruck zu senken. Bei einer medikamentösen Therapie können sie zur Reduktion der erforderlichen Dosis beitragen. Ziel der Bluthochdruckbehandlung ist ein diastolischer Blutdruck von < 90 mmHg und ein systolischer von < 140 mmHg (Joint National Committee on Prevention, Detection, Evaluation, and Treatment of High Blood Pressure 1997).

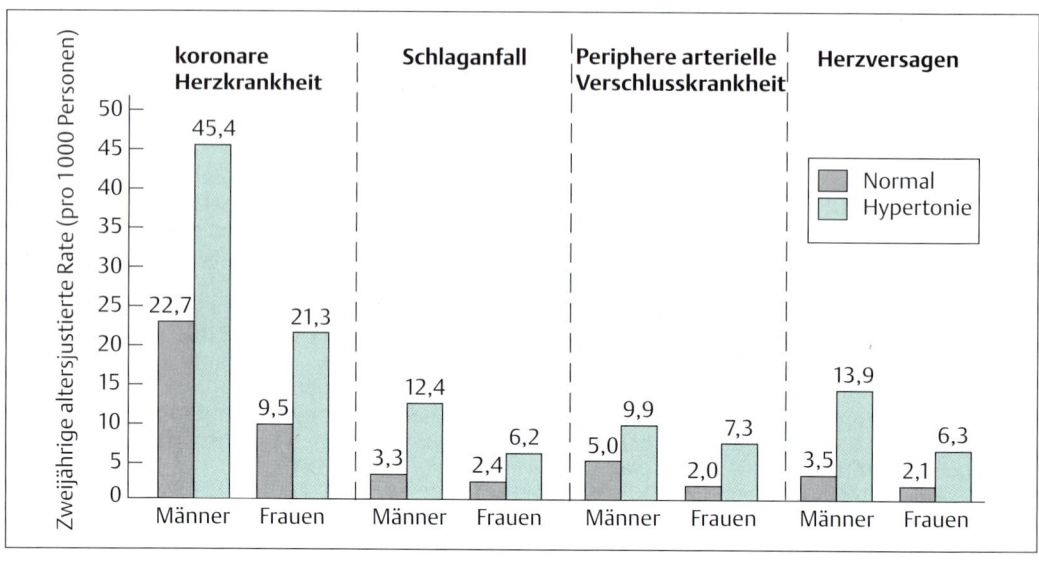

◉ 61.5: Risiko kardiovaskulärer Ereignisse in Abhängigkeit der Hypertonie bei 35–64-Jährigen in der Framingham Studie (nach D'Agostino u. a. 1991)

Adipositas

Übergewicht (s. Kap. 58, S. 219 ff.) ist mit einem erhöhten Morbiditätsrisiko für ischämische Herzkrankheiten und Schlaganfall verbunden (Rosenbaum u. a. 1997). Es ist die Ursache für andere Risikofaktoren der KHK wie Diabetes mellitus, Hypertonie und ein ungünstiges Lipidprofil, stellt aber auch einen eigenständigen, unabhängigen Risikofaktor dar. Neben dem Ausmaß des Übergewichts sind auch Änderungen im Körpergewicht, besonders Gewichtszunahmen über 10 kg, mit einer erhöhten Mortalität verbunden (Rosengren u. a. 1999); dies trifft auf Frauen in stärkerem Maße zu als auf Männer, (Iribarren u. a. 1995, Manson u. a. 1995). Für Frauen über 35 Jahre wurde festgestellt, dass ein höheres Körpergewicht, auch wenn es innerhalb des als normal geltenden Bereichs liegt, das Risiko für Herz-Kreislauf-Erkrankungen erhöht (Willett u. a. 1995).

Besonders bei Vorliegen eines nur mäßigen Übergewichts ist zusätzlich zum Körperfettgehalt die Verteilung des Körperfetts für das kardiovaskuläre Risiko sehr wichtig. Ein abdominelles, stammbetontes Fettverteilungsmuster, gekennzeichnet durch einen Taillen/Hüftumfang (Waist-to-Hip-Ratio, WHR) > 0,85 für Frauen und > 1,0 für Männer, ist mit einem höheren Risiko verbunden als ein gynoides, glu-

teal-femorales Fettverteilungsmuster, bei dem das Fett im Bereich der Hüfte lokalisiert ist (Hauner 1995).

In der Nurses' Health Study hatten Frauen mit einem Taillen/Hüftumfang > 0,88 ein relatives Risiko von 3,3, einen nicht-tödlichen Myokardinfarkt zu erleiden oder an einer KHK zu sterben, verglichen mit Frauen, deren Taillen/Hüftumfang < 0,72 war. Auch bei Frauen mit Normalgewicht (Body Mass Index ≤ 25 kg/m²) war der Taillen/Hüftumfang ein starker unabhängiger Risikofaktor für die KHK (Rexrode u. a. 1998). Die abdominelle Adipositas beruht auf einer Prädisposition in Verbindung mit gesundheitsschädlichen Verhaltensweisen wie Bewegungsmangel, Rauchen, Stress oder Alkohol und ist ein charakteristisches Merkmal des metabolischen Syndroms (s. Kap. 58, S. 222).

Eine Ursache für die negativen Auswirkungen von Übergewicht auf das kardiovaskuläre Risiko sind Veränderungen im Stoffwechsel der Plasmalipide. In der PROCAM-Studie bestand bei Männern und Frauen ein eindeutiger Zusammenhang zwischen hohem Body Mass Index und erhöhten LDL-Cholesterin- und Triglyzeridkonzentrationen und erniedrigten HDL-Cholesterinkonzentrationen (◉ 61.6).

Für die Prävention von Herz-Kreislauf-Erkrankungen stellt die Behandlung von Übergewicht eine wichtige Maßnahme dar. Neben der Veränderung der Ernährungsgewohnheiten und diätetisch-verhaltenstherapeutischen Strategien ist auch regelmäßige und ausreichende körperliche Bewegung effektiv.

Mangelnde körperliche Aktivität

Fehlende körperliche Bewegung erhöht – unabhängig von anderen Risikofaktoren – das kardiovaskuläre Risiko. Aerobe physische Aktivität kann dieses Risiko reduzieren. Personen mit regelmäßigem Training haben einen geringeren Körperfettgehalt, höhere HDL-, niedrige LDL-Cholesterin- und Triglyzeridkonzentrationen, eine größere Insulin-Sensitivität sowie niedrigere Blutglucosespiegel und einen niedrigeren Blutdruck (The International Task Force for Prevention of Coronary Heart Disease 1998).
Für die Primärprävention kardiovaskulärer Erkrankungen gilt es als gesichert, dass körperliche Aktivität eine wirksame Maßnahme zur Risikoreduktion darstellt. In der Sekundärprävention ist es schwieriger, die Effekte von körperlichem Training zu erfassen, da die Interventionsstudien meist mehrere Risikofaktoren umfassen. Zwei Meta-Analysen randomisierter klinischer Studien über physische Aktivität und andere Maßnahmen zur Risikoreduktion ergaben, dass die Rehabilitation nach Myokardinfarkt zwar nicht die Rate an nicht-tödlichen Reinfarkten beeinflusste, aber zu einer Reduktion der kardiovaskulären Mortalität führte.

Regelmäßige körperliche Aktivität nach einem kardiovaskulären Ereignis gehört heute standardmäßig zu den Rehabilitationsmaßnahmen. Empfehlenswert ist die Teilnahme an Herzgruppen, in denen unter Aufsicht von Übungsleitern und Ärzten trainiert wird.
Sportliche Aktivitäten sollten mindestens 20 Minuten pro Trainingseinheit und möglichst zwei- bis dreimal pro Woche durchgeführt werden (Löllgen u. a. 1998). Auch eine Intensivierung der täglichen Routine-Aktivitäten wie Treppensteigen und Gartenarbeit ist empfehlenswert (Huonker u. a. 1998).
Die Auswirkungen eines regelmäßigen Trainings sind vielfältig und umfassen Effekte auf den Muskelstoffwechsel und den Lipidstoffwechsel ebenso wie metabolische Änderungen (erhöhte Insulinsekretion und Glukosetoleranz) sowie Änderungen der kardialen Funktionen (z. B. verminderte Sympathikusaktivität), des Hämostasesystems (z. B. verminderte Fibrinolyseaktivität) oder der Hämodynamik (z. B. geringere Herzfrequenz) (Löllgen u. a. 1998). Beim Lipidstoffwechsel kommt es zu einem Absinken des Gesamt- und LDL-Cholesterins und der Triglyzeride, das HDL-Cholesterin kann ansteigen. Ein möglicher Mechanismus, wie das Lipidprofil positiv beeinflusst werden kann, besteht in einer erhöhten Aktivität der Lipoproteinlipase (Hardman 1999).

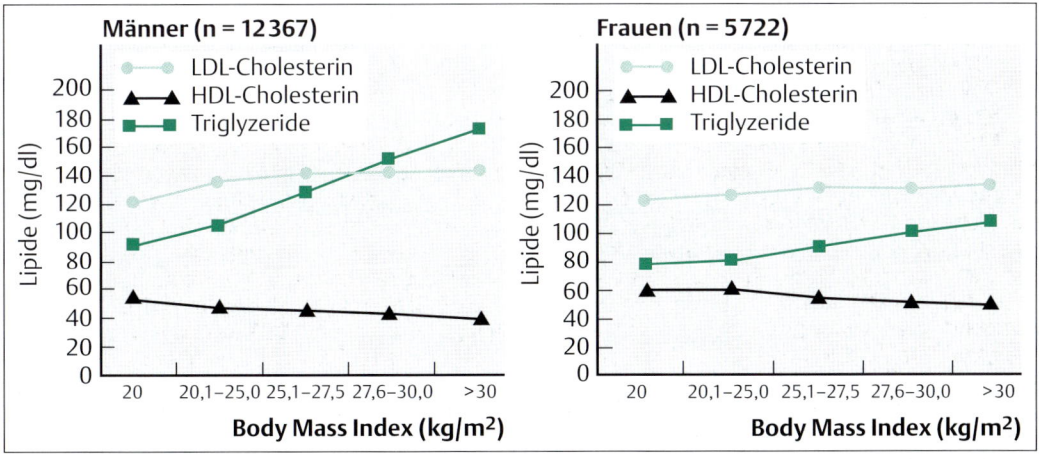

■ 61.6: Beziehung zwischen Body Mass Index und altersstandardisierten Lipidwerten (The International Task Force for Prevention of Coronary Heart Disease 1998; http://www.chd-taskforce.de/guidelines/kap22.htm; August 2000)

Hyperhomocysteinämie

Homocystein ist eine schwefelhaltige Aminosäure, die nicht mit der Nahrung zugeführt wird, sondern im Stoffwechsel aus der essentiellen Aminosäure Methionin entsteht (☉ 61.7). Am Homocystein-Metabolismus sind die Vitamine Folsäure, Vitamin B_6 und Vitamin B_{12} als Bestandteile von Enzymen beteiligt (Duell u. Malinow 1997).

Anfang der 1970er Jahren wurde erstmals beobachtet, dass ein erhöhter Plasma-Homocysteinspiegel mit Atherosklerose assoziiert ist. In weiteren Studien wurde gezeigt, dass Homocystein die Manifestation von koronaren, zerebrovaskulären und peripheren arteriosklerotischen Erkrankungen beeinflusst (Welch u. Loscalzo 1998). Ursachen für erhöhte Homocysteinkonzentrationen können Defekte der am Homocystein-Stoffwechsel beteiligten Enzyme (Cystathionin-β-Synthetase, Methionin-Synthetase, 5,10-Methylentetrahydrofolat-Reduktase) oder eine unzureichende Vitaminzufuhr sein.

Zahlreiche Studien kamen zu dem Ergebnis, dass eine erhöhte Homocysteinkonzentration im Blut ein Risikofaktor für atherosklerotische Erkrankungen ist, der von den anderen Risikofaktoren – Hypercholesterinämie, Hypertonie, Rauchen und Diabetes mellitus – unabhängig ist (Konecky u. a. 1997; Welch u. a. 1997). Spekulativ ist bisher, ab welcher Konzentration Homocystein das Risiko atherosklerotischer Erkran-

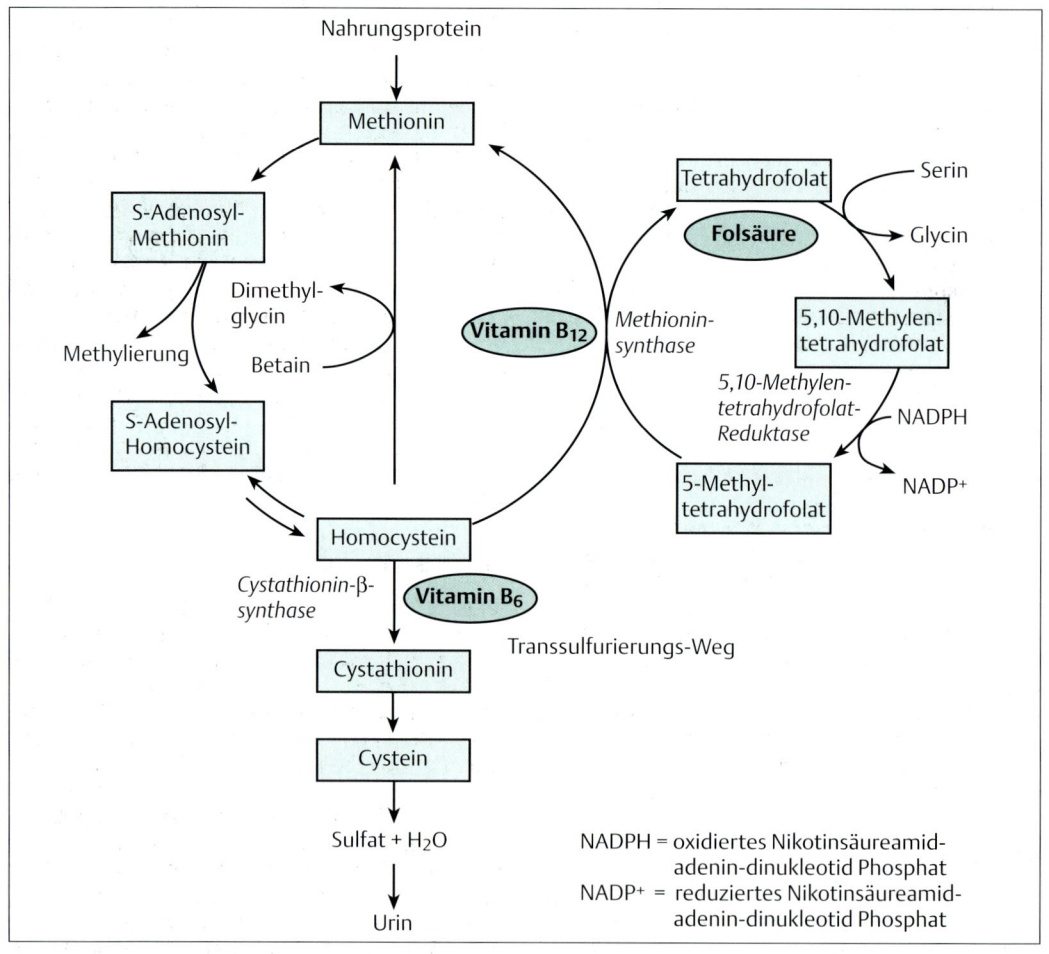

☉ 61.7: Methionin- und Homocysteinstoffwechsel (nach Mayer u. a. 1996)

kungen erhöht (Blom 1998). Möglicherweise besteht eine konzentrationsabhängige Beziehung, da das Risiko von Karotisstenosen auch bei Personen mit Homocysteinwerten innerhalb des Normalbereichs (bis etwa 15 µmol/l) erhöht war (Selhub u. a. 1995). Bei Werten bis zu 50 µmol/l wird von moderater Hyperhomocysteinämie gesprochen. Bei Personen mit Enzymdefekten kann die Homocysteinkonzentration stark erhöht sein mit Werten von bis zu 500 µmol/l (Koch u. a. 1998). Die Homocysteinkonzentration nimmt mit dem Alter zu und ist bei Männern höher als bei Frauen (Nygård u. a. 1998).

In der Physicians Health Study war das Herzinfarktrisiko bei Personen mit einem moderat erhöhten Homocysteinspiegel gegenüber der Kontrollgruppe um mehr als das dreifache erhöht (Stampfer u. a. 1992). Bei Patienten nach dem ersten Herzinfarkt war die Sterblichkeit um das 4,5-fache erhöht, wenn die Homocysteinkonzentration > 20 µmol/l lag (Nygård u. a. 1997). Der Homocysteinkonzentration wird ein ähnliches Risikopotential wie dem Cholesterin beigemessen. Boushey u. a. (1995) berechneten, dass eine Erhöhung des Homocysteinspiegels um 5 µmol/l einer Erhöhung des Serumcholesterins um 20 mg/dl entspricht.

Über die Mechanismen, wie Homocystein das Atheroskleroserisiko beeinflusst, gibt es bisher keine gesicherten Erkenntnisse. Diskutiert wird die gesteigerte Freisetzung von Radikalen, eine geringere Verfügbarkeit von NO, eine gesteigerte Proliferation glatter Muskelzellen, eine erhöhte Kollagenbildung und eine durch oxidative Modifikation von LDL-Molekülen hervorgerufene gesteigerte Schaumzellbildung (Welch u. a. 1997; Tyagi 1998).

Für Personen mit einem Homocysteinspiegel über 12 µmol/l wird eine erhöhte Zufuhr von folsäurereichem Gemüse und Obst empfohlen. Eine Supplementierung kann sinnvoll sein, wird aber erst bei Homocysteinkonzentrationen über 30 µmol/l ausdrücklich gefordert. Als Dosierung wird eine Kombination aus 400–800 µg Folsäure, 2–4 mg Vitamin B_6 und 400 µg Vitamin B_{12} pro Tag vorgeschlagen (The International Task Force for Prevention of Coronary Heart Disease 1998; Gerhard u. Duell 1999).

Rauchen

Schon seit langem ist bekannt, dass Rauchen das Risiko für kardiovaskuläre Erkrankungen – darunter Schlaganfall, plötzlicher Herztod und PAVK – und zerebrovaskuläre Erkrankungen

erheblich erhöht. In den USA war 1990 schätzungsweise ein Fünftel der durch kardiovaskuläre Erkrankungen hervorgerufenen Todesfälle darauf zurückzuführen. Sowohl Dauer des Rauchens als auch Anzahl der täglich gerauchten Zigaretten stehen in enger Dosis-Wirkungs-Beziehung mit der Todesrate an ischämischen Herzerkrankungen (Bartecchi u. a. 1994; MacKenzie u. a. 1994). Bei Frauen ist dieser Effekt wahrscheinlich stärker ausgeprägt als bei Männern; ihr KHK-Risiko ist schon bei 1–4 Zigaretten täglich um das 2,5-fache erhöht und potenziert sich bei Vorliegen weiterer Risikofaktoren, z. B. Diabetes mellitus oder Hypertonie, erheblich. Die Hälfte der Myokardinfarkte bei Frauen vor dem 55. Lebensjahr sind eine Folge des Tabakkonsums (Willett u. a. 1987).

Neben direkten Wirkungen der schädlichen Inhaltsstoffe des Rauchs werden ungünstige Effekte auf das Lipidprofil und den Fibrinogenspiegel sowie vermutlich indirekte Effekte diskutiert: Rauchen beeinflusst andere Lebensstilfaktoren wie körperliche Bewegung und Ernährungsgewohnheiten negativ (Cullen u. a. 1998). Das Passivrauchen (Howard u. a. 1998), insbesondere bei Frauen (Lam u. He 1997), sowie das Rauchen von Zigarren (Iribarren u. a. 1999) erhöht das Risiko kardiovaskulärer und anderer Krankheiten ebenfalls. KHK-Patienten, die rauchen, haben ein ein- bis zu fünffach höheres Mortalitätsrisiko als Patienten, die das Rauchen aufgegeben haben (EUROASPIRE Study Group 1997). Aus Fall-Kontrollstudien ist bekannt, dass das Risiko des Myokardinfarkts bei Patienten mit KHK schon 2–3 Jahre nach der Aufgabe des Rauchens dem von Patienten entspricht, die nie geraucht haben (Manson u. a. 1992).

Diabetes mellitus

Diabetes mellitus Typ 1 wie auch Typ 2 (s. Kap. 59, S. 235 ff.) gehen mit einem deutlich erhöhten Risiko für atherosklerotische Gefäßerkrankungen einher. In einer australischen Studie hatten Männer mit Diabetes mellitus Typ 2 ein zweifach, Frauen ein dreifach höheres KHK-Risiko verglichen mit Nicht-Diabetikern. Für den Schlaganfall war das Risiko für Diabetikerinnen zweifach höher, während es bei Männern kaum verändert war (Simons u. a. 1996). Bei Diabetikern können etwa drei Viertel der Todesfälle auf kardiovaskuläre Erkrankungen zurückgeführt werden (Bierman 1992).

Die Prävalenz der bekannten Risikofaktoren liegt bei Diabetikern höher als bei Nicht-Diabetikern. Dies kann jedoch nur etwa 25 % des erhöhten Erkrankungsrisikos erklären. Folglich muss es weitere, für den Diabetes mellitus typische Faktoren geben. Mögliche Mechanismen umfassen Insulinresistenz und Hyperinsulinämie, die Glykosylierung von Proteinen mit Bildung von »advanced glycosylated end products« (AGEs) sowie die Glykoxidation und Oxidation. AGEs entstehen durch nicht-enzymatische Proteinglykosylierung und oxidative Prozesse. Die Glykoxidation, die Reduktion von Zuckern als Katalysator für die oxidative Modifikation von Proteinen, scheint bei erhöhten Glukosespiegeln gesteigert zu sein. AGEs sind irreversibel und werden verdächtigt, zur Endothelzellschädigung beizutragen, chemotaktisch auf Monozyten und Makrophagen zu wirken, die Akkumulation von LDL in der Gefäßwand zu fördern und die Proliferation glatter Muskelzellen zu fördern. N^ε-(Carboxymethyl)lysin (CML) ist eines der Hauptprodukte der oxidativen Modifikation von glykosylierten Proteinen und könnte als Biomarker für oxidativen Stress bedeutsam sein. Mit dieser Hypothese wird die Hyperglykämie mit dem Auftreten von Spätkomplikationen des Diabetes mellitus, z.B. der Makroangiopathie, in Verbindung gebracht.

Aufgrund des bei Diabetikern mehrfach erhöhten KHK-Risikos ist es wichtig, dass Risikofaktoren bei ihnen frühzeitig und intensiv behandelt werden (The Diabetes Control and Complications Trial Research Group 1993).

Postmenopause

Die Inzidenz kardiovaskulärer Erkrankungen ist bei prämenopausalen Frauen geringer als bei gleichaltrigen Männern. Nach der Menopause, mit dem Absinken der Serumkonzentration von Östradiol, ist dieser Unterschied nicht mehr vorhanden (White u.a. 1997). Durch die Zufuhr von exogenen Östrogenen kann die Morbidität und Mortalität der KHK bei postmenopausalen Frauen um annähernd 50 % reduziert werden. Die Mechanismen, die dabei eine Rolle spielen, umfassen einen günstigen Einfluss auf die Lipid- und Lipoproteinkonzentrationen, direkte Effekte auf das Endothel und die glatten Muskelzellen der Gefäßwand sowie Effekte auf das fibrinolytische System und die Produktion vasoaktiver Moleküle (Mendelsohn u. Karas 1999).

Da eine reine Östrogen-Substitutionstherapie das Risiko für das Auftreten der Endometriumhyperplasie und des Endometriumkarzinoms erhöht, wird eine kombinierte Östrogen-Progesteron-Behandlung empfohlen. Sie wirkt effektiv gegen menopausale Beschwerden und schützt das Endometrium gegen die karzinogenen Östrogeneffekte. Allerdings ist nicht eindeutig geklärt, ob die atheroprotektiven Eigenschaften des Östrogens auch unter Progesterongabe bestehen bleiben. In großen klinischen Studien wurden sowohl eine schützende Wirkung der kombinierten Hormonsubstitutionstherapie (The Writing Group for the PEPI Trial 1995; Grodstein u.a. 1996) wie auch ein Verlust der atheroprotektiven Wirkung (Hulley u.a. 1998) festgestellt.

Zu der Frage, ob die Inzidenz des Brustkrebs durch die Östrogeneinnahme steigt, lässt die heutige Datenlage keine eindeutige Bewertung zu. Möglicherweise ist eine über mehrere Jahre andauernde Behandlung mit einem geringfügig erhöhten Risiko verbunden (Ewertz 1996). Die Entscheidung für oder gegen eine Hormonsubstitutionstherapie muss daher unter Berücksichtigung des individuellen Risikofaktorenprofils für die KHK und das Mammakarzinom sowie der persönlichen Präferenzen jeder Frau getroffen werden.

Prävention

Die Prävention der Atherosklerose und der kardiovaskulären Erkrankungen setzt an der Beeinflussung der zahlreichen Risikofaktoren an. Der größte Nutzen in der Primärprävention wird dadurch erreicht, die Gesamtcholesterinkonzentration zu senken, die Hypertonie zu behandeln und das Rauchen einzustellen (*Tab. 61.6*).

Der Ernährung kommt eine ganz wesentliche Rolle in der Prävention zu. In den von der Europäischen Gesellschaft für Kardiologie, der Europäischen Atherosklerose Gesellschaft und weiteren Fachgesellschaften 1998 veröffentlichten Empfehlungen zur Prävention der KHK werden sowohl für den Verzehr bestimmter Lebensmittel als auch für die Zufuhr von Nährstoffen Empfehlungen ausgesprochen (*Tab. 61.7*).

Gemüse und Obst, Hülsenfrüchte sowie Fisch sollten verstärkt verzehrt werden, die Zufuhr an gesättigten Fettsäuren, Cholesterin und Kochsalz hingegen eingeschränkt werden. Die meisten der genannten Inhaltsstoffe haben einen spezifischen Effekt auf den Lipidstoffwechsel, der von der jeweils aufgenommenen Menge abhängt und von den anderen in der Nahrung enthaltenen Stoffen relativ unabhängig ist. Neben den Nahrungsbestandteilen mit Auswirkungen auf den Lipidstoffwechsel haben In-

Tab. 61.6: Geschätzte Reduktion des Risikos für den Myokardinfarkt in der Primärprävention durch verschiedene Interventionen (Manson u. a. 1992)

Intervention	Geschätzte Riskoreduktion[1]
Verzicht aufs Rauchen	50–70 % für ehemalige Raucher verglichen mit aktiven Rauchern innerhalb von fünf Jahren nach Aufhören
Reduktion des Serumcholesterins	2–3 % für die Reduktion um jeweils 1 % der Serumcholesterin-konzentration
Behandlung der Hypertonie	2–3 % für die Reduktion um je 1 mmHg des diastolischen Blutdrucks
Körperliche Aktivität	45 % bei aktivem Lebensstil verglichen mit inaktiven Personen
Vermeidung von Übergewicht	35–55 % bei Normalgewichtigen im Vergleich zu Übergewichtigen ($\geq$ 20 % über dem Normalgewicht)
Postmenopausale Östrogen-substitutionstherapie	44 % für Frauen mit Östrogentherapie verglichen mit Frauen ohne Therapie
Geringe bis moderate Alkoholzufuhr	25–45 % bei geringer bis moderater Alkoholzufuhr verglichen mit Personen ohne Alkoholkonsum
Prophylaktisch niedrig dosierte Azetylsalizylsäure	33 % bei Personen mit Therapie verglichen mit denen ohne Einnahme

[1] Die geschätzte Risikoreduktion bezieht sich auf den unabhängigen Beitrag jedes einzelnen Risikofaktors, nicht auf die zahlreichen Interaktionen.

haltsstoffe mit antioxidativen Effekten und direkt die Plaquebildung betreffenden Wirkungen sowie Inhaltsstoffe, die sich auf andere Risikofaktoren wie Übergewicht (Nahrungsenergie) und Hypertonie (Kochsalz) auswirken, präventiv-medizinische Bedeutung.

Fette und Cholesterin

Die Gesamtcholesterinkonzentration im Serum wird u. a. von der aufgenommenen Fett- und Cholesterinmenge und besonders der Art der Fettsäuren beeinflusst (*Tab. 61.8*).
Gesättigte Fettsäuren verringern die Aktivität der LDL-Rezeptoren auf den Hepatozyten und haben eine ausgeprägte hypercholesterinämische Wirkung. Allerdings bestehen zwischen den Fettsäuren Unterschiede: Die aus 12–16 C-Atomen bestehenden Palmitin-, Myristin- und Laurinsäure erhöhen die Plasmacholesterin-Konzentration. Stearinsäure (C18:0) ist die einzige gesättigte Fettsäure, die keine Zunahme der Cholesterinkonzentration bewirkt. Sie wird wahrscheinlich in Ölsäure (C18:1) umgewandelt (Richter u. Schwandt 1994).
Ölsäure, die am häufigsten vorkommende **einfach ungesättigte Fettsäure**, ist der Hauptbestandteil von Olivenöl. Entgegen früherer Meinungen, als die Ölsäure als neutral galt, ist mitt-

Tab. 61.7: Bevölkerungsorientierte Empfehlungen für die Ernährung zur Prävention der koronaren Herzkrankheit (Wood u. a. 1998)

Nährstoff bzw. Lebensmittel	Empfohlene Zufuhr
Gesättigte (und trans-) Fettsäuren	< 10 % der Nahrungs-energie
Mehrfach ungesättigte Fettsäuren	3–7 % der Nahrungs-energie
Ballaststoffe	27–40 g/d
Gemüse und Obst	> 400 g/d
Hülsenfrüchte, Nüsse und Samen	> 30 g/d
Cholesterin	< 300 mg/d
Fisch	> 20 g/d
Kochsalz	< 6 g/d

Tab. 61.8: Einfluss verschiedener Nährstoffe auf die Serumkonzentration von Cholesterin, Triglyzeriden und Lipoproteinen (nach Grundy 1996)

Nährstoff	Gesamt-cholesterin	Trigly-zeride	LDL	HDL
Nahrungscholesterin	↑↑	–	↑↑	↑
Gesättigte Fettsäuren				
Palmitinsäure	↑↑↑	–	↑↑↑	↑
Myristinsäure	↑↑↑↑	–	↑↑↑↑	–
Laurinsäure	↑↑	–	↑↑	–
Mittelkettige Fettsäuren	↑	↑	↑	–
Stearinsäure	–	–	–	–
Einfach ungesättigte Fettsäuren				
Ölsäure	↓	–	↓	–
trans-Fettsäure	↑↑	–	↑↑	↓
Mehrfach ungesättigte Fettsäuren				
ω-6-Fettsäure (Linolensäure)	↓	↓	↓	↓
ω-3-Fettsäure (EPA, DHA[1])	↓	↓↓↓	–	–
Kohlenhydrate	–	↑↑	–	↓↓

↑ Zunahme (Zahl der Pfeile zeigt den relativen Anstieg an)
↓ Abnahme (Zahl der Pfeile zeigt die relative Abnahme an)
– keine Veränderung
[1] EPA = Eicosapentaensäure
  DHA = Docosahexaensäure

lerweile erwiesen, dass eine hohe Zufuhr negativ mit der Plasmacholesterin-Konzentration korreliert. Ölsäurereiche LDL-Partikel sind resistenter gegenüber oxidativen Veränderungen als LDL mit hohen Anteilen an mehrfach ungesättigten Fettsäuren.
Mehrfach ungesättigte Fettsäuren (MUFS) werden unterschieden in ω-3- und ω-6-Fettsäuren. Die ω-6-Fettsäuren mit der mengenmäßig vorherrschenden Linolsäure sowie der γ-Linolen-, Dihomo-γ-Linolen- und Arachidonsäure sind in pflanzlichen Ölen, letztere aber vor allem in Fleisch- und Wurstwaren, enthalten und für ihre Gesamtcholesterin- und LDL-Cholesterinsenkende Wirkung bekannt. Sie senken das LDL-Cholesterin in ungefähr gleichem Maße wie die Ölsäure, führen aber im Unterschied zur Ölsäure zusätzlich zu einem Abfall des HDL-Cholesterins (Mancini u. Parillo 1991).
Spezielle Bedeutung unter den MUFS haben ω-3-Fettsäuren, die in relevanter Menge nur in Kaltwasserfischen vorkommen (*Tab. 61.9*). In Mitteleuropa wird die Zufuhr auf 0,1–0,2 g/d

geschätzt, in der traditionellen Nahrung der Inuit in Grönland sind 10–12 g/d enthalten (Adam 1996).
Essentielle, in Fischöl enthaltene langkettige, mehrfach ungesättigte Fettsäuren sind die Eicosapentaensäure (EPA, C20:5ω-3) und die Docosahexaensäure (DHA, C22:6ω-3). Die ω-3-Fett-

Tab. 61.9: Gehalt an Fett und ω-3-Fettsäuren in verschiedenen Kaltwasserfischen (nach Connor u. Connor 1997a)

Fisch (100 g essbarer Anteil, roh)	Fett (g)	ω-3-Fettsäuren (g)
Makrele (Atlantik)	13,9	2,5
Hering (Atlantik)	9,0	1,6
Lachs (Atlantik)	5,4	1,2
Thunfisch	2,5	0,5
Heilbutt (Pazifik)	2,3	0,4

säuren konkurrieren mit ω-6-Fettsäuren um dasselbe Enzymsystem zur Kettenverlängerung und Desaturierung und haben dadurch vielfältige Auswirkungen auf den Eikosanoidstoffwechsel (s. Kap. 6, S. 17, und Kap. 66, S. 327 ff.). Am wichtigsten ist die hemmende Wirkung der EPA auf die Bildung entzündungsauslösender Eikosanoide. EPA hemmt die Umwandlung von Linolsäure (C18:2ω-6) in Arachidonsäure (C20:4ω-6) und konkurriert außerdem mit Arachidonsäure um das Enzym Cyclooxygenase. Dadurch wird die enzymatische Umwandlung der Arachidonsäure zu entzündungsfördernden Mediatoren, u. a. Thromboxan A_2 und Leukotrien B_4, gehemmt. Stattdessen entsteht aus EPA Thromboxan A_3, das die Thrombozyten-Aggregation vermindert, und Leukotrien B_5, das im Unterschied zu Leukotrien B_4 nur schwach proinflammatorisch wirkt (Kinsella u. a. 1990). Das Gleichgewicht verschiebt sich folglich durch ω-3-Fettsäuren in der Nahrung in Richtung gefäßerweiternder und antithrombotischer Mediatoren (☯ 61.8).

Die ω-3-Fettsäuren haben zudem eine Wirkung auf die Plasmalipide, von denen der triglyzeridsenkende Effekt am besten dokumentiert ist. Am stärksten ausgeprägt ist er bei Personen mit einer Hypertriglyzeridämie. Als Mechanismen werden die Hemmung der VLDL-Triglyzerid-Synthese, eine verminderte Synthese von Apo B, ein verstärkter Turnover von VLDL, eine Unterdrückung der LDL-Synthese und eine verminderte postprandiale Lipämie diskutiert. Fischöle haben keinen Effekt auf das LDL-Cholesterin

oder erhöhen es sogar; frühere Berichte über eine senkende Wirkung sind darauf zurückzuführen, dass die Aufnahme von gesättigten Fettsäuren in den Fischöldiäten vermindert war (Stone 1997).

Bei Vorliegen einer milden Hypertonie wirkt Fischöl antihypertensiv. Da der Effekt nicht sehr ausgeprägt ist, sind Fischöle als alleinige blutdrucksenkende Maßnahme allerdings nicht geeignet (Connor u. Connor 1997a). In verschiedenen Untersuchungen wurde bei Personen mit mindestens einer Fischmahlzeit pro Woche im Vergleich zu Personen, die keinen Fisch aßen, ein reduziertes Risiko der KHK (Katan 1995b) und des plötzlichen Herztods (Albert u. a. 1998) sowie ein reduziertes Schlaganfallrisiko (Keli u. a. 1994) festgestellt (Gapinski u. a. 1993). Zur Prävention werden 1–2 Fischmahlzeiten pro Woche empfohlen; ein häufigerer Verzehr ist mit keinem zusätzlichen Nutzen verbunden (Ascherio u. a. 1995). Der Einsatz von Fischölen in der Primärprävention ist strittig; in der Sekundärprävention kann ihr Einsatz sinnvoll sein (Stone 1997); empfohlen werden sie vor allem zur Behandlung stark erhöhter Triglyzeridwerte (Hanefeld 1999c, S. 111).

Die Bedeutung des **Nahrungscholesterins** für die Entwicklung der Atherosklerose bleibt trotz zahlreicher Studien Gegenstand kontroverser Diskussionen. Wenn die Cholesterinaufnahme von 450 mg/d auf 300 mg/d reduziert wird, kann mit einer durchschnittlichen Reduktion der Plasmagesamtcholesterin-Konzentration um 2,9 mg/dl (0,075 mmol/l) gerechnet werden.

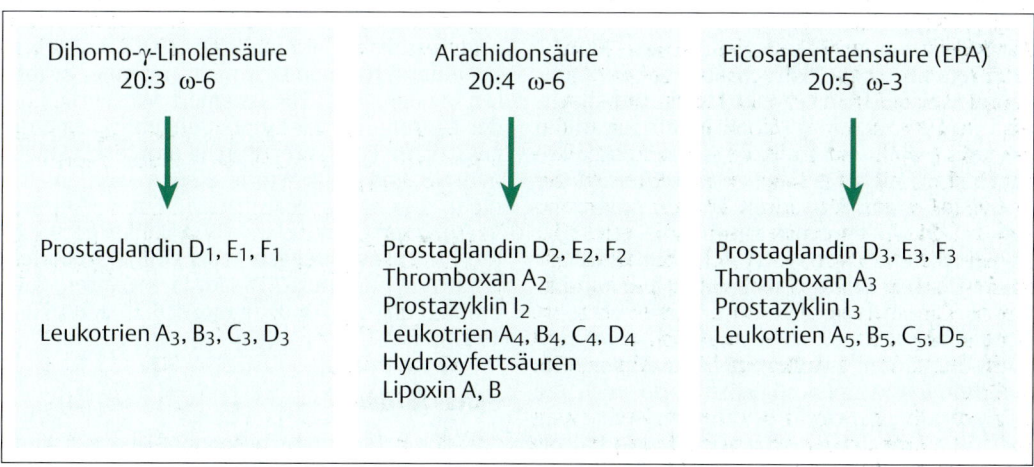

☯ 61.8: Aus mehrfach ungesättigten Fettsäuren gebildete Eikosanoide (nach Adam 1999)

Diese Betrachtungsweise ist bevölkerungsorientiert und bedeutet nicht, dass die individuelle Reaktion nicht geringer oder viel stärker ausfallen kann. Es wird geschätzt, dass etwa ein Drittel der Bevölkerung sensitiv auf Änderungen der Cholesterinzufuhr reagiert (Hyperresponder), zwei Drittel hingegen nicht (Hyporesponder). Der Fettgehalt der Nahrung und die Ausgangswerte des Plasmacholesterins haben keinen Einfluss auf die durch das Nahrungscholesterin hervorgerufene Reaktion. Im Gegensatz dazu hat die Art der in der Nahrung enthaltenen Fettsäuren und die Höhe der Nahrungscholesterinzufuhr einen Einfluss auf die Reaktion des Plasmacholesterins. Die individuelle Reaktion auf das Nahrungscholesterin hängt u. a. ab von der intestinalen Absorption und der Umwandlung von hepatischem Cholesterin in Gallensäuren (McNamara 1995).

Trans-Fettsäuren kommen in geringen Mengen in Fleisch, Butter und Milchprodukten vor. In größeren Mengen entstehen sie bei der Herstellung von Margarine durch die partielle Hydrierung von flüssigen Pflanzenölen. Im Unterschied zu den in natürlichen Fettsäuren vorkommenden Doppelbindungen in cis-Konfiguration sind die Wasserstoffatome bei trans-Fettsäuren an der Doppelbindung gegenüberliegend angeordnet. Daraus resultiert ein höherer Schmelzpunkt und eine größere Stabilität der Fette bei Raumtemperatur (Ascherio u. a. 1999).
Industriell gefertigte Produkte, die mit gehärteten Fetten hergestellt werden, weisen gelegentlich beachtliche Mengen an trans-Fettsäuren auf. So sind pro 100 g in Pommes frites 2,1 g, in Kartoffelchips 0,4 g und in Backwaren über 1 g trans-Fettsäuren enthalten. In Butter kommen pro 100 g etwa 2 g trans-Fettsäuren vor; Margarinen können drei- bis sechsfach höhere Mengen aufweisen (Litin u. Sacks 1993). In Deutschland sind allerdings auch Diätmargarinen erhältlich, die kaum trans-Fettsäuren enthalten (Michels u. Sacks 1995). In den USA wird der Anteil der trans-Fettsäuren in der Ernährung auf 4–12% der Gesamtfettaufnahme geschätzt (Expert Panel on Trans Fatty Acids and Coronary Heart Disease 1995). In den meisten europäischen Ländern werden etwa 5 g/d verzehrt (Tatò 1995).
Trans-Fettsäuren erhöhen das LDL-Cholesterin, Lipoprotein (a) und möglicherweise auch die Triglyzeridkonzentration. Außerdem senken sie das HDL-Cholesterin, so dass sich das Verhältnis Gesamtcholesterin/HDL-Cholesterin verschlechtert. Im Vergleich zu gesättigten Fettsäuren, die das LDL-Cholesterin in ähnlicher Weise erhöhen, aber das HDL-Cholesterin nicht senken, sind die Auswirkungen von trans-Fettsäuren auf das Lipidprofil ungünstiger (Katan u. a. 1995).
Prospektive Studien haben gezeigt, dass trans-Fettsäuren in der Nahrung das KHK-Risiko erhöhen (Gillman u. a. 1997); bei einer um durchschnittlich 4 g/d reduzierten Aufnahme an trans-Fettsäuren könnte das KHK-Risiko um etwa 5% reduziert werden (Katan 1995a). Anderen Autoren zufolge hat die Zufuhr von trans-Fettsäuren keine nachteiligen gesundheitlichen Auswirkungen (Kritchevsky 1997). Eine endgültige Bewertung ist zur Zeit nicht möglich, das Meiden von trans-Fettsäuren birgt aber keine Nachteile.

Kohlenhydrate

Gegenwärtige Diätempfehlungen betonen eine Fettreduktion zugunsten eines erhöhten Kohlenhydratanteils in der Ernährung. Dafür spricht, dass der Austausch von gesättigten Fettsäuren durch Kohlenhydrate zur Reduktion der LDL-Cholesterinkonzentration führt. Das Ausmaß der Reduktion ist mit der Wirkung von ungesättigten Fettsäuren vergleichbar. Außerdem könnte die Gesamtenergiezufuhr aufgrund des geringeren Nahrungsenergiegehalts der Kohlenhydrate sinken und den Abbau von Übergewicht unterstützen (Grundy 1996).
Problematisch ist, dass eine fettarme Ernährung mit einem hohen Anteil an Kohlenhydraten die Plasma-Triglyzeridkonzentration erhöht. Der zugrundeliegende Mechanismus ist eine verstärkte Synthese der VLDL in der Leber und ein gesteigerter VLDL-Turnover. Außerdem wird das atheroprotektive HDL-Cholesterin gesenkt. Andererseits ist ein niedriges HDL-Cholesterin bei einer fettarmen Diät nicht mit einer erhöhten Inzidenz der KHK assoziiert. Wesentlich bei der Umsetzung der Empfehlungen ist, dass die gesättigten Fettsäuren durch komplexe Kohlenhydrate und Ballaststoffe ersetzt werden und nicht durch Monosaccharide. Ein verstärkter Verzehr von Gemüse und Obst, Vollkornprodukten im Austauch gegen Lebensmittel, die viele gesättigte und trans-Fettsäuren enthalten, wird empfohlen (Connor u. Connor 1997b; Katan u. a. 1997).

Ballaststoffe

Lösliche Ballaststoffe, besonders Pektin, *Gummi arabicum* und lösliche Ballaststoffe aus Hafer, reduzieren die Plasmacholesterin-Konzentration stärker als unlösliche Ballaststoffe. Eine Zufuhr von 3 g/d an löslichen Ballaststoffen aus Haferprodukten senkt das Gesamtcholesterin um etwa 5–6 mg/dl (Ripsin u.a. 1992). Eine Auswertung der bis 1994 publizierten Arbeiten zeigte, dass in 88 % bzw. 84 % der Studien die Gesamtcholesterin- bzw. LDL-Cholesterinkonzentration durch die Zufuhr an löslichen Ballaststoffen gesenkt wurde, während in 75 % bzw. 86 % der Studien kein Effekt auf die HDL-Cholesterin- bzw. die Triglyzeridkonzentration festzustellen war (Glore u.a. 1994). Dieser günstige Effekt der löslichen Ballaststoffe ist zu einem großen Teil auf die insgesamt veränderte Nährstoffzusammensetzung, z.B. auf die verringerte Aufnahme an Fett bzw. gesättigten Fettsäuren, zurückzuführen. Aber auch bei einer fett- und cholesterinreduzierten Diät ist noch ein geringer direkt lipidsenkender Effekt vorhanden. Der zugrunde liegende Mechanismus besteht hauptsächlich darin, dass Gallensäuren vermehrt an Ballaststoffe gebunden und ausgeschieden werden, wodurch der Cholesterinbedarf des Körpers für die Synthese der Gallensäuren steigt (Jenkins u.a. 1993).

Antioxidantien

Das oxidierte LDL ist wesentlich an der Entstehung von atherosklerotischen Plaques beteiligt. In der arteriellen Gefäßwand wird das veränderte LDL von Makrophagen aufgenommen und führt in der Plaque zur Bildung von Schaumzellen. Antioxidativ wirksame Substanzen, besonders antioxidative **Vitamine**, können die Oxidation der LDL verzögern oder vermindern und somit kardioprotektiv wirken. Der aus epidemiologischen Studien bekannte inverse Zusammenhang zwischen hohem Gemüse- und Obstverzehr und der KHK wird folglich oft mit der erhöhten Zufuhr an Antioxidantien begründet (Fraser 1994).
Epidemiologische Daten zeigen für die Supplementierung mit **Vitamin E** den deutlichsten Effekt für ein vermindertes KHK-Risiko. In der Nurses' Health Study war die Herzinfarktrate bei Frauen reduziert, die länger als zwei Jahre Vitamin E (> 100 IE/d) erhalten hatten. Im Gegensatz dazu war die KHK-Mortalität in der IOWA Women's Health Study, einer Studie an über 34 000 Frauen in den Wechseljahren, negativ mit der Vitamin-E-Zufuhr mit der Nahrung, nicht jedoch mit Supplementen, korreliert. Befunde aus randomisierten klinischen Studien ergaben ein uneinheitliches Bild. Bei 2 000 Männern und Frauen mit KHK, die in der

Cambridge Heart Antioxidant (CHAOS) Study untersucht wurden, senkte die Einnahme von Vitamin E (400 oder 800 IE/d) die Herzinfarktrate erheblich; allerdings war kein Effekt auf die Mortalität feststellbar. Für Vitamin E und **β-Carotin** war in der Alpha-Tocopherol, Beta-Carotene Cancer Prevention (ATBC) Study weder bei alleiniger Gabe noch in Kombination ein Effekt auf die KHK-Mortalität festzustellen. In dem Beta-Carotene and Retinol Efficacy Trial (CARET) war eine erhöhte Mortalität bei den mit β-Carotin und Vitamin A behandelten Probanden, Raucher und asbestexponierte Arbeiter, zu beobachten, so dass die Studie vorzeitig abgebrochen wurde. In der Physicians' Health Study fand sich nach 12 Jahren weder ein positiver noch negativer Effekt der β-Carotin-Supplementierung (Catapano u. Tragni 1999). Für **Vitamin C** wird die Datenlage als insgesamt zu dürftig eingeschätzt (Lonn u. Yusuf 1997), auch wenn von einigen Autoren Zufuhrempfehlungen ausgesprochen werden, z.B. 90–100 mg/d Vitamin C zur Prävention kardiovaskulärer Erkrankungen (Carr u. Frei 1999).
Aus den bisherigen Erkenntnissen, die auf eine protektive Wirkung der Antioxidantien hindeuten, ohne sie beweisen zu können, lassen sich keine generellen Empfehlungen zur Supplementierung ableiten. Einigkeit besteht aber darüber, dass der Verzehr von Gemüse und Obst fünfmal täglich ein wesentlicher Bestandteil einer gesunden Ernährung ist (Bradley u. Shinton 1998). Aus heutiger Sicht ist diese Empfehlung nicht nur auf der Zufuhr antioxidativer Vitamine begründet. Die protektiven Wirkungen eines gesteigerten Gemüse- und Obstverzehrs dürften vor allem auf zahlreiche antioxidativ wirkende sekundäre Pflanzenstoffe zurückzuführen sein (s. Kap. 38, S. 80ff.).
Selen ist ein essentielles Strukturelement der Glutathion-Peroxidase, die am antioxidativen Schutz der Zellen beteiligt ist. In einigen epidemiologischen Studien wurde ein Zusammenhang zwischen niedrigen Serum-Selenspiegeln und einer erhöhten Rate an Kardiomyopathie, kardiovaskulären und ischämischen Herzerkrankungen festgestellt. Die derzeitigen wissenschaftlichen Erkenntnisse reichen für eine Empfehlung aber nicht aus (Biesalski u.a. 1997). Auch die Bedeutung anderer Spurenelemente für die Atherogenese ist spekulativ. **Eisen** als Katalysator von oxidativen Prozessen könnte an der zellvermittelten LDL-Oxidation beteiligt sein (Yuan u. Brunk 1998). **Kupfer, Mangan** und **Zink** als Bestandteile der Superoxiddismutase bzw. Kupfer auch als Bestandteil von Ceru-

loplasmin könnten antioxidative Funktionen haben (Addis u. a. 1995).

Flavonoide, die in Tee, Gemüse und Obst sowie Wein enthalten sind, besitzen ebenfalls antioxidative Eigenschaften und könnten sich positiv auf das KHK-Risiko auswirken. Für einen diskutierten inversen Zusammenhang mit dem KHK-Risiko gibt es derzeit aber keine konkreten Hinweise (Kwiterovich 1997).

Alkohol

Es liegen zahlreiche Belege darüber vor, dass eine hohe Alkoholzufuhr die kardiovaskuläre Mortalität erhöht, eine geringe bis moderate Alkoholaufnahme hingegen die Inzidenz und Mortalität der KHK reduziert. Aus diesen sowohl schädlichen wie protektiven Auswirkungen resultiert eine U-förmige Mortalitätskurve für koronare Erkrankungen. Aufgrund zahlreicher Befunde großer Studien und der biologischen Plausibilität ist ein protektiver Alkoholeinfluss sehr wahrscheinlich. Alkohol erhöht die Konzentration der kardioprotektiv wirkenden HDL-Subfraktionen und hat möglicherweise einen antithrombotischen Effekt (Kannel u. Ellison 1996).

Vermutlich wirkt Ethanol selbst kardioprotektiv und verursacht einen Großteil der beobachteten Effekte (Rimm u. a. 1996). Bier (Keil u. a. 1997) und Wein, ohne Unterschied zwischen Rot- und Weißwein, haben allenfalls geringe zusätzliche positive Effekte im Vergleich zu Likören (Klatsky u. a. 1997). Die oft genannte schützende Wirkung von Rotwein (Grønbæk u. a. 1995) scheint nicht spezifisch für Rotwein zu sein; endgültige Aussagen sind jedoch schwierig, da Rotweintrinker oft einen höheren Lebensstandard haben und weniger rauchen (Kannel u. Ellison 1996).

Aufgrund der negativen Wirkungen von Alkohol (s. Kap. 78–82, S. 394 ff.) und der Gefahr des Alkoholmissbrauchs werden keine Empfehlungen zum Alkoholtrinken ausgesprochen (Friedman 1998). Im Hinblick auf die kardiovaskuläre Prophylaxe wird eine Ethanolaufnahme von 10–30 g/d bei Männern und 10–20 g/d bei Frauen als sicher angesehen (Hanefeld 1999c, S. 67). Das Risiko bestimmter Krebsarten scheint bei dieser Zufuhr allerdings bereits erhöht zu sein. Die Menge von 10 g Ethanol ist in einem kleinen Glas Rotwein (125 g) oder in einem Glas Bier (250 g) enthalten.

Kaffee

Die Wirkung von Kaffee auf die Serum-Cholesterinkonzentration ist abhängig von der Zubereitungsform. Aufgekochter und abgegossener Kaffee, wie er in skandinavischen Ländern üblicherweise zubereitet wurde, erhöht im Gegensatz zu gefiltertem Kaffee den Cholesterinspiegel. Ab fünf Tassen Kaffee täglich findet sich eine signifikante, dosisabhängige Beziehung zwischen der Erhöhung der Gesamt- und LDL-Cholesterinkonzentration und der Menge an ungefiltertem Kaffee (Thelle 1995). In aufgekochtem Kaffee, nicht jedoch in Filterkaffee, kommen vermehrt Cafestol und Kahweol, zwei Diterpene, vor, die lipiderhöhend wirken (Van Tol u. a. 1997).

Der seit den 1970er Jahren beobachtete Rückgang der KHK-Mortalität in den skandinavischen Ländern wird zu einem Großteil durch die Reduktion des Serumcholesterins erklärt. Neben Änderungen der Ernährungsgewohnheiten bei Fettmenge und -zusammensetzung scheint u. a. auch der Wechsel von aufgekochtem hin zu gefiltertem Kaffee für die Cholesterinreduktion verantwortlich zu sein (Johansson u. a. 1996; Pietinen u. a. 1996). Auf einen möglichen Zusammenhang zwischen dem Konsum von Filterkaffee und erhöhtem Blutdruck wird jedoch hingewiesen (Jee u. a. 1999).

Knoblauch

Knoblauch (*Allium sativum*) wird entweder roh oder in Form von kommerziell erhältlichem Knoblauchpulver oder -öl zur Vorbeugung der Atherosklerose eingesetzt. Aus tierexperimentellen Untersuchungen und klinischen Studien sowie Meta-Analysen gibt es zahlreiche Befunde, die auf eine lipidsenkende Wirkung von Knoblauch schließen lassen (Warshafsky u. a. 1993; Silagy u. Neil 1994). Allerdings konnte in zwei randomisierten, doppelblinden, plazebo-kontrollierten Studien bei Patienten mit moderater Hypercholesterinämie kein lipidsenkender Einfluss von Knoblauchpulver (Isaacsohn u. a. 1998) bzw. Knoblauchöl (Berthold u. a. 1998) festgestellt werden. Mögliche direkte positive Effekte von Knoblauch auf arterielle Gefäße umfassen eine verminderte Plaquebildung (Koscielny u. a. 1999), eine verminderte Zunahme der altersbezogenen Steifheit der Gefäßwand der Aorta (Breithaupt-Grögler u. a. 1997), antioxidative Eigenschaften sowie Effekte auf die Plättchenaggregation (Berthold u. Sudhop 1998).

Sonstige Lebensmittel und Inhaltsstoffe

In epidemiologischen Studien wurde ein Zusammenhang zwischen häufigem (mehrmals pro Woche) Verzehr von **Nüssen** und einem reduzierten Risiko an kardiovaskulären Erkrankungen festgestellt, was mit der cholesterinsenkenden Wirkung von Walnüssen, Mandeln oder Erdnüssen zusammenhängt. Walnüsse bestehen zu über 80 % aus Fett, allerdings überwiegend aus mehrfach ungesättigten Fettsäuren; ihr Gehalt an α-Linolensäure (C18:3ω-3) ist mit 6 g pro 100 g sehr hoch. Andere positiv zu bewertende Inhaltsstoffe sind Magnesium, Kupfer, Folsäure, pflanzliches Protein, Kalium, Ballaststoffe und Vitamin E. Diskutiert wird auch, ob der hohe Gehalt an Arginin, der Vorläufersubstanz von NO, an den günstigen Effekten beteiligt ist (Hu u. Stampfer 1999).

Möglicherweise hat grüner und schwarzer **Tee** durch den Gehalt an Flavonoiden, die antioxidativ wirksam sind, eine kardioprotektive Wirkung (Thelle 1995; Ishikawa u.a. 1997). Auch aus der **Artischocke** gewonnene Extrakte werden im Hinblick auf antioxidative und lipidsenkende Eigenschaften diskutiert (Kraft 1997). Ein hypocholesterinämischer Effekt von Sojabohnen, die **Phytoöstrogene** enthalten, ist schon seit langer Zeit bekannt. In einer Meta-Analyse wurde berechnet, dass bei einer täglichen Aufnahme von 50 g Sojabohnenprotein das Serumcholesterin um 17 mg/dl reduziert wird (Anderson u.a. 1995).

Ernährungstherapie

Bei der Darstellung der Risikofaktoren und der präventiv-medizinischen Aspekte wurden die therapeutischen Maßnahmen zu den einzelnen Risikofaktoren bereits genannt. Für Patienten mit KHK und Hochrisiko-Patienten werden verschiedene Änderungen des Lebensstils angestrebt (☎ 61.9).

Die Empfehlungen für eine Ernährungstherapie bei Hyperlipidämien und atherosklerotischen Gefäßerkrankungen sind international gleichlautend.

Für die **cholesterinsenkende Diät** empfehlenswerte Lebensmittel sind pflanzlicher Herkunft, wie Vollkornprodukte, Gemüse, Salat, Obst und Hülsenfrüchte. Sie zeichnen sich durch einen geringen Fett- und einen hohen Ballaststoffgehalt aus. Pflanzliche Öle und Nüsse sind aufgrund ihrer günstigen Fettsäurenzusammensetzung empfehlenswert, sollten aber wegen des hohen Nahrungsenergiegehalts in nicht zu großer Menge verzehrt werden. Lebensmittel mit geringen Mengen an gesättigten Fettsäuren dürfen in Maßen verwendet werden, z.B. mageres Fleisch bis zu 180 g/Woche. Nicht empfehlenswert sind Lebensmittel, die einen hohen Anteil an gesättigten oder hydrogenierten Fetten und/oder Cholesterin enthalten (*Tab. 61.10*).

Die Zufuhr an Fett soll unterhalb von 30 % der Gesamtenergiezufuhr liegen, gesättigte Fettsäuren einen Anteil von nicht mehr als 7–10 % an der Gesamtenergiezufuhr haben. Für Patienten, die unzureichend auf die lipidsenkende Diät reagieren, werden strengere Diätempfehlungen gegeben (*Tab. 61.11*, S. 284).

Ein weiterer wesentlicher Aspekt der cholesterinsenkenden Diät besteht darin, vorhandenes Übergewicht durch Einschränkung der Energiezufuhr zu reduzieren. Die **energiereduzierte cholesterinsenkende Diät** umfasst zusätzlich zu den in *Tab. 61.11* genannten Empfehlungen:

1. Fettreiche Produkte stark einschränken.
2. Zuckerhaltige Lebensmittel, besonders Süßigkeiten, Kekse und Backwaren, meiden.
3. Alkohol wegen seines hohen Energiegehalts meiden.
4. Die Ernährungstherapie sollte von einem Trainingsprogramm mit täglicher körperlicher Bewegung begleitet werden.

Die Ernährungstherapie bei **Hypertriglyzeridämie** basiert ebenfalls auf den in *Tab. 61.11* aufgeführten Prinzipien der cholesterinsenkenden Diät. Zusätzlich zu beachten ist:

1. Normalisierung oder Reduktion des Körpergewichts bei übergewichtigen Patienten.
2. Alkohol möglichst ganz vermeiden.
3. Weniger zuckerhaltige Lebensmittel verzehren, um die Gesamtenergiezufuhr zu reduzieren.
4. Verstärkter Verzehr von fetten Fischsorten mit hohem Anteil an ω-3-Fettsäuren (Hering, Makrele, Lachs, Thunfisch).
5. Bei Vorliegen einer Chylomikronämie sollten langkettige Fettsäuren durch mittelkettige Fettsäuren (MCT[5]) ersetzt werden.
6. Bei akuten Fällen von Hypertriglyzeridämie sollte über drei Tage eine fettfreie Diät verzehrt werden.

---

[5] MCT: middle chain triglycerides; kurz- und vor allem mittelkettige Fettsäuren, die nicht reverestert, sondern im Blut an Albumin gebunden werden. Sie werden bei Fettresorptionsstörungen eingesetzt.

| Patienten mit KHK oder anderen atherosklerotischen Erkrankungen | Gesunde Personen mit hohem Risiko

Absolutes KHK-Risiko ≤20% über 10 Jahre oder wird 20% überschreiten in der Altersprojektion auf 60 Jahre |

Lebensstilfaktoren
Rauchen aufgeben, sich gesund ernähren, sich körperlich bewegen, normales Körpergewicht anstreben

Andere Risikofaktoren
Blutdruck <140/90 mmHg, Gesamtcholesterin <5,0 mmol/l (190 mg/dl), LDL-Cholesterin <3,0 mmol/l (115 mg/dl)

Wenn diese Ziele der Risikoreduktion durch Änderungen des Lebensstils nicht ereicht werden, sollten medikamentöse Therapien zur Senkung des Blutdrucks und der Cholesterinkonzentration angewandt werden

Andere prophylaktische medikamentöse Therapien

| Aspirin (mindestens 75 mg) bei allen Koronarpatienten, bei Patienten mit zerebraler Atherosklerose und peripheren atherosklerotischen Erkrankungen

Betarezeptorenblocker bei Patienten nach Myokardinfarkt

ACE-Inhibitoren bei Symptomen oder Anzeichen von Herzversagen zum Zeitpunkt des Myokardinfarkts oder bei chronischer linksventrikulärer systolischer Dysfunktion (Auswurffraktion <40%)

Antikoagulantien bei ausgewählten Koronarpatienten | Aspirin (75 mg) bei behandelten Patienten mit Hypertonie und bei Männern mit besonders hohem KHK-Risiko |

Screening von nahen Verwandten

| Screening naher Verwandter von Patienten mit frühzeitiger KHK (Männer <55 Jahre, Frauen <65 Jahre) | Screening naher Verwandter bei Verdacht auf familiäre Hypercholesterinämie oder andere vererbbare Fettstoffwechsel-Störungen |

◉ 61.9: Ziele für Änderungen des Lebensstils und Therapie bei Patienten mit koronarer Herzerkrankung und anderen atherosklerotischen Erkrankungen sowie bei Hochrisiko-Personen (Wood u. a. 1998)

Tab. 61.10: Bewertung von Lebensmittelgruppen nach ihrer Wirkung auf die Serum-Cholesterinkonzentration (nach The International Task Force for Prevention of Coronary Heart Disease 1998)

Lebensmittel	Empfehlenswert	In Maßen geeignet	Nicht geeignet
Getreide-produkte	Vollkornbrot, zucker- und salzarme Vollkorn-Frühstücks-zerealien, Müsli, Teigwaren, Reis		Croissants, Brioche
Milch-produkte, Eier	Magermilch, fettarme Käsesorten <10% Fett i. Tr. (z.B. Hüttenkäse), Magerquark, Joghurt	Fettarme Milch (1,5%), fettarme Käsesorten bis 30% Fett i.Tr. (Brie, Camembert, Edamer, Gouda, Schafskäse, Ricotta), fettarmer Joghurt (1,5%), zwei Eier pro Woche	Vollmilch, Kondens-milch, Käse der Voll-fettstufe, Vollfett-joghurt
Suppen	Klare Gemüsesuppen		Cremesuppen
Fleisch, Wurst	Pute, Huhn (Haut vom Geflügel entfernen), Kalb, Wild, Kaninchen	Mageres Rind-, Lamm- und Schweinefleisch, magerer Schinken, Geflügelwurst, Leber bis zu zweimal pro Monat	Ente, Gans, alle Fleisch-sorten mit sichtbarem Fett, Würstchen, Salami, Fleischpasteten, Haut von Geflügel
Schalentiere	Austern, Kammmuscheln	Miesmuscheln, Hummer, Scampi	Garnelen, Krabben, Tintenfisch
Fette	Einfach ungesättige Öle (z.B. Oliven-, Rapsöl), mehrfach un-gesättigte Öle (z.B. Sonnen-blumen-, Distel- und Maiskeimöl), ungehärtete Margarinen mit hohem Anteil einfach und mehrfach ungesättigter Fett-säuren, fettarme Brotaufstriche		Butter, Schmalz, Bratfett, Kokosfett, gehärtete Marga-rinen, hydrogenierte Fette
Gemüse und Obst	Alle frischen oder tiefgefrorenen Gemüse, Hülsenfrüchte (Bohnen, Linsen, Kichererbsen), Mais, Kartoffeln, frisches und tiefgefrore-nes Obst (als Konserve ungesüßt)	Bratkartoffeln (mit empfohlenen Fetten zubereitet)	Kartoffeln oder Gemüse, wenn mit ungeeigneten Ölen oder Fetten gebra-ten, Kartoffelchips, gesal-zene Gemüsekonserven
Desserts	Sorbets, Gelees, Pudding aus Magermilch, Obstsalat		Eiscreme, Pudding, Sau-cen aus Sahne oder Butter
Backwaren		Kuchen und Kekse herge-stellt mit ungesättigten Margarinen oder Ölen	Herkömmlich herge-stellte Kuchen und Kekse
Süßwaren		Marzipan, Nougat	Schokolade, Sahnebonbons, Pralinen
Nüsse	Walnüsse, Mandeln, Hasel-nüsse, Maronen, Erdnüsse	Paranüsse, Pistazien	Cashewnüsse, Kokosnuss, gesalzene Nüsse
Getränke	Mineralwasser, Tee, ungezuckerte Erfrischungs-getränke und Fruchtsäfte, gefilterter oder Instantkaffee	alkoholische Getränke	Trinkschokolade, Irish coffee, gekochter, ungefilterter Kaffee
Dressings, Gewürze	Pfeffer, Senf, Kräuter, Gewürze	Fettreduzierte Salat-dressings	Zusätzliches Salzen, Salat-dressings, Mayonnaise

Tab. 61.11: Empfehlungen zur Nährstoffzufuhr bei Hypercholesterinämie (The International Task Force for Prevention of Coronary Heart Disease 1998)

Nährstoff	Empfohlene Zufuhr (in % der Nahrungs-energie)
Fett	<30% (25–27%)[1]
Gesättigte Fettsäuren	<7–10% (6–8%)
Einfach ungesättigte Fettsäuren	<10–15%
Mehrfach ungesättigte Fettsäuren	<7–8%
Kohlenhydrate	>50%
Ballaststoffe	>25 g/d
Cholesterin	<300 mg/d (200–250 mg/d)

[1] Die Angabe in Klammern bezieht sich auf strengere Diätempfehlungen für Patienten, bei denen die Lipidsenkung bisher unzureichend war.

Das Interesse an der traditionellen mediterranen Ernährungsweise geht auf Beobachtungsstudien wie die Seven Countries Study zurück (Keys 1995). Die mediterrane Ernährungweise, zumindest in der Form, wie sie bis vor einigen Jahren praktiziert wurde, ist ein gutes Beispiel für eine kardioprotektiv wirksame Ernährung. Sie zeichnet sich durch eine geringe Aufnahme an gesättigten Fettsäuren aus. Durch die Bevorzugung von Olivenöl ist sie reich an einfach ungesättigten Fettsäuren, und durch die großzügige Verwendung von Gemüse und Obst ist der Gehalt an komplexen Kohlenhydraten, Ballaststoffen sowie Antioxidantien hoch. Alkohol und Fisch sind in moderaten Mengen enthalten (Trautwein u.a. 1998). In einer Interventionsstudie bei Patienten mit KHK hatte die mediterrane Ernährungsweise Vorteile gegenüber einer linolsäurereichen Diät. Sie verminderte die Zahl von kardiovaskulären Vorfällen und die Mortalität signifikant (Renaud u.a. 1995).

Zur **medikamentösen Behandlung** der Hyperlipoproteinämien stehen im Wesentlichen vier Substanzklassen zur Verfügung, die allein oder auch in Kombination eingesetzt werden: die nicht-resorbierbaren Gallensäureaustauscherharze, Nikotinsäure, Fibrate und die HMG-CoA-Reduktasehemmer (Statine). Die nicht-resorbierbaren Gallensäureaustauscherharze binden im Austausch gegen Chloridionen Gallensäuren, die dadurch mit dem Stuhl ausgeschieden werden. Das führt in der Leber zu einer vermehrten Gallensäuresynthese aus Cholesterin. Fibrate werden in erster Linie zur Senkung erhöhter Triglyzeridwerte eingesetzt. Sie hemmen die Freisetzung freier Fettsäuren aus den peripheren Geweben und die Triglyzeridsynthese in der Leber (Hanefeld 1999b).
Die wirksamsten Medikamente zur Senkung des LDL-Cholesterins sind derzeit die HMG-CoA-Reduktasehemmer. Sie hemmen das Hauptenzym der Cholesterinbiosynthese, die HMG-CoA-Reduktase, was zu einem Anstieg der LDL-Rezeptoren auf der Leberzelle führt, so dass das LDL-Cholesterin sehr effizient aus dem Plasma entfernt wird (Kostner u. Kostner 1998). Reduktionen von LDL-Cholesterin um 25–45%, von Triglyzeriden um 10–20% und eine Erhöhung des HDL-Cholesterins um 2–15% können erreicht werden (Hanefeld 1999b). Zusätzlich zur Wirkung auf die Plasmalipide werden direkte antiatherogene und antithrombotische Effekte diskutiert, die u.a. möglicherweise zur Plaquestabilisierung beitragen (Corsini u.a. 1998; Langtry u. Markham 1999).
Für die Senkung erhöhter Lipoprotein (a)-Werte kommen Nikotinsäure, pharmakologische Dosen von Sexualhormonen sowie bei sehr stark erhöhten Werten die Lipid-Apherese[6] in Frage (Angelin 1997).

Zusammenfassung

Die Atherosklerose mit ihren Folgeerkrankungen koronare Herzkrankheit, Herzinfarkt oder Schlaganfall ist in den westlichen Industrieländern für annähernd die Hälfte aller Todesfälle verantwortlich. Von den zahlreichen Risikofaktoren sind besonders Hypercholesterinämie, Hypertonie, Diabetes mellitus, Adipositas, Bewegungsmangel, Hyperhomocysteinämie und

---

[6] Bei der Lipid-Apherese wird den Patienten mittels einer Pumpe kontinuierlich Blut abgenommen und in Plasma und Blutzellen aufgetrennt. Aus dem Plasma werden atherogene Lipoproteine entfernt, indem sie z.B. durch Heparin präzipitiert werden oder an Polyacrylsäure oder Dextransulfat gebunden werden.

Rauchen für die Progression atherosklerotischer Ablagerungen in der Arterienwand entscheidend. Nicht beeinflussbar sind die Risikofaktoren Alter, Geschlecht und erbliche Belastung. Sowohl Studien zur Primär- wie auch zur Sekundärprävention haben gezeigt, dass durch die Senkung erhöhter Plasmacholesterin-Konzentrationen die Mortalität an Herz-Kreislauf-Erkrankungen reduziert werden kann. Die Ernährung wirkt sich in komplexer Weise auf die Plasmacholesterin-Konzentration und auf das Risiko kardiovaskulärer Erkrankungen aus. Ein zu hoher Anteil an Fett, gesättigten Fettsäuren und Cholesterin sowie eine zu hohe Nahrungsenergiezufuhr führen zu Hyperlipidämien und begünstigen die Entstehung von Übergewicht. Einfach und mehrfach ungesättigte Fettsäuren, Ballaststoffe, Antioxidantien und sekundäre Pflanzenstoffe sowie Alkohol in moderaten Mengen können über verschiedene Mechanismen, z.B. Senkung des LDL-Cholesterins, Erhöhung des HDL-Cholesterins oder Schutz vor oxidativem Stress, das Risiko für atherosklerotisch bedingte Erkrankungen vermindern. Empfehlenswert ist eine Ernährungsweise mit reichlich Gemüse, Obst und Vollkornprodukten, Hülsenfrüchten, pflanzlichen Ölen, fettreduzierten Milchprodukten und Fisch sowie wenig Fleisch, Wurst und Eiern, ähnlich der traditionellen mediterranen Küche. Weitere wesentliche Maßnahmen zur Vorbeugung der koronaren Herzkrankheit sind körperliche Bewegung und Nicht-Rauchen. Die frühzeitige Erkennung und Behandlung von Risikofaktoren ist insbesondere für Hoch-Risikopersonen wie Diabetiker oder Personen mit familiärer Hypercholesterinämie wichtig. Neben diätetischen Maßnahmen und Veränderungen des Lebensstils kann bei ihnen auch eine medikamentöse Therapie mit Lipidsenkern, z.B. Statinen, erforderlich sein.

☞ Empfehlungen

▸ Reichlich Gemüse und Obst verzehren
▸ Fettzufuhr auf < 30 % der Gesamtenergiezufuhr reduzieren
▸ Zufuhr gesättigter Fettsäuren zugunsten von ungesättigten Fettsäuren reduzieren; Cholesterinzufuhr einschränken
▸ Ein- bis zweimal pro Woche eine Fischmahlzeit
▸ Kochsalzkonsum einschränken
▸ Ausreichend körperliche Bewegung
▸ Hyperlipidämien und Hypertonie konsequent diätetisch behandeln; bei hohem individuellen Risiko eine medikamentöse Therapie erwägen
▸ Nicht Rauchen
▸ Übergewicht vermeiden oder abbauen

62 Krebs

Krebs ist die zusammenfassende Bezeichnung für unterschiedliche maligne Neoplasien (Tumoren), von denen Körperregionen und Organe betroffen sein können.

Die Tumorentstehung ist ein Vorgang, an dem viele Faktoren beteiligt sind. Der Einfluss der Ernährung bei der Krebsentstehung und in der Prävention ist inzwischen allgemein anerkannt. Danach kann davon ausgegangen werden, dass etwa 35 % der Krebsfälle durch eine geeignete Ernährungsweise verhindert werden könnten (Doll und Peto 1981). Aufschluss über mögliche Einflussfaktoren geben vor allem Beobachtungen an Bevölkerungsgruppen mit verschiedenen Ernährungsgewohnheiten. Dabei zeigt sich, dass die Inzidenz einiger Krebsarten in manchen Ländern deutlich höher ist als in anderen, was vor allem auf Umwelteinflüsse, zu denen auch die Ernährung zählt, und weniger auf genetische Faktoren zurückzuführen ist. Dies belegen Migrationsstudien. So wurde beispielsweise bei Japanern, die nach Hawaii eingewandert waren, in der zweiten oder dritten Generation das Auftreten von Krebsarten beobachtet, die typisch für die einheimische Bevölkerung sind (Palmer u. Bakshi 1983). Bedingt durch unterschiedliche Ernährungsgewohnheiten und regionale Einflüsse sind einzelne Krebsarten in bestimmten Gebieten besonders verbreitet (*Tab. 62.1*). Ein Beispiel dafür ist Mundhöhlenkrebs, der in Deutschland nur 1 % aller Tumorerkrankungen ausmacht, während er in Südostasien mit 30 % häufig auftritt.

Krebs ist für etwa 25 % aller Todesfälle verantwortlich und damit nach den Krankheiten des Kreislaufsystems die zweithäufigste Todesursache in Deutschland. Die häufigsten Tumorarten bei Männern sind nach wie vor Karzinome der Luftröhre, Bronchien und Lunge, gefolgt von Prostata- und Dickdarmkrebs. Bei Frauen ist die häufigste Krebstodesursache der Brustdrüsenkrebs, gefolgt von Dickdarmkrebs (◪ 62.1).

Tab. 62.1: Gebiete mit charakteristischer Tumorlokalisation und ihre vermutlichen oder nachgewiesenen Ursachen (nach Renner u. Canzler 1995, S. 108)

Region	Tumorlokalisation	vermutete/nachgewiesene Ursache
Südostasien	Mundhöhle	Kauen von Betelnüssen (berauschende Wirkung und Verringerung des Hungergefühls)
Afrika	Leber	Schimmelpilzgifte durch falsche Lagerung von Lebensmitteln
Thailand	Gallenblase	chronische Gallenblasenentzündung durch Nematoden in rohem Weißfisch
Karibik (Insel Curação)	Speiseröhre	Crotonöl (Wirkstoff von Wolfsmilchgewächsen; berauschende Wirkung)
Iran	Speiseröhre	Opium
Frankreich (Cognac, Dep. Calvados)	Speiseröhre	Ethylalkohol
China	Speiseröhre	Vitaminmangel, heiße Speisen
Japan	Magen	hohe Kochsalzaufnahme
Lettland	Magen	Räucherfisch
westliche Industrieländer	Dickdarm/Brust	ballaststoffarme, fettreiche Nahrung

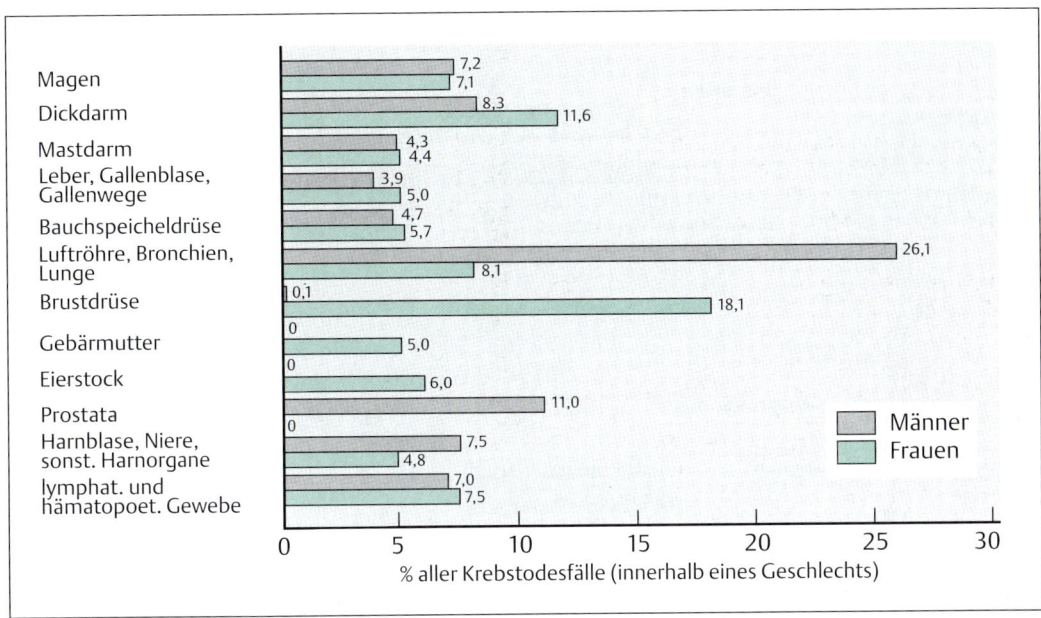

Magen
Dickdarm
Mastdarm
Leber, Gallenblase, Gallenwege
Bauchspeicheldrüse
Luftröhre, Bronchien, Lunge
Brustdrüse
Gebärmutter
Eierstock
Prostata
Harnblase, Niere, sonst. Harnorgane
lymphat. und hämatopoet. Gewebe

Männer
Frauen

% aller Krebstodesfälle (innerhalb eines Geschlechts)

⊠ 62.1: Todesfälle durch bösartige Neubildungen in Deutschland, nach Geschlecht und Organlokalisation getrennt (nach Statistisches Bundesamt 1998b, S. 424 f.)

Klinik

Die Ursachen für Krebs sind vielfältig. Als primär auslösende Faktoren kommen chemische (z. B. bestimmte Substanzen in Nahrung und Umwelt), physikalische (z. B. UV-Strahlung) und biologische (z. B. bestimmte Viren) Kanzerogene (krebsauslösende Stoffe) in Betracht. Kokanzerogene sind Stoffe, die selbst keinen Tumor auslösen können, aber seine Entwicklung begünstigen. Der kanzerogene Prozess durchläuft vom Beginn bis zur manifesten Krebsentstehung mehrere Stufen und erstreckt sich über einen langen Zeitraum (⊠ 62.2). Es lassen sich modellhaft drei Stufen der Kanzerogenese voneinander abgrenzen, nämlich Initiation, Promotion und Progression.

In der Phase der **Initiation** erfolgt durch kurzzeitiges Einwirken eines kanzerogenen Agens eine irreversible DNA-Schädigung bzw. Mutation, die auch an alle nachfolgenden Tochterzellen weitergegeben wird. Initiierte Zellen entstehen im menschlichen Organismus täglich, führen aber nur in den wenigsten Fällen zu einem klinisch manifesten Tumor. Die Voraussetzungen hierfür werden erst durch weitere Zellveränderungen im Laufe der Zeit geschaffen. Diese

Phase der **Promotion** erstreckt sich über 10–30 Jahre und ist durch zunehmendes Fortschreiten der Zellschädigung und einen weiteren Kontrollverlust der mutierten Zellen gekennzeichnet. Substanzen, die weitere Zellveränderungen begünstigen, werden als Promotoren bezeichnet. Antipromotoren sind hingegen in der Lage, die mögliche Entwicklung eines Tumors zu hemmen oder sogar zu stoppen. Als **Progression** wird das schnelle Fortschreiten der Krankheit durch die Ausbreitung von Tumorzellen mit Metastasenbildung bezeichnet.

Ursachen

Die Entwicklung eines malignen Tumors ist im Allgemeinen ein über Jahrzehnte andauernder Prozess. Die Nahrung kann sowohl kanzerogene (Initiatoren) und kokanzerogene (Promotoren) als auch antikanzerogene Substanzen enthalten (*Tab. 62.2*). Bisher sind etwa 700 chemische Stoffe bekannt, die im Tierversuch Krebs auslösen können (Canzler u. Brodersen 1991).

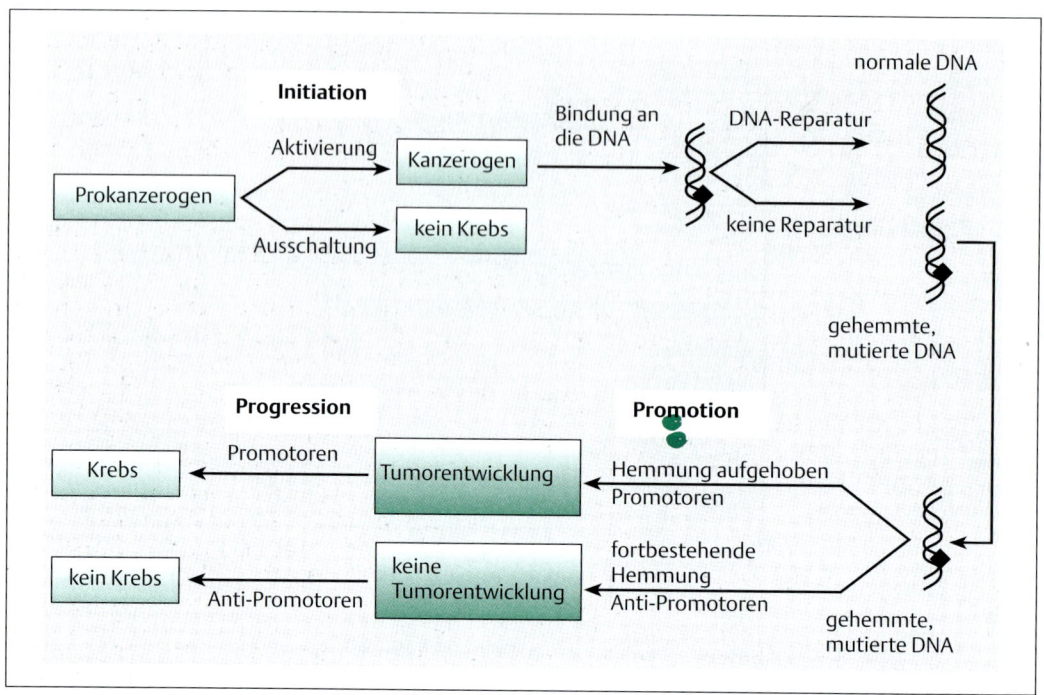

⊙ 62.2: Schema der Kanzerogenese (nach Cohen 1988)

Tab. 62.2: Mögliche fördernde und hemmende Faktoren bei der Krebsentstehung (Bartram 1997)

Lokalisation	fördernde Faktoren	protektive Faktoren
Lunge	Tabak	Carotinoide, Vitamin A, C, E, Selen
Mamma	Fett, evtl. Alkohol	Obst, Vitamin C, Selen, evtl. Vitamin A und E
Prostata	Fett	Gemüse
Harnblase	fragl. Tabak und Kaffee	β-Carotin, evtl. Vitamin E, Selen
Ovarien	Fett, Fleisch	Obst, Gemüse
Uterus (Zervix)	unklar	Carotinoide, Vitamin C und E
Mundboden, Larynx, Ösophagus	Tabak, Alkohol	Gemüse, Obst, β-Carotin, Vitamin A, C
Magen	Kochsalz, Nitrat, Nitrit	β-Carotin, Selen, Vitamin C, E
Kolon	Fett, Fleisch	Ballaststoffe, Stärke, evtl. Fischöle (ω-3-Fettsäuren), Kalzium, Vitamin C, D, Selen
Pankreas	evtl. Fett, Fleisch, fragl. Alkohol	Obst, Gemüse

Kanzerogene und kokanzerogene Substanzen in Lebensmitteln

Kanzerogene und kokanzerogene Substanzen kommen natürlicherweise in Lebensmitteln vor, entstehen aber auch durch Verarbeitung, Lagerung und Konservierung. Zu den natürlichen toxischen Inhaltsstoffen in Lebensmitteln mit mutagener Wirkung zählen z. B. das Solanin in Kartoffeln oder blausäurehaltige Glukoside in bitteren Mandeln und in Kernen von Steinobst (Fink-Gremmels u. Leistner 1991). Die Bedeutung von Lebensmittel-Zusatzstoffen und Rückständen in Nahrungsmitteln bei der Krebsentstehung ist noch nicht eindeutig geklärt; gegenüber anderen Ernährungsfaktoren haben diese Substanzen aber eine untergeordnete Bedeutung (Rabast 1992; Gärtner u. Seitz 1993).

Alkohol

Alkohol gilt als Risikofaktor bei der Krebsentstehung, vor allem für Speiseröhre, Mundhöhle, Kehlkopf und Rachen (Homann u. Seitz 1996). Alkohol selbst hat keine kanzerogene Wirkung, kann aber als Kokanzerogen auftreten und in

dieser Eigenschaft durch unterschiedliche Mechanismen die Krebsentstehung fördern (◨ 62.3). Zudem wurden in verschiedenen alkoholischen Getränken (Whisky, Wermut und Bier) kanzerogene Stoffe wie polyzyklische aromatische Kohlenwasserstoffe und Nitrosamine nachgewiesen.

Das relative Risiko, an einem Plattenepithelkarzinom des oberen Atmungs- und Verdauungstrakts zu erkranken, nimmt mit steigendem Alkoholkonsum zu. Wird für Personen, die weniger als 25 g Alkohol[1] pro Tag trinken, ein relatives Risiko von eins angenommen, steigt es bei über 100 g Alkohol pro Tag auf 21,4 an (*Tab. 62.3*). Hochprozentige Alkoholika erhöhen das Risiko deutlich stärker als beispielsweise Bier oder Wein. Eine Dosisabhängigkeit konnte ebenfalls beim Tabakkonsum, der häufig mit chronischem Alkoholkonsum einhergeht, beobachtet werden. Die beiden Faktoren verhalten sich in ihrer Wirkung multiplikativ (Maier u. a. 1990; Osswald u. a. 1991). Die alkoholbedingte Mangelernährung stellt in der Kanzerogenese ebenfalls einen bedeutenden Faktor dar, denn Alkoholiker nehmen bis zu 50 % ihrer täglichen Nahrungsenergiemenge in Form von Alkohol auf (Homann u. Seitz 1996).

Korrelationen zwischen dem Alkoholkonsum und anderen Krebsarten wie Rektum-, Mamma-, Lungen- und Pankreaskarzinom sind ebenfalls beschrieben worden. In der Leber kann Alkohol durch direkte Einwirkung sowie durch eine Leberzirrhose (oft mit Hepatitis B-Infektion) zu einem hepatozellulären Karzinom führen (Osswald u. a. 1991).

Schädigung der Zellmembran und dadurch erleichterte Aufnahme von Umweltkanzerogenen

Aktivierung von Prokanzerogenen durch mikrosomale Enzyminduktion

Schädigung zellulärer Reparaturmechanismen

Schädigung des Immunsystems

Beschleunigung der Kanzerogenese durch direkte Zellschädigung mit anschließender Hyperregeneration während der Promotionsphase

Wirkung als Lösungsmittel, wodurch vermehrt Kanzerogene in die Schleimhaut eindringen

verminderter Schleimhautschutz durch geringere Speichelsekretion, deshalb erhöhte Konzentration lokal wirksamer Kanzerogene und Verlängerung der Kontaktzeit mit der Schleimhaut

---

◨ 62.3: Mechanismen der tumorfördernden Wirkung von Alkohol (nach Maier u. a. 1990)

Tab. 62.3: Alkoholkonsum und relatives Risiko, an Krebs des oberen Atmungs- und Verdauungstraktes zu erkranken (nach Maier u. a. 1990)

Alkoholkonsum (g/d)	relatives Risiko
< 25	1,0
25– 50	1,7
50– 75	6,7
75–100	16,2
> 100	21,4

---

[1]   100 g Alkohol sind in etwa 2,5 l Bier, 2,5 l Apfelwein, 1,2 l Wein, 0,33 l klarem Schnaps oder 0,3 l Whisky enthalten. Der Alkoholgehalt wird folgendermaßen berechnet (0,79 = Dichte von Alkohol bei 15 °C): $0,79 \times$ Vol.% = g Alkohol/100 ml Flüssigkeit.

Fette

Eine zu hohe Fettzufuhr mit der Nahrung gilt als Promotor bei der Entstehung verschiedener Krebsarten. Es gibt deutliche Hinweise, dass die Höhe der Fettaufnahme bzw. die Art des Nahrungsfettes mit der Entstehung des Kolonkarzinoms korreliert, während ein Zusammenhang zwischen Fettzufuhr und Mamma-, Prostata-, Endometrium- und Ovarialkarzinom noch diskutiert wird (Stangl 1999). Epidemiologische und experimentelle Studien weisen darauf hin, dass speziell beim Kolonkarzinom nicht nur die Höhe des Gesamtfettverzehrs ausschlaggebend ist, sondern auch das Fettsäuremuster. Lebensmittel mit einem hohen Anteil gesättigter Fettsäuren scheinen das Kolonkarzinomrisiko zu erhöhen. Ähnliches gilt für eine hohe Aufnahme an ω-6-Fettsäuren, während ω-3-Fettsäuren, die in Fischölen enthalten sind, eine protektive Wirkung haben. Daher wird empfohlen, den Anteil der ω-3-Fettsäuren in der Nahrung zu erhöhen (Bartram u. Kasper 1995).

Studien über den Einfluss der Höhe des Fettverzehrs auf die Brustkrebsentstehung kommen zu widersprüchlichen Ergebnissen. Eine Meta-Analyse von 12 Fall-Kontroll-Studien ergab eine statistisch signifikante Korrelation zwischen dem Brustkrebsrisiko und der Aufnahme von Fett mit einem hohen Anteil an gesättigten Fettsäuren bei Frauen in der Postmenopause (Howe u. a. 1990). In einer Meta-Analyse von sieben Kohortenstudien wurde dagegen kein Zusammenhang zwischen der Gesamtfettaufnahme, mehrfach ungesättigten, einfach ungesättigten und gesättigten Fettsäuren gefunden. Auch bei einer Fettzufuhr von < 20% der Gesamtenergiezufuhr war keine Reduzierung des Risikos zu beobachten (Hunter u. a. 1996). An dieser Analyse wurde allerdings Kritik geübt: Fehler bei der Erhebung und eine nicht deutlich genug voneinander abweichende Ernährungsweise hätten zu falschen Schlussfolgerungen geführt (Wynder u. a. 1997). Es wird zunehmend die Frage aufgeworfen, ob tatsächlich der Fettgehalt die ausschlaggebende Rolle spielt oder ob es nicht vielmehr der Gesamtenergiegehalt und damit verbundenes Übergewicht ist. In einer Studie wurde nachgewiesen, dass das Mammakarzinomrisiko für Frauen, zumindest nach der Menopause, erhöht. Für prämenopausale Frauen scheint dagegen Übergewicht ein Schutz vor Brustkrebs zu sein, was durch eine längere Menstruationsphase übergewichtiger Frauen und dem daraus resultierenden geringeren Einfluss von Östrogenen erklärt wird (Trentham-Dietz u. a. 1997).

Proteine

Bei proteinreicher Kost wird vermehrt Harnstoff gebildet, der im Kolon zu Ammoniak gespalten wird. Ammoniak bewirkt eine Steigerung des Zellumsatzes, das verstärkte Auftreten von Polyploidie, eine höhere Anfälligkeit der Zellen gegenüber Virusinfektionen und die Verstärkung der Wirkung von Mutagenen. Somit wird er insgesamt als kokanzerogen angesehen (Scheppach 1990).

Nitrosamine

Nitrosamine entstehen aus Nitrit, das durch bakterielle Aktivität aus Nitrat gebildet wird, und sekundären Aminen (☎ 62.4). **Nitrat** kommt vor allem in pflanzlichen Lebensmitteln vor. Gemüsesorten wie rote Bete, Spinat und einige Kohlarten enthalten beachtliche Mengen an Nitrat (*Tab. 62.4*). Hohe Nitratgehalte können auch dem Trinkwasser entstammen, besonders wenn nitrathaltige Düngemittel ins Wasser gelangen. Zur Käsereifung wird ebenfalls Nitrat eingesetzt (Belitz u. Grosch 1992, S. 482). Nitrat selbst ist nicht kanzerogen, kann aber in **Nitrit** umgewandelt werden. Nitrat und Nitrit werden bei der Fleischverarbeitung eingesetzt, um die Farbe zu erhalten und um Infektionen mit *Clostridium botulinum* zu vermeiden. Die zur Umrötung von Fleisch notwendige Menge an Nitrit beträgt 5–20 mg/kg. Für die antimikrobielle Wirkung sind 100 mg Nitrit/kg nötig. Der charakteristische Pökelgeschmack wird mit 50 mg Nitrit/kg erreicht (Belitz u. Grosch 1992, S. 410). **Nitrosamine** kommen insbesondere in Fleisch- und Wurstwaren vor, aber auch in Bier und geräuchertem Fisch. Die Nitrosamingehalte in gepökeltem Fleisch und Bier wurden inzwischen durch veränderte

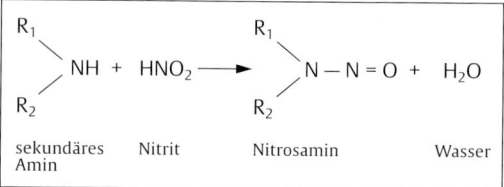

☎ 62.4: Nitrosaminbildung aus Nitrit und sekundären Aminen

Tab. 62.4: Nitratgehalt ausgewählter Lebensmittel (nach Elmadfa u. a. 1997, S. 97)

Lebensmittel	Nitratgehalt (mg/100 g)		
	Feldanbau		Gewächshaus
	biologisch	konventionell	konventionell
Möhren	20	50	*
Feldsalat	71	117	320
Weißkohl	74	107	*
Spinat	97	84	*
Kohlrabi	112	133	250
Kopfsalat	119	159	368
Rettich	123	168	358
Radieschen	131	153	286
Rote Bete	158	195	*

* keine Angaben vorhanden
Der Nitratgehalt ist niedrig bei < 50 mg/100 g; mittel bei 50–100 mg/100g; hoch bei 100–250 mg/100 g; sehr hoch bei > 250 mg/100 g

Technologien (verminderter Einsatz von Nitrat beim Pökeln und veränderte Malzverfahren bei der Bierherstellung) reduziert (Tricker u. Preussmann 1990). Das am stärksten kanzerogen wirkende Nitrosamin ist das Dimethylnitrosamin. Diese Verbindung ist in Lebensmitteln besonders häufig vorhanden (Belitz u. Grosch 1992, S. 445).

Nitrosamine, die intragastral gebildet werden können, haben einen entscheidenden Einfluss auf die Magenkanzerogenese, die durch eine Hypoazidität des Magens (erhöhter pH-Wert), z. B. aufgrund chronischer Entzündungen (atrophische Gastritis), gefördert wird. Das Bakterienwachstum wird begünstigt, wodurch vermehrt Nitrat zu Nitrit reduziert wird. Kochsalz fördert das Auftreten einer atrophischen Gastritis und wirkt dadurch kokanzerogen. Durch verbesserte Konservierungsmethoden und die Einführung des Kühlschranks sind Risikofaktoren des Magenkarzinoms (Schimmelpilze, geräucherte, gesalzene sowie gepökelte Lebensmittel) teilweise eliminiert worden, so dass es heute wesentlich seltener auftritt als früher (Gärtner u. Seitz 1993).

Mykotoxine

Mykotoxine werden von Schimmelpilzen gebildet. Sie entstehen vor allem bei unsachgemäßer Lagerung und sind deshalb in tropischen sowie subtropischen Ländern verbreitet. Das größte Problem stellen **Aflatoxine** dar. Aflatoxin B_1 ist das Toxin mit der stärksten kanzerogenen Wirkung. Mit Aflatoxinen können unterschiedliche Lebensmittel kontaminiert sein, vor allem aber Erdnüsse, andere Nusssorten und Samen, Reis sowie Getreide. Schimmeliges Brot sollte aufgrund des Aflatoxingehaltes nicht verzehrt werden; auch ein Entfernen der schimmeligen Stellen reicht nicht aus, da Aflatoxine schnell in tiefere Schichten des Brotes eindringen, ohne dass dies von außen erkennbar ist (Rabast 1992). Vom Tier stammende Lebensmittel können über verunreinigte Futtermittel kontaminiert sein. Weitere Mykotoxine kommen in Obst und Gemüse sowie daraus hergestellten Produkten, vor allem Apfelsaft, vor. Von besonderer Bedeutung ist dabei das Patulin (Tricker u. Preussmann 1990). Die Verunreinigung von Getreide durch Mutterkorn (*Claviceps purpurea*) hingegen hat durch Saatgutbeizung und Reinigung des Brotgetreides heute keine Bedeutung mehr (Belitz u. Grosch 1992, S. 429).

Polyzyklische aromatische Kohlenwasserstoffe

Der bekannteste polyzyklische aromatische Kohlenwasserstoff (PAK) ist das **Benzpyren**. Es ist in pflanzlichen Lebensmitteln in höherer Konzentration als in tierischen vorhanden. Die Mengen der PAK in Getreide und anderen Pflanzen variieren je nach Standort. So sind die PAK-Werte in stark industrialisierten Gebieten oder in der Nähe von Straßen höher als an anderen Standorten. Neben der Übertragung durch die Luft spielt bei tierischen Produkten besonders die Verarbeitung eine große Rolle, da Benzpyrene auch beim Räuchern oder Grillen entstehen (Tricker u. Preussmann 1990; Rabast 1992).

Heterozyklische Amine

Heterozyklische Amine bilden sich bei der Zubereitung von Lebensmitteln unter sehr hohen Temperaturen (Maillard-Reaktion), z.B. beim Grillen. Betroffen sind vor allem proteinreiche Lebensmittel wie Fleisch und Fisch (Tricker u. Preussmann 1990).

Prävention

Als Schutzfaktoren bei der Krebsentstehung werden eine Reihe von Substanzen diskutiert, die natürlicherweise in Nahrungsmitteln vorkommen. Zu diesen zählen antioxidative Substanzen (u. a. β-Carotin, Vitamin E und C), das Vitamin A, Kalzium, Selen, Ballaststoffe, weitere sekundäre Pflanzenstoffe und Milchsäure. Diskutiert werden auch die Vitamine B_2 und Folsäure. Die Ernährungsweise kann in verschiedenen Stadien auf das Krebsgeschehen Einfluss nehmen, nämlich in der primären Prävention, die die initiale Krebsentstehung beeinflusst, in der sekundären Prävention, die die maligne Entartung von Vorstufen verhindert, sowie in der tertiären Prävention, durch die ein erneuter Ausbruch der Krankheit nach einer Genesung verhindert werden soll (Jungi 1997).

Antioxidantien

Antioxidantien sind Substanzen, die den Körper vor oxidativem Stress (s. Kap. 39, S. 91 ff.) schützen. Bei den Antioxidantien handelt es sich um nicht-enzymatische, wie β-Carotin und die Vitamine E und C, oder um enzymatische Systeme wie die Superoxid-Dismutase, Katalase und Glutathion-Peroxidase.
Oxidative Prozesse tragen zur Entstehung von freien Radikalen oder anderen reaktiven Sauerstoffverbindungen bei. Sauerstoffradikale können die Desoxyribose oder die Basen der DNA

modifizieren und dadurch mutagene Veränderungen auslösen. Bei Proteinen können sie zu gravierenden Veränderungen der biologischen Aktivität führen. Auch Lipide, vor allem die mehrfach ungesättigten Fettsäuren in Membranen, sind häufig von oxidativen Schädigungen betroffen (Löffler u. Petrides 1998, S. 512 f.). Freie Radikale sind an allen Stadien der Krebsentstehung beteiligt (Krämer u. a. 1996).
Ergebnisse epidemiologischer Studien zeigen, dass eine negative Korrelation zwischen dem Verzehr von gelb-grünen Gemüsen sowie gelb-rot-orangen Früchten, die hohe β-Carotin-Konzentrationen aufweisen (*Tab. 62.5*), und dem Auftreten verschiedener Krebsarten, z.B. Lungen-, Magen-, Ösophagus-, Larynx- und Zervixkarzinom besteht. Niedrige Blutspiegel an β-Carotin bergen ein höheres Krebsrisiko, besonders für Lungenkrebs (Eichholzer u. Stähelin 1994).
β-Carotin ist in der Lage, Singulett-Sauerstoff ($^1O_2$) abzufangen, und wirkt als Radikalfänger in der Lipidphase, vor allem bei einem niedrigen

Tab. 62.5: β-Carotingehalt von unerhitztem Obst und Gemüse (nach Elmadfa u. a. 1997, S. 98)

Lebensmittel	β-Carotin (µg/100 g)
Grünkohl	8680
Karotte	8480
Wirsing	4700
Feldsalat	3980
Paprika, rot	3500
Chicorée	3430
Spinat	3250
Kopfsalat	1450
Blut-Grapefruit	1310
Mango	1230
Aprikose	800
Tomate	610
Grapefruit	590
Rosenkohl	540
Sauerkirsche	400
Nektarine	370
Broccoli	300
Zucchini	220
Brombeere	120
Paprika, grün	120
Pfirsich	90
Weißkohl	25
Orange	11

Sauerstoff-Partialdruck. Es fördert die Kommunikation verschiedener Zellen untereinander durch die Synthese von gap junctions, wodurch ebenfalls eine Krebsprävention erzielt wird. Die Stimulation des Immunsystems durch β-Carotin ist wahrscheinlich zusätzlich krebsprotektiv (Bässler u.a. 1997, S. 273 f.).

Epidemiologische Studien zur Vitamin-E-Aufnahme und der Inzidenz von Tumorerkrankungen kommen zu unterschiedlichen Ergebnissen. Es gibt Hinweise, dass bei Vitamin-E-Mangel das Risiko, an Lungen- und Brustkrebs zu erkranken, erhöht ist (Elmadfa u. König 1992). Die Applikation von Vitamin E hatte in verschiedenen Studien einen protektiven Effekt, nämlich bei oralen Leukoplakien, Tumoren im Mund-Rachen-Bereich, Ösophagus-, Prostata- und Kolonkrebs (Biesalski 1996; Heinonen u.a. 1998).

Vitamin E wirkt in erster Linie der Lipidperoxidation in Membranen entgegen. Es ist in den Membranen lokalisiert, so dass es sich direkt an dem Ort befindet, an dem Peroxide entstehen. Vitamin E ist in der Lage, Radikale, die an den ungesättigten Fettsäuren angreifen, abzufangen. Die Gefahr der Peroxidation ist umso größer, je höher der Anteil an mehrfach ungesättigten Fettsäuren ist. Aus der Lipidperoxidation resultieren Membranveränderungen und Läsionen, die die Membraneigenschaften beeinträchtigen (Böhles 1991).

Die Ergebnisse mehrerer Studien zeigen, dass eine inverse Beziehung zwischen dem Verzehr von frischem Obst bzw. der geschätzten Vitamin-C-Aufnahme und der Entstehung verschiedener Tumoren wie Magen-, Speiseröhren- und Kehlkopfkrebs besteht (Palmer u. Bakshi 1983). Auch im Hinblick auf Brustkrebs ist eine statistisch signifikante inverse Beziehung zur Vitamin-C-Aufnahme bekannt (Howe u.a. 1990). Es verdichten sich die Hinweise, dass Vitamin C auch bei der Entstehung von Lungenkrebs protektiv wirkt (Eichholzer u. Stähelin 1994). Bei älteren Personen mit niedrigem Vitamin-C-Plasmaspiegel ist das Risiko für Magenkrebs und Krebs im Gastrointestinaltrakt erhöht (Stähelin u.a. 1991). Allerdings sind auch Studien bekannt, in denen keine Korrelation zwischen der Vitamin-C-Aufnahme und verschiedenen Krebsarten, vor allem des Magens und Gastrointestinaltraktes, vorliegt (Elmadfa u. König 1992).

Vitamin C schützt vor Superoxid, Wasserstoffperoxid und Singulettsauerstoff sowie vor Hydroxyl- und Peroxylradikalen. Es fängt Peroxylradikale in der wässrigen Phase ab, bevor sie die Lipidperoxidation auslösen. Somit verhindert Vitamin C ebenso wie Vitamin E die Peroxidation von Biomembranen. Zudem ist Vitamin C in der Lage, Vitamin E zu regenerieren. Die antimutagenen Eigenschaften von Vitamin C werden auf seine Wirksamkeit als Antioxidans zurückgeführt (Sies u.a. 1992). Durch Vitamin C wird die Bildung von Nitrosaminen sowohl im Nahrungsmittel als auch im Verdauungstrakt gehemmt.

In den letzten Jahren wurden einige Interventionsstudien mit Antioxidantien durchgeführt, die zu widersprüchlichen Ergebnissen führten. Bei einer Krebspräventionsstudie in China (Provinz Linxian) wurde eine kombinierte Supplementierung von β-Carotin (15 mg/d), Vitamin E (30 mg/d) und Selen (50 µg/d) vorgenommen. Die Bevölkerung in Linxian weist eine überdurchschnittlich hohe Erkrankungsrate an Magen- und Speiseröhrenkrebs auf und hat eine besonders niedrige Zufuhr an Mikronährstoffen. Die Supplementierung führte zu einer verringerten Krebsmortalität, besonders für Magenkrebs (Blot u.a. 1993). Keine Effekte einer Supplementierung mit β-Carotin (50 mg jeden zweiten Tag über 12 Jahre) auf die Häufigkeit bösartiger Neoplasmen wurden in der Physicians' Health Study (PHS) an gesunden, gut ernährten amerikanischen Ärzten festgestellt (Hennekens u.a. 1996).

Die finnische ATBC (Alpha-Tocopherol, Beta-Carotene)-Lungenkrebs-Präventionsstudie zeigte ein anderes Ergebnis. Sie wurde mit langjährigen starken Rauchern (im Durchschnitt 35,9 Jahre, 20,4 Zigaretten/d) durchgeführt, die Vitamin E (50 mg/d) oder β-Carotin (20 mg/d) als Supplemente einnahmen. Unter der Vitamin-E-Gabe wurde keine Veränderung der Lungenkrebsraten gefunden, bei der Verabreichung von β-Carotin jedoch eine um 18% höhere Inzidenz und eine um 8% höhere Todesrate (Heinonen u. Albanes 1994). Diese Studie wurde viel diskutiert. Einer der wichtigsten Kritikpunkte ist, dass nach der langen Exposition der Studienteilnehmer mit Zigarettenrauch kaum noch von einer Prävention ausgegangen werden kann, weil vermutlich bereits ein Großteil der Studienteilnehmer unentdeckt Lungenkrebs hatte. β-Carotin, das vor allem in den frühen Phasen der Krebsentstehung eingreift, kann somit keine Wirkung mehr zeigen (Pryor 1994). Im Rahmen der CARET-Studie (Beta-Carotene and Retinol Efficacy Trial) nahmen Raucher und Arbeiter mit Asbestexposition β-Carotin (30 mg/d) und Vitamin A (25 000 IE/d) ein, um das Lungenkrebsrisiko zu senken. Nachdem es unter der Supplementierung vermehrt zu Lungenkrebserkran-kungen gekommen war, wurde die Studie früher als geplant beendet (Omenn u. a. 1996). Auch diese Studie warf neue Fragen auf, z. B. ob eine Lungenkrebsprävention mit Hochrisiko-personen überhaupt möglich ist und ob es nicht auch zu Beginn dieser Studie bereits unent-deckte Lungenkrebsfälle gab. Grundsätzlich wurde im Zusammenhang mit diesen Interven-tionsstudien aber auch die Frage aufgeworfen, ob die aus epidemiologischen Korrelationen bekannten inversen Beziehungen z. B. zwischen β-Carotin und Inzidenz des Bronchialkarzinoms überhaupt kausaler Natur sind. Möglicherweise ist die β-Carotin-Versorgung eher als Indikator einer gemüsereichen Ernährung zu sehen, die durch eine Vielzahl von Schutzstoffen zur Krebsprävention beiträgt.

Über die notwendige Zufuhr von β-Carotin, Vi-tamin E und C bestehen unterschiedliche Auf-fassungen. Es existieren Empfehlungen ver-schiedener Gremien und Autoren, die z. T. große Unterschiede aufweisen (*Tab. 62.6*). Weitere Untersuchungen sind nötig, um konkrete Emp-fehlungen ableiten zu können. Im Hinblick auf die oben genannten Studien wird über eine Begrenzung der täglichen β-Carotin-Menge für Raucher diskutiert. Vom Scientific Committee for Food (1997) werden derzeit 10 mg/d β-Caro-tin als sicher und unbedenklich angesehen.

Andere Vitamine

Die Ergebnisse einer prospektiven Studie zei-gen, dass bei niedriger Vitamin-A-Zufuhr ein höheres Risiko besteht, an Brustkrebs zu er-kranken. Deshalb wird von den Autoren eine Supplementierung mit Vitamin A bei Frauen mit einer erniedrigten alimentären Aufnahme empfohlen (Hunter u. a. 1993). Korrelationen zwischen verschiedenen Krebsarten und der Aufnahme von Vitamin A wurden nur vereinzelt beobachtet (Eichholzer u. Stähelin 1994). Ähn-liches gilt für den Vitamin-A-Serumspiegel. So wurde gezeigt, dass die Vitamin-A-Werte im Plasma bei über 60-jährigen Patienten, die an Lungenkrebs gestorben sind, niedriger waren als bei den Überlebenden (Stähelin u. a. 1991). Vitamin A reguliert vor allem die Zellvermeh-rung über die interzelluläre Kommunikation (gap-junctions) sowie die Zelldifferenzierung und hemmt die Entwicklung von Tumorzellen. Carotinoide mit Provitamin-A-Wirkung (α- und β-Carotin) können durch Umwandlung in Vi-tamin A die gleichen Wirkungen wie das Vi-tamin selbst ausüben (Watzl u. Leitzmann 1999, S. 73 f.).

Ebenfalls krebsprotektiv wirken die Vitamine B_2 (Ösophagus) und Folsäure (zervikale Dysplasie, kolorektale Dysplasie und kolorektale Ade-nome) (Biesalski 1996).

Selen

Selen ist als Bestandteil der Glutathionperoxi-dase wichtig im antioxidativen Abwehrsystem. Zudem hat es immunmodulierende und damit ebenfalls tumorprotektive Wirkung (Krämer u. a. 1996). Epidemiologische Studien belegen die Bedeutung von Selen in der Tumorpräven-tion. In Japan, wo Brustkrebs vergleichsweise selten vorkommt, sind die Blut-Selenwerte der Bevölkerung, durch eine selenreichere Ernäh-rung bedingt, etwa doppelt so hoch wie in euro-päischen Ländern und den USA. Die Schutzwir-kung von Selen ist nicht nur bei Brustkrebs, son-dern auch bei anderen Krebsarten bekannt (Schrauzer 1985). Bei der bereits erwähnten Krebspräventionsstudie in China war Selen ein Bestandteil der Supplementierung (neben β-Carotin und Vitamin E), die zu einer verrin-gerten Krebsmortalität führte (Blot u. a. 1993). Allerdings wies die Bevölkerung in dem unter-suchten Gebiet eine sehr niedrige Selenzufuhr

Tab. 62.6: Empfehlungen für die Zufuhr von Vitamin C und E sowie β-Carotin für Erwachsene zwischen 25 und 50 Jahren (nach Diplock 1993; Biesalski 1995; DGE u. a. 2000)

	DGE u. a. (2000)	Empfehlungen Diplock (1993)	Biesalski (1995)
Vitamin C (mg)	100	100 –150	75 –150
Vitamin E (mg)	14 (m) 12 (w)	60 –100	15 –30
β-Carotin (mg)	2 –4	15 –20	2 –4

auf, so dass bisher nicht klar ist, welche präventiven Effekte sich bei bereits ausreichender Selenversorgung über die Nahrung ergeben. Aufgrund dieser Ergebnisse kann über die Wirksamkeit des Selens nur spekuliert werden, eine eindeutige Aussage ist wegen der Kombinationsgabe nicht abzuleiten.

In Deutschland schwankt der Selengehalt der Böden und somit der Pflanzen und Futtermittel beträchtlich, so dass die Versorgung regional sehr unterschiedlich ist (Krämer u. a. 1996). Die DGE u. a. (2000) geben einen Schätzwert von 30–70 µg/d für eine angemessene Selenzufuhr an. Selenreiche Lebensmittel sind Schweine- und Rindfleisch, Fisch, Eier und Getreide (Elmadfa u. a. 1997, S. 88 ff.).

Ballaststoffe

Bevölkerungsgruppen, die vergleichsweise große Mengen an Ballaststoffen mit der Nahrung aufnehmen, erkranken seltener an Kolonkrebs als andere Personen, woraus geschlossen wurde, dass Ballaststoffe der Darmkrebsentstehung entgegenwirken. Für den protektiven Effekt der Ballaststoffe werden verschiedene Mechanismen diskutiert (❏ 62.5).

Eine Studie hat für Aufruhr gesorgt, weil durch sie die Schutzwirkung der Ballaststoffe in Frage gestellt wurde. In einer Nachauswertung der

Nurses' Health Study wurde kein Einfluss der Ballaststoffaufnahme auf die Entstehung kolorektaler Karzinome oder Adenome beobachtet (Fuchs u. a. 1999). Bei der Interpretation dieser Ergebnisse wurde aber nicht berücksichtigt, dass selbst die Studiengruppe mit der höchsten Ballaststoffzufuhr im Durchschnitt nur 24,9 g/d aufnahm und damit deutlich unter der empfohlenen Mindestzufuhr von 30 g/d blieb. Es kann daher nicht gefolgert werden, dass bei ausreichender Zufuhr kein protektiver Effekt besteht.

Kalzium

Die präventiven Wirkungen von Kalzium betreffen in erster Linie das Kolonkarzinom. Sie beruhen darauf, dass die Proliferation der Kolonmukosa, deren Steigerung mit einer erhöhten Tumorbildung in Zusammenhang gebracht wird, verringert wird. Zudem bindet Kalzium im Kolon die als kokanzerogen geltenden Gallensäuren. Eine Untersuchung von Patienten mit hohem familiären Kolonkrebsrisiko ergab, dass deren Zellproliferationsrate im Kolon ähnlich hoch war wie bei Patienten mit Kolonkrebs. Nach einer Kalzium-Supplementation ging die Proliferationsrate deutlich zurück und erreichte etwa das Niveau von Personen mit niedrigem Kolonkrebsrisiko (Lipkin u. Newmark 1985).

Sekundäre Pflanzenstoffe

Sekundäre Pflanzenstoffe sind chemisch sehr unterschiedliche Verbindungen, die trotz ihrer geringen Konzentration in pflanzlichen Lebensmitteln vielfältige Wirkungen, u. a. antikanzerogene, ausüben. Sie können in alle Stadien der Kanzerogenese (Initiation, Promotion und Progression) protektiv eingreifen. Zu den sekundären Pflanzenstoffen mit antikanzerogener Wirkung zählen neben dem β-Carotin weitere Carotinoide (wie Canthaxanthin, Lutein, α-Carotin und Lycopin), Phytosterine, Saponine, Glukosinolate, Phenolsäuren, Flavonoide, Protease-Inhibitoren, Terpene, Phytoöstrogene und Sulfide (Watzl u. Leitzmann 1999, S. 59 ff.). Pflanzliche Lebensmittel, vor allem Zwiebelgewächse, alle Kohlarten, Tomaten, Hülsenfrüchte und Zitrusfrüchte weisen diese Wirkstoffe auf (❏ 62.6). Daraus wird ersichtlich, dass es eine Vielzahl von positiven Wirkstoffen in Obst und Gemüse gibt, die neben den Vitaminen und Mineralstoffen eine Rolle spielen (s. Kap. 38, S. 80 ff.).

> Steigerung des Stuhlvolumens, dadurch geringerer Anteil der Kanzerogene an der gesamten Stuhlmenge
>
> Bindung von Kanzerogenen an Ballaststoffe
>
> beschleunigte Darmpassage, somit kürzere Kontaktzeit der Kanzerogene mit der Darmwand
>
> bakterieller Abbau einiger Ballaststoffkomponenten zu kurzkettigen Fettsäuren (Azetat, Propionat, Butyrat), von denen besonders Butyrat der Kolonkarzinomentstehung entgegenwirkt
>
> Absenkung des pH-Wertes durch die entstehenden kurzkettigen Fettsäuren, dadurch Hemmung des Enzyms 7α-Dehydroxylase und somit verminderte Entstehung krebsfördernder sekundärer Gallensäuren
>
> Entzug von Ammoniak, das die Karzinomentwicklung begünstigt, aus dem Darmlumen

❏ 62.5: Protektive Mechanismen der Ballaststoffe bei der Entstehung des Kolonkarzinoms (Kasper 1991a)

		Carotinoide	Phytosterin	Saponine	Glukosinolate	Phenolsäuren	Flavonoide	Protease-Inhibitoren	Monoterpene	Phytoöstrogene	Sulfide
Gemüse	Broccoli	✓			✓	✓	✓				✓
	Grünkohl	✓			✓	✓	✓				✓
	Karotten	✓				✓	✓				
	Tomaten	✓				✓	✓				
Getreide	Weizen		✓	✓		✓	✓	✓		✓	
	Gerste		✓	✓		✓	✓	✓		✓	
Hülsenfrüchte	Sojabohnen		✓	✓		✓	✓	✓		✓	
Obst	Aprikosen	✓				✓	✓		✓		
	Zitronen					✓	✓		✓		
Zwiebelgemüse	Knoblauch			✓		✓	✓				✓
	Zwiebel			✓		✓	✓				✓
Ölsaaten	Leinsamen		✓			✓	✓			✓	

✓ = ist vorhanden

☎ 62.6: Vorkommen möglicher krebshemmender sekundärer Pflanzenstoffe (nach Watzl u. Leitzmann 1999, S. 60)

Milchsäure

Das wichtigste Stoffwechselprodukt der Fermentation von Lebensmitteln ist die Milchsäure. Dabei lassen sich zwei Arten unterscheiden, nämlich L(+)-Milchsäure und D(-)-Milchsäure, die sich bezüglich ihrer räumlichen Anordnung wie Bild und Spiegelbild verhalten. Im Stoffwechsel des Menschen wird fast ausschließlich L(+)-Milchsäure gebildet, während D(-)-Milchsäure vor allem mit der Nahrung zugeführt wird. Milchsäure findet sich in großen Mengen in fermentierten Gemüseprodukten (z. B. Sauerkraut) und in vergorenen Milchprodukten (z. B. Joghurt, Käse).
Milchsäurebakterien haben einen direkten tumorhemmenden Einfluss. So konnte in Tierversuchen gezeigt werden, dass Joghurt das Tumorwachstum hemmt (Shahani u. Ayebo 1980). Auch milchsauer vergorener Rote-Bete-Saft hemmt die Vermehrung von Tumorzellen (Rasic u. a. 1984). Vor allem bei der Prävention von Kolonkrebs spielen milchsauer vergorene Lebensmittel eine große Rolle, da sie in der Lage sind, die Darmflora des Menschen positiv zu verändern. Sie hemmen die Bildung einiger bakterieller Enzyme im Stuhl, die die Umwandlung von Prokanzerogenen zu proximalen Kanzerogenen stimulieren (Shahani u. Ayebo 1980; Müller u. a. 1993).

Therapie

Zwischen einer Ernährungsform, die das Risiko der Krebsentstehung vermindert und der Ernährung, die ein an Krebs leidender Patient benötigt, muss unterschieden werden, obwohl eine Ernährungstherapie auch sekundär und tertiär präventiv wirken kann. In der Therapie sollte von den meisten »Krebsdiäten« (s. u.) Abstand genommen werden. Die wichtigste Aufgabe der Ernährungstherapie bei Krebskranken besteht darin, die Gesamtsituation des Organismus zu verbessern und seine Regenerationskräfte zu stärken, um ihn vor einem Fortschreiten oder Wiederausbruch der Krankheit zu schützen. Die Ernährungstherapie kann die Ausgangssituation für die klassische Krebstherapie (Operation, Bestrahlung oder Chemotherapie) verbessern. Bei einer Malnutrition ist das Immunsystem beeinträchtigt, die Infektanfälligkeit erhöht, die Wundheilung verschlechtert und das Morbiditäts- und Mortalitätsrisiko gesteigert.

Der Nährstoffbedarf des Krebskranken ist als Folge des Tumorwachstums erhöht. Die onkologischen Therapien wie Bestrahlung und Chemotherapie wirken sich teilweise zusätzlich negativ auf den Ernährungsstatus aus (☎ 62.7). Die Ernährung des Krebskranken ist problematisch, da die Patienten oft unter starkem Gewichtsverlust leiden, der durch Appetitlosigkeit, verfrühtes Sättigungsgefühl, Übelkeit, Erbrechen, Durchfall, Malabsorption, Geschmacksveränderungen, Nahrungsmittelaversionen u.a. bedingt ist. Der Begriff **Tumorkachexie** beschreibt das Auftreten von progressivem Gewichtsverlust, Anorexie und persistenter Abnahme von Körperzellmasse. Die besten Ergebnisse mit der Ernährungstherapie sind zu erwarten, wenn die Maßnahmen möglichst früh eingesetzt werden und das Auftreten der Tumorkachexie verhindert wird (Jordan u. Stein 1997; Jordan u.a. 1997). Operative Eingriffe im Bereich des Gastrointestinaltrakts erfordern spezielle diätetische Maßnahmen.

Die aus den medizinischen Maßnahmen resultierenden Ernährungsstörungen wie Übelkeit, Erbrechen, Kau- und Schluckbeschwerden, Diarrhö oder Obstipation können gezielt therapiert werden (☎ 62.8). In Perioden der Übelkeit sollte auf »Lieblingsspeisen« verzichtet werden, da der Körper diese sonst mit Unwohlsein assoziiert, was zur dauerhaften Ablehnung der Speisen führen kann. Durch die Krebstherapie kann es auch zu Geschmacksveränderungen kommen. Die Geschmacksschwelle für süß ist höher als beim Gesunden, die für bitter niedriger. Bei appetitlosen Patienten ist häufig auch eine Aversion gegen tierische Lebensmittel, anfangs oft gegen Schweine- und Rindfleisch, dann auch gegen Geflügel und Fisch, zu beobachten.

Die Ernährung muss an die jeweilige Situation angepasst und individuell zusammengestellt werden. Wichtig bei der Auswahl der Nahrung des Krebspatienten ist eine ausführliche Ernährungsanamnese und die Erfassung des Ernährungszustandes. Die Anamnese beinhaltet den Körpergewichtsverlauf der letzten Monate, mögliche Ernährungsprobleme sowie die Quantifizierung der aufgenommenen Nahrung.

Wenn nicht genügend Nährstoffe aufgenommen werden, kann eine Supplementierung von Vitaminen, Mengen- und Spurenelementen als Ergänzung vorgenommen werden (Bürger u. Ollenschläger 1992). Die natürliche Ernährungsweise sollte aufrecht erhalten werden, wenn ein anatomisch weitgehend intakter Gastrointestinaltrakt vorhanden ist sowie keine anderen klinischen Beschwerden vorliegen, die die orale Nahrungsaufnahme behindern könnten (z.B. Schluckstörungen), Digestion und Absorption gewährleistet sind und die psychische Bereitschaft zum Essen gegeben ist (Schauder 1991). Tumorpatienten sollten sich für das psychische und soziale Wohlbefinden so lange wie möglich auf natürliche Art ernähren. Falls eine adäquate Nahrungsenergiezufuhr über einen längeren Zeitraum nicht gegeben ist,

---

Chirurgie
Kau- und Schluckbeschwerden
Dumping-Syndrom
Blind-Loop-Syndrom
Malabsorption (speziell bei Magenoperation: Fett, Eisen, Vitamin B_{12})
Wasser- und Elektrolytverlust
gestörter Säure-Basen-Haushalt

Bestrahlung
Übelkeit
Kau- und Schluckbeschwerden
veränderte Mundflora
Geschmacksveränderungen
Geschmacksverlust
Mundtrockenheit
Enteritis
Kolitis mit Folgeerscheinungen wie Diarrhö, Malabsorption, Ileus

Chemotherapie
Anorexie
Übelkeit
Erbrechen
Schleimhautschäden
Diarrhö
Obstipation
Malabsorption
Infekte
Stoffwechselveränderungen durch spezielle Antimetabolite, z.B. Folsäureantagonisten

☎ 62.7: Einflüsse der Tumortherapie auf den Ernährungsstatus (Eisinger u. Leitzmann 1995, S. 102)

Übelkeit und Erbrechen
Essensgerüche meiden
gründlich kauen
mehrere kleine Mahlzeiten einnehmen
besonders süße und fetthaltige Lebensmittel
meiden
»trockene« Nahrungsmittel essen (Brötchen,
Knäckebrot u. a.), evtl. schon morgens vor
dem Aufstehen
nach dem Essen Pfefferminztee trinken oder
Zähne putzen
möglichst nicht selbst kochen
Flüssigkeits- und Elektrolytverluste ausgleichen
beim und nach dem Essen Oberkörper
hochlagern

Kau- und Schluckbeschwerden
kühle Speisen essen, sehr heiße Gerichte
meiden
weiche Nahrungsmittel und Gerichte
bevorzugen
krümelige Nahrungsmittel (z. B. Zwieback,
Kekse, Cracker) meiden oder einweichen
Nahrungsmittel klebriger Konsistenz (z. B.
Quark, gekochtes Eigelb) meiden oder
verdünnen
Butter oder Sahne dem Essen zugeben
Speisen pürieren
kohlensäurehaltige Getränke meiden
milde, säurearme Kost bevorzugen

Mundtrockenheit
wasserhaltige Nahrungsmittel und Speisen
bevorzugen (Obst, Kompott, Suppen u. a.)
häufig kleine Schlucke trinken
Zitrusfrüchte als Zwischenmahlzeiten
Milch durch Sauermilchprodukte ersetzen
(wegen der Schleimbildung)
Pfefferminz- und Zitronentee trinken
saure Bonbons und Kaugummi regen den
Speichelfluss an

Diarrhö
fette oder blähende Kost meiden
geriebenen Apfel, Möhren oder Bananen
essen
Reis- oder Haferschleim essen
Flüssigkeits- und Elektrolytverluste ausgleichen
statt frischer Milch Sauermilcherzeugnisse
verwenden
Alkohol, Kaffee und kohlensäurereiche
Getränke meiden
mehrere kleine Mahlzeiten

Obstipation
ballaststoffreiche Nahrungsmittel bevorzugen (Vollkornprodukte, Gemüse, Obst)
reichlich trinken (mindestens 3 l/d)
körperliche Bewegung

◐ 62.8: Praktisches Vorgehen bei speziellen Beschwerden von Krebspatienten (nach Bürger u. Ollenschläger 1992; Leitzmann u. a. 1996; Jordan u. Stein 1997)

ist der Einsatz einer enteralen oder parenteralen Ernährung[2] indiziert (◐ 62.9). Die enterale Ernährung ist komplikationsärmer als die parenterale und sollte daher bei intaktem Magen-Darm-Trakt der parenteralen Ernährung vorgezogen werden (Jordan u. Stein 1997; Jordan u. a. 1997).

Krebsdiäten

Krebskranke wenden sich oft »Krebsdiäten« zu, die in großer Vielzahl existieren. In einer Befra-

gung von Tumorpatienten zeigte sich, dass unter den alternativen Heilmethoden diätetische Verfahren am häufigsten angewendet wurden (34 %). Vitamintherapien wurden von 18 % der Patienten und »entgiftende« und »entschlackende« Maßnahmen von 17 % der Patienten genannt (Berger u. a. 1989).
Meist beruhen die propagierten Wirkungen von Krebsdiäten auf Erfahrungsberichten und teilweise auf biochemischen oder tierexperimentellen Studien. Kontrollierte Studien existieren in den meisten Fällen nicht (Kasper 1991b). Die Krebsdiäten weisen mehrere Gemeinsamkeiten

---

[2] enterale Ernährung: Applikation flüssiger Nahrung mittels einer Sonde (Bolusapplikation oder kontinuierlich) in den Gastrointestinaltrakt
parenterale Ernährung: Ernährung unter Umgehung des Gastrointestinaltrakts, venöse Nährstoffzufuhr

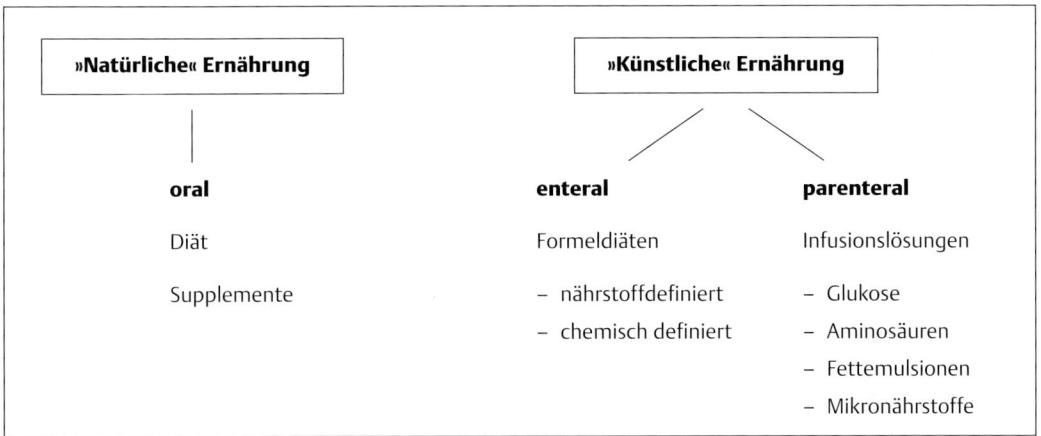

» 62.9: Ernährungsmedizinische Strategien zur Behandlung der tumorassoziierten Malnutrition (nach Schauder 1991)

auf, z.B. handelt es sich meist um eine lakto-vegetabile Kostform, es werden bestimmte Lebensmittel wie Fleisch und Fleischwaren, Zucker, Auszugsmehl und daraus hergestellte Produkte sowie Kochsalz gemieden und andere, z.B. Vollkornprodukte, Obst, Gemüse, kaltgepresste Öle und Fette mit einem hohen Anteil an ungesättigten Fettsäuren, bevorzugt (Dötsch 1994).

Einige Vertreter der alternativen Ernährungsformen befassen sich mit dem Thema Krebs, aber vor allem in der Prävention. Zu diesen Kostformen zählen u.a. die Ernährung nach Bircher-Benner, die Makrobiotik nach Kushi und Ohsawa, die Vollwert-Ernährung nach Kollath und von Koerber, Männle, Leitzmann sowie die Trennkost nach Hay. Eine Heilung von Krebs wird mit Ausnahme von Ohsawa von den Befürwortern der alternativen Ernährungsformen nicht versprochen.

Viele der Diäten beruhen auf der Theorie von **Otto Warburg** (1883–1970). Grund für die Krebsentstehung sind nach Warburg irreversible Schädigungen der Zellatmung, so dass die Energiegewinnung durch Gärung erfolgt. Die Gärung soll für die Umwandlung differenzierter Zellen in undifferenzierte (wildwachsende Krebszellen) verantwortlich sein. Ziel einer Diät sollte daher sein, die Gärung in den Tumorzellen zu hemmen. Untersuchungen haben die Theorie Warburgs widerlegt und gezeigt, dass die Gärung nicht der Grund für die Entartung ist, sondern umgekehrt die Gärung durch das schnelle Wachstum der Zellen und die damit verbundene Sauerstoffunterversorgung verursacht wird.

Die Empfehlung, den Saft roter Bete in der Krebsdiät einzusetzen, beruht auf der Theorie Warburgs und wird vor allem von **P. G. Seeger** propagiert. Neben einer Vielzahl von Wirkstoffen sei besonders ihr roter Farbstoff Betanin von Bedeutung, da er die Zellatmung aktiviere und normalisiere (Renner u. Canzler 1995, S. 33 u. 45 f.).

Neben den unten genannten, ausgewählten Diäten gibt es weitere, z.B. nach Leupold, Zabel, Windstosser, Kousmine, Budwig, Moerman sowie Reckeweg (Übersicht bei Grossenbacher u. Hauser 1992; Renner u. Canzler 1995).

Johannes Kuhl

Grundlage ist die Theorie von Warburg. In der Krebszelle entsteht nach Kuhl durch die Gärung rechtsdrehende Milchsäure, die zu einer Übersäuerung führt. Um den Stoffwechsel wieder ins Gleichgewicht zu bringen, müsse die Milchsäure isopathisch (Gleiches mit Gleichem) zugeführt werden. Zucker fördert nach Kuhl die Umwandlung gesunder Zellen in kranke. Es handelt sich bei der Milchsäurekost nach Kuhl um eine lakto-vegetabile Kost mit einem hohen Anteil an rechtsdrehender Milchsäure. Zucker sollte gemieden werden, während der Verzehr hochungesättigter Pflanzenfette zum Aufbau von »Zellatmungsfermenten« empfohlen wird (Renner u. Canzler 1995, S. 33 f.).

Max Gerson

Gerson vertritt die Meinung, dass bei einer Krebserkrankung das Natrium-Kalium-Gleichgewicht im Körper gestört ist, woraus Funktionseinbußen, vor allem im Verdauungstrakt, resultieren sollen. Daher sollten Natrium, Chlor und Wasser aus dem Körper ausgeleitet werden. Die Anreicherung und Aktivierung von Kalium im Körper könne durch frische Grünblättersäfte sowie frischen Kalbslebersaft erreicht werden (Renner u. Canzler 1995, S. 34 f.). Obst und Gemüse, das ohne Anwendung von Kunstdünger angebaut werden soll, sowie daraus hergestellte Säfte sind neben Hafermehl die überwiegenden Bestandteile der Diät. Fleisch, Kochsalz, Gewürze, Alkohol und Tabak sollten gemieden werden. Bio-Hefe, Gallensalze, Leber- und Schilddrüsenextrakte, Lugolsche Lösung u. a. ergänzen die Diät. Kaffee-Einläufe sollen toxische Substanzen über den Darm ausleiten (Kasper 1991b).

Hochdosierte Vitamin-C-Therapie nach Cameron und Pauling

Cameron und Pauling (1974) sehen Ascorbinsäure als Mittel für die Prävention und Therapie von Krebserkrankungen, da sie die Widerstandsfähigkeit des Organismus gegen den Tumor stärken soll. Dies begründen die Autoren u. a. mit einer Verbesserung der Lymphozytenfunktion durch Ascorbinsäure, dem Schutz gegen die von Tumorzellen produzierte Hyaluronidase sowie mit den antiviralen und antibakteriellen Eigenschaften der Ascorbinsäure. Sie empfehlen die Einnahme hoher Dosen Ascorbinsäure (bis zu 10 g/d).
Dass Vitamin C in seiner Eigenschaft als Antioxidans krebsprotektiv wirkt, gilt als gesichert (s. o.). In der Therapie ist ein Einfluss bisher jedoch nicht belegt. Eine Plazebo-kontrollierte Doppelblindstudie an 100 Patienten mit fortgeschrittenem kolorektalen Krebs zeigte bei einer Dosis von 10 g Vitamin C pro Tag über durchschnittlich drei Monate keine positiven Wirkungen (Moertel u. a. 1985). Die Studie wurde von Pauling kritisiert, weil methodische Unterschiede zu den eigenen Untersuchungen (vor allem bezüglich der Dosierung der Ascorbinsäure und der Dauer der Anwendung) das Ergebnis verfälscht haben sollen (Pauling u. Moertel 1986).

Ernst Krebs

Ernst Krebs propagiert das Präparat »Laetrile«, das als Wirkstoff Amygdalin enthält. Amygdalin kommt in bitteren Mandeln und in Kernen von Steinobst vor. Es wird aus Aprikosenkernen gewonnen. Als Krebstherapie wird die Einnahme von Laetrile in Kombination mit Multivitaminpräparaten und Pankreasfermentpräparaten empfohlen. Der Verzehr von Eiern, Milchprodukten, Fleisch, Weißmehl, raffiniertem Zucker und Salz sollte vermieden werden, während frische Früchte, frisches Gemüse und Vollkornprodukte empfohlen werden (Renner u. Canzler 1995, S. 37).
In einer klinischen Studie an 178 Krebspatienten konnte durch die Verabreichung von Laetrile in Kombination mit einer speziellen Diät, der Gabe von Vitaminen und Enzymen weder eine Stabilisierung des Krankheitszustandes noch eine Besserung erreicht werden; auch die Lebenserwartung lag nicht höher. Die Autoren der Studie warnen zudem vor Amygdalin, da es im menschlichen Darm enzymatisch gespalten wird und toxische Blausäure entsteht (Moertel u. a. 1982).

Fasten

Bei bestehender Krebserkrankung existieren über den Einsatz des Fastens und die Heilungsmöglichkeiten unterschiedliche Auffassungen. Das Heilfasten nach **Otto Buchinger** sollte in erster Linie zur Tumorprävention eingesetzt werden, während die manifeste Krebserkrankung als Kontraindikation gilt (Grossenbacher u. Hauser 1992, S. 49). Nach **Hellmut Lützner** sollte nur bei vorhandenen Gewichtsreserven gefastet werden und auch dann zunächst nur über einen kurzen Zeitraum (7–14 Tage). Der kachektische Zustand wird als Kontraindikation angesehen. Eine Heilung von Krebs durch das Fasten wird von Lützner nicht bestätigt und kritisch gesehen (Lützner 1993, S. 228 f.).
Die Fastenkur nach **R. Breuss** (»Krebskur-total«) wird speziell in der Krebstherapie eingesetzt, da nach Meinung von Breuss der Krebs nur von festen Speisen lebt und folglich beim Fasten abstirbt. Dabei werden 42 Tage ausschließlich Gemüsesäfte aus roten und gelben Rüben, Sellerie, Rettich und Kartoffeln sowie verschiedene Teemischungen getrunken (Grossenbacher u. Hauser 1992, S. 50 f.).
Das Fasten als Krebstherapie ist vor allem bei kachektischen Patienten nicht zu empfehlen. In Einzelfällen kann bei bestehenden Gewichtsre-

serven eine kurzfristige Fastenkur unter genauer Beobachtung des Gewichtsverlaufs und des Zustands des Patienten in Erwägung gezogen werden. Die Auffassung, Krebs könne durch Fasten »ausgehungert« werden, entbehrt jedoch jeglicher wissenschaftlicher Beweise und ist auch aus theoretischen Überlegungen nicht nachvollziehbar. Im Gegenteil, der Patient wird durch die lange Fastenkur, wie sie nach den Empfehlungen von Breuss durchgeführt werden sollte, extrem geschwächt.

Abschließende Betrachtung der Krebsdiäten

Es existiert keine Ernährungsform und kein einzelnes Nahrungsmittel bzw. ein einzelner Nahrungsinhaltsstoff, der die Ausbildung eines Tumors verhindert oder einen bestehenden Tumor gar heilt. Deshalb sind Diätversprechen zur Heilung einer Krebserkrankung nicht haltbar. Die genannten Diäten bewirken meist eine Änderung der üblichen Ernährungsgewohnheiten. Diese kann in einzelnen Fällen zu einer Besserung des Krankheitszustandes führen, kann aber auch, wie in der Bewertung dargestellt, wirkungslos bzw. wie im Fall der Einnahme von Laetrile oder beim Heilfasten von Krebskranken gefährlich sein. Einseitige Diäten stellen ein Risiko für den Patienten dar, da sie Nährstoffdefizite begünstigen. Empfehlenswert für den Krebspatienten ist eine ausgewogene Ernährungsweise, die auch die individuellen Vorlieben des Kranken berücksichtigt, bzw. eine Ernährungstherapie, die je nach körperlichen Beschwerden angepasst wird (s. ✪ 62.8, S. 298).

Zusammenfassung ▬▬▬▬▬

In zahlreichen Studien zum Einfluss der Ernährungsweise auf die Krebsentstehung wurde belegt, dass in Lebensmitteln krebsfördernde und krebshemmende Faktoren enthalten sind. Zu den wichtigsten karzinogenen und kokarzinogenen Substanzen zählen Alkohol, Nitrosamine, Mykotoxine, polyzyklische aromatische Kohlenwasserstoffe, heterozyklische Amine sowie Nahrungsfett, dabei vor allem die gesättigten Fettsäuren. Antikarzinogene Substanzen sind verschiedene Vitamine, Mengen- und Spurenelemente sowie Ballaststoffe und sekundäre Pflanzenstoffe. Dabei scheinen es weniger die einzelnen Substanzen zu sein, die die Tumorentstehung verhindern, sondern vielmehr eine Ernährungsweise, die reich an Gemüse, Obst und Vollkornprodukten ist und eine nicht zu hohe Energie- und Fettaufnahme aufweist. Die Empfehlungen zur Krebsprävention entsprechen weitgehend denen für eine allgemein gesunderhaltende Ernährung. In der Ernährung von bereits erkrankten Patienten gelten spezielle Empfehlungen, die je nach individuellen Beschwerden oder operativ bedingten Gegebenheiten angepasst werden müssen.

☞ Empfehlungen zur Krebsprävention

▶ Fettreduktion auf 30 % der Gesamtnahrungsenergiemenge
▶ Steigerung des Verzehrs von Gemüse und Obst
▶ Bevorzugen komplexer Kohlenhydrate (z. B. Vollkornprodukte)
▶ Verminderter Verzehr von geräucherten und gepökelten Lebensmitteln
▶ Meiden von Alkohol
▶ Senkung der Kochsalzzufuhr
▶ Meiden schimmeliger Lebensmittel
▶ Einschränkung von gegrillten Lebensmitteln
▶ Erzielen eines akzeptablen Körpergewichtes

63 Jodmangelstruma

Jodmangelstruma, auch Jodmangelkropf genannt, ist eine Vergrößerung der Schilddrüse, die durch einen Jodmangel verursacht wird.

Horster u. a. machten 1975 durch eine Studie mit Rekruten auf das Problem des Jodmangels in Deutschland aufmerksam. Die Kropfhäufigkeit lag bei 15% mit einem deutlichen Nord-Süd-Gefälle innerhalb Deutschlands, wobei die Prävalenz von Norden nach Süden zunahm. Dies konnte in einer Untersuchung an 13- bis 15-jährigen Schulkindern bestätigt werden (Habermann u. a. 1975).

Das Ausmaß eines Jodmangels wird nach der WHO entsprechend der renalen Jodausscheidung in drei Schweregrade unterteilt (☎ 63.1). Die mit dem Urin ausgeschiedene Jodmenge ist von der Jodkonzentration des Plasmas und diese wiederum von der Jodaufnahme sowie der Schilddrüsenaktivität abhängig. Sie dient als Maß für die alimentäre Jodversorgung. Für eine ausreichende Jodversorgung sollte laut WHO die Jodausscheidung > 100 µg Jod/g Kreatinin betragen.

Nach diesen Kriterien ist Deutschland ein Jodmangelgebiet ersten Grades. Das zeigte eine Untersuchung an 2094 Erwachsenen in 36 Städten Deutschlands (Gutekunst u. a. 1993). Dieses Ergebnis wurde durch eine Studie in den Jahren 93/94 mit knapp 6000 erwachsenen Probanden aus 32 Regionen Deutschlands bestätigt (☎ 63.2). Über die Hälfte der Studienteilnehmer (55%) wies einen Jodmangel ersten Grades auf, während 17% der Probanden einen Jodmangel Grad II hatten (Hampel u. a. 1996). Deutschland zählt somit zu den endemischen Kropfgebieten. Auch die Daten der repräsentativen Untersuchung »Jod-Monitoring 1996«, bei der u. a. die Jodausscheidung im Harn bei 772 Wehrpflichtigen, bei 898 Wöchnerinnen und ihren Neugeborenen sowie bei 566 Personen im Alter von 50–70 Jahren aus 26 Regionen Deutschlands erfasst wurde, bestätigen die unzureichende Jodversorgung. Als besonders gefährdet gelten nach wie vor Schwangere, Stillende, gestillte Neugeborene und Wehrpflichtige (Bundesministerium für Gesundheit 1998).

Bei Kindern unter zehn Jahren liegt die Häufigkeit einer vergrößerten Schilddrüse bei 21%, bei Jugendlichen zwischen 11 und 18 Jahren bei 52% (Hampel u. a. 1995). Im Vergleich zu schwedischen Schulkindern wurden bei 13-jährigen Schulkindern aus 23 Orten der alten Bundesländer Deutschlands im Durchschnitt mehr als doppelt so große Schilddrüsenvolumina (9,3 ml versus 4,2 ml) gemessen (Gutekunst u. a. 1985). Diese Unterschiede, die auch in nachfolgenden Untersuchungen bestätigt wurden, werden auf die im Gegensatz zu Deutschland ausreichende Jodversorgung in Schweden zurückgeführt (Gutekunst u. a. 1986; Müller-Leisse u. a. 1988; Menken u. a. 1992).

Im Gegensatz zu früheren Untersuchungen zeigen Ergebnisse neuerer Studien keinen signifikanten Unterschied zwischen der Strumahäufigkeit im Norden und Süden Deutschlands (Gutekunst u. a. 1993; Meng u. a. 1994; Hampel u. a. 1996). Die Bevölkerung in den neuen Bundesländern ist gleichermaßen vom Jodmangel betroffen wie die der alten Bundesländer (Meng u. a. 1994). Bei einer Untersuchung von etwa 7600 Schülern im Alter von 7–15 Jahren in zwölf Ländern Europas zeigte sich, dass sich die Jodversorgung seit 1992 zwar wesentlich verbessert hat, die Strumahäufigkeit dennoch bei 10–40% lag. Während die Jodversorgung der Probanden in den Niederlanden, der Slowakei und in Frankreich im Normbereich lag, war sie vor allem in Rumänien, Polen und Belgien unzureichend (Delange u. a. 1997).

Grad I	Mittlere tägliche renale Jodausscheidung > **50 µg Jod/g Kreatinin** Für normale geistige und physische Entwicklung ausreichende Schilddrüsenhormonversorgung
Grad II	Mittlere tägliche renale Jodausscheidung **25-50 µg Jod/g Kreatinin** Risiko des Schilddrüsenhormonmangels, Hypothyreose-Risiko, keine offenkundige Kretinismus-Endemie
Grad III	Mittlere täglich renale Jodausscheidung < **25 µg Jod/g Kreatinin** Erhebliches Risiko bezüglich des endemischen Kretinismus

☎ 63.1: WHO-Kriterien zur Einteilung des Jodmangels nach Schweregraden (nach Scriba u. a. 1974)

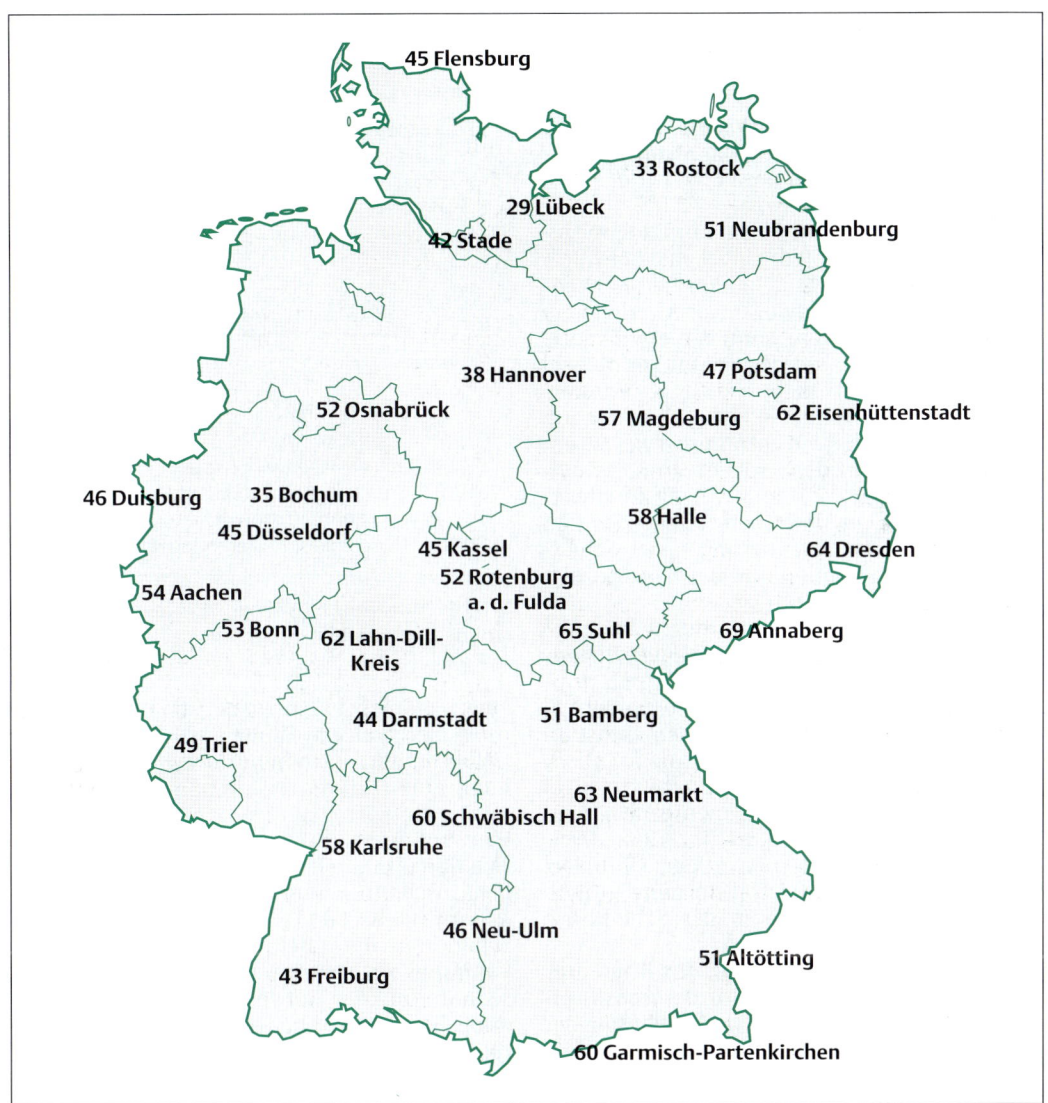

⬛ 63.2: Strumahäufigkeit (%) bei 18- bis 70-jährigen Personen (n = 5932) aus 32 Regionen Deutschlands 1993/94 (Hampel u. a. 1995)

Etwa die Hälfte der Strumen manifestiert sich bis zum 20. Lebensjahr, weitere 20 % treten zwischen dem 30. und 40., der Rest bis zum 50. Lebensjahr auf. Sie sind bei Frauen häufiger als bei Männern zu beobachten und entstehen vor allem in Phasen eines erhöhten Hormonbedarfs wie Pubertät, Schwangerschaft und Klimakterium (Pfannenstiel 1993).

Klinik

Jodmangel führt zu einem Anstieg des thyreoideastimulierenden Hormons (TSH), während gleichzeitig die TSH-Sensitivität der Schilddrüse erhöht ist. Dies bewirkt eine **Hypertrophie** (Zunahme des Zellvolumens bei gleichbleibender Zellzahl durch Funktionssteigerung der Schilddrüsenzellen) und nach der klassischen Theorie auch eine **Hyperplasie**

(Zellvermehrung bei unveränderter Zellgröße). Daher stellt sich eine kompensatorische Volumenzunahme der Schilddrüse mit Entwicklung einer Struma ein, um die Schilddrüsenhormonproduktion aufrecht zu erhalten. Dabei liegt eine euthyreote Stoffwechsellage vor, d.h. die Schilddrüsenfunktion ist normal (Gärtner 1990; Jockenhövel u. Olbricht 1993).

Während Patienten mit Struma in Endemiegebieten, in denen ein Jodmangel mit Schweregrad III herrscht, im Mittel höhere TSH-Konzentrationen im Serum aufweisen als Menschen in Nicht-Endemiegebieten, konnte diese Theorie für Endemiegebiete mit geringerem Jodmangel (Schweregrad I–II) nicht bestätigt werden. Zudem gibt es keine eindeutige Korrelation zwischen den TSH-Konzentrationen im Serum und der Strumainzidenz sowie -größe (Gutekunst u.a. 1986). Ein Zusammenhang konnte im Tierexperiment nur zwischen Serum-TSH und den hypertrophen Veränderungen der Schilddrüse, nicht jedoch mit der Hyperplasie gezeigt werden (Stübner u.a. 1987).

Die klassische Theorie wurde durch folgende Erkenntnisse korrigiert: In vitro-Untersuchungen zeigten, dass die Wachstumsfaktoren insulin-like growth factor I (IGF I) und epidermal growth factor (EGF) das Schilddrüsenwachstum stimulieren (Heldin u. Westermark 1988; Maciel u.a. 1988). Bei Patienten mit Jodmangel wurden erhöhte Konzentrationen an IGF I im Plasma festgestellt (Miyakawa u.a. 1988). Weitere Wachstumsfaktoren wie der fibroblast growth factor (FGF) und transforming growth factor α (TGF-α) wurden in der Schilddrüse identifiziert (Gärtner 1995).

Zudem wurde ein weiterer von den Thyreozyten gebildeter Wachstumsfaktor, der transforming growth factor β (TGF-β), nachgewiesen, der die Wirkung der beiden Wachstumsfaktoren IGF I und EGF inhibiert (Grubeck-Loebenstein u.a. 1989). Somit wird das Schilddrüsenwachstum (Hyperplasie) nicht durch das TSH, sondern durch die auto- und parakrine Wirkung von stimulierenden (IGF I, EGF, FGF und TGF-α) und hemmenden (TGF-β) Wachstumsfaktoren reguliert (⦾ 63.3). Auch Jod per se beeinflusst das Schilddrüsenwachstum. Es wurden Jodlaktone identifiziert, die bei ausreichendem Jodangebot die Proliferation hemmen und somit eine Strumaentstehung verhindern (Gärtner 1995).

Nicht alle Personen, die in einem Jodmangelgebiet leben, erkranken jedoch an einer Struma. In bestimmten Familien tritt der Kropf häufiger auf. Daher wird davon ausgegangen, dass neben

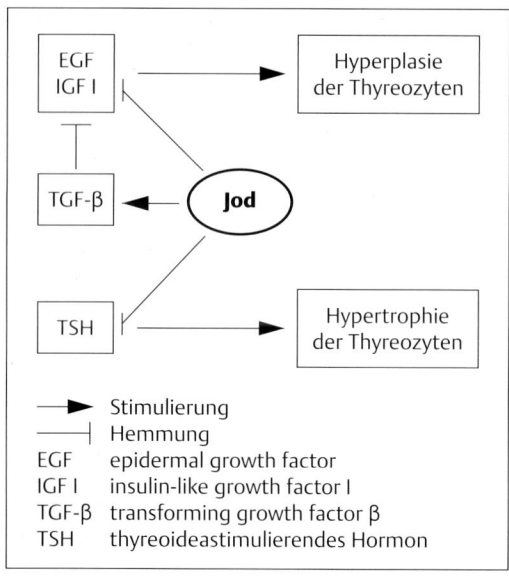

⦾ 63.3: Modell zur Pathogenese der Jodmangelstruma (nach Gärtner 1990)

einem Jodmangel eine genetisch bedingte Störung der Jodverwertung, z.B. durch einen Defekt in der Hormonsynthese, an der Entstehung einer Struma beteiligt ist (Pfannenstiel 1993).

Eine suboptimale Versorgung mit Jod kann sich durch zahlreiche, in den verschiedenen Lebensabschnitten unterschiedliche **Symptome** äußern (*Tab. 63.1*). Bei einer vergrößerten Schilddrüse, die jahrelang nicht behandelt wird, kommt es zur **Hypothyreose**, einer Schilddrüsenunterfunktion mit verminderter Hormonbildung. Bei Erwachsenen sind bei einer Hypothyreose langsame Reflexe, Kälteempfindlichkeit sowie eine trockene Haut obligat. Auch Obstipation, Konzentrationsschwäche und Gewichtszunahme werden beobachtet (Großklaus 1993).

Da die Jodkonzentration in der Frauenmilch von dem Jodversorgungszustand der Mutter abhängt, wirkt sich ein Jodmangel der Mutter auf das vollgestillte Kind aus. Der Fetus und der Säugling reagieren sehr empfindlich auf einen Jodmangel. Der chronische Jodmangel im Mutterleib, während der Stillzeit oder im Kleinkindesalter kann zu Wachstumsstörungen sowie zum Kretinismus (schwere irreversible Schädigungen des Gehirns, des Skeletts und verschiedener Organe), führen (Manz 1992).

Der Kropf stellt zunächst ein kosmetisches Problem dar, er kann jedoch durch Verdrängung

Tab. 63.1: Gesundheitliche Risiken des Jodmangels (nach Großklaus 1993)

Lebensstadium	Risiko
Föten	Endemischer Kretinismus vermehrt Mißbildungen, Aborte und Totgeburten
Neugeborene	Struma connata Störungen der Gehirnreifung und des Wachstums: Störungen im EEG, Hördefekte, Syndrom der hyalinen Membranen, Retardierung des Skelettsystems
Jugendliche in der Pubertät	juveniler Kropf Störungen der neuropsychischen Entwicklung: Lern- und Merkschwierigkeiten
Erwachsene	endemischer Kropf Funktionsstörungen der Schilddrüse oft mit verminderter Hormonproduktion funktionelle Autonomie und regressive Veränderungen der Schilddrüse Menstruations- und Fertilitätsstörungen

und Einengung der Nachbarorgane auch klinische Symptome verursachen. So engt eine Struma die Trachea erheblich ein und führt zur Tracheomalazie[1] (Zietz u. Brückner 1994). Bei länger bestehender Struma treten häufig Knotenbildungen auf, da die Schilddrüsenzellen unterschiedlich auf den Jodmangel bzw. die TSH-Stimulation reagieren. Die Prävalenz knotiger Strumen steigt daher mit zunehmendem Alter (Gärtner 1990).

Es wird unterschieden zwischen »kalten«, funktionslosen, und »heißen« Knoten. Bei »heißen« Knoten, die funktionell autonom arbeiten, besteht bei Zufuhr größerer Jodmengen, z. B. durch jodhaltige Röntgenkontrastmittel oder jodhaltige Medikamente, die Gefahr einer **Hyperthyreose**, einer Funktionsstörung mit erhöhter Schilddrüsenhormonproduktion. Durch die Zufuhr physiologischer Jodmengen kann eine latente Hyperthyreose auftreten. Bei älteren Menschen kann eine Hyperthyreose zu kardialen Funktionsstörungen (Tachykardie, Angina pectoris u. a.) führen (Zietz u. Brückner 1994). Auch das Risiko, an Schilddrüsenkrebs zu erkranken, ist erhöht (Großklaus 1993).

Bei Verdacht einer Struma werden verschiedene Verfahren zur **Diagnose** angewendet (*Tab. 63.2*). Zunächst liefert die palpatorische Untersuchung erste Hinweise auf die Lage und Beschaffenheit des Organs sowie auf Schmerzhaftigkeit und evtl. vergrößerte Lymphknoten. Je nach Größe bzw. Tastbarkeit der Schilddrüse werden vier Stadien unterschieden (*Tab. 63.3*). Bei der körperlichen Untersuchung sollten Symptome der Hyperthyreose und Hypothyreose erfasst bzw. ausgeschlossen werden (Langer u. a. 1995).

Durch die Sonographie können Lage, Größe und Volumen der Schilddrüse sowie Strukturveränderungen des Schilddrüsengewebes ermittelt werden (Albert u. Herbig 1995). Zur Überprüfung der Schilddrüsenfunktion dient die laborchemische Untersuchung verschiedener Blutparameter (TSH, T_3, T_4). Die funktionstopographische Darstellung der Schilddrüse mit Hilfe der Szintigraphie ermöglicht die Lokalisation und Beurteilung des Funktionszustandes des Gewebes (Albert u. Herbig 1995). Ein weiteres Diagnoseverfahren ist die Feinnadelpunktionszytologie, die bei kalten und warmen Knoten, entzündlichen Schilddrüsenerkrankungen und nicht-tastbaren kühlen Bezirken indiziert ist (Wagner 1995). Anhand der erhobenen Befunde kann die Struma nach verschiedenen Aspekten klassifiziert und entsprechend behandelt werden (☎ 63.4).

---

[1] Tracheomalazie: Angeborene oder als Folge einer Kompression der Trachea entstandene Erweichung der Knorpelspangen der Luftröhre

Tab. 63.2: Diagnoseverfahren und typische Untersuchungsergebnisse bei Jodmangelstruma (nach Pfannenstiel 1993)

Diagnoseverfahren	Untersuchungsergebnisse
Sonographie	normale Echostruktur, vergrößerte Schilddrüse, ohne/mit Knoten
Blutuntersuchung	
TSH	normal
TSH nach TRH	normale Antwort
T_3	(hoch) normal
T_4	normal
Antikörper (z. B. Thyreoglobulin- oder TSH-Rezeptor-Antikörper)	negativ
Urinuntersuchung	
Jodausscheidung	vermindert
Szintigraphie	
Aufnahme einer radioaktiven Indikatorsubstanz (z. B. ^{99m}Tc, ^{123}I) durch die Schilddrüse	leicht erhöhte Radionuklid-Aufnahme evtl. Nachweis von kalten Knoten

Tab. 63.3: Einteilung der Struma nach ihrer Größe (nach Scriba u. a. 1974)

Stadium	Strumagröße
0	keine Struma
I	tastbare Struma
I a	auch bei zurückgebeugtem Hals Struma nicht sichtbar – oder kleiner Strumaknoten bei sonst normal großer Schilddrüse
I b	tastbare Struma, nur bei voll zurückgebeugtem Hals sichtbar
II	sichtbare Struma, d. h. sichtbar bei normaler Kopfhaltung, Palpation für Diagnose nicht erforderlich
III	sehr große Struma, schon aus größerer Entfernung sichtbar

Prävalenz
Endemische Struma:
Prävalenz > 10 % der Bevölkerung

Sporadische Struma:
Prävalenz < 10 % der Bevölkerung

Morphologie
Struma diffusa: ohne fokale Veränderungen
Struma nodosa: mit knotigen Veränderungen

Funktion
hypothyreote Struma
euthyreote Struma
hyperthyreote Struma

Pathogenese
Struma infolge
  alimentären Jodmangels
  Jodfehlverwertung
  Schilddrüsenhormonresistenz
  strumigener Substanzen
  Zysten
  Immunthyreopathie
  Autonomie
  Thyreoiditis
  Schilddrüsenmalignomen
  Infiltration durch Neoplasien
  vermehrter TSH-Aktivität
  Akromegalie
  systemischer Erkrankungen

☒ 63.4: Klassifikation der Struma nach verschiedenen Aspekten (Jockenhövel u. Olbricht 1993)

Ursachen

In Deutschland ist die häufigste Ursache einer Struma der **Jodmangel**. Die Jodzufuhr in Deutschland hat sich zwar in den letzten Jahren deutlich gebessert, dennoch ist sie immer noch unzureichend: Nach Ergebnissen der Studie »Jod-Monitoring 1996« beträgt sie bei Jugendlichen und Erwachsenen im Durchschnitt 119 µg/d und liegt somit um etwa 80 µg unter der empfohlenen Jodzufuhr für Erwachsene unter 51 Jahren von 200 µg/d (DGE u. a. 2000, S. 179). Dabei ist die Jodzufuhr von Männern mit 126 µg/d etwas günstiger als die der Frauen (111 µg/d) (Bundesministerium für Gesundheit 1998).

Bei der Verwitterung von Gestein wird Jod in Wasser gelöst und in die Meere transportiert. Da es sich um eine leicht flüchtige Verbindung handelt, reichert es sich in kondensierten Wassertropfen an und geht als Niederschlag auf das Festland nieder. Der Jodgehalt des Grundwassers, der Böden und der Pflanzen wird daher durch den Jodgehalt der Niederschläge und des Grundgesteins bestimmt. In Deutschland ist der Boden durch die Auswaschungen während der Eiszeit an Jod verarmt und somit ist der Jodgehalt der Pflanzen, die auch als Viehfutter dienen, sehr gering. Als Folge ist der Jodgehalt heimischer pflanzlicher und tierischer Lebensmittel niedrig.

Neben der geringen Jodzufuhr mit der Nahrung kann auch die Aufnahme **antithyreoidaler** bzw. **goitrogener** (strumigener) **Substanzen** zu einem Jodmangel beitragen. Verschiedene Kohlarten, Maniok, Cassava, Erdnüsse und Leinsamen enthalten zyanogene Glykoside. Bei ihrem Abbau entsteht Thiozyanat, das die Jodidaufnahme in die Schilddrüse hemmt (Elving 1980; Manz 1990). Bei ausreichender Jodversorgung spielt der Verzehr von Lebensmitteln, die zyanogene Glykoside enthalten, keine Rolle. Bei einer marginalen Jodversorgung kann ein erhöhter Thiozyanatgehalt im Blut die Entwicklung einer Jodmangelstruma beschleunigen (Manz 1990).

Allerdings ist dieser Zusammenhang aus heutiger Sicht eher von theoretischem als von praktischem Interesse: Zur Entstehung eines Kropfes durch Kohlverzehr wäre bei gleichzeitig niedriger Jodzufuhr ein täglicher Verzehr von 400 g Weißkohl oder 2 kg Chinakohl über mehrere Monate notwendig (Jakobey u. a. 1988). Die im Vergleich zu Nichtrauchern höhere Strumaprävalenz bei Rauchern wird ebenfalls auf die im Rauch enthaltenen Thiozyanate zurückgeführt

(Ericsson u. Lindgärde 1991). Auch Di- und Polysulfide in Zwiebeln und Kohl sowie Glukosinolate wirken goitrogen. Beim Abbau von Glukosinolaten können einerseits Thiozyanate gebildet werden; andererseits können Thiooxazolidone entstehen, z. B. Vinyl-Thiooxazolidon (VTO = Goitrin), die die Jodierung von Tyrosin hemmen. Diese Verbindungen wurden in Kohl, Raps, Senf und fütterungsbedingt in der Kuhmilch gefunden (Elving 1980).

Der **Nitratgehalt** von Lebensmitteln und des Trinkwassers beeinflusst ebenfalls den Jodstoffwechsel. Durch Nitrat wird die Jodaufnahme der Schilddrüse verringert, wodurch der Jodgehalt der Schilddrüse so stark abfällt, dass ein Wachstumsreiz ausgelöst wird. Dieser führt zur Hypertrophie der Schilddrüse (Höring 1992). In einer Untersuchung wurde bei Personen, die Trinkwasser mit einem hohen Nitratgehalt (> 50 mg/l) zu sich nahmen, eine Zunahme des Schilddrüsenvolumens beobachtet. Durch die Zufuhr von Trinkwasser mit geringerem Nitratgehalt traten keine Volumenveränderungen auf (van Maanen u. a. 1994).

Auch verschiedene **Medikamente** können eine Struma verursachen. Die bei einer Hyperthyreose verabreichten Medikamente verhindern die Jodination. Bei Überdosierung kann eine Hypothyreose entstehen, die über vermehrte TSH-Aktivität zur Struma führen kann (Jockenhövel u. Olbricht 1993). Die in der Therapie von Patienten mit Depressionen eingesetzten Lithiumsalze besitzen eine strumigene Wirkung. Sie hemmen die Freisetzung von Schilddrüsenhormonen aus Thyreoglobulin und führen somit bei langfristiger Verabreichung oftmals zur Hypothyreose (Perrild u. a. 1990).

Prävention

Für Diagnostik und Therapie der Jodmangelerkrankungen wurde in den alten Bundesländern Mitte der 1980er Jahre jährlich etwa eine Mrd. DM ausgegeben, mittlerweile wird mit Kosten in Höhe von etwa zwei Mrd. DM gerechnet. Die Kropfoperation ist der vierthäufigste chirurgische Eingriff in der Bundesrepublik. Damit stehen die Deutschen bei der Anzahl an Kropfoperationen pro Tausend Einwohner weltweit gesehen an der Spitze (DGE 1992, S. 289). Verschiedene prophylaktische Maßnahmen stehen zur Verfügung, durch die die Kosten verringert werden könnten (◨ 63.5).

Zum Ausgleich des Joddefizits wird der regelmäßige **Verzehr jodhaltiger Lebensmittel**

Freiwillige Jodprophylaxe

Gebrauch von jodiertem Speisesalz in Privathaushalten

Einsatz von jodiertem Speisesalz in der Nahrungsmittelindustrie, in Kantinen und Restaurants

Jodzufuhr durch Verzehr jodhaltiger Lebensmittel

Individuelle Jodmangelprophylaxe durch Jodtabletten

Injektion oder orale Gabe von jodiertem Öl

Obligatorische Maßnahmen zur Jodprophylaxe

Allgemeine Kochsalzjodierung
Jodierung des Trinkwassers
Jodierung von Viehfutter
Jodierung von Brotgetreidemehl

⊄ 63.5: Möglichkeiten der Jodmangelprophylaxe (nach Zietz u. Brückner 1994)

empfohlen. Das sind vor allem Meeresprodukte wie Fische, Muscheln und Algen. Milch und Milchprodukte sowie verschiedene Gemüse, z.B. Broccoli, Spinat und Grünkohl enthalten wesentlich geringere Mengen an Jod (s. Kap. 33, S. 72). Während eine Portion Seefisch zur Deckung des täglichen Jodbedarfs ausreicht, müssten von anderen Lebensmitteln teilweise sehr große Mengen (1,3 kg Broccoli oder etwa 30 Hühnereier) verzehrt werden (Großklaus 1993). Bei den gegenwärtigen Ernährungsgewohnheiten der deutschen Bevölkerung reicht der Verzehr von Seefisch für die Deckung des Jodbedarfs nicht aus (Höhler u.a. 1990). Allerdings sollte bei der Empfehlung, regelmäßig Fisch zu verzehren, berücksichtigt werden, dass die flächendeckende Umsetzung aufgrund der Überfischung der Meere aus ökologischer Sicht nicht zu befürworten ist. Eine effiziente und kostengünstige Jodprophylaxe stellt die **Jodierung von Speisesalz** dar. In verschiedenen Ländern, z.B. der Schweiz, konnte die Jodversorgung der Bevölkerung durch den Einsatz von jodiertem Speisesalz erheblich verbessert werden (Bürgi u.a. 1990). In der ehemaligen DDR wurde durch die Kombination von jodiertem Speisesalz und jodhaltigen Mineralstoffgemischen in der Tierhaltung eine Verbesserung der Jodversorgung der Bevölkerung erreicht. Das zuvor ausgeprägte Nord-Süd-Gefälle verschwand (Bauch u.a.

1990). Mit der Wiedervereinigung Deutschlands beruhte die Strumaprophylaxe – wie zuvor in den alten Bundesländern – nur noch auf dem Freiwilligkeitsprinzip. Folglich verschlechterte sich die Jodversorgung, so dass die Jodversorgung in den neuen und alten Bundesländern ähnlich problematisch ist (Meng u.a. 1994; Pfaff u. Georg 1995).

Laut der Diät-Verordnung von 1981 darf jodiertes Speisesalz in Deutschland 15–25 µg Jod/g Salz in Form von Natrium- oder Kaliumjodat enthalten (Sechste Verordnung zur Änderung der Diätverordnung vom 7. Juli 1981, S. 613). Die Verordnung basiert auf der Annahme, dass Erwachsene mit der Nahrung etwa 50 µg Jod zu sich nehmen. Bei einer täglichen Verwendung von 5 g jodiertem Speisesalz im Haushalt könnte die durchschnittliche Jodzufuhr der Erwachsenen deutlich verbessert werden (Hintze u.a. 1988; Höhler u.a. 1990). Der Speisesalzverbrauch liegt jedoch bei etwa 2 g/d, wobei 39 % direkt zum Würzen von Speisen verwendet und 61 % dem Kochwasser zugegeben werden. Die Verwendung von jodiertem Speisesalz dürfte zu einer zusätzlichen Jodaufnahme von nur etwa 20 µg/d führen (Weber u.a. 1986). Auch die Kombination von Seefischverzehr und Verwendung von jodiertem Speisesalz im Haushalt reicht zur Deckung des Bedarfs an Jod nicht aus (Höhler u.a. 1990; Pfaff u. Georg 1995).

Nach einer Änderung der Vorschriften im Jahr 1989 ist jodiertes Speisesalz ein Lebensmittel des allgemeinen Verzehrs und darf somit in der Gemeinschaftsverpflegung sowie in der Lebensmittelindustrie auch nicht-diätetischen Lebensmitteln zugesetzt werden. Zunächst musste eine Kenntlichmachung durch die Angabe »jodiert« oder »jodiertes Speisesalz« bei damit hergestellten Lebensmitteln durch die Angabe »mit jodiertem Speisesalz« erfolgen (Verordnung zur Änderung der Vorschriften über jodiertes Speisesalz vom 19. Juli 1989). Im Jahr 1993 entfiel die Deklarationspflicht bei der Abgabe loser Ware. Eine freiwillige Kennzeichnung ist erlaubt (Zweite Verordnung zur Änderung der Vorschriften über jodiertes Speisesalz vom 14. Dezember 1993). Seit Mitte 1996 dürfen mit Jodsalz hergestellte Lebensmittel mit dem Jodsiegel (⊄ 63.6) gekennzeichnet werden. Da Kinder etwa die Hälfte, Jugendliche und Erwachsene etwa zwei Drittel der Kochsalzmenge mit industriell hergestellten Produkten aufnehmen, wird in dem Konzept der Jodmangelprophylaxe der DGE eine Verbesserung der Jodversorgung durch die Verwendung von jodiertem Speisesalz bei der industriellen bzw.

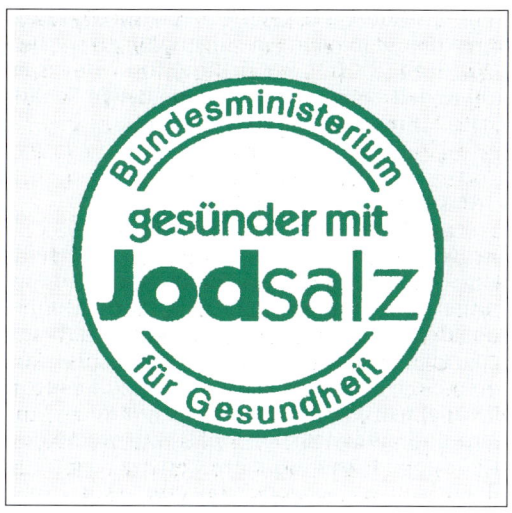

⬤ 63.6: Jodsiegel

gewerbsmäßigen Herstellung von Brot und Wurst mitberücksichtigt (Weber u.a. 1986) (⬤ 63.7). Es wird davon ausgegangen, dass durch den Verzehr von mit jodiertem Speisesalz hergestellten Backwaren die Jodzufuhr um 50 µg/d, durch Wurst und Käse um etwa 30 µg/d gesteigert werden könnte. Die Verwendung von jodiertem Speisesalz im Haushalt bzw. in der Gastronomie oder in der Gemeinschaftsverpflegung würde die Jodzufuhr um etwa 20 µg/d

erhöhen. Damit könnte eine ausreichende Jodversorgung gewährleistet werden.

Bei einer repräsentativen Befragung von 1994 von 2500 Personen zeigte sich, dass lediglich 53,2 % der Deutschen Jodsalz im Haushalt verwenden, wobei der Anteil der Personen in den neuen Bundesländern (72,7 %) signifikant höher liegt als der in den alten Bundesländern (48,4 %). Etwa ein Viertel der Befragten waren der Meinung, dass nur Schilddrüsenkranke Jodsalz benötigen (DGE 1996, S. 94 f.). Im Rahmen des Jod-Monitoring wurde beobachtet, dass etwa 75 % der bundesdeutschen Haushalte Jodsalz gebrauchen (Bundesministerium für Gesundheit 1998).

In Deutschland verwenden jeweils 80 % der Bäcker und Metzger, etwa 70 % der Gastronomen und 93 % der Einrichtungen der Gemeinschaftsverpflegung Jodsalz. Nur knapp jeder zweite Betrieb der Lebensmittelindustrie setzt jodiertes Speisesalz ein (DGE 1996, S. 97). Weitere Aufklärungsarbeit bei der Bevölkerung, aber auch bei Verantwortlichen in der Gemeinschaftsverpflegung und in der Lebensmittelindustrie ist notwendig.

Bei einem Vergleich von Mittagessen mit bzw. ohne Jodsalz in Kantinen lag die Gesamtjodaufnahme im Durchschnitt bei den Essen mit Jodsalz um etwa 40 µg Jod (56 µg Jod versus 17 µg Jod) höher als bei den Essen ohne Jodsalz (Linseisen u.a. 1995). Die DGE geht von einer Erhöhung der Jodzufuhr durch die Verwendung von Jodsalz in Haushalten und in der Gemein-

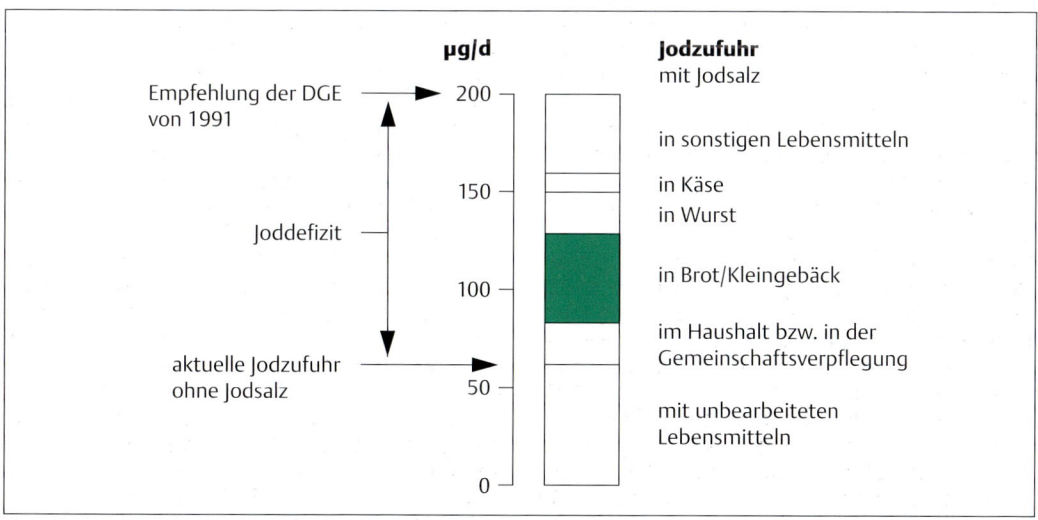

⬤ 63.7: Konzept der Jodmangelprophylaxe mit jodiertem Speisesalz in Deutschland (nach DGE 1992, S. 291)

schaftsverpflegung von nur 20 µg/d aus (DGE 1992, S. 291). Möglicherweise kommt aber dem Einsatz von Jodsalz in der Gemeinschaftsverpflegung eine größere Bedeutung zur Deckung des Jodbedarfs zu als bisher vermutet (Linseisen u. a. 1995).

Da Säuglinge besonders empfindlich auf Jodmangel reagieren, werden seit 1990/91 kommerziell hergestellte **Säuglingsmilchnahrungen** auf dem deutschen Markt mit Jod (50-150 µg/l) angereichert. Auch Beikost auf Getreidegrundlage darf mit jodiertem Speisesalz angereichert werden. So ist zu erwarten, dass Säuglinge, die regelmäßig Getreidebrei bekommen, ausreichend Jod aufnehmen (Manz 1992).

In Entwicklungsländern stellt die Applikation von **jodiertem Öl** aufgrund der andersartigen Ernährungsgewohnheiten eine Alternative zur Jodierung von Speisesalz dar. Das Öl kann sowohl oral als auch parenteral mittels intramuskulärer Injektion verabreicht werden. Die orale Gabe ist billiger und einfacher, jedoch besteht die Gefahr, dass das Jod infolge von parasitären Darmerkrankungen und Unterernährung nicht vollständig resorbiert wird (Zietz u. Brückner 1994).

Personen, bei denen trotz diätetischer Maßnahmen ein vermehrtes Schilddrüsenwachstum auftritt, wird eine **medikamentöse Jodprophylaxe** empfohlen. Dies trifft besonders auf Risikogruppen wie Jugendliche, Schwangere und Stillende zu, bei denen ein erhöhter Jodbedarf vorliegt (DGE 1992, S. 291).

Bereits vorhandene Schilddrüsenerkrankungen, z. B. Morbus Basedow, autonomes Adenom und die durch Jodprophylaxe zu verhütende funktionelle Autonomie können durch die Jodzufuhr aus einem subklinischen in eine frühzeitige, milde klinische Manifestation übergehen. Die Erhöhung der Jodzufuhr trägt somit zur frühzeitigen Entdeckung von Schilddrüsenerkrankungen bei (Seif u. Hötzel 1991).

Eine Studie in Österreich zeigte, dass sich nach Erhöhung der Jodkonzentration von 10 auf 20 mg/kg Kochsalz 1990 die Inzidenz der Hyperthyreose innerhalb der ersten vier Jahre nach Einführung dieser Maßnahme erhöhte, sich jedoch danach bis 1995 wieder reduzierte (Mostbeck u. a. 1998). Im Jahr 1995 lag sie noch höher als vor der Steigerung der Jodkonzentration im Kochsalz. Allerdings kann ein weiterer Rückgang der Inzidenz vermutet werden. Ähnliche Beobachtungen wurden auch in der damaligen DDR und Tasmanien gemacht (Forth 1989). Zudem kann davon ausgegangen werden, dass durch die Verwendung von Jodsalz keine hohen Jodmengen aufgenommen werden (DGE 1996, S. 102). Durch die Zufuhr von bis zu 200 µg Jod täglich werden keine neuen Schilddrüsenerkrankungen induziert.

Therapie

Die Behandlung des Kropfes hängt vom jeweiligen Schweregrad der Erkrankung ab. Während früher die Verabreichung von Schilddrüsenhormonen zur Standardtherapie zählte, steht heute aufgrund der Erkenntnis, dass Wachstumsfaktoren die Hyperplasie hervorrufen, zunehmend die alleinige Verabreichung von **Jodid** im Vordergrund (Pfannenstiel 1993). Zur Reduktion des Schilddrüsenvolumens erwies sich die Monotherapie mit Jodid genauso effektiv wie die Medikation mit Thyroxin (Feldkamp u. a. 1996; Peters u. a. 1997). Vorteil der Behandlung mit Jod ist, dass nach Absetzen der Therapie im Gegensatz zur Therapie mit Hormonen das Volumen der Schilddrüse nur geringfügig wieder zunimmt. Der Grund hierfür ist, dass die Hypertrophie nicht nur vorübergehend symptomatisch behandelt, sondern der ursächliche Jodmangel beseitigt wird (Gärtner 1995). Auch zur Rezidivprophylaxe im Anschluss an eine Therapie zur Schilddrüsenverkleinerung erweist sich die Gabe von Jod als wirksam (Peters u. a. 1996).

Wenn die Struma so groß ist, dass mechanische Komplikationen wie Trachealstenosen, Einflussstauungen oder Schluckbeschwerden vorliegen, ist sie medikamentös nicht ausreichend zu behandeln. Es ergibt sich die Indikation zur **Radiojodtherapie**. Das Radiojod (Nuklid ^{131}J) wird von der Schilddrüse aufgenommen und führt bei hohen Dosierungen durch Verzögerung bzw. Zelltod während der Mitose zu einer Verkleinerung des Gewebes (Becker 1990). Eine **Operation** ist indiziert bei Strumen mit Knoten, mechanischen Komplikationen oder bei Verdacht auf ein Karzinom (Goretzki u. a. 1994).

Zusammenfassung

Deutschland zählt zu den Jodmangelgebieten mit endemischen Strumavorkommen. Ursache ist eine zu geringe Jodzufuhr aufgrund des relativ geringen Jodgehaltes pflanzlicher und tierischer Lebensmittel. Jodmangel führt durch ein kompensatorisches Wachstum der Schilddrüse zur Entstehung einer Struma. Als Therapie ist oftmals die Verabreichung von Jodtabletten ausreichend. Zur Prävention der Jodmangelstruma wird der Verzehr jodhaltiger Lebensmittel und die Verwendung von jodiertem Speisesalz empfohlen. Obwohl bereits seit 1989 jodiertes Speisesalz in der Gemeinschaftsverpflegung sowie in der Lebensmittelindustrie auch nicht-diätetischen Lebensmittel zugesetzt werden darf und seit 1993 auch bei Abgabe loser Ware nicht mehr deklariert werden muss, ist die Jodaufnahme bisher unzureichend. Die Verwendung von jodiertem Speisesalz in privaten Haushalten sowie in der Gastronomie und Lebensmittelindustrie hat zwar in den letzten Jahren zugenommen, dennoch ist eine weitere Steigerung des Verbrauchs von Jodsalz erforderlich. Hierfür ist weitere Aufklärungsarbeit sowohl bei der Bevölkerung als auch in der Lebensmittelindustrie und dem Gastronomiegewerbe notwendig.

☞ Empfehlungen

► Regelmäßiger Verzehr von jodreichen Lebensmitteln (z. B. Seefisch)
► Verwendung von jodiertem Speisesalz im Haushalt
► Einkauf von Lebensmitteln, die mit jodiertem Speisesalz hergestellt wurden, z. B. Brot
► Beim Besuch von Gaststätten und Einrichtungen der Gemeinschaftsverpflegung Auswahl von Gerichten, die mit jodiertem Speisesalz zubereitet werden
► Evtl. medikamentöse Zufuhr von Jod bei vermehrtem Schilddrüsenwachstum und Risikogruppen, wie Jugendlichen, Schwangeren, Stillenden und Personen, bei denen in der Familienanamnese gehäuft Strumen bekannt sind, sowie Patienten nach erfolgter medikamentöser oder operativer Schilddrüsentherapie zur Rezidivprophylaxe.

64 Karies

Zahnkaries ist eine Erkrankung bakteriellen Ursprungs, die zur Demineralisation der Zahnhartsubstanzen und in Folge zu kariösen Läsionen bis hin zur Zerstörung des Zahns führen kann.

Zahnkaries ist bereits aus der Zeit vor Christus bekannt, wenn auch mit nur geringer Verbreitung und geringem Schweregrad (☎ 64.1). Mit der Zivilisierung stieg die Prävalenz von Karies an, heute ist sie die häufigste Zahnerkrankung. Ihre Verbreitung variiert zwischen verschiedenen Ländern, Altersgruppen und den Geschlechtern sowie ethnischen und sozialen Gruppen. Etwa 99% der Bevölkerung in den Industrieländern weisen kariöse Läsionen, Füllungen oder extrahierte Zähne auf. Während sich die Mundgesundheit in den Industrieländern in den letzten Jahren verbessert hat, nimmt die Kariesprävalenz in den Entwicklungsländern stark zu (Hellwig u.a. 1995, S. 45 ff.).

Der in einer Untersuchung von 1978 als unbefriedigend beschriebene orale Gesundheitszustand der Bevölkerung in den alten Bundesländern (Patz u. Naujoks 1980) hat sich innerhalb einer Dekade deutlich verbessert. Während sich bei Kindern und Jugendlichen eine zunehmend verbesserte Mundgesundheit zeigt, wurden bei Erwachsenen im Zeitraum von elf Jahren nur geringe Veränderungen beobachtet (Dünninger u.a. 1995). Gleichzeitig findet eine Polarisierung des Kariesbefalls statt, d.h., eine kleine Bevölkerungsgruppe hat einen relativ hohen Kariesbefall. Dies trifft vor allem auf in Deutschland lebende ausländische Kinder und Kinder sozial niedriger Schichten zu (Gülzow u.a. 1991; Gülzow u.a. 1996; Schäfer u. Päßler 1996).

Klinik

Der Zahn besteht größtenteils aus **Dentin**, das die von Nerven und Blutgefäßen durchzogene **Pulpa** umgibt (☎ 64.2). Das Dentin ist mit **Zahnschmelz** überzogen, der im ausgereiften Zustand die härteste Substanz des menschlichen Körpers darstellt. Er enthält etwa 93–98% anorganisches Material mit den Hauptbestandteilen Kalzium und Phosphat als Apatitkristalle, Carbonat, Magnesium und Natrium. Der organische Anteil setzt sich aus Proteinen und Lipiden zusammen. Das Dentin besteht zu etwa 70% aus anorganischem Material und ist somit etwas weicher als der Schmelz. Der organische Anteil enthält größtenteils Kollagen und kollagenartige Verbindungen. Da das Dentin sehr porös ist, weist es eine wesentlich höhere Permeabilität auf als der Zahnschmelz. Das **Wurzelzement**

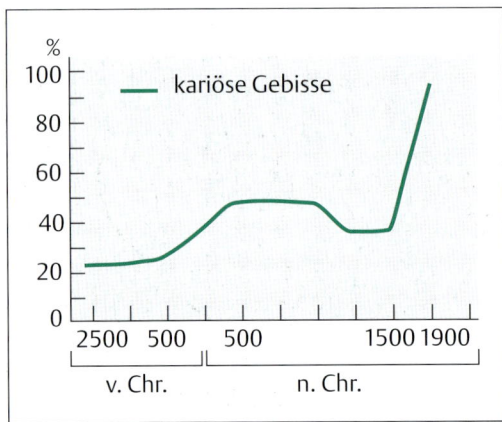

☎ 64.1: Entwicklung der Karieshäufigkeit in Europa (nach Hellwig u.a. 1995, S. 46)

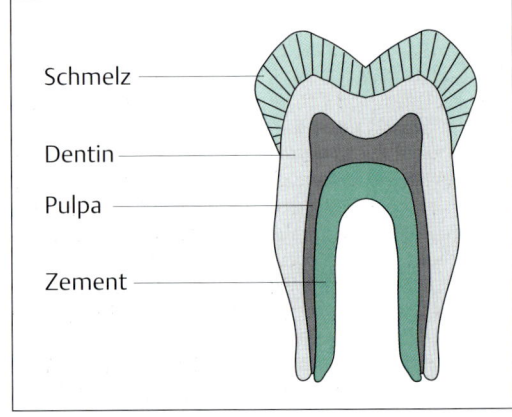

☎ 64.2: Schematische Darstellung der Zahnstruktur

bedeckt die Wurzeloberfläche der Zähne und Teilbereiche der Wurzelkanalwände. Es ähnelt mit einem Mineralgehalt von 65 % in seiner Zusammensetzung dem menschlichen Knochen (Hellwig u. a. 1995, S. 17 ff.).

Bei der **Entstehung von Zahnkaries** spielen kariogene Mikroorganismen der Mundhöhle die zentrale Rolle. Sie bilden aus niedermolekularen Kohlenhydraten organische Säuren (z. B. Laktat, Propionat, Butyrat und Valerianat). Wirken diese über eine längere Zeit in ausreichend hoher Konzentration auf die Zahnoberfläche ein, senken sie den pH-Wert in der Plaque. Bei einem pH-Wert < 5,5 kommt es zur Demineralisation zunächst des Zahnschmelzes, später auch des Dentins. Dabei geht das Kalzium-Phosphat des Zahns in Lösung. Findet keine oder nur eine unzureichende Remineralisierung durch den Speichel statt, entstehen kariöse Läsionen, vornehmlich an den Kontaktflächen der Zähne, dem Zahnfleischansatz, an Fissuren, Grübchen und den Wurzeloberflächen. Entsprechend der Lokalisation der Karies wird zwischen Schmelz-, Dentin- und Wurzelkaries unterschieden (Riethe 1994, S. 9 ff.).

Bei der **Diagnose** sollte einer Dokumentation des Zahnstatus eine Anamnese vorausgehen, bei der der Allgemeinzustand des Patienten, sein spezielles Beschwerdebild, bisherige Behandlungen usw. erfasst werden. Die extraorale (z. B. Muskeln, Kiefergelenke, Schleimhäute) und intraorale (lokale Symptome, Mundhygiene u. a.) Befundaufnahme schließt sich an. Eine Röntgenaufnahme ist notwendig u. a. zur Kariesdiagnose bzw. Bestimmung der Ausdehnung und Lage von Läsionen, Füllungsrandkontrolle, bei Verdacht auf Parodontitis und bei Behandlung des Wurzelkanals. Zur Diagnose von Karies werden in der Regel Gebissflügelaufnahmen angefertigt.

Bei kariesaktiven Personen können zusätzlich die Messung der Speichelsekretionsrate und -pufferkapazität sowie mikrobiologische Speicheltests auf kariogene Mikroorganismen (z. B. *Streptococcus mutans*) indiziert sein (Riethe 1994, S. 94; Hellwig u. a. 1995, S. 70 ff.). Der Einsatz dieser Tests zur Beurteilung des individuellen Kariesrisikos ist umstritten. In einer Untersuchung zeigte sich allerdings, dass die Ergebnisse der Speicheltests bei Wiederholung nach ein, zwei und sechs Wochen konstant waren und somit diese Methode neben anderen Verfahren zur Diagnose des Kariesrisikos geeignet ist (Jentsch u. a. 1997).

Ursachen

In der Ätiologie der Karies spielen verschiedene Faktoren eine Rolle (◧ 64.3). Als primäre Ursache von Zahnkaries ist die **Plaque** zu nennen. Es handelt sich dabei um einen Zahnbelag, der zu 60–70 % aus Mikroorganismen besteht. Neben weiteren Bestandteilen enthält die Plaque Polysaccharide, die das Anhaften von Bakterien an den Zahn erleichtern. Ihre chemische und mikrobielle Zusammensetzung wird durch Lokalisation, äußeres Milieu sowie Alter der Plaque und des Individuums beeinflusst. Die Plaque ist von unterschiedlicher kariogener Potenz und säuretolerant. Durch Einlagerung von Mineralien in die Plaque entsteht Zahnstein (Hellwig u. a. 1995, S. 26 ff.).

Dem Bakterium *Streptococcus mutans* kommt eine besondere Bedeutung bei der Plaqueentstehung zu. Durch seine Fähigkeit, extrazelluläre Polysaccharide (Glukane) in Anwesenheit von Saccharose zu synthetisieren, ist es in der Lage, sich fest an die Zahnoberfläche anzuhaften und somit die Grundlage für eine hochgradig kariogene Plaque zu bilden. Daneben sind *Streptococcus mutans* und andere Bakterien fähig, intrazelluläre Polysaccharide als Reservekohlenhydrate zu bilden, so dass auch bei geringen Zufuhr von Kohlenhydraten diese weiterhin zu Säuren abgebaut werden können (Hellwig u. a. 1995, S. 28 ff.). Inzwischen wurde nachgewiesen, dass *Streptococcus mutans* von der Mutter

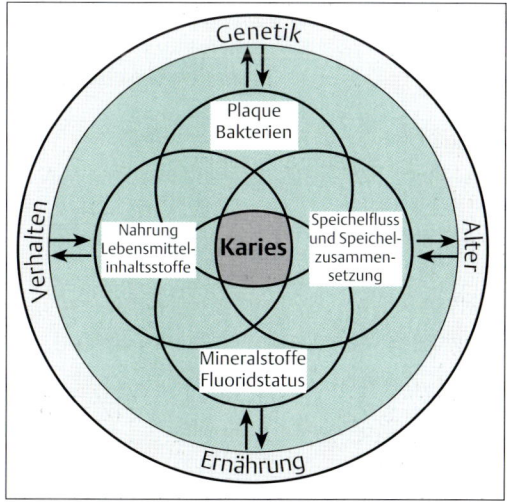

◧ 64.3: Ätiologische Faktoren bei Zahnkaries (nach Navia 1994)

auf das Kind meist kurz nach dem ersten Zahndurchbruch übertragen wird (Ziesenitz 1998).

Neben der **Beschaffenheit der Zähne** (z.B. Zahnfehlstellungen und Mikrodefekte der Zahnoberfläche, Fehler bei der Zahnbildung) ist der **Speichel** ein wichtiger Faktor bei der Kariesentstehung. Er stellt ein natürliches Schutzsystem dar und hat verschiedene Funktionen, wobei der Speichelfluss, die Zusammensetzung, der pH-Wert und die Pufferkapazität bedeutsam sind (*Tab. 64.1*).

Ein weiterer entscheidender Risikofaktor bei der Entstehung von Karies ist die **Kariogenität der Nahrung**. Hierbei spielen insbesondere **Kohlenhydrate** eine Rolle, die den Bakterien im Mund als Substrat zur Säurebildung dienen. Während Mono- und Disaccharide direkt vergärbar sind, werden Stärke und Maltodextrine durch die im Speichel enthaltene Amylase in vergärbare Zucker abgebaut. Verschiedene Studien zeigten, dass die Aufnahme von leicht vergärbaren Kohlenhydraten (z.B. Saccharose, Glukose, Fruktose und Laktose) mit der Karieshäufigkeit korreliert (Marthaler 1992). Dabei galt vor allem eine hohe Zufuhr von Zucker (Saccharose) als die Ursache von Karies. Aufgrund der verbesserten Mundhygiene und der prophylaktischen Maßnahmen in den letzten Jahren kann in neueren Studien keine Korrelation mehr beobachtet werden: Die Karieshäufigkeit sinkt, während der Zuckerkonsum relativ konstant bzw. leicht gestiegen ist (Kandelman 1997; Ziesenitz 1998).

Insbesondere die Häufigkeit der Kohlenhydratzufuhr ist für die Kariesentstehung von Bedeutung. Die Aufnahme während einer Mahlzeit stellt ein wesentlich geringeres Risiko dar als die isolierte Kohlenhydratzufuhr in Form einer Zwischenmahlzeit, welche besonders kariesfördernd ist. Wie stark kariogen ein Nahrungsmittel wirkt, hängt wesentlich von der Häufigkeit des Verzehrs und der Menge, aber auch von der Verweildauer im Mund und der Darbietungsform ab (Lathia u.a. 1991). Da klebrige Süßigkeiten eine lange orale Zucker-Clearance[1] besitzen, bergen sie ein hohes Kariesrisiko (Hellwig u.a. 1995, S. 84f.). Auch individuelle Faktoren, wie die Mundhygiene, Speichelzusammensetzung und Fluoridaufnahme, beeinflussen die Kariogenität (Kandelman 1997).

Ebenso können **säurehaltige Nahrungsmittel** (z.B. Fruchtsäfte und Buttermilch) bei übermäßigem Konsum eine direkte Demineralisation der Zahnoberflächen bewirken und somit zu Zahnschäden (Erosionen) führen. Fruchtsäfte, die neben der Säure natürlicherweise auch Zucker (Glukose und Fruktose) enthalten, haben ein ähnlich hohes kariogenes Potential wie eine 10%ige Saccharoselösung. Sie sind daher als Zwischenmahlzeit nicht zu empfehlen (Duggal u. Curzon 1989). Beim Vergleich verschiedener »soft drinks« (Fruchtsäfte, Fruchtsaft- und Colagetränke) zeigte Zitronensaft das höchste kariogene Potential, während Colagetränke die geringste Kariogenität besaßen (Grenby u.a. 1989).

Auch der Vitamin- und Mineralstoffgehalt der Nahrung kann die Kariesaktivität beeinflussen. So wirkt sich die ausreichende Zufuhr der Vitamine A, C und D sowie von Kalzium, Phosphat, Jod und Fluor positiv auf die Zahnentwicklung aus (Lathia u.a. 1991; DePaola u.a. 1999).

Insbesondere das häufige Trinken von **gesüßtem Kindertee** und **Fruchtsäften** aus Saugflaschen führt zu Schäden des Milchzahngebisses, dem »nursing bottle syndrome (NBS)«. Es handelt sich hierbei um eine Zahnzerstörung, die nach einer Langzeitbenetzung der Milchzähne durch ständiges Nuckeln mit zuckrigen und/oder säurehaltigen Getränken aus der Saugflasche zunächst an den Frontzähnen im Oberkiefer und später an weiteren Zähnen auftritt

Tab. 64.1: Funktionen des Speichels und einzelner Speichelkomponenten (nach Hellwig u.a. 1995, S. 33)

Funktion	Beteiligte Speichelkomponenten
Spülfunktion	Gesamtflüssigkeit
Pufferung von Säuren	Bicarbonat, Phosphat, Proteine
(Re-)Mineralisation	Fluorid, Phosphat, Kalzium
Beschichtung	Glykoproteine, Muzin
Antibakterielle Aktivität	Antikörper, Lysozym, Laktoferrin, Laktoperoxidase
Andauung von Nahrung	Amylase

---

[1]　Orale Zucker-Clearance: Zeitraum vom Mahlzeitende bis zu dem Zeitpunkt, an dem die Zuckerkonzentration, die vor Beginn der Mahlzeit in der Mundhöhle herrschte, wieder erreicht ist.

(Hanisch u. a. 1995). Bis 1985 wurden vor allem zuckerhaltige Instanttees als Saugflaschenfüllung verwendet, die bei häufigem Konsum eine Zuckertee-Karies zur Folge hatten (Wetzel 1981).

Derzeit sind es diverse Obstsäfte für Säuglinge und Kleinkinder, die zum NBS führen. Zudem zeigen sich zwischen Kindern mit NBS und Kindern mit naturgesundem Gebiss Unterschiede bei den bevorzugten Trinkzeiten. Die meisten Kinder mit NBS trinken beim Einschlafen, nachts in Wachphasen und zwischen den Mahlzeiten aus der Saugflasche, während kariesfreie Kinder eher zwischen und zu den Mahlzeiten trinken. Auch die weit über ein Jahr hinaus dauernde Verwendung der Saugflasche trägt wesentlich zur Entstehung der Milchzahnkaries bei (Hanisch u. a. 1995). Kinder sollten daher frühzeitig lernen, aus einem Becher zu trinken.

Bei der **Mundhygiene** ist sowohl die Häufigkeit des Zähneputzens als auch die Qualität der Mundhygiene für die Verhütung von Zahnkaries entscheidend. Einen Hinweis auf die Zahnpflege kann die Beschaffenheit des Zahnfleisches geben, da gesundes Zahnfleisch auf eine regelmäßige Entfernung von Zahnbelägen hindeutet (Schiffner 1994).

Prophylaxe

Maßnahmen zur Verhinderung oder Verringerung der Karies werden in Form der **Gruppen-** oder **Individualprophylaxe** angeboten. Zur Gruppenprophylaxe zählen z.B. Präventionsprogramme, die im Kindergarten und in der Schule stattfinden. Sie umfassen den Abbau der Angst vor dem Zahnarzt, Zahnputzübungen, Ernährungsberatung, kontrollierte Fluoridanwendung und Motivierung zum regelmäßigen Zahnarztbesuch. Die Gruppenprophylaxe sollte auf individueller Ebene durch entsprechende Maßnahmen ergänzt werden (Riethe 1994, S. 26).

Eine »zahngesunde« **Ernährung** kann die Kariesmorbidität erheblich reduzieren. Es wird empfohlen, nur geringe Mengen kariogener Lebensmittel zu verzehren, den Zuckerkonsum einzuschränken und zuckerhaltige Zwischenmahlzeiten zu meiden. Auch auf die Klebrigkeit der Lebensmittel sowie deren Verweildauer im Mund ist zu achten. Besonders kariogen sind stark verarbeitete Stärkeprodukte wie Cornflakes und andere Frühstückszerealien, da sie für Mikroorganismen leicht abbaubar sind und an den Zähnen haften.

Zuckeraustauschstoffe und Süßstoffe sind wenig bzw. nicht kariogen. Zu den Süßstoffen zählen u. a. Saccharin, Zyklamat, Aspartam und Azesulfam. Sie besitzen eine extrem hohe Süßungskraft, haben aber keinen Energiewert. Im Gegensatz dazu besitzen Zuckeraustauschstoffe wie Mannit, Sorbit und Xylit einen Brennwert, der etwa halb so hoch ist wie der von Kohlenhydraten. Außerdem können sie von bestimmten Bakterienarten bei häufigem Kontakt zu kariogenen Säuren abgebaut werden.

Der Verzehr ballaststoffreicher Lebensmittel trägt zu einer mechanischen Reinigung der Zähne, einem höheren Speichelfluss bedingt durch die verstärkte Kautätigkeit und einer Straffung des Zahnfleisches bei. Lebensmittel wie Gemüse, Fleisch, Fisch und Nüsse haben kaum einen Einfluss auf die Säureproduktion in der Mundhöhle (Leitzmann u. Dittrich 1995). Verschiedene Käsesorten haben aufgrund ihres Phosphat- und Kalziumgehalts eine karieshemmende Wirkung sowie einen Remineralisierungseffekt. Sie erhalten den pH-Wert im Mund bzw. erhöhen ihn sogar (Sieber u. Graf 1990).

Die Anleitung zu einer bewussteren Ernährung scheint insbesondere im Rahmen der Gruppenprophylaxe erfolgreich zu sein. In Kindergärten und Kindertagesheimen wird in den letzten Jahren verstärkt darauf geachtet, dass keine Süßigkeiten zum Frühstück verzehrt werden. Dieses veränderte Ernährungsverhalten ist am Rückgang der Karies beteiligt (Schiffner 1989).

Im Rahmen der Kariesprophylaxe ist die **Mundhygiene** sehr bedeutsam. So hatten beispielsweise 14-Jährige mit schlechter Mundhygiene im Vergleich zu Jugendlichen mit guter Mundhygiene einen signifikant höheren Kariesbefall (Mathiesen u.a. 1996). Durch das Zähneputzen wird die Plaque entfernt. Dabei steht nicht die Häufigkeit des Putzens, sondern die Gründlichkeit im Vordergrund. Die Zähne sollten nach dem Frühstück und vor dem Schlafengehen gründlich mindestens drei Minuten lang geputzt werden. Ein Säubern der Zähne nach jeder Mahlzeit wird empfohlen, aber nicht unmittelbar nach der Nahrungsaufnahme, um nicht die reinigende und remineralisierende Funktion des Speichels aufzuheben (Riethe 1994, S. 30 u. 35).

Eine vierteljährliche Individualprophylaxe mit Motivierung und Instruktion erwies sich zur Besserung der häuslichen Mundhygiene bei 9- bis 10-jährigen Kindern als nicht wirksam. Bei Erwachsenen wirkte sich hingegen diese Form der Prophylaxe positiv auf die Mundhygiene aus. Für jüngere Kinder scheint daher eine

Gruppenprophylaxe in der Schule effektiver zu sein (Zimmer u. a. 1993; Zimmer u. a. 1997).
Fluoride nehmen in der Kariesprophylaxe eine zentrale Rolle ein. Ihre antikariogene Wirkung beruht auf verschiedenen Effekten. Durch ihren Einbau in Apatitkristalle und damit in das Kristallgitter der Zahnhartsubstanzen hemmen sie die Demineralisation und fördern die Remineralisation. Gleichzeitig reduzieren sie das Wachstum von *Streptococcus mutans* und anderen säureproduzierenden Bakterien. Untersuchungen zeigten, dass die Karieshäufigkeit in Gebieten mit hohen Fluoridkonzentrationen im Trinkwasser niedriger liegt als in fluorarmen Regionen. Der Fluoridgehalt des Trinkwassers ist mit 0,02–1,8 mg/l in Deutschland eher gering. In Nahrungsmitteln liegt der Gehalt (mit Ausnahme des schwarzen Tees) unter 1 mg Fluorid/100 g (s. *Tab. 34.1*, S. 73). Die Fluorzufuhr mit der Nahrung und dem Trinkwasser ist sowohl bei Kindern als auch bei Erwachsenen relativ gering und liegt deutlich unter den Empfehlungen der DGE (s. Kap. 34, S. 74).
Da auch in anderen Ländern die Fluoridaufnahme gering ist, wird z. B. in einigen Staaten der USA, in Irland und der Schweiz das Trinkwasser mit Fluor versetzt. Verschiedene Studien zeigten eine Reduktion der Karieshäufigkeit durch Trinkwasserfluoridierung um etwa 40-60 % (DePaola u. a. 1999).
In Deutschland wird die Trinkwasserfluoridierung nicht durchgeführt. Sie ist stark umstritten, da bereits ab 2 mg Fluorid/l unerwünschte Nebenwirkungen auftreten können (s. Kap. 34, S. 75). Als Alternative zur Trinkwasserfluoridierung existieren zahlreiche andere Applikationsformen von Fluorid (*Tab. 64.2*), die sich bereits als erfolgreich erwiesen haben (Schiffner u. a. 1993; Schulte u. a. 1993; Twetman u. a. 1996).
Die Deutsche Gesellschaft für Zahn-, Mund- und Kieferheilkunde (DGZMK) empfiehlt gemeinsam mit der Deutschen Gesellschaft für Kinderheilkunde (DGK) und der Deutschen Gesellschaft für Ernährung (DGE) Fluoride entweder mit Fluoridtabletten oder fluoridiertem Speisesalz zu supplementieren, wenn keine Trinkwasserfluoridierung durchgeführt wird. Dabei sollte sich die Dosis der Fluoridtabletten nach dem Lebensalter richten und mittels einer individuellen Fluoridanamnese berechnet werden.
Bei Säuglingen sollte nicht supplementiert werden, wenn das für die Säuglingsnahrung verwendete Trink- oder Mineralwasser viel Fluorid ($> 0,3$ mg/l) enthält. Bis zum zweiten Lebensjahr wird eine Kombination von Fluorid und Vitamin D in Tablettenform empfohlen. Kinder unter drei Jahren sollten bei systemischer Fluoridzufuhr keine fluoridhaltigen Zahnpasten verwenden. Nach Meinung der DGZMK, DGK und DGE sind die Zähne ab dem vierten Lebensjahr mindestens zweimal täglich mit fluoridhaltiger Zahnpasta zu putzen. Für Kinder zwischen drei und sechs Jahren eignen sich fluoridreduzierte Zahnpasten. Dabei ist darauf zu achten, dass die Kinder die Zahnpasta beim Zähneputzen nicht verschlucken. Die Anwendung von höher dosierten Fluoridlacken oder -lösungen empfiehlt sich nur unter ärztlicher Aufsicht (Schmidt u. a. 1996a).
Bei einer Fluoridsupplementierung ist unbedingt die auf das Lebensalter bezogene Fluoridzufuhrempfehlung zu beachten. Um eine Dentalfluorose zu vermeiden, darf die Zufuhr nicht dauerhaft überschritten werden. Deshalb muss der Fluoridgehalt des Trinkwassers als auch der des Mineralwassers bei der Gabe von Supplementen mit berücksichtigt werden. Eine Untersuchung von 150 Mineralwässern, die auf dem deutschen Markt erhältlich sind, zeigte eine mittlere Fluoridkonzentration von 0,58 mg/l ($\pm$ 0,71 mg/l). Die höchste Konzentration lag bei 4,5 mg Fluorid/l. Bei einem Pro-Kopf-Verbrauch von 104 l/Jahr läßt sich eine durchschnittliche tägliche Fluoridaufnahme von 0,16 mg/Person errechnen. Mineralwässer tragen somit stärker als bisher angenommen zur Fluoridaufnahme bei (Schulte u. a. 1996).
Bei den Empfehlungen der DGZMK, DGK und DGE sollte jedoch auch berücksichtigt werden, dass Karies keine Fluoridmangelerkrankung ist und Fluoridierungsmaßnahmen maximal zu einer 50 %-igen Kariesreduktion beitragen. Eine zahngesunde Ernährung und eine ausreichende Mundhygiene können hierdurch nicht ersetzt werden (Brauner 1995).
Ein Prophylaxeprogramm, das von 1979–1991 mit 632 Schülern durchgeführt wurde, zeigte,

Tab. 64.2: Applikationsformen von Fluorid

Lokal	Systemisch
Zahnpasten	Fluoridtabletten
Gelee	Kochsalz (250 mg F/kg)
Lacke	
Mundspüllösungen	

dass eine frühe Kariesdiagnostik, eine substanzschonende Füllungstherapie sowie Plaque- und Zahnsteinentfernung in Kombination mit weiteren prophylaktischen Maßnahmen (z.B. Anleitung zur Mundhygiene, regelmäßige Untersuchung) für die weitere Entwicklung von Karies und Parodontoseentstehung von größerer Bedeutung sind als die letztgenannten prophylaktischen Maßnahmen allein (Göbel u. Gängler 1992).

Eine **Fissurenversiegelung** stellt eine weitere vorbeugende Maßnahme dar. Grübchen und Fissuren der Zähne sind durch fehlende Selbstreinigung und erschwerte mechanische Zahnreinigung kariesanfälliger als andere Zahnbereiche. Eine Fissurenversiegelung, wie sie an tiefen, engen Grübchen und Fissuren gerade durchgebrochener Seitenzähne durchgeführt wird, verringert die Kariesanfälligkeit. Bei einem kariesanfälligen Gebiss bei gleichzeitig schlechter Mundhygiene ist dieses Verfahren kontraindiziert. Die Zähne sollten kariesfrei sein (Hellwig u.a. 1995, S. 110).

Die **Therapie** der Zahnkaries besteht in der Entfernung der kariösen Zahnsubstanz mit anschließender Restauration des Zahns mit entsprechendem Füllungsmaterial. Dabei soll die ursprüngliche Form des Zahns wiederhergestellt, substanzschonend vorgegangen und der Entstehung einer neuen Karies vorgebeugt werden (Hellwig u.a 1995, S. 15).

Zusammenfassung

Zahnkaries ist die häufigste Zahnerkrankung, obwohl sich in den letzten Jahren in Deutschland die Mundgesundheit, insbesondere bei Kindern, gebessert hat. Mikroorganismen der Mundhöhle produzieren aus Kohlenhydraten Säuren, die den Zahn angreifen und zu kariösen Läsionen führen. Bei der Entstehung spielt neben dem Speichel, der Beschaffenheit der Zähne und der Mundhygiene die Menge und Häufigkeit der Zufuhr von Kohlenhydraten sowie deren Darbietungsform und Verweildauer im Mund eine bedeutende Rolle. Auch säurehaltige Lebensmittel können zu Zahnschäden führen. Als prophylaktische Maßnahmen werden eine Verbesserung der Mundhygiene und eine zahngesunde Ernährung empfohlen. Bei der Zufuhr von Fluoridsupplementen (Tabletten oder fluoridiertes Speisesalz) ist zur Vermeidung einer Dentalfluorose der Fluoridgehalt des Trink- und Mineralwassers zu berücksichtigen.

☞ Empfehlungen

▶ Reduzierung der Zuckeraufnahme
▶ Möglichst keine stark kariogenen Zwischenmahlzeiten wie Süßigkeiten
▶ Einschränkung des Verzehrs klebriger und stark säurehaltiger Lebensmittel
▶ Ballaststoffreiche Ernährung zur Reinigung der Zähne und Anregung des Speichelflusses
▶ Gründliches Zähneputzen möglichst nach jeder Mahlzeit (nicht unmittelbar danach)
▶ Keine Verwendung von gesüßtem Kindertee oder Fruchtsaft in Saugflaschen
▶ Regelmäßige Kontrolluntersuchungen beim Zahnarzt

65 Osteoporose

> Osteoporose ist eine Krankheit, die durch eine niedrige Knochenmasse und eine Verschlechterung der Mikroarchitektur des Knochengewebes mit der Folge einer erhöhten Knochenbrüchigkeit und entsprechend gesteigertem Frakturrisiko gekennzeichnet ist.

Osteoporose ist die häufigste Erkrankung des Skelettsystems. Schätzungen zufolge leiden etwa 5–7 Mio. Menschen in Deutschland an Osteoporose, davon sind etwa 80% Frauen. Die Inzidenz osteoporotischer Frakturen steigt ständig an, wofür vor allem veränderte Lebens- und Ernährungsgewohnheiten verantwortlich gemacht werden. Etwa 25–30% aller Frauen nach dem 60. Lebensjahr haben Osteoporose (Kunczik u. Ringe 1994).

Es werden zwei Osteoporose-Formen unterschieden. Die **primäre** Form ist auf keine direkten krankheitsbedingten Ursachen zurückzuführen, während der **sekundären** Osteoporose eine Erkrankung, z. B. eine Störung im Hormonhaushalt (Hyperthyreose, Hyperparathyreoidismus, Hypogonadismus), vorausgeht. Zur primären Osteoporose zählen die **postmenopausale** (**Typ 1**), die sich bei Frauen etwa innerhalb der ersten 15–20 Jahre nach Eintritt der Menopause manifestiert, und die **senile** oder **Alters-Osteoporose** (**Typ 2**) bei Männern und Frauen nach dem 70. Lebensjahr (Riggs u. Melton 1986).

Klinik

Osteoporose-Patienten leiden unter chronischen Rückenschmerzen, die durch körperliche Belastung verstärkt werden können. Einschränkungen der Mobilität sind die Folge, so dass selbst alltägliche Arbeiten teilweise nicht mehr ausgeführt werden können. Äußerlich sichtbare Zeichen der Osteoporose sind Rumpfverformungen (Rundrücken) und Rumpfverkürzungen, die zur Abnahme der Körpergröße führen. Der Bauch ist vorgewölbt (🖝 65.1). Auf dem Röntgenbild sind im fortgeschrittenen Stadium Veränderungen der Wirbelsäule, vor allem Wirbelkörpereinbrüche erkennbar. Ein weiteres

typisches Merkmal sind die schräg abwärts ziehenden Hautfalten am Rücken (»Tannenbaum-effekt«) (Pfeilschifter 1997). Besonders frakturgefährdet sind neben den Wirbelkörpern das Becken, der Oberschenkelhals und der distale Radius.

Zur **Diagnostik** existieren präzise Messverfahren wie die Single- und Dual-Röntgenabsorptiometrie (SXA/DXA) und die quantitative Computertomographie (QCT). Bei diesen Verfahren wird die Knochendichte in verschiedenen Messregionen ermittelt. Als Messregion geeignet sind Radius, Lendenwirbelsäule, Hüftkopf und Calcaneus[1]. Auch Ganzkörpermessungen sind möglich. Außerdem findet die Ultraschalldiagnostik zunehmend Verwendung und wird in Zukunft einen festen Platz bei der Diagnose von Osteoporose haben. Biochemische Untersuchungsmethoden von spezifischen osteoblastären und Knochenabbau-Produkten im Serum

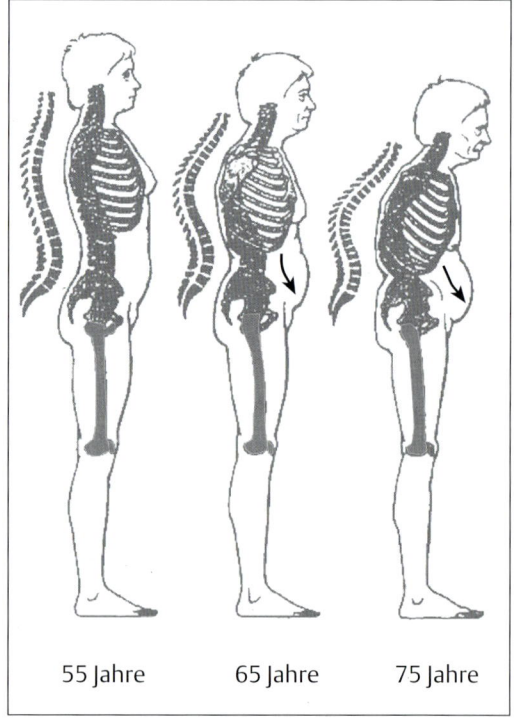

55 Jahre   65 Jahre   75 Jahre

🖝 65.1: Typische Veränderung der Körperstatur bei Osteoporose (Lüttje u. a. 1999)

---
[1] Calcaneus = Fersenbein

und Urin lassen zusätzlich Rückschlüsse auf den Knochenumbau zu (Pfeilschifter 1997).

Ursachen

Knochen werden kontinuierlich auf- und abgebaut. Für den Aufbau sind die Osteoblasten, für den Abbau Osteoklasten verantwortlich. Während der Kindheit und Jugend überwiegt der Aufbau von Knochenmasse. Im Alter von etwa 30 Jahren ist die maximale Knochenmasse (»peak bone mass«) erreicht. Je dichter die aufgebaute Knochenmasse ist, desto besser ist die Ausgangslage und desto geringer das Risiko, an Osteoporose zu erkranken. Ab dem 30. Lebensjahr tritt physiologischerweise sowohl bei Män-

nern als auch bei Frauen ein kontinuierlicher Knochenmasseverlust ein (jährlich etwa 0,5%). Bei Frauen nach der Menopause verstärkt sich der Knochenabbau, wodurch das Frakturrisiko erhöht ist (🖸 65.2). Bei der Osteoporose kommt es im Gegensatz zur Osteomalazie nicht nur zu einem Verlust der mineralischen Anteile des Knochens, sondern auch zu einer Reduktion der organischen Matrix.

Die maximale Knochenmasse wird sowohl durch endogene als auch durch exogene Faktoren beeinflusst. Der Knochenaufbau kann durch eine geeignete Lebens- und Ernährungsweise gefördert und somit dem Verlust an Knochenmasse im Alter vorgebeugt werden. Als beeinflussbare Risikofaktoren gelten z.B. kalziumarme Ernährung und Bewegungsmangel (*Tab. 65.1*).

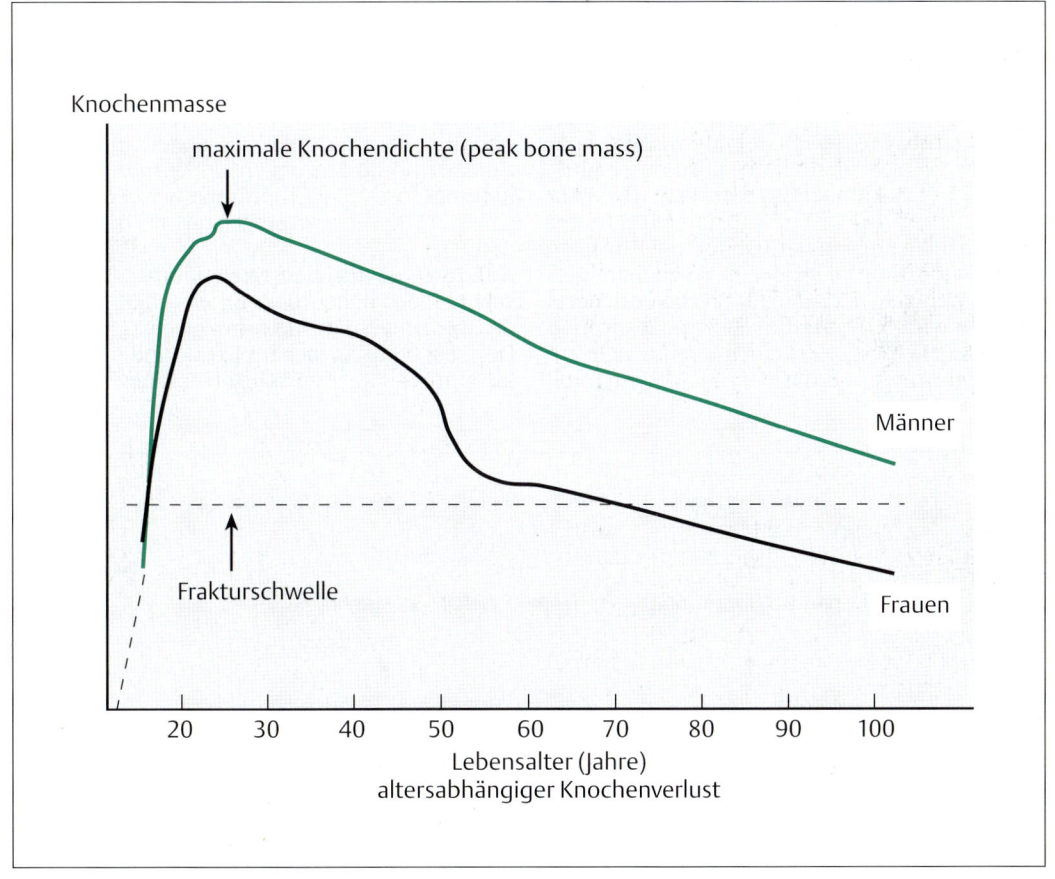

🖸 65.2: Schematische Darstellung der physiologischen Knochenmasseveränderungen bei Männern und Frauen (Bätge u. a. 1992)

Tab. 65.1: Risikofaktoren der primären Osteoporose

Nicht beeinflussbare Risikofaktoren	Beeinflussbare Risikofaktoren
Genetik familiäre Knochen- und Skeletterkrankungen frühzeitige Menopause	**Ernährung** wenig Kalzium, zuviel Phosphat und Protein
ethnische Zugehörigkeit weiße Rasse	**Genussmittel** Alkohol, Nikotin, Koffein
Geschlecht weiblich	**Aktivität** geringe körperliche Aktivität, vorwiegend sitzende Beschäftigung
Alter hoch	**Östrogene** Mangel in der Adoleszens durch Hochleistungssport oder Anorexia nervosa
Aktivität Bettlägerigkeit	**Medikamente**
Körperbau schlank	

Hormonelle Veränderungen betreffen vor allem Frauen nach der Menopause. In der Menopause nimmt die Produktion von Sexualhormonen ab, was die Entstehung von Osteoporose über verschiedene Mechanismen begünstigt (⊗ 65.3). Der Mangel an Östrogenen bewirkt einen Anstieg des Serum-Kalziumspiegels, der einen renalen Kalziumverlust und ein Absinken des Parathormonspiegels zur Folge hat, wodurch weniger 1,25-Dihydroxycholecalciferol gebildet wird, das für die Kalziumabsorption verantwortlich ist. Zusätzlich ergibt sich ein Calcitoninmangel, so dass die Einlagerung von Kalzium in die Knochenmatrix vermindert wird. Eine weitere Risikogruppe für die Entstehung der Osteoporose sind Frauen mit Anorexia nervosa, da es durch die dabei auftretende Amenorrhö zu Störungen im Hormonhaushalt kommt (Toss 1992). Hierdurch wird eine geringere Knochenmasse aufgebaut als bei Gesunden.

Kalzium ist für den Skelettaufbau von entscheidender Bedeutung. Im Knochen sind 99 % des gesamten Kalziums im Körper gebunden. Der Rest befindet sich im Extra- und Intrazellulärraum. Der Kalziumspiegel im Blut wird durch

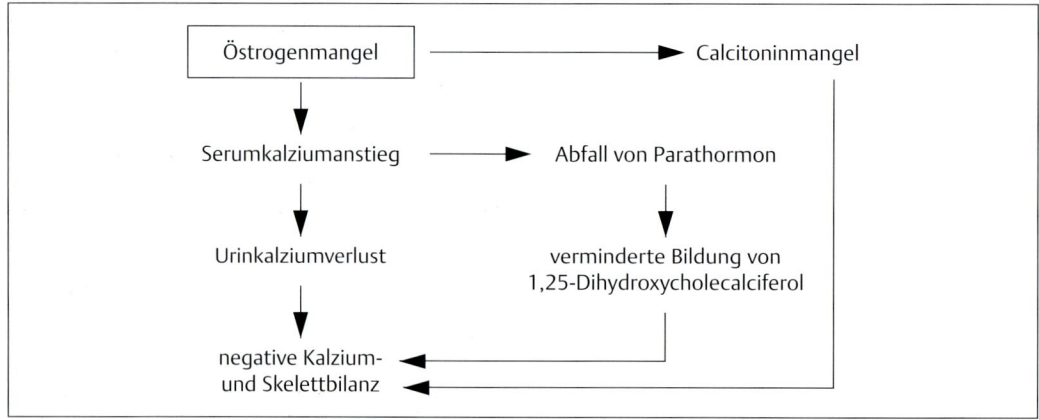

⊗ 65.3: Veränderungen im Hormon- und Kalziumhaushalt bei postmenopausaler Osteoporose (nach Ziegler 1985)

verschiedene Mechanismen in engen Grenzen konstant gehalten (s. ☎ *29.1*, S. 63).

Bei einer Studie über zwei Bevölkerungsgruppen in Jugoslawien hinsichtlich des Zusammenhangs zwischen Kalziumaufnahme und Frakturhäufigkeit wurde bereits Ende der 1970er Jahre festgestellt, dass die Frakturrate bei einer geringen Kalziumaufnahme signifikant höher ist als bei einer hohen. Die Autoren kamen zu dem Schluss, dass die Ernährung, neben genetischen Determinanten, vor allem bei jungen Erwachsenen, eine entscheidende Rolle spielt (Matkovic u. a. 1979). Auch andere Arbeitsgruppen sehen durch ihre Untersuchungen die These bestätigt, dass eine ausreichende Kalziumzufuhr vor allem in der Kindheit und im Jugendalter entscheidend für die maximale Knochenmasse ist (Renner u. a. 1991). Selbst bei älteren Personen (> 65 Jahre) kann die Supplementierung mit Kalzium und Vitamin D den Knochenabbau verlangsamen und das Frakturrisiko senken (Dawson-Hughes u. a. 1997). Veränderungen am Magen-Darm-Trakt, die zur Maldigestion oder Malabsorption von Kalzium führen, tragen zur Entstehung von Osteoporose bei (☎ *65.4*).

Für den Knochenstoffwechsel ist neben Kalzium auch **Phosphat** wichtig. Ob eine längerfristig überhöhte Phosphatzufuhr das Risiko einer Osteoporose erhöht, ist noch nicht abschließend geklärt. Es wurde jedoch gezeigt, dass eine positive Korrelation zwischen der Aufnahmemenge phosphathaltiger Colagetränke und der Frakturhäufigkeit bei jungen Frauen besteht (Wyshak u. Frisch 1994).

Ernährung
Unterernährung
einseitige Ernährung
wenig Milch und Milchprodukte
Vitamin-D-Mangel
Phosphorüberschuss

Verdauung
Zustand nach Magen(teil)resektion
Hypo-, Anazidität
Zustand nach Darmstückresektion
exkretorische Pankreasinsuffizienz
chronische Hepatopathie
Sprue, Zöliakie
Morbus Crohn, Colitis ulcerosa

☎ 65.4: Risikofaktoren für eine unzureichende Kalziumversorgung bei Ernährung und Verdauung (nach Ziegler 1985)

Ein Mangel an **Vitamin D** verringert die Kalziumabsorption und beeinflusst somit die Knochenmineralisierung negativ (Toss 1992). Die Versorgung mit Vitamin D erfolgt durch alimentäre Aufnahme und Sonneneinstrahlung, welche die Vitamin-D-Synthese im menschlichen Körper anregt. Vor allem ältere Menschen sind häufiger von einem Vitamin-D-Mangel betroffen, da sie sich, u. a. bedingt durch eingeschränkte Bewegungsfähigkeit oder Krankheiten, seltener im Freien aufhalten.

Die Zufuhr von **Protein** mit der Nahrung ist für das Wachstum und die Regeneration des Skelettes unerlässlich. Hier gilt – ähnlich wie bei Phosphat –, dass ein Mangel ebenso wie die übermäßige Aufnahme die Entstehung von Osteoporose begünstigt. Gesichert ist, dass die Aufnahme von isolierten Proteinen (z. B. Proteinkonzentrate bei Kraftsportlern) die renale Kalziumexkretion in hohem Maß fördert.

Oxalsäure reduziert die Bioverfügbarkeit von Kalzium, da sie mit Kalzium unlösliche Komplexe bildet (Kalzium-Oxalate). Oxalsäure ist vor allem in Rhabarber und Spinat, in geringeren Mengen auch in rote Bete, Bohnen sowie in Schokolade mit hohem Kakaoanteil enthalten. Auch Tee hat einen hohen Oxalsäuregehalt (*Tab. 65.2*). Da Oxalsäure wasserlöslich ist, empfiehlt es sich, das Kochwasser von oxalsäurereichen Lebensmitteln nicht zu verwenden.

Isolierte **Ballaststoffe** bilden mit Kalzium unlösliche Komplexe, so dass eine verminderte Verfügbarkeit die Folge ist (Arnaud u. Sanchez 1990). Als Bestandteil von Lebensmitteln ist ihr Effekt auf die Kalziumverfügbarkeit aber vermutlich relativ gering (Toss 1992). Auch **Phytinsäure** hat negative Auswirkungen auf die Kalzium-Verfügbarkeit, da sie mit Kalzium schwerlösliche Salze bildet. Sie kommt vor allem in Getreide, besonders in den Kleiebestandteilen, vor. Aus Brot mit niedrigem Ausmahlungsgrad wie Weißbrot ist Kalzium daher besser verfügbar als aus Vollkornbrot. Allerdings wird bei der Sauerteigherstellung – wie auch beim Keimen von Getreide – ein großer Teil der Phytinsäure durch Phytase aufgespalten und dadurch Kalzium freigesetzt (Elmadfa u. Leitzmann 1998, S. 218 f.). Eine hohe Aufnahme von **Kochsalz** kann eine vermehrte Kalziumausscheidung über den Urin induzieren (Zittermann u. Hötzel 1991).

Exzessiver **Alkoholkonsum** hat negative Auswirkungen auf den Knochenstoffwechsel, was sich darin zeigt, dass Alkoholiker eine geringere Knochendichte aufweisen als die Durchschnittsbevölkerung (Arnaud u. Sanchez 1990).

Tab. 65.2: Oxalsäuregehalt ausgewählter Lebensmittel (nach Elmadfa u. a. 1997)

Lebensmittel	Oxalsäure (mg/100 g)
Fleisch, Innereien	
Huhn, gebraten	1,1
Lamm, gebraten	1,6
Leber, gegrillt	4,3
Rind, gebraten	1,6
Schwein, gebraten	1,7
Backwaren	
Brot, dunkel	20,9
Brot, weiß	6,9
Gemüse	
Auberginen	9,5
Blumenkohl	6,6
Bohnen	43,7
Grünkohl	7,2
Kohlrabi	2,8
Möhren	6,1
Rhabarber	460,0
Rosenkohl	6,1
Rotkohl	7,4
Rote Rübe (Bete)	72,2
Sellerie	6,8
Spinat	442,0
Wirsingkohl	4,9
Obst	
Apfelsinen (Orangen)	6,2
Aprikosen	6,8
Birnen	6,2
Erdbeeren	15,8
Himbeeren	16,4
Johannisbeeren, rot	9,9
Kirschen, süß	7,2
Kirschen, sauer	4,7
Pflaumen	11,9
Stachelbeeren	19,3
Trauben	7,9
Süßwaren	
Schokolade (Kakaoanteil 30 %)	11,2
Schokolade (Kakaoanteil 40 %)	98,0
Getränke	
Schwarzer Tee	12,5
Wein	3,1

Nicht geklärt ist, ab welcher Alkoholmenge dieser Effekt eintritt und in welchem Ausmaß Faktoren wie eine geringere Nährstoffaufnahme bei Personen, die viel Alkohol konsumieren, eine

Rolle spielen. Auch das **Rauchen** gilt als möglicher Risikofaktor bei der Entstehung von Osteoporose, ebenso wie regelmäßiger Konsum von **Kaffee**. Allerdings sind die Ergebnisse hierzu widersprüchlich: Es wurde beobachtet, dass die Ausscheidung von Kalzium im Urin durch Koffein begünstigt wird. In neueren Studien konnte dies nicht bestätigt werden. Möglicherweise beeinflusst Koffein den Kalziumhaushalt vor allem dann negativ, wenn mit der Nahrung nicht genügend Kalzium zugeführt wird. Der tägliche Konsum von 2–3 Tassen Kaffee wird als unproblematisch angesehen (Barger-Lux u. a. 1990). Auch bestimmte **Medikamente** können negativ auf den Knochenmineralgehalt und die Knochendichte wirken. Zu diesen zählen in erster Linie Glukokortikoide (Villiger u. Krapf 1996).

Eine weitere wichtige Komponente bei der Entstehung von Osteoporose ist **Bewegungsmangel**. Bei unzureichender körperlicher Betätigung, z.B. durch Bettlägerigkeit, verliert der Knochen an Substanz. Dieser Verlust kann auch durch eine erhöhte Kalziumzufuhr nicht ausgeglichen werden (Toss 1992). Untersuchungen an verschiedenen Sportlergruppen haben ergeben, dass die Knochendichte an besonders beanspruchten Stellen, beispielsweise am Schlagarm von Tennisspielern, höher ist als an weniger beanspruchten Stellen. Diesem positiven Einfluss von körperlicher Betätigung steht die scheinbar konträre Beobachtung gegenüber, dass bei jungen Hochleistungssportlerinnen (z.B. Mittel- und Langstreckenläuferinnen) Entmineralisierungen des Knochens auftreten können. Ursache dafür ist eine durch Stress ausgelöste Amenorrhö, die eine verminderte Östrogenproduktion bewirkt und somit die Entstehung von Osteoporose begünstigt (Platen u.a. 1991; Toss 1992).

Prävention

Die Prävention der primären Osteoporose kann in verschiedenen Lebensabschnitten erfolgen. Die juvenile Prävention hat zum Ziel, eine möglichst hohe Knochenmasse zu erreichen, während die prämenopausale Prävention die aufgebaute Knochenmasse erhalten soll. In der Postmenopause steht die Verlangsamung des Knochenabbaus im Vordergrund (Ringe 1992).

Eine Präventivmaßnahme für alle Altersgruppen ist die regelmäßige **sportliche Betätigung**, die nicht in Form von Hochleistungssport betrieben werden sollte. Geeignet sind Gymnastik, insbesondere die Rumpfmuskulatur stärkende Übungen, sowie andere leichte sportliche Aktivitäten. Bei älteren Menschen kann die Gefahr von Stürzen durch eine verbesserte Motorik reduziert werden (Ringe 1992; Pfeilschifter 1993).

Für **diätetische Maßnahmen** gibt es mehrere Ansatzpunkte. In erster Linie sollte für eine ausreichende Kalziumzufuhr gesorgt werden. Die Empfehlungen der DGE für die Kalziumzufuhr sind nach Altersgruppen abgestuft (s. *Tab. 29.2*, S. 64). Die Dietary Reference Intakes (DRI) der USA und Kanadas für Kalzium sind den deutschen Empfehlungen ähnlich (Food and Nutrition Board of the Institute of Medicine 1997). In der Consensus Conference über die optimale Kalziumzufuhr wurden vor allem für ältere Menschen noch höhere Empfehlungen festgelegt (*Tab. 65.3*).

Milch und Milchprodukte sind sehr kalziumreich, wobei Hart- und Schnittkäse mehr Kalzium enthalten als Weichkäse. Zudem sind Käsesorten mit einem niedrigeren Fettgehalt kalziumreicher als Sorten mit einem hohen Fettgehalt. Die einzelnen Gemüsesorten haben sehr unterschiedliche Kalziumgehalte. Dunkle, grüne Gemüsesorten wie Broccoli, Grünkohl und Spinat enthalten relativ viel Kalzium. Obst, Fleisch, Geflügel und die meisten Fischarten sind kalziumarm. Von den Nusssorten sind Mandeln, Haselnüsse und Paranüsse die besten Kalziumlieferanten (s. *Tab. 29.1*, S. 64). Von der täglich aufgenommenen Kalziummenge werden etwa 25–50 % resorbiert. Milch und Milchprodukte haben mit etwa 30 % eine hohe Resorptionsrate. Die Bioverfügbarkeit aus Gemüse, Getreide und Nüssen ist im Allgemeinen geringer als aus Milch und Milchprodukten (Heaney u. a. 1990).

In Deutschland wird Kalzium zum größten Teil über Milch und Milchprodukte aufgenommen (*Tab. 65.4*). Die Kalziumaufnahme liegt dennoch mit durchschnittlich 716 mg/d unter der empfohlenen Zufuhr (Heseker u. a. 1994, S. 157). Eine präventive Kalziumsupplementierung wird immer wieder diskutiert, vor allem für Frauen nach der Menopause (Dawson-Hughes u. a. 1990; Reid u. a. 1993). Eine Supplementierung sollte jedoch immer individuell entschieden und auf die nutritive Kalziumzufuhr abgestimmt werden, auch weil sich z. B. die Resorption von Eisen, Magnesium und Zink bei hoher Kalziumaufnahme verschlechtert. Indikationen für eine Kalzium-Supplementierung sind z. B. Laktoseintoleranz oder andere Krankheiten, die den Kalziumhaushalt negativ beeinflussen.

Für eine adäquate Vitamin-D-Zufuhr sollte ebenfalls gesorgt werden. Teilweise wird für postmenopausale Frauen eine Vitamin-D-Supplementierung empfohlen, die sich jedoch nach den individuellen Gegebenheiten und evtl. der Jahreszeit (geringere Vitamin-D-Produktion im Winter) richten muss (Füeßl 1998).

Die Fluoridierung von Trinkwasser in Finnland, die ursprünglich zur Kariesprophylaxe vorgenommen wurde, wirkte sich auch positiv auf die Häufigkeit der Knochenbrüche aus (Simonen u. Laitinen 1985). Fluorid verstärkt vermutlich die Einlagerung von Kalziumsalzen in den Knochen. Die Protein- und Kochsalzaufnahme sollte eingeschränkt werden. Auch ein verminderter

Tab. 65.3: Empfehlungen für die Kalziumzufuhr (nach Consensus Development Conference Panel 1994)

| Alter (Jahre) | Kalziumzufuhr (mg/d) | |
	Frauen	Männer
11 – 24	1200 –1500	1200 –1500
25 – Menopause	1000	
25 – 65		1000
ab Menopause	1500	
ab 65		1500

Tab. 65.4: Lebensmittelquellen für die Kalziumversorgung in Deutschland (nach Nationale Verzehrsstudie 1991, S. 41)

Lebensmittel	Anteil der Lebensmittel an der Kalziumversorgung (%)
Milch und Milchprodukte	26
Käse und Quark	20
Erfrischungsgetränke	13
Brot/Backwaren	9
Nährmittel	5
Frischgemüse	5
Sonstige Lebensmittel	22
Insgesamt	**100**

Konsum von Alkohol und Kaffee wirkt präventiv, ebenso wie die Einschränkung des Rauchens.

Im Hinblick auf die pathogenetischen Mechanismen bei der Entstehung der Osteoporose ließe sich die Empfehlung ableiten, die Ballaststoffzufuhr einzuschränken sowie die Oxalsäure- und Phytinzufuhr zu reduzieren. Lebensmittel, die diese Inhaltsstoffe aufweisen, sind jedoch in der Regel solche, die allgemein für eine gesunderhaltende Ernährungsweise empfohlen werden. Daher sollten diese Maßnahmen für eine allgemeine Prävention nicht angestrebt werden. Im Einzelfall bei einem hohen Osteoporose-Risiko oder bei bereits eingetretener Osteoporose kann darauf geachtet werden, Ballaststoffe, Phytin- und Oxalsäure nicht gleichzeitig mit kalziumreichen Lebensmitteln zu verzehren, um die Resorption nicht zu behindern.

Veganer nehmen durch den hohen Verzehr pflanzlicher Lebensmittel große Mengen an Phytin- und Oxalsäure sowie Ballaststoffe auf, wodurch die Kalziumresorption beeinträchtigt wird. Demgegenüber steht eine durch den Lebensstil bedingte höhere körperliche Aktivität, die geringere Aufnahme von Protein, Phosphat und Genussmitteln sowie eine geringere Medikamenteneinnahme. Diese Gegebenheiten scheinen sich die Waage zu halten, denn es konnte bei Veganerinnen keine erhöhte Osteoporosehäufigkeit nachgewiesen werden (Leitzmann u. Hahn 1996, S. 207 f. u. 300).

Um dem Knochenabbau vorzubeugen, werden bei Frauen nach der Menopause häufig Östrogene substituiert (Dören u. Schneider 1993; Pfeilschifter 1993). Die Indikation dafür muss jedoch individuell gestellt werden (Villiger u. Krapf 1996).

Therapie

Heute stehen dem Arzt mehrere Therapiemöglichkeiten zur Auswahl. Somit kann es als realistisch angesehen werden, dass weitere Frakturen auch bei fortgeschrittener Osteoporose verhindert werden können. In der Osteoporose-Therapie werden Medikamente eingesetzt, die den Knochenstoffwechsel positiv beeinflussen, z.B. osteoanabole Substanzen (Fluoridpräparate), die jedoch nach wie vor umstritten sind, oder antiresorptiv wirkende Substanzen, die die Osteoklastenfunktion und damit den Knochenabbau hemmen (Östrogene/Gestagene, Vitamin-D-Metaboliten, Calcitonin, Bisphosphonate). Als Basistherapie gilt eine Kalziumzufuhr von 1000–1500 mg/d und eine Vitamin-D-Aufnahme von 400–1000 IE/d (Lehmann u. Allolio 1998). Ebenfalls zur Basistherapie gehört eine Substitution von Sexualhormonen. Diese Maßnahmen können die ursprüngliche Struktur des Knochens nicht wieder herstellen, aber die Geschwindigkeit des Abbaus verringern oder sogar den bestehenden Zustand über Jahre hinweg halten (Füeßl 1998).

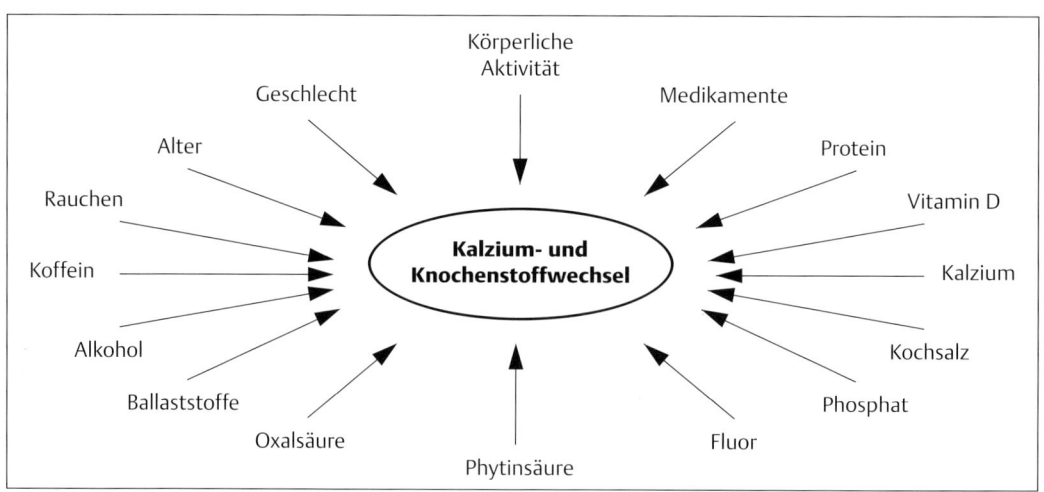

☛ 65.5: Ausgewählte Einflussfaktoren auf den Kalzium- und Knochenstoffwechsel (nach Michel u. Leitzmann 1992)

Bei bereits eingetretenen Wirbelkörperfrakturen ist die medikamentöse Schmerztherapie besonders wichtig (Pfeilschifter 1993). Zu den physikalischen Methoden, die ebenfalls der Schmerzlinderung dienen, zählen u. a. Wärmeanwendungen, Bäder, Gymnastik und Massagen. Diese Maßnahmen sollen zudem die Beweglichkeit sowie die Tritt- und Gangsicherheit zur Verhinderung von Stürzen der Patienten fördern.

Zusammenfassung

Die Entstehung der Osteoporose ist ein multifaktorielles Geschehen (☎ 65.5). Besonders im Kindes- und Jugendalter muss der Knochenaufbau durch eine angepasste Ernährungsweise und körperliche Bewegung gefördert werden, um das Osteoporoserisiko im Alter zu vermindern (juvenile Prävention). Die Prävention sollte jedoch auch prä- bzw. postmenopausal bei Erwachsenen erfolgen, um die Knochenmasse weitgehend zu erhalten bzw. den normalerweise einsetzenden Verlust zu verringern. Bei bereits eingetretener Osteoporose kann die Ernährungstherapie unterstützend wirken.

☞ Empfehlungen

▶ Ausreichende (nicht übermäßige) Kalziumzufuhr
▶ Körperliche Bewegung, möglichst im Freien (Vitamin-D-Produktion)
▶ Einschränkung des Alkohol- und Kaffeekonsums
▶ Einschränkung der Kochsalzzufuhr
▶ Verzicht auf das Rauchen

66 Rheumatoide Arthritis

Die rheumatoide Arthritis (chronische Polyarthritis) ist eine entzündliche Erkrankung des Bindegewebes mit bevorzugter Manifestation an den Gelenken, woraus Schmerzen und Bewegungseinschränkungen sowie Gelenkdeformierungen resultieren.

Unter dem Begriff Rheuma wird eine Vielzahl von Erkrankungen unterschiedlicher Ätiologie zusammengefasst, die sich am Stütz- und Bindegewebe des Bewegungsapparates manifestieren. Dem rheumatischen Formenkreis werden neben den entzündlichen auch degenerative und extraartikuläre Rheumaformen (Weichteilrheumatismus) zugeordnet (Hartl 1992). Die rheumatoide Arthritis zählt zu den entzündlich-rheumatischen Erkrankungen und gilt als das klassische rheumatische Krankheitsbild (Hein u. a. 1995).

Die rheumatoide Arthritis ist in Deutschland mit einer Prävalenz von etwa 0,8 % die am häufigsten vorkommende chronisch-entzündliche Gelenkerkrankung. Frauen sind davon etwa dreimal häufiger betroffen als Männer. Das Manifestationsalter liegt meist zwischen dem 35. und 55. Lebensjahr (Sieper u. Eggens 1996).

Klinik

Bei der rheumatoiden Arthritis handelt es sich um eine Entzündung der Gelenke mit fortschreitender Zerstörung der Gelenkknorpel. Die zu Beginn noch unspezifischen **Symptome** der Erkrankung sind u. a. Schwäche, Ermüdung, Reizbarkeit, vermehrte Schwitzneigung, Appetitverlust und Gewichtsabnahme. Im weiteren Verlauf kommt es zur Morgensteifigkeit der Gelenke, nächtlichen Muskelschmerzen sowie Schmerzen und Schwellungen an den kleinen Gelenken der Finger und Zehen. Die Finger werden kraftlos, die Griffstärke ist herabgesetzt, der Faustschluss erschwert oder teilweise nicht mehr möglich. Bereits in einem frühen Stadium können auch Sprung-, Knie-, Ellbogen- und Schultergelenke betroffen sein, im fortgeschrittenen Stadium sind Gelenkdeformationen zu beobachten. Nach der American Rheumatism Association müssen mindestens vier der sieben

Kriterien zur **Diagnose** einer rheumatoiden Arthritis (❏ 66.1) vorhanden sein. Extraartikuläre Manifestationen, z. B. an Herz, Lunge, Nerven, Leber und am Auge sowie Rheumaknoten und Veränderungen im Blutbild, werden ebenfalls beobachtet (Hartl 1992).

Die klinische Diagnose wird durch labormedizinische Parameter gestützt. Aufgrund der Entzündung sind unspezifische Messwerte wie die Blutsenkungsgeschwindigkeit und das C-reaktive Protein erhöht. Aussagefähiger ist der Nachweis von »Rheumafaktoren«, meist vom IgM-Typ (auch von anderen Immunglobulinen), die bei etwa 80 % der Patienten mit chronischer Polyarthritis zu finden sind, obwohl sie teilweise auch bei Gesunden und bei Personen mit anderen Krankheitsbildern beobachtet werden. Eine hypochrome, mikrozytäre sekundäre Anämie (erniedrigter Hämoglobingehalt) kommt ebenfalls häufig vor. Durch diese sowie weitere Parameter kann die Aktivität der rheumatoiden Arthritis festgestellt werden (❏ 66.2). In einem späteren Stadium geben Röntgenbilder Aufschluss über das Fortschreiten der Krankheit (Hartl 1992; Callegari u. Williams 1995; Sieper u. Eggens 1996).

Morgensteifigkeit von mehr als einer Stunde Dauer[1]

Gelenkschwellungen an drei oder mehr Gelenken[1]

Schwellungen an Fingermittel-, Fingergrund- oder Handgelenken[1]

Symmetrische Gelenkschwellungen[1]

Rheumaknoten

Nachweis von Rheumafaktoren im Serum

Typische radiologische Veränderungen im Bereich der Hände

---

[1] seit mindestens sechs Wochen

❏ 66.1: Kriterien zur Diagnose der rheumatoiden Arthritis nach der American Rheumatism Association (nach Arnett u. a. 1988)

Blutsenkungsgeschwindigkeit	$> 11/20$ mm
Leukozytenzahl	$> 10\,800/\mu l$
Thrombozytenzahl	$> 400\,000/\mu l$
Erythrozytenzahl	$< 4{,}2 \times 10^6/\mu l$
Hämoglobingehalt	< 12 g/dl
Serumeisen	$< 50\ \mu g/dl$
Serumkupfer	$> 155\ \mu g/dl$
Serumelektrophorese	
α_1-Globulin	$> 4{,}1\%$
α_2-Globulin	$> 10{,}0\%$
γ-Globulin	$> 20{,}5\%$
C-reaktives Protein	> 1 mg/dl
Haptoglobin	> 225 mg/dl
saures α_1-Glykoprotein	> 120 mg/dl
IgG	> 1510 mg/dl

▣ 66.2: Labormedizinische Aktivitätsparameter bei rheumatoider Arthritis (nach Hartl 1992)

Ursachen

Die Ätiologie der rheumatoiden Arthritis ist noch nicht völlig geklärt. Für den Ausbruch der Krankheit sind sowohl exogene als auch endogene Faktoren von Bedeutung. Die Beteiligung von Autoimmunreaktionen, bei denen ein noch unbekannter Auslöser zu einer unspezifischen Entzündung der Synovialis[1] führt, gilt als gesichert.

Die genetische Disposition spielt ebenfalls eine entscheidende Rolle (Hein u.a. 1995). Sie zeigt sich an einer bestimmten HLA-Konstellation[2]. HLA-DR4-positive Personen erkranken häufiger (70%) an rheumatoider Arthritis als Menschen, die keine HLA-DR4 aufweisen (28%) (Hartl 1992).

Körperlichem Stress, Witterungseinflüssen, Traumen und hormonellen Belastungen (z.B. bei Geburten) wird ebenfalls eine Bedeutung zugeschrieben. Auch die psychische Verfassung hat einen Einfluss, und zwar sowohl auf die Erstmanifestation als auch auf den Krankheitsverlauf (z.B. Symptomatik, Funktionsstatus der Gelenke) (Eich 1995).

Therapie

Die Therapie der rheumatoiden Arthritis konzentriert sich auf die Hemmung der Gelenkentzündung, Linderung der Gelenkschmerzen und Besserung der Gelenkfunktionen. Gelenkdeformationen sollten möglichst verhindert werden. Die **medikamentöse Behandlung** steht bei der rheumatoiden Arthritis an erster Stelle der Therapie. In der Regel werden symptomatisch wirksame Medikamente wie nichtsteroidale Antirheumatika und Glukokortikoide eingesetzt. Nichtsteroidale Antirheumatika hemmen u.a. die Bildung und Freisetzung von Entzündungsmediatoren, z.B. Prostaglandinen, Leukotrienen und toxischen Sauerstoffradikalen. Daneben werden in der Basistherapie z.B. Chloroquin, Sulfasalazin, Methotrexat, Azathioprin, Penicillamin und Goldsalze eingesetzt (Sieper u. Braun 1996; Villiger u. Stucki 1996). Die Nebenwirkungen sind z.T. erheblich. So wurden beispielsweise bei der Therapie mit nichtsteroidalen Antirheumatika Magengeschwüre beobachtet sowie eine Zunahme von Osteoporose durch Glukokortikoide (Adam u. Lasch 1998; Sangha u. Stucki 1998). Die medikamentöse Behandlung wird durch physikalische Verfahren (thermische, elektrische oder mechanische Reizeinwirkung), Ergotherapie und ggf. chirurgische Maßnahmen (z.B. Synovektomie) unterstützt (Sieper u. Braun 1996; Villiger u. Stucki 1996). Der psychische Aspekt sollte nicht vernachlässigt werden, da sich eine begleitende Psychotherapie auf den Verlauf der Krankheit positiv auswirken kann (Eich 1995).

Die **Ernährung** beeinflusst ebenfalls den Verlauf der rheumatoiden Arthritis. Eine besondere Bedeutung kommt dabei den essentiellen Fettsäuren der **ω-3- und ω-6-Reihe** zu. Sie sind in der Lage, als Präkursoren verschiedener Eikosanoide zu fungieren. Dabei werden aus der ω-6-Fettsäure **Arachidonsäure** (C20:4ω-6) Prostaglandine, Thromboxan und Prostazyklin der 2er-Serie sowie Leukotriene der 4er-Serie gebildet. Diese Substanzen wirken entzündungsauslösend und -fördernd (▣ 66.3).

Lebensmittel tierischen Ursprungs sind reich an Arachidonsäure, da die meisten Tiere zur Umwandlung von Linol- in Arachidonsäure in der Lage sind. Besonders viel Arachidonsäure

---

[1] Synovialis: aus lockerem, zellreichem Bindegewebe aufgebaute Innenschicht der Gelenkkapsel
[2] HLA (human leucocyte antigens): vererbbare Antigene. Die HLA-Konstellation gewährleistet, dass der Organismus keine Antikörper gegen körpereigene Zellen bildet.

enthalten Eigelb, Schweineschmalz, Kalbs- und Schweineleber sowie Thunfisch (*Tab. 66.1*). Linolsäure, die in pflanzlichen Ölen (z.B. Sonnenblumen-, Maiskeim-, Soja-, Distel- und Leinöl) überwiegende ω-6-Fettsäure, kann grundsätzlich vom Menschen in Arachidonsäure umgewandelt werden. Bei hoher Linolsäurezufuhr läuft die Umwandlung in Arachidonsäure jedoch nur in geringem Maß ab, weshalb sie als Vorstufe von entzündungsfördernden Mediatoren nur eine untergeordnete Rolle spielt. γ-Linolensäure, ebenfalls eine ω-6-Fettsäure, kommt in Borretschöl, Kernöl der schwarzen Johannisbeere und Nachtkerzenöl vor. Sie wird im Körper zu Dihomo-γ-Linolensäure verstoffwechselt, aus der enzündungshemmende Eikosanoide der 1er-Serie entstehen. Die Umwandlung von Dihomo-γ-Linolensäure in Arachidonsäure ist gering.

In vieler Hinsicht antagonistisch zu den ω-6-Fettsäuren wirken die Fettsäuren der ω-3-Reihe. Zur Gruppe der ω-3-Fettsäuren zählen die α-Linolensäure (C18:3ω-3), die hauptsächlich in Pflanzenölen (Raps-, Lein-, Soja- und Walnussöl) vorkommt, und ihre längerkettigen Derivate wie die Eicosapentaensäure (C20:5ω-3) und Docosahexaensäure (C22:6ω-3). Beide Fettsäurefamilien konkurrieren bei der Biosynthese der Eikosanoide um das gleiche Enzymsystem des endoplasmatischen Retikulums. Die ω-3-Fettsäuren haben eine höhere Affinität zu den Enzymen als die ω-6-Fettsäuren und können somit deren Verstoffwechselung zu Eikosanoiden kompetitiv hemmen. Dies ist bei Rheu-

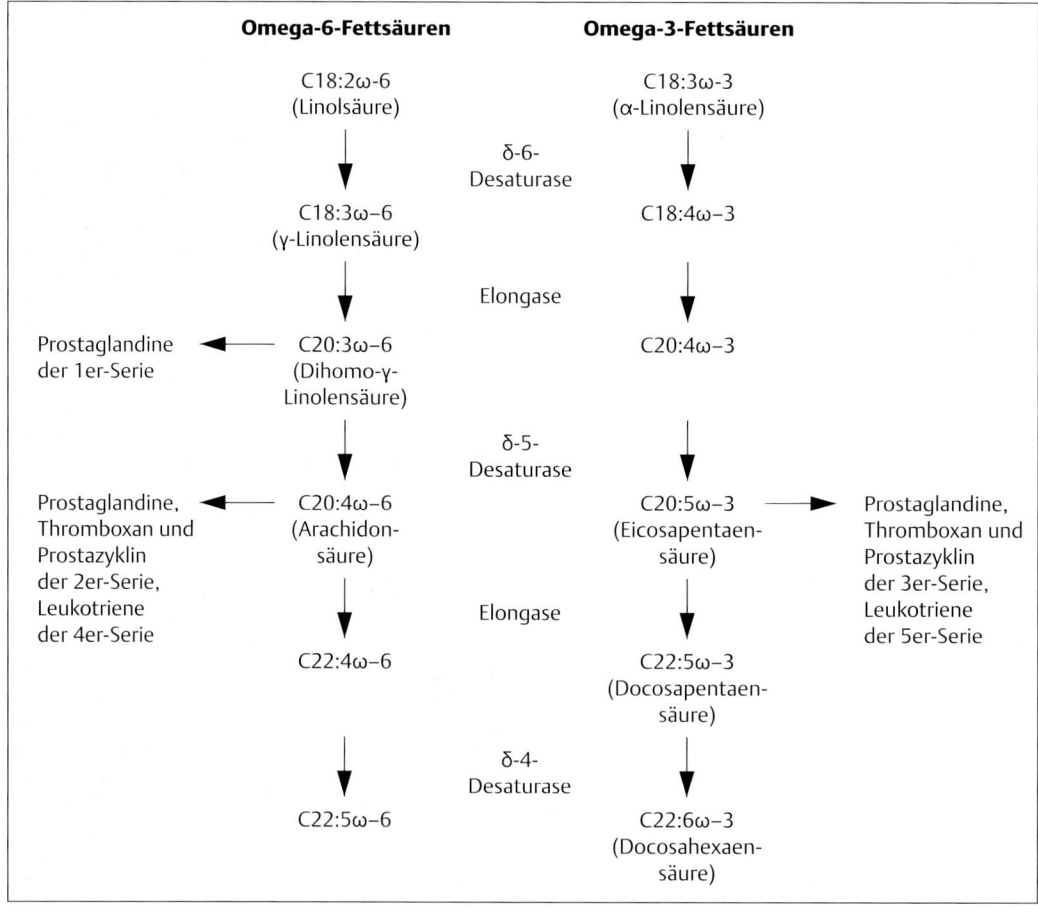

☉ 66.3: Stoffwechselwege der ω-6- und ω-3-Fettsäuren (nach Adam u. Lasch 1998)

Tab. 66.1: Arachidonsäure- und Linolsäuregehalt ausgewählter Lebensmittel (Adam 1994)

Lebensmittel (je 100 g verzehrbarer Anteil)	Arachidon- säure (mg)	Linol- säure (g)
Milch und Milchprodukte		
Kuhmilch (3,5 % Fett)	4	0,1
Kuhmilch (1,5 % Fett)	2	0,1
Kuhmilch, entrahmt	0	0
Molke, süß	0	0
Speisequark (20 % Fett i. Tr.)	5	0,1
Speisequark, mager	0	0
Camembert (60 % Fett i. Tr.)	34	0,6
Eier		
Hühnerei, gesamt	70	1,4
Eigelb	297	0,2
Fette und Öle		
Schweineschmalz	1700	8,7
Diätmargarine	0	46,3
Weizenkeimöl	0	55,8
Erdnussöl	0	47,5
Fleisch und Fleischprodukte		
Huhn	120	3,0
Kalbfleisch (Muskelfleisch)	53	0,2
Kalbsleber	352	3,0
Schweineleber	870	0,5
Leberwurst	230	1,5
Fische		
Heilbutt	57	0
Seehecht	29	0
Thunfisch	280	0,3

matikern von großem Interesse, weil die aus der ω-3-Fettsäure Eicosapentaensäure entstehenden Prostaglandine, Thromboxan und Prostazyklin der 3er-Serie sowie Leukotriene der 5er-Serie (☎ 66.3) im Gegensatz zu den aus der Arachidonsäure entstehenden Folgeprodukten entzündungshemmend wirken.

Besonders effektiv wirkt die direkte Gabe von **Eicosapentaensäure**, da diese im Unterschied zu den kürzeren ω-3-Fettsäuren direkt in Eikosanoide umgewandelt wird. Eicosapentaensäure findet sich hauptsächlich in Fischen; der Gehalt korreliert mit dem Fettgehalt. Besonders fett- und eicosapentaensäurereich sind Hering, Makrele, Lachs und Thunfisch (Singer 1997, S. 25). Bei der in Deutschland üblichen Ernährungsweise überwiegt die Aufnahme von ω-6-Fettsäuren, während in Ländern mit einem hohen Verzehr an Kaltwasserfischen der Anteil der längerkettigen ω-3-Fettsäuren höher liegt als der an ω-6-Fettsäuren. Ein hoher Gehalt von Eicosapentaensäure hemmt kompetitiv die Eikosanoidbildung aus Arachidonsäure. Dadurch wird die Bildung proinflammatorischer Substanzen vermindert (Adam u. Lasch 1998).

In verschiedenen Studien wurde eine Besserung der Beschwerden bei rheumatoider Arthritis durch die Gabe von **Fischölfettsäuren** (Eicosapentaensäure und Docosahexaensäure) erreicht (van der Tempel u. a. 1990; Kremer 1991). Die dafür erforderliche Menge liegt bei etwa 2 g/d Fischölfettsäuren (Adam 1996). Diese Dosis kann reduziert werden, wenn die Arachidonsäurezufuhr niedrig ist. Dies konnte in einer Studie mit Patienten, die an chronischer Polyarthritis erkrankt waren, gezeigt werden. Die Hälfte der Probanden ernährte sich lakto-vegetarisch und die andere Hälfte mit einer üblichen Mischkost. Bei beiden Gruppen erfolgte eine zwölfwöchige Supplementierung mit 30 mg Fischöl (13 mg Eicosapentaensäure, 10 mg Docosahexaensäure und 7 mg Docosapentaensäure) pro kg Körpergewicht. Die Lakto-Vegetarier hatten schon vor Versuchsbeginn signifikant niedrigere Arachidonsäurespiegel in den Erythrozytenlipiden als die Personen, die sich mit Mischkost ernährten. Dieser Unterschied blieb während der Versuchsperiode bestehen. Durch die Verabreichung der Fischölfettsäuren nahm ihr Anteil in den Erythrozytenlipiden zu und der der Arachidonsäure ab. Diese Veränderungen waren bei den Lakto-Vegetariern stärker ausgeprägt als bei den Normalköstlern. Die Eicosapentaensäure wurde im Vergleich zu den anderen Fettsäuren stärker in die Erythrozytenlipide eingebaut (☎ 66.4).

Auch γ-Linolensäure, die vorwiegend in Borretsch- und Nachtkerzenöl vorkommt, wird in der Therapie angewandt und zeigt ebenfalls gute Wirkungen (Adam u. Lasch 1998).

Mehrfach ungesättigte Fettsäuren sind besonders anfällig für Oxidationsprozesse, die durch freie Radikale ausgelöst werden. Sauerstoffradikale fördern die Bildung der entzündungsauslösenden Eikosanoide aus Arachidonsäure. Die **antioxidative Abwehr** (s. Kap. 39, S. 92 f.) wird durch die Vitamine C und E, das Provitamin β-Carotin, verschiedene Spurenelemente wie Kupfer, Zink und vor allem Selen sowie durch zahlreiche sekundäre Pflanzenstoffe, z.B. Polyphenole, unterstützt. Personen mit chronischer Polyarthritis haben einen gesteigerten Verbrauch an Antioxidantien, weil die Bildung von

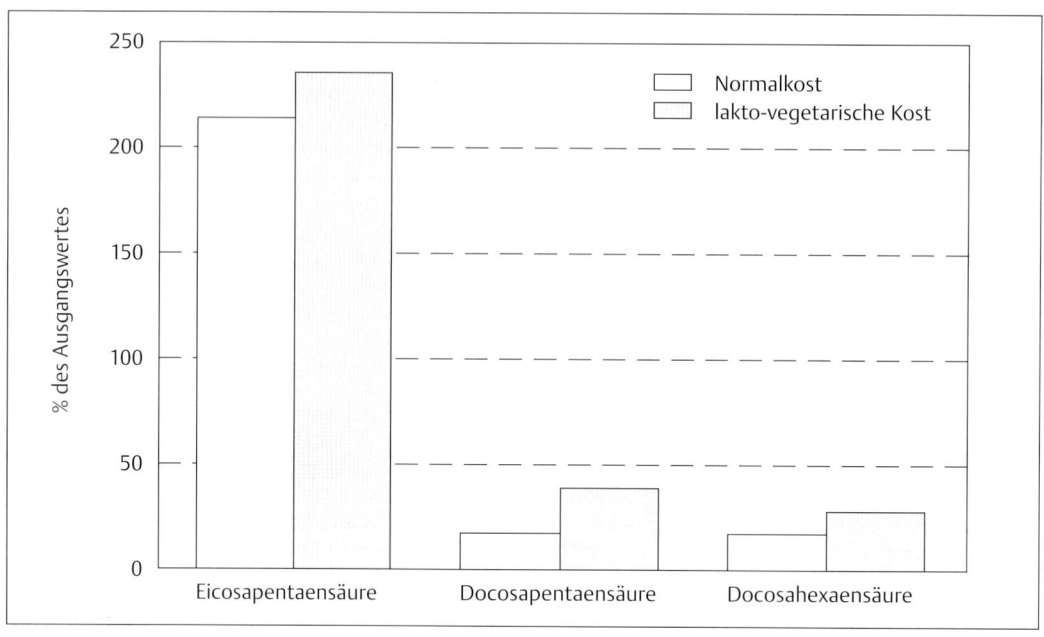

◉ 66.4: Prozentuale Veränderung der Anteile der Fischölfettsäuren in den Erythrozytenlipiden bei Mischkost oder lakto-vegetarischer Kost nach zwölf Wochen Supplementierung mit Fischöl (nach Kless u. Adam 1993)

reaktiven Sauerstoffspezies erhöht ist. Eine Supplementierung mit antioxidativ wirkenden Substanzen wird daher für Patienten mit rheumatoider Arthritis diskutiert (Adam 1996). Eine Studie mit 1419 finnischen Probanden und einem Follow-up nach 20 Jahren hat Hinweise dafür geliefert, dass ein niedriger Antioxidantienstatus (Selen, α-Tocopherol und β-Carotin im Serum) ein Risikofaktor für die chronische Polyarthritis ist (Heliövaara u. a. 1994).

Vitamin E wirkt der Oxidation mehrfach ungesättigter Fettsäuren, so auch der Arachidonsäure, entgegen. Personen mit rheumatoider Arthritis haben häufig niedrigere Serumspiegel an Vitamin E als gesunde Personen (Honkanen u. a. 1989). Auch in der Synovialflüssigkeit wurden im Vergleich zum Plasmaspiegel erniedrigte Vitamin-E-Spiegel bei rheumatoider Arthritis nachgewiesen (Blake u. Winyard 1991).

In jüngster Zeit wird der Einsatz von Vitamin E in der Rheumatherapie verstärkt diskutiert. Einige Studienergebnisse deuten auf die Wirksamkeit von Vitamin E zur Schmerzlinderung, meist in Dosierungen von 1200 mg/d, hin (Sangha u. Stucki 1998). Bei einer dreiwöchigen Behandlung von Patienten mit chronischer Polyarthritis mit Vitamin E (3 x 400 mg RRR-α-Tocopherolacetat/d) oder Diclofenac,

einem nichtsteroidalen Antiphlogistikum, (3 x 50 mg/d) zeigte sich bei beiden Behandlungsarten eine deutliche Besserung aller untersuchten klinischen Parameter und der subjektiven Schmerzempfindung (Wittenborg u. a. 1998). Die Toxizität von Vitamin E ist äußerst gering (Bässler u. a. 1997, S. 466 f.), so dass bei der Mehrzahl der Personen in dieser Dosierung keinerlei Nebenwirkungen zu erwarten sind.

Der Nutzen einer Rheumatherapie mit Vitamin E wird teilweise sehr kritisch gesehen (Rau 1998). Vor dem Hintergrund, dass nicht-steroidale Antirheumatika gravierendere Nebenwirkungen als Vitamin E haben, sollte die Alternative mit Vitamin E jedoch durchaus in Erwägung gezogen werden (Wittenborg u. a. 1998).

Selen ist Bestandteil des Enzyms Glutathionperoxidase, das in der Lage ist, H_2O_2 abzubauen sowie Peroxide von freien Fettsäuren (wie die der Arachidonsäure) zu reduzieren. Die Gabe von Selen steigert die Aktivität der Glutathionperoxidase (Peretz u. a. 1992). Personen mit rheumatoider Arthritis weisen häufig erniedrigte Selenkonzentrationen im Blut auf. In einer Studie war es möglich, die Selen-Blutwerte durch die Gabe von Selensupplementen (300 μg/d für 25 Tage) zu erhöhen und einen bestehenden Selenmangel zu beheben. Die Krankheitsaktivität nahm in dieser Studie ab, was sich in einer geringeren Konzentration des C-reaktiven Proteins und einer verminderten Leukozytenzahl zeigte (Müller u.a. 1990). Außerdem wurde eine Schmerzlinderung unter Selensupplementierung beobachtet (Müller u.a. 1990; Peretz u.a. 1992).

Der Serumspiegel von **Zink** ist bei Patienten mit rheumatoider Arthritis erniedrigt (Stone u.a. 1997). Klinische Studien mit einer Zinksupplementierung zeigten jedoch keine eindeutige Besserung der rheumatischen Beschwerden (Adam 1996).

Eine **vegetarische Ernährung** (s. Kap. 50, S. 163 ff.) geht mit einer niedrigeren Aufnahme an Arachidonsäure einher als die in westlichen Industrieländern übliche Kost. Die Zufuhr von Linolsäure ist dagegen bei Vegetariern höher. Linolsäure kann zwar vom menschlichen Körper in Arachidonsäure umgewandelt werden, jedoch läuft dieser Stoffwechselweg nur in geringem Umfang ab, weil Linolsäure das zur Kettenverlängerung notwendige Enzym δ-6-Desaturase hemmt (Adam 1994).

Bei Patienten mit chronischer Polyarthritis wurden unter vegetarischer Kost niedrigere Arachidonsäure-Konzentrationen in den Blutlipiden beobachtet als bei Vergleichspersonen, die sich mit Mischkost ernährten. Eine vegetarische Ernährungsweise ist demnach von Vorteil (Kless u. Adam 1993). Geringe Fleischmengen scheinen jedoch keine Verstärkung der Beschwerden zur Folge zu haben, so dass für Personen mit rheumatoider Arthritis keine negativen Auswirkungen durch etwa zwei Fleischmahlzeiten pro Woche zu erwarten sind (Adam u. Lasch 1998).

Als eine weitere therapeutisch wirksame Maßnahme hat sich das **Fasten** erwiesen. Patienten berichten beispielsweise über den Rückgang von Schwellungen in den Gelenken, Verminderung von Schmerzen und Morgensteifigkeit der Gelenke sowie von Verbesserungen der Griffstärke und des Allgemeinbefindens. Auch die Besserung verschiedener Blutparameter (Blutsenkung, C-reaktives Protein, Leukozytenzahl) wurde beobachtet.

Die von den meisten Patienten durch das Fasten erfahrene Besserung der Symptome hält nach Beendigung der Fastenzeit nicht an. Dauererfolge sind aber mit einer Modifizierung der Ernährungsweise nach dem Fasten möglich (Kjeldsen-Kragh u.a. 1991).

Die Ernährungsweise kann die Symptome der rheumatoiden Arthritis positiv oder negativ beeinflussen. Eine Befragung von 132 Patienten mit rheumatischen Beschwerden ergab, dass eine Besserung der Symptome nach folgenden diätetischen Maßnahmen erzielt wurde (absteigend geordnet nach der Häufigkeit der Nennungen): hoher Rohkostanteil, betont pflanzliche Kost, zeitweiser Nahrungsverzicht (Fasten) bzw. eine maßvolle Ernährung, Vollkornprodukte, naturbelassene Fette und Milchprodukte. Über eine Verschlechterung wurde durch Fleisch- und Wurstwaren, hochraffinierte Kohlenhydrate (Zucker, Weißmehlprodukte), Alkohol, Über- und Fehlernährung, tierische Fette, Milchprodukte, Kaffee, Tee und Nikotin berichtet (Lützner 1990).

Zusammenfassung

Bei der rheumatoiden Arthritis handelt es sich um eine chronisch-entzündliche Erkrankung der Gelenke, die mit Schmerzen und Gelenkdeformierungen einhergeht und zu Einschränkungen in der Beweglichkeit führt. Die Ursachen liegen in einer Autoimmunreaktion und einer entsprechenden genetischen Disposition. Die Ernährungstherapie kann das Krankheitsgeschehen positiv beeinflussen, eine Heilung ist jedoch nicht möglich. Ernährungstherapeutische Maßnahmen, z.B. Fasten mit einer sich anschließenden vorwiegend vegetarischen Ernährung, können zu einer Besserung der Symptome beitragen. Auch die Verabreichung von Fischölen hat sich als symptomlindernd erwiesen. Die ausreichende Versorgung mit Antioxidantien, insbesondere mit Vitamin E und C sowie Selen ist ebenfalls von Vorteil.

☞ Empfehlungen

▶ Vorwiegend lakto-vegetabile Kost, Beschränkung des Fleischverzehrs auf zweimal pro Woche
▶ Bevorzugen von hochwertigen Pflanzenölen, besonders von solchen mit einem hohen Gehalt an α-Linolensäure (z.B. Soja-, Raps-, Walnuss- oder Leinöl), Meiden tierischer Fette
▶ Regelmäßiger Verzehr von Seefisch, evtl. Supplementierung von Fischöl
▶ Ausreichende Zufuhr der antioxidativ wirkenden Vitamine C und E sowie Selen und Zink, eventuell als Supplemente
▶ Vermeiden von Lebensmitteln, die sich als schubauslösend erwiesen haben
▶ Eventuell Fastenperioden einlegen
▶ Eventuell begleitende Psychotherapie

67 Hyperurikämie und Gicht

Hyperurikämie ist die Folge einer Störung des Purinstoffwechsels. Bei stark erhöhten Harnsäurekonzentrationen im Blut kommt es zur klinischen Manifestation, der Gicht. Sie ist durch Ablagerungen von Harnsäure bzw. deren Salzen sowie den daraus resultierenden Entzündungen an verschiedenen Stellen des Körpers, insbesondere in den Gelenken und deren Umgebung, charakterisiert.

Gicht zählt zu den klassischen Zivilisationskrankheiten: Während in den Jahren nach dem zweiten Weltkrieg etwa 1–2‰ der deutschen Bevölkerung davon betroffen waren, trat Gicht mit Beginn des Wohlstandes ab Mitte der 1960er Jahre vermehrt auf. Sie war nach den Fettstoffwechselstörungen und Diabetes mellitus die dritthäufigste Stoffwechselerkrankung. Von 1948–1970 stieg die Gichtrate auf das 20-fache an, wobei gleichzeitig das Manifestationsalter um zwei Jahrzehnte auf die dritte Lebensdekade sank. Bis Mitte der 1970er Jahre entwickelte sich Gicht zu einer Krankheit der breiten Bevölkerung, im Gegensatz zu früheren Zeiten, als nur Wohlhabende betroffen waren (Mertz 1987, S. 85, u. 1991).

Heute wird Gicht eher selten diagnostiziert, da erhöhte Harnsäurewerte in der Regel frühzeitig erkannt und mit harnsäuresenkenden Medikamenten behandelt werden. Bei einer Untersuchung von Personen aus Süddeutschland betrug die Häufigkeit der Hyperurikämie (Serum-Harnsäure > 6,5 mg/dl) 28,6 % bei Männern und 2,6 % bei Frauen (Gresser u.a. 1990). Dem Ernährungsbericht 1992 (S. 37) zufolge haben etwa 6 % der jüngeren Personen (bis 34 Jahre) in den alten Bundesländern erhöhte Harnsäurekonzentrationen im Blut (Serum-Harnsäure > 7,0 mg/dl), wobei sich der Anteil mit zunehmendem Alter auf 20 % erhöht. In den USA wurde Gicht bei einer Untersuchung von 1337 Medizinstudenten im Alter von durchschnittlich 22 Jahren bei 4,9 % der Männer (n = 1216) diagnostiziert, während sie bei den Frauen (n = 121) nicht auftrat (Roubenoff u.a. 1991). In Deutschland wird die Prävalenz der Gicht bei Männern ab dem 65. Lebensjahr auf 1–3 % geschätzt. Genaue Untersuchungen fehlen jedoch (Zöllner 1994).

Klinik

Gicht beruht auf einer positiven Harnsäurebilanz, die sich in einem Anstieg der Harnsäurekonzentration in der extrazellulären Flüssigkeit äußert. Der Normalbereich liegt bei 2,0–6,4 mg/dl. Steigen die Serum-Harnsäurewerte über 6,4 mg/dl, liegt eine **Hyperurikämie** vor (Mertz 1987, S. 20; Zöllner u. Kamilli 1992). Der Grenzwert ergibt sich, weil bei dieser Harnsäurekonzentration das Löslichkeitsprodukt für Harnsäure überschritten wird, so dass es zunehmend zur Ausfällung von Salzen der Harnsäure, in erster Linie Natriumurat, kommt. Dabei muss allerdings berücksichtigt werden, dass der Harnsäurespiegel u.a. von Geschlecht, Alter und Tagesrhythmus abhängig ist.

Gresser u.a. (1990) stellten bei Süddeutschen eine durchschnittliche Serum-Harnsäurekonzentration von etwa 4,2 mg/dl bei Frauen und etwa 5,9 mg/dl bei Männern fest. Während bei Männern die Harnsäurewerte im Alter von 20–24 Jahren ein Maximum erreichen, das im fortgeschrittenen Alter konstant bleibt, stellt sich bei Frauen das Maximum erst in der Menopause ein. Es liegt um etwa 1 mg/dl niedriger als bei Männern. Bei Frauen, die orale Kontrazeptiva nehmen, wurden ebenfalls niedrigere Werte festgestellt. Da sich bei Männern unter Östrogenbehandlung die Serum-Harnsäurekonzentration aufgrund einer Erhöhung der Harnsäureclearance[1] vermindert, wird vermutet, dass hormonelle Einflüsse für die Alters- und Geschlechtsunterschiede der Serum-Harnsäurekonzentrationen verantwortlich sind (Mertz 1987, S. 16). Die Manifestation der Gicht ist bei Frauen vor der Menopause extrem selten, zehn Jahre nach der Menopause ist ein Gichtanfall bei Frauen ebenso wahrscheinlich wie bei Männern (Wolfram 1992a).

Harnsäure, die beim Abbau der Purinbasen Adenin und Guanin entsteht, ist das Endprodukt des Purinstoffwechsels. Purine sind als Nukleoside

---

[1] Renale Harnsäureclearance: Blutplasma- oder Serummenge, die beim Durchfluss durch die Nieren pro Minute vollständig von Harnsäure befreit wird. Bei gesunden Personen beträgt sie etwa 8,7 ml/min.

und Nukleotide ein wesentlicher Bestandteil des Zellkerns und verschiedener Koenzyme. Der Bestand des Körpers an Harnsäure beträgt etwa 1,2 g (0,9–1,6 g) und resultiert aus dem Gleichgewicht zwischen endogener Synthese und exogener Zufuhr von Purinen einerseits sowie der Harnsäureausscheidung andererseits (◪ 67.1). Die Fähigkeit, Harnsäure mittels des Enzyms Uricase zu dem besser löslichen Allantoin abzubauen, ist dem Menschen im Laufe der Evolution verlorengegangen (Gröbner 1990). Nach der Aufnahme purinhaltiger Kost steigt der Harnsäureumsatz auf das 100–400-fache, wobei die unterschiedlichen Purine aus der Nahrung die Harnsäurekonzentration nicht im gleichen Maße beeinflussen. Etwa 30–70 % der aufgenommenen Purine werden mit dem Urin als Harnsäure wieder ausgeschieden (Mertz 1987, S. 21).

Der Verlauf der Gicht kann nach Mertz (1987, S. 16) in vier Stadien unterteilt werden: Zu Beginn der Erkrankung ist die Hyperurikämie **asymptomatisch**. Manche Patienten befinden sich lebenslang in diesem ersten Stadium. Mit steigendem Harnsäurespiegel im Blut nimmt jedoch das Risiko klinischer Komplikationen zu. Bei einer Serum-Harnsäurekonzentration von 8,0–8,9 mg/dl ist etwa jeder Vierte, bei einem Harnsäuregehalt über 9 mg/dl bereits nahezu jeder Hyperurikämiker von einem Gichtanfall betroffen (Gröbner 1991).

Bei einem pH-Wert von 7,4 kristallisiert Natriumurat aus. Dies erfolgt insbesondere in Gelenkkapseln und -knorpel, der Ohrmuschel, den Schleimbeuteln, Sehnenscheiden und Nierentubuli (Mertz 1987, S. 27 f.). Bilden sich ausreichend viele kleine Natriumkristalle, kommt es zu einem **akuten Gichtanfall**. Dabei handelt es sich um eine schmerzhafte Arthritis, die vor allem nachts auftritt und im Wesentlichen auf immunologische Prozesse (z. B. Phagozytose von Uratkristallen) zurückgeführt wird. Das betroffene Gelenk, häufig das Großzehengrundgelenk, ist stark gerötet, geschwollen und berührungsempfindlich. Gleichzeitig treten Allgemeinsymptome (Krankheitsgefühl, Fieber usw.) auf (Benz u. Langer 1995). Auslöser sind in der Regel Nahrungs- und Alkoholexzesse, auch Infekte, emotionaler Stress, Medikamente und chirurgische Eingriffe (Mertz 1987, S. 123).

Die Schmerzen können nach einigen Tagen spontan wieder abklingen. Danach tritt die Krankheit in eine **interkritische Phase**, eine Zeit ohne Beschwerden. Die Beschwerdefreiheit sollte jedoch nicht über den Fortlauf der Krankheit hinwegtäuschen. Bis zum nächsten Gichtanfall können Monate bis Jahre vergehen. Die Abstände zwischen den Anfällen werden jedoch mit der Krankheitsdauer kürzer und die Anfälle dauern länger (Zöllner 1994).

Das **chronische Stadium** ist erreicht, wenn es in mehreren Gelenken zu Harnsäureablagerungen, entzündlichen Reaktionen sowie Knorpel- und Knochenzerstörungen kommt. Bei etwa 40 % der Patienten mit Gichtarthritis wurde in einer Untersuchung ein chronischer, polyartikulärer Verlauf diagnostiziert, wobei im Durchschnitt sieben Gelenke eines Patienten betroffen waren. Bei einem akuten Anfall waren bei diesen Personen im Unterschied zu Patienten mit einer monoartikulären Gicht am häufigsten die oberen Extremitäten befallen (Becker-Capeller u. a. 1996).

In diesem Stadium lagern sich die Harnsäurekristalle herdförmig in Gichtknoten (Tophi) ab. Besonders häufig ist die Niere (Gichtniere) als Manifestationsorgan der chronischen Gicht betroffen, was zur Niereninsuffizienz und Hypertonie (s. Kap. 60, S. 249 ff.) führen kann (Zöllner u. Kamilli 1992). Bei 20–40 % der Gicht-Patienten treten Nierensteine (s. Kap. 68, S. 340 ff.) auf (Zöllner 1994).

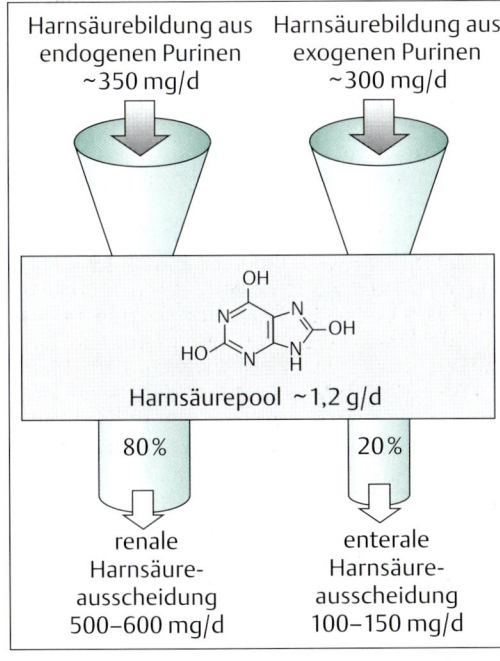

67.1: Zufuhr und Ausscheidung von Harnsäure

Für die **Diagnose** der Hyperurikämie wird die Harnsäurekonzentration im Serum bestimmt. Aufgrund des Tagesrhythmus erfolgt dies morgens im nüchternen Zustand. Der Patient sollte vor der Blutabnahme seine Essgewohnheiten sowie den üblichen Alkoholkonsum der letzten Wochen bzw. Monate beibehalten und eine evtl. bestehende Arzneimitteltherapie nicht unterbrechen, um den Frühnüchternwert der Harnsäurekonzentration nicht zu verfälschen (Zöllner u. Kamilli 1992). Neben der Bestimmung der Harnsäurekonzentration ist für die Diagnose die Anamnese, der Nachweis von Uratablagerungen und die Untersuchung der Niere wichtig. Zudem empfiehlt sich die Untersuchung des Patienten auf mögliche Begleiterkrankungen (Zöllner 1994).

Gicht ist keine Gelenkerkrankung, sondern eine Stoffwechselerkrankung, die mit einigen anderen Krankheiten einhergeht (*Tab. 67.1*). Häufig leiden Gicht-Patienten auch an Adipositas, Hypertonie, Diabetes mellitus und Hyperlipoproteinämie, wobei der Zusammenhang zwischen diesen Krankheiten und Gicht bzw. Hyperurikämie in der Hyperalimentation zu sehen ist. Die genannten Stoffwechselstörungen werden unter der Bezeichnung »**metabolisches Syndrom**« zusammengefasst. Dieser Krankheitenkomplex gilt als Risikofaktor bei der Entstehung der Atherosklerose (s. Kap. 61, S. 266 ff.) (Wolfram u. Gröbner 1990) (⊙ *67.2*). Aufgrund der möglichen Kombination mit anderen Stoffwechselkrankheiten wird Hyper-

Tab. 67.1: Häufigkeit von Krankheiten, die mit primärer Gicht einhergehen (nach Mertz 1987, S. 151)

Krankheit	Häufigkeit (%)
Uratnephropathie	70–100
Arterielle Hypertonie	40– 80
Übergewicht	>50
Störungen im Kohlenhydratstoffwechsel, davon	30– 60
– manifester Diabetes mellitus	10– 25
– klinisch asymptomatischer Diabetes mellitus	10– 35
Hyperlipoproteinämie	40–100
Fettleber mit oder ohne Mesenchymaktivierung	60– 90

urikämie daher als Indikator kardiovaskulärer Erkrankungen angesehen, wobei die Harnsäure jedoch keine direkte atherogene Wirkung besitzt (Wolfram 1992b).

Ursachen

Häufigste Ursache der familiären Hyperurikämie (bei etwa 99 % der Patienten) ist eine erbliche Störung der renalen Harnsäureausscheidung. Lediglich die Disposition zur Hyperurikämie wird vererbt. Eine vermehrte Harnsäuresynthese, bedingt durch einen Enzymdefekt des

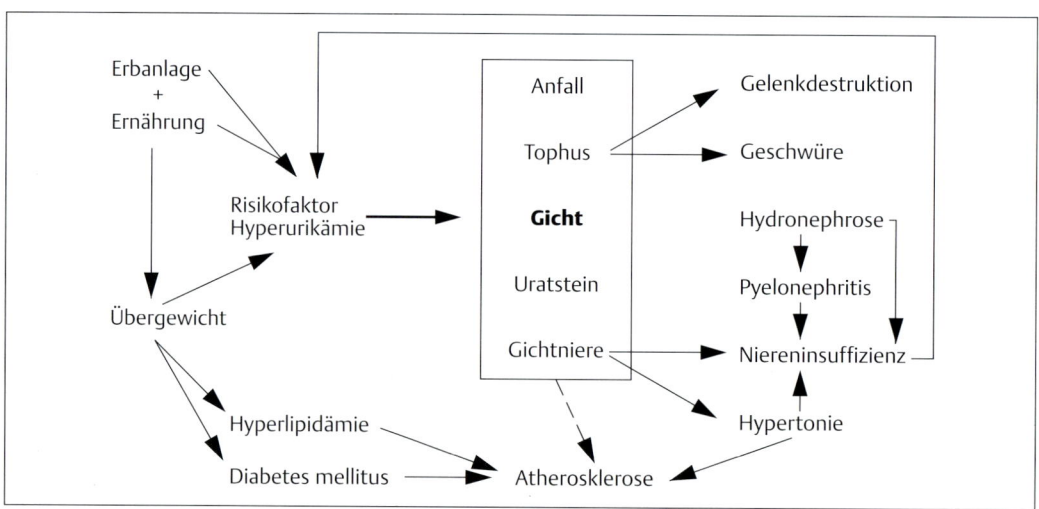

⊙ 67.2: Pathogenetische Faktoren und mögliche Komplikationen bei Gicht (nach Wolfram 1992b)

Purinstoffwechsels, zählt ebenfalls zu den Ursachen der familiären Hyperurikämie, tritt jedoch in weniger als 1 % der Fälle auf (Gröbner 1991). Diese Stoffwechselveränderungen führen oftmals zur Gicht, die als primär bezeichnet wird. Davon unterscheidet sich die sekundäre Form der Gicht bzw. Hyperurikämie (◙ 67.3). Als Ursache dieser Form liegen Krankheiten zugrunde, die nicht den Purinstoffwechsel betreffen.

Verschiedene Faktoren können die Manifestation der Hyperurikämie zur Gicht begünstigen. Neben Alter und Geschlecht spielt die Ernährung die wichtigste Rolle. Ein Aspekt ist die **Purinaufnahme**. Nach Ergebnissen der VERA-Studie lag in West-Deutschland 1987/88 die Purinstickstoff-Zufuhr von Frauen bei 269 mg/d und von Männern bei 336 mg/d (Heseker u. a. 1994, S. 182). In Deutschland stammen etwa 60 % der zugeführten Purine aus Fleisch (◙ 67.4). Bei purinfreier Nahrung sinken der Serum-Harnsäurespiegel und die renale Harnsäureausscheidung innerhalb von etwa zehn Tagen so weit ab, dass die Menge der im Urin ausgeschiedenen Harnsäure der endogen synthetisierten weitgehend entspricht. Purin-Zulagen in Form von RNA zu einer Standarddiät führen bei einem Gesunden zu einem proportionalen Anstieg des Serum-Harnsäurespiegels, während der Anstieg beim Hyperurikämiker um etwa 50 % höher liegt (Gröbner 1991). Dabei kommt es neben dem Gesamtpuringehalt der Nahrung auch auf die Art der purinhaltigen Verbindun-

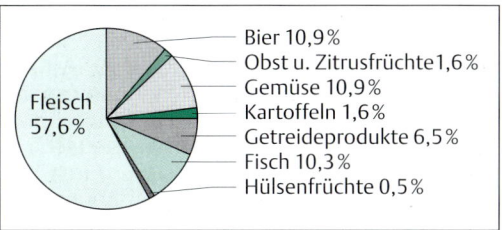

◙ 67.4: Anteilmäßige Purinaufnahme aus verschiedenen Lebensmittelgruppen in den alten Bundesländern Deutschlands 1989 (nach DGE 1992, S. 28 f.)

gen an. Die Zulage von 1 g RNA zu einer purinfreien Nahrung bewirkt einen Anstieg der Serum-Harnsäurekonzentration um durchschnittlich 0,9 mg/dl, die Harnsäureausscheidung erhöht sich um 113 mg/d. Durch die Aufnahme von 1 g DNA steigt die Serum-Harnsäurekonzentration lediglich um 0,4 mg/dl und die Harnsäureausscheidung im Urin um 68 mg/d (◙ 67.5) (Zöllner u. a. 1972).

Das Ausmaß, in dem ein Purinkörper die Harnsäurekonzentration beeinflusst, kann mit Hilfe der Wiederfindungsrate im Urin bestimmt werden. Dabei wird die oral verabreichte Purinmenge der im Urin wiedergefundenen Harn-

---

Primäre/familiäre Hyperurikämie
Störung der tubulären Harnsäuresekretion

Vermehrte endogene Harnsäuresynthese infolge von Enzymdefekten des Purinstoffwechsels

Sekundäre Hyperurikämie
Vermehrte Harnsäuresynthese (z. B. bei hämatologischen Erkrankungen)

Verminderte renale Harnsäureausscheidung (z. B. bei Niereninsuffizienz, Einnahme von Arzneimitteln)

Vermehrte Harnsäurebildung und verminderte renale Harnsäureausscheidung (z. B. bei Glykogenspeicherkrankheit Typ 1)

◙ 67.3: Einteilung der Hyperurikämie nach ihrer Ursache (nach Gröbner 1991)

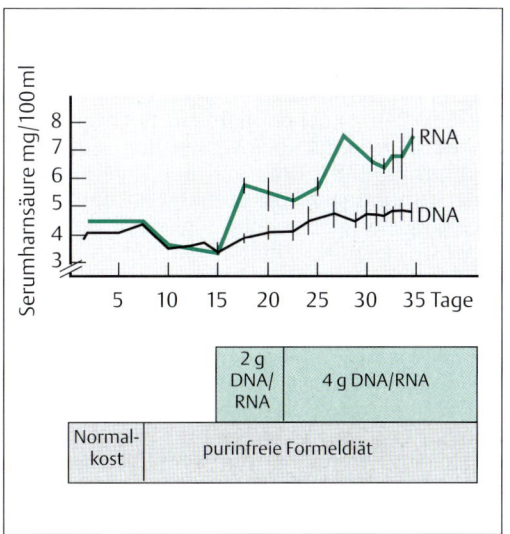

◙ 67.5: Verhalten der mittleren Serum-Harnsäurespiegel (mit Standardabweichungen) bei der Zufuhr von RNA und DNA (nach Zöllner u. Kamilli 1992)

säuremenge gegenübergestellt (Spann 1989). Bei oraler Gabe von RNA finden sich etwa 50% als Harnsäure im Urin wieder, bei DNA-Gabe etwa 25%, bei AMP (Adenosin-Mono-Phosphat) oder GMP (Guanosin-Mono-Phosphat) etwa 70–80% (Zöllner u.a. 1972). Die unterschiedlichen Wiederfindungsraten sind durch die jeweiligen Absorptions- und Reutilisationsraten bedingt, bei den Nukleinsäuren wahrscheinlich auch durch unterschiedliche Hydrolyseraten (Spann u. Wolfram 1990). Der Serum-Harnsäurespiegel wird somit nicht nur durch den Gesamtpuringehalt eines Lebensmittels beeinflusst, sondern auch durch die qualitative Zusammensetzung der Purine.

Für die praktische Umsetzung dieser Ergebnisse in die Ernährungsberatung sind weitere Untersuchungen erforderlich. Daher sollte auch weiterhin nur der Gesamtpuringehalt für den Einfluss von Lebensmitteln auf die Harnsäurekonzentration im Serum und die Harnsäureausscheidung berücksichtigt werden.

Der Puringehalt verändert sich durch Lebensmittelverarbeitung und -lagerung. Durch eine thermische Behandlung beispielsweise verringert sich der RNA- und DNA-Gehalt. Beim Abbau entstehen Nukleoside und freie Purinbasen, die besser resorbiert werden und die Harnsäurekonzentration im Plasma im Durchschnitt stärker erhöhen (Wolfram 1992b). Beim Braten verliert das Lebensmittel Wasser, deshalb wäre eine Zunahme des Puringehaltes im Verhältnis pro Gewichtseinheit zu erwarten. Da aber die teilweise wasserlöslichen Purine herausgewaschen werden, verringert sich die Konzentration der Gesamtpurine in gebratenen Lebensmitteln. Beim Kochen geht ein noch größerer Teil der Purine ins Kochwasser über (Colling u. Wolfram 1987b). Während der Lagerung von Fleisch unterliegen Purine einem Abbauprozess. Die Angaben über den Puringehalt eines Lebensmittels sind somit als Momentaufnahme zum jeweiligen Zeitpunkt der Lebensmittellagerung zu betrachten (Spann u. Wolfram 1990).

Große Mengen an **Alkohol** bewirken eine vermehrte Harnsäurebildung und eine Hemmung der renalen Harnsäureausscheidung. Ursache der verminderten Ausscheidung ist ein durch Alkohol erhöhter Laktatspiegel, der zu einem verringerten tubulären Transport der Harnsäure führt. Gleichzeitig werden durch die Verstoffwechselung von Alkohol in der Leber vermehrt Adeninnukleotide abgebaut und die so freigesetzten Purine zu Harnsäure umgewandelt. Während ein Alkoholkonsum von weniger als 80 g/d keinen messbaren Effekt auf den Harn-

säurestoffwechsel hat, führt eine Aufnahme von über 100 g/d zu einem deutlichen Anstieg der Serum-Harnsäure (Spann 1989). Beim Konsum von Bier ist außerdem der Puringehalt zu berücksichtigen. Etwa die Hälfte der im Bier enthaltenen Purine liegt in Form des leicht resorbierbaren Guanosins vor. Alkoholfreies Bier enthält genauso viel Purine, jedoch kaum Alkohol, Wein enthält keine Purine (Wolfram 1992a).

Fettreiche Kost führt zu einer gesteigerten Fettsäureverbrennung, wobei es zur Bildung von Ketonkörpern kommt. Diese setzen die renale Harnsäureausscheidung herab (◙ 67.6). Eine Zulage von 100 g Fett erhöht den Serum-Harnsäurespiegel um etwa 0,7 mg/dl. Sättigungsgrad und Herkunft (pflanzliche oder tierische Lebensmittel) der Fette haben keinen Einfluss auf den Anstieg. Beim Fasten entstehen, wie bei der Zufuhr fetthaltiger Nahrung, durch den Abbau des Körperfettes ebenfalls vermehrt Ketonkörper. Strenges Fasten sollten Hyperurikämie-Patienten vermeiden, da hierdurch ein Gichtanfall ausgelöst werden kann (Spann 1989).

Unter den **Kohlenhydraten** können Fruktose sowie die Zuckeraustauschstoffe Sorbit und Xylit, in relativ hohen Dosierungen zugeführt, einen kurzfristigen Anstieg der Serum-Harn-

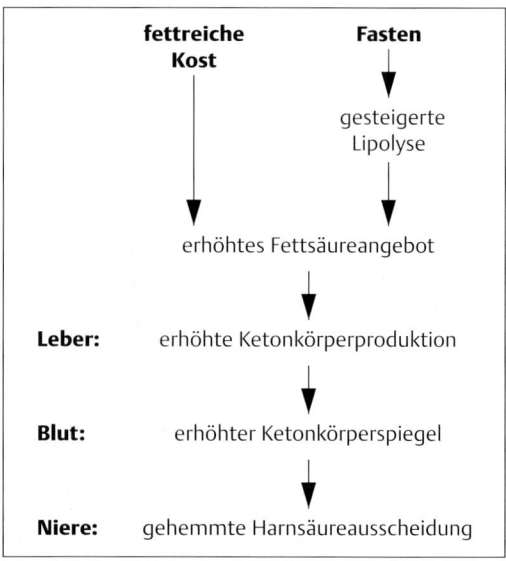

◙ 67.6: Einfluss einer fettreichen Nahrung und des Fastens auf die Harnsäureausscheidung (nach Spann u. Wolfram 1990)

säurekonzentration bewirken. In den Mengen, wie sie in der täglichen Nahrung vorkommen, spielen sie jedoch bei der Hyperurikämie keine Rolle (Wolfram 1992a). Glukose hat keinen nennenswerten Einfluss auf die Serum-Harnsäurekonzentration (Spann u. Wolfram 1990). Eine vermehrte **Proteinzufuhr** mit der Nahrung führt zur erhöhten Harnsäureausscheidung, wobei sich der Serum-Harnsäurespiegel verringert (urikosurische Wirkung). Die Ursache hierfür ist eine verminderte renale Rückresorption. Auch bei der parenteralen Zufuhr von Aminosäuren tritt dieser urikosurische Effekt auf. Da eine hohe Proteinaufnahme meist auch eine hohe Purinzufuhr bedeutet, sollte lediglich der Proteinbedarf gedeckt werden (Spann u. Wolfram 1990; Wolfram 1992a).

Etwa die Hälfte der Gichtpatienten hat **Übergewicht**. Durch eine Normalisierung des Körpergewichts wird der Serum-Harnsäurespiegel reduziert. Ob eine direkte Korrelation zwischen dem Körpergewicht und dem Harnsäurespiegel existiert, ist umstritten. Zum einen wird vermutet, dass die Hyperurikämie Folge der Fehlernährung und der damit verbundenen erhöhten Purinaufnahme sowie der Bewegungsträgheit ist, die häufig bei Übergewichtigen beobachtet wird (Wolfram 1992a). Zum anderen wird Adipositas mit einer erhöhten Harnsäurebildung und einer verringerten Ausscheidung assoziiert (Emmerson 1996).

Therapie

Ziel der Behandlung ist es, den Serum-Harnsäurespiegel auf < 6,0 mg Harnsäure/dl zu senken. Sind Tophi vorhanden, sollte die Harnsäurekonzentration im Serum auf < 5,0 mg/dl gesenkt werden (Emmerson 1996). Da bei der Manifestation der Gicht die Ernährung eine sehr wichtige Rolle spielt, steht bei der Therapie die dauerhafte Änderung des Ernährungsverhaltens im Vordergrund. Hierbei werden drei Zielsetzungen verfolgt:

1. Verringerung der Purinzufuhr mit der Nahrung
2. Normalisierung des Körpergewichtes
3. Begrenzung der Alkoholzufuhr.

Generell ist zwischen einer purinarmen und einer streng purinarmen Kost zu unterscheiden. Bei der **purinarmen Diät** wird eine Harnsäureaufnahme von weniger als 3000 mg pro Woche angestrebt (Wolfram 1992b). Im Unterschied zur streng purinarmen Diät kann die an einem Tag zuviel zugeführte Purinmenge am folgenden Tag eingespart werden. Der Verzehr von Fleisch, Wurst oder Fisch sollte auf eine Portion pro Tag (150 g) beschränkt werden. Von der Aufnahme purinreicher Lebensmittel wie Innereien, z.B. Leber, Niere, Bries und Herz, einigen Fischsorten (z.B. Salzheringe), Hummer und Miesmuscheln sowie größerer Mengen alkoholischer Getränke wird abgeraten (*Tab. 67.2*). Als Proteinquelle eignen sich Milch und Milchprodukte (Spann u. Wolfram 1990, S. 291).

Eine lakto-ovo-vegetarische Kostform (s. Kap. 50, S. 164) ist als Basis für eine purinarme Kost ideal (Elmadfa u. Leitzmann 1998, S. 520). Da bei fleischarmer bzw. fleischloser Ernährung größere Mengen pflanzlicher Lebensmittel verzehrt werden, ist auch deren Puringehalt zu beachten. Lebensmittel pflanzlicher Herkunft enthalten im Durchschnitt weniger Purine als tierische Lebensmittel, von einigen Ausnahmen wie Hülsenfrüchte (Erbsen, weiße Bohnen, Linsen) abgesehen, die relativ purinreich sind. Der Puringehalt sollte pro Portion oder pro Energiegehalt des Lebensmittels angegeben werden, um die aufgenommene Menge besser abschätzen zu können. Der Konsum von Kaffee, Tee und Kakao braucht dem Gichtkranken entgegen früherer Aussagen nicht untersagt zu werden, da die in diesen Genussmitteln enthaltenen Purine nicht zu Harnsäure abgebaut werden (Wolfram 1992b).

Bei der **streng purinarmen Diät** ist die Aufnahme von Harnsäure auf maximal 2000 mg pro Woche beschränkt (Wolfram 1992a). Von Fleisch, Wurst oder Fisch können wöchentlich etwa 2–3 Portionen (je ≤ 100 g) verzehrt werden. Für andere Proteinträger und Lebensmittel pflanzlicher Herkunft gelten die gleichen Empfehlungen wie bei der purinarmen Diät. Alkoholische Getränke sollten jedoch strikt gemieden werden (Spann u. Wolfram 1990).

Ein weiteres Therapieziel ist die **Normalisierung des Körpergewichts**. Die Harnsäurekonzentration wird dadurch gesenkt und der Entwicklung anderer Stoffwechselkrankheiten vorgebeugt. Dabei sollte das Gewicht mittels einer Reduktionskost allmählich und langfristig reduziert werden. Strenges Fasten ist bei Gicht zu vermeiden (Wolfram 1992a).

Liegen die Serum-Harnsäurewerte über 8,5 mg/dl oder sind Komplikationen vorhanden, wird zusätzlich zur Diät eine **medikamentöse Therapie** durchgeführt. Sie besteht aus Medikamenten, die entweder die Harnsäurebildung hemmen (Urikostatika) oder durch Erhöhung der renalen Harnsäureausscheidung den Serum-Harnsäurespiegel senken (Urikosurika)

Tab. 67.2: Puringehalte angegeben in gebildete Harnsäure pro 100 g Lebensmittel und Portion ausgewählter Lebensmittel (nach Elmadfa u. a. 1997)

Lebensmittel	gebildete Harnsäure (mg/100 g)	Portionsgröße (g)	gebildete Harnsäure (mg/Portion)
Purinreiche Lebensmittel			
Rinderleber	360	125	450
Hering mit Haut	320	150	480
Sardellen	260	20	2
Linsen, getr.	200	25	50
Ente	180	150	270
Hase	170	150	255
Lachs	170	150	255
Reh	150	150	225
Schweinefilet	150	150	225
Kalbfleisch	150	150	225
Erbsen, grün, frisch	150	50	75
Schinken, gekocht	130	100	130
Mortadella	120	100	120
Bohnen, weiß, getr.	80	50	40
Purinarme Lebensmittel			
Champignons	60	150	90
Eiernudeln	60	80	48
Spinat	50	200	100
Mischbrot	45	50	23
Weißbrot	40	50	20
Kohlrabi	30	100	30
Erdbeeren	25	100	13
Feldsalat	24	50	12
Äpfel	15	100	15
Birnen	15	100	15
Tomaten	10	150	115
Kopfsalat	10	50	5
Purinfreie Lebensmittel			
Reis, Stärke, Milch, Quark, Butter, Honig, Kürbis			

(Zöllner 1994). Die Einhaltung von Ernährungsempfehlungen kann in vielen Fällen eine Arzneimitteltherapie überflüssig machen oder helfen, die erforderliche Dosis zu reduzieren (Gröbner 1991). Arzt und Patient sollten sich bei der Therapie nicht nur auf den Purinstoffwechsel konzentrieren, sondern auch Begleiterkrankungen und zusätzlich auftretende Stoffwechselstörungen berücksichtigen (Thiele u. Schröder 1982). Die Behandlung ist erfolgreich, wenn alle Ablagerungen aufgelöst sind und der Patient langfristig beschwerdefrei ist. Die Therapie ist als eine Dauerbehandlung zu verstehen (Zöllner 1994). Im Sinne einer **Prävention** sollte Übergewicht vermieden, von erhöhtem Alkoholkonsum und hohem Konsum von Fleisch und Innereien abgesehen werden. Als Prävention gegen mögliche Komplikationen bei Hyperurikämie empfiehlt es sich, Exzesse in der Nahrungs- und Alkoholzufuhr zu vermeiden (Wolfram 1992b). Die Flüssigkeitszufuhr sollte mindestens 2 l/d betragen, damit die Niere zur Harnsäureausscheidung ein ausreichendes Wasserangebot hat; eine Tagesharnmenge von mindestens 1,5 l ist anzustreben (Zöllner 1994). Über die **Prognose** der primären Hyperurikämie liegen noch keine Langzeitstudien vor. Sie ist aufgrund der zahlreichen Einflussfaktoren auf den Harnsäurespiegel, wie Lebensalter, Geschlecht, Ernährung, Ausmaß nephrologischer Störungen, Zahl und Schwere assoziierter Erkrankungen sowie Qualität der Therapie sehr schwierig. Gicht kann sich jedoch um so eher entwickeln, je höher der Harnsäurespiegel ist. Bei etwa der Hälfte der Patienten, die sich im asymptomatischen Stadium der Krankheit befinden, liegt bereits eine renale Störung vor, die sich zu einer Gichtniere weiterentwickeln kann. Die zahlreichen Begleiterkrankungen der Hyperurikämie müssen ebenfalls in die Prognose mit einbezogen werden (Thiele u. Schröder 1982).

Zusammenfassung

Gicht ist das klinische Erscheinungsbild einer Hyperurikämie, die als Folge einer erblich prädisponierten Störung des Purinstoffwechsels entsteht. Die Krankheit ist durch verschiedene Stadien gekennzeichnet. Purinreiche Lebensmittel, Alkohol, fettreiche Kost und Übergewicht begünstigen die Hyperurikämie. Die Manifestation der Gicht erfolgt meist durch Nahrungs- oder Alkoholexzesse. Häufig leidet der Gicht-Patient an mehreren Stoffwechseler-

krankungen. Bei der diätetischen Therapie sollte vor allem die Purin-, aber auch die Alkoholzufuhr reduziert werden. Übergewicht sollte vermieden werden. Die Behandlung erfordert eine Ernährungsumstellung und eine Änderung der Lebensweise. Sie ist als eine Dauertherapie zu verstehen.

Empfehlungen

- ▶ Meiden purinreicher Lebensmittel wie Innereien, Fleisch und Hülsenfrüchte (lakto-ovo-vegetarische Kost)
- ▶ Bevorzugen von purinfreien Proteinquellen (Milch und Milchprodukte)
- ▶ Einschränkung des Alkoholkonsums bzw. Meiden von Alkohol
- ▶ Bevorzugen von gekochten (nicht gebratenen) Lebensmitteln
- ▶ Vermeidung von Übergewicht
- ▶ Regelmäßige körperliche Bewegung
- ▶ Bei Komplikationen Ergänzung durch Medikamente

68 Nieren- und Gallensteine

Nierensteine

> Nierensteine entstehen durch Kristallisation von normalerweise im Urin gelösten Substanzen in Nieren, Nierenbecken und Harnleitern.

Das Nierensteinleiden (Nephrolithiasis, Urolithiasis) zählt zu den Zivilisationskrankheiten. Die Prävalenz von Nierensteinen hat in den Jahren nach dem Zweiten Weltkrieg drastisch zugenommen. Sie liegt derzeit bei etwa 5–7%, wobei Männer häufiger als Frauen erkranken. Erstmals treten die Steine meist im Alter zwischen 20 und 45 Jahren auf. Die Häufigkeit von Rezidiven ist mit 60–80% relativ hoch.

Klinik

Die Lithogenese ist ein komplexer, noch nicht in allen Einzelheiten geklärter Vorgang, der sich in Übersättigung, Nukleation, Kristallwachstum und Aggregation gliedert. Nierensteine entstehen durch Auskristallisation von Harnbestandteilen, die normalerweise in gelöstem Zustand über die Nieren ausgeschieden werden. Es kommt zur Steingenese, wenn die Löslichkeitsgrenze überschritten wird, also eine Übersättigung eintritt. Neben der Konzentration lithogener Substanzen spielen bei der Übersättigung auch der pH-Wert des Urins sowie Kristallisationsinhibitoren, z. B. Zitrat und Magnesium, eine Rolle. Zunächst kommt es zur Kristallisation, dann zu Wachstum, Aggregation, Ablagerung und evtl. weiterem Wachstum (Bahner u. Heidland 1991).

Abhängig von der Zusammensetzung lassen sich verschiedene Arten von Nierensteinen unterscheiden: Steine aus Kalziumoxalat kommen mit etwa 72% am häufigsten vor, gefolgt von Harnsäuresteinen mit rund 10%. Weitere Steinarten bestehen aus Kalzium-Phosphat, Magnesium-Ammonium-Phosphat, Kalzium-Hydrogenphosphat und Zystin (Siener u.a. 1998).

Die **Symptome** bei Nierensteinen können je nach Lokalisation und Größe der Steine sehr unterschiedlich sein. Die Steine können zu Harnstauungen führen, die bakterielle Infektionen begünstigen. Setzen sich kleine Steine im Harnleiter fest, kommt es zu einer Nierenkolik mit sehr heftigen, krampfartigen Schmerzen. Je nach Lokalisation des Steins strahlen sie in den Rücken oder in die Gegend der Harnblase aus. Damit einhergehen können u.a. Erbrechen, Bauchdeckenspannung, Schüttelfrost und Harndrang bei verminderter Harnmenge sowie Hämaturie. Größere Steine können im Nierenbecken liegen bleiben und zu einem Nierenbeckenausgussstein heranwachsen. Die Symptome sind wenig ausgeprägt, häufig wird ein dumpfer Druck in der Nierengegend empfunden. Allerdings kann es zu einer chronischen Entzündung der Nierenbeckenschleimhaut mit Atrophie des Nierengewebes kommen.

Zur **Diagnose** von Nierensteinen sind neben der Anamneseerhebung verschiedene Blut- und Harnuntersuchungen sowie eine Sonographie oder Röntgendarstellung erforderlich. Voraussetzung für die Therapie und Rezidivprophylaxe ist eine Analyse des Harnsteins mit physikalisch-chemischen Verfahren.

Ursachen

Bei der Lithogenese handelt es sich um ein multifaktorielles Geschehen mit je nach Steinart unterschiedlichen Ursachen und Risikofaktoren. Für die Übersättigung oder pH-Wert-Änderung können eine vermehrte Ausscheidung lithogener Substanzen wie Kalzium oder Oxalsäure und/oder eine verringerte Ausscheidung von Kristallisationsinhibitoren verantwortlich sein. Diese wiederum können neben genetischen Faktoren aufgrund von z.B. Stoffwechselstörungen, Infektionen der Harnwege, pathologischer Veränderungen der Nieren oder Störungen der Urodynamik entstehen.

Studien zeigen, dass die Ernährungs- und Trinkgewohnheiten eine bedeutende Rolle bei der Entstehung von Nierensteinen spielen. Die verschiedenen Nahrungsinhaltsstoffe beeinflussen die Zusammensetzung des Harns und somit die Kristallisation sowie das Wachstum der Kristalle (Siener u.a. 1998). Aufgrund der hohen Prävalenz und der guten Therapierbarkeit werden in diesem Kapitel insbesondere Kalziumoxalat- und Harnsäuresteine dargestellt.

Wichtigster **Risikofaktor** für die Bildung von Kalziumoxalatsteinen ist die Hyperoxalurie. Bereits eine Mehrausscheidung von **Oxalsäure** von 5–10 mg/d verstärkt die Kristallbildung. Eine Hyperoxalurie kann Folge einer enteral bedingten Hyperabsorption für Oxalsäure sein, die bei vielen Steinpatienten vorliegt, oder bei verschiedenen Erkrankungen, z.B. Morbus Crohn, Sprue und Pankreatitis, oder nach Dünndarmresektion auftreten. Obwohl nur etwa 5–10% der mit der Nahrung zugeführten Oxalsäure absorbiert werden und 90% aus endogener Synthese stammen, kann die Oxalsäureausscheidung wesentlich durch die alimentär zugeführte Menge beeinflusst werden. Während die Biosynthese der Oxalsäure bislang nicht beeinflusst werden kann, führen vor allem oxalsäurereiche Lebensmittel wie Spinat oder Rharbarber zu einem Anstieg der Oxalsäureausscheidung (Hesse u.a. 1993; Siener u.a. 1998) (Tab. 68.1).

Auch die **Kalziumausscheidung** spielt bei der Entstehung von Kalziumoxalat- und Kalziumphosphatsteinen eine Rolle. Bei etwa 30–50% der Patienten mit Kalziumoxalatsteinen liegt eine Hyperkalziurie vor. In den meisten Fällen handelt es sich um eine idiopathische Hyperkalziurie, vermutlich infolge einer gesteigerten intestinalen Resorption (Scharrel u. Hesse 1994; Siener u.a. 1994). Ursache der Hyperkalziurie können auch Krankheiten wie primärer Hyperparathyreoidismus oder eine renale tubuläre Azidose sein (Bahner u. Heidland 1991). In einer prospektiven Studie an über 45 000 gesunden Männern konnte die frühere Annahme, dass eine verringerte Kalziumzufuhr das Risiko der Kalziumoxalatsteinbildung reduziert, nicht bestätigt werden. Vielmehr war eine kalziumreiche Kost sogar mit einem verringerten Nierensteinrisiko assoziiert (Curhan u.a. 1993). Zudem ist bei einer zu geringen Kalziumzufuhr

das Osteoporoserisiko (s. Kap. 65, S. 320 f.) sowie die intestinale Resorption und Exkretion von Oxalsäure aufgrund einer verminderten Bildung von Kalzium-Oxalsäure-Komplexen erhöht. Die renale Oxalsäureausscheidung ist insgesamt für die Steinbildung wesentlich bedeutsamer als die Kalziurie (Heckers u.a. 1993).

In verschiedenen Studien wurde beobachtet, dass eine erhöhte Aufnahme **niedermolekularer Kohlenhydrate** zu einer vermehrten Kalziumausscheidung im Harn führt. Ursache ist möglicherweise eine gesteigerte Kalziumresorption oder ein gestörter renaler Kalziumtransport. Auch eine hohe **Kochsalzaufnahme** steigert die Kalziumausscheidung.

In epidemiologischen Studien korrelierte die **Proteinzufuhr**, insbesondere beim Protein tierischer Herkunft, positiv mit dem Steinbildungsrisiko. Bei hoher Proteinaufnahme wurde eine Steigerung der Kalziumexkretion im Harn festgestellt. Der Wirkmechanismus ist noch nicht eindeutig geklärt. Es wird vermutet, dass es zu einer azidotischen Stoffwechsellage kommt, die eine Steigerung der glomerulären Filtrationsrate von Kalzium in der Niere und eine Abnahme der tubulären Reabsorption von Kalzium bewirkt, so dass sich die Kalziumausscheidung erhöht. Gleichzeitig bewirkt die Senkung des pH-Wertes im Urin eine verringerte Ausscheidung von Zitrat, einem bedeutsamen Inhibitor der Lithogenese (Scharrel u. Hesse 1994).

Eine ausreichende **Ballaststoffzufuhr** führt zwar zur Reduktion einer erhöhten Kalziumabsorption und -exkretion, allerdings bindet die Phytinsäure gleichzeitig Kalzium in einem unlöslichen Komplex. Da Kalzium dann nicht mehr für die Bildung des nicht resorbierbaren Kalziumoxalats zur Verfügung steht, wird vermehrt freie Oxalsäure resorbiert, und die Oxalsäureausscheidung im Harn erhöht sich (Heckers u.a. 1993).

Weitere Risikofaktoren für die Nierensteinbildung sind eine geringe **Flüssigkeitszufuhr**, eine geringe Aufnahme von **Magnesium** und **Zitrat** – beides sind effektive Inhibitoren der Kalziumoxalatbildung – sowie eine hohe **Purinzufuhr**, die zu einer vermehrten Harnsäureausscheidung führt. Da es sich bei der Harnsäure selbst um eine lithogene Substanz handelt, erhöht sich das Risiko sowohl für Harnsäuresteine als auch für Kalziumoxalatsteine, weil Harnsäure Glykosaminoglykane, Inhibitoren der Kalziumoxalatsteinbildung, in ihrer Wirkung hemmt (Siener u.a. 1998).

Tab. 68.1: Oxalsäureausscheidung im Urin von gesunden Probanden nach Verzehr verschiedener oxalsäurereicher Lebensmittel (nach Hesse u.a. 1993)

Kost bzw. Lebensmittel	Anzahl der Probanden	Oxalsäureausscheidung (%)
Standardkost	20	100
Tomaten (600 g)	6	113
Schokolade (170 g)	8	130
Rhabarber (200 g)	10	200
Spinat (200 g)	5	225

Therapie

Kleinere Harnsteine können von selbst abgehen und werden mit dem Urin ausgeschieden. Der Steinabgang wird u. a. durch Anwendung von Wärme und intensive körperliche Belastung gefördert. Ansonsten haben sich in der Therapie Schlingenextraktion, Stoßwellenlithotripsie (bei Steinen unter 2 cm; Erfolgsrate über 90 %), Urolitholyse (medikamentöse Auflösung) oder bei Komplikationen wie Infektion oder Gefahr der Nierenschädigung bzw. je nach Größe und Form des Steins eine Operation als wirksam erwiesen. Bei einer akuten Steinkolik steht die Schmerzbehandlung im Vordergrund.

Da verschiedene Nahrungsinhaltsstoffe die Entstehung von Nierensteinen begünstigen, sind auch in der Therapie diätetische Maßnahmen sinnvoll. Dabei müssen in der Ernährungsberatung die verschiedenen Steinarten berücksichtigt werden. Das Risiko einer Steinbildung sowie die Zahl der Rezidive lässt sich durch eine gezielte Ernährungstherapie reduzieren, insbesondere bei Vorliegen einer Hyperoxalurie oder Hyperkalziurie. Dies zeigte eine Studie, bei der sich neben einer deutlichen Verbesserung aller pathologischen Harnparameter die Steinabgangsrate der Patienten bei ausschließlich diätetischer Therapie nach einem Jahr signifikant reduzierte (☙ 68.1). In einer weiteren Studie erwies sich eine spezielle, an die pathologischen Gegebenheiten angepasste diätetische

Therapie im Vergleich zu generellen Ernährungsempfehlungen als effektiver (Kocvara u. a. 1999).

In der Rezidivprophylaxe (Metaphylaxe) des Steinleidens spielt die **Flüssigkeitszufuhr** zur Harnverdünnung eine wichtige Rolle, da die Überschreitung des Löslichkeitsproduktes durch eine pathologische Harnzusammensetzung oder eine unzureichende Harndilution Voraussetzung für die Steinbildung ist. Durch eine höhere Flüssigkeitszufuhr wird die Diurese gesteigert, die harnableitenden Wege werden verstärkt durchspült und die Transitzeit verkürzt sich, wodurch Kristallbildung und -wachstum erschwert und mögliche pathogene Keime ausgeschieden werden. Für eine ausreichende Harnverdünnung sollten täglich etwa 2–2,5 l Harn gebildet werden; dafür ist eine Flüssigkeitszufuhr von 2,5–3 l/d erforderlich bei möglichst gleichmäßiger Verteilung über den Tag und wenn möglich auch über die Nacht. Neben dem Volumen ist für die Löslichkeit der lithogenen Harnsubstanzen der pH-Wert des Urins sowie die Konzentration inhibitorischer Bestandteile von Bedeutung. Daher ist die Zusammensetzung und die Art der Getränke zu berücksichtigen.

Besonders empfehlenswert sind bicarbonathaltige und magnesiumreiche Mineral- und Heilwässer. Nach Zufuhr entsprechender Trinkwässer konnte ein positiver Einfluss auf die Harnzusammensetzung beobachtet werden (Rodgers 1997 u. 1998). Durch bicarbonathaltiges Heilwasser wird der Harn alkalisiert und die Zitratausscheidung erhöht. Diese Wirkung haben auch Zitrusfrüchte sowie daraus gewonnene Säfte. Harnneutrale Getränke wie Tees tragen zur Diurese und Harndilution bei, ohne den pH-Wert des Harns und die quantitative Zusammensetzung des Harns messbar zu verändern. Sie sind daher ebenfalls geeignete Getränke bei Steinleiden. Verschiedene Getränke wie Limonade oder Bier sind weniger empfehlenswert, da sie das Risiko der Steinbildung erhöhen (☙ 68.2).

Bei der Kost sollten verschiedene Aspekte berücksichtigt werden. Da eine erhöhte Oxalsäureausscheidung einen Hauptrisikofaktor für die Bildung von Kalziumoxalatsteinen darstellt, sollten oxalsäurereiche Lebensmittel wie Rhabarber, Spinat, Mangold und Kakaoerzeugnisse (Oxalsäuregehalt verschiedener Lebensmittel s. *Tab. 65.2, S. 322*) von Nierenstein-Patienten nicht verzehrt werden. Die Kalziumzufuhr sollte sich an den Empfehlungen der DGE (s. *Tab. 29.2, S. 64*) orientieren; die empfohlene

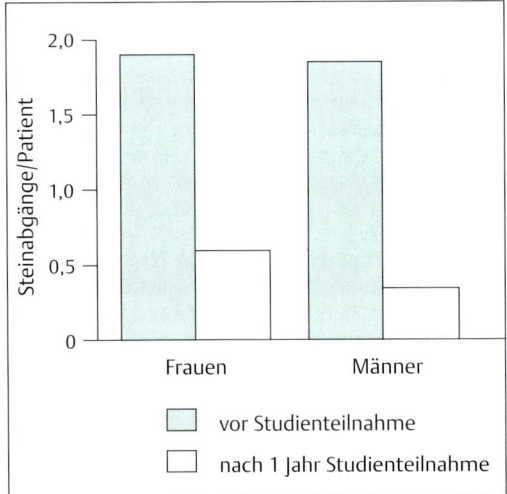

☙ 68.1: Steinabgangsrate bei Harnsteinpatienten (n = 56) unter ausschließlich diätetischer Therapie (nach Scharrel u. Hesse 1994)

Geeignete Getränke

Alkalisierende Getränke wie bicarbonatreiche Mineral- und Heilwässer (möglichst magnesiumreich) sowie Zitrussäfte

Harnneutrale Getränke wie Nieren-, Blasen-, Früchtetees, mineralstoffarme Mineralwässer und verdünnte Fruchtsäfte

Ungeeignete Getränke

Koffeeinhaltiger Kaffee
Schwarzer Tee
Zuckerhaltige Limonaden und Cola-Getränke
Alkoholhaltige Getränke wie Bier und Wein

✆ 68.2: Geeignete und ungeeignete Getränke beim Vorliegen von Kalziumoxalat- und Harnsäuresteinen (nach Siener u. a. 1998)

Menge sollte aufgrund der bei Nierensteinen vorkommenden Hyperresorption von Kalzium nicht überschritten werden. Kalziumreiche Milchprodukte wie Schnitt- und Hartkäse sollten daher nur sehr selten verzehrt werden. Die Proteinzufuhr, die bei der heute üblichen Mischkost deutlich über den Empfehlungen der DGE liegt, sollte reduziert und Protein aus pflanzlichen Lebensmitteln bevorzugt werden. Purinreiche Lebensmittel, z.B. Innereien und einige Fischsorten (Puringehalte verschiedener Lebensmittel s. *Tab. 67.2*, S. 338), sind zu meiden. Die Zufuhr von niedermolekularen Kohlenhydraten und Kochsalz sollte eingeschränkt werden. Durch eine Bevorzugung pflanzlicher Lebensmittel kann die Magnesium- und Zitratausscheidung im Harn erhöht werden (Scharrel u. Hesse 1994; Siener u. a. 1998).
Insgesamt kann bei Kalziumoxalat- und Harnsäuresteinen eine überwiegend pflanzliche bzw. vegetarische Ernährung unter Berücksichtigung spezieller Ernährungshinweise zur Rezidivprophylaxe erfolgreich sein (Siener u. Hesse 1995).

Zusammenfassung ▬▬▬▬

Nierensteine entstehen durch Kristallisation von Harnbestandteilen. Am häufigsten bilden sich Kalziumoxalatsteine. Die Erkrankung kann asymptomatisch verlaufen, der Verschluss der Harnröhre führt jedoch zu schmerzhaften Koliken. Sehr häufig treten Rezidive auf. Die Lithogenese ist ein multifaktorielles Geschehen. Bei den Risikofaktoren spielt die Ernährung eine zentrale Rolle. Eine gezielte Ernährungsumstellung kann das Steinbildungsrisiko deutlich reduzieren. Gleichzeitig trägt eine diätetische Therapie wesentlich zur Verringerung der Rezidivrate bei. Eine Kost mit überwiegend pflanzlichen Lebensmitteln bzw. eine vegetarische Ernährung bei ausreichender Flüssigkeitszufuhr ist empfehlenswert. Oxalsäure- und purinreiche Lebensmittel sollten gemieden werden. Die Kalzium- und Proteinzufuhr sollte die Empfehlungen der DGE nicht überschreiten. Die Steine können spontan abgehen; ansonsten stehen verschiedene Methoden zur Steinentfernung zur Verfügung.

☞ Empfehlungen

▶ Kost mit überwiegend pflanzlichen Lebensmitteln bzw. lakto-ovo-vegetarische Ernährung
▶ Reichliche Flüssigkeitszufuhr (2,5–3 l/d)
▶ Bevorzugen von harnalkalisierenden und -neutralen Getränken
▶ Meiden von oxalsäurereichen Lebensmitteln
▶ Erhöhung der Magnesium- und Zitratzufuhr durch Konsum pflanzlicher Lebensmittel
▶ Meiden purinreicher Lebensmittel
▶ Keine überhöhte Kalziumzufuhr
▶ Proteinzufuhr verringern

Gallensteine ▬▬▬▬▬▬▬▬▬▬

> Gallensteine entstehen durch Konkrement-
> bildung der Galle in den Gallengängen bzw.
> der Gallenblase. Entsprechend ihrer Zu-
> sammensetzung werden sie in Cholesterin-
> und Pigmentsteine sowie gemischte Steine
> unterteilt.

In den westlichen Industrieländern wird die
Prävalenz der Cholezystolithiasis (Steinleiden
der Gallenblase) auf etwa 10–15% geschätzt.
Frauen und ältere Menschen sind am häufigsten
betroffen. Die Prävalenz bei Männern im 3.
Lebensjahrzent beträgt etwa 1–5%, bei Frauen
3–10%. Im 7. Lebensjahrzehnt steigt sie bei
Männern auf 10–30% und bei Frauen auf
20–40% (Sauerbruch u. Heller 1995).

Klinik

Abhängig von ihrer Zusammensetzung werden
Gallensteine in Cholesterinsteine, Pigmentsteine oder gemischte Steine unterteilt. In den
westlichen Ländern liegen mit 80–90% überwiegend Cholesterinsteine vor. Sie enthalten
über 70% Cholesterin, während Pigmentsteine
im wesentlichen aus Kalzium-Bilirubin bestehen und nur einen Cholesteringehalt von etwa
10% aufweisen.
Die Lithopathogenese verläuft in drei Stadien:
Cholesterinübersättigung, Nukleation und
Steinwachstum. Zu einer Cholesterinübersättigung kommt es entweder durch vermehrte
Sekretion von cholesterinreichen Vesikeln oder
durch eine verminderte Gallensäuresekretion,
deren Bedeutung für die Lithogenese jedoch
geringer ist. Das Maß der Cholesterinübersättigung wird durch den lithogenen Index, dem
Verhältnis von Cholesterin zur Summe aus Gallensäuren und Phospholipiden, beschrieben. Bei
der Nukleation fällt das Cholesterin in kristalli-
ner Form aus. Bei diesem Vorgang sind kristalli-
sationsfördernde Faktoren wie Myzinglykopro-
teine und Kalziumsalze beteiligt. Bedeutsam bei
der Lithogenese ist auch eine Störung der Gallenblasenmotilität, wodurch Cholesterinkris-
talle entsprechend lange in der Gallenblase
oder in den Gallengängen verbleiben, um so zu
Steinen zu agglomerieren (Wermke u. Borges
1993).
Nur etwa 20% der Gallensteinträger haben
Symptome. Zehn Jahre nach Diagnosestellung
reduziert sich das Risiko von Symptomen wieder. Das Leitsymptom des Gallensteinleidens ist
die Gallenkolik, ein intermittierender dumpfer
Schmerz im Oberbauch, der kontinuierlich
zunimmt und häufig in den Rücken und die
rechte Schulter ausstrahlt. Bei etwa der Hälfte
der Patienten, die eine Gallenkolik erlitten
haben, tritt innerhalb des ersten Jahres erneut
eine Kolik auf; etwa 30% der Patienten bleiben
über die nächsten zehn Jahre symptomfrei. Die
Gefahr von Komplikationen nimmt mit dem
Alter zu. Häufigste Komplikation bei Gallensteinen ist die akute Cholezystitis (☎ 68.3), bei der
zu 90% ein Verschluss des *Ductus cysticus* durch
einen Gallenstein vorliegt.
Die **Diagnose** von Gallensteinen kann mittels
Sonographie oder Röntgendarstellung (Chole-
zystographie bzw. Cholangiographie) erfolgen
(Knyrim 1991).

Ursachen

Die Ätiologie der Gallensteine ist ein multifaktorielles Geschehen, bei der eine erhöhte Cholesterinkonzentration in der Galle, die Kristallisation beeinflussende Faktoren und eine
gestörte Gallenblasenmotilität eine Rolle spielen. Als Risikofaktoren werden neben dem Alter
auch das weibliche Geschlecht, u.a. aufgrund
eines kleineren Gallensäurepools und eines
erhöhten Cholesteringehalts der Galle, betrachtet. Zudem sind Schwangerschaften bedingt
durch die erhöhte Cholesterinsekretion und die
verringerte Gallenblasenmotilität ein unabhängiger Risikofaktor. Die Einnahme von Ovulati-
onshemmern und Östrogenen im Klimakterium
fördert die Gallensteinbildung. Das Risiko,
Gallensteine zu bilden, ist bei verschiedenen
Erkrankungen wie Diabetes mellitus, Hyperlipoproteinämie, einigen gastrointestinalen
Erkrankungen, Leberzirrhose und Adipositas
sowie aufgrund des fehlenden Kontraktionsrei-
zes der Gallenblase bei parenteraler Ernährung
erhöht (Walter 1992; Wermke u. Borges 1993).

Akute Cholezystitis
Cholangitis
Choledocholithiasis
Gallensteinpankreatitis
Gallensteinileus
Gallenblasenkarzinom

☎ 68.3: Komplikationen bei Gallensteinen (nach
Blum 1992)

Verschiedene Studien zeigen, dass **Überge-wicht** einen wesentlichen Risikofaktor darstellt (Attili u. a. 1997; Kodama u. a. 1999; Misciagna u. a. 1999). Zudem wurde bei Gallensteinträgern im Vergleich zur Kontrollgruppe eine höhere Nahrungsenergiezufuhr beobachtet (Ortega u. a. 1997). Entsprechend dem Ausmaß des Überge-wichts steigt die Cholesterinkonzentration in der Gallenflüssigkeit, wodurch bei Adipösen die Cholesterinübersättigung begünstigt wird (Kasper 1996, S. 214).

Als Risikofaktor wird außerdem eine fettreiche Kost, die zudem reich an raffinierten Kohlenhy-draten und arm an Ballaststoffen ist, diskutiert. Untersuchungen zeigen, dass die Nahrung von Gallensteinträgern im Vergleich zum gesunden Kontrollkollektiv mehr **Fett** insgesamt und mehr gesättigte Fettsäuren enthält (Ortega u. a. 1997; Caroli-Bosc u. a. 1998). Auch ein hoher Anteil an mehrfach ungesättigten Fettsäuren steigert vermutlich das Risiko der Steinbildung. Die Untersuchungsergebnisse diesbezüglich sind widersprüchlich; ω-3-Fettsäuren wirken wahrscheinlich aufgrund einer verringerten Cholesterinsättigung in der Galle protektiv (Kasper 1996, S. 214). Auch im Zusammenhang mit der Cholesterinzufuhr sind die Studiener-gebnisse sehr uneinheitlich.

In verschiedenen Untersuchungen wurde eine positive Korrelation zwischen dem Gallenstein-risiko und der Aufnahme **einfacher Kohlenhy-drate** beobachtet, während die Zufuhr von **Bal-laststoffen** und **Alkohol** negativ korrelierte (Ortega u. a. 1997; Misciagna u. a. 1999; Tseng u. a. 1999). Ballaststoffe senken den Choleste-rinspiegel und damit den lithogenen Index der Gallenflüssigkeit, indem sie die Resorption von Gallensäuren, insbesondere der sekundären Gallensäure Desoxycholsäure, verringern. Hier-durch sinkt die Konzentration der Desoxychol-säure im Serum und in der Leber. Da diese sekundäre Gallensäure die Synthese der primä-ren Gallensäure Chenodesoxycholsäure hemmt, wird diese bei geringer Konzentration der Des-oxycholsäure vermehrt gebildet. Chenodesoxy-cholsäure hemmt wiederum das Schlüsselen-zym der Cholesterinsynthese in der Leber, die HMG-CoA-Reduktase (Kasper 1996, S. 215).

Zudem verkürzen bzw. normalisieren wasser-unlösliche Ballaststoffe die gastrointestinale Transitzeit, wodurch es zu einer verminderten Cholesterinresorption kommen kann (Watzl u. Leitzmann 1999, S. 168). Studien ergaben, dass eine regelmäßige Alkoholzufuhr die Choleste-rinkonzentration in der Gallenflüssigkeit senkt (Caroli-Bosc u. a. 1998; Leitzmann u. a. 1999b).

Möglicherweise vermindern auch die Vitamin-C-Zufuhr und der Kaffeekonsum das Risiko (Simon u. Hudes 1998; Leitzmann u. a. 1999d). Ebenso deuten Studien darauf hin, dass geringe **körperliche Aktivität** mit einem erhöhten Steinbildungs-Risiko assoziiert ist (Leitzmann u. a. 1999c; Misciagna u. a. 1999).

Therapie

Handelt es sich um »stumme Steine«, die keine Beschwerden verursachen, und liegen keine Komplikationen vor, besteht keine Indikation zur Steinentfernung. Die Standardtherapie der Cholezystolithiasis ist bei Beschwerden die Ent-fernung der Gallenblase (Cholezystektomie), die zunehmend laparoskopisch durchgeführt wird. Befinden sich Steine im Gallengang, wird ebenfalls operativ behandelt, häufig werden die Steine endoskopisch entfernt. Die nicht-opera-tiven Therapiemethoden wie Auflösung der Gallensteine (Litholyse) und Stoßwellenlitho-tripsie kommen nur bei einer relativ geringen Zahl von Patienten in Frage. Voraussetzungen sind kalkfreie, kleinere Steine, eine funktions-fähige Gallenblase, ein durchgängiger *Ductus cysticus* sowie keine weiteren Komplikationen. Häufig werden beide Verfahren kombiniert (Knyrim 1991).

Diätetische Maßnahmen sind in der Therapie, insbesondere bei Vorliegen verschiedener Risi-kofaktoren, sinnvoll. Bedeutsam ist bei Überge-wicht vor allem eine Gewichtsreduktion. Aller-dings muss beachtet werden, dass während der Phase der Gewichtsreduktion ein erhöhtes Risiko der Gallensteinbildung besteht. Im Hun-gerzustand – also auch beim Fasten – wird ver-stärkt Cholesterin aus dem Fettgewebe mobili-siert, was zur Cholesterinübersättigung der Gal-lenflüssigkeit beiträgt. Gleichzeitig ist auch die Gallensäureexkretion vermindert (Kasper 1996, S. 216). Vor allem kurzfristige Gewichtsabnah-men und -zunahmen erhöhen das Risiko für die Steinbildung, unabhängig vom Körpergewicht (Syngal u. a. 1999). In einer Meta-Analyse wurde mittels Regressionsanalyse errechnet, dass sich das Risiko bei einem Gewichtsverlust von mehr als 1,5 kg Körpergewicht pro Woche exponentiell erhöht (❒ 68.4).

Für die fettreduzierte »Galleschonkost«, wie sie früher beim Steinleiden verabreicht wurde, besteht keine Indikation. Als Kost ist eine ausge-wogene ballaststoffreiche Ernährung empfeh-lenswert, deren Fettgehalt die empfohlenen Richtwerte der DGE (60–70 g Fett/d) nicht über-

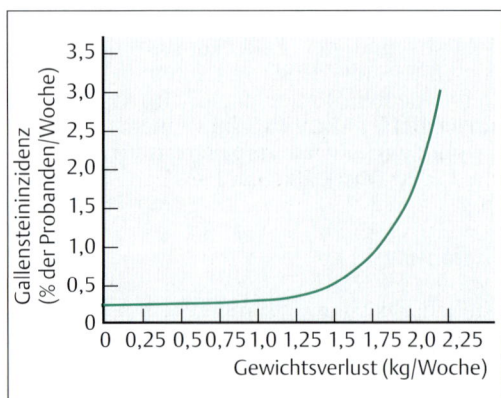

ⓐ 68.4: Inzidenz von Gallensteinen bei übergewichtigen Personen in Abhängigkeit vom Gewichtsverlust (nach Weinsier u. a. 1995)

stanzen in der Gallenblase und in den Gallengängen. Am häufigsten kommen Cholesterinsteine vor. Nur wenige Patienten leiden an dem Leitsymptom der Gallensteine, der Gallenkolik, die Mehrzahl ist symptomlos. Die Ursachen des Gallensteinleidens sind vielfältig. Einen wesentlichen Risikofaktor stellt das Übergewicht dar, möglicherweise auch eine hohe Fettzufuhr. Die Zufuhr von Ballaststoffen und Alkohol sowie körperliche Aktivität korrelieren negativ mit dem Gallensteinrisiko. Solange die Steine keine Beschwerden und Komplikationen verursachen, besteht keine Indikation zur Entfernung. Standardtherapie bei Beschwerden ist die Cholezystektomie, weitere Verfahren sind die Litholyse und Stoßwellenlithotripsie. Zur Rezidivprophylaxe ist bei Übergewicht eine allmähliche Gewichtsreduktion empfehlenswert.

schreitet, was sich auch im Hinblick auf die Vermeidung von Übergewicht positiv auswirkt.
Zur Prävention von Gallensteinen sollte Übergewicht vermieden bzw. langfristig reduziert werden. Regelmäßige körperliche Aktivität ist zur Vorbeugung von Gallensteinen sinnvoll.

Zusammenfassung ▬▬▬▬▬

Gallensteine entstehen durch Kristallisation von normalerweise in der Galle gelösten Sub-

☞ Empfehlungen

▶ Übergewicht vermeiden bzw. langfristig reduzieren
▶ Ballaststoffreich ernähren
▶ Fettgehalt der Nahrung beachten, Empfehlungen der DGE nicht überschreiten
▶ Regelmäßige körperliche Aktivität

69 Neurodermitis

Neurodermitis, auch als endogenes oder atopisches Ekzem bzw. atopische Dermatitis bezeichnet, ist eine multifaktoriell bedingte Erkrankung, die durch das Auftreten von entzündlichen Hauterscheinungen mit Juckreiz gekennzeichnet ist.

Neurodermitis zählt zu den Krankheiten des atopischen[1] Formenkreises. Die Häufigkeit der atopischen Erkrankungen, die sich vor allem als *Rhinitis allergica* und atopisches Ekzem äußern, wird auf 5–20 % geschätzt. Das atopische Ekzem tritt in den meisten Fällen im Säuglingsalter, oft im zweiten oder dritten Lebensmonat, auf und klingt bis zum Ende des zweiten Lebensjahres oder bis zur Pubertät wieder ab. Es kann sich auch erst im Kindesalter manifestieren. Ersterkrankungen im Erwachsenenalter sind eher selten (Braun-Falco u. a. 1995, S. 449).

Die Angaben über die Häufigkeit der Neurodermitis schwanken sehr stark: Bei Kindern bis zum 5. Lebensjahr wird die Prävalenz auf 3 % geschätzt (Steigleder 1992, S. 239). In verschiedenen Untersuchungen waren hingegen 6,5–17,5 % bzw. bis zu 25 % der untersuchten Kinder im Alter von 5–7 Jahren betroffen (Schäfer u. a. 1996; Buser u. a. 1998).

Die Prävalenz ist bei der Bevölkerung, die in der Stadt lebt, höher als bei Bewohnern ländlicher Regionen. Zudem sind Personen mit höherem sozialen Status häufiger betroffen (Ruzicka u. Wüthrich 1997a; Buser u. a. 1998).

Klinik

Die **Symptome** der Neurodermitis können permanent vorhanden sein oder in Schüben auftreten. Sie sind individuell sehr unterschiedlich. Kennzeichnend für das atopische Ekzem ist der krisenhaft, häufig im Schlaf auftretende Juckreiz (Pruritus), der dazu führt, dass die Patienten ihre Haut zerkratzen (Steigleder 1992, S. 240f.). Die Haut ist bedingt durch einen veränderten Lipidgehalt und eine erhöhte Wasserpermeabilität sehr trocken und schuppig. Ekzematöse Veränderungen der Haut mit Verkrustungen, Knötchen und Lichenifikation[2] werden beobachtet. Beim Kratzen der Haut rötet sich diese nicht wie bei einem gesunden Menschen, sondern blasst ab (weißer Demographismus). Auffallend ist außerdem eine blasse Gesichtshaut und glänzende Fingernägel (wie lackiert). Abhängig vom Alter sind die Symptome der Neurodermitis unterschiedlich ausgeprägt (☎ 69.1).

Durch die aufgekratzte Haut ist die Gefahr bakterieller, viraler oder mykotischer Sekundärinfektionen groß. Auch die monate- oder jahrelange Behandlung mit glukokortikoidhaltigen Medikamenten macht den Patienten für Infektionen anfälliger, besonders für Staphylokokken-Erreger und den Herpesvirus.

Bei etwa 80 % der erkrankten Kinder heilen die Hautveränderungen innerhalb des ersten Lebensjahrzehnts ab. Je ausgedehnter die Neurodermitis im frühen Kindesalter ist, desto länger und schwerer verläuft die Erkrankung. Eine atopische Erkrankung in der Familie wirkt sich ebenfalls prognostisch ungünstig auf den Verlauf aus.

Bei der **Diagnose** der Neurodermitis steht die Familien- und Eigenanamnese aufgrund der erblichen Disposition im Vordergrund. Neben der Beobachtung der altersentsprechenden Symptome (☎ 69.1) sind Intrakutan- und In-vitro-Tests (RAST) sowie die Bestimmung von IgE und Eosinophilen im Blut bei der Diagnose hilfreich, auch wenn von diesen Untersuchungen nicht direkt auf eine Neurodermitis geschlossen werden kann (Steigleder 1992, S. 242 f.; Braun-Falco u. a. 1995, S. 450 ff.; McHenry u. a. 1995).

Ursachen

Bei der Neurodermitis handelt es sich um ein komplexes, multifaktorielles Krankheitsgeschehen, dessen Ursache nicht eindeutig geklärt ist. Bedeutsam für die Entwicklung dieser Krankheit ist die **genetische Disposition**. In einer Studie mit 6 665 Familien wurde beobachtet, dass bei 55 % der Patienten in der Familie

---

[1] Atopie: Neigung zu bestimmten allergischen Erkrankungen (atopisches Ekzem, allergisches Asthma bronchiale sowie allergische Rhinitis und Konjunktivitis) der Haut und Schleimhäute.
[2] Lichenifikation: Flächenhafte Infiltration der Haut mit Vergrößerung der Hautfelderung

Beim Säugling (etwa ab dem dritten Lebensmonat)

Rötungen und Schuppungen (Milchschorf)

entzündlich nässende Ekzeme

quälender Juckreiz

betroffen sind seitliche Wangen und behaarter Kopf

im Krabbelalter Befall der Knie

Beim Kind

Sebostase (verminderte Talgproduktion)

entzündliche Rötung und Papeln

Kratzeffekte mit Verkrustung

Lichenifikation

quälender Juckreiz

betroffen sind Gelenkbeugen, Nacken, seitliches Gesicht, Lidregion, Fußrücken und Hände

Beim Jugendlichen und Erwachsenen

symmetrische Hauterscheinungen

in schweren Fällen gerötete Kopfhaut, entzündlich infiltriert mit verkrusteten Kratzeffekten

graugelbe Gesichtsfarbe

seitliche Augenbrauen gelichtet (Hertoghe-Zeichen), Haarlichtung

am Rumpf flächenhafte entzündlich-infiltrierte Herde

in Beugen und Nacken Lichenifikation

glänzende Fingernägel

quälender Juckreiz mit Juckkrisen

betroffen sind Gesicht, Hals, oberer Brustbereich, Schultergürtel, große Gelenkbeugen und Handrücken

☻ 69.1: Symptome der Neurodermitis in verschiedenen Lebensabschnitten (nach Braun-Falco u. a. 1995, S. 452 ff.)

ebenfalls eine Atopie vorlag. Litt ein Elternteil an Neurodermitis, erkrankten 26 % der Kinder. Waren beide Elternteile Neurodermitiker, betrug die Prävalenz bei den Kindern 40 % (Dold u. a. 1992).

Neben der genetischen Disposition spielen verschiedene individuelle und exogene Faktoren bei der Ätiologie des atopischen Ekzems eine Rolle (☻ 69.2).

Häufig liegt bei Atopikern eine Störung der humoralen Immunität vor. Bei vielen Patienten lassen sich **allergische Reaktionen** auf verschiedene inhalative (z. B. Hausstaub, Tierhaare oder Pollen) und nutritive Allergene nachwei-

sen. Im Säuglingsalter liegt in etwa 50 % der Fälle eine nahrungsmittelsensitive Neurodermitis vor, im Kindesalter in 20–30 % und nach der Pubertät in 10–15 % (Stögmann u. Kurz 1996). Die Prävalenz einer Nahrungsmittelallergie war in einer Studie bei Kindern mit Neurodermitis im Vergleich zur Normalbevölkerung signifikant höher (Eigenmann u. a. 1998). Immunologisch handelt es sich vorwiegend um IgE-vermittelte Reaktionen vom Soforttyp (Typ I), aber auch vom Spättyp (Typ IV) (s. Kap. 71, S. 355 f.). Im Vergleich zu gesunden Personen wurde bei Neurodermitikern ein signifikant erhöhter Serum-IgE-Spiegel sowohl vor als auch nach einer Glukokortikoid- und Phototherapie beobachtet (Czech u. a. 1995).

Häufigste Auslöser einer Nahrungsmittelallergie sind Eier, Erdnüsse, Milch, Getreide und Soja (van Bever u. a. 1989). Steinman und Potter (1994) beobachteten jedoch häufiger eine Unverträglichkeit gegenüber Tomaten, Orangen, Süßigkeiten, Ananas, Schokolade und Softdrinks mit Schwefeldioxid (30–49 %) als gegenüber Eiern, Fisch, Milch und Erdnüssen (14–25 %). Es wird vermutet, dass bei Patienten mit atopischem Ekzem die intestinale Permeabilität gesteigert ist, so dass vermehrt allergene Substanzen eindringen können. Zudem wurde bei Neurodermitikern eine Dysbiose der Darmflora, insbesondere eine Besiedlung mit Hefepilzen (*Candida albicans*), beobachtet (Ionescu u. a. 1990).

Des Weiteren sind bei der Ätiologie der Neurodermitis auch **Störungen der zellulären Immunität** (Abwehrschwäche bei Infektionen), der **Hautfunktion** und des **vegetativen Nervensystems** (Blockade β-adrenerger Rezeptoren) sowie **psychische Faktoren** (z. B. bei Stress) bedeutsam (Ruzicka u. Wüthrich 1997a).

Eine andere Hypothese geht von einer **Störung des Stoffwechsels von** ω-6-Fettsäuren aus. Aufgrund eines Mangels an dem Enzym γ-6-Desaturase, das Linolsäure in γ-Linolensäure umwandelt, liegt eine zu geringe Konzentration des Prostaglandins E_1 bei Atopikern vor. Dies hat eine Reifungsstörung des zellulären Immunsystems des Neugeborenen zur Folge. Hierdurch kommt es zu einer lebenslangen Funktionsschwäche der T-Supressor-Lymphozyten mit unzureichender Kontrolle der B-Lymphozyten und überschießender IgE-Synthese (Melnik u. Plewig 1989).

Auch **Umweltfaktoren** (z. B. Klima und Jahreszeit) spielen bei der Auslösung der Neurodermitis eine Rolle. Zu den Provokationsfaktoren zäh-

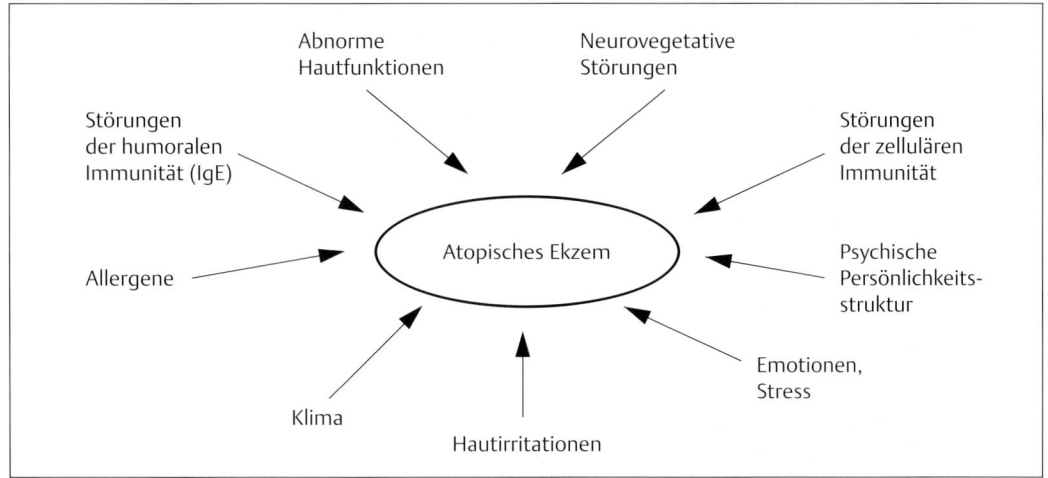

☞ 69.2: Pathogenetische Faktoren des atopischen Ekzems (nach Braun-Falco u. a. 1995, S. 446)

len neben Nahrungsmitteln auch Kontaktallergene (z. B. Nickel oder Latex), Aeroallergene (Pollen, Hausstaubmilben, Haare von Haustieren usw.), verschiedene Mikroorganismen und Hormone (Ruzicka u. Wüthrich 1997a). In einer multivariaten Analyse wurde festgestellt, dass eine positive Assoziation zwischen der Neurodermitishäufigkeit bei Kindern und z. B. dem Kontakt zu Kaninchen als Haustieren, der Verwendung eines Tierfells im Schlafzimmer und der Entfernung der Wohnung von einer stark befahrenen Straße besteht (Schäfer u. a. 1996).

Insbesondere das Rauchen der Eltern stellt für den Neurodermitiker einen Risikofaktor dar, unabhängig davon, ob nur ein oder beide Elternteile rauchen (Arshad u. a. 1992). Auch ein hohes Geburtsgewicht und eine über den Geburtstermin hinaus andauernde Schwangerschaft (länger als 38 Wochen) sind mit einem erhöhten Risiko für das Kind verbunden, an Neurodermitis zu erkranken (Olesen u. a. 1997). Häufiges und langes Baden oder Duschen, Waschen der Hände und Schwimmen können die Symptomatik der Neurodermitis verstärken, ebenso wie extremes Schwitzen, zu häufiges Verwenden von Seife, Deodorants oder Kosmetika. Auch zu enge Kleidung oder Kleidungsstücke aus Wolle oder Mohair können zur Verschlechterung des Hautbildes führen (Landow 1997).

Prävention

Zur Prävention der Neurodermitis beim Kleinkind und weiterer allergischer Erscheinungen beim Erwachsenen wird das **Stillen** des Säuglings für sechs Monate empfohlen. In einer prospektiven Studie, bei der Mütter ihre Säuglinge einen Monat, 1–6 Monate oder länger als sechs Monate stillten, wurden die Kinder im Alter von einem, drei, fünf, zehn und 17 Jahren nachuntersucht. An der Untersuchung im ersten Lebensjahr nahmen 235 Kinder teil, im Alter von 17 Jahren waren es noch 150 Kinder. Die Häufigkeit einer Atopie lag bei den 17-Jährigen bei 65 % (als Säugling bis zu einem Monat gestillt), 36 % (1–6 Monate gestillt) bzw. 42 % (länger als sechs Monate gestillt). Im Alter von 1–3 Jahren litten die Kinder, die länger als sechs Monate Muttermilch erhalten hatten, am seltensten an einem Ekzem.

Bei Kindern mit erhöhtem Risiko einer atopischen Erkrankung ist das Stillen oder ein Molkehydrolysat als Säuglingsnahrung zur Prävention besser geeignet als Soja- oder Kuhmilch-Formula (☞ 69.3). Auch andere Autoren kommen zu dem Schluss, dass bei nicht-gestillten Säuglingen Kaseinhydrolysate gegenüber Soja- und Kuhmilch-Formula bevorzugt werden sollten (Zeiger 1994).

Die Ernährung der Mutter während des **Stillens** ist möglicherweise ebenfalls für die Prävention des atopischen Ekzems, besonders bei Kindern mit erhöhtem Neurodermitisrisiko, bedeutsam. Säuglinge bzw. Kinder, deren Mütter während

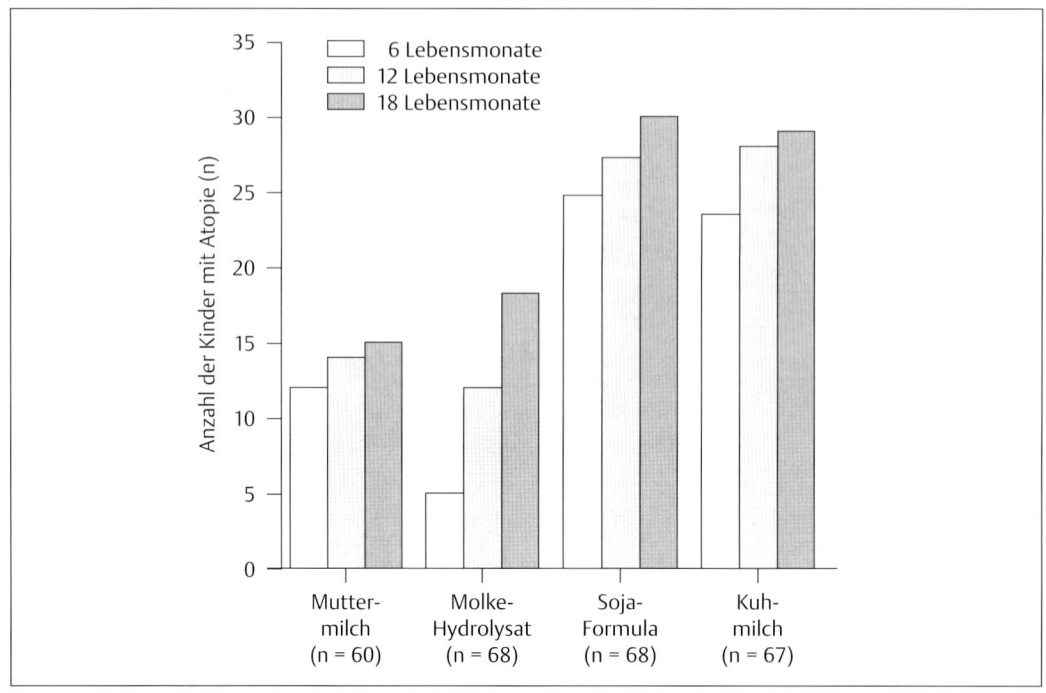

● 69.3: Kumulative Häufigkeit der Atopie bei Kindern im Alter von 6, 12 und 18 Monaten mit unterschiedlicher Säuglingsnahrung (nach Chandra u. Hamed 1991)

der Stillzeit verschiedene Lebensmittel, die Allergien auslösen können, wie Kuhmilch, Erdnüssen, Eier, Sojaprodukten und Fisch mieden, litten seltener an Neurodermitis als Kinder, deren Mütter sich ohne Restriktionen ernährten (Chandra u. a. 1989; Sigurs u. a. 1992). Aufgrund signifikant geringerer positiver Skin-Prick-Tests und spezifischer IgE-Antikörper-Reaktionen wird eine geringere Sensibilisierung dieser Kinder vermutet (Sigurs u. a. 1992).

Zeiger (1994) leitet aus der Analyse verschiedener Studien zur Prävention der Neurodermitis ab, dass das Meiden von Nahrungsmittelallergenen in der Ernährung der Stillenden und des Kindes für mehr als sechs Monate die Prävalenz der Nahrungsmittelallergie in der frühen Kindheit verringert. Das Auftreten der allergischen Rhinitis und des Asthmas wird dadurch nicht beeinflusst.

Therapie

Bei der Therapie des atopischen Ekzems ist die komplexe Pathophysiologie der Krankheit zu berücksichtigen. Daher ist eine Behandlung erforderlich, die an den jeweiligen ursächlichen Faktoren ansetzt und verschiedenartige Therapieformen integriert (Ruzicka u. Wüthrich 1997b). Generell wird zwischen äußerlichen und innerlichen Behandlungsmaßnahmen unterschieden.

Die **äußerliche Therapie** besteht zum einen in der Behandlung entzündlicher Ekzemherde (Akutbehandlung) und zum anderen in der Prävention neuer Hautveränderungen (Hautpflege). Da die Haut von Neurodermitikern rauh und trocken ist, werden fetthaltige Cremes (auch harnstoffhaltig) und Salben empfohlen. Bei starken exsudativen Veränderungen der Haut hat sich eine fettfeuchte Behandlung (feuchter Verband) bewährt. Glukokortikoidhaltige Cremes sollten nur kurzfristig bei schweren Hautveränderungen angewendet werden. Zur Hautpflege werden Ölbäder empfohlen, teilweise in Kombination mit Teerbädern, die zur Linderung des Juckreizes beitragen sollen (Steigleder 1992, S. 245; van de Kerkhof 1993; Braun-Falco u. a. 1995, S. 456). Ausdauerndes und heißes Baden bzw. Duschen sollte

gemieden werden. Auch Seifen, Deodorants, Kosmetika u. a. sollten nicht zu häufig verwendet werden. Die Kleidung sollte nicht zu eng am Körper anliegen, Baumwollkleidung ist zu bevorzugen (Landow 1997).
Auch eine Phototherapie mit UVA- und UVB-Strahlen bessert den Hautzustand bei vielen Patienten mit Neurodermitis. Vor allem bei einem akuten Schub wird die Bestrahlung im langwelligen UVA-Bereich (UVA1) als Alternative zur Behandlung mit Glukokortikosteroiden verwendet. Die Wirksamkeit der UV-Strahlen beruht auf immunmodulatorischen Eigenschaften.
Ein neueres Verfahren stellt die extrakorporale Photopherese dar, die zur Therapie von kutanen T-Zell-Lymphomen eingesetzt wird. Hierbei wird das vom Patienten abgenommene Blut mit UVA-Strahlen behandelt und anschließend zurückinfundiert. Erste Erfahrungen zeigen eine gute Wirksamkeit dieser Therapie (Ruzicka u. Wüthrich 1997b).
Als **diätetische Maßnahme** (innerliche Therapie) sollten die Patienten mit einer nahrungsmittelsensitiven Neurodermitis Lebensmittel, auf die sie allergisch reagieren, meiden (Stögmann u. Kurz 1996). Verschiedene Studien zeigen, dass sich die Symptome des atopischen Ekzems durch Eliminationsdiäten bessern (David 1989). Nach einer ein- bis zweijährigen Allergenmeidung zeigten sich in einer Studie bei 25 % der Patienten keine Unverträglichkeitsreaktionen mehr. Allergien gegenüber Eiern, Milch, Soja, Weizen und Erdnüssen blieben im Vergleich zu anderen Lebensmitteln länger bestehen. Nach entsprechend langer Meidung des Allergens sollte dieses erneut auf Verträglichkeit hin getestet werden (Sampson u. Scanlon 1989). Nach Stemmann (1991) sollte die Ernährung von Neurodermitikern möglichst vollwertig, allergenarm bzw. allergenfrei sowie säurearm (Fruchtsäuren verstärken die Symptome des atopischen Ekzems) sein.
Im Rahmen eines Präventionsprogramms für Neurodermitiker mit multidisziplinärem Ansatz wurde eine Ernährungsintervention, die aus Kursen zur praktischen Nahrungsmittelzubereitung, einer Entlastungswoche bzw. Fastenwanderung als Allergeneliminationsphase, einer Aufbauphase (jedes einzelne Lebensmittel wird getestet) und Gruppentreffen bestand, durchgeführt. Nach dem Interventionszeitraum aßen die Kursteilnehmer (n = 51) u. a. weniger Nüsse, Zitrusfrüchte, Süßigkeiten, Milch und Milchprodukte. Dafür wurden Fleisch sowie Wurst, Vollkornprodukte, Gemüse, Obst und

Sojaprodukte häufiger verzehrt. Die Hauterscheinungen bei den Probanden verringerten sich signifikant, und es kam zu einer Verbesserung des Befindens. Diese Veränderungen schrieben die Teilnehmer im Wesentlichen der Ernährung zu (Fauser u. a. 1997).
Deilmann (1994) empfiehlt als Therapie bei Patienten mit schwerer, therapieresistenter Erkrankung zunächst stationär eine drei- bis vierwöchige vollbilanzierte, allergenarme Hydrolysaternährung, die zur Symptomarmut und Stabilisierung der Haut führt. Daran schließt sich ein allmählicher Nahrungsaufbau mit erhitzten Lebensmitteln, die als verträglich gelten, an (☎ 69.4). Ein Jahr nach der stationären Entlassung waren nach einer Befragung der nachbehandelnden Ärzte 54 % der Patienten

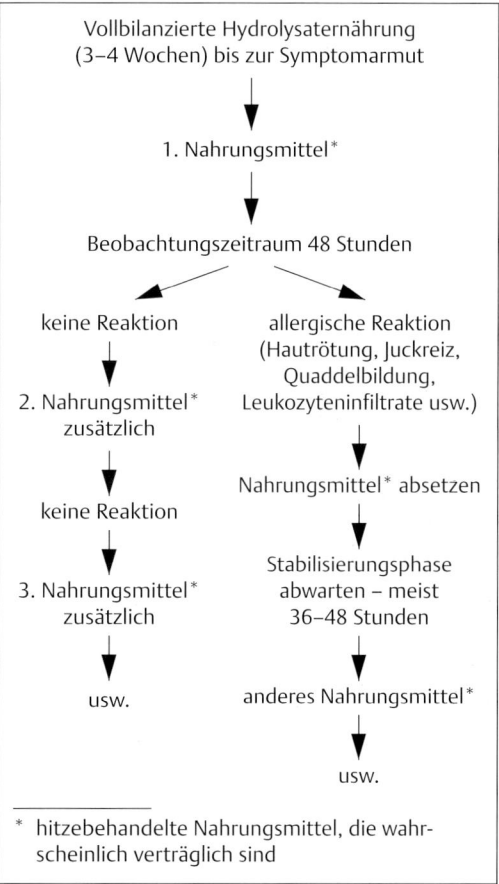

☎ 69.4: Nahrungsaufbau nach Hydrolysaternährung bei Neurodermitispatienten (nach Deilmann 1994)

symptomfrei bzw. 16 % symptomarm. Nach einer 30-tägigen Aufnahme einer chemisch definierten Formeldiät mit anschließendem Kostaufbau (ein neues Nahrungsmittel pro Woche) bei gleichzeitig reduzierter Exposition gegenüber Hausstaubmilben- und Haustierantigenen besserten sich bei 73 % der Patienten die Symptome der Neurodermitis (Devlin u. a. 1991).

Ausgehend von der Hypothese, dass es sich beim atopischen Ekzem um eine Fettstoffwechselstörung handelt, wurden verschiedene Untersuchungen mit **Fettsäuresupplementen** durchgeführt. Während bei einer Meta-Analyse von neun plazebo-kontrollierten Studien eine positive Wirkung des Nachtkerzenöls (ω-6-fettsäurehaltiges Öl) bei Atopikern vorhanden war (Morse u. a. 1989), zeigte sich in anderen Untersuchungen keine Besserung der Symptomatik nach der Supplementierung mit Nachtkerzenöl (Berth-Jones u. Graham-Brown 1993; Kiehl u. a. 1994). Auch die Supplementierung mit ω-3-Fettsäuren sowie die Kombination beider Fettsäuren führte zu unterschiedlichen Ergebnissen (Bjørneboe u. a. 1987; Berth-Jones u. Graham-Brown 1993; Borelli u. a. 1994).

Die Therapie mit chinesischen Heilkräutern, die zu einem Tee aufgegossen werden, ist umstritten. Welche Inhaltsstoffe für die geringere Krankheitsaktivität während dieser Therapie verantwortlich sind, ist nicht bekannt. Allerdings wurden bei entsprechender Therapie Nebenwirkungen wie gestörte Leberfunktion und Diarrhö beobachtet (Landow 1997). Die Heilkräuter wiesen teilweise Beimengungen von Toxinen, z. B. Schwermetallen, auf (Ruzicka u. Wüthrich 1997b).

Viele Patienten reagieren nicht nur auf Lebensmittel, sondern auch auf Pollen, Schimmelpilze, Hausstaub und Tierhaare allergisch, so dass entsprechende Maßnahmen zur Meidung dieser Allergene notwendig sind (Braun-Falco u. a. 1995, S. 460).

Ein Klimawechsel kann die Neurodermitis ebenfalls positiv beeinflussen. So kann das Klima im Gebirge (über 1500 m ü. d. M.) oder am Meer zur Besserung der Symptome beitragen (Steigleder 1992, S. 246).

Da auch psychische Faktoren bei der Auslösung des atopischen Ekzems von Bedeutung sind, sollten **psychotherapeutische Maßnahmen** bei der Behandlung berücksichtigt werden. So sollten u. a. das Selbstbewusstsein gestärkt, das Ausdrücken von Gefühlen verbessert, einzelne Entwicklungsschritte des Kindes gefördert und

Einstellungen bzw. das Verhalten geändert werden. Mittels autogenem Training soll eine innere Ruhe und Ausgeglichenheit erlangt werden (Stemmann 1991). Häufig werden derartige Therapiemöglichkeiten in Kliniken neben anderen Maßnahmen angeboten. Bei einem Vergleich unterschiedlicher Behandlungsmethoden erwiesen sich die psychologischen Maßnahmen (autogenes Training und kognitive Verhaltenstherapie) als sinnvolle Ergänzung zur dermatologischen Behandlung (Ehlers u. a. 1995).

Bei der **medikamentösen Behandlung** der Neurodermitis handelt es sich um eine Symptombehandlung. Zur Unterdrückung des Juckreizes werden Antihistaminika, Histamin-Antagonisten und u. U. Psychopharmaka verabreicht. Bei ausgedehnter Erscheinung oder akuter Exzerbation werden kurzfristig topische Glukokortikoide zur Behandlung eingesetzt. Besteht eine Sekundärinfektion, werden Antibiotika verabreicht (Braun-Falco u. a. 1995, S. 458 f.; Landow 1997).

Dem Therapiekonzept »Schwelmer Modell« liegt eine ganzheitliche Behandlung des Neurodermitis-Patienten zugrunde. Neben allergologisch-dermatologischen Aspekten werden die Ernährung, Umweltfaktoren, die Lebenssituation und psychische Faktoren berücksichtigt. Bei der medizinischen Behandlung der Haut werden bei akuten Krankheitsschüben Medikamente eingesetzt. Es wird jedoch angestrebt, dass der Patient ohne Medikamente auskommt. Des Weiteren wird die Ernährung des Patienten auf Vollwert-Ernährung (s. Kap. 51, S. 172 ff.) umgestellt. Dabei werden Lebensmittel, die Allergien auslösen, gemieden. Ziele der psychotherapeutischen Maßnahmen sind das Erlernen von Entspannungstechniken, Stärkung der Persönlichkeit, Training von Selbstbewusstsein sowie Stress- und Konfliktwahrnehmung bzw. -bewältigung. Die Therapie wird in Gruppen von neun Teilnehmern durchgeführt, die sich einmal wöchentlich treffen.

In einer Studie, bei der 70 Patienten zu Therapiebeginn und nach zwölfmonatiger Behandlung nach dem Konzept »Schwelmer Modell« untersucht wurden, zeigte sich sowohl in quantitativer als auch qualitativer Hinsicht eine signifikante Besserung der Neurodermitis-Symptome. Die Hauptsymptome Rötung, Entzündung, nässende Hautveränderungen und Juckreiz besserten sich bei über 90 % der Patienten durch die Therapie. Das Ausmaß der von der Neurodermitis befallen Hautareale wurde deutlich vermindert (✆ 69.5).

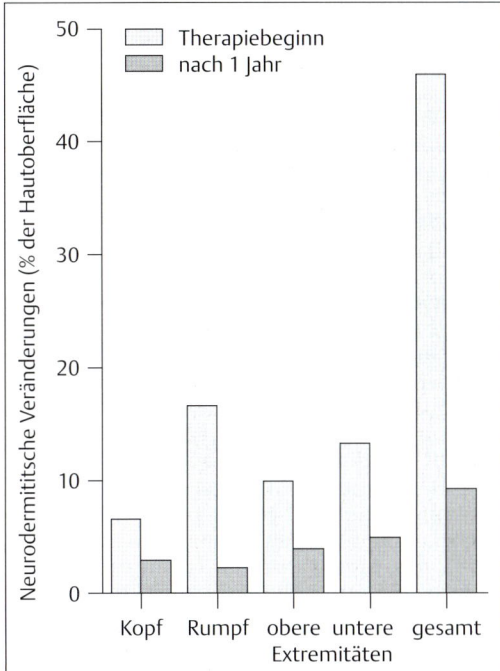

◎ 69.5: Ausdehnung neurodermitischer Veränderungen vor und nach der Therapie nach dem »Schwelmer Modell« (nach Hellermann 1995)

Zusammenfassung

Neurodermitis (endogenes oder atopisches Ekzem, atopische Dermatitis) zählt zu den Krankheiten des atopischen Formenkreises. Sie tritt häufig in den ersten beiden Lebensjahren auf und klingt meist im dritten Lebensjahr oder in der Pubertät spontan wieder ab. Kennzeich-nend sind der starke Juckreiz und entzündliche Hautveränderungen. Zahlreiche Ursachen und Risikofaktoren werden derzeit diskutiert. Häufig reagieren Neurodermitiker allergisch auf verschiedene nutritive und inhalative Allergene. Daher sollten bei der Therapie – falls eine Allergie vorliegt – die entsprechenden allergieauslösenden Lebensmittel bzw. Stoffe zunächst gemieden werden. Die Behandlung sollte neben der Ernährungstherapie auch dermatologische und psychotherapeutische Maßnahmen beinhalten. Zur Prävention wird in erster Linie Stillen bis zum sechsten Monat empfohlen.

☞ Empfehlungen

▶ Zur Prävention Stillen bis zum sechsten Monat
▶ Falls Stillen nicht möglich, Gabe von Hydrolysat-Nahrung bei Kindern mit erhöhtem Atopierisiko
▶ Eventuell Meiden allergieauslösender Lebensmittel in der Ernährung der Mutter während der Stillzeit
▶ Keine stark allergenen Lebensmittel in der Beikost von Kindern mit erhöhtem Atopierisiko
▶ Meiden allergieauslösender (nach Austestung) Lebensmittel in der Ernährung des Neurodermitikers
▶ Hautpflege mit fetthaltigen Cremes, Salben und Bädern
▶ Phototherapie
▶ Nicht Rauchen
▶ Keine Haustiere
▶ Begleitende Psychotherapie
▶ Aufenthalt am Meer oder im Gebirge (über 1500 m ü.d.M.)

Nahrungsmittelunverträglichkeiten

70 Allgemeine Aspekte

Krankhafte Reaktionen nach Nahrungsaufnahme können durch verschiedene Faktoren ausgelöst werden: Nahrungs- und Genußmittel, larvierte (versteckte) Allergene (z. B. Schimmelpilze), Lebensmittelzusatzstoffe, Rückstände aus Tierhaltung und Pflanzenbau sowie Bodenbehandlung, Herstellung und Verpackung von Lebensmitteln oder Abbauprodukte bei falscher Lagerung von Speisen (Thiel 1991). Mit Ausnahme von Vergiftungserscheinungen durch Toxine, z. B. von Pilzen, oder durch biogene Amine, wie bei der Histaminvergiftung, beruhen die Reaktionen auf einer Disposition der erkrankten Person, d. h. auf einer angeborenen oder erworbenen Fehlleistung der Abwehrmechanismen oder der Zielzellen bzw. Zielorgane. Dabei wird unterschieden, ob die durch den Nahrungsmittelverzehr hervorgerufenen Symptome auf einer immunologischen (Nahrungsmittelallergie) oder einer nichtimmunologischen Reaktion (Nahrungsmittelintoleranz) basieren (◙ 70.1).
Eine Nahrungsmittelunverträglichkeit wird u. a. auch als Ursache des **hyperkinetischen Syndroms** vermutet. Es handelt sich hierbei um eine Verhaltensstörung bei Kindern, die sich durch Hyperaktivität, Unaufmerksamkeit, Ablenkbarkeit und Impulsivität, häufig auch in Aggressivität und Lernstörungen äußert. Nach der Phosphattheorie von Hafer (1990) sind Phosphatzusätze und natürlich vorkommendes Phosphat in Lebensmitteln Auslöser der Verhaltensstörung. Diese These ließ sich allerdings wissenschaftlich nicht bestätigen. Auch die Theorie von Feingold (1975), nach der Hyperaktivität Ausdruck einer Unverträglichkeit auf verschiedene Farb- und Konservierungsstoffe sowie in der Nahrung enthaltenen Salizylate ist, wird aufgrund von Studienergebnissen in Frage gestellt. Möglicherweise handelt es sich um eine Nahrungsmittelallergie, da einzelne Lebensmittel entsprechende Symptome auslösen können. Als therapeutische Maßnahme wird daher das Meiden dieser Lebensmittel bzw. Inhaltsstoffe empfohlen. Schwer betroffenen Kindern kann die oligoantigene Diät nach Egger (1991) hilfreich sein, bei der nach Verzehr von inerten Lebensmitteln zur Erzielung einer Symptomfreiheit die Diät nach und nach wöchtlich um weitere Nahrungsmittel ergänzt wird. Tritt eine Unverträglichkeit auf, ist das entsprechende Nahrungsmittel zu meiden. Gleichzeitig ist eine Therapie zur Verhaltensmodifikation sinnvoll.

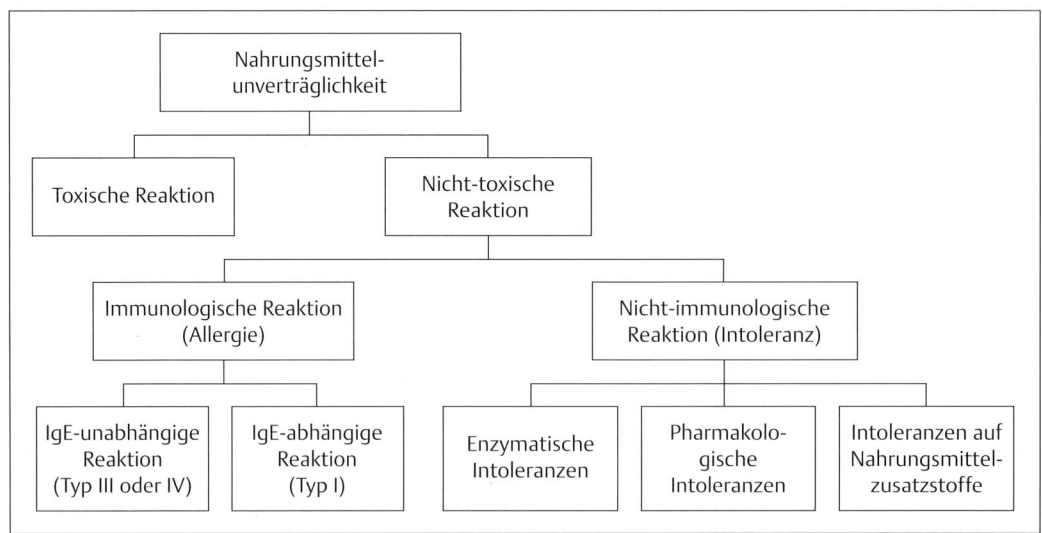

◙ 70.1: Klassifizierung der Unverträglichkeitsreaktionen nach Nahrungsaufnahme (nach Bruijnzeel-Koomen u. a. 1995)

71 Nahrungsmittelallergien

> Nahrungsmittelallergien sind immunologi-
> sche Reaktionen, bei denen nach wieder-
> holtem Antigenkontakt klinische Symp-
> tome auftreten. Die Antigene sind Nah-
> rungsmittel bzw. Bestandteile eines Nah-
> rungsmittels.

Die Häufigkeit der Nahrungsmittelallergien in
der Gesamtbevölkerung wird auf 5–10%
geschätzt (Thiel 1992). Bei einer Befragung von
Personen aus je 7500 Haushalten im Gebiet der
»Wycombe Health Authority« und ganz England
bejahten 20% der Teilnehmer die Frage nach
einer Nahrungsmittelallergie oder Intoleranz.
Nach einer Testphase mit acht Nahrungsmitteln
ergab sich jedoch durch Extrapolation eine Prävalenz von 1,4–1,8% für die gesamte Bevölkerung, wobei schwere Allergien hauptsächlich
nach Verzehr von Nüssen und Schalentieren
auftraten (Young u. a. 1994).
In einer niederländischen Studie hatten 12,5%
der Befragten nach eigener Einschätzung eine
Nahrungsmittelallergie bzw. -intoleranz. In einer Untersuchung wurde durch Extrapolation
für 2,4% der gesamten Bevölkerung eine Nahrungsmittelallergie ermittelt. Allerdings wurden bei dieser Studie Patienten mit schwerwie-
genden IgE-vermittelten Reaktionen ausgeschlossen (Niestijl Jansen u. a. 1994). Diese Ergebnisse verdeutlichen die Diskrepanz zwischen den von den Befragten subjektiv wahrge-
nommenen und den tatsächlich bestehenden
Allergien.
Nahrungsmittelallergien werden ebenso wie
Intoleranzen in fast allen Altersgruppen beobachtet, bei Jugendlichen und jüngeren Erwachsenen sind sie jedoch häufiger festzustellen (Thiel 1991). Das doppelt so häufige Auftreten von Nahrungsmittelallergien bei Frauen
im Vergleich zu Männern kann möglicherweise
auf genetische Einflüsse, eine vermehrte Exposition, z. B. beim Kochen, sowie auf hormonelle
Faktoren zurückgeführt werden (Hofer u.
Wüthrich 1985).
Weltweit wird analog zur Ausweitung des Nah-
rungmittelangebotes durch die Einfuhr bisher
nicht verzehrter Lebensmittel über allergische
Reaktionen durch neu entdeckte Lebensmittel-
allergene berichtet. Die Erweiterung der Aller-
genpalette ist auf Lebensmittel pflanzlicher Art

wie Kiwis, Mangos, andere exotische Früchte,
Nüsse, Getreide, Hülsenfrüchte, Pflanzensamen
und Gewürze sowie insbesondere Äpfel, bei
denen möglicherweise der Reifegrad der
Früchte bei der Ernte eine Rolle spielt, zurückzuführen.
Eine Zunahme der Sensibilisierung gegen Soja
ist ebenfalls festzustellen, die vermutlich durch
die häufigere Verwendung von Soja als Zusatz
in der Lebensmittelindustrie bedingt ist. Ebenso
treten vermehrt Erdnussallergien auf (DGE
1992, S. 234). Die meisten Allergien sind lange
bekannt und entgegen einer weitverbreiteten
Ansicht kein Phänomen der modernen Kon-
sumgesellschaft. Lediglich die im Wandel
befindlichen Ernährungs- und Lebensgewohnheiten nehmen Einfluss auf die jeweilige Aller-
genpalette (DGE 1988, S. 161).

Klinik

Der allergischen Reaktion liegt eine Immunreaktion zugrunde. Kennzeichnend ist dabei
die Sensibilisierung, wobei nicht der erste,
sondern der wiederholte Kontakt mit dem
Antigen Symptome hervorruft. Auf den ersten
Kontakt hin werden humorale oder zelluläre
Körperbestandteile gebildet. Nach Coombs und
Gell (1968) werden Sofortreaktionen, Typ I und
II, von zellvermittelten Spätreaktionen, Typ III
und IV, unterschieden. Die allergischen Reaktionen werden im wesentlichen der IgE-vermittelten Sofortreaktion des Typs I (anaphylaktische Reaktion) zugeordnet. Andere immunologische Auslösemechanismen, z. B. vom Typ III
oder IV, sind noch nicht eindeutig bewiesen,
können aber möglicherweise auch eine Rolle
spielen.
Bei der Sofortreaktion des Typs I manifestieren
sich die Symptome innerhalb weniger Minuten. Eine vorherige Exposition gegenüber dem
Allergen ist Voraussetzung für die Antikörper
(IgE)-Bildung. Zunächst lagern sich bei der
Immunreaktion in Folge des ersten Allergen-
kontakts Antikörper an Mastzellen oder baso-
phile Zellen an. Die Mastzelle ist somit sensibi-
lisiert. Bei erneutem Allergenkontakt entstehen
Antigen-Antikörper-Komplexe, und es kommt
zur Freisetzung gewebeaktiver Substanzen, der
Mediatoren (z. B. Histamin und Serotonin), die
für allergische Symptome an den verschiedenen

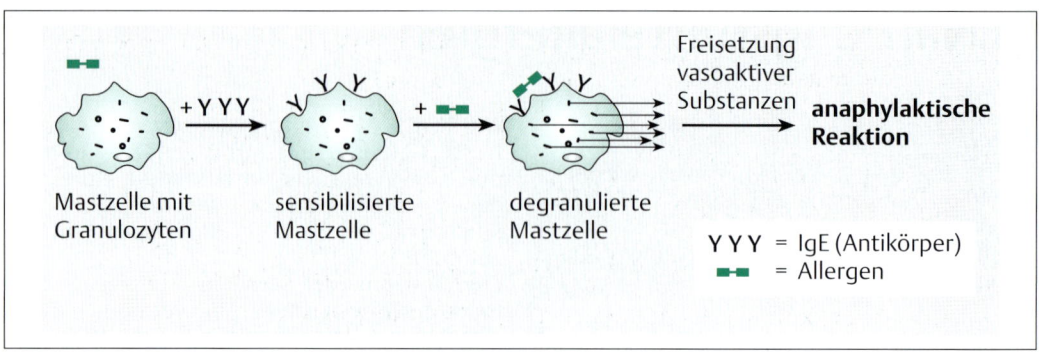

❏ 71.1: Mechanismus der Sofortreaktion bei Allergien (nach Zunft 1991a)

Organsystemen verantwortlich sind (Thiel 1991) (❏ 71.1).
Beim zytotoxischen Soforttyp, Typ II, bilden sich Antikörper, die den Rezeptoren an Oberflächen von Körperzellen ähneln. Diese Antikörper binden sich an Körperzellen und bewirken deren Auflösung (Lysis). Beim Arthusphänomen, Typ III, lösen Immunkomplexe in verschiedenen Geweben über eine Aktivierung des Komplementsystems Entzündungen aus. Die Symptome zeigen sich mehrere Stunden nach Antigen-Kontakt. Bei der verzögerten Überempfindlichkeit, der zellulären Reaktion vom Typ IV, liegt die Reaktionszeit bei Stunden bis Tagen. Sensibilisierte T-Lymphozyten setzen bei Antigenexposition den Mediatoren in Struktur und Form vergleichbare Substanzen, zytotoxische Lymphokine, frei, die eine Entzündung auslösen (Zunft 1991a).
Die Auslösung einer Nahrungsmittelallergie ist oftmals multifaktoriell bedingt. So kann bei manchen Allergikern nicht ein Nahrungsmittel allein, sondern in einer bestimmten Kombination mit anderen Nahrungsmitteln oder nur bei gleichzeitiger Einwirkung von physikalischen Einflüssen wie Kälte, Wärme und Anstrengung, bei Konsum von Alkohol oder bei Einnahme von Azetylsalizylsäurepräparaten (Begünstigung der Resorption von Makromolekülen) zu Symptomen führen (Wüthrich u. Schmid-Grendelmeier 1995). Eine wichtige Rolle für die Ausprägung der Symptome spielt die Vererbung. Ist kein Elternteil Atopiker, liegt das Risiko der Ausbildung einer Allergie bei 5–15%. Es erhöht sich auf 20–40 bzw. auf 40–60%, wenn ein Elternteil bzw. beide an einer atopischen Erkrankung leiden. Liegt bei beiden Eltern die gleiche allergische Manifestation vor, steigt das Risiko sogar auf 60–80% (Exner u. Greinecker 1996).

Die **Symptome** der Nahrungsmittelallergie sind sehr vielfältig (❏ 71.2). Sie zeigen sich überwiegend an Grenzflächenorganen, die besonders mit immunkompetenten Zellsystemen ausgestattet sind. Hierzu zählen die Haut, die Schleimhäute der Atemwege und der Verdauungstrakt. Kopfschmerzen und Migräne gehen oftmals mit den Symptomen einher (Thiel 1991). Bei einer Untersuchung von 173 Allergie-Patienten wurde beobachtet, dass sich die Symptome am häufigsten an der Haut zeigten (43%

Magen-Darm-Trakt
Übelkeit
Diarrhö
Obstipation
Bauchschmerzen, Blähungen

Haut
Nesselsucht
Quincke-Ödem
Ekzemverschlechterung
Juckreiz

Atemwege
Asthma bronchiale
Rhinokonjunktivitis
Kehlkopfschwellung
Husten

Sonstige
Kopfschmerzen, Migräne
Fieber
Schockartige Symptome
Verhaltensauffälligkeiten
Gewichtsverlust, Gedeihstörung

❏ 71.2: Symptome der Nahrungsmittelallergie (Niggemann 1992)

der Fälle), gefolgt von Atemwegen (23%), Magen-Darm-Trakt (21%) und Kreislaufsystem (12,5%). An einer reinen intestinalen Nahrungsmittelallergie litten 11% der Patienten (Hofer u. Wüthrich 1985).

Das Auslösen der Symptome kann per ingestionem, hämatogen, perkutan oder per inhalationem erfolgen. Die schwerste Form der allergischen Reaktion ist der anaphylaktische Schock, der zum Tode führen kann (Thiel 1992). Die Schwere der Erkrankung ist von zahlreichen Variablen abhängig, z.B. Sensibilisierungsgrad, Wirkungsgrad der Allergene, Frequenz der Allergenexposition, Verarbeitungsgrad des Lebensmittels (roh oder verarbeitet), Summationseffekten bei mehrfacher Sensibilisierung und bei Gruppensensibilisierung sowie individuellen Faktoren (Hormone, Psyche, Infekte u.a.) (Thiel 1991).

Eine Nahrungsmittelallergie muss nicht lebenslang bestehen, oftmals tritt nach ein bis zwei Jahren spontan eine Toleranz ein. Eine Allergie kann auch erst im Erwachsenenalter entstehen (Hofer u. Wüthrich 1985). Während sich die frühkindliche Kuhmilchallergie in der Regel bis zum sechsten Lebensjahr verliert, können im Erwachsenenalter Nahrungsmittelallergien mit bedrohlichem Charakter bestehen bleiben, z.B. bei Sensibilisierung gegen Fisch, Schalentiere, Nüsse, Sellerie und Hühnerei (Thiel 1991).

Die mit einer Nahrungsmittelallergie auf Umweltschadstoffe in Zusammenhang stehenden Befindlichkeitsstörungen fasst Ring (1984) unter dem Begriff »klinisches Ökologie-Syndrom« (Öko-Syndrom) zusammen. Hierzu zählen Symptome wie verstärkte Reizbarkeit, Depression, Schizophrenie, abnorme Müdigkeit, rasche Erschöpfung und Hyperkinetik bis hin zu verändertem sozialen Verhalten. Bisher fehlt jedoch der eindeutige Nachweis, dass diese Symptome allergischer Natur sind.

Eine Nahrungsmittelallergie liegt vor, wenn folgende Kriterien erfüllt sind (Ring 1989):
1. Gesicherte Auslösung durch das Nahrungsmittel bzw. einen Nahrungsbestandteil
2. Ausschluss anderer Möglichkeiten der Unverträglichkeit
3. Nachweis einer immunologischen Sensibilisierung.

Da die Symptomatik multifaktoriell bedingt ist, sollten bei der **Diagnose** verschiedene Verfahren zum Einsatz kommen (◧71.3). Die **Anamnese** spielt eine bedeutende Rolle, da evtl. mit Hilfe von Symptom- und Ernährungsprotokollen kausale Zusammenhänge zwischen den auslösenden Faktoren und den einzelnen Nahrungs-

---

Anamnese (Symptome/Nahrungsprotokolle)

Hauttests
Prick-Test (Einstich in die Haut)
Scratch-Test (Einritzen der Haut)
Reibtest (Einreiben des Allergens)
Intrakutane Injektion

Serologische Tests
RAST (Radio-Allergo-Sorbent-Test)
EAST (Enzym-Allergo-Sorbent-Test)

Diätetische Tests
Eliminationsdiät
Suchdiät
Oraler Provokationstest

◧ 71.3: Verfahren zur Diagnose von Nahrungsmittelallergien (nach Gall u. Sterry 1994)

---

mitteln hergestellt werden können (Niggemann 1992). Sie sollte u.a. eine genaue Beschreibung der Reaktionen und den Zeitpunkt des Beginns sowie die zur Symptomauslösung erforderliche Menge des Nahrungsmittels beinhalten (Pfau u.a. 1996). Falls möglich, sollte die Ernährung bis zur Kindheit zurückverfolgt werden (Collins-Williams u. von Constantin 1987).

Ein **Hauttest** kann bei deutlichem anamnestischen Bezug, wenn z.B. ein Quincke-Ödem nach dem Verzehr von Nüssen, Sellerie oder Fisch auftritt, gezielt mit den verschiedenen Techniken durchgeführt werden. Besonders bei akuten allergischen Reaktionen vom Soforttyp liefert der Hauttest brauchbare Ergebnisse, wobei jedoch ein positiver Hauttest nicht immer mit einer aktuellen Sensibilisierung gleichzusetzen ist.

Der **Radio-Allergo-Sorbent-Test** (RAST) wird ebenfalls zur Diagnose der Nahrungsmittelallergie angewendet. Bei dieser Untersuchung werden die allergenspezifischen IgE-Antikörper im Serum gemessen. Aber auch der RAST weist lediglich die Sensibilisierung nach und nicht in jedem Fall eine aktuelle Allergie. Bei negativem Testergebnis kann eine Nahrungsmittelallergie nicht mit Sicherheit ausgeschlossen werden (Wüthrich u. Schmid-Grendelmeier 1995).

Oftmals sind auch Diäten zur Diagnose von Nahrungsmittelallergien erforderlich. Bei einer **Eliminationsdiät** (Karenzdiät) wird der Verzehr von Nahrungsmitteln vermieden, die in Verdacht stehen, eine Nahrungsmittelallergie auszulösen. Bei einer **Suchdiät** führt zunächst eine allergenarme Basisdiät oder z.B. eine weizen-, ei- und/oder milchfreie Diät zur Symptomarmut oder Beschwerdefreiheit. An diese Phase schließt sich eine stufenweise Suchkost an, die sich an biologischen Verwandtschaften der Lebensmittel orientiert (Thiel 1991).

Orale Provokationstests sind sehr aufwendig und sollten wegen der Gefahr eines anaphylaktischen Schocks nur unter ärztlicher Kontrolle erfolgen. Bei diesen Tests erfolgt nach Elimination der symptomauslösenden Nahrungsmittel über 2–3 Wochen eine offene oder blinde Exposition, damit das Auftreten der Symptome beobachtet werden kann. Dabei kann z. B. das Nahrungsmittel maskiert in anderen Nahrungsmitteln, u. a. in Joghurt oder Orangensaft, oder in undurchsichtigen Gelatinekapseln verabreicht werden (Collins-Williams u. von Constantin 1987; Wüthrich u. Schmid-Grendelmeier 1995). Provokationstests lassen sich auch nasal und inhalativ durchgeführen. Probleme ergeben sich bei der Beurteilung der gastrointestinalen Reaktion, die von den Patienten häufig subjektiv mit Symptomen wie Übelkeit, Völlegefühl und Blähungen beschrieben wird. In solchen Fällen ist eine Allergenprovokation an der Schleimhaut von Magen und Dünndarm unter endoskopischer Kontrolle sinnvoll (Gall u. Sterry 1994).

Auslöser einer Allergie

Allergische Reaktionen werden meist durch naturbelassene Nahrungsmittel, deren natürliche Bestandteile oder ggf. durch aus ihnen entstehende Stoffwechselprodukte ausgelöst. In der Regel handelt es sich bei den Allergenen um Proteine, die die stärkste immunogene Wirkung haben. Die Immunogenität eines Proteins kann als Maß der Körperfremdheit, also der Verschiedenheit von den Körperproteinen, definiert werden. Die relative Molekülmasse der allergenen Proteine liegt meist zwischen 10 000 und 70 000 (*Tab. 71.1*). Auch Polysaccharide können allergen wirken. Durch Hitzeeinwirkung können die Allergene mancher Nahrungsmittel zerstört werden, so z. B. das Laktalbumin und Laktoglobulin der Kuhmilch. Auch Trocknung, Lagerung, Proteolyse und andere technologische Behandlungsmaßnahmen können zum Verlust der Allergenität führen (Zunft 1991b).

Im Säuglings- und Kleinkindesalter treten Kuhmilchallergien – die Angaben zur Inzidenz schwanken zwischen 1 und 7 % – neben Allergien auf Hühnereiklar am häufigsten auf. Bock und Atkins (1990) stellten in einer doppelblindplazebokontrollierten Untersuchung an 480

Tab. 71.1: Allergene Nahrungsproteine (nach Zunft 1991b)

Nahrungsmittel	Protein	Molekülmasse (D)	Hitzebeständigkeit
Kuhmilch	Casein	20 000	+
	β-Laktoglobulin	36 000	–
	α-Laktalbumin	14 500	–
	Serumalbumin	67 000	–
	Immunglobuline	160 000	–
Hühnerei (Eiklar)	Ovalbumin	44 000	–
	Ovomukoid	27 000	+
	Conalbumin	76 000	–
	Lysozym	15 000	+
Fisch	Myogen	18 000	–
Dorsch	Allergen M	12 300	–
Garnele	Antigen I	38 300	–
	Antigen II	20 500	+
Erdnuss	Arachin	180 000–330 000	+
	Conarchin	140 000–295 000	+
Sojabohne	Trypsininhibitor	7 900	+

+ = vorhanden
– = nicht vorhanden

Kindern mit allergischen Reaktionen fest, dass 74 % der Kinder positiv auf Eier, Erdnüsse oder Kuhmilch reagierten. Auch Walnüsse, Soja, Fisch und Weizen zählen in den ersten Lebensjahren zu den häufigsten allergieauslösenden Nahrungsmitteln. Bei Jugendlichen und Erwachsenen wurden vermehrt Reaktionen gegen Allergene von Gemüse, Früchten, Getreide, Nüssen, Gewürzen, Samen und Kräutern diagnostiziert (*Tab. 71.2*). Allergien gegen Kuhmilch, Fisch, Fleisch, Hühnerei und Geflügel waren seltener zu beobachten.

Bei der Inzidenz von Nahrungsmittelallergien sollte berücksichtigt werden, dass ausländische Statistiken aufgrund national unterschiedlicher Ernährungs- und Lebensgewohnheiten nicht ohne weiteres auf deutsche Verhältnisse übertragbar sind. So treten z. B. in den USA vermehrt Erdnuss-, Weizen- und Maisallergien auf (DGE 1988, S. 162).

Besonders häufig zeigen Pollenallergiker Reaktionen auf Lebensmittel pflanzlicher Herkunft. Bei diesen Sensibilisierungen handelt es sich teilweise um Begleit-Sensibilisierungen einerseits infolge einer Kreuzreaktion[1] der Allergene verschiedener biologisch verwandter Lebensmittel, andererseits einer Kreuzreaktion zu Pollenallergenen (DGE 1992, S. 234). So sind für

Tab. 71.2: Lebensmittel-Allergene und ihre Häufigkeit bei 402 Allergie-Patienten aus Zürich im Erhebungszeitraum von 1978–1987 (nach Hofer u. Wüthrich 1985; Mühlemann u. Wüthrich 1991)

Nahrungsmittel	Häufigkeit absolut	%	Nahrungsmittel	Häufigkeit absolut	%
1. Gemüse/Salate			**6. Gemüse**		
Sellerie	172	42,8	Paprika/Peperoni	20	4,9
Karotte	53	13,2	Curry	18	4,5
Petersilie	18	4,5	Senf	5	1,2
Bohne	14	3,5	Pfeffer	4	1,0
Kartoffel	11	2,7	Anis, Basilikum je	2	< 1
Tomate	6	1,5			
Spargel, Spinat je	3	< 1	**7. Nüsse, Samen**		
Gurke	2	< 1	Haselnüsse	10	2,5
			Walnüsse	8	2,0
			Mandeln	7	1,7
2. Milch, Milchprodukte			Erdnüsse	6	1,5
gesamt	66	16,4	Sesam	5	1,2
Käse	25	6,2	Leinsamen	4	1,0
Kuhmilch	14	3,5	Pistazien	3	< 1
			Pinienkerne	2	< 1
3. Hühnerei	48	11,9			
			8. Getreide		
4. Fisch/Crustaceen			Weizen, Roggen je	10	2,5
Fisch	29	7,2	Hirse	2	< 1
Crustaceen	21	5,2			
			9. Früchte		
5. Fleisch			Zitrusfrüchte (Orange,		
gesamt	33	8,2	Grapefruit, Zitrone) je	7	1,7
Rind u. Schwein	18	4,5	Apfel, Kiwi je	6	1,5
Hühnerfleisch	10	2,5	Banane	5	1,2
Landjäger (Wurst)	3	< 1	Mango	3	< 1
			10. Verschiedenes		
			Honig	9	2,2
			Kakao, Malz, Backhefe je	1	< 1

[1] Kreuzreaktion: immunologische Reaktion spezifischer Antikörper bzw. sensibilisierter T-Lymphozyten mit ihrem »homologen« Antigen und auch mit Substanzen, die ähnliche oder identische antigene Determinanten besitzen

das Auftreten allergischer Symptome gleichzeitig auf Pollen und Nahrungsmittel verschiedene Strukturen kreuzreagierender Allergene verantwortlich. Zu diesen zählen das Birkenpollenallergen Bet v 1 (Glykoprotein), Profiline (ubiquitär vorkommende Proteine) und Lektine (Glykoproteine) (Wüthrich u. Schmid-Grendelmeier 1995). Bet v 1 ist das Hauptallergen der Birkenpollen. Etwa 95 % aller Birkenpollenallergiker besitzen IgE gegen dieses Allergen. Profiline sind fast ubiquitär im Pflanzenreich verbreitet, weshalb sie auch als Panallergene bezeichnet werden. IgE gegen Profilin besitzen etwa 20 % aller Allergiker (Ebner 1996).

Bei pollenassoziierten Nahrungsmittelallergien stehen Reaktionen auf Birken- und Beifußpollen im Vordergrund (☞ 71.4). Bei einer Befragung von Pollenallergikern zeigte sich, dass 70 % der Patienten mit einer Birkenpollen-Allergie auch allergisch auf verschiedene Nüsse, Früchte und Wurzeln reagierten, während nur 19 % der Patienten ohne Birkenpollen-Allergie eine aller-

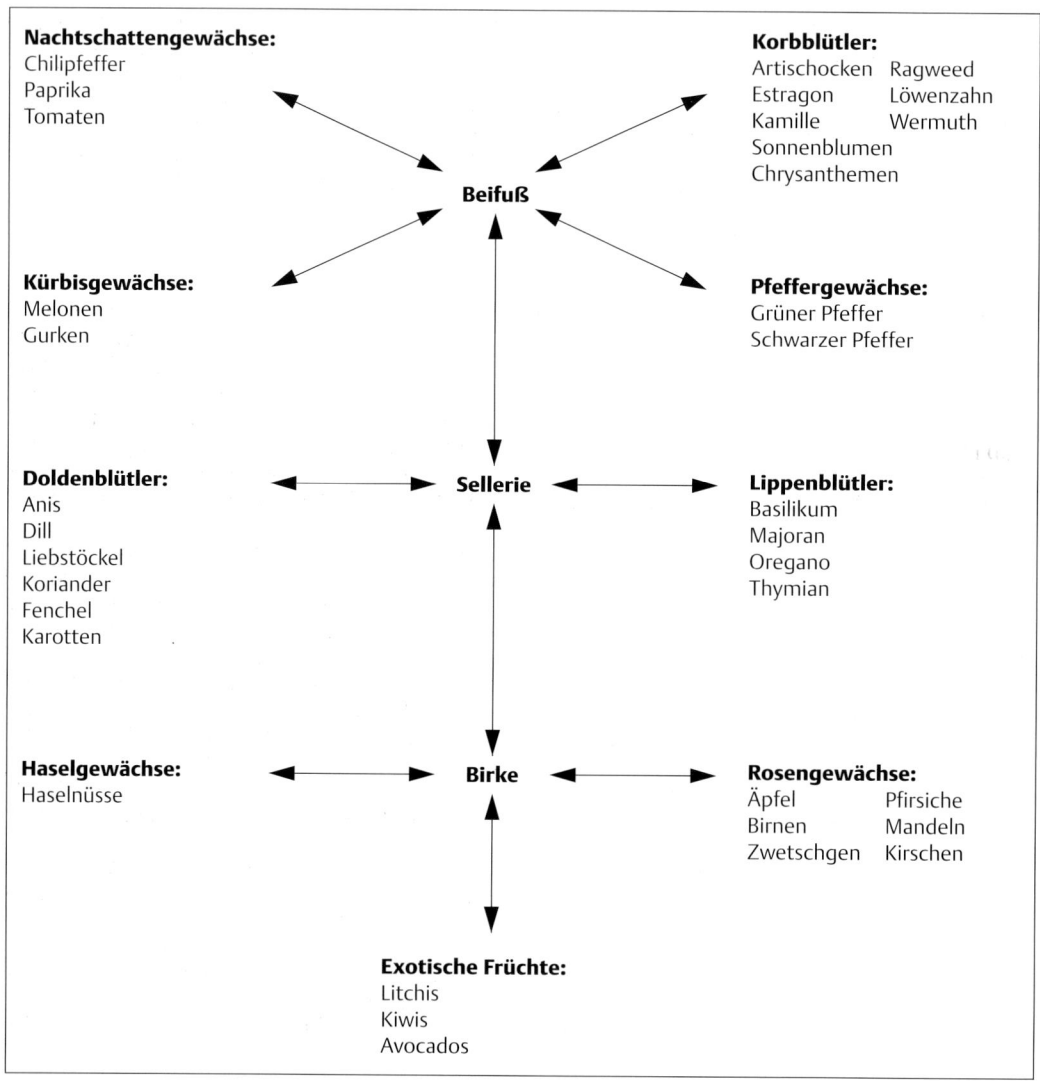

☞ 71.4: Kreuzreaktionen pollenassoziierter Nahrungsmittelallergien (Wüthrich u. Schmid-Grendelmeier 1995)

gische Reaktion auf diese Lebensmittel aufwiesen (Eriksson u. a. 1982). Eine weitere Studie bestätigte die Assoziation einer Sellerie-Allergie mit einer Karotten-, Gewürz- und Beifußpollen-Sensibilisierung. Aus diesem Grund wurde der Begriff »Sellerie-Karotten-Beifuß-Gewürz-Syndrom« geprägt (Wüthrich u. Dietsch 1985). Bei Kindern mit einer Graspollen-Allergie wird relativ häufig eine Sensibilisierung gegen Tomaten, Erdnüsse, grüne Erbsen und Weizen beobachtet (De Martino u. a. 1988), bei Erwachsenen mit einer Birkenpollen-Allergie eine Sensibilisierung gegen verschiedene Gewürze (Koriander, Kümmel, Cayenne-Pfeffer, Senf, weißer Pfeffer und Paprika) (Niinimäki u. a. 1989).

Neben den pollenassoziierten Nahrungsmittelallergien gibt es noch weitere Kreuzreaktionen, z. B. zwischen Hausstaubmilben und Schalentieren, Latex und verschiedenen Früchten bzw. Gemüse (wie Banane, Kiwi, Feige, Avocado und Spinat), Vogelfedern und Hühnerei, bienenspezifische Enzyme und Honig (Helbling 1997). Auch Schimmelpilze zählen zu den Allergenen. Für die Allergieauslösung kann der Befall eines Lebensmittels mit Schimmelpilzsporen oder der Einsatz von Schimmelpilzen bei der Lebensmittelverarbeitung verantwortlich sein. Schimmelpilze können auch in Fruchtsäften in relevanten Konzentrationen vorhanden sein; deshalb muss bei Beschwerden nach dem Konsum von Fruchtsaft nicht zwangsläufig eine Allergie auf das native Obst vorliegen (Schata u. Jorde 1991).

Prävention

Zur Prävention von Nahrungsmittelallergien wird empfohlen, Säuglinge 4–6 Monate zu stillen. Während dieser Zeit sollte keine zusätzliche Säuglingsnahrung auf Kuhmilch- oder Sojabasis verabreicht oder Beikost zugefüttert werden. Bei Kindern, die länger als sechs Monate gestillt wurden, waren im Vergleich zu nicht gestillten Kindern seltener Hauterkrankungen feststellbar. Es sind aber auch Studien bekannt, in denen keine präventive Wirkung des Stillens nachgewiesen wurde. Kann nicht oder nur teilgestillt werden bzw. wird vorzeitig abgestillt, ist für Säuglinge mit erhöhtem Atopierisiko eine teilhydrolysierte Nahrung, sog. HA-Nahrung[2], empfehlenswert. Liegt eine Kuhmilchproteinal-

lergie vor, ist eine stark hydrolysierte Nahrung zu bevorzugen. Im Unterschied zur HA-Nahrung sind die Proteine der stark hydrolysierten Nahrung wesentlich stärker gespalten, so dass sie in der Regel nicht mehr allergisierend wirken.

Die Beikost sollte erst nach dem vierten, besser nach dem sechsten Monat eingeführt werden, potentiell stark allergene Lebensmittel, wie Frischmilch, Soja, Ei und Fisch, erst nach dem ersten Lebensjahr (Exner u. Greinecker 1996). Die Ernährung der stillenden Mutter spielt bei der Prävention von Nahrungsmittelallergien ebenfalls eine Rolle. Nahrungsmittel, die häufig zu Allergien führen, sollten während der Stillzeit nicht verzehrt werden. Zudem ist die Inhalation von Allergenen wie Hausstaub oder Allergenen von Haustieren zu reduzieren sowie das Rauchen zu vermeiden (Koletzko u. Schmidt 1991; Exner u. Greinecker 1996).

Therapie

Die sicherste und effektivste therapeutische Maßnahme bei Nahrungsmittelunverträglichkeiten ist die **Allergenkarenz**. Für jeden Patienten muss eine individuelle Diät erstellt werden, bei der die allergieauslösenden Nahrungsmittel eliminiert werden. Wegen der Vielfalt der möglichen Allergene kann es nicht eine bestimmte »Allergie-Diät« geben (Döring 1991). Die Diät sollte sich an der Schwere der klinischen Erkrankung orientieren, denn es ist nicht immer möglich, ein Lebensmittel konsequent zu meiden (Thiel 1991). Handelt es sich um relativ selten verzehrte Nahrungsmittel wie Hummer, Fisch, Erdbeeren oder Erdnüsse, kann die Karenz leichter eingehalten werden. Bei Milch, Milchprodukten, Ei, Getreide oder Gewürzen lässt sich eine vollständige Elimination nur schwer durchführen, zumal einige Nahrungsmittel als Zutaten nicht erkennbar in anderen enthalten sind (z. B. Milch als Bindemittel in Fertigsaucen oder Brot).

In der Therapie genügt es nicht, nur Verbote für die jeweiligen Nahrungsmittel auszusprechen. Dem Betroffenen müssen Alternativen aufgezeigt werden, um eine ausreichende Versorgung mit Nährstoffen zu gewährleisten. So kann bei einer Kuhmilchallergie die Kalziumversorgung durch kalziumhaltige Gemüse, z. B. Grün-

---

[2] HA-Nahrung: hypoallergene Nahrung, bei der ein Teil der Proteine hydrolysiert wurde und dadurch weniger stark allergen ist

kohl oder Spinat, verbessert werden (Wüthrich u. Hofer 1986). Koletzko und Schmidt (1991) empfehlen bei Kuhmilchallergie verschiedene Hydrolysate u.a. von Casein, Molke- und Sojaproteinen. Lebensmittel, die auf Sojaprotein oder Ziegenmilch basieren, sind nicht zu empfehlen, da viele Kinder auf diese Proteine ebenfalls mit Allergien reagieren.

Bei Allergien gegen Obst oder Gemüse genügt es in manchen Fällen, die Nahrungsmittel zu erhitzen und somit das Allergen zu denaturieren. Es gibt jedoch auch Allergiker, die erhitztes Obst oder Gemüse nicht vertragen (Wüthrich u. Hofer 1986). Personen, die auf Gemüse und Gewürze allergisch reagieren, sollten die botanische Verwandtschaft von Nahrungsmitteln beachten, da Kreuzreaktionen vorliegen können (Wüthrich u. Dietsch 1985). Bei der Diät empfiehlt es sich, auch Stoffe zu meiden, die allergische Reaktionen verstärken können. Dazu zählen u.a. Alkohol, Schwefeldioxid (z.B. in Trockenfrüchten, Wein und Fruchtsäften), Schimmel sowie biogene Amine (Döring 1991).

Eine weitere therapeutische Methode ist die **Hyposensibilisierung**, die oral oder subkutan durchgeführt werden kann. Aufgrund sowohl positiver als auch negativer Behandlungsergebnisse wird sie kontrovers beurteilt (Pfau u.a. 1996). Sie sollte nur von einem Allergologen bei einem schweren, sicher nachgewiesenen Krankheitsbild (z.B. mit Schockgefahr) sowie einer IgE-vermittelten allergischen Reaktion gegenüber einem nicht meidbaren Allergen angewendet werden. Das zur Behandlung notwendige Allergen wird aus nativem Material gewonnen und subkutan mit steigender Dosis wiederholt appliziert.

Auch eine orale Hyposensibilisierung ist möglich. Nach Erreichen der Enddosis sollte die Therapie mindestens drei Jahre lang fortgeführt werden. Der Wirkungsmechanismus der Hyposensibilisierung ist bisher nicht bekannt. Diskutiert werden vielfältige Wirkungen auf die Immunantwort und auf die Freisetzung von Mediatoren. Dabei spielt neben zahlreichen anderen Faktoren wahrscheinlich die Induktion von IgG-Antikörpern eine Rolle. Bei 70–80% der Patienten mit Atemwegserkrankungen konnte durch die Hyposensibilisierung mit Aeroallergenen eine wesentliche Besserung oder Symptomfreiheit erzielt werden (Przybilla u. Ring 1991). Wüthrich und Hofer (1986) berichten von Erfolgen bei der Milchdesensibilisierung.

Bei multiplen und schwer eliminierbaren Nahrungsmittelallergien wird eine **medikamentöse** Therapie mit Cromoglicinsäure und Anti-histaminika empfohlen. Patienten, die mit einem anaphylaktischen Schock reagieren, sollten jeder Zeit ein Notfallset bestehend aus Adreanlin-Spray, Antihistaminikum-Lösung u.a. bei sich haben (Gall u. Sterry 1994; Pfau u.a. 1996).

Zusammenfassung

Nahrungsmittelallergien beruhen auf einer immunologischen Reaktion, bei der durch Aufnahme eines Nahrungsmittels bzw. eines Nahrungsmittelbestandteiles vielfältige Symptome an unterschiedlichen Organen auftreten können. Während Kinder häufig auf Kuhmilch, Eier und Getreide allergisch reagieren, führen bei Erwachsenen eher Allergene aus Gemüse, Früchten und Gewürzen zu Symptomen. Zur Prävention einer Nahrungsmittelallergie wird u.a. 4- bis 6-monatiges Stillen empfohlen. Bei der Therapie steht die Elimination des Allergens im Vordergrund. Dabei müssen dem Patienten Alternativen zu den zu meidenden Lebensmitteln genannt werden, um eine adäquate Nährstoffversorgung zu ermöglichen. Bei Allergien auf Gemüse oder Gewürze sollte auf Kreuzreaktionen geachtet werden.

☞ Empfehlungen

▶ Individuelle Diät mit Elimination der Allergene bzw. der entsprechenden Lebensmittel
▶ Weitgehendes Selbstherstellen von Speisen und Meiden von Fertigprodukten
▶ Beachten der Zutatenliste bei Verwendung von vorgefertigten Lebensmitteln
▶ Meiden von Stoffen, die eine allergische Reaktion verstärken (Alkohol, Schwefeldioxid, biogene Amine), und von allergieverstärkenden Medikamenten und Heilkräutern
▶ Bei Nahrungsmittelallergie mögliche Kreuzreaktionen auf Gemüse und Gewürze beachten

Zur Prävention:
▶ Elimination von bekannten Allergenen (z.B. Kuhmilch, Eier, Fisch, Soja, Nüsse) in der Ernährung der stillenden Mutter
▶ Mindestens vier, besser sechs Monate stillen
▶ Möglichst allergenarme Beikost
▶ Keine ergänzende Säuglingsnahrung auf Kuhmilch- oder Sojabasis
▶ Meiden von inhalativen Allergenen wie Hausstaub und Allergenen von Haustieren sowie Rauch

72 Nahrungsmittelintoleranzen

Zu den Nahrungsmittelintoleranzen zählen pseudoallergische Reaktionen und angeborene Enzymopathien, z.B. ein Mangel an Laktase oder Glukose-6-Phosphat-Dehydrogenase (Favismus[1]) (s. ☎ 70.1, S. 354).
Die Prävalenz der Intoleranzreaktionen wird auf 1–2 % geschätzt (Thiel 1992). Intoleranzreaktionen sind genetisch bedingt, wobei Umweltfaktoren – möglicherweise anhaltende Virusinfektionen – für die Exposition des genetischen Effekts eine Rolle spielen (DGE 1988, S. 151 ff.).

Pseudoallergische Reaktionen ▬

Pseudoallergische Reaktionen sind Unverträglichkeiten, die mit den gleichen Symptomen wie bei einer Nahrungsmittelallergie verlaufen. Sie sind jedoch nicht immunologisch bedingt.

Eine Befragung von Personen aus 11 000 Haushalten in den USA ergab eine Häufigkeit von Intoleranzreaktionen auf Nahrungsmittelzusatzstoffe von 0,01–0,26 % (Smith u.a. 1991). Die Häufigkeit weltweit wird auf etwa 0,03–0,15 % geschätzt (Reimann u. Lewin 1989).

Klinik

Pseudoallergische Reaktionen sind nicht allergenspezifisch und können bereits bei der ersten Exposition ohne vorherige Sensibilisierung auftreten. Es handelt sich teilweise um dosisabhängige Reaktionen.
Da bei der pseudoallergischen Reaktion die gleichen Mediatorsysteme involviert und auch die gleichen Zielorgane wie bei der Allergie betroffen sind, gleichen sich die **Symptome** (s. ☎ 71.2, S. 356). Bei der Reaktion auf biogene Amine stehen Hautrötungen, Quaddeln, Kopfschmerzen oder Übelkeit im Vordergrund. Außerdem können aminreiche Lebensmittel Migräneanfälle auslösen (Askar 1982; Häberle u. Reimann 1989).

Zur **Diagnose** von pseudoallergischen Reaktionen eignen sich nur orale Provokationstests bzw. eine Karenzdiät; Hauttests und In-vitro-Untersuchungen versagen (Ring 1984 u. 1989).

Auslöser einer Pseudoallergie

Pseudoallergische Reaktionen können durch verschiedene Lebensmittelzusatzstoffe, durch Lebensmittel, die zu einer verstärkten Histaminfreisetzung führen (z.B. Erdbeeren, Schokolade, Zitrusfrüchte oder Tomaten), oder durch Nahrungsmittel mit einem hohen Gehalt an vaso- oder psychoaktiven biogenen Aminen ausgelöst werden (☎ 72.1) (Thiel 1991).
Die wohl häufigste Form der pseudoallergischen Reaktion besteht gegen **Azetylsalizylsäure** (ASS, Aspirin®), die in der Natur nicht vorkommt. So zeigten bei Untersuchungen etwa

Konservierungsmittel
p-Hydroxybenzoesäure
Na-, K- oder Ca-Benzoat (Sorbinsäure)
Metasulfite

Farbstoffe
Tartrazin
Erythrosin
Patentblau
Amaranth
Indigotin
Cochenille-Rot

Sonstige Zusätze
Glutamat

Salizylate

Biogene Amine
Histamin
Tyramin
Phenylethylamin
Serotonin

☎ 72.1: Auslöser pseudoallergischer Reaktionen (nach Ring 1984)

---

[1] Favismus: vererblicher Glukose-6-Phosphat-Dehydrogenase-Mangel, bei dem es nach dem Verzehr von *Vicia faba vulgaris* (Fava-, Pferde- bzw. Saubohne) zu schwerer, u.U. lebensbedrohlicher hämolytischer Anämie mit Hämoglobinurie kommt

15% einer Asthmatikergruppe eine Überempfindlichkeit gegenüber ASS. Salizylate, die natürlicherweise in Früchten, Gemüse und Gewürzen vorkommen, haben eine geringere pseudoallergische Potenz als ASS (Häberle u. Reimann 1989). Bei Personen, die auf eine Provokation mit ASS mit Asthma reagierten, wurde oft auch eine Unverträglichkeit gegenüber Tartrazin beobachtet (Reimann u. Lewin 1989; Smith u.a. 1991). Tartrazin, früher ein häufig verwendeter Lebensmittelfarbstoff, zählt zu den **Azofarbstoffen**. Er besitzt selbst keine pseudoallergene Wirkung, sondern löst pseudoallergische Reaktionen, evtl. auch allergische Reaktionen, über seine Derivate aus (Häberle u. Reimann 1989). Eine Gefahr besteht darin, dass Tartrazin häufig verschiedenen Medikamenten, auch Antiallergika, als Farbstoff beigefügt wird (Reimann u. Lewin 1989). Die pseudoallergische Wirksamkeit anderer Azofarbstoffe, die in der Lebensmittelindustrie verwendet werden, ist wesentlich geringer als die von Tartrazin (Häberle u. Reimann 1989).

Intoleranzreaktionen durch **Konservierungsstoffe** wie Benzoesäure und ihre Salze, die auch natürlicherweise in Früchten und Gemüse vorkommen, sind ebenfalls bekannt. Benzoesäure darf verschiedenen Lebensmitteln, wie aromatischen nicht-alkoholischen Getränken, Gemüse in Essig, Lake oder Öl, Würzmitteln, Feinkostsalaten, Kaugummi u.a., zugesetzt werden. Unverträglichkeitsreaktionen gegenüber Sorbinsäure, einem Konservierungsstoff gegen Schimmelpilze, der z.B. in der Fruchtzubereitung von Joghurt enthalten sein kann, wurden nur in Einzelfällen beobachtet. Die chemische Struktur der Sorbinsäure (kurzkettige, ungesättigte Fettsäure, C_5H_7COOH) spricht gegen eine pseudoallergische Potenz (Häberle u. Reimann 1989).

Pseudoallergische Reaktionen auf **Schwefelverbindungen** (z.B. Schwefeldioxid), die durch Zugabe oder Hefefermentierung in Wein und Bier, aber auch in zahlreichen anderen Lebensmitteln (Fruchtsäften, Gelatine, getrocknetem Gemüse und Früchten, Kartoffelerzeugnissen, Glukosesirup, Essig u.a.) vorkommen, sind besonders bei Asthmatikern zu beobachten (Gershwin u.a. 1985); die Häufigkeit der Intoleranzreaktionen wird bei ihnen auf etwa 5–10% geschätzt (Bush u.a. 1986).

Die Intoleranzreaktion nach der Aufnahme von **Glutamat** ist unter der Bezeichnung »China-Restaurant-Syndrom« bekannt. Glutamat wird zahlreichen ostasiatischen Speisen als Geschmacksverstärker zugesetzt. Sojasauce bei-

spielsweise enthält große Mengen dieser Substanz. Die Symptome, Taubheitsgefühl im Nacken, Schwächegefühl, Übelkeit, Kopfschmerzen u.a. treten kurz nach dem Essen auf und verschwinden meist nach zwei Stunden wieder (Häberle u. Reimann 1989).

Zahlreiche Nahrungsmittel enthalten **biogene Amine,** die ebenfalls Auslöser pseudoallergischer Reaktionen sein können (*Tab. 72.1*). Es handelt sich hierbei um Verbindungen, die als

Tab. 72.1: Vorkommen biogener Amine in Lebensmitteln (nach Askar 1982)

Biogenes Amin	Lebensmittel	Konzentration (mg/kg)
Tyramin	Avocado	23
	Bananen	7–11
	Chianti-Wein	2–25
	Fisch	0–500
	Fischextrakt	95–304
	Hefeextrakt	66–2256
	Himbeeren	13–93
	Käse	0–217
	Sauerkraut	20–95
	Wurst	84–244
Serotonin	Ananas	17–65
	Avocado	10
	Bananen	28
	Pflaumen	8–10
	Tomaten	12
	Walnüsse	170–340
Histamin	Fisch	0–4640
	Hefeextrakt	260–2830
	Käse	0–13
	Sauerkraut	6–200
	Spinat	38
	Tomaten	22
	Wein	0–30
Synephrin	Mandarinen	46–162
	Orangen	15–52
Feruloylputrescin	Grapefruit	22–41
Putrescin	Getreidekeimlinge	12–136
	Sauerkraut	1–40
Cadaverin	Getreidekeimlinge	17–234
	Sauerkraut	3–30
Spermidin	Getreidekeimlinge	83–307
Spermin	Getreidekeimlinge	21–141

Aroma- und Geschmacksstoffe natürlicherweise in Lebensmitteln vorkommen. Alkoholische Getränke, insbesondere Rotwein, enthalten eine Reihe von biogenen Aminen. Häufig besteht eine Intoleranz gegen Histamin, das vor allem in Käse, Wein, Fisch und geräucherten Fleischprodukten enthalten ist. Beim Verderb von Lebensmitteln steigt deren Histamingehalt (Götz 1996).

Tyramin und Serotonin sind bei Migränepatienten oft für Kopfschmerzanfälle verantwortlich. Tyramin steigert durch Freisetzung von Noradrenalin den Blutdruck. Allerdings ist nicht nur die aufgenommene Menge der Amine ausschlaggebend, sondern auch die Aminooxydase-Aktivität von Darmschleimhaut und Leber, weshalb die Reaktionen auf aminreiche Lebensmittel unterschiedlich stark sind (Häberle u. Reimann 1989). Auch Koffein, Theobromin und Theophyllin können Intoleranzreaktionen auslösen (Götz 1996).

Therapie

Bei der Behandlung von Intoleranzreaktionen steht ebenso wie bei der Nahrungsmittelallergie die Allergenkarenz im Vordergrund. Bei einer pseudoallergischen Reaktion gegenüber Zusatzstoffen wird empfohlen, auf den Verzehr von Fertigprodukten weitgehend zu verzichten, da sie eine Vielzahl von Zusatzstoffen enthalten. Ansonsten sollte die Zutatenliste genau beachtet werden (Döring 1991). Die Kenntnis von E-Nummern[2] ist hierbei hilfreich (Ring 1989). Bei einer Intoleranz gegen Histamin kann eine histaminreduzierte Kost erfolgreich sein (Götz 1996).

Zusammenfassung

Pseudoallergischen Reaktionen liegt keine immunologische Reaktion zugrunde, die Symptome gleichen jedoch denen einer Allergie. Auslöser von Unverträglichkeitsreaktionen sind häufig Lebensmittelzusatzstoffe, wie Konservierungsmittel, Azofarbstoffe, Schwefelverbindungen und Glutamat, sowie biogene Amine, die in einigen Lebensmittel natürlicherweise in hohen Konzentrationen enthalten sind. Die Therapie besteht ebenso wie bei der Nahrungsmittelallergie in der Elimination des Allergens.

Insbesondere bei Unverträglichkeiten gegenüber Lebensmittelzusatzstoffen ist das Selbstherstellen von Speisen empfehlenswert. Bei Verwendung von Fertigprodukten sollte die Zutatenliste beachtet werden.

☞ Empfehlungen

▶ Individuelle Diät mit Elimination der Substanzen bzw. der entsprechenden Lebensmittel, die Unverträglichkeiten auslösen
▶ Weitgehendes Selbstherstellen von Speisen und Meiden von Fertigprodukten
▶ Beachten der Zutatenliste bei Verwendung von vorgefertigten Lebensmitteln
▶ Meiden von Stoffen, die eine Reaktion verstärken (Alkohol, Schwefeldioxid, biogene Amine), und von symptomverstärkenden Medikamenten und Heilkräutern

Enzymopathien

Intoleranzreaktionen können auch durch Enzymopathien bedingt sein. Am weitesten verbreitet ist der Laktasemangel. Galaktose- und Fruktoseintoleranz, Phenylketonurie oder Favismus treten wesentlich seltener auf (Zunft 1990).

Bei der gluteninduzierten Enteropathie (Sprue/Zöliakie) handelt es sich zwar auch um eine Unverträglichkeit, da jedoch dieser Erkrankung als Ursache vermutlich eher eine Immunreaktion als eine Enzymopathie zugrunde liegt, wird sie bei den gastrointestinalen Erkrankungen (Kap. 74, S. 379 ff.) dargestellt.

Laktoseintoleranz

Die Laktoseintoleranz beruht auf einem Mangel oder einer verminderten Aktivität der Laktase. Nach Verzehr laktosehaltiger Lebensmittel können abdominelle Beschwerden, Flatulenz und Diarrhö auftreten.

Bei der Laktoseintoleranz wird zwischen dem **primären** und **sekundären** Laktasemangel unterschieden. Während der sekundäre Lakta-

---

[2] E-Nummern: Codezahlen, die in der Europäischen Union für Farbstoffe (100er Zahlen), Konservierungsmittel (200er), Antioxidantien (300er) und Emulgatoren (400er) festgelegt wurden, z.B. E 210 = Benzoesäure

semangel Folge einer Erkrankung des Dünndarms (z. B. Sprue oder chronische Enteritis) ist
oder nach einer Magenresektion entstehen
kann, ist der primäre Mangel entweder angebo-
ren oder im Erwachsenenalter erworben. Die
angeborene Laktoseintoleranz ist relativ selten.
Sie tritt in den ersten Tagen nach der Geburt
durch die aufgenommene Nahrung, meist Muttermilch, auf (Zunft 1990). Bei dem primären
erworbenen Laktasemangel im Erwachsenenalter zeigen sich genetische Unterschiede: In den
USA sind etwa 70–95 % der schwarzen Bevölkerung, jedoch nur 6–10 % der weißen Bevölkerung betroffen. Analog dazu ist die Laktoseintoleranz in Afrika und Asien weit verbreitet, während die Häufigkeit in Europa bei 10–15 % liegt
(Zunft 1990; Caspary 1995; Sieber u. a. 1997).
Die **Ursache** für den Verlust bzw. die Verringerung der Enzymaktivität im Erwachsenenalter
ist nicht bekannt, kann jedoch so erklärt werden, dass Erwachsene in der Evolution des Menschen keine Milch (Laktose) verzehrten. Da eine
Restenzymaktivität besteht, werden geringe
Mengen an Laktose vertragen. Wird die Kapazität der Laktase durch die aufgenommenen Lak-
tosemengen überschritten, kann Laktose nicht
in Glukose und Galaktose gespalten und absorbiert werden. Der Milchzucker gelangt somit in
tiefere Darmabschnitte, wo er von Bakterien zu
Milchsäure, Essigsäure, Kohlendioxid u. a. abgebaut wird. Dies hat eine Steigerung des osmotischen Drucks mit anschließendem Wasserein-
strom ins Darmlumen zur Folge. Gleichzeitig
wirken die organischen Säuren irritierend auf
die Darmschleimhaut und fördern die Peristal-
tik. Dadurch entsteht als typisches **Symptom**
der Laktoseintoleranz eine Diarrhö (Kasper
1996, S. 150) (☞ 72.2). Häufig wird sie von Flatulenz und abdominellen Beschwerden begleitet.
Die **Diagnose** des Laktasemangels erfolgt in der
Regel mit Hilfe des Hydrogen-Atemtests
(H_2-Exhalationstest) oder des Laktosetoleranz-
tests. Beim H_2-Exhalationstest wird die oral verabreichte Laktose bei Enzymmangel im Darm

bakteriell abgebaut, und es entstehen Gase, die
über die Lunge abgeatmet werden. In diesem
Fall steigt die H_2-Konzentration der Atemluft
um mehr als 20 ppm an (Caspary 1995). Beim
Laktosetoleranztest wird 50 g Milchzucker –
diese Menge ist etwa in 1 l Milch enthalten – in
400 ml Wasser verabreicht. Steigt der Blutglukosespiegel um weniger als 20 mg/dl an und
erhöht sich die Glukosekonzentration im Blut
nach anschließender oraler Gabe von je 25 g
Glukose und Galaktose physiologisch, liegt eine
Laktoseintoleranz vor.
Weitere Diagnoseverfahren sind die Bestimmung der Galaktose in Blut oder Urin sowie die
Messung von $^{14}CO_2$ oder $^{13}CO_2$ in der Ausat-
mungsluft nach Verabreichung von ^{14}C-radioak-
tiv markierter oder mit nicht-radioaktivem
^{13}C-Isotop angereicherter Laktose (Sieber u. a.
1997).
Als **Therapie** wird Personen mit primärem Laktasemangel häufig das Meiden laktosehaltiger
Lebensmittel wie Milch und Milchprodukte,
z. B. Sahne, Buttermilch, Speisequark und Pudding, empfohlen, wodurch völlige Beschwerdefreiheit erlangt werden kann. Nicht-erhitzter
(pasteurisierter) Joghurt wird trotz des hohen
Gehalts an Milchzucker relativ gut vertragen.
Das liegt zum einen an der in den Milchsäurebakterien der Starterkulturen vorhandenen
β-Galaktosidase und der verlängerten Passage-
zeit durch den Dünndarm. Die Milchsäurebakterien können den Magen passieren. Im Dünndarm setzen sie Laktase frei, so dass dort eine
gewisse Menge an Laktose abgebaut werden
kann (Sieber u. a. 1997). Da bei der Produktion
fermentierter Milchprodukte verschiedene
Starterkulturen verwendet werden, ist die Verträglichkeit je nach Produkt unterschiedlich
(Martini u. a. 1991). Der Joghurt sollte nach der
Fermentation nicht erhitzt sein, da sonst die
Laktase im Joghurt inaktiviert und der Joghurt
schlechter vertragen wird (Sieber u. a. 1997).
In Fertiggerichten, Süßwaren, Brot und Brotwa-
ren, Instant-Erzeugnissen, Fleisch- und Wurst-

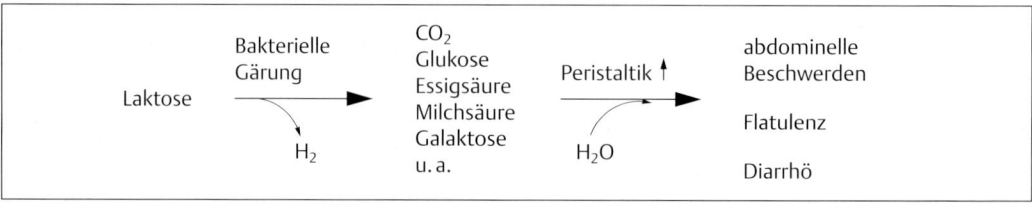

☞ 72.2: Schematische Darstellung der Pathologie der Laktoseintoleranz

waren sowie Kleieprodukten kann Laktose durch den Einsatz von Milch als Bindemittel ebenfalls enthalten sein. Auch Süßstoffe enthalten Laktose als Trägersubstanz (Kasper 1996, S. 526 f.).

Ergebnisse verschiedener Untersuchungen zeigen, dass Personen mit Laktoseintoleranz eine gewisse Menge Laktose tolerieren (Johnson u. a. 1993; Vesa u. a. 1996; Suarez u. a. 1997). So wurde beobachtet, dass die Aufnahme von 12 g Laktose pro Tag (enthalten in 240 ml = 1 Glas Milch) zu minimalen bzw. keinen gastrointestinalen Symptomen führte (Johnson u. a. 1993; Suarez u. a. 1995). Auch nach täglich zwei Gläsern Milch, wobei je ein Glas zum Frühstück und Abendessen getrunken wurde, traten kaum Symptome auf (Suarez u. a. 1997). Verschiedene Untersuchungsergebnisse lassen vermuten, dass eine regelmäßige tägliche Laktosezufuhr zur Anpassung der Dickdarmschleimhaut führt, wodurch die gastrointestinalen Symptome reduziert werden (Hertzler u. Savaiano 1996). Weitere Studien sind zur Klärung dieser Annahme nötig.

Untersuchungen zeigen, dass bei Personen mit Laktoseintoleranz die gastrointestinalen Symptome nach dem Verzehr von laktosehaltiger im Vergleich zu laktosefreier Milch nicht signifikant verschieden waren (Vesa u. a. 1996; Suarez u. a. 1997). Zudem konnte bei Patienten, die nach eigenen Angaben an einer Laktoseintoleranz litten, diese Enzymopathie mittels des Hydrogen-Atemtests oftmals nicht diagnostiziert werden. Möglicherweise liegen daher andere Ursachen für das Auftreten der gastrointestinalen Symptome vor, die fälschlicherweise von den Betroffenen einer Laktoseintoleranz zugeordnet werden (Suarez u. a. 1995 u. 1997).

Die Ernährung von Säuglingen mit kongenitaler Laktoseintoleranz sollte mit laktosefreien Präparaten erfolgen. Auch im späteren Lebensalter sollte die Zufuhr von Laktose vermieden werden. Die sekundäre Laktoseintoleranz bildet sich wieder zurück, sobald die Grundkrankheit (mit Ausnahme der Magenresektion) ausheilt (Zunft 1990).

Da bei Patienten mit Laktoseintoleranz oftmals eine Osteoporose vorliegt, wird vermutet, dass durch das Meiden von Milch und Milchprodukten die Kalziumzufuhr bei diesen Patienten relativ gering ist (Kasper 1996, S. 150 f.). Der Verzehr von unerhitztem Joghurt ist daher zur Verbesserung der Kalziumversorgung zu empfehlen. Auch Hart- und Halbhartkäse sowie einige Weichkäse werden von laktoseintoleranten Personen aufgrund des Laktoseabbaus während der Käsereifung vertragen. Welche Lebensmittel der Patient verträgt, sollte individuell ausprobiert werden. Weitere Möglichkeiten stellen laktosearme Milch oder Laktasepräparate dar (Sieber u. a. 1997).

Zusammenfassung

Die Laktoseintoleranz beruht auf einem Mangel oder einer verringerten Aktivität des Enzyms Laktase. Dabei wird zwischen einer primären und einer sekundären Form unterschieden. Als Symptome treten abdominelle Beschwerden und Flatulenz sowie Diarrhö auf. Bei einer Laktoseintoleranz sollte je nach Verträglichkeit der Verzehr von Lebensmitteln mit einem hohem Laktosegehalt vermieden werden. Zur Verbesserung der Kalziumversorgung empfehlen sich unerhitzter Joghurt sowie verschiedene Käsearten. Bei kongenitaler Laktoseintoleranz ist die Zufuhr von Laktose vollständig zu vermeiden.

☞ Empfehlungen

▶ Je nach Verträglichkeit Lebensmittel mit hohem Laktosegehalt, wie Milch und Milchprodukte, meiden
▶ Verzehr von unerhitztem Joghurt (durch den Gehalt an Milchsäurebakterien verträglich) und Hart- sowie Halbhartkäse zur Verbesserung der Kalziumversorgung
▶ Bei kongenitaler Laktoseintoleranz laktosehaltige Lebensmittel meiden

Phenylketonurie (PKU)

Bei der Phenylketonurie (PKU) handelt es sich um eine angeborene Störung des Phenylalanin-Stoffwechsels, die zu schweren neurologischen Ausfallerscheinungen führen kann.

In Deutschland wurde beim Screening von 20 Mio. Neugeborenen in den Jahren 1969–1993 eine durchschnittliche Häufigkeit der PKU von 1 : 6630 festgestellt, wobei die Prävalenz von Norden nach Süden zunahm (Hoffmann u. Machill 1994).

Die PKU ist eine erblich bedingte Enzymmangelkrankheit, bei der das Enzym **Phenylalanin-**

hydroxylase in verringerter Aktivität vorliegt oder vollständig fehlt. Dieses Enzym katalysiert die Umwandlung von Phenylalanin zu Tyrosin. Einer anderen Form der PKU liegt ein Defekt der Synthese des Koenzyms Tetrahydrobiopterin zugrunde, das ebenfalls für die Bildung von Tyrosin aus Phenylalanin notwendig ist. Bei üblicher Nahrung führen diese Enzymdefekte zu einer erhöhten Phenylalaninkonzentration im Plasma. Durch die Enzymblockade weicht der menschliche Organismus auf alternative Stoffwechselwege aus, so dass vermehrt unphysiologische Phenylalaninderivate entstehen, insbesondere das Phenylpyruvat (Elsas u. Acosta 1999). Die sich anhäufenden Stoffwechselprodukte hemmen die normale Gehirnentwicklung.

Bei Säuglingen mit PKU treten im Alter von 4–6 Monaten **Symptome** wie geistige Retardierung, Oligophrenie[3], Wachstumsminderung, Pigmentmangel und Krampfanfälle auf. Dieses Krankheitsbild ist heute aufgrund des Neugeborenen-Screening, das 1965 in den alten Bundesländern eingeführt wurde, nur noch selten zu finden.

Zur **Diagnose** wird der mikrobiologische Hemmtest nach Guthrie durchgeführt, bei dem am fünften Lebenstag, nachdem der Säugling 2–3 Tage lang ernährt wurde, die Phenylalaninkonzentration im Blut gemessen wird (normale Phenylalaninkonzentration: 1–2 mg/dl; 1 mg/dl = 62,5 µmol/l). Je nach Phenylalaninkonzentration und Aktivität der Phenylalaninhydroxylase werden verschiedene Schweregrade unterschieden (Schweitzer 1992):

– In der Regel ist keine diätetische Therapie erforderlich, wenn die Phenylalaninhydroxylase-Aktivität 3–10 % beträgt und die Phenylalaninkonzentration im Blut bei 2–10 mg/dl liegt.
– Bei einer Phenylalaninhydroxylase-Aktivität von 1–3 % steigt die Phenylalaninkonzentration im Blut auf 10–20 mg/dl; es liegt die persistierende oder milde Hyperphenylalaninämie vor.
– Liegt die Phenylalaninhydroxylase-Aktivität bei < 1 %, ist die Phenylalaninkonzentration im Blut bei proteinhaltiger Ernährung auf > 20 mg/dl erhöht; diese Form wird als klassische PKU bezeichnet.

Durch eine phenylalaninarme Diät kann die Entwicklung der Oligophrenie verhindert wer-

den. Ein normaler Intelligenzquotient ist möglich, wenn die diätetische **Therapie** frühzeitig begonnen wird, d. h. während der ersten beiden Lebensmonate, und somit der Phenylalaninspiegel im Blut niedrig bleibt (Smith u. a. 1990). Daher ist eine frühzeitige Diagnose bei Neugeborenen unerlässlich.

Die diätetische Therapie ist bei Neugeborenen ab einer Phenylalaninkonzentration von über 8 mg/dl im Blut notwendig. Sie besteht aus einer phenylalaninarmen, aber nicht phenylalaninfreien Ernährung, da Phenylalanin eine essentielle Aminosäure ist. Die für das Wachstum ausreichende Phenylalaninmenge ist individuell verschieden. Entsprechend des Alters sollen unterschiedlich hohe Phenylalaninkonzentrationen im Blut eingehalten werden (*Tab. 72.2*). Regelmäßige Kontrollen sind notwendig.

Da jedes Protein Phenylalanin enthält, muss die Zufuhr proteinhaltiger Lebensmittel eingeschränkt werden. Die erforderliche Diät besteht aus **proteinarmen** und somit **phenylalaninarmen** Lebensmitteln wie Gemüse und Obst. Lebensmittel wie Brot, Backwaren und Nudeln haben einen relativ hohen Proteingehalt und sollten durch Produkte aus proteinarmem Mehl, wie Hirse-, Reis- oder Kastanienmehl, ersetzt werden. Die restliche benötigte Proteinmenge wird mit phenylalaninfreien Aminosäurehydrolysaten zugeführt, die mit Vitaminen und Mineralstoffen angereicht sind. Diese Präparate haben teilweise einen unangenehmen Geschmack und Geruch. Da die betroffenen Kinder seit dem Säuglingsalter diese Geschmacksrichtung kennen, stellt die Aufnahme der Produkte meist kein Problem für sie dar.

Die phenylalanin-kontrollierte Diät muss entsprechend der Phenylalanintoleranz und der Entwicklung des Kindes ständig neu berechnet und zusammengestellt werden. Hierzu ist die

Tab. 72.2: Empfehlungen zur Höhe der Phenylalaninkonzentration im Blut (nach Burgard u. a. 1999)

Altersgruppe (Jahre)	Phenylalaninkonzentration (mg/dl bzw. µmol/l)
0 – 9	0,7 – 4 bzw. 40 – 240
10 –14	0,7 –15 bzw. 40 – 900
>15	0,7 –20 bzw. 40 –1200

---

3 Oligophrenie: Bezeichnung für ätiologisch uneinheitlichen angeborenen oder frühzeitig erworbenen Intelligenzdefekt, sog. Schwachsinn

Kenntnis des Phenylalanin- und Proteingehalts von Lebensmitteln wichtig (*Tab. 72.3*). Die Schwierigkeit der Diättherapie besteht darin, die Phenylalaninmenge so zu dosieren, dass der Bedarf gedeckt wird, aber toxische Wirkungen vermieden werden (Schweitzer 1992).

Bei der Diättherapie ist auch auf eine ausreichende Zufuhr von **Tyrosin** zu achten. Da die Synthese aus Phenylalanin gestört ist, wird Tyrosin zur essentiellen Aminosäure und muss zugeführt werden. Für Säuglinge sollte die Supplementierung bei 300–350 mg/kg Körpergewicht, für Kinder und Jugendliche bei 110–120 mg/kg Körpergewicht liegen (Elsas u. Acosta 1999).

Verschiedene Studien deuten daraufhin, dass die Zufuhr von Nährstoffen bei der Diät von PKU-Patienten z.T. nicht ausreichend ist, zum Beispiel bei Vitamin A, Eisen und insbesondere Selen (Reilly u. a. 1990; Acosta 1996; Rükgauer u. a. 1998).

Bei 90 Kindern mit PKU, die eine phenylalaninarme Diät erhielten, waren in der ersten Lebensdekade sowohl Körperlänge als auch Körpergewicht signifikant vermindert. Die Wachstumsretardierung war bei Kindern mit guter Diäthaltung stärker ausgeprägt als bei den Probanden mit schlechter Diätführung. Im neunten Lebensjahr wurde das Gewichtsdefizit aufgeholt, im zwölften Lebensjahr der Wachstumsrückstand. Die Autoren begründen den Rückstand in der somatischen Entwicklung damit, dass eine genaue Einhaltung der Diät in den

ersten Lebensjahren die Gefahr einer zu geringen Nährstoffzufuhr erhöht. Mit zunehmendem Alter führen die relative Verringerung des Nährstoffbedarfs und eine Liberalisierung der Diät zum Aufholwachstum (Bührdel u. a. 1997).

Die Phenylalaninkonzentration im Blut kann durch verschiedene Faktoren, wie akute Infektionen und eine inadäquate Phenylalanin-, Protein- oder Energiezufuhr, beeinflusst werden. Bei akuten Infektionen steigt die Phenylalaninkonzentration im Blut durch den Proteinabbau an, was eine Behandlung erforderlich macht. Eine erhöhte Phenylalaninzufuhr führt zu Konzentrationsschwäche und Unruhe, eine zu geringe Aufnahme zu Ekzemen, Entwicklungsstörungen, Osteopenie, Anämie und im schlimmsten Fall zum Tod (Elsas u. Acosta 1999).

Entgegen früherer Erkenntnisse sollte die Diät lebenslang durchgeführt werden. Besonders in den ersten zehn Jahren sollte sie streng eingehalten werden, da bis zu diesem Alter die Phenylalaninkonzentration die Intelligenz beeinflusst. Vom 11.–16. Lebensjahr sollten die Phenylalaninwerte 15 mg/dl und ab dem 16. Lebensjahr 20 mg/dl nicht überschreiten (van Teeffelen-Heithoff 1999). Bei unbehandelten PKU-Patienten ist die Lebenserwartung stark eingeschränkt, nur ein Viertel von ihnen erreicht das 30. Lebensjahr. Wird die Stoffwechselerkrankung frühzeitig entdeckt und konsequent behandelt, ist die Lebenserwartung normal.

Vor und während einer **Schwangerschaft** ist das Einhalten der phenylalaninarmen Kost besonders wichtig, da eine hohe Konzentration an Phenylalanin das sich entwickelnde Nervensystem des Fetus schädigt (maternale PKU). Als Folge können Mikrozephalie, geistige Behinderung, Gesichtsveränderungen, Herzfehler und Skelettanomalien wie der Klumpfuß auftreten. Bereits vor der Schwangerschaft sollte der Phenylalaninspiegel im Blut 4 mg/dl nicht überschreiten (van Teeffelen-Heithoff 1999).

In einer Studie zeigte sich, dass eine signifikante Korrelation zwischen dem Zeitpunkt, ab dem eine regelmäßige Kontrolle des Ernährungsstatus (u. a. Plasma-Phenylalaninkonzentration < 6 mg/dl) von Schwangeren durchgeführt wurde, und der geistigen und körperlichen Entwicklung von zweijährigen Kindern besteht. Bei Kindern, deren Mütter ab der siebten bzw. achten Schwangerschaftswoche diätetisch betreut wurden, lagen Kopfumfang und Körpergewicht im Normalbereich im Unterschied zu den Kindern, deren Mütter erst später

Tab. 72.3: Phenylalaningehalt ausgewählter Lebensmittel (nach Souci u. a. 1994)

Lebensmittel	Phenylalaningehalt (mg/100 g Lebensmittel)
Camembert (45 % Fett i. Tr.)	1 170
Rindfleisch	1 060
Kabeljau	840
Hühnerei	800
Weizen	640
Mais	460
Kuhmilch (3,5 % Fett)	170
Spinat	170
Kartoffeln	100
Champignons	74
Karotten	31
Erdbeeren	25
Äpfel	9

betreut wurden. Um das Risiko einer materna-
len PKU zu minimieren, wird eine diätetische
Betreuung bereits vor der Konzeption und eine
regelmäßige Kontrolle der Phenylalaninkonzentration und weiterer Indikatoren zur Überprüfung des Ernährungsstatus während der
Schwangerschaft empfohlen (Cipcic-Schmidt
u. a. 1996).

Zusammenfassung

Die PKU ist auf einen Mangel oder eine verringerte Aktivität des Enzyms Phenylalaninhydroxylase zurückzuführen, was bei üblicher proteinhaltiger Nahrung einen Phenylalaninanstieg
im Blut zur Folge hat. Eine hohe Phenylalaninkonzentration führt u.a. zu geistiger Retardierung und Minderwuchs. Die Therapie besteht
aus einer phenylalanin- und proteinarmen Diät,

die ein Leben lang durchgeführt werden sollte.
Zur Vermeidung eines Proteinmangels sind
phenylalaninfreie Aminosäurehydrolysate notwendig. Gleichzeitig ist auf eine ausreichende
Tyrosinzufuhr zu achten. Insbesondere in der
Schwangerschaft ist die Einhaltung der Diät für
die normale Entwicklung des Fetus erforderlich.

☞ Empfehlungen

▶ Lebenslang konsequent phenylalaninarme
  Ernährung
▶ Meiden proteinreicher Lebensmittel wie
  Milchprodukte, Wurst, Fleisch und Fisch
▶ Ausreichende Zufuhr von Phenylalanin, Pro-
  tein, Tyrosin und anderer essentieller Nähr-
  stoffe
▶ Deckung des Proteinbedarfs durch Zufuhr
  von Proteinersatzpräparaten

Gastrointestinale Erkrankungen

73 Chronisch entzündliche Darmerkrankungen

> Zu den chronisch entzündlichen Darmerkrankungen zählen Colitis ulcerosa und Morbus Crohn. Bei Morbus Crohn (Enteritis regionalis) ist die Darmwand des gesamten Intestinaltrakts, vorwiegend des Ileums und Kolons, betroffen. Bei Colitis ulcerosa handelt es sich um eine Erkrankung der Darmschleimhaut, die im Rektum beginnt und sich proximal ausbreitet.

Morbus Crohn wurde zum ersten Mal 1932 von Crohn, Ginzburg und Oppenheimer beschrieben und wegen der bevorzugten Lokalisation im terminalen Ileum als »Ileitis« bezeichnet (Crohn u. a. 1932). Später wurde bekannt, dass die Entzündung im gesamten Gastrointestinaltrakt, von der Mundhöhle bis zum Anus, auftreten kann. Die Prävalenz von Morbus Crohn liegt in Deutschland derzeit bei etwa 30/100000 Einwohner, die Inzidenz bei etwa 5/100000 Einwohner pro Jahr. Aus anderen Ländern, z.B. Schweden und England, sind ähnliche Zahlen bekannt (Löffler u. Glados 1993). Frauen leiden häufiger an Morbus Crohn als Männer. Meist erkranken die Patienten vor dem 30. Lebensjahr, nur wenige nach dem 50. Lebensjahr (Goebell u. a. 1987).
Colitis ulcerosa manifestiert sich in den meisten Fällen zwischen dem 20. und 30. Lebensjahr. Die Prävalenz liegt bei 80–150/100000 Einwohner, die Zahl der jährlichen Neuerkrankungen bei etwa 6–12/100000 Einwohner (Strohmeyer 1992).
Die Inzidenz von Morbus Crohn und Colitis ulcerosa ist in der Stadt höher als auf dem Land (Ekbom u. a. 1991; Sonnenberg u. a. 1991). Sowohl in Europa als auch in den USA wurde eine Abnahme der Häufigkeit beider Erkrankungen von Nord nach Süd beobachtet (Sonnenberg u. a. 1991).

Klinik

Der Verlauf von Morbus Crohn und Colitis ulcerosa ist geprägt von akuten Schüben, Rezidiven – auch nach Operationen – sowie Phasen der Besserung (Remission). Unter der heute üblichen Behandlung kann ein deutlicher Rückgang der Krankheitsaktivität beobachtet werden. Dennoch erreichen 30% der Patienten keine anhaltende Remission, was den chronischen Charakter der Krankheiten erkennen lässt (Sommer u. Koenen 1994).
Morbus Crohn kann den gesamten Gastrointestinaltrakt befallen. Prädilektionsstelle ist das terminale Ileum. Bei etwa der Hälfte der Patienten sind sowohl Teile des Dünndarms als auch des Dickdarms (Ileojejunokolitis) betroffen, in knapp 30% der Fälle ist ausschließlich der Dickdarm und bei den restlichen ausschließlich der Dünndarm befallen (☞ 73.1) (Goebell u. a. 1987; Rosemeyer 1990). Einzelne Areale des Darms sind verändert, innerhalb erkrankter Darmabschnitte finden sich auch normale Schleimhautsegmente. Die Schleimhaut kann Fissuren aufweisen. Im fortgeschrittenen Stadium zeigt die Schleimhaut ein Pflastersteinrelief. Neben der

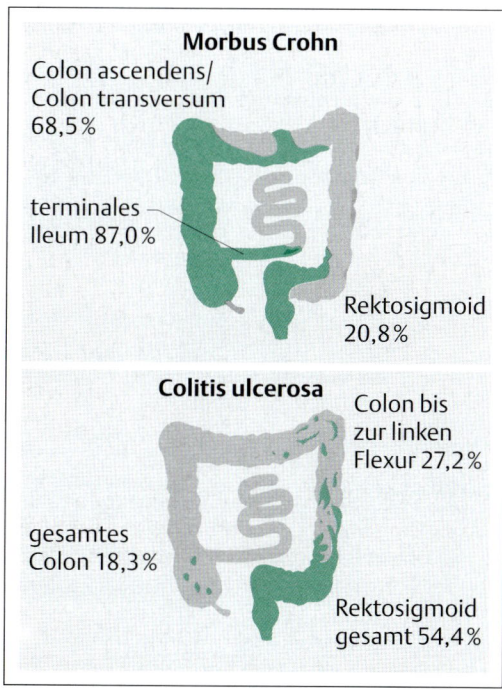

☞ 73.1: Typischer Befall des Gastrointestinaltraktes bei Morbus Crohn und Colitis ulcerosa (nach Hansen u. Classen 1993)

Schleimhaut ist auch die Darmwand betroffen. Die Entzündung kann zur Fibrosierung und Verdickung der Darmwand bis hin zum Darmverschluss (Ileus) führen. Fisteln, Abszesse und Stenosen sind typisch (Podolsky 1991a). Mit zunehmender entzündlicher Infiltration ist eine strukturelle Veränderung der Darmwand nachweisbar. Die Wandschichtung ist abhängig vom Schweregrad in unterschiedlichem Maß aufgehoben (⚍73.2).

Zu den Leitsymptomen bei Morbus Crohn zählen abdominelle Beschwerden, chronische Diarrhö, Fieber und Gewichtsabnahme sowie u.U. Analfisteln. Gelegentlich treten Blutungen aus dem Darm auf. Oftmals können eine Reihe extraintestinaler Symptome, z.B. Anämie, Gelenk-, Leber- und Augenerkrankungen sowie Erythema nodosum (Knotenrose) beobachtet werden, die die Diagnose der chronisch entzündlichen Darmerkrankungen erschweren. Die Symptome Durchfall, Blutungen und Analfisteln sowie extraintestinale Symptome treten bei Befall des Kolons häufiger auf als bei Befall anderer Darmabschnitte (Goebell u.a. 1987). Während sich in einer Untersuchung die Fertilität von Morbus-Crohn-Patientinnen nur geringfügig von der gesunder Frauen unterschied

(Khosla u.a. 1984), wurde in einer anderen Studie eine verminderte Fruchtbarkeit und ein erhöhtes Risiko für Frühgeburten bei Frauen mit Morbus Crohn beobachtet (Mayberry u. Weterman 1986). Ob, wie bei Colitis ulcerosa, ein erhöhtes Karzinomrisiko besteht, ist noch nicht geklärt (Fischbach 1992).

Im Vergleich zu Colitis-Patienten und einem Kontrollkollektiv hatten an Morbus Crohn erkrankte Probanden eine geringere Knochendichte, was mit der Einnahme von Kortikosteroiden assoziiert wurde (Jahnsen u.a. 1997; Gokhale u.a. 1998). Weitere mögliche Risikofaktoren für eine geringe Knochendichte bei chronisch entzündlichen Darmerkrankungen sind eine hohe Krankheitsaktivität, Beteiligung des Dünndarms (insbesondere des Ileums), Dünndarmresektion, sekundäre Amenorrhö und ein erniedrigter Vitamin-D-Spiegel im Serum (Neef u.a. 1997).

Bei **Colitis ulcerosa** handelt es sich um eine Entzündung der Mukosa. Nur selten sind auch tiefere Darmwandschichten betroffen. Es kann sowohl das gesamte Kolon als auch nur bestimmte Abschnitte des Kolons befallen sein (zu 80% distaler Befall), jedoch ist stets das Rektum betroffen (⚍73.1, S. 371). Die Darm-

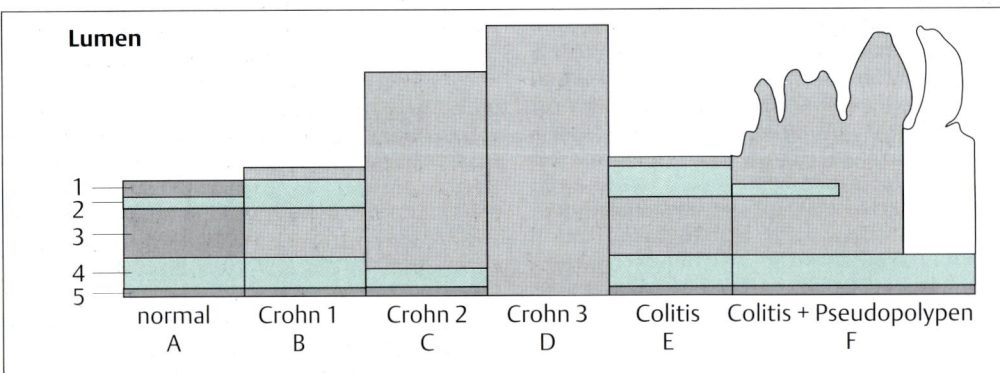

A: 5 Schichten wechselnder Echogenität innerhalb der Darmwand erkennbar
B: Darmwand gering verdickt und echoärmer
C: Darmwand verdickt und echoärmer, Wandschichten 1–3 nicht voneinander differenzierbar
D: Darmwand deutlich verdickt und echoärmer, Wandschichtung nicht erkennbar
E: Darmwand gering verdickt und echoärmer, Wandschichtung erhalten
F: Darmwand verdickt, Wandschichten 1–3 z.T. nicht voneinander differenzierbar,
    bei akutem Schub Darmwand echoärmer, sonst echoreich

⚍ 73.2: Schematische Darstellung der Darmwandveränderungen bei Morbus Crohn und Colitis ulcerosa anhand von Ergebnissen einer hydrokolonsonographischen Untersuchung (nach Limberg u. Osswald 1993)

schleimhaut ist gerötet, ihre Oberfläche erscheint samtartig. Eine erhöhte Verletzlichkeit und eine verstärkte Granulierung der Schleimhaut ist erkennbar. Teile der Schleimhaut schwellen an und erscheinen wie Polypen (Pseudopolypen) (◙ 73.2). Geschwüre und Abszesse sind diffus verteilt. Im fortgeschrittenen Stadium der Erkrankung ist die Darmschleimhaut weitgehend zerstört. Die schwerste und lebensbedrohliche Verlaufsform ist das toxische Megakolon, bei dem alle Schichten des Kolons tiefgreifend entzündet sind (Rosemeyer 1990; Strohmeyer 1992).

Als Kardinalsymptom tritt bei Colitis ulcerosa blutiger Durchfall auf. Er ist begleitet von abdominellen Schmerzen, die vor und nach der Entleerung auftreten. Fieber, Übelkeit und Erbrechen sowie Gewichtsverlust kennzeichnen den schweren Verlauf der Krankheit (Strohmeyer 1992). Je stärker diese Symptome ausgeprägt sind, desto weitreichender ist die Dickdarmschleimhaut befallen und desto schwerer ist der Krankheitsschub (Rosemeyer 1990). Rückfälle werden gehäuft im Frühling und Sommer beobachtet, was auf einen saisonalen Einfluss hinweist (Tysk u. Järnerot 1993).

Es besteht ein erhöhtes Kolonkarzinomrisiko (◙ 73.3). Das Krebsrisiko ist bei einer Pankolitis (das gesamte Kolon ist betroffen) höher als bei einer linksseitigen Colitis (Ekbom u. a. 1990; Fischbach 1992). Deutlich erhöht ist das Risiko etwa 10–15 Jahre nach Diagnosestellung (Podolsky 1991b). Neben der Krankheitsdauer beeinflussen auch das Alter bei Krankheitsbeginn, die Ausdehnung der Darmentzündung sowie die Aktivität der Darmentzündung das

Krebsrisiko (Fischbach 1992). Da Dysplasien der Schleimhaut mit einem Kolonkarzinom einhergehen bzw. einem Kolonkarzinom vorausgehen können, sollten bei Colitis-Patienten regelmäßig Untersuchungen auf Dysplasien durchgeführt werden (Podolsky 1991b; Fischbach 1992). Bei chronisch entzündlichen Darmerkrankungen können sekundär Nährstoffmangelerscheinungen durch z. B. Malabsorption, erhöhte Nährstoffverluste und Wechselwirkungen mit Medikamenten entstehen. Am häufigsten wird ein Energiemangel beobachtet, der zu Gewichtsverlust und bei Kindern zusätzlich zu Wachstumsstörungen führen kann. Aufgrund der entzündeten Darmmukosa wird nur ein geringer Teil von Aminosäuren absorbiert, so dass eine Proteinunterversorgung entstehen kann. Der Durchfall geht mit einem Wasser-, Elektrolyt- und Eisenverlust einher.

Außerdem wurden verminderte Serum-Konzentrationen der Mineralstoffe Kalzium, Magnesium, Zink, Kupfer und Selen beobachtet. Selen und Zink spielen beim Abfangen freier Sauerstoffradikale u. a. als Bestandteil von Enzymen und Kupfer als Teil eines antioxidativen Systems eine Rolle. Zudem wurden erniedrigte Konzentrationen antioxidativer Vitamine (A und C sowie des β-Carotins) festgestellt. Vor allem bei Patienten mit Morbus Crohn wurde ein veränderter Antioxidantien-Status anhand der Vitamin-C-Plasmakonzentration, Glutathion-Peroxidase und α-Tocopherol-Konzentration beobachtet. In anderen Untersuchungen wiesen Patienten beider Erkrankungen erniedrigte Konzentrationen der Vitamine Folsäure, Biotin, B_1, B_2, B_{12} und D auf. Wenn auch keine klinischen Symptome einer Hypovitaminose erkennbar waren, trägt eine Vitaminunterversorgung dennoch zur Morbidität bei (Fernández-Bañares u. a. 1989; Motil u. a. 1993; Ringstad u. a. 1993; Hoffenberg u. a. 1997; Rath u. a. 1998). Beide Erkrankungen können bei Kindern zu Wachstumsstörungen führen. Sie wurden bei an Morbus Crohn erkrankten Kindern doppelt so häufig wie bei Colitis-ulcerosa-Patienten beobachtet.

Leberfunktionsstörungen können infolge von chronisch entzündlichen Darmerkrankungen vermehrt auftreten. In einer Studie waren 38 % der Morbus-Crohn- und knapp 28 % der Colitis-ulcerosa-Patienten betroffen. Auch die Häufigkeit von Gallen- und Nierensteinen (s. Kap. 68, S. 340 u. 344) sowie das Risiko einer akuten Pankreatitis ist bei den Patienten erhöht (Rath u. a. 1998; Rasmussen u. a. 1999).

Zur **Diagnose** und Abgrenzung chronisch entzündlicher Darmerkrankungen stehen verschie-

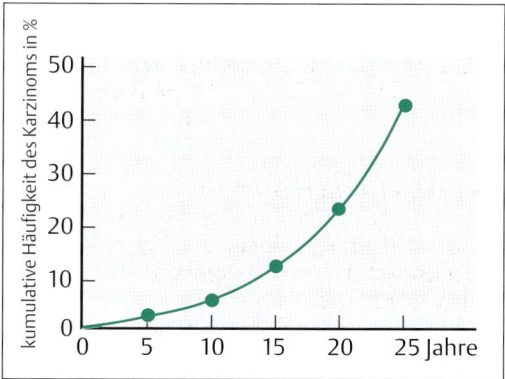

◙ 73.3: Krebshäufigkeit bei Colitis ulcerosa in Abhängigkeit von der Dauer der Erkrankung (nach Strohmeyer 1987)

dene Untersuchungsmethoden zur Verfügung (◧ 73.4). In der Praxis gestaltet sich die Diagnosestellung häufig schwierig und erfordert den Einsatz verschiedener Untersuchungsverfahren. Im Rahmen der Frühdiagnostik sollte eine Laktoseintoleranz (s. Kap. 72, S. 365 ff.) als Ursache von Diarrhöen ausgeschlossen werden.

Die Endoskopie, bei den chronisch entzündlichen Darmerkrankungen speziell die Koloskopie und bei Morbus Crohn ergänzend die Ösophagogastroduodenoskopie, liefert mit der Biopsie einen wesentlichen Beitrag zur Beurteilung des Ausmaßes, der Intensität, der Aktivität der Entzündung sowie des Verlaufs der Erkrankung. Außerdem dient sie zur Kontrolle der Therapie und zur Erkennung von Karzinomen (Fischbach 1993).

Die Röntgenuntersuchung zeigt das Ausmaß der Erkrankung. Dabei ist die Dünndarmkontrastdarstellung ein wichtiger Bestandteil der Diagnose von Morbus Crohn. Mittels der Enteroklyse (Dünndarmeinlauf) können morphologische Veränderungen des Dünndarms beurteilt werden (Fischbach 1993). Mit Hilfe der Sonographie, z. B. der Hydrokolonsonographie, können Veränderungen wie echoarme Wandverdickungen, Stenosen, geringe Schichtung u. a. erfasst werden. Da bei Colitis ulcerosa nur eine geringe Verdickung der Darmwand auftritt und alle Darmwandschichten erhalten bleiben, ist eine Differentialdiagnose zwischen beiden Erkrankungen mittels der Hydrokolonsonographie möglich. Auch der Nachweis von Pseudopolypen dient dabei als diagnostisches Kriterium für Colitis ulcerosa (Limberg u. Osswald 1993).

Ursachen

Morbus Crohn und Colitis ulcerosa sind Erkrankungen, deren Ätiologie nach wie vor weitgehend unbekannt ist. Es werden verschiedene Aspekte als mögliche Ursachen oder begünstigende Faktoren diskutiert (◧ 73.5). Die familiäre Häufung chronisch entzündlicher Darmerkrankungen lässt eine **genetische Prädisposition** vermuten (Bennett u. a. 1991; Monsén u. a. 1991). In einigen Untersuchungen konnten bei Morbus-Crohn-Patienten **Viren** und verschiedene **Bakterien**, wie das *Mycobakterium paratuberculosis*, nachgewiesen werden, so dass ein ursächlicher Zusammenhang vermutet wird (Podolsky 1991 a). Aufgrund epidemiologischer Daten stellte Demling (1994) die Hypothese auf, dass Morbus Crohn durch **Antibiotika** verursacht werden kann, die die Darmbakterien zur Toxinproduktion anregen. In zahlreichen Untersuchungen konnten **immunologische Veränderungen** bei Patienten mit chronisch entzündlichen Darmerkrankungen beobachtet werden. Es wurde z. B. eine gestörte Regulation von Zytokinen festgestellt, wobei das Zytokin-Profil bei Morbus Crohn und Colitis ulcerosa unterschiedlich ist. In Tierexperimenten zeigte sich, dass Veränderungen in der Zytokinproduktion intestinaler immunkompetenter Zellen zu chronisch-entzündlichen Prozessen im Darm führen (Neurath u. a. 1996; Schreiber u. Stange 1997).

Auch das **Rauchen** spielt bei der Ätiologie dieser Erkrankungen möglicherweise eine Rolle (Benoni u. Nilsson 1987; Tobin u. a. 1987). Während Morbus Crohn mit dem Nikotinkonsum positiv korreliert, ist bei Colitis ulcerosa eine negative Korrelation zu beobachten (Franceschi u. a. 1987; Nakamura u. Labarthe 1994). Nicht alle Studien konnten einen Zusammenhang

---

Anamnese
Körperliche Untersuchung
Endoskopie (Koloileoskopie, Ösophagogastroduodenoskopie)
Radiologie (z. B. Enteroklyse, Computertomographie)
Abdominelle Sonographie
Szintigraphie
Stuhlkultur, Serologie (z. B. fäkale Marker, Leukozyten, Serumalbumin)
Aktivitätsindizes (z. B. CDAI = Crohn's Disease Activity Index, UCAI = Ulcerative Disease Activity Index)

◧ 73.4: Verfahren zur Diagnose chronisch entzündlicher Darmerkrankungen (nach Fischbach 1993)

Genetische Disposition
Genetische Infektion
(z. B. mit *Mycobakterium paratuberculosis*)
Immunologische Prozesse
Ernährungsfaktoren (z. B. Zuckerkonsum, Ballaststoffaufnahme)
Umwelteinflüsse (z. B. Stadt/Land)
Nikotinkonsum
Psychosomatische Faktoren

◧ 73.5: Mögliche Ursachen bzw. begünstigende Faktoren chronisch entzündlicher Darmerkrankungen

zwischen Rauchen und chronisch entzündlichen Darmerkrankungen zeigen (Söderholm 1993). Außerdem besteht ein negativer Zusammenhang zwischen Alkoholkonsum und Colitis ulcerosa (Boyko u.a. 1989; Nakamura u. Labarthe 1994). Die Bedeutung **psychosomatischer Faktoren**, wie Stress, verschiedene Ereignisse oder Depressionen, ist für chronisch entzündliche Darmerkrankungen nicht geklärt. Studienergebnisse hierzu sind unterschiedlich (North u.a. 1991; Levenstein u.a. 1994).

Verschiedene **Ernährungsfaktoren** werden als Ursachen bzw. begünstigende Umstände von Morbus Crohn vermutet. Diese Zusammenhänge konnten bisher bei Colitis ulcerosa nicht gezeigt werden. Bei Patienten mit Morbus Crohn wurde ein im Vergleich zum Kontrollkollektiv erhöhter Zuckerkonsum festgestellt. Diese Beobachtung steht evtl. im Zusammenhang mit dem gehäuften Auftreten dieser Erkrankung in Ländern mit hohem Lebensstandard (Martini u. Brandes 1976; Kasper u. Sommer 1979). Guthy (1982) stellte die Hypothese auf, dass chemisch aufbereiteten Fetten (z.B. Margarine, Koch- und Bratfette) bei der Pathogenese eine Bedeutung zukommt. Seine Überlegung stützt sich auf die positive Korrelation der Inzidenz von Morbus Crohn und dem Verbrauch von Magarine. Aufgrund der Bestimmung von trans-ungesättigten Fettsäuren im Unterhautfettgewebe von Morbus-Crohn-Patienten konnte zwar bestätigt werden, dass sie mehr chemisch aufbereitete Fette aufnehmen als gesunde Personen. Ob diese Fettsäuren allerdings von ätiologischer Bedeutung sind, wird hierdurch nicht geklärt (Heckers u.a. 1984).

Möglicherweise steht die **Laktosemalabsorption** mit chronisch entzündlichen Darmerkrankungen in Zusammenhang. Bei Patienten mit Colitis ulcerosa bzw. Morbus Crohn wurden häufiger Symptome der Laktosemalabsorption im Vergleich zu einem gesunden Probandenkollektiv festgestellt (Pironi u.a. 1988; Glassman u.a. 1990). Hüppe u.a. (1992) beobachteten eine Prävalenz dieser Malabsorption von etwa 15% der Patienten mit Morbus Crohn, bei Colitis-ulcerosa-Patienten trat sie vergleichsweise selten auf. Morbus-Crohn-Patienten, bei denen der Dünndarm betroffen ist, leiden signifikant häufiger an einer Laktosemalabsorption als Patienten, bei denen der Dickdarm involviert ist. Möglicherweise stellen neben der verminderten Laktaseaktivität auch andere Faktoren, wie eine bakterielle Überbesiedlung oder eine verkürzte Transitzeit im Dünndarm, Ursachen der Malabsorption dar (Mishkin 1997).

Therapie

Die Therapie der chronisch entzündlichen Darmerkrankungen kann aus einer medikamentösen, chirurgischen, diätetischen und/oder einer psychotherapeutischen Behandlung bestehen. Sie umfasst die Behandlung von akuten Schüben und möglichen Komplikationen sowie das Vorgehen bei chronisch aktiver Erkrankung und Maßnahmen zur Remissionserhaltung.

Bei der **medikamentösen Therapie** werden vorwiegend Kortikosteroide, Immunsuppressiva und 5-Aminosalizylsäure(= 5-ASA)-freisetzende Präparate verabreicht. Zur Behandlung des akuten Schubes stehen bei Morbus Crohn Steroide, bei Colitis ulcerosa vor allem 5-ASA-Derivate im Vordergrund, beim chronisch aktiven Verlauf sind es insbesondere Immunsuppressiva. Da eine länger dauernde Steroidbehandlung zu erheblichen Nebenwirkungen führen kann, werden diese Medikamente bei Eintreten einer Remission ausschleichend abgesetzt. Zur Remissionserhaltung ist die Gabe von 5-ASA-Derivaten Standardtherapie (Schölmerich 1995).

Eine Indikation zur **Operation** besteht bei Versagen oder erheblichen Nebenwirkungen der medikamentösen Therapie, lokalen Komplikationen (Blutung, Stenose, Fistel und Perforation), eingeschränkter Lebensqualität, toxischem Verlauf und einem Karzinom. Bei Colitis ulcerosa ist das chirurgische Verfahren der Wahl eine Koloproktomukosektomie (Entfernung der befallenen Schleimhaut im Kolon und Rektum) mit ileoanaler Pouchanlage. Bis Anfang der 1980er Jahre war es die Proktokolektomie (Entfernung des Kolons und Rektums) mit Ileostomie (Anlegen einer Ileumfistel) (Buhr u. Kroesen 1996). Bei Morbus Crohn stellen sparsame Resektionen das operative Prinzip dar (Schürmann u.a. 1996).

In der **Ernährungstherapie** gibt es verschiedene Maßnahmen zur Beeinflussung des Verlaufs von chronisch entzündlichen Darmerkrankungen (☞ 73.6). Bis Anfang der 1970er Jahre wurde eine »Kolitis-Diät« eingesetzt, die auf dem Schonprinzip (ballaststoffarm, wenig Gewürze u.a.) beruhte. Durch sie sollte der Darm ruhiggestellt werden. Ihr therapeutischer Effekt wurde jedoch nie nachgewiesen. Heute wird den Patienten in dieser Hinsicht keine spezielle Diät empfohlen (Kasper 1993).

Liegen keine Stenosen vor, wird in der **Phase der Remission** eine ballaststoffreiche Kost empfohlen. Ist eine Steatorrhö vorhanden, ist die Zufuhr an Nahrungsfett einzuschränken

Verbesserung des Ernährungszustandes
bei Malnutrition

Enterale (z. B. Sondenkost und Formuladiäten)
und total parenterale Ernährung

Meiden von Intoleranz auslösenden
Lebensmitteln

Verabreichung von ω-3-Fettsäure-reichem
Fischöl

☎ 73.6: Diätetische Maßnahmen zur Behandlung von Morbus Crohn und Colitis ulcerosa (nach Kasper 1993)

bzw. das Fett durch mittelkettige Triglyzeride (MCT-Fette) zu ersetzen (Rosemeyer 1990). Auch Unverträglichkeiten gegenüber bestimmten Lebensmitteln sollten in der Therapie berücksichtigt werden. Bei einer Befragung gaben 65 % von 189 Patienten mit chronisch entzündlichen Darmerkrankungen an, gegenüber einem oder mehreren Nahrungsmitteln allergisch zu reagieren. Bei der Kontrollgruppe lag die Prävalenz bei nur 14 %. Patienten mit Morbus Crohn bzw. Colitis ulcerosa waren gleichermaßen von Unverträglichkeitsreaktionen betroffen (Ballegaard u. a. 1997).

Untersuchungen zeigten, dass die Rückfallquote bei Morbus-Crohn-Patienten, die sich mit einer individuellen allergenarmen Eliminationsdiät ernährten, niedriger lag im Vergleich zu einer mit kohlenhydratarmer, ballaststoffreicher Diät ernährten Patientengruppe sowie einem mit Kortikosteroiden behandelten Probandenkollektiv. Die häufigsten Unverträglichkeitsreaktionen traten gegen Getreide, Milch, Hefe und Tomaten auf (Alun Jones u. a 1985; Riordan u. a. 1993).

Ergebnisse anderer Studien, bei denen die Dauer der Remission von diätetisch und medikamentös behandelten Patienten mit Unverträglichkeitsreaktionen verglichen wurde, zeigten jedoch keine Unterschiede. Da bei Patienten mit chronisch entzündlichen Darmerkrankungen bei Vorhandensein von Nahrungsmittelunverträglichkeiten das Meiden von Lebensmitteln zu einer Besserung des Gesundheitszustandes führen kann, sollten die entsprechenden Lebensmittel zunächst mit einer Eliminationsdiät identifiziert und dann gemieden werden (Mishkin 1997).

Bei beiden Erkrankungen ist es wichtig, eventuelle Nährstoffmängel zu beheben. Dies kann durch Verabreichung von Supplementen, parenterale oder enterale Ernährung erfolgen. Vor allem **im akuten Schub** führen sowohl die parenterale als auch enterale Ernährung zur Verbesserung des Ernährungszustandes. Insbesondere bei Morbus Crohn verringert eine künstliche Ernährung häufig die Entzündungsaktivität und leitet die Remission ein. Bei der **enteralen Ernährung** wird die Nahrung in flüssiger Form über eine nasogastrale oder nasoduodenale Sonde verabreicht. Sie wird daher auch als Sondenkost bezeichnet. Diese Form der Ernährung setzt eine partielle Funktion von Verdauungs- und Absorptionsorganen voraus. Dabei wird zwischen selbst hergestellter Sondenkost, nährstoffdefinierten (hochmolekularen) Formeldiäten (NDD) und chemisch definierten (niedermolekularen) Diäten (CDD), auch als Elementardiäten bezeichnet, unterschieden.

Bei der **parenteralen Ernährung** erfolgt die Zufuhr subkutan oder intravenös, der Gastrointestinaltrakt wird umgangen. Bei einer totalen parenteralen Ernährung werden je nach Erkrankung alle Nährstoffe im entsprechenden Verhältnis zueinander und entsprechender Menge zugeführt (Huth u. Schmitz 1995).

Die Wirkungsweise der künstlichen Ernährung auf chronisch entzündliche Darmerkrankungen ist nicht bekannt; diskutiert werden u. a. ein positiver Effekt der Verbesserung des Ernährungszustandes auf den Krankheitsverlauf, eine Änderung der Intestinalflora, eine Verminderung der Antigenbelastung des Darms und eine Normalisierung der gestörten Mukosapermeabilität (Kasper 1993).

Da die Therapieergebnisse mit totaler parenteraler Ernährung und Ernährung mit Formeldiäten bei chronisch entzündlichen Darmerkrankungen weitgehend identisch sind, sollte wegen der vergleichsweise hohen Rate an Komplikationen bei parenteraler Ernährung der Behandlung mit Formeldiäten der Vorzug gegeben werden (Kasper 1993). Teahon u. a. (1991) konnten zeigen, dass eine Elementardiät die Entzündung bei Morbus Crohn aufgrund von Veränderungen der intestinalen Permeabilität verringert und es sich somit nicht um eine symptomatische Therapie handelt. Dabei sind Elementardiäten den nährstoffdefinierten Formeldiäten nicht überlegen. Allerdings haben nährstoffdefinierte Formeldiäten den Vorteil, dass sie kostengünstiger sind und nicht wie Elementardiäten unbedingt per Sonde verabreicht werden müssen (Kasper 1996, S. 142).

Eine Meta-Analyse von acht Studien zeigte, dass bei der Behandlung des aktiven Morbus Crohn eine Medikation mit Steroiden effektiver ist als eine Elementardiät (Messori u. a. 1996). Andere

Autoren kommen allerdings zu dem Schluss, dass eine enterale Ernährung – zumindest bei Kindern mit Morbus Crohn – zur Induktion einer Remission genauso effektiv ist (Beattie u. a. 1998).

In verschiedenen Untersuchungen wurde ein therapeutischer Effekt durch Verabreichung eines ω-3-Fettsäure-reichen **Fischöls** bei Colitis ulcerosa beobachtet (Aslan u. Triadafilopoulos 1992; Stenson u. a. 1992). Durch orale Gabe von Fischöl kann die Konzentration von Eikosanoiden im Gewebe, insbes. von Leukotrien B_4 (LTB_4), verringert werden. LTB_4, ein wesentlicher Entzündungsmediator bei chronisch entzündlichen Darmerkrankungen, wird in Gegenwart des Enzyms Lipoxygenase aus Linol- bzw. Arachidonsäure synthetisiert. Die in Fischöl enthaltenen ω-3-Fettsäuren konkurrieren mit der Arachidonsäure um das Enzym Lipoxygenase, so dass bei vermehrtem Angebot an ω-3-Fettsäuren die Synthese von LTB_4 aus Arachidonsäure verringert wird (Kasper 1993).

In einem Tierexperiment, bei dem Schweine mit einer Formuladiät für Colitis-ulcerosa-Patienten angereichert mit Fischöl, Ballaststoffen und Antioxidantien (UCNF-Diät) bzw. einer Kontrolldiät mit vergleichbarem Nährstoffgehalt gefüttert wurden, führte die UCNF-Diät innerhalb von einer Woche zu einer signifikant geringeren Synthese entzündlicher Prostaglandine. Dies wurde auf eine Verringerung der Konzentration an Arachidonsäure bei gleichzeitiger Erhöhung der Konzentration von ω-3-Fettsäuren in Phospholipiden zurückgeführt (Campbell u. a. 1997).

Es wird angenommen, dass **kurzkettige Fettsäuren**, insbesondere Butyrat, die Zellprolifera-

tion der Mukosa steigert. Durch einen Mangel an kurzkettigen Fettsäuren kommt es möglicherweise zu einer Atrophie der Mukosa und auf längere Sicht zu einer Colitis ulcerosa. Die Verabreichung von Butyrat führte bei Colitis-ulcerosa-Patienten zu einer Verminderung der Entzündung und Zellproliferation (Scheppach u. a. 1992).

Die Notwendigkeit und der Erfolg einer **Psychotherapie** ist im Rahmen der Behandlung von chronisch entzündlichen Darmerkrankungen umstritten. Möglicherweise wird, insbesondere bei Colitis ulcerosa, der Zeitraum zwischen akuten Schüben verlängert. Verhaltenstherapie als ein Verfahren der Psychotherapie kann bei einer Abhängigkeit des Verlaufs der Colitis ulcerosa von Konfliktsituationen hilfreich sein (Rosemeyer 1990; Strohmeyer 1992).

Zusammenfassung

Morbus Crohn und Colitis ulcerosa sind chronisch entzündliche Darmerkrankungen mit unbekannter Ätiologie. Neben einigen Gemeinsamkeiten unterscheiden sie sich in zahlreichen Merkmalen (*Tab. 73.1*). Während bei Colitis ulcerosa meist die Mukosa des Dickdarms betroffen ist, können bei Morbus Crohn alle Wandschichten segmentartig im gesamten Intestinaltrakt entzündet sein. Als mögliche Ursachen werden genetische, bakterielle, immunologische, ernährungsbedingte und psychische Faktoren diskutiert. Bei der Behandlung steht derzeit die medikamentöse Therapie im Vordergrund, die von einer Psychotherapie begleitet werden kann. Bestehende Nährstoff-

Tab. 73.1: Pathologische Unterschiede zwischen Morbus Crohn und Colitis ulcerosa (nach Strohmeyer 1987)

Kriterium	Morbus Crohn	Colitis ulcerosa
Lokalisation	gesamter Gastrointestinaltrakt Muskosa und Darmwand	Rektum, Kolon Mukosa
Beschaffenheit der Mukosa	Pflastersteinrelief Fissuren segmentaler Befall	gerötete Schleimhaut, granuläre Oberfläche, kontinuierliche Ausdehnung
Wichtigste Symptome	chronische Durchfälle, Fieber, Gewichtsverlust	chronische blutige Durchfälle, Fieber, Übelkeit, Gewichtsverlust
Komplikationen	Stenosen, Abszesse, Fisteln, Ileus	Pseudopolypen, Abszesse, toxisches Megakolon, erhöhtes Risiko für Kolonkrebs

mangelzustände sollten behoben werden. Eine spezielle Diät wird nicht empfohlen.

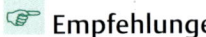 **Empfehlungen**

▶ Beheben von Nährstoffmangelzuständen
▶ Bei akuten Schüben bzw. schwerem Verlauf enterale Ernährung
▶ Meiden von Unverträglichkeit auslösenden Lebensmitteln
▶ In Phasen der Remission ballaststoffreiche Mischkost, keine spezielle Diät
▶ Bei Stenosen keine ballaststoffreiche Ernährung
▶ Bei Steatorrhö reduzierte Fettzufuhr bzw. Fettersatz durch MCT-Fette
▶ Begleitende Psychotherapie

74 Gluteninduzierte Enteropathie (einheimische Sprue/Zöliakie) ▬▬▬

> Bei der gluteninduzierten Enteropathie (einheimische Sprue) handelt es sich um eine Erkrankung der Dünndarmschleimhaut, die auf einer Unverträglichkeit des Getreideproteins Gluten beruht. Bei Manifestation im Kindesalter wird sie als Zöliakie bezeichnet.

Die Häufigkeit der gluteninduzierten Enteropathie ist aufgrund der unterschiedlich starken Ausprägung der Symptome nicht genau bekannt. Es wird geschätzt, dass derzeit etwa eine von 1000 Personen in Deutschland betroffen ist. In den USA, in Afrika und Asien ist diese Erkrankung kaum bekannt (Stern 1995).

Klinik

Die **Symptome** der gluteninduzierten Enteropathie sind entsprechend dem Grad der Dünndarmfunktionsstörung unterschiedlich stark ausgeprägt. Als Leitsymptome werden bei der Zöliakie Diarrhö mit Steatorrhö, aufgetriebenes Abdomen, gastrointestinale Blutungen und Gewichtsverlust beobachtet. Wird die Erkrankung nicht behandelt, kann es durch eine Malabsorption zum Mangel von u. a. Eisen, Kalzium, Folsäure, Vitamin B_{12} und fettlöslichen Vitaminen mit entsprechenden Folgeerkrankungen kommen.

Tritt die gluteninduzierte Enteropathie im Jugend- und Erwachsenenalter auf, ist das Erscheinungsbild häufig unspezifisch. Mögliche Symptome sind neben Malabsorption verzögerte Pubertät, Infertilität, Zahnanomalien, Muskelhypotonie, Osteoporose und neurologische Erkrankungen (Stern 1995). Geschwüre der Mundschleimhaut, des Ösophagus und des Dünndarms wurden ebenso wie eine sekundäre Laktoseintoleranz beobachtet (Duggan 1997). Auch der insulinabhängige Diabetes mellitus kann mit Sprue einhergehen, da die genetische Disposition für beide Erkrankungen ähnlich ist (Cronin u. Shanahan 1997).

Das klassische Bild der Zöliakie ist gegenüber der heute oftmals monosymptomatisch und unerkannt verlaufenden Form (silente bzw. latente Zöliakie/Sprue) eher in den Hintergrund getreten (Stern 1995). Insgesamt hat die Erkrankung einen phasischen Verlauf, wobei die Ausprägung der Symptome von einer schwachen Form bis zu einer Krise variieren kann.

Die **Diagnose** erfolgt durch den mikroskopischen Nachweis der Zottenatrophie. Weitere Verfahren sind:
- Fettbilanz zum Nachweis einer Fettmalabsorption
- D-Xylose-Test zur Ermittlung einer Kohlenhydratmalabsorption
- streng glutenfreie Diät zur Verbesserung der Symptomatik.

In den letzten Jahren wurden serologische Tests auf IgG- und IgA-Anti-Gliadin-Antikörper sowie IgA-Endomysium-Antikörper entwickelt, die insbesondere bei Patienten mit unspezifischer Symptomatik oder symptomfreien Familienangehörigen zur Aufdeckung der Erkrankung dienen (Bürgin-Wolff u.a. 1991; Grodzinsky u.a. 1992).

Ursachen

Die Erkrankung beruht auf einer Unverträglichkeit gegenüber dem Protein Gluten, das in den Getreidearten Weizen, Roggen, Gerste und Hafer enthalten ist. Krankheitsauslösend wirken die alkohollöslichen Fraktionen des Glutens, die Prolamine. Sie bestehen aus Prolin und Glutamin. In Weizen und Roggen ist das Prolamin Gliadin, in Gerste Hordein und in Hafer Avenin enthalten. In der Dünndarmschleimhaut kommt es zu einer Zottenatrophie mit vertieften Krypten, die bei stärkerer Ausprägung eine Malabsorption zur Folge hat.

Die Ursache der Gluten-Unverträglichkeit ist nicht sicher bekannt. Es wird vermutet, dass sich aufgrund eines Enzym- bzw. Peptidasemangels Peptide ansammeln, die toxisch auf die Schleimhaut wirken. Wahrscheinlicher ist jedoch eine humorale oder zellvermittelte Immunreaktion in der Mukosa. Obwohl es sich bei der gluteninduzierten Enteropathie nicht um eine angeborene Stoffwechselerkrankung handelt, ist eine genetische Disposition vorhanden. So sind Verwandte von Sprue-Patienten in 10% der Fälle ebenfalls betroffen.

Prävention

Zur Prävention der Zöliakie bei Säuglingen, insbesondere in Familien mit Zöliakie-Erkrankungen, wird das 4- bis 6-monatige Stillen empfohlen. Wird nicht gestillt, sollten industrielle Säuglingsmilchen sowie industriell gefertigte Beikost verwendet werden, die Glutenfreiheit garantieren. Bei eigener Herstellung von Säuglingsmilchen sollte nur Mais- oder Reisstärke verwendet werden. Eine Glutenaufnahme sollte nicht vor Ende des ersten Lebensjahres erfolgen.

Therapie

Die Therapie der Sprue bzw. Zöliakie besteht in einer streng glutenfreien Ernährung, die ein Leben lang beibehalten werden sollte. Dies bedeutet eine Elimination der Getreide Weizen, Roggen und Gerste, die durch Produkte aus Hirse, Reis und Mais ersetzt werden können (☑ 74.1). Ob der Verzehr von Hafer zu Veränderungen der Dünndarmschleimhaut führt, ist umstritten. Verschiedene Studien deuten darauf hin, dass Hafer von Zöliakie-Patienten in gewissen Mengen vertragen wird (Thompson 1997). Bei Patienten mit Zöliakie führte eine 37-monatige glutenfreie Ernährung zu einer signifikanten Besserung des Ernährungsstatus, der anhand verschiedener anthropometrischer Parameter (Körpergröße, -gewicht, Hautfaltendicke des Trizeps usw.) und der Körperzusammensetzung (Körperfettgehalt und Knochenmasse) beurteilt wurde. Dieser Effekt war bei Patienten mit strikter Diäthaltung stärker ausgeprägt als bei Personen, die die Diät nicht so streng einhielten (Smecuol u. a. 1997).
Von empfindlichen Personen abgesehen, vertragen Sprue-Patienten sehr geringe Mengen Gluten symptomlos und ohne Veränderungen der Dünndarmschleimhaut. Die »reine Weizenstärke« hat einen niedrigeren Glutengehalt und wird deshalb von einigen Patienten vertragen (Harms 1979). Mittlerweile hat sich international die Kennzeichnung glutenfreier Lebensmittel mit einem Symbol durchgesetzt, obwohl keine Deklarationspflicht besteht (Stern 1995) (☑ 74.2).
Während der Initialphase der Therapie sollte Laktose gemieden werden, da oftmals auch eine Laktoseintoleranz besteht. Nach der Regeneration der Darmschleimhaut werden Milch und Milchprodukte wieder vertragen. Aufgrund der Fettabsorptionsstörung wird die Aufnahme

---

Zu meidende Lebensmittel
sämtliche Produkte mit Weizen, Roggen, Gerste, Hafer, Dinkel:
> Brot und Backwaren aller Art, Zwieback, Cracker, Brezeln usw.
> Teigwaren, Grieß, Graupen, Cornflakes, Puddingpulver, Paniermehl usw.
> Fertigbackmischungen, Fertiggerichte, Lightprodukte, Suppen, Soßen, Dressings, Konserven, Ketchup
> Wurstwaren mit Getreideprodukten wie Leberwurst und Blutwurst
> Fischererzeugnisse wie Bratheringe
> Milcherzeugnisse wie Schmelz- und Frischkäsezubereitungen
> Bier, Malzgetränke, lösliche Kaffees
fetthaltige Süßigkeiten wie Pralinen, Nougat, Marzipan

Geeignete Lebensmittel
»Ersatzprodukte« aus
> Reis-, Mais- und Kartoffelstärke
> Buchweizen-, Kastanien-, Hirsemehl,
> auch unter Verwendung von Leinsamen, Sonnenblumenkernen
alle Produkte mit »Ersatzbindemitteln« aus Johannisbrotkernmehl, Traganth, Eiprotein

native Lebensmittel wie Gemüse, Salat, Obst, Fleisch, Fisch, Geflügel, Eier, Milch usw.

verarbeitete Lebensmittel wie Milchprodukte, Käse, Fleisch- und Wurstwaren, wenn ohne Gluten zubereitet

☑ 74.1: Lebensmittelauswahl bei Sprue bzw. Zöliakie

---

mittelkettiger Triglyzeride (MCT-Fette) empfohlen. Je nach Grad der Malabsorption ist eine Supplementierung mit Vitaminen (insbesondere den fettlöslichen Vitaminen A, D, E und K) sowie mit verschiedenen Mineralstoffen wie Kalzium und Eisen notwendig (Caspary 1995). Durch konsequent glutenfreie Ernährung regeneriert sich die Dünndarmschleimhaut. Dies erfolgt bei Kindern in relativ kurzer Zeit, während die völlige Mukosaregeneration im Erwachsenenalter mehrere Jahre dauern kann. Eine wichtige Voraussetzung für die Durchführbarkeit einer glutenfreien Ernährung ist eine gründliche Aufklärung über das Krankheitsbild und mögliche Komplikationen (Harms 1979). Wird die Therapie nicht eingehalten, kann dies u. a. zu malignen Tumoren des Ösophagus und Gastrointestinaltraktes führen. In einer Untersuchung war das Mortalitätsrisiko von 653

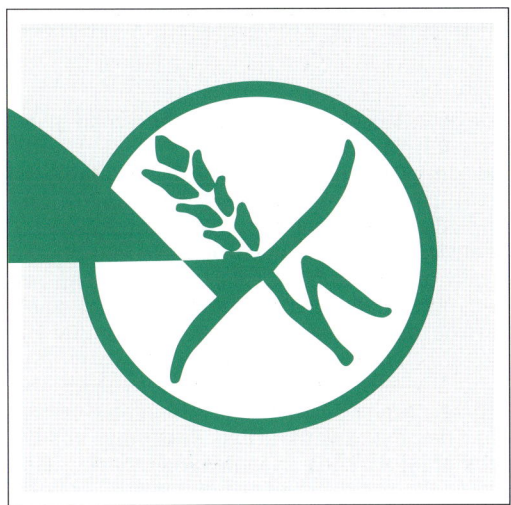

◉ 74.2: Symbol für glutenfreie Lebensmittel

Patienten mit Zöliakie im Vergleich zur Normal-bevölkerung um das 1,9-fache erhöht (Logan u. a. 1989).
In Untersuchungen zeigte sich, dass die gluten-freie Kost im Vergleich zur Nahrung von Gesun-den weniger ausgewogen ist. Der Fett- und Pro-teingehalt ist zu hoch, während die Kohlenhy-dratzufuhr ebenso wie die Aufnahme von Kal-zium, Ballaststoffen und Eisen zu gering ist. Diese Ernährungsfehler sind bei Patienten, die sich strikt glutenfrei ernähren, signifikant stär-ker ausgeprägt als bei Zöliakie-Patienten, die

glutenhaltige Lebensmittel verzehren. Ebenso haben sie häufiger Übergewicht (Mariani u. a. 1998). Insgesamt ist die Lebensqualität bzw. die subjektive Gesundheit von Patienten, die sich zehn Jahre lang glutenfrei ernährten, geringer als bei gesunden Personen (Hallert u. a. 1998).

Zusammenfassung

Die gluteninduzierte Enteropathie ist eine Unverträglichkeitsreaktion auf das Getreide-protein Gluten. Im Kindesalter wird diese Erkrankung als Zöliakie, im Erwachsenenalter als einheimische Sprue bezeichnet. Aufgrund der Zottenatrophie im Dünndarm kommt es beim Verzehr glutenhaltiger Lebensmittel im Kindesalter u. a. zu Diarrhö und aufgetriebenem Abdomen, während im Jugend- und Erwachse-nenalter Minderwuchs, Anämie, Infertilität usw. auftreten. Zur Prävention wird 4- bis 6-monatiges Stillen empfohlen. Unter einer glu-tenfreien Diät, die lebenslang einzuhalten ist, bessern sich die Symptome.

☞ Empfehlungen

▶ Lebenslang glutenfreie Ernährung
▶ Ausreichende Vitamin- und Mineralstoffzu-fuhr
▶ Einsatz von MCT-Fetten bei Steatorrhö
▶ Bei gleichzeitig bestehender Laktoseintole-ranz Meiden von Milchzucker

75 Irritables Kolon

Das irritable Kolon ist eine chronisch funktionelle Störung des Darms ohne organische Ursache, die durch verschiedene intestinale Beschwerden gekennzeichnet ist.

Das irritable Kolon wird u. a. auch als Reizkolon, Reizdarm, Reizdarmsyndrom und irritable bowel syndrome (IBS) bezeichnet. Obwohl vor allem das Kolon betroffen ist, werden auch Funktionsstörungen des Ösophagus, Magens und Dünndarms beobachtet (Meyenberger 1993). Das irritable Kolon ist eine der häufigsten Krankheiten des Gastrointestinaltraktes. Nach Ergebnissen verschiedener Studien liegt die Prävalenz in westlichen Ländern bei 15–20%, wobei Frauen häufiger betroffen sind als Männer (Drossman u. Thompson 1992). Bei einer Untersuchung von Personen mittleren Alters (30–64 Jahre) in Minnesota wurde eine Häufigkeit von 17% ermittelt, bei Personen im Alter von 65–93 Jahren lag sie bei knapp 11% (Talley u. a. 1991; Talley u. a. 1992). Nur ein geringer Teil der an irritablem Kolon erkrankten Personen sucht einen Arzt auf (Talley u. a. 1991; Jones u. Lydeard 1992).

Klinik

Kardinalsymptome beim irritablen Kolon sind Abdominalschmerzen, unregelmäßiger Stuhlgang und Blähungen. Je nach im Vordergrund stehendem Symptom wird zwischen dem Diarrhö-, Obstipation- und Meteorismus-Schmerztyp (spastisches Kolon) differenziert. Die abdominellen Beschwerden sind unterschiedlich intensiv und wechselnd lokalisiert, häufig im linken Unterbauch. Meist werden sie durch eine Mahlzeit ausgelöst und nehmen nach dem Stuhlgang ab. Obstipation und Diarrhö treten oft im Wechsel auf. Bei der Defäkation besteht das Gefühl unvollständiger Entleerung. Der Stuhl kann hart und knollig (Schafskot) sein sowie Schleimbeimengungen enthalten (Weber u. McCallum 1992; Meyenberger 1993). Häufig bestehen Begleiterscheinungen, die sich z. T. auch extraintestinal manifestieren (☎ 75.1).

Bei der **Diagnose** des irritablen Kolons ist zunächst eine organische Erkrankung auszuschließen. Manning u. a. (1978) beobachteten beim irritablen Kolon im Vergleich zu organischen Erkrankungen, wie Zwölffingerdarm- und Magengeschwür, Kolonkarzinom sowie gastroösophagealer Reflux, vier Symptome signifikant häufiger. Dies waren sichtbare Auftreibung des Bauches, weicher Stuhl bei Schmerzbeginn, höhere Stuhlfrequenz bei Beginn der Beschwerden und Besserung der Beschwerden nach dem Stuhlgang. Auf der Basis dieser Manning-Kriterien entstanden die Rom-Kriterien zur Diagnose des irritablen Kolons (☎ 75.2).

Zum Ausschluss organischer Erkrankungen sind verschiedene Untersuchungen notwendig (☎ 75.3). Die Dickdarmmotilität, die eine Aussage über die Transportfunktion des Darms erlaubt, lässt sich mit der Messung der Transitzeit mittels röntgendichter Marker bestimmen. Mit Hilfe spezialisierter Verfahren, wie der Szintigraphie und der Manometrie, kann der Transport des Koloninhaltes über einen längeren Zeitraum beobachtet bzw. die Druckverhältnisse im Darm gemessen werden (Meier u. a. 1993).

Intestinale Begleitsymptome:
Ösophagusspasmen, nicht-ulzeröse Dyspepsie, Aufstoßen, Flatulenz, Nahrungsmittelintoleranz, *Proctalgia fugax*[1], Hämorrhoiden, Analfissuren

Kopfschmerzen, Migräne

Unterleibsschmerzen

Dysmenorrhö

Reizblase (Pollakisurie, Dysurie)

Rückenschmerzen

☎ 75.1: Begleiterscheinungen des irritablen Kolons (Berndt 1992)

---

[1] *Proctalgia fugax:* starke, anfallartige Schmerzen im Rektrum mit unbekannter Ursache, die einige Minuten bis zu einer halben Stunde andauern

Seit mindestens drei Monaten fortdauernde oder rezidivierende Symptome von:
1. Bauchschmerzen, die durch Stuhlgang vermindert werden oder mit einer veränderten Häufigkeit oder Konsistenz des Stuhls einhergehen und
2. sich unregelmäßig verändernde Defäkation während mindestens einem Viertel der Zeit (mit zwei oder mehr der nachfolgenden Kriterien):
   veränderte Häufigkeit des Stuhlgangs
   veränderte Konsistenz des Stuhls
   (fester oder dünner/wässriger Stuhl)
   veränderter Stuhlgang (starkes Pressen beim Stuhlgang, plötzlicher Stuhldrang, Gefühl unvollständiger Darmentleerung)
   Schleimabsonderung
   Blähungen oder »Trommelbauch«

☯ 75.2: Kriterien zur Diagnose des irritablen Kolons (Thompson u. a. 1992)

Ursachen

Die Ätiologie des irritablen Kolons ist nicht eindeutig geklärt. Es werden derzeit verschiedene Ursachen bzw. Pathomechanismen diskutiert. Bei Patienten mit irritablem Kolon reagiert der Darm intensiver auf verschiedenartige Reize (Stress, Nahrung, Medikamente usw.) als bei gesunden Personen. Es kommt zu **Störungen der Motilität.** Bei der spastischen Form wurde eine gesteigerte Kolonmotilität des Sigmas, bei dem Diarrhö-Typ eine verminderte Kolonmotilität beobachtet. Auch die Dauer der Motilität, die Motilitätsintervalle und die Stärke der Kontraktionen nach einer Mahlzeit können verändert sein (Sullivan u. a. 1978; Kellow u. a. 1990; Schmidt u. a. 1996b). Die kürzere Transitzeit im proximalen Kolon, die das Stuhlgewicht

Anamnese
Körperliche Untersuchung
(einschließlich rektaler Palpation)
Blutsenkung
Blutbild
Stuhluntersuchung auf okkultes Blut
Koloskopie
Röntgenuntersuchung

☯ 75.3: Verfahren zur Diagnose des irritablen Kolons

beeinflusst, spielt möglicherweise bei der Pathophysiologie des irritablen Kolons mit Leitsymptom Diarrhö eine Rolle (Vassallo u. a. 1992).

Intestinale Kontraktionen werden von Patienten mit irritablem Kolon eher wahrgenommen als von gesunden Personen (Kellow u. a. 1991). Im Vergleich zu einer Kontrollgruppe hatten Patienten mit irritablem Kolon eine signifikant niedrigere Schmerzschwelle bei Dehnung des Rektums oder Sigmoids durch einen Ballon. Die Schmerzempfindlichkeit gegenüber einem Kältereiz war jedoch nicht erhöht (Whitehead u. a. 1990). Daher wird beim irritablen Kolon von einer veränderten Schmerzwahrnehmung, einer **viszeralen Hyperalgesie**, ausgegangen.

Es wird vermutet, dass durch Entzündungsvorgänge oder Einwirkung von Schleimhautnoxen eine Sensibilisierung peripherer Nozizeptoren (freie Nervenenden) entsteht. Sensibilisierte Patienten nehmen möglicherweise intestinale Kontraktionen wesentlich leichter wahr und empfinden sie als schmerzhaft. Denkbar wäre auch, dass durch veränderte viszerale Reflexe abnorme motorische Antworten der intestinalen Muskulatur provoziert werden (Barnet u. Wienbeck 1996).

Als Ursache des irritablen Kolons spielen vermutlich auch **psychische Faktoren** eine Rolle. Bei Patienten mit irritablem Kolon wurden häufiger verschiedene psychische Symptome beobachtet: Sie sind psychisch leicht verletzbar, haben Angstzustände, leiden an Depressionen usw. (Drossman u. a. 1988; Walker u. a. 1992; Kay u. a. 1994). Die Mehrzahl der Patienten berichtet, dass die psychischen Symptome vor den gastrointestinalen auftraten (Walker u. a. 1990).

Möglicherweise wird die Symptomatik des irritablen Kolons bei einem Teil der Patienten durch **Intoleranzen gegenüber bestimmten Lebensmitteln** ausgelöst. Für diese Hypothese spricht, dass die Symptome häufig nach dem Essen auftreten. In verschiedenen Studien wurde bei den Patienten durch Elimination von Lebensmitteln eine Besserung der Symptome beobachtet. Milchprodukte, Weizen, Eier, Kaffee, Tee, Zitrusfrüchte und Schokolade lösten dabei am häufigsten Symptome aus (Bentley u. a. 1983; Nanda u. a. 1989; Nice u. a. 1998). Der Wirkmechanismus ist noch ungeklärt.

Die **Zuckermalabsorption**, insbesondere bei Fruktose und Sorbit, löst ebenfalls Symptome des irritablen Kolons aus. Nach Gabe von Laktose, Fruktose, Sorbit und einer Sorbit-Fruktose-Mischung traten im Vergleich zum gesunden

Probandenkollektiv bei den Patienten vermehrt Malabsorptionen auf (Rumessen u. Gudmand-Høyer 1988; Fernández-Bañares u.a. 1993). Allerdings gibt es hierzu widersprüchliche Untersuchungsergebnisse (Nelis u.a. 1990). Für die Hypothese, dass der geringe Ballaststoffgehalt der Nahrung eine Ursache des irritablen Kolons ist, gibt es kaum Hinweise (Thompson 1993).

Therapie

Die Therapie des irritablen Kolons ist symptomatisch. Sie sollte mehrere Maßnahmen beinhalten (◓ 75.4). In der Beratung sollte dem Patienten zunächst die Angst vor einer organischen Erkrankung genommen werden. Er muss wissen, dass die Beschwerden jederzeit wieder auftreten können und eine völlige Beschwerdefreiheit oft nicht erreicht wird (Meyenberger 1993). **Psychotherapeutische Maßnahmen** zur Stress- und Problembewältigung können je nach Schweregrad der Erkrankung die Behandlung ergänzen. Bei Patienten mit irritablem Kolon, die psychotherapeutisch behandelt wurden, besserten sich sowohl die psychischen als auch die physischen Symptome signifikant (Guthrie u.a. 1993). Insbesondere die Hypnose, durch die mittels Emotionen die Kolonmotilität beeinflusst wird, stellt eine wirksame Methode dar (Whorwell u.a. 1992).
Im Rahmen der **diätetischen Behandlung** sollte auf Unverträglichkeiten durch verschiedene Lebensmittel geachtet werden. Untersuchungen zeigen, dass sich die Symptome des irritablen Kolons durch Meiden verschiedener Lebensmittel bessern (Alun-Jones u.a. 1983; Bentley u.a. 1983; Nanda u.a. 1989). Eine Besserung der Symptome konnte bei 40 % der Patienten mit irritablem Kolon durch eine

fruktose- und sorbitfreie Diät im Vergleich zu einer fettreduzierten Diät beobachtet werden (Fernández-Bañares u.a. 1993). Schöfl u.a. (1993) stellten bei 60 % der Patienten mit irritablem Kolon eine Laktosemalabsorption fest. In diesem Fall ist eine laktosearme Ernährung empfehlenswert. Möglicherweise handelt es sich bei diesen Personen um Patienten mit bisher nicht erkannter Laktosemalabsorption, die irrtümlicherweise als irritables Kolon diagnostiziert wurde (Berges u. Enck 1990).
Studien, in denen eine ballaststoffreiche Kost verabreicht wurde, kamen zu unterschiedlichen Ergebnissen. Während sich die Symptome unvollständige Defäkation, harte Fäzes und Obstipation durch eine sechsmonatige ballaststoffreiche Diät besserten (Lambert u.a. 1991), zeigte sich bei einer Langzeituntersuchung über zwei bzw. drei Jahre nur bei der Hälfte der Patienten eine Linderung der Symptomatik (Hillman u.a. 1984). In einer weiteren Untersuchung wurde zwar durch Gabe von Ballaststoffen eine Besserung der Symptome beobachtet, die Verabreichung von Plazebos war jedoch genauso wirkungsvoll (Cook u.a. 1990). Bei der Behandlung des irritablen Kolons erwies sich Isphagula[1] effektiver als Weizenkleie (Ritchie u. Truelove 1980).
Die seit langem bekannte Wirkung von Pfefferminztee bei abdominellen Beschwerden wird auf die spasmolytische Wirkung von Pfefferminzöl zurückgeführt (Kasper 1993).
Zur **medikamentösen Behandlung** werden u.a. Spasmolytika, Anticholinergika und trizyklische Antidepressiva eingesetzt (Harris 1997). Bei der Gabe von Laxantien besteht die Gefahr des Missbrauchs (Berndt 1992).
Die Therapie orientiert sich an den Leitsymptomen. Ist eine Obstipation vorherrschend, sollte vor allem die Zufuhr an Ballaststoffen erhöht werden (s. Kap. 77, S. 392 f.). Zeigt sich keine Besserung der Beschwerden, wird die Einnahme von Laxantien und anderen Medikamenten empfohlen. Beim Diarrhö-Typ sollten die Lebensmittel entsprechend einer evtl. bestehenden Nahrungsmittelunverträglichkeit oder Laktoseintoleranz aus der Nahrung eliminiert werden. Ist diese diätetische Maßnahme nicht hilfreich, werden verschiedene antidiarrhöisch wirksame Medikamente und Antidepressiva empfohlen. Bei der Meteorismus-

---

Arzt-Patienten-Gespräch
Psychotherapie
Diätetische Maßnahmen
Bei Bedarf Verabreichung von Medikamenten

◓ 75.4: Verschiedene Behandlungsmöglichkeiten des irritablen Kolons

---

[1] Isphagula: Ballaststoff mit hohem Quellvermögen aus dem Samen von *Plantago ovata* (indischer Flohsamen) (Kasper 1993)

Schmerz-Form des irritablen Kolons können z.B. Anticholinergika und Antidepressiva verabreicht werden. Lebensmittel, die möglicherweise zu Blähungen führen (verschiedene Gemüse, Früchte, Milch u.a.), sollten gemieden werden (Weber u. McCallum 1992).

Zusammenfassung

Beim irritablen Kolon handelt es sich um eine häufig auftretende gastrointestinale Störung, die im wesentlichen durch Abdominalschmerzen, unregelmäßigen Stuhlgang und Blähungen gekennzeichnet ist. Ihre Ätiologie ist noch nicht geklärt. Als Ursachen werden u.a. Motilitäts- und Sensibilitätsstörungen vermutet. Häufig finden sich Unverträglichkeiten gegenüber bestimmten Lebensmitteln. Die Behandlung umfasst psychotherapeutische sowie diäteti-

sche Maßnahmen und bei Bedarf eine vorübergehende Medikation. Unverträglichkeitsauslösende Lebensmittel sollten identifiziert und gemieden werden. Eine Untersuchung auf Laktoseintoleranz kann sinnvoll sein. Entsprechend der vorherrschenden Leitsymptome ist die Therapie unterschiedlich.

☞ Empfehlungen

▶ Meiden von Lebensmitteln, die Unverträglichkeiten auslösen
▶ Insbesondere bei Obstipation ballaststoffreiche Ernährung
▶ Begleitende psychotherapeutische Behandlung zur Stress- und Problembewältigung
▶ Bei Bedarf Verabreichung von Medikamenten

76 Kolondivertikulose

Als Kolondivertikulose wird das Auftreten zahlreicher unterschiedlich geformter Ausstülpungen (Divertikel) von Wandteilen des Kolons bezeichnet.

In den letzten Jahrzehnten wurde eine Zunahme der **Kolondivertikulose** in den westlichen Industrieländern beobachtet. Die Häufigkeit der Kolondivertikulose ist aufgrund des z. T. asymptomatischen Verlaufs nur schwer festzustellen. Anhand der röntgenologischen Diagnose wird geschätzt, dass bis zum 40. Lebensjahr weniger als 5 % der Bevölkerung betroffen sind, während für 40–60-Jährige eine Häufigkeit von 7–12 % angenommen wird (Kasper u. Bach 1989). Etwa 40–50 % der über 60-Jährigen weisen Kolondivertikel auf (Strohmeyer 1992).

Klinik

Divertikel entstehen durch Ausstülpungen der Mukosa und Submukosa an muskelarmen oder -freien Wandstellen (Gefäßdurchtrittsstellen) des Kolons. Die Gefäßmuskellücken verlaufen normalerweise schräg zur Mukosa. Im Alter und bei zunehmendem Muskeltonus gelangen sie in eine senkrechte Stellung. Gleichzeitig nimmt der Durchmesser der Gefäßlücken zu. Bedingt durch eine Steigerung des intraluminalen Drucks können dann Kammern entstehen, in die die Mukosa und Submukosa gepresst werden (Vogt u. Schölmerich 1996) (☞ *76.1*). Sind nicht alle Schichten der Darmwand betroffen, handelt es sich um Pseudodivertikel. Sie treten bevorzugt im Sigmoid auf (*Tab. 76.1*).
Die Mehrzahl der Divertikulose-Patienten (etwa 80 %) hat keine **Symptome**. Es können jedoch Beschwerden, z. B. Schmerzen im linken Unterbauch, Obstipation (s. Kap. 77, S. 390 ff.) und Diarrhö im Wechsel sowie Flatulenz, auftreten. Etwa 10–20 % der Divertikulose-Patienten leiden an Komplikationen (Freeman u. McNally 1993). Eine der häufigsten Komplikationen ist die **Divertikulitis**, eine Entzündung der Darmwand, bei der es zu krampfartigen Schmerzen, Appetitlosigkeit, Übelkeit, Erbrechen, Fieber, Leukozytose, Resistenzen im linken Unterbauch und Dysurie kommen kann (Classen 1993). Weitere Komplikationen der

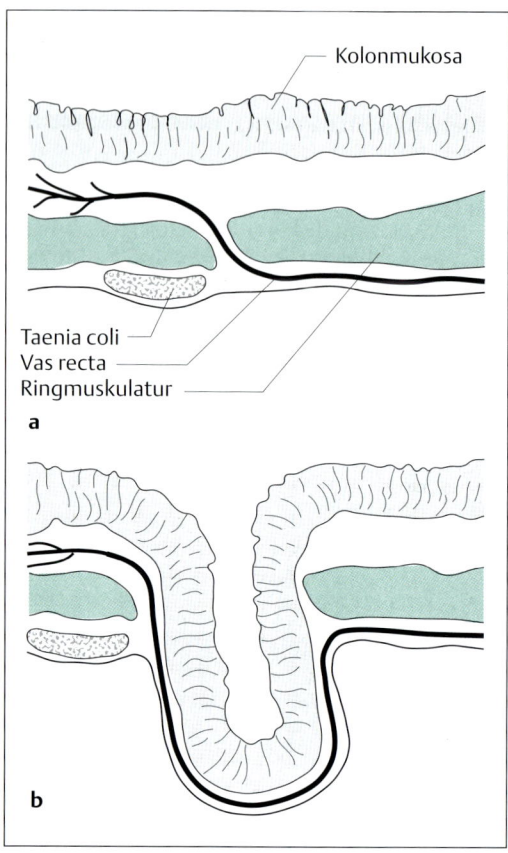

☞ 76.1: Schematische Darstellung der normalen Kolonwand (a) und eines Divertikels (b) (Elfrink u. Miedema 1992)

Divertikulose, wie Abszess- und Fistelbildung, Blutungen, Perforationen, Ileus, Stenose und

Tab. 76.1: Häufigkeit von Divertikeln in verschiedenen Darmabschnitten (nach Kasper u. Bach 1989)

Darmabschnitt	Häufigkeit in %
Colon sigmoideum	92
Colon descendes	45
Colon transversum	26
Colon ascendes	27
Caecum	3,5
Rectum	2,6

Karzinome, die zum Tode führen können, wurden beobachtet (Oertli u.a. 1993; Tudor u.a. 1994) (☎ 76.2).

Der Verlauf der Krankheit ist gekennzeichnet durch Rezidive und Remissionen, wobei die Intensität der Symptome bei unbehandelten Patienten mit der Zeit zunimmt (Classen 1993). Etwa ein Viertel der Patienten, die nach dem ersten Schub medikamentös behandelt wurden, entwickelten Komplikationen, so dass eine Operation erforderlich wurde. Insbesondere Männer unter 50 Jahren neigten zu Komplikationen. Wurde bei der ersten Computertomographie ein Abszess entdeckt, war die Wahrscheinlichkeit des Auftretens weiterer Komplikationen signifikant höher (Ambrosetti u.a. 1992).

Die **Diagnose** der Divertikulose – meist handelt es sich um einen Zufallsbefund einer Koloskopie oder eines Kolonkontrasteinlaufs – kann mittels Computertomographie oder durch Kontrasteinlauf röntgenologisch erfolgen (Vogt u. Schölmerich 1996). Welches dieser Verfahren sich am besten eignet, ist derzeit umstritten (Shrier u.a. 1991; Ambrosetti u.a. 1992). Die Computer-Tomographie ist hilfreich bei der Entdeckung von Komplikationen. Als weiteres bildgebendes Verfahren kann die Sonographie sowohl zur Diagnose als auch zur Verlaufsbeurteilung eingesetzt werden. Mittels einer Koloskopie lassen sich ein Kolonkarzinom und entzündliche Wandverdickungen anderer Genese ausschließen (Berndt u. Niekisch 1997). Allerdings besteht bei einer akuten Divertikulitis durch die Endoskopie eine erhöhte Perforationsgefahr (Classen 1993).

Ursachen

Die genaue Ursache der Divertikulose ist nicht bekannt. Es werden zwei ätiologische Faktoren diskutiert: **geringer Ballaststoffgehalt** der Nahrung sowie **Schwäche der Kolonwand**. In den westlichen Industrieländern ist die Divertikulose bei älteren Menschen eine weit verbreitete Krankheit, während sie in Asien oder Afrika nur relativ selten auftritt. Diese Beobachtung führte zu der Annahme, dass der westliche Lebensstil bzw. die Ernährungsweise eine Rolle bei der Entstehung der Divertikulose spielt. Burkitt u.a. (1972) stellten die Hypothese auf, dass der geringe Ballaststoffgehalt in der Nahrung Ursache für verschiedene Darmerkrankungen, wie Appendizitis, Divertikulose und Kolonkrebs ist.

Studien zeigen, dass ein geringer Ballaststoffgehalt in der Nahrung das Risiko der Divertikulose erhöht (Brodribb 1980; Fisher u.a. 1985; Aldoori u.a. 1994). Vegetarier, die signifikant mehr Ballaststoffe aufnehmen als Nicht-Vegetarier, erkranken seltener an Divertikulose (Gear u.a. 1979). Auch Personen, deren Ernährung neben einem geringen Ballaststoffgehalt eine hohe Fett- oder Fleischzufuhr aufweist, sind möglicherweise einem erhöhten Risiko ausgesetzt (Aldoori u.a. 1994) (☎ 76.3).

Die inverse Korrelation zwischen Ballaststoffaufnahme und Risiko einer Divertikulose trifft vor allem auf die wasserunlöslichen Ballaststoffe zu; sie erwies sich insbesondere für Zellulose stark ausgeprägt (Aldoori u.a. 1998). Ob die Herkunft der Ballaststoffe (aus Getreide, Früchten oder Gemüse) eine Rolle spielt, ist ungeklärt (Gear u a. 1979; Fisher u.a. 1985; Aldoori u.a. 1994). Der Effekt der Ballaststoffe beruht auf ihrer Wasserbindungsfähigkeit, durch die sich das Stuhlgewicht erhöht und die Transitzeit verkürzt, was den intraluminalen Druck vermindert. Auch fermentierbare, meist wasserlösliche Ballaststoffe erhöhen das Stuhlgewicht durch Stimulierung des bakteriellen Wachstums (Smith 1989).

Als weitere mögliche Ursache wird eine geringe Festigkeit bzw. **Schwäche der Kolonwand** dis-

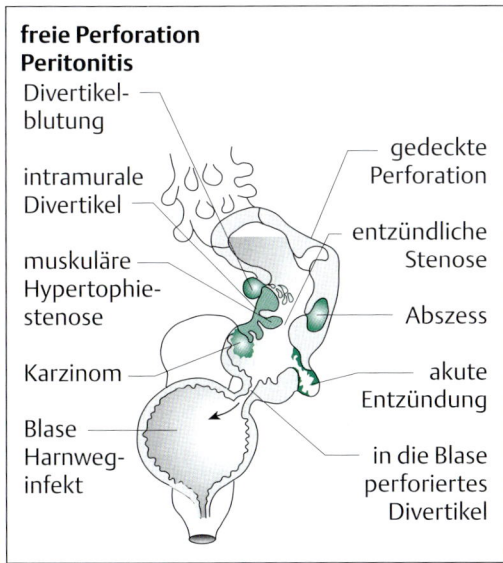

freie Perforation Peritonitis

Divertikelblutung

intramurale Divertikel

muskuläre Hypertophiestenose

Karzinom

Blase Harnweginfekt

gedeckte Perforation

entzündliche Stenose

Abszess

akute Entzündung

in die Blase perforiertes Divertikel

☎ 76.2: Komplikationen der Divertikulose (nach Strohmeyer 1987)

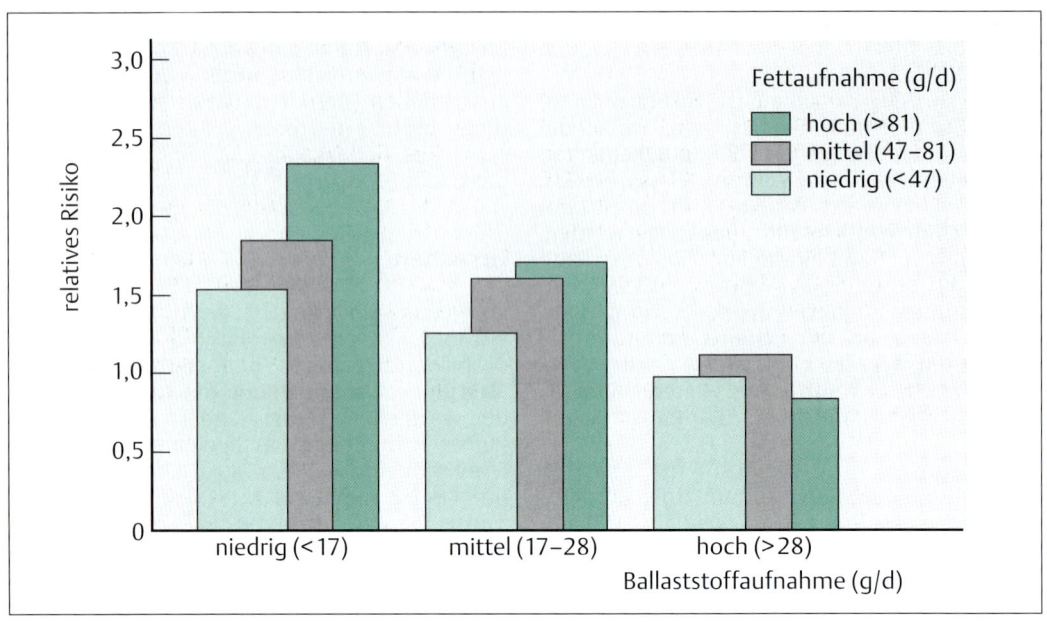

🗲 76.3: Relatives Risiko der symptomlosen Divertikulose in Relation zur Fett- und Ballaststoffaufnahme (nach Aldoori u. a. 1994)

kutiert. Die Kollagenfibrillen der Darmwand werden im Alter im linksseitigen Kolon dünner, eine Veränderung, die bei der Divertikulose verstärkt auftritt. Die Zahl der Elastinfasern nimmt altersbedingt zu, ihre Qualität verringert sich. Die Dehnungsfähigkeit der Kolonwand sowie die Festigkeit nimmt somit im Alter ab (Watters u. Smith 1990). Diese Veränderungen begünstigen die Entstehung von Divertikeln.

Therapie

Die Therapie der unkomplizierten **Divertikulose** besteht in der Zufuhr ballaststoffreicher Nahrung. Insbesondere die Aufnahme von nicht-fermentierbaren Ballaststoffen, wie sie z.B. in Kleie vorkommen, führt zur Besserung der Symptome. Dabei ist auf eine ausreichende Flüssigkeitszufuhr zu achten. Divertikulose-Patienten, die über Monate eine ballaststoffreiche Nahrung mit Weizenbrot oder Kleie erhielten, entwickelten weniger Symptome im Vergleich zur Kontrollgruppe (Brodribb 1977; Weinreich 1980). Der therapeutische Effekt der Ballaststoffe beruht auf der Verringerung des intraluminalen Drucks.

Aufgrund ihrer Wirkung wird eine ballaststoffreiche Ernährung nicht nur zur Therapie, sondern auch zur Prävention der Divertikulose empfohlen. Die Empfehlungen gelten auch für die Sekundärprävention der Divertikulitis (Classen 1993).

Bei der **akuten Divertikulitis** wird ballaststoffarm mit Elementardiäten oder parenteral ernährt. Zur symptomatischen Besserung werden Spasmolytika sowie Analgetika verabreicht und eine antibiotische Behandlung eingeleitet (Classen 1993).

Bei etwa 20–30% der Divertikulose-Patienten ist eine **chirurgische Behandlung** erforderlich. Bereits nach dem ersten Krankheitsschub wird bei einer Divertikulitis eine elektive Kolonresektion empfohlen (Schwenk u.a. 1992). Ist ein Kolonkarzinom nicht auszuschließen oder liegen Komplikationen vor, besteht ebenfalls eine Indikation zur Operation. Falls keine Risikofaktoren für eine Anastomoseheilung (z.B. Peritonitis oder Chemotherapie) bestehen, wird eine Primärresektion mit gleichzeitiger Primäranastomose angestrebt (Oertli u.a. 1993; Vogt u. Schölmerich 1996).

Bei frühzeitiger Resektion und unkomplizierter Divertikulitis ist die Letalität gering (Schwenk u.a. 1992).

Zusammenfassung ▬▬▬▬

Die Divertikulose des Kolons tritt mit zunehmendem Alter häufiger auf. Besonders in den westlichen Industrieländern ist sie bei Personen ab dem 60. Lebensjahr weit verbreitet. Bei Divertikeln handelt es sich um Ausstülpungen der Mukosa und Submukosa durch die Muskelschicht des Kolons. In den meisten Fällen verläuft die Erkrankung symptomlos. Als Ursachen werden ein geringer Ballaststoffgehalt der Nahrung und eine Schwäche der Kolonwand diskutiert. Die Therapie der symptomlosen Divertikulose besteht in der Aufnahme ballaststoffreicher Nahrung, z.B. auch in Form von Kleie bei gleichzeitig ausreichender Flüssigkeitszufuhr.

Entzündungen sollten antibiotisch behandelt werden. Bei einem Teil der Patienten ist eine elektive Resektion erforderlich.

☞ **Empfehlungen**

▶ Zur Prävention der Divertikulose ballaststoffreich ernähren
▶ Bei symptomloser Divertikulose langfristig ballaststoffreiche Ernährung (evtl. Zufuhr von Kleie)
▶ Bei akuter Divertikulitis mit Komplikationen medikamentöse und/oder chirurgische Therapie

77 Chronische Obstipation

Unter Obstipation wird eine zu seltene, verzögerte Entleerung (weniger als dreimal wöchentlich) eines meist zu harten Stuhls verstanden, die mit Beschwerden einhergeht. Besteht sie länger als sechs Monate, handelt es sich um eine chronische Obstipation.

Chronische Obstipation mit
1. normaler Transitzeit
2. verlangsamter Transitzeit (»slow-transit-constipation«)
3. lokalen Entleerungsstörungen (»outlet obstruction«, anorektale Obstruktion)
   – anatomischer Genese, z.B. Rektozele, Prolaps
   – funktioneller Genese, z.B. Anismus, verminderte Rektumsensibilität

❏ 77.1: Verlaufsformen der chronischen Obstipation (nach Lembcke 1994)

Konkrete Angaben zur Häufigkeit der chronischen Obstipation fehlen in Deutschland. Es wird geschätzt, dass etwa 20% der deutschen Bevölkerung an Obstipation leiden, wobei Frauen wesentlich häufiger als Männer betroffen sind (Thiede u.a. 1995; Müller-Lissner 1998). Ab dem 65. Lebensjahr nimmt die Inzidenz stark zu. Von 5000 befragten Personen im Alter von 25–69 Jahren bejahten ca. 25% der Frauen und etwa 11% der Männer die Frage nach dem Vorhandensein von Verdauungsbeschwerden im Sinne einer Obstipation (Knopf u.a. 1995).

Klinik

Die Obstipation ist durch eine geringe Stuhlfrequenz, Schwierigkeiten bei der Stuhlentleerung, das Gefühl unvollständiger Defäkation, starkes Pressen beim Stuhlgang und Absetzen harter Fäzes gekennzeichnet (Lembcke 1994). Mit zunehmender Dauer können sich Meteorismus und Abdominalschmerzen einstellen (Meyenberger 1993). Aus Sicht der Patienten besteht Obstipation, wenn der Stuhl zu hart, zu wenig, zu selten und zu unregelmäßig ist (Ewe 1983). Bei der chronischen Obstipation kann zwischen drei Verlaufsformen unterschieden werden (❏ 77.1).
Die normale intestinale Transitzeit liegt bei Männern zwischen 7 und 60 Stunden, bei Frauen zwischen 10 und 70 Stunden (Meier u.a. 1992). Für eine anorektale Obstruktion sind Fremdkörpergefühl im Rektum, die Empfindung einer unvollständigen Entleerung oder eines tiefsitzenden Hindernisses charakteristische Symptome (Arendt 1992).
Zur **Diagnose** der Obstipation stehen verschiedene Verfahren zur Verfügung (❏ 77.2). Mittels Anamnese werden Symptome, Dauer der Symptomatik, Begleiterscheinungen, Ernäh-

rung, Lebensumstände, Medikation und Erkrankungen erfragt. Eine situative Obstipation, die auf veränderte Lebensumstände, z.B. Reisen, Menstruation oder Schwangerschaft, zurückzuführen ist, sollte ausgeschlossen werden (Arendt 1992; Lembcke 1994). Bedeutsam ist auch der Ausschluss organischer Ursachen (z.B. Entzündung, Tumor oder Analfissuren). Die Kolonmotilitätsstörung sollte von der funktionellen anorektalen Obstruktion differenziert werden (Karaus 1992). Hierfür eignet sich die Kolontransitzeitmessung mit röntgendichten Markern (Meier u.a. 1992; Müller-Lissner 1998).

Basisdiagnostik
Anamnese
klinische Untersuchung (Anusinspektion, digitale Untersuchung)
funktionelle Proktoskopie
Stuhluntersuchung auf okkultes Blut

Erweitere Diagnostik
Laborparameter
Doppelkontrastuntersuchung/Koloskopie

Spezialdiagnostik
Transitzeitbestimmung mit Markern
Defäkographie
anorektale Manometrie

❏ 77.2: Methoden zur Diagnose der Obstipation (Arendt 1992)

Ursachen

Die Ursachen einer Obstipation können sehr vielfältig sein. Häufig ist Obstipation die Summe mehrerer pathogenetischer Faktoren. Es können ihr **organische Ursachen** zugrunde liegen, wobei die Obstipation als Randerscheinung auftritt oder einen eigenständigen Krankheitswert erlangt, z. B. bei Hypothyreose, Depression und ausgeprägter Hypokaliämie (Arendt 1992) (☎ 77.3). Sie kann auch durch Einnahme von **Medikamenten** bedingt sein, wie Antidepressiva, Antikonvulsiva, Analgetika, Diuretika, orale Kontrazeptiva, Eisenpräparate oder Laxantien (Moriarty u. Irving 1992).

Häufig liegt bei der Obstipation eine **funktionelle Störung** vor. In diesem Zusammenhang wird sie auch als habituelle Obstipation bezeichnet. Burkitt u. a. (1972), die sich mit dem Einfluss von Ballaststoffen auf den Fäzes befassten, erwähnten u. a. die Obstipation als eine in den westlichen Industrieländern weit verbreitete Erkrankung. Die Ursache sahen sie in dem **geringen Ballaststoffgehalt** der Nahrung. Ballaststoffe erhöhen das Stuhlvolumen und verringern gleichzeitig den intraluminalen Druck, was mit einer Verkürzung der intestinalen Transitzeit einhergeht. Nicht nur die Erhöhung des Stuhlvolumens, sondern auch durch den Abbau von Ballaststoffen entstehende Substanzen wie kurzkettige Fettsäuren und CO_2 wirken beschleunigend auf die Darmpassage. Aufgrund unserer heutigen Ernährungsgewohnheiten (geringe Ballaststoffaufnahme) kommt die laxierende Wirkung der Ballaststoffe nur noch bedingt zum Tragen.

Allerdings bleibt zu bedenken, dass nicht jeder, der sich ballaststoffarm ernährt, an Obstipation leidet und Obstipierte teilweise genauso viel Ballaststoffe aufnehmen wie gesunde Personen (Klauser u. a. 1990; Rabast 1993). Da im Vergleich zu gesunden Personen bei Obstipierten unabhängig von der Ballaststoffzufuhr ein geringeres Stuhlgewicht und eine längere Transitzeit festgestellt wurde (Müller-Lissner 1988), können auch Motilitätsstörungen des Kolons und des Anorektus Ursache der Obstipation sein. Möglicherweise wird sie durch eine ballaststoffarme Kost verstärkt oder manifestiert sich erst dadurch (Müller-Lissner 1998).

Neben einer im Vergleich zur Kontrollgruppe geringeren Ballaststoffzufuhr wurde bei obstipierten Kindern auch eine geringere Energie- und Nährstoffzufuhr, ein niedrigeres Körpergewicht im Verhältnis zu Körperlänge sowie ein höhere Prävalenz von Anorexie beobachtet (Roma u. a. 1999). Eine geringere Energiezufuhr wurde auch bei Erwachsenen mit Obstipation festgestellt (Sandler u. a. 1990; Towers u. a. 1994). Dass eine mangelnde Flüssigkeitsaufnahme, insbesondere bei älteren Menschen, ein weiterer ätiologisch bedeutsamer Ernährungsfaktor ist, konnte bisher nicht belegt werden (Klauser u. a. 1990; Lembcke 1994). Falsche Essgewohnheiten, wie zu hastiges Essen oder zu spät abends eingenommene Hauptmahlzeiten, können möglicherweise durch eine verringerte Darmmotilität zur Entstehung der Obstipation beitragen (Knick u. a. 1994).

Viele Menschen haben eine falsche Vorstellung über eine normale Darmtätigkeit. Der Wunsch nach täglicher Stuhlentleerung sowie das Bedürfnis nach Darmreinigung (»*Horror autotoxicus*«[1]) veranlasst sie, gelegentlich oder auch regelmäßig **Laxantien** einzunehmen. Abführmittel sind Substanzen, die zur Förderung und Erleichterung der Darmentleerung dienen. Entsprechend der Wirkstoffgruppen gibt es Stuhlerweicher, Darmreizmittel bzw. Stimulanzien, Darmfüllmittel, Klistiere, salinische Abführmit-

---

Anorektal
Analfissur, Analstenose, anteriorer Mukosaprolaps, Rektozele, Anismus, Perianalabszess, Rektumtumor

Kolon
Striktur, Divertikulose, Kolitis (entzündlich, ischämisch, infektiös), idiopathische, verzögerte Transitzeit, Tumor

Endokrin
Diabetes mellitus, Hypothyreose, Hyperparathyreoidismus, Hypophyseninsuffizienz

Metabolisch
Hypokaliämie, Hyperkalzämie, Porphyrie, Urämie

Neurogen
intestinal (Morbus Hirschsprung, primäre Pseudoobstruktion), spinal, zerebral

Psychiatrisch
Anorexia nervosa, endogene Depression

☎ 77.3: Organische Ursachen der Obstipation (nach Meyenberger 1993)

---

[1] *Horror autotoxicus:* Furcht vor Selbstvergiftung durch fäkulentes Material im Körper (Ewe 1983)

tel u. a. Sie zählen zu den am häufigsten eingenommenen Medikamenten (Knick u. a. 1994). Nach Ergebnissen der Nationalen Untersuchungs-Surveys gaben 14 % der Frauen und 4 % der Männer an, Abführmittel einzunehmen, wobei der Laxantienverbrauch mit steigendem Alter zunahm. Die Mehrzahl der Befragten verwendete Stimulanzien, gefolgt von Darmfüllmitteln (Knopf u. a. 1995).

Der chronische Gebrauch von Laxantien ist aufgrund einer Reihe von Nebenwirkungen problematisch. Durch den Laxantienabusus wird häufig ein circulus vitiosus ausgelöst, der die Obstipation verstärkt (◨ 77.4). Durch einen sekretionsauslösenden Effekt steigern Laxantien u. a. die Kaliumausscheidung. Bei Personen, die Abführmittel verwenden, wurden im Vergleich zu Personen, die keine einnehmen, signifikant geringere Kaliumkonzentrationen im Serum gemessen (Knopf u. a. 1995). Gleichzeitig führen diese Medikamente u. a. auch zu erhöhten Wasser- und Natriumverlusten, Störungen im Säure-Basen-Haushalt, Malabsorptionsstörungen bis hin zur Entwicklung eines Laxantienkolons. Dabei treten verschiedene Veränderungen im Nervensystems des Kolons wie Lyse von Axonen und der Basalmembran, Reduktion von Zellorganellen oder kompletter Destruktion einzelner Axonbündel auf, die die Obstipation verschlimmern (Wienbeck u. Lübke 1990; Knick u. a. 1994).

Weitere Ursachen der Obstipation können eine jahrelange Unterdrückung des Stuhlreflexes oder die falsche Einübung der Defäkation in der Kindheit sein. Wird der Stuhlgang beim Auftreten des Defäkationsreizes unterdrückt, können sich die Rezeptoren des Rektums an den erhöhten Druck anpassen. Dies kann schließlich zur Obstipation führen (Knick u. a. 1994). Auch **psychische Belastungen** spielen in der Ätiologie eine Rolle (Towers u. a. 1994). Aufgrund der Beobachtungen, dass bei bettlägerigen Patienten häufiger Verstopfungen auftreten als bei gesunden Personen, Jogger nach Trainingsbeginn oft Stuhldrang empfinden und Langstreckenläufer häufig über Diarrhö berichten, wird vermutet, dass körperliche Aktivität die Darmmotilität stimuliert (Coenen u. a. 1992). **Mangelnde körperliche Bewegung** könnte zur Obstipation beitragen. Dies konnte jedoch in verschiedenen Studien nicht belegt werden (Bingham u. Cummings 1989; Coenen u. a. 1992).

Therapie

Die Therapie der Obstipation sollte mögliche Ursachen beseitigen sowie die Anregung der Darmmotilität, das Absetzen von Laxantien und die Einübung eines Defäkationsrhythmus umfassen (Meyenberger 1993). Dabei stehen diätetische Maßnahmen neben der Aufklärung über Ursachen und Folgen der Obstipation im Vordergrund der Behandlung.

Epidemiologische Studien zeigen bei gesunden Personen eine positive Korrelation zwischen der Ballaststoffaufnahme und dem Stuhlgewicht. Ballaststoffe – vor allem die nicht-fermentierbaren wie Lignin, Zellulose und manche Hemizellulosen – erhöhen das Stuhlgewicht und verkürzen die Transitzeit. Daher wird bei der Therapie die Steigerung der **Ballaststoffaufnahme** empfohlen. Dies kann durch den Verzehr ballaststoffreicher Lebensmittel wie Getreide, Vollkornprodukte und Gemüse erreicht werden. Nicht alle Ballaststoffe sind im Hinblick auf die Erhöhung des Stuhlvolumens gleich wirksam. Lösliche Ballaststoffe wie Pektine haben zwar eine höhere Wasserbindungskapazität; sie werden jedoch im Kolon von den Bakterien abgebaut und erhöhen letzlich das Stuhlvolumen im geringeren Maße als unlösliche Ballaststoffe wie Hemizellulosen.

Ist eine Ernährungsumstellung nicht durchführbar, lässt sich die Ballaststoffaufnahme durch den Verzehr von Weizenkleie bei ausreichender Flüssigkeitszufuhr erhöhen. Weizenkleie erwies sich im Vergleich zu anderen ballaststoffreichen Lebensmitteln aufgrund ihrer hohen Wasser-

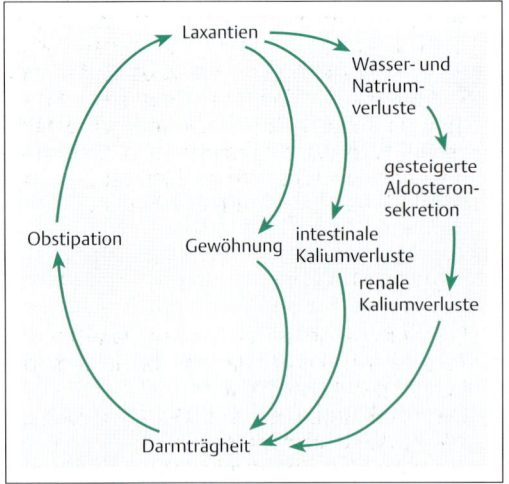

◨ 77.4: Circulus vitiosus bei Laxantienabusus (nach Ewe 1983)

bindungsfähigkeit bei der Steigerung des Stuhl-
gewichtes als besonders effektiv (Rabast 1993).
Auch Leinsamen und indischer Flohsamen
(*Plantago ovata*) können verwendet werden.
Zahlreiche Untersuchungen sowie das Ergebnis
einer Meta-Analyse zeigen, dass durch die Gabe
von Weizenkleie (10–30 g/d) das Stuhlgewicht
erhöht und die Transitzeit verkürzt wird
(Müller-Lissner 1988; Schmidt-Wilcke 1995).
Bereits im Säuglings- und Kindesalter besserte
sich die Obstipation durch ballaststoffreiche
Kost (Becker u. Roßkamp 1987).
Allerdings ist zu berücksichtigen, dass die Ursache nicht nur ein zu geringer Ballaststoffgehalt
der Nahrung ist, sondern auch eine funktionelle
Kolonmotilitätsstörung vorliegt (Müller-Lissner
1998). Es wurde auch festgestellt, dass die Verabreichung von Ballaststoffen bei obstipierten
Patienten nicht so erfolgreich ist wie bei gesunden Personen (Müller-Lissner 1988).
Bei der zusätzlichen Aufnahme von isolierten
Ballaststoffen sollte ausreichend Flüssigkeit zugeführt werden, um einen Kolonileus zu vermeiden. Zu Beginn der Behandlung mit Ballaststoffen können vorübergehend Nebenwirkungen,
wie Verstärkung des Völlegefühls und Flatulenz,
auftreten. Der Patient sollte dadurch jedoch sein
Therapieziel nicht aufgeben (Kasper 1993).
Patienten mit Beckenbodenschwäche, Rektozele, rektaler Fäzesimpaktion oder einer neurologischen Erkrankung sprechen nicht auf eine
erhöhte Ballaststoffzufuhr an (Rabast 1993).
Milchsauer vergorene Lebensmittel wie Sauerkraut und Joghurt haben aufgrund des Gehalts
an Milchsäure eine laxierende Wirkung. In Wasser eingeweichte Backpflaumen aktivieren den
gastrokolischen Reflex durch gastrale Dehnung
und können somit zu einer Besserung der Obstipation beitragen (Lembcke 1994). Die natürlicherweise vorkommenden Zucker (Laktose),
Zuckeralkohole wie Laktitol, Sorbitol, Mannitol
u. a. sowie das synthetische Disaccharid Laktu-
lose erhöhen durch ihre osmotische Wirksamkeit das Stuhlgewicht bzw. -volumen. Bei einer
Laktoseintoleranz ist die Therapie mit Laktose
kontraindiziert (Schmidt-Wilcke 1994). Laktu-
lose wird häufig älteren Patienten mit Obstipation verabreicht (Schäfer u. Füsgen 1992).
Ist durch diese Maßnahmen keine Stuhlregulie-
rung möglich oder lassen sie sich aufgrund von
Begleiterkrankungen nicht durchführen, besteht
eine Indikation für **Laxantien**. Besteht ein Missbrauch an Laxantien, sollten sie stufenweise
abgesetzt werden mit gleichzeitiger Erhöhung
der Ballaststoffzufuhr (Kasper 1993). Die Steigerung der Darmmotilität durch Ballaststoffe

erwies sich als genauso effektiv wie die durch
Laxantien. Abdominalschmerzen und Stuhlkon-
sistenz verbesserten sich bei beiden Therapie-
formen (Tramonte u. a. 1997).
Eine bedeutsame therapeutische Maßnahme ist
die Einübung eines **Defäkationsrhythmus**.
Der Patient sollte sich ausreichend Zeit für den
Stuhlgang nehmen und jedem Stuhldrang nachkommen. Dabei ist es hilfreich, täglich zur glei-
chen Zeit, am besten nach dem Frühstück, den
Stuhl abzusetzen (Schäfer u. Füsgen 1992).
In einer Untersuchung erwies sich ein E.-coli-
Präparat bei der Behandlung der chronischen
Obstipation als erfolgreich. Die Stuhlfrequenz
erhöhte sich bei Obstipierten im Vergleich zur
Kontrollgruppe signifikant. Verschiedene Stu-
dien liefern Hinweise, dass die Obstipation
durch Instillation lebender Bakterien gebessert
bzw. behoben werden kann (Möllenbrink u.
Bruckschen 1994).
Eine chirurgische Therapie sollte nur bei Versa-
gen der genannten Maßnahmen angewendet
werden (Thiede u. a. 1995). Bei Patienten mit
langsamer Darmpassage erwiesen sich eine
Kolektomie und Ileorektostomie als erfolgreich
(Pemberton u. a. 1991).

Zusammenfassung

Die chronische Obstipation ist in westlichen
Industrieländern weit verbreitet. Besonders
häufig sind Frauen betroffen. Meist handelt es
sich um eine funktionelle Störung, bei der verschiedene Ursachen eine Rolle spielen. Im Rahmen der Diagnostik ist der Ausschluss organischer Ursachen bedeutsam. Mittels diätetischer
Maßnahmen, wie der Steigerung der Zufuhr von
Ballaststoffen, ist eine Regulierung des Stuhlgangs anzustreben. Die Einübung eines Defäkationsrhythmus kann hilfreich sein. Laxantien
sollten bei Versagen dieser Maßnahmen nur
vorübergehend eingenommen werden.

☞ Empfehlungen

- ▶ Verzehr ballaststoffreicher Lebensmittel
- ▶ Verzehr von Lebensmitteln mit laxierender
  Wirkung (z. B. Sauerkraut)
- ▶ Eventuell Aufnahme von Quellmitteln (z. B.
  Weizenkleie oder Leinsamen)
- ▶ Ausreichende Flüssigkeitszufuhr
- ▶ Einüben eines Defäkationsrhythmus
- ▶ Stufenweises Absetzen von Laxantien bei
  chronischem Missbrauch

Alkoholbedingte Erkrankungen

78 Alkohol und Stoffwechsel

Alkohol ist die allgemein übliche Bezeichnung für Ethanol (Ethylalkohol). Mit einem Brennwert von etwa 7 kcal (29,4 kJ)/g zählt er wie Fette, Kohlenhydrate und Proteine zu den energieliefernden Nahrungsbestandteilen. Mit alkoholhaltigen Getränken werden teilweise erhebliche Mengen an Nahrungsenergie zugeführt.

Der **Abbau** von Alkohol kann in der Leber auf drei verschiedenen Wegen erfolgen (☎ 78.1): Zum größten Teil wird der Alkohol im Zytosol mittels der Alkoholdehydrogenase zum toxischen Azetaldehyd oxidiert, das in den Mitochondrien mit Hilfe der Aldehyddehydrogenase zu Azetat oxidiert wird. Beide Enzyme benötigen NAD^+ als Koenzym. Zudem kann Alkohol mit einem im endoplasmatischen Retikulum lokalisierten Enzymsystem, dem microsomal ethanol oxidizing system (MEOS), zu Azetaldehyd abgebaut werden. Das MEOS benötigt $NADPH+H^+$ und O_2. Ethanol kann auch mit Hilfe einer Katalase, die in Peroxisomen und Mitochondrien lokalisiert ist, zu Azetaldehyd oxidiert werden. Dieser Abbauweg, bei dem H_2O_2 erforderlich ist, spielt jedoch im Normalfall nur eine untergeordnete Rolle (Lieber 1995).

Deutschland zählt zu den führenden Ländern beim Alkoholkonsum; im Durchschnitt werden jährlich über 12 l reiner Alkohol pro Kopf konsumiert. Die **Folgen** eines übermäßigen Alkoholkonsums sind vielfältig. Ein akuter übermäßiger Alkoholkonsum beeinflusst vorwiegend die Motorik und die emotionale Steuerung. Mit steigendem Alkoholspiegel kommt es zu verminderter Reaktionsfähigkeit, Benommenheit und unsicherem Gang bis hin zu Störungen der Orientierung und des Bewusstseins (Diener u. Dichgans 1994).

Nach der ICD (=International Statistical Classification of Diseases and Related Health Problems)-10 der WHO (1992) wird zwischen schädlichem Gebrauch von Alkohol (Alkoholmissbrauch) und Alkoholabhängigkeit (☎ 78.2) differenziert. Alkoholmissbrauch ist demnach »ein Konsummuster, das zu einer Gesundheitsschädigung führt. Die Diagnose erfordert eine tatsächliche Schädigung der psychischen oder physischen Gesundheit des Konsumenten. Das Konsumverhalten wird häufig von anderen kritisiert und hat auch häufig unterschiedliche negative soziale Folgen. (...) Eine akute Intoxikation oder ein ›Kater‹ beweisen allein noch nicht den ›Gesundheitsschaden‹, der für die Diagnose ›schädlicher Gebrauch‹ erforderlich ist.« Die Zahl der Alkoholabhängigen in Deutschland wird auf etwa 2–3 Mio. geschätzt, die der alkoholbedingten Todesfälle auf etwa 40 000 pro Jahr.

Alkoholmissbrauch führt nicht nur zur Abhängigkeit, sondern auch zu diversen **Stoffwechselveränderungen** und zu Organschäden. Durch Alkoholkonsum werden dosisabhängig vermehrt reduzierte Redoxäquivalente gebildet, hauptsächlich $NADH+H^+$. Hierdurch wird die Redoxhomöostase verschoben, was verschiedene Stoffwechselstörungen zur Folge hat (☎ 78.3). Es entsteht u.a. eine Hyperlaktazidämie, die zur Azidose beiträgt und die renale Clearance von Harnsäure vermindert, was zur Hyperurikämie führen kann. Die Veränderungen im Glukosestoffwechsel können bei Personen, deren Glykogenspeicher bereits erschöpft sind, eine schwere Hypoglykämie hervorrufen. Infolge der Veränderungen im Fettstoffwechsel kommt es in der Leber zur Akkumulation von Lipiden.

Durch die gesteigerte Aktivität des MEOS entstehen vermutlich auch vermehrt freie Radikale, die die Zellorganellen wie Mitochondrien direkt angreifen und die Karzinogenese, die u.a. durch eine Schädigung der Schleimhäute und des Immunsystems begünstigt wird, fördern

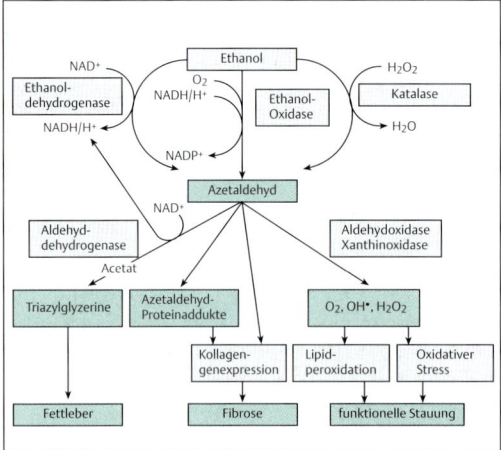

☎ 78.1: Ethanolstoffwechsel in der Leber (nach Löffler u. Petrides 1998, S. 1036)

Für die Diagnose »Abhängigkeit« müssen während des letzten Jahres drei oder mehr der folgenden Kriterien gleichzeitig vorhanden sein:

1. Ein starker Wunsch oder eine Art Zwang, Alkohol zu konsumieren.

2. Verminderte Kontrollfähigkeit bezüglich des Beginns, der Beendigung und der Menge des Alkoholkonsums.

3. Ein körperliches Entzugssyndrom bei Beendigung oder Reduktion des Alkoholkonsums, nachgewiesen durch Entzugssymptome oder durch die Aufnahme von Alkohol, um Entzugssymptome zu mildern oder zu vermeiden.

4. Nachweis einer Toleranz. Um die ursprünglich durch niedrige Dosen erreichten Wirkungen des Alkohols hervorzurufen, sind zunehmend höhere Dosen erforderlich.

5. Fortschreitende Vernachlässigung anderer Vergnügen oder Interessen zugunsten des Alkoholkonsums, erhöhter Zeitaufwand, um die Substanz zu beschaffen, zu konsumieren oder sich von den Folgen zu erholen.

6. Anhaltender Alkoholkonsum trotz Nachweises eindeutiger schädlicher Folgen. Es sollte dabei festgestellt werden, dass der Konsument sich tatsächlich über Art und Ausmaß der schädlichen Folgen im klaren war oder dass zumindest davon auszugehen ist.

Ein eingeengtes Verhaltensmuster im Umgang mit Alkohol wie z. B. die Tendenz, Alkohol an Werktagen wie an Wochenenden zu trinken und die Regeln eines gesellschaftlich üblichen Trinkverhaltens außer Acht zu lassen, ist ebenfalls ein charakteristisches Merkmal.

Als wesentliches Charakteristikum des Abhängigkeitssyndroms gilt ein aktueller Konsum oder ein starker Wunsch nach Alkohol.

■ 78.2: Diagnostische Leitlinien (übersetzt und gekürzt) für das (Alkohol-)Abhängigkeitssyndrom nach ICD-10 (nach WHO 1992)

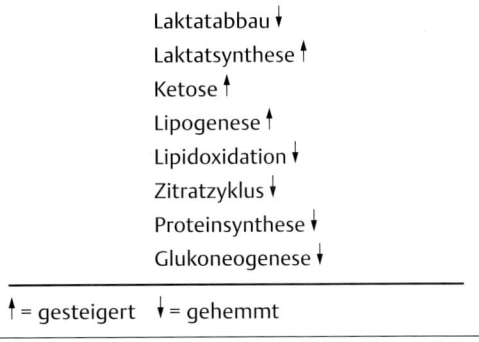

■ 78.3: Alkoholbedingte Stoffwechselstörungen

können. Außerdem führt die Aktivierung des MEOS zur veränderten Metabolisierung von Pharmaka und zu verschiedenen Wechselwirkungen mit Vitamin A (z.B. einer gesteigerten Hepatotoxizität).

Azetaldehyd, das erste Oxidationsprodukt des Ethanols, wirkt hepatotoxisch, indem es zum einen die Lipidperoxidation begünstigt und zum anderen Proteine bindet, wodurch in den Leberzellen schädigende Protein-Azetaldehyd-Addukte entstehen. Ferner wird eine Zellschädigung durch eine Immunreaktion gegen die Protein-Azetaldehyd-Addukte vermutet.

Übermäßiger Alkoholkonsum führt außerdem zu einer Endotoxinämie, die eine vermehrte Freisetzung von Mediatoren wie Tumor-Nekrose-Faktor, Interleukinen oder Leukotrienen zur Folge hat. Letztere können hepatische und extrahepatische Zellschäden hervorrufen. Vermutlich ist der Tumor-Nekrose-Faktor an der Entstehung der alkoholinduzierten Hepatitis beteiligt. Ethanol beeinflusst auch den Kollagenstoffwechsel: Zum einen wird die Kollagensynthese erhöht, zum anderen der Kollagenabbau reduziert. Dies führt zu einer Kollagenakkumulation in der Leber (Lieber 1995).

Auch die durch übermäßigen Alkoholkonsum bedingten **körperlichen Schäden** sind vielfältig; sie betreffen neben der Leber u. a. den gesamten Gastrointestinaltrakt, Pankreas, Skelett, Muskulatur, Haut, Nerven- und Immunsystem sowie das kardiovaskuläre und endokrine System. Alkoholkonsum während der Schwangerschaft kann als Folge der teratogenen Wirkung von Alkohol zur Alkoholembryopathie führen (s. Kap. 44, S. 123).

Alkohol hat in Abhängigkeit von der aufgenommenen Menge einen Einfluss auf den **Ernährungsstatus**. Bei exzessiven Trinkern wird etwa die Hälfte der Nahrungsenergiezufuhr durch Alkohol gedeckt. Gleichzeitig werden durch zunehmenden Alkoholkonsum andere Energie- und Nährstoffquellen verdrängt mit der Folge einer reduzierten Nährstoffzufuhr und eines Körpergewichtsverlusts. Es resultiert eine primäre Malnutrition. Die sekundäre Malnutrition entsteht durch alkoholbedingte Stoffwechselstörungen, die auch den Nährstoffmetabolismus betreffen. So führt chronischer Alkoholkonsum zum Mangel an Vitamin A, D und E sowie an B-Vitaminen, vor allem Vitamin B_1, Vitamin C, Niacin und Folsäure. Bei den Mineralstoffen sind Magnesium, Zink und Selen betroffen. Eine generelle Supplementierung mit Nährstoffen bei Alkoholikern ist aufgrund des hohen Interaktionspotentials einzelner Nährstoffe jedoch nicht sinnvoll (Suter 1995).

Bislang standen die vielfältigen negativen Folgen des Alkoholkonsums im Vordergrund von Untersuchungen. Ein hoher Alkoholkonsum gilt als eindeutig gesundheitsgefährdend. In den letzten Jahren zeigen epidemiologische und experimentelle Studienbefunde zunehmend den **gesundheitsfördernden Einfluss** eines **moderaten Alkoholkonsums**. Als moderat wird eine Aufnahme von 10–30 g Ethanol am Tag (z.B. enthält ein Glas Rotwein etwa 13 g Alkohol)[1] angesehen. Die gesundheitlichen Vorteile des Alkoholkonsums betreffen vorwiegend die koronare Herzerkrankung mit ihren Folgen (s. Kap. 61, S. 280). Insbesondere der Zusammenhang zwischen Weinkonsum und Mortalität infolge koronarer Herzerkrankung wurde aufgrund des »French Paradox« untersucht. Dieses Paradoxon beruht darauf, dass in bestimmten Regionen Frankreichs trotz des relativ hohen Fettkonsums die Prävalenz ischämischer Herzerkrankungen auffällig niedrig ist. Diese Beobachtung wurde darauf zurückgeführt, dass der Weinkonsum im Durchschnitt höher ist als in anderen Gegenden und eine »mediterrane Ernährung« praktiziert wird.

Inzwischen haben verschiedene Studien gezeigt, dass ein moderater Alkoholkonsum die Konzentration des HDL-Cholesterins erhöht, die Thrombozytenaggregation vermindert und die Fibrinolyse stimuliert (Wolfram 1998). Zudem wird der Blutdruck durch moderaten Alkoholkonsum günstig beeinflusst, was auf eine Gefäßerweiterung sowie Veränderungen im Hormon-, Wasser- und Elektrolythaushalt zurückzuführen ist (Keul u. König 1998). Sehr wahrscheinlich wirkt der Alkohol selbst protektiv. Vermutlich spielen auch die im Wein enthaltenen Flavonoide und Phenole bei der beobachteten Wirkung eine Rolle.

Nach den Referenzwerten für die Nährstoffzufuhr haben die DGE u.a. (2000, S. 65 ff.) erstmals einen Richtwert für Alkohol benannt. Demnach sollten Männer nicht mehr als 20 g Alkohol pro Tag und Frauen nicht mehr als 10 g täglich zu sich nehmen. Diese Menge wird als gesundheitlich verträglich angesehen. Aufgrund der möglichen negativen Wirkungen von Alkohol auf den menschlichen Körper kann allerdings keine allgemeine Empfehlung zum Alkoholkonsum ausgesprochen werden. Das gilt insbesondere auch deswegen, weil die krebsfördernde Wirkung von Alkohol offenbar bereits bei sehr niedrigen Dosierungen einsetzt. In dieser Hinsicht existiert kein Schwellenwert, unterhalb dessen keine negativen Wirkungen feststellbar sind. Während der Schwangerschaft und Stillzeit sollten Frauen Alkohol meiden.

79 Alkoholinduzierte Lebererkrankungen

Chronischer Alkoholmissbrauch schädigt nahezu alle Organe des Körpers. Die Leber, in der der Alkohol abgebaut und verstoffwechselt wird, ist jedoch am stärksten betroffen. In Abhängigkeit von Quantität und Dauer der Alkoholzufuhr kann es zu alkoholinduzierten Lebererkrankungen kommen. Je höher und langandauernder der Alkoholkonsum ist, desto eher tritt eine Lebererkrankung auf. Der Schweregrad der Leberschädigung wird neben einer genetischen Disposition u.a. auch durch das Geschlecht beeinflusst: Während bei Männern langfristig eine Alkoholmenge von 40–60 g Alkohol pro Tag die Inzidenz der Zirrhose um den Faktor 6 erhöht, sind bei Frauen hierfür bereits 20 g Alkohol pro Tag ausreichend. Auch die Häufigkeit chronischer Lebererkrankungen im fortgeschrittenen Stadium ist bei gleicher Anamnese bei Frauen höher. Dies lässt sich auf geschlechtsspezifische Unterschiede bei der Verstoffwechselung von Alkohol in Leber und Magen zurückführen (Lieber 1995).

Im Wesentlichen werden drei Formen der alkoholinduzierten Leberschädigung voneinander abgegrenzt: Fettleber, Hepatitis und Zirrhose. Sie können in dieser Reihenfolge nacheinander entstehen, müssen dies aber nicht zwingend. Die Übergänge zwischen den einzelnen Formen sind fließend.

---

[1] Berechnung: Rotwein hat etwa 11 Vol.% Alkohol; die Dichte von Alkohol beträgt 0,79 g/ml.
   11 Vol.% x 0,79 g/ml = 0,087 g/ml.
   Da ein Glas Rotwein etwa 150 ml fasst, enthält es 13 g Alkohol.

Alkoholfettleber

Der häufigste Befund bei Patienten mit alkoholbedingter Lebererkrankung ist eine Fettleber. Sie wird bei etwa 90 % der Patienten mit Alkoholmissbrauch beobachtet. Die vermehrte Fettablagerung in den Hepatozyten beruht auf einer verminderten Fettsäureoxidation und einer gesteigerten Fettsäure- und Triglyzeridsynthese sowie auf einer gestörten Lipidabgabe der Leber als Folge regelmäßigen Alkoholkonsums (Diener u. Dichgans 1994; Bode 1995). Bereits nach dreiwöchigem Konsum von 160 g Alkohol pro Tag (dies entspricht etwa zwei Liter Wein) findet sich eine Leberverfettung (Kasper 1996, S. 208). Es entstehen Fetttropfen, die den Zellkern an die Zellwand drücken. Die Leberverfettung beginnt zunächst läppchenzentral, bei ausgeprägter Verfettung ist das gesamte Leberläppchen betroffen. Die Leber kann u. a. durch die Retention von Proteinen und die Proliferation des endoplasmatischen Retikulums anschwellen. Außerdem lassen sich bereits in einem frühen Stadium Veränderungen der Mitochondrien beobachten: Es bilden sich sog. Megamitochondrien. Bei einer ausgeprägten Fettleber können Lipogranulome entstehen (Diener u. Dichgans 1994; Bode 1995).
Eine Fettleber liegt vor, wenn über 50% der Leberzellen verfettet sind. Ein Fettanteil des Leberfeuchtgewichts ab etwa 10% entspricht einer mäßigen, ab etwa 20% einer ausgeprägten Fettleber. Im Extremfall kann der Fettanteil auf 50% ansteigen (Kasper 1996, S. 208). Die **Symptome** der Fettleber sind uncharakteristisch: Etwa die Hälfte der Patienten klagt über Druckgefühl und Schmerzen im rechten Oberbauch, Übelkeit und Appetitlosigkeit. Verschiedene Hautzeichen wie Gefäßspinnen oder Teleangiektasien (bleibende Erweiterung kleiner oberflächlicher Hautgefäße) können auftreten. Häufig verläuft die Erkrankung aber auch asymptomatisch. Liegen neben der Fettleber eine Hyperlipidämie und eine hämolytische Anämie vor, wird diese Erkrankung als Zieve-Syndrom bezeichnet.
Der auffallendste Befund bei der **Diagnosestellung** ist die Lebervergrößerung, die bei etwa 80% der Patienten mit Fettleber vorliegt. Sonographisch findet sich außerdem eine diffus verstärkte Echogenität. Bei den klinisch-chemischen Befunden ist eine Erhöhung der Aktivität der γ-Glutamyltransferase (γ-GT) sowie eine leichte Aktivitätssteigerung der Transaminasen und evtl. der alkalischen Phosphatase zu beobachten.

Bei der **Therapie** steht die Alkoholkarenz im Vordergrund. Bei absoluter Karenz und ausgewogener Ernährung kommt es zur völligen Rückbildung der Fetteinlagerung in der Leber innerhalb einiger Wochen bis Monate (Diener u. Dichgans 1994; Bode 1995). Je nach Schwere der Erkrankung kann bereits nach 3–4 Wochen eine Normalisierung des Befundes erreicht werden. Bei gleichzeitigem Übergewicht ist eine energiereduzierte, ausgewogene Kost sinnvoll, vor allem auch im Hinblick auf die bei einer Fettleber häufig auftretende gestörte Glukosetoleranz (Oehler 1996).

Alkoholhepatitis

Die Alkoholhepatitis ist für das Fortschreiten der chronisch alkoholbedingten Lebererkrankung bis hin zur Leberzirrhose die entscheidende Veränderung. Sie wird durch den regelmäßigen Konsum von 80–160 g Alkohol über mehrere Wochen oder Monate ausgelöst (Kasper 1996, S. 211).
Histologisch finden sich neben der Verfettung und Leberschwellung alkoholisches Hyalin (Mallory-Körper), Leberzellnekrosen, eine ausgedehnte Infiltration von Granulozyten sowie eine Kollagenisierung und Fibrosierung. Das klinische Bild der Alkoholhepatitis kann sehr unterschiedlich sein, es reicht von der asymptomatischen Form bis zur schweren Erkrankung mit zunehmendem Leberversagen. Die häufigsten **Symptome** sind Appetitverlust, Körpergewichtsabnahme, Übelkeit, Erbrechen und Abdominalschmerzen. In der Regel liegt eine Hepatomegalie vor. Häufig liegt je nach Ausprägung Fieber, eine Leukozytose sowie ein Ikterus vor. Bei etwa einem Drittel der Patienten mit Alkoholhepatitis ohne Zirrhose finden sich Zeichen einer Feminisierung wie Gynäkomastie oder feminine Behaarung. Liegt zudem ein zirrhotischer Umbau der Leber vor, treten die genannten Symptome sowie eine Milzvergrößerung und Aszites wesentlich häufiger auf.
Die **Diagnose** kann anhand der Anamnese und klinisch-chemischer Befunde zusammen mit einer Leberbiopsie erfolgen. In 90% der Fälle ist die Bilirubinkonzentration erhöht. Je ausgeprägter die Hyperbilirubinämie ist, desto schwerer ist der Krankheitsverlauf. Dies gilt auch für die Leukozytose. Des Weiteren sind die Aktivitäten der γ-GT und der Glutamat-Oxalazetat-Transaminase (GOT) und der Glutamat-Pyruvat-Transaminase (GPT) erhöht, wobei die GOT stärker erhöht ist als die GPT. Häufig liegen auch

Gerinnungsstörungen und erhöhte γ-Globulin- sowie erniedrigte Albumin-Konzentrationen vor.

Bei der **Therapie** der Alkoholhepatitis ist die Alkoholkarenz die entscheidende Maßnahme. Eine ausgewogene Ernährung mit ausreichender Zufuhr an Nahrungsenergie und Nährstoffen ist empfehlenswert. Bei einer akuten Verlaufsform ist eine enterale bzw. parenterale Ernährung erforderlich.

Die Prognose der Erkrankung ist entsprechend ihrer Verlaufsform sehr unterschiedlich: Leichtere Formen können innerhalb einiger Wochen oder Monate ausheilen (Diener u. Dichgans 1994; Bode 1995). Die Mortalität liegt bei 20–65 % (Kasper 1996, S. 211).

Alkoholleberzirrhose

Die Alkoholleberzirrhose stellt das Endstadium der alkoholbedingten Lebererkrankungen dar. Obwohl der Alkoholkonsum eng mit dem Risiko für die Leberzirrhose korreliert, liegt die Zirrhosehäufigkeit bei Alkoholikern nur 10–30 %. Bei der alkoholbedingten Leberzirrhose wird die normale Läppchenarchitektur zerstört, und es kommt zur Entstehung von Regeneratknoten sowie einer ausgeprägten Fibrosierung. Durch die Vermehrung des Bindegewebes ist der Blutdurchfluss beeinträchtigt, was zu einer portalen Hypertension führt. Ferner kann es durch den Druckanstieg zu Aszites und Ödemen sowie portosystemischen Kollateralkreisläufen mit Ösophagusvarizen kommen. Infolge des Untergangs des Leberparenchyms ist die Synthese der Blutgerinnungsfaktoren vermindert, wodurch sich die Blutungsneigung erhöht.

Außerdem ist die Entgiftungsfunktion der Leber reduziert, so dass die Konzentration von Ammoniak und anderen toxischen Stoffen ansteigt. Ab einer bestimmten Konzentration verursachen sie eine Funktionsstörung des Gehirns, die hepatische Enzephalopathie, die letztlich zum *Coma hepaticum* führen kann (Kasper 1996, S. 198 ff.).

Die **Symptome** der Zirrhose und die Veränderungen der klinisch-chemischen Befunde entsprechen weitgehend denen einer ausgeprägten Alkoholhepatitis. Dabei werden Schwächegefühl, Anorexie, Ikterus, Zeichen der Feminisierung sowie verschiedene Hautveränderungen, z.B. Gefäßspinnen, Palmarerythem und Teleangiektasie, häufig beobachtet. Besonders ausgeprägt ist die Erhöhung der Globuline. Des Weiteren besteht oftmals eine Malnutrition bedingt durch eine verminderte Nährstoffzufuhr, verminderte Absorption und Digestion sowie alkoholbedingte Stoffwechselveränderungen.

Zur **Diagnose** dient neben der Anamnese und der klinisch-chemischen Befunde die Laparoskopie und histologische Untersuchung sowie die Sonographie.

Ebenso wie bei Fettleber und Hepatitis ist die Alkoholabstinenz die entscheidende Maßnahme in der **Therapie** der alkoholbedingten Leberzirrhose (Bode 1995). Weitere Maßnahmen sollten – wie bei den bereits besprochenen alkoholbedingten Lebererkrankungen auch – darin bestehen, bereits vorhandene Nährstoffdefizite auszugleichen und der Entwicklung von Komplikationen (z.B. Aszites, hepatische Enzephalopathie oder Nierenversagen) entgegenzuwirken bzw. bereits aufgetretene Probleme entsprechend zu therapieren. Auch bei der Leberzirrhose ist bei Patienten mit ausreichendem Appetit eine abwechslungsreiche, ausgewogene Ernährung empfehlenswert. Es ist vor allem auf eine ausreichende Nahrungsenergiezufuhr zu achten, da der Energieverbrauch erhöht sein kann. Entgegen früherer Ansichten sollte die Fettzufuhr nicht reduziert werden. Der Proteinbedarf ist bei einer Leberzirrhose erhöht. Für eine positive Stickstoffbilanz sind täglich mindestens 1–1,2 g Protein pro kg Körpergewicht zuzuführen (Kasper 1996, S. 203 ff.). Bestehende Defizite an fettlöslichen Vitaminen, B-Vitaminen und Folsäure sollten diätetisch oder medikamentös ausgeglichen werden. Dies gilt ebenso für Magnesium, Zink und Selen (Bode 1995; Suter 1995).

Liegt bereits eine hepatische Enzephalopathie vor, muss eine Proteinrestriktion erfolgen: Ist eine orale Ernährung möglich, sollte die Proteinzufuhr auf etwa 25 g/d reduziert und dann alle 3–4 Tage um 10 g erhöht werden. Als Proteinquelle sind pflanzliche Proteine zu bevorzugen, da sie besser toleriert werden. In verschiedenen Studien erwies sich die Gabe von verzweigtkettigen Aminosäuren bei bestehender hepatischer Enzephalopathie als hilfreich.

Da bei der Entstehung eines Aszites neben anderen Faktoren die Natriumretention von Bedeutung ist, gilt es, die Natriumzufuhr auf 3 g/d zu reduzieren. Bei Ösophagusvarizen sollten aufgrund der Erhöhung des intravariösen Drucks keine voluminösen Mahlzeiten verzehrt werden (Kasper 1996, S. 203 ff.).

80 Alkoholinduzierte Pankreatitis

Bei einer Pankreatitis kommt es durch Aktivierung der Verdauungsenzyme zur Autodigestion der Bauchspeicheldrüse. Das Krankheitsbild wird in zwei Verlaufsformen unterteilt: die akute und die chronische Erkrankung. Bei der **akuten Pankreatitis** führt die Entzündung zu einer Schwellung des Pankreas bei im Wesentlichen erhaltener Organfunktion, was als ödematöse Pankreatitis bezeichnet wird. Schreitet die Entzündung voran, kann sich die Bauchspeicheldrüse unter Bildung von Nekrosen vollständig auflösen. Diese Form, die auch benachbarte Organe in Mitleidenschaft zieht und mit einer hohen Letalität einhergeht, wird als hämorrhagisch nekrotisierende Pankreatitis bezeichnet. Zweithäufigste Ursache der akuten Pankreatitis ist nach der Cholelithiasis der Alkoholabusus (Singer 1995). Bei der Therapie ist eine parenterale Ernährung mit anschließendem langsamen Kostaufbau bei absoluter Alkoholkarenz indiziert (Kasper 1996, S. 183 f.).

Die alkoholinduzierte Pankreatitis wird meistens der chronischen Verlaufsform zugeordnet, da bei erstmaliger Manifestation der Krankheit durch einen akuten Schub bereits irreversible Veränderungen des Pankreas vorhanden waren (Lehnert 1998). Die **chronische Pankreatitis** verläuft über Jahre gleichmäßig oder in Schüben; sie wird wesentlich häufiger bei Männern als bei Frauen festgestellt – vermutlich aufgrund der höheren Prävalenz von Alkoholismus bei Männern.

Durch eine chronische Alkoholzufuhr kommt es u. a. zur Erhöhung der Protein- und Kalziumkonzentration im Pankreassekret sowie zur Abnahme des Volumens und der Bikarbonatkonzentration. Dadurch bilden sich Proteinpräzipitate und Verklumpungen, von denen angenommen wird, dass sie den ersten Schritt der Pathogenese der chronischen Pankreatitis darstellen. Im weiteren Verlauf schreitet der Gewebsuntergang bei gleichzeitiger Fibrosierung voran, was zur exokrinen und schließlich auch zur endokrinen Pankreasinsuffizienz führt. Es kommt zu Verkalkungen im Pankreasgangsystem. Der Untergang des Pankreasgewebes führt zum Diabetes mellitus. Durch die Funktionseinschränkung des Pankreas kommt es zur Maldigestion, die sich u. a. in einer Gewichtsabnahme, Steatorrhö und einem Mangel an fettlöslichen Vitaminen, Vitamin B_{12} und Kalzium äußert. Die chronische Pankreatitis unterscheidet sich von der akuten dadurch, dass sie trotz Beseitigung ihrer ätiologischen Faktoren fortschreitet, während die akute Form nach Ausschalten der Ursache und nach Behandlung der Komplikationen meist wieder ausheilt.

In bis zu 90 % aller Fälle ist die **Ursache** der chronischen Pankreatitis ein über mehrere Jahre andauernder erhöhter Alkoholkonsum. Dabei steigt das relative Risiko, an einer chronischen Pankreatitis zu erkranken, proportional zur täglich konsumierten Alkoholmenge an. Epidemiologische Studien ergaben, dass ein Konsum von mindestens 50 g Alkohol pro Tag eine Organschädigung hervorruft (Singer 1995; Kasper 1996, S. 183 ff.; Lehnert 1998). Als weitere Risikofaktoren gelten ein hoher Proteinsowie ein hoher Fettgehalt der Nahrung. Eine genetische Disposition wird diskutiert (Kasper 1996, S. 185; Lehnert 1998).

Das führende **Symptom** ist ein starker, anhaltender Schmerz im Oberbauch. Weitere Symptome sind neben den bereits erwähnten Meteorismus, Fettintoleranz, Übelkeit, Erbrechen, Diarrhö und Obstipation. Zur **Diagnose** sind neben Anamnese und verschiedenen Laboruntersuchungen ein Funktionstest der Bauchspeicheldrüse sowie bildgebende Verfahren wie Sonographie und Computertomographie erforderlich.

Auch bei der **Therapie** der chronischen Pankreatitis steht die Alkoholkarenz im Vordergrund. Weiterhin sollte die Fettzufuhr auf etwa 20 % der Nahrungsenergiezufuhr unter Berücksichtigung der Fettmenge im Stuhl reduziert werden. In schweren Fällen der exokrinen Pankreasinsuffizienz ist die Zufuhr von MCT-Fetten hilfreich. Zur Beseitigung der Steatorrhö können Pankreasenzyme verabreicht werden. Insgesamt sollte die Nahrung leicht verdaulich und ballaststoffarm sein und gleichmäßig über den Tag verteilt in kleinen Mahlzeiten aufgenommen werden. Auf eine ausreichende Zufuhr an Nahrungsenergie und Nährstoffen ist zu achten. Bei einer ausgeprägten exokrinen Pankreasinsuffizienz, die sich mit den genannten Maßnahmen nicht therapieren lässt, kann die Gabe einer chemisch definierten Formeldiät erforderlich werden. Weiterhin ist eine Schmerzbehandlung Teil der Therapie. Bei Komplikationen kann ein chirurgischer Eingriff notwendig werden (Singer 1995; Kasper 1996, S. 186 ff.).

81 Alkoholpolyneuropathie

Der Alkoholkonsum wirkt sich auch auf das zentrale und periphere Nervensystem aus. Bei der akuten Alkoholintoxikation als Folge eines übermäßigen Alkoholkonsums gibt es verschiedene Stadien, die von Euphorie und Erregung bis zur Bewusstlosigkeit und akuten Lebensgefahr reichen. Bei chronischem Alkoholmissbrauch können Krankheiten des zentralen Nervensystems, z. B. Wernicke-Enzephalopathie bzw. Wernicke-Korsakow-Syndrom und Kleinhirnatrophie, auftreten. Auch Alkoholentzug kann bei Patienten mit chronischem Alkoholabusus verschiedene Symptome bis hin zum Alkoholdelir, bei dem fehlgeleitete Kompensationsmechanismen im ZNS auftreten, hervorrufen.

Als Erkrankung des peripheren Nervensystems ist vor allem die Alkoholpolyneuropathie zu nennen, eine relativ häufige Folgeerkrankung des chronischen Alkoholmissbrauchs. Die Angaben zur Prävalenz sind sehr unterschiedlich. Vermutlich leiden über 60 % aller Alkoholiker an einer Polyneuropathie (Schuchardt u. Hacke 1995).

Die Pathogenese ist noch nicht endgültig geklärt. Zum einen wirkt der Alkohol direkt toxisch auf die Nervenaxone und führt so zu einer Nervenschädigung mit Entmarkung. Zum anderen wird ein Mangel an Vitamin B_1 und B_6 als **Ursache** angenommen. Durch den chronischen Alkoholabusus ist die Vitaminresorption verringert, die Metabolisierung der Vitamine verändert und die renale Ausscheidung erhöht. Zudem liegt oftmals eine durch Fehlernährung bedingte zu geringe Vitaminzufuhr vor. Eine Alkoholneurophathie entsteht ab einer Alkoholzufuhr von mindestens täglich 100 g Alkohol über viele, im Durchschnitt acht Jahre.

Das klinische Bild ist geprägt durch verschiedene **Symptome** wie einer Abnahme der Muskelmasse, Muskelkrämpfe, brennende Missempfindungen der Fußsohlen (»burning feet«), Druckschmerz der Wade und Störung des Achillessehnenreflexes. Auch Sensibilitätsstörungen mit typischer handschuh- und strumpfförmiger Verteilung, Beeinträchtigung des Lagesinnes, Störung des Vibrations-, Schmerz- und Temperaturempfindens sowie Hyperhidrosen (Steigerung der Schweißsekretion) und periphere Paresen (inkomplette Lähmung) der Fuß- und Beinmuskulatur können auftreten. Für die **Diagnose** sind neben der Anamnese verschiedene Laboruntersuchungen und ein Elektromyogramm sowie eine Vibrationsprüfung mit der Stimmgabel hilfreich.

Die **Therapie** bei der Alkoholneuropathie besteht vornehmlich in einer Alkoholkarenz bei ausgewogener Ernährung. Zur Besserung der Symptomatik kann je nach Ausmaß des Vita-

minmangels eine Supplementierung mit Vitamin B_1 und B_6 sowie ggf. mit Vitamin B_{12} erforderlich sein. Gegen Muskelkrämpfe kann zusätzlich Folsäure und Magnesium verabreicht werden. Zur Schmerzbehandlung empfiehlt sich die Gabe von Medikamenten. Bei einem Teil der Patienten ist die Erkrankung im frühen Krankheitsstadium reversibel (Schuchardt u. Hacke 1995; Wahle 1998).

82 Alkoholbedingte Kardiomyopathie

Chronischer Alkoholkonsum beeinflusst das kardiovaskuläre System. Neben einer Kardiomyopathie können Arrhythmien und eine arterielle Hypertonie entstehen. Das Risiko einer koronaren Herzkrankheit ist bei exzessivem Alkoholkonsum erhöht. Außerdem können Missbildungen des Herzens bei der Alkoholembryopathie sowie kardiovaskuläre Effekte im Alkoholentzug auftreten.

Etwa 1 % der Patienten mit hohem Alkoholkonsum erkranken an einer alkoholischen Kardiomyopathie. Allerdings wird vermutet, dass weniger stark ausgeprägte Formen wesentlich häufiger vorkommen. Alkohol ist dabei nicht die einzige **Ursache**. Auch eine genetische Disposition oder myokardiale Vorerkrankungen wie Myokarditis oder hypertensive Herzerkrankungen sowie Vitaminmangel spielen wahrscheinlich eine Rolle. Das klinische Bild der Alkoholkardiomyopathie ähnelt dem der dilatativen Kardiomyopathie. Die klassischen **Symptome** sind eine Dilatation des linken Ventrikels, myokardiale Hypertrophie mit Ödem, Linksherzinsuffizienz und Lungenstauung. Häufig finden sich Herzrhythmusstörungen. Die erhöhte Inzidenz von Schlaganfällen lässt sich aufgrund der durch Alkoholkardiomyopathie bedingten Sekundärerkrankung einer Hirnembolie erklären.

Der Alkohol wirkt direkt toxisch auf das Myokard und führt zu einer verminderten Kontraktion des Herzens. Daran ist vermutlich eine Veränderung des transmembranären und intrazellulären Kalziumgleichgewichts beteiligt. Der genaue Mechanismus, wie die myokardiale Funktion eingeschränkt wird, ist nicht bekannt. Auch die Metaboliten des Alkohols wie Azetaldehyd oder Azetat wirken toxisch. Des Weiteren hat Alkohol auch indirekt Effekte auf das Myokard, indem er bei übermäßigem Konsum zur Steigerung des Blutdrucks und der Herzfrequenz führt.

In der Regel wird die **Diagnose** durch eine Aus-schlussdiagnose gestellt.

Bei der **Therapie** steht die strikte Alkoholka-renz im Vordergrund. Die akute Wirkung des Alkohols auf die myokardiale Kontraktion ist dosisabhängig und zunächst auch reversibel. Bei der chronischen Form ist je nach Erkran-kungsstadium durch absolute Abstinenz eine Besserung des klinischen Bildes zu erreichen. Allerdings sterben etwa 40 % der Patienten nach Diagnosestellung innerhalb von vier Jahren (Strasser u. a. 1995; Bolte 1998).

Essstörungen

83 Allgemeine Aspekte

In der heutigen Konsum- und Überflussgesellschaft dient die Ernährung nicht mehr vornehmlich zur Lebenserhaltung. Während sich die Menschen früher ihre Nahrung mühsam beschaffen mussten, besteht heutzutage in den Industrieländern das Problem darin, eine bedarfsgerechte Auswahl aus einem reichhaltigen Angebot von nahezu jederzeit verfügbaren Nahrungsmitteln zu treffen. Das Essverhalten wird somit im Unterschied zu früher stärker von Faktoren wie individuellen Motivationen, sozialen Vorgaben und gesellschaftlichen Wertvorstellungen beeinflusst. Dadurch sind neben ernährungsmedizinischen Problemen auch zunehmend Schwierigkeiten im Essverhalten entstanden, die sich zu einer Essstörung entwickeln können. Besonders junge Frauen sind von Essstörungen betroffen, aber auch Männer leiden zunehmend darunter.

Bei den Essstörungen handelt es sich um primär psychogene Erkrankungen, in deren oft jahrelangem Verlauf somatische Komplikationen als Folge des Hungerns bzw. übermäßigen Essens und selbstinduzierten Erbrechens auftreten. Sie sind meist Ausdruck ungelöster, teils unbewusster psychosozialer Konflikte (Schors 1993). Das Essen wird dabei als Lösung der Konflikte empfunden (Kalker u. Hövels 1991).

Zu den Essstörungen zählen vor allem **Anorexia nervosa** und **Bulimia nervosa**. Ein auffälliges Essverhalten, das nach den diagnostischen Kriterien der American Psychiatric Association (1996, S. 625 f.) weder der Anorexia noch der Bulimia nervosa zuzuordnen ist, wird als eine »nicht näher bezeichnete Essstörung« klassifiziert. Hierzu zählt u. a. die »**Binge-Eating-Störung**« (binge eating disorder = BED), die neben der Anorexie und Bulimie kurz beschrieben wird. Übergewicht bzw. Adipositas wird in diesem Kapitel nicht dargestellt, da bislang nicht erwiesen ist, dass diese Erkrankung üblicherweise mit einer psychischen Störung einhergeht.

Viele Patienten mit Essstörungen haben im Verlauf ihrer Krankheit verschiedene Gewichtsstadien durchlaufen (☎ 83.1). Bulimie-Patienten berichten, dass sie bereits vor ihrer Krankheit übergewichtig oder magersüchtig waren. Da die Übergänge zwischen diesen Krankheitsbildern fließend sind, ist ein statisches Diagnose- und Therapieschema ungeeignet (Gerlinghoff 1990). Anorexia nervosa und Bulimia nervosa treten vor allem im Jugendalter auf. Es gibt aber auch Störungen im Essverhalten, die bereits im Säuglings- und Kindesalter beobachtet werden. Hierzu zählen Pica, Rumination und Fütterungsstörungen. Da es sich hierbei um relativ selten diagnostizierte Erkrankungen handelt, werden sie nur kurz beschrieben.

Nach den DSM (= Diagnostic and Statistical Manual of Mental Disorders)-IV-Kriterien der American Psychiatric Association (1996, S. 134 f.) zählt zu den Merkmalen der **Pica** (lat. *pica* = Elster) wiederholtes Essen ungenießbarer Stoffe über mindestens einen Monat, was dem Entwicklungsstand des Kindes unangemessen ist. Kleinkinder mit dieser Erkrankung – sie sind meist zwischen 12 und 14 Monate alt – essen

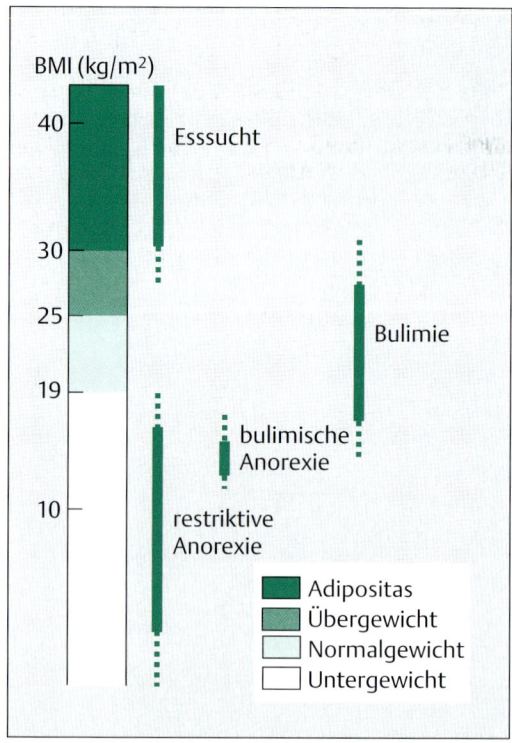

☎ 83.1: Körpergewichtszustand bei verschiedenen Formen von Essstörungen (nach Hebebrand u. a. 1996)

typischerweise Farbe, Bindfäden, Haare oder Stoffe. Ältere Kinder hingegen schlucken z.B. tierische Abfälle, Sand, Insekten oder Steine. Dadurch kann es u.a. zu Bleivergiftungen, Darmverschluss oder Toxoplasmose[1] kommen. Meist verschwindet Pica in der frühen Kindheit. Kinder mit dieser Verhaltensstörung wurden in der Regel vernachlässigt und stammen oft aus einem ungünstigen sozialen Milieu. Die Therapie sollte verhaltenstherapeutisch orientiert sein (Kalker u. Hövels 1991).

Unter **Rumination** (lat. *ruminatio* = Wiederkäuen) wird das wiederholte Hervorwürgen und Wiederkauen von Nahrung über mindestens einen Monat nach einer Phase normaler Entwicklung verstanden. Die teilweise verdaute Nahrung wird ausgespuckt oder gekaut und wieder verschluckt. Dieses Verhalten ist nicht auf eine Erkrankung des Magen-Darm-Traktes oder eine andere Erkrankung zurückzuführen. Rumination tritt gewöhnlich im Alter von 3-12 Monaten auf, wobei die Erkrankung in der Regel im zweiten und dritten Lebensjahr spontan wieder abklingt. Bei starker Unterernährung kann sie auch tödlich verlaufen (American Psychiatric Association 1996, S. 135ff.). Rumination wird oft bei vernachlässigten und psychisch abnormen Kindern beobachtet. Die Therapie sollte in Form einer Verhaltenstherapie durchgeführt werden. Der Mutter wird ebenfalls eine Psychotherapie zum Abbau von Ängsten im Umgang mit dem Kind und Stärkung ihres Selbstvertrauens empfohlen, mit dem Ziel, dass sie besser auf die Bedürfnisse des Kindes eingehen und ihm die notwendige Zuwendung geben kann (Kalker u. Hövels 1991).

Fütterungsstörungen bzw. Appetitlosigkeit oder Nahrungsverweigerung sind bei Säuglingen meist im ersten Lebensjahr, bei Kleinkindern auch im Alter von 2–3 Jahren zu beobachten. Wichtigstes Merkmal ist eine ständig unzureichende Nahrungsaufnahme ohne deutliche Gewichtszunahme bzw. mit deutlichem Gewichtsverlust über mindestens einen Monat. Organische Ursachen für die Fütterungsstörung wie Infektionen, Missbildungen des Magen-Darm-Traktes, Malabsorption oder akute Verletzungen sollten ausgeschlossen werden. Oftmals besteht Angst vor dem Füttern durch eine von den Eltern erzwungene Nahrungsaufnahme. Auch ein Mangel an Zuwendung seitens der Eltern kann sich in dieser Form äußern, wobei durch Nahrungsverweigerung die Zuwendung der Mutter erzwungen werden soll. Die Kinder können apathisch und zurückgezogen erscheinen und Entwicklungsstörungen aufweisen. Ziel der Therapie sollte es sein, die Eltern dahingehend zu beraten, dass sie die Essstörung als eine Art Notsignal des Kindes verstehen (Kalker u. Hövels 1991; American Psychiatric Association 1996, S. 137ff.).

---

[1] Toxoplasmose: durch *Toxoplasma gondii* hervorgerufene Infektionserkrankung des Menschen und zahlreicher Wirbeltiere, die insbesondere durch Hauskatzen auf den Menschen übertragen wird

84   Anorexia nervosa

Anorexia nervosa ist eine psychisch bedingte Essstörung mit selbstgewollter Nahrungsverweigerung, die zu einer starken Körpergewichtsabnahme (im Extremfall bis zu 50 % unter dem Sollgewicht) führen kann.

Das Krankheitsbild der Anorexia nervosa (gr. *anorektein* = ohne Appetit sein), im Folgenden als Anorexie oder Magersucht bezeichnet, wurde bereits im Jahre 1500 durch Simone Porta o Portio beschrieben. Erst die Veröffentlichungen von William Gull und Charles Lasègue in den letzten Jahrzehnten des 19. Jahrhunderts sorgten dafür, dass diese Krankheit bekannt wurde (Eggers 1986). Die Bezeichnung Anorexie ist irreführend. Sie bedeutet übersetzt: Das Hungergefühl ist erloschen. Magersüchtige verspüren indes ein Hungergefühl, sie versuchen es jedoch zu ignorieren, um eine Nahrungsaufnahme zu verhindern. Dennoch wird die Bezeichnung Anorexie auch heute noch verwendet (Windgassen 1993).

Die Prävalenz der Anorexie wird auf 0,7–1 % geschätzt, wobei das Verhältnis von erkrankten Frauen zu Männern bei etwa 10 : 1 liegt. Allerdings ist die Dunkelziffer dieser Erkrankung aufgrund ihrer Verheimlichung relativ hoch (Eggers 1986). Laut einer Befragung von 1000 Frauen in Tirol lag die Prävalenz bei 0,3 % (Kinzl u. a. 1998a). Bei Schülerinnen im Alter von 14–19 Jahren wurde diese Essstörung bei 1,1 % der Mädchen beobachtet (Kinzl u. Trefalt 1998). Es ist derzeit umstritten, ob in den letzten Jahrzehnten die Häufigkeit der Anorexie tatsächlich zugenommen hat oder ob lediglich die Zahl der Behandlungsfälle gestiegen ist (Krüger u. a. 1997).

Klinik

Verhaltenssymptome

Typischerweise manifestiert sich die Anorexie in der Pubertät, im Alter zwischen 14 und 18 Jahren. Allerdings werden auch Ersterkrankungen vor dem 10. und nach dem 25. Lebensjahr beschrieben (Krüger u. a. 1997). Bei einer Patientengruppe, bei der die Krankheit erst nach dem 25. Lebensjahr auftrat, wurden im Vergleich zu jüngeren Betroffenen keine wesentlichen Unterschiede in Bezug auf psychosoziale Stressfaktoren, Störungen in zwischenmenschlichen Beziehungen und dem Verhalten gegenüber ihrer Gewichtsabnahme festgestellt. Allerdings hatten die älteren Patienten einen höheren Gewichtsverlust und litten häufiger unter kurzen depressiven Episoden, was evtl. auf das höhere Alter zurückgeführt werden kann (Boast u. a. 1992). Die Patienten gehören meist der Mittel- und Oberschicht an und sind überdurchschnittlich begabt (Kalker u. Hövels 1991).

Häufig beginnt Anorexie mit Diäthalten und Fastenkuren. Die Betroffenen haben Angst vor dem Dicksein, insbesondere vor der Gewichtszunahme. Ist das angestrebte »Idealgewicht« erreicht, streben sie erneut ein noch niedrigeres Körpergewicht an, wobei die Methoden zur Gewichtsabnahme zunehmend rigider werden (Gerlinghoff 1990). Dies kann zu einer Gewichtsabnahme von bis zu 25 % des Ausgangsgewichtes führen, wobei das Körpergewicht zwischen 35 und 40 kg, manchmal sogar darunter liegen kann (Kalker u. Hövels 1991). Trotz ihres geringen Körpergewichtes fühlen sich die Patienten zu dick. Bei einer Befragung gaben Magersüchtige ein Wunschgewicht an, das 20–40 % unter dem Normalgewicht lag (berechnet nach Broca) (Gerbracht u. Stickforth 1989). Die Patienten haben eine verzerrte Wahrnehmung ihres Körpers, eine **Körperschemastörung**. Sie weigern sich, für ihre eigene Person ein normales Körpergewicht zu akzeptieren (Erpen 1990, S. 56; Pudel u. Westenhöfer 1991, S. 164).

Um ihr Körpergewicht zu halten, verweigern die Patienten die Nahrung, obwohl sie Hungergefühle verspüren. Sie haben jedoch mit der Zeit verlernt, ihre Hunger- und Sättigungsgefühle wahrzunehmen. Dieses Verhalten wird als **gezügeltes Essverhalten** (»restrained eating«) bezeichnet. Oft zögern sie den Beginn der Nahrungsaufnahme hinaus und meiden gemeinsame Mahlzeiten mit Angehörigen oder Freunden. Viele versuchen, mit ständigem Kaugummikauen oder Zufuhr großer Mengen Mineralwasser oder Kaffee ihr Hungergefühl zu vertreiben (Gerlinghoff 1990).

Bei einem Vergleich von anorektischen Patienten und einer Kontrollgruppe zeigte sich, dass Magersüchtige geringere Mengen von Lebensmitteln verzehren, öfters Pausen während einer Mahlzeit einlegen und damit mehr Zeit für eine Mahlzeit benötigen (Sunday u. Halmi 1996). Als Ersatzhandlung kochen die Betroffenen meist gerne für Familienangehörige, beschäftigen sich mit Kochbüchern und Rezepten oder kaufen ein. Das Denken ans Essen steht bei ihnen stets im Vordergrund (Erpen 1990, S. 45).

Magersüchtige bevorzugen energiearme, insbesondere fettarme Lebensmittel (Rolls u. a. 1992). Laut einer Untersuchung war die Störung des Essverhaltens umso ausgeprägter, je geringer die Nahrungsenergie- und Fettzufuhr war (Rock u. a. 1996b). Die Betroffenen ernährten sich ballaststoff-, vitamin- und mineralstoffreich. Ihr Ernährungswissen war im Vergleich mit Gleichaltrigen wesentlich besser. Sie konnten den Energiegehalt verschiedener Lebensmittel genau angeben und kannten sich bei Diät- und Kochmethoden sowie bei Rohkost gut aus (Mevenkamp u. Leitzmann 1984).

Neben der streng eingeschränkten Nahrungsaufnahme führen die Patienten meist ein Trainingsprogramm durch, um die aufgenommene Nahrungsenergie wieder zu verbrauchen. So verbringen sie mehrere Stunden täglich mit Gymnastik, Joggen, Radfahren und anderen sportlichen Aktivitäten. Sie gönnen sich nur selten Ruhe und Entspannung, sind hingegen sehr aktiv, leistungsfähig und ehrgeizig. Die Waage spielt bei der Kontrolle der Nahrungsaufnahme eine zentrale Rolle. Es gibt Magersüchtige, die sich am Tag etwa 20-mal wiegen, manchmal sogar nachts. Über die Waage wird Erfolg oder Versagen gemessen und Freude oder Enttäuschung ausgelöst (Erpen 1990, S. 45; Gerlinghoff 1990).

Aus Angst vor einer Gewichtszunahme nehmen Magersüchtige oft Laxantien ein oder erbrechen die zugeführte Nahrung (Gerbracht u. Stickforth 1989). Eine solche zwanghafte Kontrolle kann nicht ständig eingehalten werden und manche Magersüchtige verlieren die Kontrolle über ihr rigides Essverhalten. Es kommt dann zu **Essanfällen**, in denen große Mengen an Nahrungsmitteln verzehrt werden, die meist wieder erbrochen werden (Eggers 1986; Erpen 1990, S. 45). Diese Form der Magersucht wird im Unterschied zur restriktiven Anorexie, bei der das niedrige Gewicht ausschließlich durch Einschränkung der Nahrungsaufnahme und evtl. durch extreme sportliche Aktivität erreicht

wird, als bulimische Anorexie bezeichnet. Viele Bulimie-Patienten waren zuvor bereits magersüchtig oder wechseln im Verlauf ihrer Krankheitsgeschichte zwischen den Krankheitsbildern (Pudel u. Westenhöfer 1991, S. 168).

Neben der Gewichtsphobie ist die **Krankheitsverleugnung** ein weiteres Symptom. Anorektische Patienten sind stets bemüht, nach außen normal und unauffällig zu wirken. Oft tragen sie weite Kleidung, um ihre magere Gestalt zu verstecken. Werden sie auf ihr skeletthaftes Äußeres angesprochen, reagieren sie meist abwehrend (Erpen 1990, S. 41).

Körperliche Symptome

Anorexie ist eine Erkrankung mit vielfältigen Störungen des Stoffwechsels, des Hormonhaushaltes und der Körperfunktionen. Die meisten Veränderungen sind durch die Unterernährung und den hohen Gewichtsverlust bedingt und normalisieren sich bei Gewichtszunahme wieder (Leitzmann u. Mevenkamp 1984). Bei den körperlichen Symptomen stehen Kachexie, Amenorrhö und Obstipation im Vordergrund. Das Körpergewicht kann um 25 % und mehr unter dem Normalgewicht liegen. Die Patienten magern derart ab, dass der starke Gewichtsverlust durch eine skeletthafte Gestalt äußerlich sichtbar wird. Der Gehalt an Körperfett kann im Vergleich zu normalgewichtigen Personen bis zu drei- oder viermal geringer sein (Mazess u. a. 1990). Das Haar ist matt. Beckenkamm, Schambeine und Dornfortsätze zeichnen sich deutlich durch die Haut ab, die bei Magersüchtigen meist trocken, schilfrig und oftmals lanugoartig[1] behaart ist.

Ein sehr häufiges Symptom ist die Amenorrhö. Sie tritt etwa bei einem Fünftel bis einem Drittel der Patienten bereits vor oder gleichzeitig mit Beginn der Gewichtsabnahme auf. Dies ist möglicherweise auf eine psychosomatische Organmanifestation des Geschlechtsrollenkonfliktes zurückzuführen, eine Folge der Kachexie oder einer hypothalamischen Dysfunktion (Eggers 1986). Die Amenorrhö bei Magersucht ist durch eine verminderte Gonadotropinsekretion (hypothalamische Dysfunktion) gekennzeichnet, die sich bei Wiederherstellung des Körpergewichtes normalisiert. Auch die Östrogenwerte sind erniedrigt (Leitzmann u. Mevenkamp 1984; Pirke u. Pahl 1984). Dies wirkt sich jedoch nicht nur auf die Fertilität aus, sondern

---

[1] lanugoartig: flaumhaarartig (Lanugo = Flaumhaar, Behaarung des Fetus)

auch auf den Mineralgehalt der Knochen und somit auf die Osteoporose-Neigung (Fichter 1992). So war bei magersüchtigen im Vergleich zu normalgewichtigen Personen der Knochenmineralgehalt des Körpers um 25 % und die Knochendichte um etwa 10 % geringer (Mazess u. a. 1990). Dabei spielt das Alter bei Krankheitsbeginn, unabhängig von der Dauer der Amenorrhö, eine Rolle. Bei Frauen, die seit Beginn der Menarche bzw. als Jugendliche anorektisch waren, wurde ein noch geringerer Mineralstoffgehalt des Knochens festgestellt. Das Risiko von Knochenfrakturen ist somit erhöht. Auch ein niedriges Körpergewicht, eine geringe Kalziumzufuhr sowie Hyperkortizismus tragen zur geringen Knochendichte bei (Salisbury u. Mitchell 1991). Da ein geringer Knochenmineralgehalt auch nach der Normalisierung des Körpergewichts bestehen bleiben kann, haben vermutlich auch ehemals anorektische Frauen ein erhöhtes Risiko für Knochenfrakturen (Becker u. a. 1999).

Die geringe Nahrungszufuhr führt bei den meisten Magersüchtigen zu Verdauungsproblemen. Die Patienten haben eine veränderte Hungerwahrnehmung, da sie eine Kontraktion des Magens nicht als Hungergefühl deuten bzw. den Hunger bewusst ignorieren (Leitzmann u. Mevenkamp 1984). Die Betroffenen berichten bereits nach geringem Nahrungsmittelverzehr von einem Völlegefühl. Ihre Magenentleerung ist verzögert, die Darmperistaltik vermindert. Als Folge treten abdominale Beschwerden, Unwohlsein, Blähungen, ständiges Aufstoßen und Obstipation auf. Die Symptome bessern sich bei Steigerung der Nahrungszufuhr (Waldholtz u. Andersen 1990). Aufgrund dieser Beschwerden und der Gewichtsphobie missbrauchen Magersüchtige häufig Abführmittel (Leitzmann u. Mevenkamp 1984; Erpen 1990, S. 58). Insbesondere bei der bulimischen Form der Anorexie können verschiedene zahnmedizinische Veränderungen, wie z. B. Schwellung der Speicheldrüsen sowie Speichel- und Mundschleimhautveränderungen, auftreten (Scheutzel 1995). Neben den genannten Symptomen können noch zahlreiche andere Veränderungen vorliegen (*Tab. 84.1*), die sich jedoch nach Gewichtsanstieg meist normalisieren.

Bei anorektischen Patienten wurden ein erniedrigter Grundumsatz und eine geringere Ruhestoffwechselrate sowie Ödembildung festgestellt (Leitzmann u. Mevenkamp 1984; Erpen 1990). Auch eine Erweiterung der inneren und äußeren Liquorräume des Gehirns wurde beobachtet (Pirke u. Pahl 1984) und ein verminderter Gehalt des Pankreaspolypeptids nach einer Mahlzeit gemessen. Dieses Polypeptid spielt vermutlich bei der Hunger-Sättigungs-Regulation eine Rolle (Uhe u. a. 1992).

Im Vergleich zu normalgewichtigen Frauen haben Magersüchtige sowohl im Blut als auch in der Zerebrospinalflüssigkeit geringere Konzentrationen an Leptin, ein von den Fettzellen synthetisiertes Hormon (Grinspoon u. a. 1996; Mantzoros u. a. 1997; Becker u. a. 1999). Die Serum-Leptinkonzentration korreliert mit dem Körpergewicht und dem Körperfettgehalt (Grinspoon u. a. 1996). Obwohl magersüchtige Probanden in einer Studie ihr Normalgewicht noch nicht wieder erreicht hatten, normalisierten sich die Hormonkonzentrationen im Plasma und in der Zerebrospinalflüssigkeit frühzeitig. Dies resultiert möglicherweise aus der unproportional hohen Zunahme an Körperfett bei der Gewichtszunahme und könnte evtl. dazu beitragen, dass Magersüchtige in der Regel nicht ihr Normalgewicht erreichen (Mantzoros u. a. 1997).

Zur **Diagnose** der Anorexie stellte die American Psychiatric Association verschiedene Kriterien auf (❏ *84.1*).

Ursachen

Für die Entstehung von Essstörungen ist nicht nur eine Ursache verantwortlich. Es handelt sich vielmehr um eine multifaktorielle Genese. Der Einfluss der **Familie** spielt eine wichtige Rolle bei der Entwicklung von Essstörungen. Es besteht meist eine starke Abhängigkeit von den Eltern, so dass die Identitätsausbildung und Ablösung vom Elternhaus verhindert wird. Das Hauptproblem der Magersüchtigen ist ein Mangel an Autonomie. Für diese fehlende Selbstständigkeit ist die familiäre Situation bzw. Struktur von wesentlicher Bedeutung: Bei den Müttern, die traditionsgemäß für die Haushaltsführung und Kindererziehung verantwortlich sind, wird häufig ein überprotektives, dominierendes und perfektionistisches Verhalten beobachtet, während die Väter nicht selten als schwach, leistungsorientiert und gefühlskalt beschrieben werden (Gerlinghoff u. a. 1988, S. 30; Erpen, 1990, S. 54).

Inwieweit ein Zusammenhang zwischen sexuellem Missbrauch in der Kindheit und der Entwicklung einer Essstörung besteht, ist derzeit nicht geklärt, Ergebnisse von Studien sind uneinheitlich. Kinzl u. a. (1993 u. 1996) stellten mittels eines Fragebogens sowohl bei Frauen als

Tab. 84.1: Mögliche klinische Befunde bei Patienten mit Anorexie (nach Leitzmann u. Mevenkamp 1984; Pirke u. Pahl 1984; Kiyohara u. a. 1989; Erpen 1990, S. 58 f.; Marcos u. a. 1991; Sánchez-Muniz u. a. 1991; Fichter 1992; Uhe u. a. 1992; Schors 1993)

Körper- und Stoffwechselfunktion	Veränderung
Herz und Kreislauf	Puls ↓
	Blutdruck ↓
	EKG ↔
	EEG ↔
	Körpertemperatur ↓
	zellvermittelte Immunabwehr ↔
	Anzahl der Leukozyten ↓
	Form der Erythrozyten ↔
	Hämoglobin ↓
Kohlenhydratstoffwechsel	Glukose ↓
Fettstoffwechsel	Cholesterin ↑
	Triglyzeride ↑
	Apolipoprotein B ↑
Mineralstoffwechsel	Kalium ↓
	Chlor ↓
	Zink ↓
	Kupfer ↓
Endokrinum	Gonadotropine (LH, FSH) ↓
	Geschlechtshormone (Östrogen/Testosteron) ↓
	Wachstumshormon (STH) ↑
	Schilddrüsenhormone (TSH, T_3, T_4) ↓
	Kortisol ↑
	Gastrin ↓

↑ = erhöht; ↓ = erniedrigt; ↔ = verändert

auch bei Männern fest, dass frühe negative familiäre Beziehungserfahrungen die Entwicklung von Essstörungen begünstigen, sexuelle Missbrauchserfahrungen das Risiko für eine Essstörung jedoch nicht erhöhen.

Oftmals wird bei Magersüchtigen eine gestörte Beziehung zur Sexualität beobachtet. In diesen Familien haben die Eltern häufig eine ablehnende Haltung gegenüber der Sexualität. Die Patienten lehnen meist die weibliche Geschlechtsrolle ab, wobei die Ursache u. a. eine negative Identifizierung des Kindes mit der Mutter ist (Erpen 1990, S. 53). So beginnt die Mehrzahl der Betroffenen während der Pubertät mit striktem Diäthalten, um der in dieser Zeit üblichen Zunahme an Fettgewebe und somit der Entwicklung der sekundären Geschlechtsmerkmale entgegenzuwirken (Eggers 1986; Erpen 1990, S. 133).

Die Ursachen der Anorexie sind u. a. in gesellschaftlichen Rahmenbedingungen (**soziokulturelle Faktoren**) – wie das normative Schlankheitsideal – zu suchen (◙ 84.2). »Schlank sein« wird in der westlichen Gesellschaft mit Schönheit und Leistungsfähigkeit gleichgesetzt. »Dicke« gelten als gemütlich und träge, während »Schlanke« als aktiv, lebensfroh und leistungsfähig angesehen werden. Selbstwertgefühl und Anerkennung sind oft an eine schlanke Figur gebunden. Infolgedessen halten sich viele der Betroffenen für zu dick, obwohl sie zu Beginn der Erkrankung normalgewichtig sind (Pudel u. Westenhöfer 1998, S. 145 f.).

Die bisher genannten Faktoren reichen für den Ausbruch der Krankheit nicht aus. Die Entwicklung der Essstörung hängt auch ganz wesentlich von der **Persönlichkeit** der Patienten ab.

A   Weigerung, das Minimum des für Alter und
     Körpergröße normalen Körpergewichts zu
     halten (z. B. der Gewichtsverlust führt dauer-
     haft zu einem Körpergewicht von weniger als
     85 % des zu erwartenden Gewichts; oder das
     Ausbleiben einer während der Wachstums-
     periode zu erwartenden Gewichtszunahme
     führt zu einem Körpergewicht von weniger
     als 85 % des zu erwartenden Gewichts)

B   Ausgeprägte Ängste vor einer Gewichts-
     zunahme oder davor, dick zu werden, trotz
     bestehenden Untergewichts (Störung in der
     Wahrnehmung der eigenen Figur und des
     Körpergewichts, übertriebener Einfluss des
     Körpergewichts oder der Figur auf die Selbst-
     bewertung oder Leugnen des Schweregrades
     des gegenwärtigen geringen Körpergewichts)

D   Bei postmenarchalen Frauen das Vorliegen
     eine Amenorrhö, d. h. das Ausbleiben von
     mindestens drei aufeinanderfolgenden
     Menstruationszyklen (Amenorrhö wird auch
     dann angenommen, wenn bei einer Frau die
     Periode nur nach Verabreichung von
     Hormonen eintritt)

Unterscheidung von Subtypen:
Restriktiver Typus: Während der aktuellen Episode
der Anorexia nervosa hat die Person keine regelmäßigen »Fressanfälle« gehabt oder hat kein
»Purging«-Verhalten (d. h. selbstinduziertes
Erbrechen oder Missbrauch von Laxantien, Diuretika oder Klistieren) gezeigt

»Binge-Eating/Purging«-Typus: Während der
aktuellen Episode der Anorexia nervosa hat die
Person regelmäßig »Fressanfälle« gehabt und hat
Purgingverhalten gezeigt

☑ 84.1: DSM-IV-Kriterien der Anorexia nervosa
(American Psychiatric Association 1996, S. 619 f.)

Magersüchtige haben meist ein stark geminder-
tes Selbstwertgefühl. Trotz ihres Ehrgeizes haben sie Angst zu versagen. Sie tun immer das,
was ihrer Meinung nach von ihnen erwartet
wird, und versuchen stets, den Wünschen und
Erwartungen der Eltern zu entsprechen. Die
Leistungserwartungen sind in diesen Familien
teilweise sehr hoch. Die Patienten gelten als
sehr sensibel, als Personen mit wenig Selbstvertrauen. In ihrer Art werden sie als zuverlässig,
sehr ordentlich und ausdauernd beschrieben.
So zeichnen sich die Patienten vor der Erkran-

Rigides weibliches Schönheitsideal, das sich
immer mehr von der Realität entfernt

Rollenkonflikt für junge Frauen zwischen traditionellen und modernen Rollenerwartungen

Wegfallen sexueller Tabus und damit einer
gesellschaftlich institutionalisierten Sexual-
abwehr, die die individuelle Abwehr stützt

Glorifizierung des Jugendalters, das sich in einem
präpubertären weiblichen Schönheitsideal
niederschlägt

Auflösung traditioneller Normen, die durch
individuelle Grenzsetzungen ersetzt werden
müssen

☑ 84.2: Mögliche gesellschaftliche Ursachen für die
Entstehung der Anorexie (Habermas 1990)

kung durch tadelloses Benehmen und scheinbare Problemlosigkeit aus. Charakteristisch ist
auch ihre hohe Eigenmotivation. Die Entwicklung freundschaftlicher Beziehungen zu anderen Personen fällt ihnen schwer (Eggers 1986;
Gerlinghoff u. a. 1988, S. 37; Kalker u. Hövels
1991).
Ergebnisse von Zwillings- und Familienstudien
lassen auch eine Beteiligung genetischer Faktoren bei der Entstehung von Essstörungen
vermuten. Bei der restriktiven Form der Anorexie beträgt das Risiko bei weiblichen Angehörigen ersten Grades etwa 5 % (Hebebrand u. a.
1996).

Therapie

Die Behandlungsansätze der Essstörungen lassen sich in drei Bereiche gliedern (Wittchen u. a.
1988, S. 110):

Ambulante Hilfen:
- (psychologische) Praxen, die sich auf die Behandlung von Essstörungen spezialisiert
  haben
- psychosoziale Beratungsstellen
- Jugend- und Drogenberatungsstellen
- autonome Frauenberatungsstellen

Stationäre Hilfen:
- psychosomatische Kliniken
- Suchtfachkliniken

Selbsthilfe:
- Selbsthilfegruppen mit therapeutischer Betreuung
- Gruppen, in denen sich Betroffene bewusst ohne fachliche Unterstützung zusammenfinden

Ob eine stationäre oder ambulante Behandlung erforderlich ist, hängt wesentlich vom körperlichen Zustand des Patienten ab. Starkes Untergewicht oder bedrohliche klinisch-chemische Befunde erfordern eine stationäre Aufnahme zur Substitution von Nährstoffen, Elektrolyten, Vitaminen und Flüssigkeit. Nach einer Umfrage an Kliniken dauert die stationäre Therapie meist länger als 13 Wochen. Der Erfolg wird von den Patienten überwiegend als »gut« bzw. »mäßig« beurteilt, der Gesundheitszustand als deutlich gebessert (DGE 1992, S. 216 ff.). Eggers (1986) geht davon aus, dass etwa ein Drittel der Patienten geheilt wird, bei einem Drittel eine Besserung eintritt und bei einem Drittel die Krankheit chronisch verläuft.
Bei starker Unterernährung sollte der Patient in stationärer Behandlung mit einer Magensonde oder intravenös ernährt werden (Kalker u. Hövels 1991). Mit dieser Maßnahme kann eine akut gefährliche Stoffwechselsituation beseitigt und eine Gewichtszunahme von 4–5 kg erreicht werden. Die proteinreiche Sondennahrung – Engel u. a. (1990) geben einen Energiegehalt von 1800–2800 kcal/d (7,5–11,7 MJ) an – sollte kontinuierlich, in anfänglich zweistündigen, später zwei- bis vierstündigen Intervallen verabreicht werden. Sie sollte baldmöglichst durch eine orale Nahrungsaufnahme ersetzt werden.
Ist der Patient in der Lage zu essen, sollte gemeinsam mit ihm ein Essensplan festgelegt werden, bei dem die Häufigkeit der Mahlzeiten, der zeitliche Abstand, die Art und Menge der verzehrten Lebensmittel genau festgelegt werden. Wichtig erscheint die Beobachtung von Weltzin u. a. (1991), dass restriktive Anorexie-Patienten zur Aufrechterhaltung ihres Körpergewichtes nach der Herstellung des Normalgewichtes eine höhere Energiezufuhr benötigen als Magersüchtige mit Heißhungerattacken (bulimische Magersüchtige). Letztgenannte brauchen wiederum mehr Nahrungsenergie, um ihr Gewicht zu halten, als normalgewichtige Personen. Die wöchentliche Gewichtszunahme sollte etwa 1–1,5 kg betragen. Eine rasche Gewichtszunahme ist zu vermeiden, da negative Konsequenzen, z. B. ein erneuter Gewichtsverlust, ein Symptomwandel mit Übergang zur

Bulimie oder ein verfrühter Therapieabbruch, auftreten können (Windgassen 1993). Neben der Gewichtszunahme ist auf eine ausreichende Versorgung mit Nährstoffen zu achten. Im Hinblick auf einen geringen Knochenmineralgehalt ist vor allem eine adäquate Zufuhr von Kalzium und Vitamin D erforderlich. Eine medikamentöse Behandlung der Amenorrhö kann in Erwägung gezogen werden (Becker u. a. 1999).
Ein wichtiges Ziel der kognitiven Verhaltenstherapie sollte es sein, ein normales Essverhalten zu erlernen bzw. das Ernährungsverhalten zu verändern. Dies umfasst eine regelmäßige Aufnahme von Nahrung mit einer ausgewogenen Energiebilanz zur Gewichtszunahme, den Abbau von Angstgefühlen vor dem Zudickwerden und das Empfinden von Genuss beim Essen. Das Essen soll wieder positiv erlebt werden. Es ist ratsam, dass die Patienten ihr Essverhalten in Form von Essprotokollen oder -tagebüchern selbst beobachten, um die Ängste vor der Situation einer Mahlzeit und den tabuisierten Lebensmitteln zu reduzieren.
Im Verlauf der stationären Behandlung sollte die Außenkontrolle vermindert und Eigenverantwortung für das Essen erlernt werden. So sollten die Patienten z. B. ihre Essensmenge selbst bestimmen, selbstständig Lebensmittel einkaufen und schließlich Mahlzeiten selbst zubereiten. Hierbei sollte darauf geachtet werden, dass bestimmte Lebensmittel nicht tabuisiert werden (Gerlinghoff u. a. 1988, S. 178).
Oftmals ergeben sich Probleme, da Magersüchtige ihre Krankheit leugnen und sich weigern, die Nahrung zu verzehren, oder sie heimlich vernichten bzw. sie erbrechen. In diesem Fall ist es wichtig, dem Patienten zu verdeutlichen, dass das Aufgeben von Täuschungen und Heimlichkeiten ein entscheidender Schritt zur Krankheitsbewältigung ist.
Auch die Körperschemastörung sollte bei der Behandlung berücksichtigt werden. Entscheidend ist, dass die Patienten wieder lernen, nicht nur einzelne Körperteile wie Bauch und Oberschenkel zu betrachten, sondern den gesamten Körper wahrzunehmen und zu beurteilen. Dies kann möglicherweise z. B. durch Betrachten im Spiegel und durch Gespräche mit einem Therapeuten über Figur und Aussehen erreicht werden (Gerlinghoff u. a. 1988, S. 180).
Die Verhaltenstherapie wird häufig mit einer Psychotherapie, evtl. mit einer Familientherapie, kombiniert (Kalker u. Hövels 1991). Die Psychotherapie sollte nach Schors (1993) folgende Zielbereiche umfassen:

– Ich-Reifung und Realitätsprüfung
– Impulskontrolle und Regressionsfähigkeit
– Identitätsentwicklung und Anerkennung der Geschlechtsrolle
– soziale Kompetenz und Kommunikationsfähigkeit.

Es sollte konkret auf das Autonomieproblem eingegangen werden, damit der Patient lernt, sich von seinen Bezugspersonen zu lösen und neue Beziehungen zu den Familienangehörigen zu entwickeln (Eggers 1986). Sein Selbstwertgefühl sollte stabilisiert werden, so dass er ein selbstverantwortliches und selbstbestimmtes Leben führen kann (Schors 1993). In der Familientherapie erscheint es wichtig, dass die Hierarchie in der Familie wiederhergestellt wird. Die Eltern müssen lernen, mit ihrem Kind zu reden und Beziehungsprobleme miteinander auszutragen (Eggers 1986). Nach Beendigung der Therapie empfiehlt es sich, jedem Patienten eine ambulante Nachbetreuung anzubieten (Engel u.a. 1990).

Je länger die Erkrankung dauert, desto ungünstiger ist die **Prognose**. Daher sollten Diagnose und Therapie frühzeitig einsetzen (Crisp u.a. 1992; Schors 1993). Ungünstig für die Prognose sind außerdem häufige Krankenhausaufenthalte, hohes Erkrankungsalter, bulimische Episoden, Neigung zu starkem Erbrechen und Laxantienmissbrauch, sehr niedriges Körpergewicht vor der Behandlung, erfolglose Vorbehandlungen, auffallende prämorbide Persönlichkeitszüge sowie schwierige intrafamiliäre Beziehungen (Eggers 1986; Krüger u.a. 1997).

Die Mortalitätsrate bei Anorexie-Patienten liegt in den ersten 5–10 Jahren der Erkrankung bei etwa 1% jährlich, nach 20 Jahren bei 25–30%. Das Mortalitätsrisiko gegenüber der Durchschnittsbevölkerung ist damit etwa 16-mal höher (Schors 1993). Engel u.a. (1990) beobachteten bei 218 stationär behandelten Anorexie-Patienten eine Mortalitätsrate von über 13%. Angaben anderer Autoren schwanken zwischen 5 und 19% (Eggers 1986; Gerlinghoff u.a. 1988, S. 134; Kalker u. Hövels 1991; Crisp u.a. 1992). Zwei Drittel der Todesursachen sind

Kachexie und Suizid. Die Mehrzahl der Verstorbenen gehörte zu den Patienten, die wieder zu den Eltern zurückgekehrt waren und keine eigenen sozialen Beziehungen entwickelt hatten (Engel u.a. 1990). Nach Schors (1993) hatten 80% der Verstorbenen in der Ursprungsfamilie gelebt.

Zusammenfassung

Anorexia nervosa ist eine Essstörung, bei der sich die Patienten – meist nach häufigem Diäthalten – weigern, ausreichend Nahrung zu sich zu nehmen. Dies führt zu der von ihnen gewünschten Gewichtsabnahme. Trotz ihrer häufig mageren Gestalt empfinden sich Magersüchtige als zu dick. Die Angst vor einer Gewichtszunahme ist ein wichtiges Merkmal dieser Erkrankung. Als Folge der Mangelernährung und des Gewichtsverlustes kommt es zu einer Reihe von körperlichen Folgeerscheinungen, die bis zum Tod führen können. An der Entstehung der Magersucht sind sowohl familiäre und soziokulturelle als auch individuelle Faktoren beteiligt. Bei der Therapie ist zunächst die Steigerung des Körpergewichts und die Beseitigung von Nährstoffmängeln wichtig. Der Patient sollte ein normales, geregeltes Essverhalten erlernen. Gleichzeitig sollte eine Verhaltens- und Familientherapie einsetzen.

☞ Empfehlungen

▶ Bei extremem Untergewicht enterale Ernährung
▶ Allmähliche kontinuierliche Gewichtszunahme
▶ Beheben von Nährstoffdefiziten
▶ Normalisierung des Essverhaltens
▶ Verbesserung der Körperwahrnehmung
▶ Stärkung des Selbstwertgefühls
▶ Verhaltenstherapie
▶ Familientherapeutische Interventionen

85 Bulimia nervosa

> Bulimia nervosa ist eine suchtartige Störung des Essverhaltens, bei der in kurzer Zeit große Mengen hochenergetischer Nahrungsmittel verzehrt werden und anschließend Maßnahmen ergriffen werden, das Körpergewicht in einem (sub-)normalen Rahmen zu halten.

Bulimia nervosa (gr. *bous* = Ochse, *limos* = Hunger, übersetzt: Ochsenhunger), im Folgenden als Bulimie bezeichnet, wurde 1979 von Russell als eigenständiges Krankheitsbild definiert. Die Symptome Heißhungerattacke und selbstinduziertes Erbrechen sind zwar seit langem bekannt, dennoch wurden sie bis zu diesem Zeitpunkt lediglich im Zusammenhang mit Anorexie diskutiert und nicht als eigenständiges Krankheitsbild anerkannt.

Die Häufigkeit der Erkrankung wird in Deutschland auf 2,4 % geschätzt, wobei Frauen weitaus häufiger betroffen sind als Männer (DGE 1992, S. 212). Nach einer Umfrage unter je 1000 Frauen und Männern in Tirol waren 2,5 % der Frauen und 0,5 % der Männer von dieser Essstörung betroffen (Kinzl u. a. 1998a u. b). In einer Studie mit Schülerinnen wurde eine Prävalenz von 2,2 % ermittelt (Kinzl u. Trefalt 1998). Insgesamt hat die Prävalenz in den letzten Jahren deutlich zugenommen, was nicht nur auf die besseren Diagnosemöglichkeiten und die Zunahme der Behandlungsfälle zurückführen ist. Im Durchschnitt erkranken die Patienten zwischen dem 18. und 35. Lebensjahr, am häufigsten zwischen dem 20. und 30. Lebensjahr (Krüger u. a. 1997). Die Erkrankungsdauer liegt im Durchschnitt bei sieben Jahren. Typisch für die Patienten ist ein sehr hoher Ausbildungsgrad (Paul u. a. 1984).

Klinik

Verhaltenssymptome

Bulimiker sind im Unterschied zu anorektischen Patienten überwiegend normalgewichtig. Viele von ihnen waren schon einmal übergewichtig und erlebten extreme Gewichtsschwankungen bis zu 20 kg (Pudel u. Paul 1986). Besonders charakteristisch ist die übersteigerte Angst vor einer Gewichtszunahme, die extreme Sorge um die Figur. Die Patienten denken ständig ans Essen, kontrollieren ihre Nahrungsaufnahme streng und essen in dieser Phase sehr wenig (gezügeltes Essverhalten) (Pudel u. Westenhöfer 1998, S. 166 ff.). Als Folge können Anzeichen für eine Mangelernährung auftreten, wodurch ein Hypometabolismus, der mit Nervosität, Reizbarkeit und Spannung einhergeht, hervorgerufen wird.

Geringe situative Auslöser sind ausreichend, um die rigide Kontrolle über das Essverhalten zusammenbrechen zu lassen. Dieser Kontrollverlust führt dann zu einer sog. **Heißhungerattacke** (»binge eating«) (Westenhöfer 1996). Bei einer Befragung von 203 Schülerinnen und 153 Schülern im Alter von 14–19 Jahren eines Basler Gymnasiums trat das binge eating bei 27 % der Mädchen und 21 % der Jungen auf. Während fast alle Mädchen nach einer Heißhungerattacke ein schlechtes Gewissen hatten, nannten diesen Aspekt nur etwa ein Viertel der Jungen (Hoffmann-Müller u. Amstad 1994). Einer Heißhungerattacke geht ein unwiderstehliches Verlangen bzw. eine Gier zu essen voraus, wobei Langeweile, Frustration, Ärger und Wut begünstigend wirken (Pudel u. Paul 1986). Ebenso können aber auch Einsamkeit, Alleinsein oder Stress die Auslöser sein. Häufig dienen die Heißhungerattacken zunächst der Spannungsreduktion. Einige der Betroffenen bereiten die Anfälle vor, indem sie stets genügend Nahrungsmittel vorrätig haben (Habermas 1990, S. 18).

Als physiologische Auslöser für die Essanfälle werden eine Kohlenhydrat-Aushungerung oder eine Störung der Hunger-Sättigung-Regulation diskutiert (Gerbracht u. Stickforth 1989). Die Auffassungen hierzu sind allerdings kontrovers (Rolls u. a. 1992).

Zur Diskussion steht außerdem eine im Liquor von Bulimie-Patienten gemessene erhöhte Konzentration des Neuropeptids PYY. Dieses Neuropeptid führt zu einer erhöhten Nahrungsaufnahme. Serotonin, das sowohl bei Bulimie- als auch bei Anorexie-Patienten im zentralen Nervensystem vermindert verfügbar ist, gehört zu den Neurotransmittern, die an der Steuerung des Appetitverhaltens beteiligt sind. Durch eine verringerte Serotoninaktivität wird die Nahrungsaufnahme stimuliert. Serotonin könnte somit auch Auslöser eines Essanfalls sein. Für diese Hypothese spricht, dass einige Symptome wie Depression, impulsives Verhalten und Medikamentenmissbrauch, die häufig in Verbindung mit Bulimie auftreten, ebenfalls mit einer verringerten Serotoninaktivität einhergehen (Fichter 1992; Weltzin u. a. 1994).

Die Angaben über die Nahrungsenergieaufnahme während einer Attacke variieren von 2000–15000 kcal (Pudel u. Westenhöfer 1998, S. 166). Die Patienten essen meist kohlenhydrat- und fettreiche, leicht zugängliche, ohne Zubereitungsaufwand verzehrsfähige Lebensmittel, die sie während normaler Essphasen meiden. Es besteht eine Vorliebe für süße Lebensmittel bzw. Desserts und »Snacks« (Hadigan u. a. 1989; Rolls u. a. 1992).

In einer Studie wurde beobachtet, dass im Vergleich zur üblichen Ernährung während einer Heißhungerattacke signifikant mehr Saccharose, gesättigte Fettsäuren und einfach ungesättigte Fettsäuren zugeführt wurden. In den Phasen zwischen den Attacken war die Nahrungsenergie- und Fettaufnahme sowie die Zufuhr von Eisen, Kalzium und Zink signifikant niedriger als beim Kontrollkollektiv. Mehr als die Hälfte der bulimischen Patienten nahm weniger als zwei Drittel der empfohlenen Menge dieser Mineralstoffe auf (Gendall u. a. 1997). Im Vergleich zur Kontrollgruppe verzehrten Patienten zum Frühstück größere Portionen und nahmen damit auch mehr Fett auf (Sunday u. Halmi 1996).

In der Regel erleiden die meisten Patienten mindestens einmal täglich eine Heißhungerattacke. In den Wintermonaten wurde ein häufigeres Auftreten der Essanfälle im Vergleich zu den Sommermonaten beobachtet, was mit dem Vorhandensein von Depressionen einherging (Blouin u. a. 1992). Die Heißhungerattacken dauern zwischen 15 Minuten und vier Stunden (Paul u. a. 1984). Bei mehreren Anfällen pro Tag können die Pausen zwischen den Attacken von wenigen Minuten bis zu einigen Stunden dauern. Um sich diesen Verbrauch an Nahrungsmitteln leisten zu können, arbeiten viele Bulimie-Patienten nur noch, um essen zu können. Bei vielen Betroffenen wurde nach einer gewissen Zeit die Neigung zu Diebstählen beobachtet (Gerlinghoff 1990).

Da bei den Esssüchtigen eine hochgradige Angst vor einer Gewichtszunahme besteht, ist häufig ein Missbrauch an Laxantien und Diuretika sowie Erbrechen zu beobachten. Rund 65 % der Bulimie-Patienten nehmen Appetitzügler, da diese mit ihrer anregenden und belebenden Wirkung einen Schutz gegen das Gefühl der Leere und Langeweile bieten (Gerbracht u.

Stickforth 1989). Der Betroffene glaubt, mit dem Erbrechen die »Methode der Wahl« gefunden zu haben, um die angestrebte Idealfigur erhalten und gleichzeitig seinem Essbedürfnis nachkommen zu können. Mit der Zeit können somit Heißhungerattacke und Erbrechen zu einem planmäßigen Vorgehen werden, das eine Eigendynamik entwickelt (Pudel u. Paul 1986). Je mehr der Betroffene zu Essanfällen neigt, desto stärker bemüht er sich, die dadurch zu erwartende Gewichtszunahme durch Erbrechen und geringere Nahrungsaufnahme zu kompensieren, was früher oder später erneut zu einer Heißhungerattacke führt. Der Patient verstrickt sich immer tiefer in einen Teufelskreis von kontrolliertem Essverhalten, Heißhungerattacke und Erbrechen (☎ 85.1). Es entsteht eine Sucht, bei der das Essen die Funktion des Suchtmittels übernimmt.

Da in der westlichen Gesellschaft selbstinduziertes Erbrechen – im Gegensatz zum Diäthalten – abgelehnt wird, isolieren sich Bulimie-Patienten zunehmend von ihrer Umwelt. Sie versuchen, das Erbrechen möglichst geheimzuhalten, so dass auch oftmals Freunde ahnungslos sind. Die Betroffenen leiden darunter, ihr Essen nicht kontrollieren zu können und entwickeln als Folge oft starke Depressionen, die häufig von Suizidgedanken begleitet werden (Erpen 1990, S. 140; Pudel u. Westenhöfer 1998, S. 176).

Körperliche Symptome

Durch das Diäthalten, häufiges Erbrechen und den Missbrauch von Laxantien und Diuretika treten verschiedene Erkrankungen bei Bulimie-Patienten auf, die sich teilweise bei Normalisierung des Essverhaltens bessern (*Tab. 85.1*).

Vor allem durch das Erbrechen treten verschiedene Veränderungen im Mundbereich auf. Häufig sind die Speicheldrüsen stark geschwollen und die Mundschleimhaut ist verletzt. Bedingt durch die Einwirkung der Magensäure kommt es zu Erosionen an der Innenseite der Zähne, wobei der Schweregrad der Erosion mit der Krankheitsdauer signifikant korreliert. Aufgrund ihrer guten Mundhygiene haben Bulimiker ebenso wie Anorexie-Patienten jedoch selten Zahnfleischentzündungen (Scheutzel 1995). Zur **Diagnose** der Bulimie stellte die American Psychiatric Association verschiedene Kriterien auf (☎ 85.2).

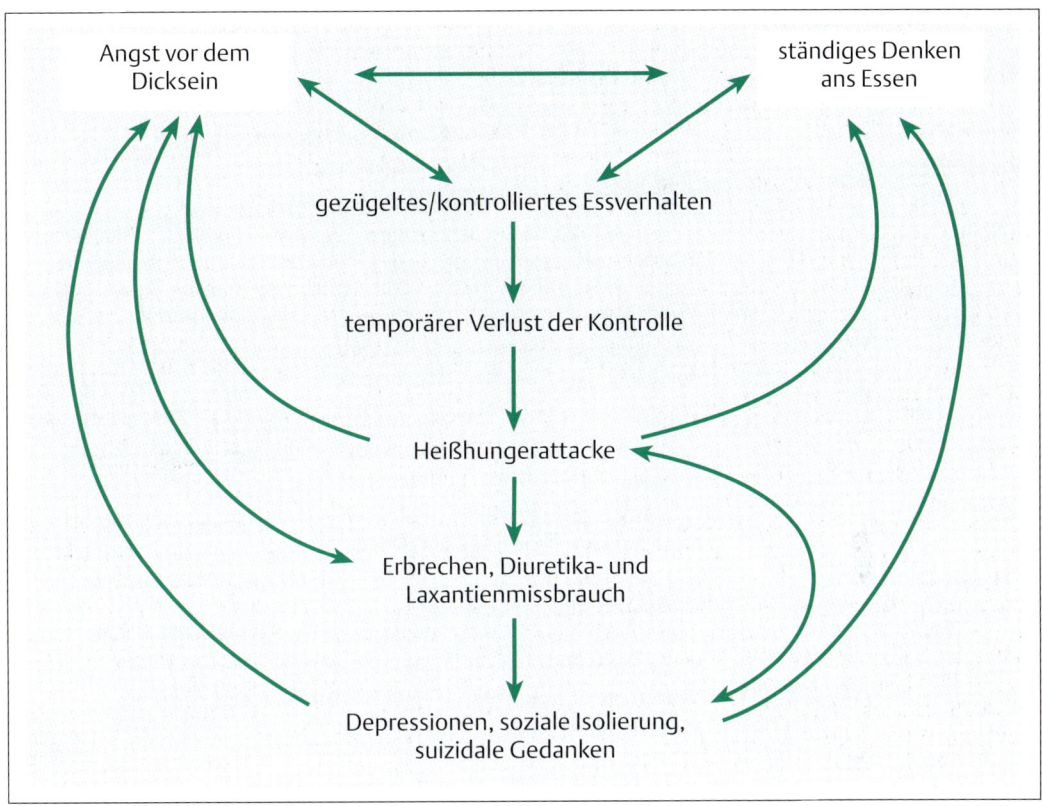

● 85.1: Schema der möglichen Wechselwirkungen bei Bulimie

Ursachen

Ebenso wie bei Anorexie liegen der Bulimie meist verschiedene Ursachen zugrunde. Da der Bulimie-Patient in vielen Fällen das Stadium der Magersucht durchlebt hat, ähneln sich die Ursachen weitgehend (s. Kap. 84, S. 406 ff.). So spielt auch bei Bulimie neben den gesellschaftlichen Rahmenbedingungen die familiäre Situation eine bedeutende Rolle. In einigen Familien wird das Schlankheitsideal besonders hoch bewertet. Zudem liegt bei den Eltern nicht selten ein Ehekonflikt vor, oder es bestehen konflikthafte Beziehungen zu den Geschwistern. Der Familie gelingt es nicht, dem Patienten ein Gefühl eigener Wertschätzung unabhängig vom Urteil anderer zu vermitteln. Hinzu kommt oftmals die Unfähigkeit der Familie, Konflikte zu lösen. Das bewirkt, dass der spätere Bulimie-Patient nicht lernt, sich Konflikten zu stellen (Wittchen u. a. 1988, S. 86).

Die Betroffenen sind meist wenig selbstsicher, besonders in ihrem fraulichen Wesen. Dabei haben sie nicht selten einen perfektionistischen, zwanghaften Charakterzug, der dazu führt, dass sie alles ohne Fehler bewältigen wollen, um nicht negativ von Mitmenschen kritisiert zu werden. Sie sind sehr stark außenorientiert und legen großen Wert auf die Meinung anderer (Erpen 1990, S. 134). Gleichzeitig haben die Patienten häufig eine »affektiv-labile Persönlichkeit«, leiden an geringer Frustationstoleranz sowie mangelnder Impulskontrolle. Sie haben Schwierigkeiten, mit problematischen Situationen und Emotionen adäquat umzugehen sowie eigene Gefühle auszudrücken. Ihre Denkweise ist geprägt durch das »Alles-oder-nichts«-Prinzip (Westenhöfer 1996).
Im Vergleich mit einer Personengruppe, die sich durch Diäthalten und dem Gefühl, zu dick zu sein, ebenfalls stark mit ihrem Gewicht beschäftigte, wurden bei Bulimie-Patienten ver-

Tab. 85.1: Mögliche sekundäre Symptome bei Bulimie-Patienten (nach Troch 1989)

Körperteil und -funktion	Art der Verletzungen
Gesicht	Verletzungen durch selbstinduziertes Erbrechen
Mundhöhle	Verletzungen durch selbstinduziertes Erbrechen; Schwellungen der Speicheldrüsen
Zähne	Entstehung von Karies; Beschädigung des Zahnschmelzes; Überempfindlichkeit der Zähne gegenüber Temperaturschwankungen, sauren Speisen und Getränken durch den beim Erbrechen in die Mundhöhle gelangten Magensaft (»bulimic dental disease«)
Ösophagus	Schädigungen der Schleimhaut; Veränderungen des Ösophagus durch häufiges Erbrechen; Ösophagitis
Ohrspeicheldrüse	Schwellungen der Ohrspeicheldrüse korrelieren mit Heißhungerattacken
Magen	starke Magenschmerzen durch Verzehr großer Mengen an Nahrungsmitteln; Magenperforation
Darm	Darmträgheit bis hin zur Obstipation durch Missbrauch von Laxantien und Diuretika; Darmschädigungen
Elekrolyt- und Säure-Basen-Haushalt	Störungen im Elektrolyt- und Säure-Basen-Haushalt (Hypokaliämie, -chlorämie, -magnesiämie, metabolische Alkalose), dadurch Nierenfunktions- sowie Herzrhythmusstörungen bedingt durch Erbrechen und Missbrauch von Laxantien und Diuretika
Hormonhaushalt/Menstruation	Menstruationsstörungen; Amenorrhö durch ständige Gewichtsveränderungen

mehrt Depressionen und Angstgefühle beobachtet (Vollrath u.a. 1992). Viele der Patienten weisen psychische Krankheiten auf, z.B. Angst- oder Zwangsneurosen. Einige von ihnen sind drogen- oder alkoholabhängig (Erpen 1990, S. 134).

Therapie

Da die Ursachen der Anorexie und Bulimie weitgehend identisch sind, gibt es auch bei der Therapie Übereinstimmungen. Allerdings ist es für den Therapeuten schwierig, die Krankheit Bulimie zu diagnostizieren. Aus Selbstverachtung und Scham über das zügellose Essen und Erbrechen versucht der Patient, seine Erkrankung geheimzuhalten. Durch das häufige Erbrechen bedingte Zahnschäden können in vielen Fällen einen ersten Hinweis auf das Vorliegen einer Bulimie geben (Scheutzel 1995).
Bei der Behandlung der Bulimie besteht – ähnlich wie bei Anorexie – die Möglichkeit der stationären oder ambulanten Therapie sowie die der Selbsthilfe. Stationär sollte behandelt wer-

den, wenn ein starker Gewichtsverlust vorliegt, die Patienten depressiv und selbstmordgefährdet sind, lebensbedrohliche Komplikationen wie z.B. schwere Elektrolyt- oder Magen-Darm-Störungen auftreten, und/oder eine chronische Erkrankung vorliegt und die Patienten eine ambulante Therapie ablehnen (Erpen 1990, S. 158). Die stationäre Therapie dauert nach Angaben einer Kliniks- und Patientenumfrage in der Regel länger als neun Wochen. Die Mehrzahl der Patienten beurteilt dabei den Erfolg der Therapie als »gut« bzw. »mäßig« (DGE 1992, S. 214ff.). Bei einer Verlaufsuntersuchung von 250 Bulimie-Patienten hatte sich der Zustand von 60% der Patienten zwei Jahre nach der Entlassung soweit gebessert, dass die Diagnosekriterien für diese Krankheit nicht mehr gegeben waren (Fichter 1992).
Als erste Maßnahme ist es für den Bulimie-Patienten wichtig, ein normales Essverhalten zu erlernen. Stundenlange Nahrungskarenz bzw. die Aufnahme von äußerst geringen Nahrungsmengen sollten vermieden werden. In einem Ernährungsplan sind häufig kleine Mahlzeiten vorzusehen, durch die der Patient nicht an

A   Wiederholte Episoden von »Fressattacken«.
    Eine »Fressattacken«-Episode ist gekennzeich-
    net durch beide der folgenden Merkmale:
    (1) Verzehr einer Nahrungsmenge in einem
        bestimmten Zeitraum (z. B. innerhalb
        eines Zeitraums von zwei Stunden),
        wobei diese Nahrungsmenge erheblich
        größer ist als die Menge, die die meisten
        Menschen in einem vergleichbaren Zeit-
        raum und unter vergleichbaren Bedingun-
        gen essen würden
    (2) Das Gefühl, während der Episode die
        Kontrolle über das Essverhalten zu ver-
        lieren (z. B. das Gefühl, weder mit dem
        Essen aufhören zu können, noch Kontrolle
        über Art und Menge der Nahrung zu
        haben)

B   Wiederholte Anwendung von unangemesse-
    nen, einer Gewichtszunahme gegensteuern-
    den Maßnahmen, wie z. B. selbstinduziertes
    Erbrechen, Missbrauch von Laxantien, Diure-
    tika, Klistieren oder anderen Arzneimitteln,
    Fasten oder übermäßige körperliche
    Betätigung

C   Die »Fressattacken« und das unangemessene
    Kompensationsverhalten kommen drei
    Monate lang im Durchschnitt mindestens
    zweimal pro Woche vor

D   Figur und Körpergewicht haben einen über-
    mäßigen Einfluss auf die Selbstbewertung

E   Die Störung tritt nicht ausschließlich im
    Verlauf von Episoden einer Anorexia Nervosa
    auf

Unterscheidung von Subtypen:
»Purging«-Typus: Die Person induziert während
der aktuellen Episode der Bulimia nervosa
regelmäßig Erbrechen oder missbraucht Laxantien, Diuretika oder Klistiere

»Nicht-Purging«-Typus: Die Person hat während
der aktuellen Episode der Bulimia nervosa
andere unangemessene, einer Gewichtszunahme gegensteuernde Maßnahmen gezeigt,
wie z. B. Fasten oder übermäßige körperliche
Betätigung, hat aber nicht regelmäßig Erbrechen
induziert oder Laxantien, Diuretika oder Klistiere
missbraucht

⬕ 85.2: DSM-IV-Kriterien der Bulimia nervosa
(American Psychiatric Association 1996, S. 625 f.)

Gewicht zunimmt. Bei deutlichem Untergewicht ist zunächst eine Gewichtszunahme
anzustreben. Besonders bedeutungsvoll für die
Behandlung ist, dass der Patient sein Essverhalten analysiert und lernt, durch welche inneren
und äußeren Faktoren sein Verhalten beeinflusst, insbesondere eine Heißhungerattacke
ausgelöst wird. Auf diese Weise erwirbt er die
Fähigkeit, sein Essverhalten zu kontrollieren.
Nur so ist es möglich, aus dem Teufelskreis aus-
zubrechen.
Für diese Analyse erweist sich das Protokollieren der Essanfälle als sinnvoll. Hierbei interessieren vor allem Dauer, Häufigkeit, Intensität,
Konsequenzen und der kognitive Hintergrund.
Das Protokollieren hat gleichzeitig einen therapeutischen Effekt, da dem Patienten sein Verhalten bewusst wird. Diese Analyse sollte als
Grundlage für alternative Verhaltensweisen
dienen, die erlernt werden müssen (Pudel u.
Paul 1986; Gerlinghoff 1990; Shaw u. Fichter
1996).
Da die Essstörung nicht isoliert von der Persönlichkeit des Patienten zu betrachten ist, sollte
die Behandlung auch eine Psychotherapie umfassen. Bei einer Untersuchung von 55 Bulimie-
Patienten, die entweder im Hinblick auf ihr
Ernährungsverhalten (nutritional management)
oder ihre psychischen Probleme (stress management) therapiert wurden, stellten Laessle
u. a. (1991) fest, dass sich bei Erstgenannten
deutlich stärker das Essverhalten besserte, sie
weniger häufig an Heißhungeranfällen litten
und erbrachen als die Vergleichsgruppe. Diese
Beobachtung bestätigte sich auch sechs und
zwölf Monate nach Beendigung der Behandlung. Die Gruppe, die auf ihre psychischen Probleme hin behandelt wurde, zeigte nach der
Therapie in stärkerem Ausmaß Selbstvertrauen
und Effektivität sowie weniger Angstgefühle.
Die Autoren kamen daher zu dem Schluss, dass
die Normalisierung des Essverhaltens der erste
Schritt in der Behandlung der Bulimie-Patienten sein sollte. Eine weitere psychiatrische Therapie sollte in Abhängigkeit von den psychischen Problemen der Patienten angewendet
werden.
Die Psychotherapie muss ähnlich wie bei der
Behandlung von Magersüchtigen verschiedene
Bereiche umfassen (s. Kap. 84, S. 408 ff.).
Zunächst gilt es das Selbstwertgefühl zu stärken, wobei auf die Bewertung von Gewicht und
Aussehen für das Selbstwertgefühl eingegangen
werden sollte. Übungen zur Körperwahrnehmung haben sich hierbei als hilfreich erwiesen.
Irrationale Gedanken in Bezug auf Gewicht,

»schlechte und gute« Lebensmittel sowie Vorstellungen über Energiegehalte müssen beseitigt werden. Der Patient muss seine Selbstsicherheit trainieren und versuchen, Spannungs- und Erregungssituationen zu bewältigen. Ebenso wichtig sind Gespräche über die Ursachen der Erkrankung (Pudel u. Paul 1986; Shaw u. Fichter 1996).

Die **Prognose** der Genesung ist umso günstiger, je gesünder die Patienten vor der Krankheit waren, je kürzer die Krankheitsdauer ist und je eher eine Therapie durchgeführt wird. Die Prognose fällt schlechter aus, wenn psychische Krankheiten, Alkoholismus oder sexueller Missbrauch vorausgegangen sind, die Essstörung chronisch zu verlaufen beginnt, die Symptomatik stark ausgeprägt ist, keine Therapiebereitschaft vorhanden ist oder sich gravierende Folgen im körperlichen, seelischen oder sozialen Bereich eingestellt haben (Erpen 1990; Fichter 1992; Krüger u. a. 1997). Eine Literaturübersicht ergab, dass etwa 50 % der bulimischen Patienten nach 5–10 Jahren symptomfrei sind, 20 % weiterhin Symptome haben und sich bei 30 % symptomfreie Intervalle mit Rückfällen abwechseln oder eine subklinische Bulimie besteht (Keel u. Mitchell 1997).

Zusammenfassung

Bei der Bulimia nervosa handelt es sich um eine psychogene Essstörung, die durch gezügeltes Essverhalten und episodische Essanfälle charakterisiert ist. Während dieser Heißhungerattacken werden hastig große Nahrungsmengen verschlungen. Da bei den Patienten eine krankhafte Angst vor dem Dicksein besteht, ergreifen sie gewichtsregulierende Maßnahmen wie selbstinduziertes Erbrechen oder die Einnahme von Laxantien. Durch ein erneutes Diäthalten schließt sich ein Teufelskreis, bei dem die Häufigkeit der Essanfälle mit der Zeit zunimmt. Dieses Essverhalten kann zu einer Reihe körperlicher Folgeschäden führen, wobei das Körpergewicht häufig im Normalbereich liegt. Neben familiären und soziokulturellen Einflüssen spielen auch bei dieser Essstörung individuelle Voraussetzungen bei der Krankheitsentstehung eine wichtige Rolle. Bei der Therapie sollten vor allem ein normales Essverhalten erlernt und die verschiedenen psychischen und psychosozialen Probleme behandelt werden.

☞ Empfehlungen

▶ Bei Untergewicht eine Gewichtszunahme anstreben
▶ Normalisierung des Essverhaltens
▶ Verbesserung der Körperwahrnehmung
▶ Stärkung des Selbstwertgefühls
▶ Psychotherapie
▶ Familientherapeutische Intervention

Unterschiede zwischen Anorexie und Bulimie

Zwischen den Krankheiten Anorexie und Bulimie gibt es fließende Übergänge. So sind z. B. auch Fälle von bulimischer Magersucht oder von Bulimie-Patienten bekannt, die unter Belastungssituationen anorektisch wurden (Erpen 1990, S. 143). Dennoch gibt es eine Reihe von Unterschieden zwischen den beiden Erkrankungen (*Tab. 85.2*).

Die überwiegende Mehrzahl der Bulimie-Patienten ist nicht in dem Ausmaß untergewichtig, wie dies bei der Magersucht der Fall ist. Viele Patienten sind normalgewichtig, in ihrer Krankheitsvorgeschichte berichten sie jedoch über deutliche Gewichtsschwankungen (Pudel u. Westenhöfer 1998, S. 167). Magersüchtige weisen in ihrer Krankheitsvorgeschichte ein signifikant niedrigeres Minimalgewicht auf.

Ein bedeutsamer Unterschied besteht in der Ausprägung des Kontrollverhaltens. Im Gegensatz zur Anorexie ist bei der Bulimie die Fähigkeit, das Essverhalten stetig zu kontrollieren und zu zügeln, nicht so stark ausgeprägt. Dies bedeutet, dass die rigide Kontrolle des Essverhaltens nicht kontinuierlich ausgeübt wird, sondern gelegentlich zusammenbricht. Als Folge treten bei Esssüchtigen neben Erbrechen, Diuretika- und Laxantienmissbrauch, Diebstähle, Drogen- und Alkoholmissbrauch auch Suizidversuche und Stimmungslabilität wesentlich stärker ausgeprägt auf als bei Anorexie-Patienten.

Ein weiterer Unterschied zwischen Ess- und Magersüchtigen liegt darin, dass sich die Patienten mit Anorexie ihrer Krankheit nicht bewusst sind. Sie verleugnen ihre Krankheit und lehnen meist eine therapeutische Behandlung ab. Die scheinbare Problem- und Beschwerdefreiheit ist geradezu kennzeichnend für die Anorexie. Bulimiker hingegen sind sich ihrer Krankheit sehr wohl bewusst und leiden stark darunter (Brand-Jacobi 1984).

Magersüchtige verfallen oftmals in einen negierenden Asketismus. Sie rufen bei den Mitmenschen durch ihr skeletthaftes Aussehen Angst und Sorge hervor. Der Bulimie-Kranke hingegen bemüht sich besonders, dem gesellschaftlichen Schlankheitsideal nachzukommen. Er ist fit und attraktiv und scheint für den Beobachter völlig gesund zu sein. Dabei hat er jedoch meist seine Selbstachtung verloren und gerät so in depressive Zustände mit suizidalen Gedanken. Diese Selbstmordgefährdung tritt bei Magersüchtigen seltener auf (Erpen 1990, S. 144). Bulimie wird im Vergleich zur Anorexie als die symptomatisch schwerere und in ihrer Prognose ungünstigere Erkrankung angesehen (Brand-Jacobi 1984).

Tab. 85.2: Unterschiede zwischen Anorexie und Bulimie

Merkmal	Anorexie	Bulimie
Körpergewicht	untergewichtig, (Kachexie) geringes Gewicht in der Krankheitsvorgeschichte	starke Gewichtsschwankungen, übergewichtig in der Krankheitsvorgeschichte
Äußeres Erscheinungsbild	abgemagert, blasse und schilfrige Haut	normal
Kontrolle des Essverhaltens	stark	stark, bricht aber häufig zusammen
Heißhungeranfälle	selten	oft/sehr häufig
Gewichtsabnahme durch Erbrechen, Abführmittel usw.	selten	häufig
Krankheitsbewusstsein	fehlt	vorhanden
Verhalten/Psyche	extreme Leistungsfähigkeit, Askese, Depressionen → Autonomieproblem	Depressionen, hoher Leidensdruck, Schamgefühle, Selbstverachtung, Suizidgedanken → Selbstwertproblem
Sexualverhalten	lehnen Sexualverkehr ab	normal

⁸⁶ Binge Eating Disorder (BED)

Die Binge eating disorder (BED) ist der Bulimia nervosa sehr ähnlich. Das wesentliche Merkmal dieser Essstörung sind die wiederholten Essanfälle ohne das für die Bulimie charakteristische Kompensationsverhalten des Erbrechens. Bei einer Umfrage unter je 1000 Frauen und Männern in Tirol wurde eine Häufigkeit der BED bei Frauen von 3,3 % und bei Männern von 0,8 % ermittelt (Kinzl u.a. 1998a u. b). Bei Schülerinnen im Alter von 14–19 Jahren trat diese Essstörung bei 1,1 % auf (Kinzl u. Trefalt 1998).

Aufgrund der hochkalorischen Nahrungsaufnahme während der Essanfälle steigt das Risiko, Übergewicht zu entwickeln. Verschiedene Studien berichten über einen positiven Zusammenhang zwischen BMI und dem Anteil an BED-Patienten (Westenhöfer 1996). Der Anteil der Übergewichtigen beträgt bei BED-Patienten etwa 10 % (Bruce u. Agras 1992). Obwohl nur 1,5 % der Teilnehmer von Gewichtsreduktionsprogrammen die Diagnosekriterien komplett erfüllen, treten wiederholte Essanfälle als Symptom des gestörten Essverhaltens immerhin bei mehr als einem Drittel der adipösen Patienten auf (Westenhöfer u. Matzen 1998).

Personen mit BED leiden häufig auch an psychischen Störungen wie Depressionen, Angststörungen oder Persönlichkeitsstörungen (Westenhöfer 1996).

Diagnostische Kriterien für die BED wurden von der American Psychiatric Association noch nicht endgültig formuliert. Es existiert derzeit ein Diagnosevorschlag (◫ 86.1), der noch weiterer Forschung bedarf.

A   Wiederholte Episoden von »Fressattacken«. Eine »Fressattacken«-Episode ist gekennzeichnet durch beide der folgenden Merkmale:
 (1) Verzehr einer Nahrungsmenge in einem bestimmten Zeitraum (z. B. innerhalb eines Zeitraums von zwei Stunden), wobei diese Nahrungsmenge erheblich größer ist als die Menge, die die meisten Menschen in einem vergleichbaren Zeitraum und unter vergleichbaren Bedingungen essen würden
 (2) Das Gefühl, während der Episode die Kontrolle über das Essverhalten zu verlieren (z. B. das Gefühl, weder mit dem Essen aufhören zu können, noch Kontrolle über Art und Menge der Nahrung zu haben)

B   Die »Fressattacken« sind mit drei der genannten Merkmale verbunden:
 (1) Es wird viel schneller als normal gegessen.
 (2) Es wird gegessen, bis sich die Person unangenehm voll fühlt.
 (3) Es werden ohne körperliches Hungergefühl große Mengen gegessen.
 (4) Es wird allein gegessen, weil sich die Person der Menge des Gegessenen schämt.
 (5) Nach dem übermäßigen Essen treten Gefühle der Depression, Ekel und Schuld auf.

C   Wegen der »Fressattacken« besteht ein deutliches Unbehagen.

D   Die »Fressattacken« treten durchschnittlich über sechs Monate mindestens zweimal pro Woche auf.

E   Die Störung tritt nicht in Kombination mit dem regelmäßigen Einsatz kompensatorischer Verhaltensweisen (z. B. Erbrechen, Fasten oder exzessiver Sport) oder ausschließlich im Verlauf von Episoden einer Anorexia nervosa oder Bulimia nervosa auf.

◫ 86.1: DSM-IV-Kriterien der Binge eating disorder (American Psychiatric Association 1996).

Motivation und Hinweise zur Ernährungsumstellung

Vorbemerkungen

Die gegenwärtig vorliegenden wissenschaftlichen Erkenntnisse sind ausreichend für relativ gesicherte Empfehlungen für die bedarfsgerechte Nährstoffzufuhr und für eine präventiv orientierte Ernährung. Aller Voraussicht nach sind hier in nächster Zeit keine erheblichen Veränderungen zu erwarten. Da die Nährstoffgehalte verzehrsfertiger Lebensmittel weitgehend bekannt sind, können – zusammen mit den jeweiligen regionalen Verzehrsmustern – konkrete Angaben zur Auswahl, Zusammensetzung und Zubereitung der Lebensmittel gegeben werden.

Das eigentliche Problem bei der Realisierung einer bedarfsgerechten Ernährung liegt daher nicht in den meist geringen Abweichungen der international empfohlenen Nährstoffmengen voneinander, sondern in der Umsetzung der wissenschaftlich als richtig erkannten Empfehlungen in die Praxis. Dies ist nur teilweise auf mangelndes Wissen zurückzuführen, sondern hat vorwiegend emotionale sowie psychosoziale Ursachen. Es fällt auch auf, dass mit den derzeit üblichen Ernährungsgewohnheiten die Empfehlungen offensichtlich schwer zu erreichen sind. Dies trifft besonders für ein günstiges Verhältnis der Nährstoffe zueinander, aber auch für die optimale Nährstoffzufuhr bei gleichzeitig nicht zu hoher Aufnahme an Nahrungsenergie zu. In einer körperlich inaktiven Wohlstandsgesellschaft ist es daher erforderlich, die Ernährungsgewohnheiten so umzustellen, dass die Anforderungen an eine bedarfsgerechte und zeitgemäße Ernährung erfüllt werden.

Mit dem Begriff »Motivation« wird ein Verhalten beschrieben, das durch ein oder mehrere Motive und den Anregungsgehalt einer bestimmten Situation bedingt wird (Diedrichsen 1990, S. 3). Ein motivierendes Element in der therapeutischen Ernährungsberatung ist der Leidensdruck, denn Gesundheit wird von gesunden Menschen als normal erachtet und wenig gepflegt. Oft werden erst im Falle einer Krankheit langfristige Verhaltensänderungen verwirklicht (Diedrichsen 1990, S. 33).

Ist der Grund für die Ernährungsumstellung eine ernährungsabhängige Erkrankung, so kann es der Arzt oder Ernährungsberater sein, der eine Ernährungsberatung mit dem Ziel einer langfristigen Ernährungsumstellung durchführt. Patienten ist generell zu raten, nach ärztlicher Absprache vorzugehen, weil Ernährungsveränderungen im Krankheitsfall besondere Belastungen darstellen und eine medikamentöse Therapie beeinflussen können.

87 Voraussetzungen, Probleme und Motive der Ernährungsumstellung

Veränderungen des Ernährungsverhalten lassen sich nicht von außen erzwingen. Damit sich an der bestehenden Situation oder an persönlichen Verhaltensweisen etwas ändert, muss es einen oder mehrere Anlässe geben, darüber nachzudenken.

Im Falle der Ernährung gibt es eine Reihe von Gründen (◉ 87.1). Für die Initiierung einer Ernährungsumstellung ist es wichtig, den Motiven, die für eine Veränderung sprechen, besondere Aufmerksamkeit zu widmen. Die Vorbereitung kann so bewusst und willentlich verbessert werden (Prochaska u. a. 1997, S. 217 ff.).

Mit dem Begriff **Ernährung** wird, im Gegensatz zu dem des Essens, die kognitiv-rationale Komponente – die bewusste Handlungen vollziehende Ebene – des Menschen angesprochen. Der Begriff **Essen** umfasst die gesamte Erlebnissphäre der Nahrungsaufnahme, z.B. die sozialen Kontakte und die Empfindungen vor, während und nach dem Essen (Gniech 1996, S. 3).

Das **Ernährungsverhalten** wird durch innere biologische Regelvorgänge (Hunger, Appetit, Sättigung) sowie angelernte Verhaltensweisen und Bedürfnisse unbewusst gesteuert und mündet in ein höchst individuelles Ernährungsverhalten. Die durch Familie und Gesellschaft

verfolgte Ernährungserziehung hat gute Gründe – Kinder lernen durch Nachahmung und erfahren so z.B., welche Nahrungsmittel genießbar und welche ungenießbar sind. Doch müssen Ziele und Inhalte dieser Art der Ernährungserziehung (Lernen am Modell, Vorbildfunktion der Eltern) der jeweiligen Zeit angepasst werden.

Ernährungsverhalten vollzieht sich auch auf der reflektierten Bewusstseinsebene (der kognitiv-rationalen Ebene) des Menschen. Bestimmte Ziele, die mit dem Essen erreicht werden sollen, werden zum Anlass des Handelns. Aber auch diese bewussten Handlungen unterliegen äußeren Einflüssen, wie sie Normen, Einstellungen und individuelles Ernährungswissen darstellen. Auf dieser kognitiv-rationalen Ebene des Menschen ist ebenfalls eine Ernährungsumstellung initiierbar (Pudel u. Westenhöfer 1998, S. 47). Voraussetzung ist jedoch, dass neue attraktive, erreichbare Ziele und Verhaltensweisen aufgespürt werden und an die Stelle alter Wertvorstellungen und Gewohnheiten treten.

Der Mensch legt sich für immer wiederkehrende Situationen, wie sie die Nahrungsaufnahme darstellt, ein »automatisiertes Verhalten« zu. Durch die Bildung von Gewohnheiten gelingt es, ständig fälligen Entscheidungen aus dem Weg zu gehen. Bei der Ausprägung solcher Ernährungsgewohnheiten spielt eine Vielfalt von Faktoren eine Rolle. Jeder wird dem Einfluss eines bestimmten Faktors auf sein Verhalten ein anderes Gewicht beimessen. Mögliche Einflussfaktoren können nach interner und externer Herkunft eingeteilt werden (*Tab. 87.1*).

Es wird deutlich, dass das Ernährungsverhalten eines Erwachsenen über Jahre von Gewohnheiten und soziokulturellen Normen geprägt, sehr stabil und nicht leicht veränderbar ist. Eine kurzfristige Ernährungsumstellung ist auch nur in Ausnahmefällen (Krankheit) sinnvoll und anzuraten.

Die ganze Persönlichkeit des Menschen ist an einer langfristigen Ernährungsumstellung beteiligt. Es genügt nicht, intellektuelle Einsicht in neue Zusammenhänge der Ernährung zu gewinnen, sondern es müssen vielmehr auch Emotionen und Motivationen beteiligt sein bzw. gefördert werden. Geht eine Ernährungsumstellung mit erheblichen Verlusten von Gewohnheiten und psychosozialen Bedürfnis-

---

ernährungsabhängige Krankheiten

Unzufriedenheit mit dem Körpergewicht

Langeweile, evtl. die Suche nach neuen Geschmackseindrücken

ethische/moralische/religiöse Gründe

ökologische Anliegen

verändertes Gesundheitsbewusstsein

private oder berufliche Veränderungen

Suche nach einem neuen oder veränderten Image

neuer Trend

neu entstandene oder geweckte Bedürfnisse (z. B. durch Werbung)

soziale Zwänge

◉ 87.1: Individuelle Gründe für eine Ernährungsumstellung

Tab. 87.1: Ausgewählte Faktoren, die das Ernährungsverhalten beeinflussen (nach von Hollen u. Leitzmann 1989, S. 22)

Interne Faktoren	Externe Faktoren
physiologische Bedürfnisse nach Nahrungsaufnahme (Hunger und Durst)	Nahrungsmittel, Speisen
	Ort und vorhandene Zeit für die Nahrungsaufnahme
weitere Zustände des Organismus wie Müdigkeit, Nervosität, Gebisszustand	Anlass des Essens
Erkrankungen	Wirtschaftslage, Einkommen
Einstellungen, Meinungen, Werte	Kantinenspeiseplan
Persönlichkeitsmerkmale	Tischsitten
genetische Faktoren	Familienmitglieder oder andere Personen
Erfahrungen	ärztliche Diätvorschriften
intellektuelle Fähigkeiten	Technologie
ernährungsbezogene Kenntnisse	Umweltereignisse
Körperbau, Alter	Klima, Jahreszeit, geographische Lage
Vorlieben	Medien (z.B. Fernsehprogramm, Werbung)
Gewohnheiten	Arbeitsplatz, Tätigkeit

sen einher, wird oft emotionaler Widerstand entgegengesetzt. In dieser Situation ist ein kompetenter Umgang mit Emotionen erforderlich (Goleman 1998, S. 7 ff.).

Daher ist es wichtig, eine Umstellung der Ernährung in kleinen Schritten einzuleiten, so dass emotionaler Widerstand gegen Veränderungen durch Vermittlung individuell abgestimmter Informationen sowie durch das Aufzeigen von alternativen Handlungs- und Entscheidungsspielräumen aufgelöst wird (Diedrichsen 1993, S. 24 ff.). In einem mehrstufigen Prozess sollten Freude mit den angestrebten Zielen und das Erkennen massiver Nachteile mit den bisherigen Verhaltensweisen verbunden werden (Robbins 1995, S. 129 ff.).

Es gibt eine Vielzahl von **Motiven**, die die Lebensmittelauswahl beeinflussen (☎ 87.2). Für eine erfolgreiche, d. h. langfristige Ernährungsumstellung, müssen u.a. diese möglichen Beweggründe des Handelns bedacht werden. Für eine Ernährungsumstellung geeignet erscheinende Motive sollten in ihrer Gewichtung für das Individuum verstärkt oder ggf. durch neue, richtungsgebende Motive ersetzt werden. Dies ist wichtig, damit in »alten« Situationen neue Verhaltensweisen – angeregt durch jeweilige Motive – eingesetzt werden können.

Ziele, die mit einer bestimmten Lebensmittelauswahl und dadurch auch mit der Ernährung

erreicht werden sollen, sind implizit in den Motiven enthalten (☎ 87.3).

Lebensmittel werden mehr und mehr zu Konsumartikeln. Damit verbunden ist auch der Versuch, mit der Auswahl bestimmter Lebensmittel subjektive, von der Ernährung losgelöste Bedürfnisse zu befriedigen (z.B. soziale Anerkennung, attraktive Figur). Neue, dem Überfluss angepasste Verhaltensstrategien müssen erprobt und gelernt werden.

Es ist bekannt, dass das soziale Umfeld eine Rolle bezüglich des Ernährungsverhaltens spielt. Jeder Mensch strebt nach Anerkennung innerhalb seiner sozialen Beziehungen und unterwirft sich den von diesen Gruppen aufgestellten und vorgelebten Normen und Vorstellungen. Soziale Gegebenheiten haben einen erheblichen Einfluss auf das Ernährungsverhalten des Einzelnen und können Hürden in der Ernährungsumstellung sein (☎ 87.4).

Die seit zwei Generationen radikal veränderte Ernährungssituation erfordert ein Umdenken. Motivationsstrukturen, die immer bestanden haben, in Zeiten knapper Nahrungsmittel jedoch nicht realisiert werden konnten, kommen jetzt zum Tragen. Erziehungsziele, die in Zeiten des Nahrungsmangels entstanden und erprobt wurden, sind überholt.

Ziel und Inhalt der heutigen Ernährungserziehung – nicht nur von Kindern, sondern auch von

Geschmacksanspruch
(Erdbeeren mit Schlagsahne sind der höchste Genuss)

Hungergefühl
(ich habe einfach Hunger/ich muss das jetzt essen)

ökonomische Bedingungen
(das ist im Sonderangebot, das kaufe ich)

kulturelle Einflüsse
(morgens Brötchen mit Kaffee)

traditionelle Einflüsse
(Omas Plätzchen zu Weihnachten)

habituelle Bedingungen
(ich esse immer meine Suppe vor der Mahlzeit)

emotionale Wirkung
(ein Stück Kuchen in der Stresssituation)

soziale Gründe
(bei Fondue lässt es sich gut unterhalten)

soziale Statusbedingung
(die Schulzes laden wir zu Hummer ein)

Angebotslage
(man isst das Mensaessen, weil es dies gerade gibt)

Gesundheitsüberlegungen
(das soll gesund sein, also esse ich es)

Fitnessüberlegungen
(das soll gut für's Joggen sein)

Schönheitsansprüche
(ich halte Diät, um schlank zu bleiben)

Verträglichkeit
(Grünkohl esse ich nicht, vertrage ich nicht)

Neugier
(mal sehen, wie das schmeckt)

Angst vor Schaden
(Rindfleisch esse ich nicht mehr wegen BSE)

pädagogische Gründe
(wenn Du Schularbeiten machst, bekommst Du ein Bonbon)

Krankheitserfordernisse
(Zucker darf ich nicht essen wegen meines Diabetes)

magische Zuweisungen
(Sellerie esse ich für die Potenz)

pseudowissenschaftlich
(zehn hart gekochte Eier zum Abnehmen)

☻ 87.2: Motive für die Lebensmittelauswahl (nach Pudel u. Westenhöfer 1998, S. 52)

Erwachsenen – muss es sein, die Fähigkeit zu vermitteln im Überfluss des Angebots die für eine gesunderhaltende Ernährung geeigneten Nahrungsmittel auswählen, zubereiten und genießen zu können.

Erfüllung von Bedürfnissen (Hunger, Appetit, soziale Bedürfnisse, durch Werbung neu geweckte Bedürfnisse u. a.)

gute oder bessere Gesundheit

höhere Lebensqualität

Schonung der Umwelt

Unterstützung leisten für (weltweite) soziale Gerechtigkeit

Befolgen eines Rates oder einer Empfehlung (Arzt, Berater, Freunde, Familie u. a.)

gutes Gewissen durch die Erfüllung ethischer Vorsätze

Aufbau oder Erhalt eines bestimmten Images

Verwirklichung eines gesellschaftlichen Schönheitsideals

neue oder gewohnte Geschmackserlebnisse

(neue) Finanzlage demonstrieren

Attraktivität

☻ 87.3: Ziele der Lebensmittelauswahl

Die Familie steht einer Änderung von Ernährungsgewohnheiten ablehnend gegenüber (»Ohne Fleisch ist das doch kein richtiges Essen – da mach ich nicht mit.«)

Freunde erwarten aus verschiedenen Gründen (Neid, Arbeit, Gewohnheit u. a.), dass sie vor Folgen bewahrt bleiben (»Wir behalten doch weiterhin unseren Kaffeeklatsch mit Kaffee und Kuchen bei?«)

Widersprüchliche Ernährungsinformationen aus Presse und Literatur führen zu Verwirrung und Resignation

Private und berufliche Gegebenheiten geben vermeintlich einen bestimmten zeitlichen und inhaltlichen Rahmen vor

☻ 87.4: Soziale Gegebenheiten, die eine Ernährungsumstellung erschweren

88 Vorgehensweise in der Ernährungsberatung

Ernährungsberatung ist bemüht, Ernährungsinformation und Ernährungsverhalten in Übereinstimmung zu bringen. Persönliche Voraussetzungen des Betroffenen sowie seiner Umwelt müssen herausgefunden werden, damit Beratung Hilfe zur Selbsthilfe werden kann. Eigenverantwortlichkeit und kompetente Selbstentscheidung des Angesprochenen sollten in den Vordergrund einer Ernährungsberatung rücken. Die im Verbraucher vorhandenen Kräfte zu wecken und zu mobilisieren, scheint der für eine Ernährungsumstellung motivierendste und damit erfolgreichste Weg zu sein.

Sind neben den Verhaltensproblemen auch Einstellungs- und Entscheidungskonflikte Thema in der Ernährungsberatung, muss im Gespräch versucht werden, diese Konflikte zu analysieren und durchschaubar zu machen. Dem Verbraucher muss es ermöglicht werden, einen Weg aus der von ihm empfundenen Sackgasse zu finden. Eine verhaltensorientierte Ernährungsberatung – im Gegensatz zu einer Informationsvermittlung ohne Rücksicht auf die Individualität des Klienten – kann nachhaltig zur Umstellung der Ernährung motivieren.

Diedrichsen (1990, S. 45) hat das Ziel einer Ernährungsberatung folgendermaßen definiert: »Beratungsziel in der Ernährungsberatung ist es, bei Klienten Lernprozesse in Gang zu setzen, durch die ihre Selbsthilfebereitschaft, Selbststeuerung und Handlungskompetenz im Ernährungsverhalten verbessert wird. ... Ernährungsberatung ist nur dann erfolgreich gewesen, wenn auf Grund des Beratungsgesprächs auch bleibend eine Umstellung im Ernährungsverhalten eintritt.«

Ernährungsberatung soll und kann:
- Verhaltensänderungen bewirken,
- lehren, Eigenkontrolle über Gesundheit und Erkrankungen zu übernehmen,
- die eigene Kompetenz für gesundheitsförderndes Verhalten schulen (Diedrichsen 1990, S. 34 f.).

Diese Ziele können nicht durch reine Informationsvermittlung oder durch Erteilen von (ungebetenen) Ratschlägen erreicht werden. Vielmehr entscheidet die Gesprächsführung darüber, ob eine emotional positive Beziehung zwischen dem zu Beratenden und dem Berater entsteht. Eine vertrauensvolle Verbindung, z. B.

zwischen Arzt und Patient, bestimmt ganz wesentlich über Erfolg oder Misserfolg einer Beratung. Doch sind auch andere Gründe für eine Nicht-Befolgung von Verordnungen oder Ratschlägen bekannt, z. B.
- eine falsche Einschätzung der eigenen Gesundheit
- Nachlässigkeit mit der eigenen Gesundheit
- das »Health Belief Model« – Personen schätzen die eigenen Einflussmöglichkeiten auf ihre Gesundheit umso geringer ein, je mehr sie äußere Ereignisse wie Schicksal für ihr Wohlergehen verantwortlich machen
- Abgabe der Kontrolle über die eigene Gesundheit nach außen
- unzureichende Information und Informiertsein über Hintergründe zu Verordnungen oder Ratschlägen
- äußere Bedingungen wie Arbeitsplatz- und Wohnsituation (Diedrichsen 1990, S. 49 f.)
- »Reaktanz« – durch einen zu offensichtlichen und fordernden Anspruch auf Lenkung und Steuerung kann sich der zu Beratende in seiner individuellen Entscheidungsfreiheit eingeengt fühlen. Es kann zu einer starken emotionalen Erregung kommen, die sich gegen jede weitere Beschränkung richtet und auf die Wiedergewinnung der verloren geglaubten Handlungsfreiheit hinwirkt (Weisbach 1999).

Die Beratung allgemein beinhaltet vier **Funktionen**, die auch für die Ernährungsberatung zutreffen:

1. Auskunft erteilen
Der Informationsbedarf eines Ratsuchenden bezüglich Inhalt und Umfang einer für ihn geeigneten Ernährung sollte vor der eigentlichen Informationsvermittlung abgeklärt werden. So kann vermieden werden, dass am Bedarf vorbei auf den Betroffenen eingeredet wird.

2. Rat erteilen
Der Wunsch eines Ratsuchenden nach einer für ihn geeigneten Ernährungsempfehlung entscheidet über die Wirksamkeit eines gegebenen Rates.

3. Zur Reflexion anregen
In der Gesprächsführung, z. B. durch das Stellen weiterführender Fragen, kann der Betroffene angeregt werden, Wege und Ziele einer Ernäh-

rungsumstellung selbst zu überdenken bzw. zu hinterfragen. Ziel einer zur Reflexion anregenden Ernährungsberatung sollte es sein, den Ratsuchenden dazu zu bewegen, über die meist selbst auferlegten Grenzen hinauszudenken. Weiterführende Denkanstöße und Fragen zielen auf das Gewinnen von Einsichten ab.

4. Zur Aktion anregen
Der Berater sollte die Fähigkeit besitzen, vor den Augen des Betroffenen eine attraktive Wunschvorstellung entstehen zu lassen, die mit den Zielvorstellungen des zu Beratenden übereinstimmt. Der Berater kann so zu Handlungen aktivieren und zum Durchhalten motivieren.

Was steht vor dem eigentlichen Erteilen von Ratschlägen? In der Regel hat sich der Ratsuchende schon Gedanken über seine Ernährung und die mit einer Ernährungsumstellung einhergehenden Schwierigkeiten gemacht. Häufig stehen Vorannahmen, sog. Attributionen, einem positiven Verlauf eines Beratungsgesprächs entgegen. Häufig »weiß« der Klient, wodurch seine Beschwerden verursacht werden und auch wie das Problem gebessert werden kann. Um diese Vorannahmen, auch Kausal- oder Kontrollattributionen genannt, zu ändern, kann folgendes Vorgehen sinnvoll sein:

- Jede Äußerung in einem Beratungsgespräch sollte mit einer Bestätigung des Gesprächspartners beginnen. Dieser wird zum Zuhören angeregt, weil er zu Recht annimmt, dass es um ihn geht. Dieses Bestätigen enthält sich jeder Bewertung. Satzanfänge können sein: »Sie legen Wert auf . . . Für Sie ist wichtig . . . Es bedeutet Ihnen viel . . .« Die Aufmerksamkeit des Ratsuchenden ist auf den Berater gerichtet.
- Nun kann das Interesse für neue Informationen geweckt werden, damit nicht am Betroffenen vorbei beraten wird. Erreicht werden kann dies, indem dem zu Beratenden solange Fragen zum Thema gestellt werden, bis dieser entdeckt, keine Antworten mehr parat zu haben. Er ist sich seiner Sache nicht mehr so sicher. Der Verbraucher sollte zu einem Punkt geführt werden, an dem er neugierig wird und um Informationen nachsucht.
- Damit die Ratsuchenden den Sinn der Frage einordnen können, ist es wichtig, die

gestellte Frage zu begründen. Menschen antworten nur ungern auf Fragen, deren Hintergedanken sie nicht kennen, und wenn sie antworten, versuchen sie, eine sozial erwünschte Antwort zu liefern.

Durch dieses Vorgehen werden die Vorannahmen des Verbrauchers, der sich dieser nicht mehr so sicher ist, veränderbar. Er kann zu neuen Attributionen geführt werden. Erst jetzt ist es erfolgversprechend, die eigentliche Verhaltensempfehlung zu geben (Weisbach 1999). In vielen Fällen kommt der Klient selbst dazu, das jeweilige Verhalten zu modifizieren.

Schlussbetrachtung

Zusammenfassend kann festgehalten werden, dass eine bedarfsgerechte Ernährung derzeit keine inhaltlichen Fragen, sondern Fragen des Umsetzens der vorliegenden internationalen Erkenntnisse aufwirft. Wissen ist zwar eine notwendige, aber keine ausreichende Voraussetzung für das Handeln, denn das Ziel ist nicht Wissen, sondern Handeln; d.h. Wissen allein macht noch keine Ernährungsumstellung aus.

Der Arzt sollte Patienten zu einer Ernährungsumstellung ermuntern und helfen, die Ziele dafür schriftlich festzuhalten. Patienten, die eine Begleitung zur Ernährungsumstellung wünschen, sollten an qualifizierte Ernährungsberatungs-Fachkräfte verwiesen werden, welche die Theorie und Praxis der Ernährung sowie die Beratung bei der Ernährungsumstellung gleichrangig berücksichtigen.

Für eine erfolgreiche Ernährungsumstellung ist es ratsam, keine Verbote oder Gebote auszusprechen, sondern Angebote zu machen. Somit bleibt genügend Spielraum, Eigenkompetenz zu nutzen und in Eigenverantwortung die angestrebten Ziele zu erreichen. Für den Erfolg spielen neben einer gewissen Disziplin auch Vorbilder eine Rolle, die sich bekanntlich jeder selbst aussucht.

Insgesamt gilt es, alle möglichen Wege zu nutzen, um das Ziel der Ernährungsumstellung zu erreichen. Dabei spielen individuelle Präferenzen eine entscheidende Rolle; jeweilige Schwächen und Stärken sollten berücksichtigt bzw. gewinnbringend eingesetzt werden.

Literatur

Aalderink J, Hoffmann I, Groeneveld M, Leitzmann C. Ergebnisse der Gießener Vollwert-Ernährungs-Studie. Lebensmittelverzehr und Nährstoffaufnahme von Vollwertköstlerinnen und Mischköstlerinnen. Ern Umschau 41, 328–335, 1994

Abernathy RP, Black DR. Healthy body weights: an alternative perspective. Am J Clin Nutr 63, 448S-451S, 1996

Acosta PB. Nutrition studies in treated infants and children with phenylketonuria: vitamins, minerals, trace elements. Eur J Pediatr 155 (suppl 1), S136-S139, 1996

Acuff S. Das makrobiotische Gesundheitsbuch. 256 S. Goldmann Verlag, München, 7. Aufl., 1998

Adam O. Entzündungshemmende Ernährung bei rheumatischen Erkrankungen. Ern Umschau 41, 222–225, 1994

Adam O. Ernährungstherapie bei rheumatoider Arthritis. Akt Ern Med 21, 333–339, 1996

Adam O. Rheumatische Erkrankungen. S. 236–247. In: Schauder P, Ollenschläger G (Hrsg.). Ernährungsmedizin. Prävention und Therapie. Urban und Fischer Verlag, München, 1999

Adam O, Lasch K. Ernährung und Arthritis. Der Bay Int 18, 264–270, 1998

Addis PB, Carr TP, Hassel CA, Huang ZZ, Warner GJ. Atherogenic and anti-atherogenic factors in the human diet. Biochem Soc Symp 61, 259–271, 1995

Ågren JJ, Törmälä M-L, Nenonen MT, Hänninen OO. Fatty acid composition of erythrocyte, platelet, and serum lipids in strict vegans. Lipids 30, 365–369, 1995

Albert CM, Hennekens CH, O'Donnell CJ, Ajani UA, Carey VJ, Willett WC, Ruskin JN, Manson JE. Fish consumption and risk of sudden cardiac death. J Am Med Assoc 279, 23–28, 1998

Albert FW, Herbig W. Bildgebende Diagnostik von Schilddrüsenerkrankungen. Ultraschall und Szintigraphie der Schilddrüse. Therapiewoche 11, 655–661, 1995

Aldoori WH, Giovannucci EL, Rimm EB, Wing AL, Trichopoulos DV, Willett WC. A prospective study of diet and the risk of symptomatic diverticular disease in men. Am J Clin Nutr 60, 757–764, 1994

Aldoori WH, Giovannucci EL, Rockett HR, Sampson L, Rimm EB, Willett WC. A prospective study of dietary fiber types and symptomatic diverticular disease in men. J Nutr 128, 714–719, 1998

Alun Jones V, Shorthouse M, McLaughlan P, Workman E, Hunter JO. Food intolerance: a major factor in the pathogenesis of irritable bowel syndrome. Lancet 2, 1115–1120, 1983

Alun Jones V, Workman E, Freeman AH, Dickinson RJ, Wilson AJ, Hunter JO. Crohn's disease: maintenance of remission by diet. Lancet II, 177–180, 1985

Ambrosetti P, Robert J, Witzig JA, Mirescu D, De Gautard R, Borst F, Meyer P, Rohner A. Prognostic factors from computed tomography in acute left colonic diverticulitis. Br J Surg 79, 117–119, 1992

American Diabetes Association. Nutrition recommendations and principles for people with diabetes mellitus. Diabetes Care 17, 519–522, 1994

American Diabetes Association. Preconception care of women with diabetes. Diabetes Care 19, S25-S28, 1996

American Dietetic Association. Position of the American Dietetic Association and the Canadian Dietetic Association: Nutrition for physical fitness and athletic performance for adults. J Am Diet Assoc 93, 691–696, 1993

American Dietetic Association. Vitamin and mineral supplementation. J Am Diet Assoc 96, 73–77, 1996

American Dietetic Association. Position of the American Dietetic Association: Vegetarian diets. J Am Diet Assoc 97, 1317–1321, 1997

American Psychiatric Association. Diagnostic and statistical manual of mental disorders (DSM-IV). 4th ed. Dtsch. Übersetzung von Saß H, Wittchen H-U, Zaudig M. 967 S. Hogrefe Verlag, Göttingen, 2. Aufl., 1996

Anderson JW. Nutritional management of diabetes mellitus. p. 1365-1394. In: Shils ME, Olson JA, Shike M, Ross AC (eds.). Modern nutrition in health and disease. Williams and Wilkins, Baltimore, 9th ed., 1999

Anderson JW, Johnstone BM, Cook-Newell ME. Meta-analysis of the effects of soy protein intake on serum lipids. N Engl J Med 333, 276–282, 1995

Andres R, Elahi D, Tobin JD, Muller DC, Brant L. Impact of age on weight goals. Ann Intern Med 103, 1030–1033, 1985

Anemueller H. Das Grunddiät-System. 228 S. Hippokrates Verlag, Stuttgart, 4. Aufl., 1993

Anemueller H. Ernährung im Alter. Ärztezeitschr Naturheilverf 35, 319–323, 1994

Angelin B. Therapy for lowering lipoprotein (a) levels. Curr Opin Lipidol 8, 337–341, 1997

Antman EM, Braunwald E. Acute myocardial infarction. p. 1352-1365. In: Fauci AS, Braunwald E, Isselbacher KJ, Wilson JD, Martin JB, Kasper DL, Hauser SL, Longo DL (eds.). Harrison's principles of internal medicine. McGraw-Hill, New York, 14th ed., 1998

Appel LJ, Moore TJ, Obarzanek E, Vollmer WM, Svetkey LP, Sacks FM, Bray GA, Vogt TM, Cutler JA, Windhauser MM, Lin P-H, Karanja N. A clinical trial of the effects of dietary patterns on blood pressure. N Engl J Med 336, 1117–1124, 1997

Arbeitskreis Jodmangel. Fakten zur Jodversorgung in Deutschland. Derzeitige Situation und zukünftiger Handlungsbedarf. Information des Arbeitskreises Jodmangel, Groß-Gerau, 1997

Arendt R. Differentialdiagnose der chronischen Obstipation. Z Ärztl Fortbild 86, 99–106, 1992

Arnaud CD, Sanchez SD. The role of calcium in osteoporosis. Ann Rev Nutr 10, 397–414, 1990

Arnett FC, Edworthy SM, Bloch DA, McShane DJ, Fries JF, Cooper NS, Healey LA, Kaplan SR, Liang MH, Luthra HS, Medsger TA, Mitchell DM, Neustadt DH, Pinals RS, Schaller JG, Sharp JT, Wilder RL, Hunder GG. The American Rheumatism Association 1987 revised criteria for the classification of rheumatoid arthritis. Arthritis Rheumatism 31, 315–324, 1988

Arshad SH, Matthews SM, Gant C, Hide DW. Effect of allergen avoidance on development of allergic disorders in infancy. Lancet 339, 1493–1497, 1992

Ascherio A, Katan MB, Zock PL, Stampfer MJ, Willett WC. Trans fatty acids and coronary heart disease. N Engl J Med 340, 1994–1998, 1999

Ascherio A, Rimm EB, Stampfer MJ, Giovannucci EL, Willett WC. Dietary intake of marine n-3 fatty acids, fish intake, and the risk of coronary disease among men. N Engl J Med 332, 977–982, 1995

Askar A. Biogene Amine in Lebensmitteln und ihre Bedeutung. Ern Umschau 29, 143–148, 1982

Aslan A, Triadafilopoulos G. Fish oil fatty acid supplementation in active ulcerative colitis: a double-blind, placebo-controlled, crossover study. Am J Gastroenterol 87, 432–437, 1992

Assmann G, Schulte H. Obesity and hyperlipidemia: results from the Prospective Cardiovascular Münster (PROCAM) study. p. 502–511. In: Björntorp P, Brodoff BN (eds.). Obesity. Lippincott, Philadelphia, 1992

Atkins RC. Diät-Revolution. 283 S. Fischer Verlag, Frankfurt/Main, 1994

Attili AF, Capocaccia R, Carulli N, Festi D, Roda E, Barbara L, Capocaccia L, Menotti A, Okolicsanyi L, Ricci G, Lalloni L, Mariotti S, Sama C, Scafato E. Factors associated with gallstone disease in the MICOL experience. Multicenter Italian Study on Epidemiology of Cholelithiasis. Hepatology 26, 809–818, 1997

Ausschuß Ernährung der Deutschen Diabetes Gesellschaft. Kohlenhydrat- und Fett-Austauschtabelle für Diabetiker. 25 S. Trias Verlag, Stuttgart, 1991

Austin MA. Epidemiology of hypertriglyceridemia and cardiovascular disease. Am J Cardiol 83, 13F-16F, 1999

Ballegaard M, Bjergstrøm A, Brøndum S, Hylander E, Jensen L, Ladefoged K. Self-reported food intolerance in chronic inflammatory bowel disease. Scand J Gastroenterol 32, 569–571, 1997

Bahner U, Heidland A. Nephrolithiasis und Nephrokalzinose. S. 1223–1230. In: Classen M, Diehl V, Kochsiek K (Hrsg.). Innere Medizin. Urban und Schwarzenberg, München, 1991

Bao DQ, Mori TA, Burke V, Puddey IB, Beilin LJ. Effects of dietary fish and weight reduction on ambulatory blood pressure in overweight hypertensives. Hypertension 32, 710–717, 1998

Barger-Lux MJ, Heaney RP, Stegman MR. Effects of moderate caffeine intake on the calcium economy of premenopausal women. Am J Clin Nutr 52, 722–725, 1990

Barnet J, Wienbeck M. Motilitätsstörungen im Verdauungstrakt. Dtsch Ärztebl 93, B143-B152, 1996

Bartecchi CE, MacKenzie TD, Schrier RW. The human costs of tobacco use (1). N Engl J Med 330, 907–912, 1994

Bartram H-P. Tumorerkrankungen – Prophylaxe und supportive Therapie. Akt Ern Med 22, 34–37, 1997

Bartram H-P, Kasper H. Bedeutung mehrfach ungesättigter Fettsäuren bei der Kolonkarzinogenese. Akt Ern Med 20, 31–35, 1995

Bässler KH. Wird man durch Kohlenhydrate fett? Ernährung/Nutrition 19, 23–25, 1995

Bässler K-H, Golly I, Loew D, Pietrzik K. Vitamin-Lexikon. Für Ärzte, Apotheker und Ernährungswissenschaftler. 534 S. Fischer Verlag, Stuttgart, 2. Aufl., 1997

Bätge B, Fehm HL, Müller PK. Osteoporose – Forschung an einem komplexen Krankheitsbild. Z Allg Med 68, 107–113, 1992

Bauch K, Seitz W, Förster S, Keil U. Zur Frage des alimentären Jodmangels in der DDR nach Einführung der interdisziplinären Jodprophylaxe. Z Ges Inn Med 45, 8–11, 1990

Bauer S, Berg A, Keul J. Ernährungserhebung bei Ausdauersportlern. 1. Energiezufuhr und Nährstoffrelation. Akt Ern Med 18, 14–20, 1993a

Bauer S, Berg A, Keul J. Ernährungserhebung bei Ausdauersportlern. 2. Vitamin-, Mineralstoff- und Spurenelementezufuhr. Akt Ern Med 18, 279–285, 1993b

Beard TC, Blizzard L, O'Brien DJ, Dwyer T. Association between blood pressure and dietary factors in the Dietary and Nutritional Survey of British Adults. Arch Intern Med 157, 234–238, 1997

Beattie RM, Bentsen BS, MacDonald TT. Childhood Crohn's disease and the efficacy of enteral diets. Nutrition 14, 345–350, 1998

Becker AE, Grinspoon SK, Klibanski A, Herzog DB. Eating disorders. N Engl J Med 380, 1092–1098, 1999

Becker M, Roßkamp R. Therapie der Obstipation mit Weizenkleie im Säuglings- und Kleinkindesalter. Monatsschr Kinderheilk 135, 522–524, 1987

Becker W. Nuklearmedizinische Therapie. S. 110–120. In: Köbberling J, Pickardt CR (Hrsg.). Struma. Springer Verlag, Berlin, 1990

Becker-Capeller D, Helker K, Weber MH. Die polyartikuläre Gicht. Wandel im klinischen Bild? Z Ärztl Fortbild 90, 227–231, 1996

Beier B, Hardinghaus W. Die präventiv ausgerichtete Routineuntersuchung des Diabetikers in der Praxis. Z Allg Med 68, 947–950, 1992

Beilin LJ. Vegetarian and other complex diets, fats, fiber, and hypertension. Am J Clin Nutr 59, S1130–S1135, 1994

Beisiegel U, Patsch JR. Chylomikronämie. S. 201–226 In: Schwandt P, Richter WO (Hrsg.). Handbuch der Fettstoffwechselstörungen. Pathophysiologie, Diagnostik, Therapie und Prävention der Dyslipoproteinämien. Schattauer Verlag, Stuttgart, 1995

Belitz H-D, Grosch W. Lehrbuch der Lebensmittelchemie. 966 S. Springer Verlag, Berlin, 4. Aufl., 1992

Bennett RA, Rubin PH, Present DH. Frequency of inflammatory bowel disease in offspring of couples both presenting with inflammatory bowel disease. Gastroenterology 100, 1638–1643, 1991

Benoni C, Nilsson Å. Smoking habits in patients with inflammatory bowel disease – a case control study. Scand J Gastroenterol 22, 1130–1136, 1987

Bentley SJ, Pearson DJ, Rix KJB. Food hypersensitivity in irritable bowel syndrome. Lancet II, 293–297, 1983

Benz G, Langer HE. Der akute Gichtanfall. Notfallmedizin 21, 78–85, 1995

Berg A, Bauer S, Keul J. Energie- und Nährstoffbedarf des Leistungssportlers. Ern Umschau 39, S102–S108, 1992

Berg A, König D, Keul J. Sport und Ernährung 1996. Akt Ern Med 21, 315–322, 1996

Berger DP, Obrist R, Obrecht JP. Tumorpatient und Paramedizin. Versuch einer Charakterisierung von Anwendern unkonventioneller Therapieverfahren in der Onkologie. Dtsch Med Wschr 114, 323–330, 1989

Berger M, Jörgens V. Praxis der Insulintherapie. 282 S. Springer Verlag, Berlin, 5. Aufl., 1995

Berges W, Enck P. Lactose-Malabsorption in der Maske des »irritablen Darms«. Dtsch Med Wschr 115, 196–197, 1990

Bergmann RL, Huch R, Bergmann KE, Dudenhausen JW. Ernährungsprävention während der Schwangerschaft. Dtsch Ärztebl 94, B1966-B1970, 1997

Berndt H. Reizkolon. Z Ärztl Fortbild 86, 111–116, 1992

Berndt P, Niekisch G. Kolondivertikulitis. Diagnosestellung primär klinisch und sonographisch. Bericht über 47 Fälle aus der Praxis. Z Ärztl Fortbild Qualsich 91, 171–174, 1997

Berth-Jones J, Graham-Brown RAC. Placebo-controlled trial of essential fatty acid supplementation in atopic dermatitis. Lancet 341, 1557–1560, 1993

Berthold HK, Sudhop T. Garlic preparations for prevention of atherosclerosis. Curr Opin Lipidol 9, 565–569, 1998

Berthold HK, Sudhop T, von Bergmann K. Effect of a garlic oil preparation on serum lipoproteins and cholesterol metabolism. A randomized controlled trial. J Am Med Assoc 279, 1900–1902, 1998

Bever HP van, Docx M, Stevens WJ. Food and food additives in severe atopic dermatitis. Allergy 44, 588–594, 1989

Beyer J, Schneider M, Schrezenmeir J. Der glycämische Index – theoretische Größe oder praktisches Maß? Ern Umschau 37, 47–54, 1990

Bierman EL. George Lyman Duff Memorial Lecture. Atherogenesis in diabetes. Arterioscler Thromb 12, 647–656, 1992

Biermann C. Süßstoffe – Eigenschaften und Einsatzmöglichkeiten. Ern Umschau 36, B33-B35, 1989

Biesalski HK. Antioxidative Vitamine in der Prävention. Dtsch Ärztebl 92, B979-B983, 1995

Biesalski HK. Vitamine in der Prävention von Krebserkrankungen. Münch Med Wschr 138, 315–320, 1996

Biesalski HK. Vitamin A und Retinoide. S. 3–19. In: Biesalski HK, Schrezenmeir J, Weber P, Weiß H (Hrsg.). Vitamine. Physiologie, Pathophysiologie, Therapie. Thieme Verlag, Stuttgart, 1997

Biesalski HK, Grimm P. Taschenatlas der Ernährung. 342 S. Thieme Verlag, Stuttgart, 1999

Biesalski HK, Böhles H, Esterbauer H, Fürst P, Gey KF, Kasper H, Sies H, Weisburger J, Hundsdörfer G. Antioxidative Vitamine in der Prävention. Dtsch Ärztebl 92, A1316–A1321, 1995

Biesalski HK, Schrezenmeir J, Weber P, Weiß H (Hrsg.). Vitamine – Physiologie, Pathophysiologie, Therapie. 467 S. Thieme Verlag, Stuttgart, 1997

Biesalski HK, Berger MM, Brätter P, Brigelius-Flohé R, Fürst P, Köhrle J, Oster O, Shenkin A, Viell A, Wendel A. Kenntnisstand Selen – Ergebnisse des Hohenheimer Konsensusmeetings. Akt Ern Med 22, 224–231, 1997

Bingham SA, Cummings JH. Effect of exercise and physical fitness on large intestinal function. Gastroenterology 97, 1389–1399, 1989

Bjørneboe A, Søyland E, Gunn-Elin A, Bjørneboe A, Rajka G, Drevon CA. Effect of dietary supplementation with eicosapentaenoic acid in the treatment of atopic dermatitis. Br J Dermatol 117, 463–469, 1987

Blake DR, Winyard PG. Vitamin E in synovial fluid of patients with rheumatoid arthritis. Br J Rheumatol 123, 354–357, 1991

Blom HJ. Determinants of plasma homocysteine. Am J Clin Nutr 67, 188–189, 1998

Blot WJ, Li JY, Taylor PR, Guo W, Dawsey S, Wang GQ, Yang CS, Zheng SF, Gail M, Li GY, Yu Y, Lin BQ, Tangrea J, Sun YH, Lin F, Traumeni JF, Zhang YH, Li B. Nutrition intervention trials in Linxian, China: Supplementation with specific vitamin/mineral combination, cancer incidence, and disease-specific mortality in the general population. Natl Cancer Inst 85, 1483–1492, 1993

Blouin A, Blouin J, Aubin P, Carter J, Goldstein C, Boyer H, Perez E. Seasonal patterns of bulimia nervosa. Am J Psychiatry 149, 73–81, 1992

Blum HE. Gallensteine: natürlicher Verlauf und Komplikationen. Schweiz Rundschau Med (Praxis) 81, 903–904, 1992

Boast N, Coker E, Wakeling A. Anorexia nervosa of late onset. Br J Psychiatry 160, 257–260, 1992

Bock SA, Atkins FM. Patterns of food hypersensitivity during sixteen years of double-blind, placebo-controlled food challenges. J Pediatr 117, 561–567, 1990

Bode JC. Klinik und Therapie alkoholischer Leberschäden. S. 237–259. In: Seitz HK, Lieber CS, Simanowski UA (Hrsg.). Handbuch Alkohol, Alkoholismus, alkoholbedingte Organschäden. Barth Verlagsgesellschaft, Leipzig, 1995

Bodenbach S, Weinkauf B. Die Einnahme von Vitaminpräparaten in Deutschland. Z Ern Wiss 36, 57–58, 1997

Böhles H. Radikalerkrankungen. Die Bedeutung von Sauerstoffradikalen für die klinische Medizin. Z Geriatrie 4, 358–372, 1991

Böhm H, Boeing H, Hempel J, Raab B, Kroke A. Flavonole, Flavone und Anthocyane als natürliche Antioxidantien der Nahrung und ihre mögliche Rolle bei der Prävention chronischer Erkrankungen. Z Ern Wiss 37, 147–163, 1998

Bolte H-D. Alkohol und Herz. Der Bay Int 18, 29–34, 1998

Bønaa KH, Bjerve KS, Straume B, Gram IT, Thelle D. Effect of eicosapentaenoic and docosahexaenoic acids on blood pressure in hypertension – a population-based intervention trial from the Tromsø Study. N Engl J Med 322, 795–801, 1990

Borelli S, Bresser H, Belsan I. Externe Therapie mit γ-Linolensäure – Ergebnisse einer Doppelblindstudie. Z Hautkr 69, 523–524, 1994

Bouchard C, Tremblay A, Després JP, Nadeau A, Lupien PJ, Thériault G, Dussault J, Moorjani S, Pinault S, Fournier G. The response to long-term overfeeding in identical twins. N Engl J Med 322, 1477–1482, 1990

Boushey CJ, Beresford SAA, Omenn GS, Motulsky AG. A quantitative assessment of plasma homocysteine as a risk factor for vascular disease. Probable benefits of increasing folic acid intakes. J Am Med Assoc 274, 1049–1057, 1995

Boyko EJ, Perera DR, Koepsell TD, Keane EM, Inui TS. Coffee and alcohol use and the risk of ulcerative colitis. Am J Gastroenterol 84, 530–534, 1989

Bradley S, Shinton R. Why is there an association between eating fruit and vegetables and a lower risk of stroke? J Hum Nutr Diet 11, 363–372, 1998

Brand-Jacobi J. Die Klassifikation von Anorexia nervosa und Bulimia nervosa als Syndrome gestörten Eßverhaltens. Akt Ern Med 9, 20–24, 1984

Brauner A. Kariesprophylaxe durch Fluoridierung – heutiger Stand. Fortschr Med 113, 145–147, 1995

Braun-Falco O, Plewig G, Wolff HH. Dermatologie und Venerologie. 1614 S. Springer Verlag, Berlin, 4. Aufl., 1995

Bray GA. Obesity. p. 19–32. In: Ziegler EE, Filer LJ (eds.). Present knowledge in nutrition. ILSI Press, Washington DC, 7th ed., 1996

Breithaupt-Grögler K, Ling M, Boudoulas H, Belz GG. Protective effect of chronic garlic intake on elastic properties of aorta in the elderly. Circulation 96, 2649–2655, 1997

Brodribb AJM. Treatment of symptomatic diverticular disease with a high-fibre diet. Lancet 1, 664–666, 1977

Brodribb AJM. Dietary fibre in the aetiology and treatment of gastrointestinal diseases. p. 143–153. In: Rottka H (Hrsg.). Pflanzenfasern. Ballaststoffe in der menschlichen Ernährung. Internationales Symposium 1978 in Berlin. Thieme Verlag, Stuttgart, 1980

Brönstrup A, Pietrzik K. Bedeutung von Homocystein bei der Entstehung von Atherosklerose. Ist eine Supplementierung von Vitaminen sinnvoll? Ern Umschau 43, 80–86, 1996

Brown BG, Zhao X-Q, Sacco DE, Albers JJ. Lipid lowering and plaque regression. New insights into prevention of plaque disruption and clinical events in coronary disease. Circulation 87, 1781–1791, 1993

Brubacher GB. Assessment of vitamin status in pregnant women. p. 51–69. In: Berger H (ed.). Vitamins and minerals in pregnancy and lactation. Raven Press, New York, Nestlé Nutrition Workshop Series 16, 1988

Bruce B, Agras WS. Binge eating in females: A population-based investigation. Int J Eating Dis 12, 365–373, 1992

Bruijnzeel-Koomen C, Ortolani C, Aas K, Bindslev-Jensen C, Björkstén B, Moneret-Vautrin D, Wüthrich B. Adverse reactions to food. Allergy 50, 623–635, 1995

Bruker MO. Unsere Nahrung unser Schicksal. 460 S. emu-Verlags-GmbH, Lahnstein, 31. Aufl., 1999

Bruker MO, Gutjahr I. Biologischer Ratgeber für Mutter und Kind. 328 S. emu-Verlags-GmbH, Lahnstein, 12. Aufl., 1999

Bucher HC, Cook RJ, Guyatt GH, Lang JD, Cook DJ, Hatala R, Hunt DL. Effects of dietary calcium supplementation on blood pressure. A meta-analysis of randomized controlled trials. J Am Med Assoc 275, 1016–1022, 1996

Bucher HC, Griffith LE, Guyatt GH. Systematic review on the risk and benefit of different cholesterol-lowering interventions. Arterioscler Thromb Vasc Biol 19, 187–195, 1999

Buhr HJ, Kroesen AJ. Kriterien moderner chirurgischer Therapie der Colitis ulcerosa. Klinikarzt 25, 75–82, 1996

Bührdel P, Däbritz S, Theile H. Einfluß der Diätbedingungen auf Körpergewicht und -größe bei Kindern mit Phenylketonurie in Ostdeutschland. Klin Pädiatr 209, 26–29, 1997

Bundesministerium für Gesundheit (Hrsg.). Jod-Monitoring 1996. Repräsentative Studie zur Erfassung des Jodversorgungszustandes der Bevölkerung Deutschlands. 264 S. Schriftenreihe des Bundesministeriums für Gesundheit, Nomos Verlagsgesellschaft, Baden-Baden, Bd. 110, 1998

Bung P, Pietrzik K. Einfluß der Vitaminversorgung auf Schwangerschaftsverlauf und fetale Entwicklung. Vita Min Spur 10, 128–132, 1995

Burgard P, Bremer HJ, Bührdel P, Clemens PC, Mönch E, Przyrembel H, Trefz FK, Wrich K. Rationale for the German recommandations for phenylalanine levels control in phenylketonuria 1997. Eur J Pediatr 158, 46–54, 1999

Bürger B, Ollenschläger G. Ernährungsberatung des Tumorpatienten. Akt Ern Med 17, 293–299, 1992

Bürgi H, Supersaxo Z, Selz B. Iodine deficiency diseases in Switzerland one hundred years after Theodor Kocher's survey: A historical review with some new goitre prevalence data. Acta Endocr 123, 577–590, 1990

Bürgin-Wolff A, Gaze H, Hadziselimovic F, Huber H, Lentze MJ, Nusslé D, Reymond-Berthet C. Antigliadin and antiendomysium antibody determination for coeliac disease. J Dis Childh 66, 941–947, 1991

Burkitt DP, Walker ARP, Painter NS. Effect of dietary fibre on stools and transit-times, and its role in the causation of disease. Lancet 2, 1408–1411, 1972

Buser K, Werner S, Volk P. Krankheit und soziale Lage – Sonderfall Neurodermitis. Gesundheitswesen 60, 311–316, 1998

Bush RK, Taylor SL, Busse W. A critical evaluation of clinical trials in reactions to sulfites. J Allergy Clin Immunol 78, 191–202, 1986

Butterworth CE Jr, Bendich A. Folic acid and the prevention of birth defects. Annu Rev Nutr 16, 73–97, 1996

BZgA (Bundeszentrale für gesundheitliche Aufklärung), DGE (Deutsche Gesellschaft für Ernährung) (Hrsg.). Alternative Ernährungsformen. 39 S. DGE, Frankfurt/Main, 5. Aufl., 1995

Callegari PE, Williams WV. Laboratory tests for rheumatic diseases. When are they useful? Postgrad Med 97, 65–74, 1995

Cameron E, Pauling L. The orthomolecular treatment of cancer. 1. The role of ascorbic acid in host resistance. Chem Biol Interact 9, 273–283, 1974

Campbell JM, Fahey GC, Lichtensteiger CA, Demichele SJ, Garleb KA. An enteral formula containing fish oil, indigestible oligosaccharides, gum arabic and antioxidants affects plasma and colonic phospholipid fatty acid and prostaglandin profiles in pigs. J Nutr 127, 137–145, 1997

Canzler H, Brodersen H. Ernährung und Tumorhäufigkeit. S. 28–56. In: Schauder P (Hrsg.). Ernährung und Tumorerkrankungen. Karger Verlag, Basel, 1991

Caroli-Bosc FX, Deveau C, Peten EP, Delabre B, Zanaldi H, Hebuterne X, Hastier P, Viudes F, Belanger F, Caroli-Bosc C, Harris A, Hardion M, Rampal P, Delmont JP. Cholelithiasis and dietary risk factors: an epidemiologic investigation in Vidauban, Southeast France. General Pratititioner's Group of Vidauban. Dig Dis Sci 43, 2131–2137, 1998

Carr AC, Frei B. Toward a new recommended dietary allowance for vitamin C based on antioxidant and health effects in humans. Am J Clin Nutr 69, 1086–1107, 1999

Caspary WF. Dünndarmkrankheiten. Für die Praxis relevante Gesichtspunkte. Dtsch Ärztebl 92, B2177-B2184, 1995

Catapano AL, Tragni E. Antioxidants and coronary artery disease. Curr Atheroscler Rep 1, 221–229, 1999

Center for Disease Control. Use of folic acid for prevention of spina bifida and other neural tube defects – 1983–1991. Morbid Mortal Weekly Rep 40, 513–516, 1991

Chahda C, Kersting M, Alexy U. Ernährung des Säuglings bei Nahrungsmittelallergie. Ern Umschau 43, S46-S52, 1996

Chan AC. Vitamin E and atherosclerosis. J Nutr 128, 1593–1596, 1998

Chandra RK, Hamed A. Cumulative incidence of atopic disorders in high risk infants fed whey hydrolysate, soy, and conventional cow milk formulas. Ann Allergy 67, 129–132, 1991

Chandra RK, Puri S, Hamed A. Influence of maternal diet during lactation and use of formula feeds on development of atopic eczema in high risk infants. Br Med J 299, 228–230, 1989

Chang-Claude J, Frentzel-Beyme R, Eilber U. Prospektive epidemiologische Studie bei Vegetariern. Ergebnisse nach 10 Jahren Follow-up. 37 S. Deutsches Krebsforschungszentrum, Heidelberg, 1991

Chisolm GMI 3rd, Penn MS. Oxidized lipoproteins and atherosclerosis. p. 129–149. In: Fuster V, Ross R, Topol EJ (eds.). Atherosclerosis and coronary artery disease. Lippincott-Raven Publishers, Philadelphia, 1996

Christiansen C. Consensus Development Conference: prophylaxis and treatment of osteoporosis. Am J Med 90, 107–109, 1991

Cipcic-Schmidt S, Trefz FK, Fünders B, Seidlitz G, Ullrich K. German maternal phenylketonuria study Eur J Pediatr 155, S173-S176, 1996

Clasing D, Herpertz-Dahlmann B, Marx K. Die eßgestörte Athletin. Dtsch Ärztebl 94, B1615-B1619, 1997

Classen M. Divertikel des Dünn- und Dickdarms. S. 542–548. In: Classen M, Diehl V, Kochsiek K (Hrsg.). Innere Medizin. Urban und Schwarzenberg, München, 2. Aufl., 1993

Clausnitzer I. Wegweiser in die Makrobiotik nach Prof. Ohsawa. 96 S. Drei Eichen Verlag, München, 2. Aufl., 1970

Coenen C, Wegener M, Wedmann B, Schmidt G, Hoffmann S. Does physical exercise influence bowel transit time in healthy young men? Am J Gastroenterol 87, 292–295, 1992

Cohen LA. Ernährung und Krebs. Spektrum der Wissenschaft, 108–114, 1988

Colling M, Wolfram G. Zum Einfluß von DNS und RNS in Lebensmitteln auf die Harnsäurekonzentration im Serum des Menschen. Z Ern Wiss 26, 171–178, 1987a

Colling M, Wolfram G. Zum Einfluß des Garens auf den Puringehalt von Lebensmitteln. Z Ern Wiss 26, 215–218, 1987b

Collins-Williams C, von Constantin L. Today's approved diagnostic and treatment methods. p. 181–191. In: Breneman JC (ed.). Handbook of food allergies. Immunology series, Marcel Dekker, New York, 29, 1987

Connor SL, Connor WE. Are fish oils beneficial in the prevention and treatment of coronary artery disease? Am J Clin Nutr 66, 1020S-1031S, 1997a

Connor WE, Connor SL. Should a low-fat, high-carbohydrate diet be recommended for everyone? The case for a low-fat, high-carbohydrate diet. N Engl J Med 337, 562–563, 1997b

Consensus Development Conference Panel. Optimal calcium intake: Consensus Development Conference statement. J Am Med Assoc 272, 1942–1948, 1994

Considine RV, Sinha MK, Heiman ML, Kriauciunas A, Stephens TW, Nyce MR, Ohannesian JP, Marco CC, McKee LJ, Bauer TL, Caro JF. Serum immunoreactive-leptin concentrations in normal-weight and obese humans. N Engl J Med 334, 292–295, 1996

Cook IJ, Irvine EJ, Campbell D, Shannon S, Reddy SN, Collins SM. Effect of dietary fiber on symptoms and rectosigmoid motility in patients with irritable bowel syndrom: a controlled, crossover study. Gastroenterology 98, 66–72, 1990

Coombs RRA, Gell PGH. Classification of allergic reactions responsible for clinical hypersensitivity and disease. p. 575–596. In: Gell PGH, Coombs RRA (eds.). Clinical aspects of immunology. Blackwell Scientific Publications, Oxford, 2nd ed., 1968.

Corsini A, Pazzucconi F, Arnaboldi L, Pfister P, Fumagalli R, Paoletti R, Sirtori CR. Direct effects of statins on the vascular wall. J Cardiovasc Pharmacol 31, 773–778, 1998

Costill DL. Ernährung und Diätetik. S. 486–507. In: Dirix A, Knuttgen HG, Tittel K (Hrsg.). Olympia Buch der Sportmedizin. Deutscher Ärzte Verlag, Köln, 1989

Coyle EF. Substrate utilization during exercise in active people. Am J Clin Nutr 61, S968-S979, 1995

Craig W. Iron status of vegetarians. Am J Clin Nutr 59, S1233– S1237, 1994

Creutzig A. Krankheiten der Gefäße. S. 813–828. In: Classen M, Diehl V, Kochsiek K (Hrsg.). Innere Medizin. Urban und Schwarzenberg, München, 1991

Crisp AH, Callender JS, Halek C, Hsu LKG. Long-term mortality in anorexia nervosa. Br J Psychiatry 161, 104–107, 1992

Crohn BB, Ginzburg L, Oppenheimer GD. Regional ileitis – a pathologic and clinical entity. J Am Med Assoc 99, 1323–1329, 1932

Cronin CC, Shanahan F. Insulin-dependent diabetes mellitus and coelic disease. Lancet 349, 1096–1097, 1997

Cullen P, Schulte H, Assmann G. Smoking, lipoproteins and coronary heart disease risk – data from the Münster Heart Study (PROCAM). Eur Heart J 19, 1632–1641, 1998

Curhan GC, Willett WC, Rimm EB, Stampfer MJ. A prospective study of dietary calcium and other nutrients and the risk of symptomatic kidney stones. N Engl J Med 328, 833–838, 1993

Czech W, Stadler BM, Schöpf E, Kapp A. IgE autoantibodies in atopic dermatitis – occurrence of different antibodies against the CH_3 and the CH_4 epitopes of IgE. Allergy 50, 243–248, 1995

Czeizel AE, Rockenbauer M. Prevention of congenital abnormalities by vitamin A. Internat J Vit Nutr Res 68, 219–231, 1998

Dagnelie PC. Makrobiotische Kinderernährung. Ern Umschau 37, 194–201, 1990

Dagnelie PC, van Staveren WA. Macrobiotic nutrition and child health: results of a population-based, mixed-longitudinal cohort study in The Netherlands. Am J Clin Nutr 59 (suppl), S1178–S1196, 1994

Dagnelie PC, van Staveren WA, van Klaveren JD, Burema J. Do children on macrobiotic diets show catch-up growth? A population-based cross-sectional study in children aged 0–8 years. Eur J Clin Nutr 42, 1007–1016, 1988

Dagnelie PC, van Staveren WA, Vergote FJVRA, Burema J, van't Hof MA, van Klaveren JD, Hautvast JGAJ. Nutritional status of infants aged 4 to 18 months on macrobiotic diets and matched omnivorous control infants: a population-based mixed-longitudinal study. II. Growth and psychomotor development. Eur J Clin Nutr 43, 325–338, 1989a

Dagnelie PC, van Staveren WA, Vergote FJVRA, Dingjan PG, van den Berg H, Hautvast JGAJ. Increased risk of vitamin B-12 and iron deficiency in infants on macrobiotic diets. Am J Clin Nutr 50, 818–824, 1989b

Dagnelie PC, van Staveren WA, Verschuren SAJM, Hautvast JGAJ. Nutritional status of infants aged 4 to 18 months on macrobiotic diets and matched omnivorous control infants: a population-based mixed-longitudinal study. I. Weaning pattern, energy and nutrient intake. Eur J Clin Nutr 43, 311–323, 1989c

Dagnelie PC, Vergote FJVRA, van Staveren WA, van den Berg H, Dingjan PG, Hautvast JGAJ. High prevalence of rickets in infants on macrobiotic diets. Am J Clin Nutr 51, 202–208, 1990

Dagnelie PC, van Dusseldorp M, van Staveren WA, Hautvast JGAJ. Effects of macrobiotic diets on linear growth in infants and children until 10 years of age. Eur J Clin Nutr 48 (suppl 1), S103–S112, 1994

Dagnelie PC, van Staveren WA, van Dusseldorp M, Hautvast JGAJ. Vegetarische und makrobiotische Ernährung bei Kindern: Forschungsergebnisse und Erfahrungen in den Niederlanden 1981–1993. S. 165–186. In: Koletzko B (Hrsg.). Alternative Ernährung bei Kindern in der Kontroverse. Springer Verlag, Berlin, 1996

D'Agostino RB, Belanger AJ, Kannel WB, Cruickshank JM. Relation of low diastolic blood pressure to coronary heart disease death in presence of myocardial infarction: the Framingham Study. Br Med J 303, 385–389, 1991

Danesh J, Collins R, Peto R. Chronic infections and coronary heart disease: is there a link? Lancet 350, 430–436, 1997

Darton-Hill I. Psychosocial aspects of nutrition and aging. Nutr Rev 50, 476–479, 1992

David TJ. Dietary treatment of atopic eczema. Arch Dis Childh 64, 1506–1509, 1989

Davies GJ, Crowder M, Dickerson JWT. Dietary fibre intakes of individuals with different eating patterns. Human Nutr Appl Nutr 39A, 139–148, 1985

Dawson-Hughes B, Dallal GE, Krall EA, Sadowski L, Sahyoun N, Tannenbaum S. A controlled trial of the effect of calcium supplementation on bone density in postmenopausal women. N Engl J Med 323, 878–883, 1990

Dawson-Hughes B, Dallal GE, Krall EA, Harris S, Sokoll LJ, Falconer G. Effect of vitamin D supplementation on wintertime and overall bone loss in healthy postmenopausal women. Ann Intern Med 115, 505–512, 1991

Dawson-Hughes B, Harris S, Krall EA, Dallal GE. Effect of calcium and vitamin D supplementation on bone density in men and women 65 years of age or older. N Engl J Med 337, 670–676, 1997

DCCT Research Group (The Diabetes Control and Complications Trial Research Group). The effect of intensive treatment of diabetes on the development and progression of long-term complications in insulin-dependent diabetes mellitus. N Engl J Med 329, 977–986, 1993

Deilmann F. Atopische Dermatitis durch nutritive Allergeninvasion - Diagnostik und Therapie in der Klinik. Z Hautkr 69, 695–698, 1994

Delange F, Benker G, Caron P, Eber O, Ott W, Peter F, Podoba J, Simescu M, Szybinsky Z, Vertongen F, Vitti P, Wiersinga W, Zamrazil V. Thyroid volume and urinary iodine in European schoolchildren: standardization of values for assessment of iodine deficiency. Eur J Endocr 136, 180–187, 1997

Demling L. Morbus Crohn durch Antibiotika? Eine medizinische Hypothese auf dem Boden epidemiologischer Daten. Fortschr Med 112, 195–196, 1994

Deutsche Diabetes-Gesellschaft. Diagnostik und Therapie des Gestationsdiabetes. Richtlinien der Deutschen Diabetes-Gesellschaft. Internist 11, M216-M217, 1992

Deutsche Gesellschaft für Adipositasforschung. Richtlinien zur Therapie der Adipositas. Adipositas 9, 7–10, 1995

Deutsche Liga zur Bekämpfung des hohen Blutdrucks e.V. Empfehlungen zur Hochdruckbehandlung in der Praxis und zur Behandlung hypertensiver Notfälle. Med Mo Pharm 16, 321–325, 1993

Devlin J, David TJ, Stanton RHJ. Elemental diet for refractory atopic eczema. Arch Dis Childh 66, 93–99, 1991

DGE (Deutsche Gesellschaft für Ernährung; Hrsg.). Ernährungsbericht 1988. 360 S. DGE, Frankfurt/Main, 1988

DGE (Deutsche Gesellschaft für Ernährung; Hrsg.). Ernährungsbericht 1992. 332 S. DGE, Frankfurt/Main, 1992

DGE (Deutsche Gesellschaft für Ernährung). Empfehlungen für die Nährstoffzufuhr. 158 S. Umschau Verlag, Frankfurt/Main, 5. Aufl., 1995

DGE (Deutsche Gesellschaft für Ernährung; Hrsg.). Ernährungsbericht 1996. 368 S. DGE, Frankfurt/Main, 1996

DGE (Deutsche Gesellschaft für Ernährung). Unverändertes Risiko für Neuralrohrdefekte. DGE info 12, 180–181, 1997

DGE (Deutsche Gesellschaft für Ernährung). Haysche Trennkost. DGE info 1, 3–4, 1998a

DGE (Deutsche Gesellschaft für Ernährung). Trinkempfehlungen für Breitensportler. Ern Umschau 45, 209–210, 1998b

DGE, ÖGE, SGE, SVE (Deutsche Gesellschaft für Ernährung, Österreichische Gesellschaft für Ernährung, Schweizerische Gesellschaft für Ernährungsforschung, Schweizerische Vereinigung für Ernährung; Hrsg.). Referenzwerte für die Nährstoffzufuhr. 240 S. Umschau Braus Verlag, Frankfurt/Main, 2000

DGGL (Deutsche Gesellschaft für gesundes Leben mbH; Hrsg.). BCM Diät- und Ernährungsprogramm. Teilnehmerinformation. DGGL, Bickenbach, 1996

Diamond H, Diamond M. Fit fürs Leben. Fit for Life. 346 S. Goldmann Verlag, o.O., 19. Aufl., 1992

Diätverband. Bundesverband der Hersteller von Lebensmitteln für besondere Ernährungszwecke e.V. Diätetische Lebensmittel in Praxis und Wissenschaft. 200 S. Schriftenreihe Heft 75, 1990

Dickhuth HH, Röcker K, Horstmann T, Stötzer T, Mayer F, Heitkamp HC. Die Bedeutung der Kohlenhydratzufuhr für die maximale Leistungsfähigkeit von Ausdauersportlern. Akt Ern Med 16, 68–72, 1991

Diedrichsen I. Ernährungspsychologie. 196 S. Springer Verlag, Berlin, 1990

Diedrichsen I. Ernährungsberatung. 276 S. Verlag für angewandte Psychologie, Göttingen, 1993

Diener HC, Dichgans J. Alkoholfolgekrankheiten. S. 1209–1212. In: Gross R, Schölmerich P, Gerok W (Hrsg.). Die Innere Medizin. Schattauer Verlag, Stuttgart, 8. Aufl., 1994

Di Mascio P, Murphy ME, Sies H. Antioxidant defense systems: the role of carotenoids, tocopherols, and thiols. Am J Clin Nutr 53, 194S-200S, 1991

Dimitrakoudis G, Grüne S, Hany S, Merkt S, Vetter W, Greminger P. Gewichtsreduktion und Blutdruck: eine altersspezifische Analyse. Akt Ern Med 16, 296–302, 1991

Diplock AT. Optimale Aufnahme von antioxidativen Vitaminen und Carotinoiden. Empfehlungen für die optimale Aufnahme zur Krankheitsvorsorge. Vita Min Spur 8, 11–17, 1993

Diplock AT. Antioxidant nutrients and disease prevention: an overview. Am J Clin Nutr 53, 189S-193S, 1991

Dirix A. Dopingklassen und Kontrollmethoden. S. 535–539. In: Dirix A, Knuttgen HG, Tittel K (Hrsg.). Olympia Buch der Sportmedizin. Deutscher Ärzte-Verlag, Köln, 1989

Ditschuneit HH, Wechsler JG, Ditschuneit H. Welche Reduktionsdiät? Dtsch Ärztebl 90, B1393-B1399, 1993

Dold S, Wjst M, von Mutuis E, Reimer P, Stiepel E. Genetic risk for asthma, allergic rhinitis, and atopic dermatitis. Arch Dis Childh 67, 1018–1022, 1992

Döll M. Probiotika – ihre Bedeutung für den Organismus. Akt Ern Med 22, 219–223, 1997

Doll R, Peto R. The causes of cancer: quantitative estimates of avoidable risks of cancer in the United States today. J Natl Cancer Inst 66, 1192–1265, 1981

Domke A, Müller MJ, Przyrembel H. Sind diätetische Lebensmittel für Diabetiker noch zeitgemäß? Akt Ern Med 20, 3–10, 1995

Dören M, Schneider PG. Adäquate Östrogensubstitution über viele Jahre. Klinikarzt 22, 207–228, 1993

Döring M. Allergie und Hyperlipidämien. Akt Ern Med 16, 248–252, 1991

Dötsch R. Die Bewertung von Außenseitermethoden (»Krebsdiäten«) in der Onkologie. Akt Ern Med 19, 322, 1994

Douglass JM, Rasgon IM, Fleiss PM, Schmidt RD, Peters SN, Abelmann EA. Effects of a raw food diet on hypertension and obesity. South Med J 78, 841–844, 1985

Draper A, Lewis J, Malhotra N, Wheeler LE. The energy and nutrient intakes of different types of vegetarian: a case for supplements? Br J Nutr 69, 3–19, 1993

Drossman DA, Thompson WG. The irritable bowel syndrome: review and a graduated multicomponent treatment approach. Ann Intern Med 116, 1009–1016, 1992

Drossman DA, McKee DC, Sandler RS, Mitchell M, Cramer EM, Lowman BC, Burger AL. Psychosocial factors in the irritable bowel syndrome – a multivariate study of patients and nonpatients with irritable bowel syndrome. Gastroenterology 95, 701–708, 1988

Duell PB, Malinow MR. Homocyst(e)ine: an important risk factor for atherosclerotic vascular disease. Curr Opin Lipidol 8, 28–34, 1997

Duggal MS, Curzon ME. An evaluation of the cariogenic potential of baby and infant drinks. Br Dent J 166, 327, 1989

Duggan JM. Recent developments in our understanding of adult coeliac disease. Med J Austr 166, 312–315, 1997

Dusseldorp M van, Arts IC, Bergsma JS, De Jong N, Dagnelie PC, van Staveren WA. Catch-up growth in children fed a macrobiotic diet in early childhood. J Nutr 126, 2977–2983, 1996

Dünninger P, Uhl T, Einwag J, Naujoks R. Die Veränderung der Mundgesundheit in der Bundesrepublik Deutschland – das Projekt A10. Dtsch Zahnärztl Z 50, 40–44, 1995

Dwyer JT. Health aspects of vegetarian diets. Am J Clin Nutr 48, 712–718, 1988

Dwyer JT, Dietz WH, Andrews EM, Suskind RM. Nutritional status of vegetarian children. Am J Clin Nutr 35, 204–216, 1982

Easton JD, Hauser SL, Martin JB. Cerebrovascular diseases. p. 2325–2348. In: Fauci AS, Braunwald E, Isselbacher KJ, Wilson JD, Martin JB, Kasper DL, Hauser SL, Longo DL (eds.). Harrison's principles of internal medicine. McGraw-Hill, New York, 14th ed., 1998

Ebner C. Kreuzreagierende Allergene – Panallergene. Wien Med Wschr 146, 404–405, 1996

Egger J. Das hyperkinetische Syndrom: Ätiologie, Diagnose und Therapie unter besonderer Berücksichtigung der Ernährung. S. 83–91. In: Baerlocher K, Jalinek J (Hrsg.). Ernährung und Verhalten. Thieme Verlag, Stuttgart, 1991

Eggers S. Anorexia nervosa. Epidemiologie, Differentialdiagnose, Therapie und Prognose. Münch Med Wschr 128, 113–118, 1986

Eggstein M, Luft D. Diabetes mellitus. S. 888–922. In: Gross R, Schölmerich P, Gerok W (Hrsg.). Die Innere Medizin. Schattauer Verlag, Stuttgart, 8. Aufl., 1994

Ehlers A, Stangier U, Gieler U. Treatment of atopic dermatitis: a comparison of psychological and dermatological approaches to relapse prevention. J Consult Clin Psychol 63, 624–635, 1995

Ehrendorfer S, Haber P. Effekte eines vierwöchigen Ergometertrainings mit einer Intensität von 30% versus 50% der maximalen Leistungsfähigkeit unter stationären Bedingungen. Wien Klin Wschr 107, 195–201, 1995

Eich H. Psychosomatische Aspekte bei entzündlich-rheumatischen Erkrankungen. Dtsch Ärztebl 92, 36–40, 1995

Eichholzer M, Stähelin HB. Antioxidative Vitamine und Krebs – eine Übersicht. Akt Ern Med 19, 2–11, 1994

Eichholzer M, Stähelin HB, Gey KF, Lüdin E, Bernasconi F. Prediction of male cancer mortality by plasma levels of interacting vitamins: 17-year follow-up of the prospective Basel study. Int J Cancer 66, 145–150, 1996

Eigenmann PA, Sicherer SH, Borkowski TA, Cohen BA, Sampson HA. Prevalence of IgE-mediated food allergy among children with atopic dermatitis. Pediatrics 101, E8, 1998

Eisinger M, Leitzmann C. Ernährung und Sport – eine Übersicht. Dtsch Zeitschr Sportmed 10, 472–493, 1992

Eisinger M, Leitzmann C. Ernährungstherapie. S. 97–105. In: Wrba H (Hrsg.). Kombinierte Tumortherapie. Hippokrates Verlag, Stuttgart, 2. Aufl., 1995

Eisinger M, Plath M, Jung K, Leitzmann C. Nutrient intake of endurance runners with ovo-lacto-vegetarian diet and regular western diet. Z Ern Wiss 33, 217–229, 1994

Ekbom A, Helmick C, Zack M, Adami H-O. The epidemiology of inflammatory bowel disease: a large, population-based study in Sweden. Gastroenterology 100, 350–358, 1991

Ekbom A, Helmick C, Zack M, Adami H-O. Ulcerative colitis and colorectal cancer – a population-based study. N Engl J Med 323, 1228–1233, 1990

Elfrink RJ, Miedema BW. Colonic diverticula. When complications require surgery and when they don't. Postgrad Med 92, 97–98, 101–102, 105, 107, 1992

Elfving S. Studies on the naturally occurring goitrogen 5-vinyl-2-thiooxazolidone. Metabolism and antithyroid effect in the rat. Ann Clin Res suppl 28, 1–47, 1980

Ellison RC. Should physicians intervene during childhood to prevent adult hypertension? Schweiz Med Wschr 125, 264–269, 1995

Ellrott T, Pudel V. Adipositastherapie. 116 S. Thieme Verlag, Stuttgart, 2. Aufl., 1998

Ellrott T, Pudel V, Westenhöfer J. Fettreduzierte Lebensmittel ad libitum, eine geeignete Strategie zur Gewichtsabnahme? Akt Ern Med 20, 293–303, 1995

Ellrott T, Beilschmidt S, Spirik J, Lichtenstein S, Neuhäuser-Berthold M, Pudel V. Der 1:1-Austausch normaler Lebensmittel durch vergleichbare fettärmere Lebensmittel bei Kohlenhydratverzehr ad libitum. Ern Umschau 45, 44–49, 1998

Elmadfa I, Aign W, Muskat E, Fritzsche D. Die große GU Nährwert Kalorien Tabelle, Neuausgabe 1998/99. 128 S. Gräfe und Unzer Verlag, München, 1997

Elmadfa I, König JS. Vitamine in der Ernährung des Tumorkranken. Akt Ern Med 17, 320–325, 1992

Elmadfa I, Leitzmann C. Ernährung des Menschen. 627 S. Verlag Eugen Ulmer, Stuttgart, 3. Aufl., 1998

Elsas LJ, Acosta PB. Nutritional support of inherited metabolic disease. p. 1003–1056. In: Shils ME, Olson JA, Shike M, Ross AC (eds.). Modern nutrition in health and disease. Williams and Wilkins, Baltimore, 9th ed., 1999

Emmerson BT. The management of gout. N Engl J Med 334, 443–451, 1996.

Engel K, Hentze M, Wittern M, Meyer AE. Zur Langzeitstabilität von stationären Anorexie-Behandlungen – abschließender Katamnesebericht über 218 Behandlungen. Med Welt 41, 1127–1133, 1990

Engstrom JE, Kanim LE, Klein MA. Vitamin C intake and mortality among a sample of the US-population. Epidemiology 3, 194–202, 1992

Ericsson U-B, Lindgärde F. Effects of cigarette smoking on thyroid function and the prevalence of goitre, thyrotoxicosis and autoimmune thyroiditis. J Intern Med 229, 67–71, 1991

Eriksson NE, Formgren H, Svenonius E. Food hypersensitivity in patients with pollen allergy. Allergy 37, 437–443, 1982

Erpen H. Die Sucht mager zu sein: Der Kampf mit dem eigenen Körper. 178 S. Kreuz Verlag, Zürich, 1990

EUROASPIRE Study Group. EUROASPIRE. A European Society of Cardiology survey of secondary prevention of coronary heart disease: principal results. EUROASPIRE Study Group. European Action on Secondary Prevention through Intervention to Reduce Events. Eur Heart J 18, 1569–1582, 1997

European NIDDM Policy Group. A desktop guide for the management of non-insulin-dependent diabetes mellitus (NIDDM). 26 p. Verlag Kirchheim, Mainz, 2. Aufl., 1993

Evans WJ. Effects of aging and exercise on nutrition needs of the elderly. Nutr Rev 54, S35–S39, 1996

Ewe K. Obstipation – Pathophysiologie, Klinik und Therapie. Intern Welt 6, 286–292, 1983

Ewertz M. Hormone therapy in the menopause and breast cancer risk – a review. Maturitas 23, 241–246, 1996

Exner H, Greinecker G. Allergieprävention. Wien Med Wschr 146, 406–411, 1996. Expert Committee on the Diagnosis and Classification of Diabetes Mellitus. Report of the Expert Committee on the Diagnosis and Classification of Diabetes Mellitus. Diabetes Care 21 (suppl 1), 1998

Expert Panel on Trans Fatty Acids and Coronary Heart Disease. Trans fatty acids and coronary heart disease risk. Report of the Expert Panel On Trans Fatty Acids And Coronary Heart Disease. Am J Clin Nutr 62, 655S–708S, 1995

Falcoon WW. Drug production of intestinal malabsorption. NY State J Med 70, 2189–2192, 1970

Fauser A, Schwarz J, Meier-Ploeger A. Ernährungsintervention bei Neurodermitis im Rahmen eines multidisziplinären Ansatzes. Akt Ern Med 22, 20–25, 1997

Feingold BF. Hyperkinesis and learning disabilities links to artificial food flavors and colors. Am J Nurs 75, 797–803, 1975

Feldheim W. Cholin und Phosphatidylcholin (Lezithin): Lebensnotwendige Faktoren der Ernährung? Ern Umschau 41, 339–341, 1994

Feldkamp J, Seppel T, Mühlmeyer M, Becker A, Santen R, Schlaghecke R, Horster FA. Therapie der endemischen Struma mit Jodid oder L-Thyroxin bei älteren Patienten. Dtsch Med Wschr 121, 1587–1591, 1996

Feldl F, Koletzko B. Ausgewogene Substratversorgung durch Fleischverzehr. Dtsch Ärztebl 95, B500–B505, 1998

Fernández-Bañares F, Abad-Lacruz A, Xiol X, Gine JJ, Dolz C, Cabré E, Esteve M, Gonzalez-Huix F, Gassull MA. Vitamin status in patients with inflammatory bowel disease. Am J Gastroenterol 84, 744–748, 1989

Fernández-Bañares F, Esteve-Pardo M, de Leon R, Humbert P, Cabré E, Llovet JM, Gassull MA. Sugar malabsorption in functional bowel disease: clinical implications. Am J Gastroenterol 88, 2044–2050, 1993

Fichter M. Anorexia nervosa und Bulimie. Neue Forschungsresultate – Erfolge mit Verhaltenstherapie. Fortschr Med 110, 81–82, 1992

Fink-Gremmels J, Leistner L. Mutagene in der Nahrung. S. 168–184. In: Schauder P (Hrsg.). Ernährung und Tumorerkrankungen. Karger Verlag, Basel, 1991

Fischbach W. Krebsrisiko bei chronisch entzündlichen Darmerkrankungen. Leber Magen Darm 22, 96–101, 1992

Fischbach W. Aktuelle Diagnostik von Morbus Crohn und Colitis ulcerosa. Fortschr Med 111, 81–85, 1993

Fisher N, Berry CS, Fearn T, Gregory JA, Hardy J. Cereal dietary fiber consumption and diverticular disease: a lifespan study in rats. Am J Clin Nutr 42, 788–804, 1985.

Food and Nutrition Board of the Institute of Medicine. Dietary Reference Intakes (DRIs) for calcium, phosphorus, magnesium, vitamin D, and fluoride. Nutrition Today 32, 182–188, 1997.

Forschungsinstitut für Kinderernährung (Hrsg.). Empfehlungen für die Ernährung von Klein- und Schulkindern. 30 S. Dortmund, 1994

Forschungsinstitut für Kinderernährung (Hrsg.). Empfehlungen für die Ernährung von Säuglingen. 64 S. Dortmund, 1996

Forth W. Jodiertes Kochsalz darf jetzt auch in Großküchen verwendet werden. Dtsch Ärztebl 86, 1542–1544, 1989

Foster-Powell K, Miller JB. International tables of glycemic index. Am J Clin Nutr 62, 871S–893S, 1995

Franceschi S, Panza E, La Vecchia C, Parazzini F, Decarli A, Porro GB. Nonspecific inflammatory bowel disease and smoking. Am J Epidemiol 125, 445–452, 1987

Fraser GE. Diet and coronary heart disease: beyond dietary fats and low-density-lipoprotein cholesterol. Am J Clin Nutr 59, 1117S–1123S, 1994

Freeland-Graves J. Mineral adequacy of vegetarian diets. Am J Clin Nutr 48, 859–862, 1988

Freeman SR, McNally PR. Diverticulitis. Med Clin North Am 77, 1149–1167, 1993

Frei B, Ames BN. Ascorbic acid protects plasma lipids against oxidative damage. Nutr Cancer 15, 250–251, 1991

Friedman HS. Cardiovascular effects of alcohol. Recent Dev Alcohol 14, 135–166, 1998

Friedrich W. Handbuch der Vitamine. 657 S. Urban und Schwarzenberg, München, 1987

Fröleke H, Günster KH. Alters- und leistungsabhängige Ernährung – Soll und Ist. 303 S. Schneider Verlag, Hohengehren, 3. Aufl., 1995

Fuchs CS, Giovannucci EL, Colditz GA, Hunter DJ, Stampfer MJ, Rosner B, Speizer FE, Willett WC. Dietary fiber and the risk of colorectal cancer and adenoma in women. N Engl J Med 340, 169–176, 1999

Füeßl HS. Osteoporose kommt vor dem Fall. Münch Med Wschr 140, 18–22, 1998

Fuller R. Probiotics in man and animals. J Appl Bacteriol 66, 365–378, 1989

Gale CR, Martyn CN, Winter PD, Cooper C. Vitamin C and risk of death from stroke and coronary heart disease in cohort of elderly people. Br Med J 310, 1563–1566, 1995

Gall H, Sterry W. Nahrungsmittelallergie. Klinik, Diagnostik und Therapie aus dermatologischer Sicht. Dtsch Med Wschr 119, 773–777, 1994

Gapinski JP, VanRuiswyk JV, Heudebert GR, Schectman GS. Preventing restenosis with fish oils following coronary angioplasty. A meta-analysis. Arch Intern Med 153, 1595–1601, 1993

Gärtner R. Pathophysiologie und Definition des Krankheitsbildes. S. 7–13. In: Köbberling J, Pickardt CR (Hrsg.). Struma. Springer Verlag, Berlin, 1990

Gärtner R. Ätiopathogenese und Therapie der Jodmangelstruma. Z Ärztl Fortbild 89, 27–31, 1995

Gärtner U, Seitz HK. Krebsentstehung – ernährungsbedingt? Klinikarzt 22, 114–124, 1993

Gear JSS, Ware A, Fursdon DJ, Mann JI, Nolan DJ, Brodribb AJM, Vessey MP. Symptomless diverticular disease and intake of dietary fibre. Lancet 1, 511–514, 1979

Geiss KR, Hamm M. Handbuch Sportlerernährung. 282 S. Rowohlt Verlag, Reinbek, 1996

Gendall KA, Sullivan PE, Joyce PR, Carter FA, Bulik CM. The nutrient intake of women with bulimia nervosa. Int J Eat Disord 21, 115–127, 1997

Genzel-Boroviczény O, Hachmeister A, von Kries R. Unverändertes Risiko für Neuralrohrdefekte. Mangelhafte Umsetzung der Empfehlungen zur Folsäureprophylaxe in der Frühschwangerschaft. Kinderärztl Praxis 68, 6–9, 1997

Gerbracht A, Stickforth U. Erhebung zum Ernährungsverhalten von Anorexia nervosa und Bulimia nervosa. S. 53–84. In: Bober S, Hamm M, Martienß R, Priokowsky M-B, Reimer JM (Hrsg.). Anorexia nervosa und Bulimia nervosa – Diätmißbrauch und Eßstörungen. Schriften zur Oecotrophologie, Behr's Verlag, Hamburg, Bd. 3, 1989

Gerhard GT, Duell PB. Homocysteine and atherosclerosis. Curr Opin Lipidol 10, 417–428, 1999

Gerlinghoff M. Verhaltensanalyse bei Eßstörungen. Z Ern Wiss 29, 13–20, 1990

Gerlinghoff M, Backmund H, Mai N. Magersucht – Auseinandersetzung mit einer Krankheit. 227 S. Psychologie Verlags Union, Weinheim, 1988

Gershwin ME, Ough C, Bock A, Fletcher MP, Nagy SM, Tuft DS. Grand rounds: adverse reactions to wine. J Allergy Clin Immunol 75, 411–420, 1985

Gerster H. β-Carotene, vitamin E and vitamin C in different stages of experimental carcinogenesis. Eur J Clin Nutr 49, 155–168, 1995

Gibson RS. Content and bioavailability of trace elements in vegetarian diets. Am J Clin Nutr 59, S1223–S1232, 1994

Gibson GR. Dietary modulation of the human gut microflora using prebiotics. Br J Nutr 80 (suppl 2), S209–S212, 1998

Gibson GR, Roberfroid MB. Dietary modulation of the human colonic microbiotica: introducing the concept of prebiotics. J Nutr 125, 1401–1412, 1995

Gillman MW, Cupples LA, Gagnon D, Millen BE, Ellison RC, Castelli WP. Margarine intake and subsequent coronary heart disease in men. Epidemiology 8, 144–149, 1997

Ginsberg HN, Goldberg IJ. Disorders of lipoprotein metabolism. p. 2138–2149. In: Fauci AS, Braunwald E, Isselbacher KJ, Wilson JD, Martin JB, Kasper DL, Hauser SL, Longo DL (eds.). Harrison's principles of internal medicine. McGraw-Hill, New York, 14th ed., vol 2, 1998

Ginter E. Cardiovascular risk factors in the former communist countries. Analysis of 40 European MONICA populations. Eur J Epidemiol 11, 199–205, 1995

Gladis A, Haas GH, Kersting M, Oßwald P, Schlack HG, Schöch G. Physiologische Entwicklung und Vorsorge im Kindesalter. S. 1–57. In: Niessen KH (Hrsg.). Pädiatrie. Chapman and Hall Verlag, London, 4. Aufl., 1996

Glassman MS, Newman LJ, Berezin S, Gryboski JD. Cow's milk protein sensitivity during infancy in patients with inflammatory bowel disease. Am J Gastroenterol 85, 838–840, 1990

Glore SR, Van Treeck D, Knehans AW, Guild M. Soluble fiber and serum lipids: a literature review. J Am Diet Assoc 94, 425–436, 1994

Gniech G. Essen und Psyche. 260 S. Springer Verlag, Berlin, 1996

Göbel G, Gängler P. Kariesprogression und Gingivitisbefall bei Jugendlichen und jungen Erwachsenen nach 12 Jahren Longitudinalbetreuung. Dtsch Zahnärztl Z 47, 767–770, 1992

Goebell H, Förster S, Dirks E, Hotz J, Schaarschmidt K, Eigler FW. Morbus Crohn: Klinische Erkrankungsmuster in Beziehung zur Lokalisation – Eine prospektive Analyse an 300 Patienten. Med Klin 82, 1–8, 1987

Gokhale R, Favus MJ, Karrison T, Sutton MM, Rich B, Kirschner BS. Bone mineral density assessment in children with inflammatory bowel disease. Gastroenterology 114, 902–911, 1998

Goldin BR. Health benefits of probiotics. Br J Nutr 80 (suppl 2), S203-S207, 1998

Goleman D. Emotionale Intelligenz. 423 S. DTV, München, 1998

Gorelick PB, Schneck M, Berglund LF, Feinberg W, Goldstone J. Status of lipids as a risk factor for stroke. Neuroepidemiology 16, 107–115, 1997

Goretzki PE, Witte J, Röher H-D. Chirurgie der gutartigen Struma. Klinikarzt 23, 247–251, 1994

Gortmaker SL, Must A, Perrin JM, Sobol AM, Dietz WH. Social and economic consequences of overweight in adolescence and young adulthood. N Engl J Med 329, 1008–1012, 1993

Gotto AM Jr. Triglyceride: the forgotten risk factor. Circulation 97, 1027–1028, 1998

Götz M. Pseudoallergien sind Histaminintoleranzen. Wien Med Wschr 146, 426–430, 1996

Grenby TH, Phillips A, Desai T, Mistry M. Laboratory studies of the dental properties of soft drinks. Br J Nutr 62, 451–464, 1989

Gresser U, Gathof B, Zöllner N. Uric acid levels in southern Germany in 1989. Klin Wschr 68, 1222–1228, 1990

Greubel S, Königs B, Gebhardt A, Kluthe R. Möglichkeiten der Reduktion der Kochsalzzufuhr in der Ernährung. Akt Ern Med 21, 146–150, 1996

Gries FA. Artificial aids in stabilizing weight loss. p. 209–217. In: Ditschuneit H, Gries FA, Hauner H,

Schusdziarra V, Wechsler JG (eds.). Obesity in Europe 93. John Libbey, London, 1994

Grinspoon S, Gulick T, Askari H, Landt M, Lee K, Anderson E, Ma Z, Vignati L, Bowsher R, Herzog D, Klibanski A. Serum leptin levels in women with anorexia nervosa. J Clin Endocrinol Metab 81, 3861–3863, 1996

Gritschneder K, Herbert B, Lührmann P, Neuhäuser-Berthold M. Versorgungszustand von Teilnehmern der Gießener Seniorenlangzeitstudie (GISELA) mit antioxidativ wirksamen Vitaminen und Selen. Z Gerontol Geriat 31, 448–453, 1998

Gröbner W. Sekundäre Hyperurikämie und Gicht. S. 234–252. In: Zöllner N (Hrsg.). Hyperurikämie, Gicht und andere Störungen des Purinhaushaltes. Springer Verlag, Berlin, 2. Aufl., 1990

Gröbner W. Pathogenese und diätetische Maßnahmen bei Hyperurikämie und Gicht. Akt Ern Med 16, 94–95, 1991

Grodstein F, Stampfer MJ, Manson JE, Colditz GA, Willett WC, Rosner B, Speizer FE, Hennekens CH. Postmenopausal estrogen and progestin use and the risk of cardiovascular disease. N Engl J Med 335, 453–461, 1996

Grønbæk M, Deis A, Sørensen TIA, Becker U, Schnohr P, Jensen G. Mortality associated with moderate intakes of wine, beer, or spirits. Br Med J 310, 1165–1169, 1995

Grodzinsky E, Franzen L, Hed J, Ström M. High prevalence of celiac disease in healthy adults revealed by antigliadin antibodies. Ann Allergy 69, 66–70, 1992

Groeneveld M. Beurteilung einer vorwiegend laktovegetabilen Ernährungsform anhand der Zufuhr und der Versorgung mit Vitaminen. Unter spezieller Berücksichtigung der antioxidativ wirkenden Vitamine C und E und des β-Carotins. 240 S. Dissertation, Wissenschaftlicher Fachverlag, Gießen, 1994

Groeneveld M. Funktionelle Lebensmittel: Definitionen und lebensmittelrechtliche Situation. Ern Umschau 45, 156–161, 1998

Groot CPGM de, van Staveren WA, Dirren H, Hautvast JGAJ. Summary and conclusions of the report on the second data collection period and longitudinal analyses of the SENECA study. Eur J Clin Nutr 50 (suppl 2), S123-S124, 1996

Grossenbacher B, Hauser S. Ernährung und therapeutische Diäten bei Krebspatienten. Umfrage und Übersicht über sogenannte Krebsdiäten. 80 S. Verlag Hans Huber, Bern, 1992

Großklaus R. Ernährungsrisiko durch Jodmangel und Strategien der Beseitigung. Bundesgesundheitsblatt 36, 24–31, 1993

Großklaus R. Formula-Diäten: Mittel zum erfolgreichen Abnehmen? Ern Umschau 44, 84–88, 1997

Großklaus R. Functional Food – Lebensmittel oder Arzneimittel? Eine Einführung aus der Sicht des Verbraucherschutzes. Ern Umschau 45, S70-S73, 1998

Grubeck-Loebenstein B, Buchan G, Sadeghi R, Kissonerghis M, Londei M, Turner M, Pirich K, Roka R, Niederle B, Kassal H, Waldhäusl W, Feldmann M. Transforming growth factor beta regulates thyroid growth. Role in the pathogenesis of nontoxic goiter. J Clin Invest 83, 764–770, 1989

Grundy SM. Lipids, nutrition, and coronary heart disease. p. 45–67. In: Fuster V, Ross R, Topol EJ (eds.). Atherosclerosis and coronary artery disease. Lippincott-Raven Publishers, Philadelphia, 1996

Grüttner R. Mangelzustände bei Fehlernährung durch alternative Kost im Säuglings- und Kindesalter. Dtsch Ärztebl 89, 462–466, 1992

Gülzow H-J, Bamfaste R, Hoffmann S. Kariesbefunde an bleibenden Zähnen von 7– bis 15jährigen Hamburger Schülern. Dtsch Zahnärztl Z 46, 488–490, 1991

Gülzow H-J, Burghardt P, Schiffner U. Karies bei Hamburger Kindergartenkindern 1977–1993. Dtsch Zahnärztl Z 51, 354–356, 1996

Gülzow H-J, Kröncke A, Schmalz G. Richtlinien zur Tabletten- und Kochsalzfluoridierung – Stellungnahme 5/93 der DGZMK. Dtsch Zahnärztl Z 48, 350, 1993

Gutekunst R, Magiera U, Teichert H-M. Jodmangel in der Bundesrepublik Deutschland. Med Klin 88, 525–528, 1993

Gutekunst R, Smolarek H, Wächter W, Scriba PC. Strumaepidemiologie. IV. Schilddrüsenvolumina bei deutschen und schwedischen Schulkindern. Dtsch Med Wschr 110, 50–54, 1985

Gutekunst R, Smolarek H, Hasenpusch U, Stubbe P, Friedrich H-J, Wood WG, Scriba PC. Goitre epidemiology: thyroid volume, iodine excretion, thyroglobulin and thyrotropin in Germany and Sweden. Acta Endocrinol 112, 494–501, 1986

Guthrie E, Creed F, Dawson D, Tomenson B. Randomised controlled trial of psychotherapy in patients with refractory irritable bowel syndrome. J Psychiatry 163, 315–321, 1993

Guthrie HA, Picciano MF. Human nutrition. 752 p. Mosby-Yearbook Inc, St. Louis, 1995

Guthy E. Morbus Crohn und Nahrungsfette. Dtsch Med Wschr 107, 71–73, 1982

Häberle M, Reimann H-J. Pseudo-allergische Reaktionen. S. 101–120. In: Reimann H-J (Hrsg.). Nahrungsmittelallergie. Dustri Verlag Dr. Karl Feistle, München-Deisenhofen, 1989

Habermann J, Heinze HG, Horn K, Kantlehner R, Marschner I, Neumann J, Scriba PC. Alimentärer Jodmangel in der Bundesrepublik Deutschland. Dtsch Med Wschr 100, 1937–1945, 1975

Habermas T. Heißhunger. Historische Bedingungen der Bulimia nervosa. 293 S. Fischer Taschenbuch Verlag, Frankfurt, 1990

Hadigan CM, Kissileff HR, Walsh BT. Patterns of food selection during meals in women with bulimia. Am J Clin Nutr 50, 759–766, 1989

Hafer H. Die heimliche Droge Nahrungsphosphat – Ursache für Verhaltensstörungen, Schulversagen und Jugendkriminalität. 138 S. Kriminalistik Verlag, Heidelberg, 5. Aufl., 1990

Hahmann HW, Schätzer-Klotz D, Bunte T, Becker D, Schieffer HJ. The significance of high levels of lipoprotein (a) compared with established risk factors in premature coronary artery disease: differences between men and women. Atherosclerosis 144, 221–228, 1999

Hahn A. Wirkungen von Pharmaka auf den Stoffwechsel der Nährstoffe. Dtsch Apoth Z 134, 17–29, 1994

Hahn A. Medikamenteneinnahme und Nährstoffversorgung. I. Prinzipien und Mechanismen. Ern Umschau 42, 198–207, 1995a

Hahn A. Medikamenteneinnahme und Nährstoffversorgung. II. Einflußfaktoren und Konsequenzen. Ern Umschau 42, 238–242, 1995b

Hahn A. Ernährung und Medikamente. S. 657–667. In: Biesalski HK, Fürst P, Kasper H, Kluthe R, Pölert W, Puchstein C, Stähelin HB (Hrsg.). Ernährungsmedizin. Thieme Verlag, Stuttgart, 2. Aufl., 1999

Hahn A, Wolters M, Hanke G. Nahrungsergänzungsmittel. Dtsch Apoth Z 139, 34–58, 1999

Hahn B, Leitzmann C. Fasten – Stoffwechsel und therapeutische Möglichkeiten mit Ergebnissen des Saftfastens. Ern Umschau 29, 111–118, 1982

Hallert G, Granno C, Grant C, Hulten S, Midhagen G, Strom M, Svensson H, Valdimarsson T, Wickstrom T. Quality of life of adult coeliac patients treated for 10 years. Scand J Gastroenterol 33, 933–938, 1998

Halliwell B, Gutteridge JMC, Cross CE. Free radicals, antioxidants, and human disease: Where are we now? J Lab Clin Med 119, 598–620, 1992

Hamm M. Ernährung des (Hoch-)Leistungssportlers in der Trainings- und Wettkampfphase. Akt Ern Med 16, 73–77, 1991

Hampel R, Kühlberg T, Klein K, Jerichow J-U, Pichmann E-G, Clausen V, Schmidt I. Strumaprävalenz in Deutschland größer als bisher angenommen. Med Klin 90, 324–329, 1995

Hampel R, Kühlberg T, Zöllner H, Klinke D, Klein K, Pichmann E-G, Kramer A. Aktueller Stand der alimentären Jodversorgung in Deutschland. Z Ern Wiss 35, 2–5, 1996

Hanefeld M. Hyperlipoproteinämien. S. 91–114. In: Hanefeld M (Hrsg.). Fettstoffwechselstörungen. Bedeutung, Erkennung und Behandlung. Gustav Fischer Verlag, Jena, 3. Aufl., 1999a

Hanefeld M. Medikamentöse Behandlung von Hyperlipoproteinämien. S. 150-161. In: Hanefeld M (Hrsg.). Fettstoffwechselstörungen. Bedeutung, Erkennung und Behandlung. Gustav Fischer Verlag, Jena, 3. Aufl., 1999b

Hanefeld M. Statine. Neue Perspektiven der Behandlung von Fettstoffwechselstörungen und Prävention der Arteriosklerose. 117 S. UNI-MED Verlag, Bremen, 1999c

Hanisch S, Grieb A, Wetzel W-E. Neue Erkenntnisse zum »Nursing-Bottle-Syndrom« in Deutschland. Dtsch Zahnärztl Z 50, 210–213, 1995

Hänninen O, Nenonen M, Ling WH, Li DS, Sihvonen L. Effects of eating an uncooked vegetable diet for 1 week. Appetite 19, 243–254, 1992

Hansen WE, Classen M. Chronisch-entzündliche Darmerkrankungen. S. 528–538. In: Classen M, Diehl V, Kochsiek K (Hrsg.). Innere Medizin. Urban und Schwarzenberg, München, 2. Aufl., 1993

Hardman AE. Physical activity, obesity and blood lipids Int J Obesity 23 (suppl 3), S64-S71, 1999

Harms HK. Ernährung bei Zöliakie. Akt Ern Med 4, 19–25, 1979

Harnack GA von, Koletzko B (Hrsg.). Kinderheilkunde. 685 S. Springer Verlag, Berlin, 10. Aufl., 1997

Harris MS. Irritable bowel syndrome. A cost-effective approach for primary care physicians. Postgrad Med 101, 215–226, 1997

Hartl PW. Erkrankungen des rheumatischen Formenkreises. S. 598–660. In: Siegenthaler W, Kaufmann W, Hornbostel H, Waller HD (Hrsg.). Lehrbuch der Inneren Medizin. Thieme Verlag, Stuttgart, 3. Aufl., 1992

Hartmann S. Elektrolyt- und Flüssigkeitsbedarf des Sportlers. Möglichkeiten der Substitution. Akt Ern Med 15, 84–88, 1991

Hathcock JN. Vitamin and mineral safety. Council for Responsible Nutrition, Washington DC, 1997

Hauner D, Hauner H. Leichter durchs Leben. 269 S. Trias Verlag, Stuttgart, 1996

Hauner H. Abdominelle Adipositas und koronare Herzkrankheit. Pathophysiologie und klinische Bedeutung. Herz 20, 47–55, 1995

Hawley JA, Burke LM. Effect of meal frequency and timing on physical performance. Br J Nutr 77 (suppl), 91–103, 1997

Heaney RP, Recker RR, Weaver CM. Absorbability of calcium sources: the limited role of solubility. Calcif Tissue Int 46, 300–304, 1990

Hebebrand J, Coners H, Barth N, Remschmidt H. Genetik der Eßstörungen. Psycho 22, 188–197, 1996

Heckers H, Melcher FW, Kamenich W, Henneking K. M. Crohn und Fettverzehr. Verh Dtsch Ges Inn Med, 568–571, 1984

Heckers H, Wagner I, Schmelz E, Trenkel A. Zur diätetischen Therapie und Prävention von Calciumoxalat-Nierensteinen. Ern Umschau 40, 416–420, 1993

Heepe F. Diätetische Indikationen. Basisdaten für die interdisziplinäre Ernährungstherapie. 539 S. Springer Verlag, Berlin, 2. Aufl., 1994

Hein G, Bolwin R, Bräuer R, Eidner T, Franke S, Oelzner P, Sprott H. Update Rheumatologie – Teil I. Med Klin 90, 231–239, 1995

Heinonen OP, Albanes D. The Alpha-Tocopherol, Beta Carotene Cancer Prevention Study Group. The effect of vitamin E and beta carotene on the incidence of lung cancer and other cancers in male smokers. N Engl J Med 330, 1029–1035, 1994

Heinonen OP, Albanes D, Virtamo J, Taylor PR, Huttunen JK, Hartman AM, Haapakoski J, Malila N, Rautalahti M, Ripatti S, Mäenpää H, Teerenhovi L, Koss L, Virolainen M, Edwards BK. Prostate cancer and supplementation with α-tocopherol and β-carotene: incidence and mortality in a controlled trial. J Natl Cancer Inst 90, 440–446, 1998

Heins U, Hoffmann I, Leitzmann C. Eisenversorgung bei vegetarischer Ernährung. Ern Umschau 46, 82–88, 1999

Helbling A. Wichtige kreuzreaktive Allergene. Schweiz Med Wschr 127, 382–389, 1997

Heldin N-E, Westermark B. Epidermal growth factor, but not thyrotropin, stimulates the expression of c-fos and c-myc messenger ribonucleic acid in porcine thyroid follicle cells in primary culture. Endocrinology 122, 1042–1046, 1988

Heliövaara M, Knekt P, Aho K, Aaran RK, Alfthan G, Aromaa A. Serum antioxidants and risk of rheumatoid arthritis. Ann Rheum Dis 53, 51–53, 1994

Hellebostad M, Markestad T, Seeger Halvorsen K. Vitamin D deficiency rickets and vitamin B_{12} deficiency in vegetarian children. Acta Paediatr Scand 74, 191–195, 1985

Hellermann M. Schwelmer Neurodermitis-Modell. Ein interdisziplinäres Behandlungskonzept. TW Dermatologie 25, 44–52, 1995

Hellwig E, Klimek J, Attin T. Einführung in die Zahnerhaltung. 417 S. Urban und Schwarzenberg, München, 1995

Helman AD, Darnton-Hill I. Vitamin and iron status in new vegetarians. Am J Clin Nutr 45, 785–789, 1987

Helmrich SP, Ragland DR, Leung RW, Paffenbarger RS. Physical activity and reduced occurrence of non-insulin-dependent diabetes mellitus. N Engl J Med 325, 147–152, 1991

Hennekens CH, Buring JE, Manson JE, Stampfer M, Rosner B, Cook NR, Belanger C, LaMotte F, Gaziano JM, Ridker PM, Willett W, Peto R. Lack of effect of long-term supplementation with beta carotene on the incidence of malignant neoplasms and cardiovascular disease. N Engl J Med 334, 1145–1149, 1996

Henry RY, Kendall MJ. Does cholesterol lowering prevent stroke? J Clin Pharm Ther 23, 337–344, 1998

Herbert V. Vitamin B-12: plant sources, requirements, and assay. Am J Clin Nutr 48 (3 suppl), 852–858, 1988

Herrmann K. Vorkommen, Gehalt und Bedeutung von Inhaltsstoffen des Obst und Gemüses. XVII. Sterole in Gemüse und Obst. Industrielle Obst- und Gemüseverarbeitung 9, 322–326, 1993

Hertog MGL, Hollman PCH, Katan MB. Content of potentially anticarcinogenic flavonoids of 28 vegetables and 9 fruits commonly consumed in the Netherlands. J Agric Food Chem 40, 2379–2383, 1992

Hertzler SR, Savaiano DA. Colonic adaptation to daily lactose feeding in lactose maldigesters reduces lactose intolerance. Am J Clin Nutr 64, 232–236, 1996

Heseker H. Eisen. Funktionen, Physiologie, Stoffwechsel, Empfehlungen und Versorgung in der Bundesrepublik Deutschland. Ern Umschau 44, 455–458, 1997

Heseker H, Adolf T, Eberhardt W, Hartmann S, Herwig A, Kübler W, Matiaske B, Moch KJ, Schneider R, Zipp A. Lebensmittel- und Nährstoffaufnahme Erwachsener in der Bundesrepublik Deutschland. 266 S. In: Kübler W, Anders HJ, Heeschen W, Kohlmeier M (Hrsg.). VERA-Schriftenreihe. Wissenschaftlicher Fachverlag Dr. Fleck, Niederkleen, Bd. 3, 2. Aufl., 1994

Heseker H, Schneider R, Moch KJ, Kohlmeier M, Kübler W. Vitaminversorgung Erwachsener in der Bundesrepublik Deutschland. 209 S. In: Kübler W, Anders HJ, Heeschen W, Kohlmeier M (Hrsg.). VERA-Schriftenreihe. Wissenschaftlicher Fachverlag Dr. Fleck, Niederkleen, Bd. 4, 1992

Hess U, Flick EM. Konsumentenverhalten in bezug auf alternative Kostformen – Ergebnisse einer Repräsentativbefragung in Baden-Württemberg. 108 S. Bericht der Bundesforschungsanstalt für Ernährung BFE-R-91-01. Bundesforschungsanstalt für Ernährung, Karlsruhe, 1991

Hesse A, Siener R, Heynck H, Jahnen A. The influence of dietary factors on the risk of urinary stone formation. Scann Microsc 7, 1119–1128, 1993

Hillman LC, Stace NH, Pomare EW. Irritable bowel patients and their long-term response to a high fiber diet. Am J Gastroenterol 79, 1–7, 1984

Hintze G, Emrich D, Richter K, Thal H, Wasielewski T, Köbberling J. Effect of voluntary intake of iodinated salt on prevalence of goitre in children. Acta Endocrinol 117, 333–338, 1988

Hof H, Nichterlein T, Ulbricht A, Stehle G. Die Listeriose der Erwachsenen – eine Lebensmittelinfektion? Dtsch Ärztebl 90, 262–265, 1993

Hofer T, Wüthrich B. Nahrungsmittelallergien. II: Häufigkeit der Organmanifestationen und der allergieauslösenden Nahrungsmittel. Schweiz Med Wschr 115, 1437–1442, 1985

Hoffenberg EJ, Deutsch J, Smith S, Sokol RJ. Circulating antioxidant concentrations in children with inflammatory bowel disease. Am J Clin Nutr 65, 1482–1488, 1997

Hoffmann GF, Machill G. 25 Jahre Neugeborenenscreening auf angeborene Stoffwechselstörungen in Deutschland – Bestandsaufnahme, aktuelle Probleme und Ausblick. 4 S. Schriftenreihe der Deutschen Interessengemeinschaft Phenylketonurie und verwandte angeborene Stoffwechselstörungen e.V. (DIG PKU), Nr. 5, 1994

Hoffmann I. Gießener Vollwert-Ernährungs-Studie. Untersuchung auf Bias am Beispiel von Fettstoffwechsel-Parametern. 270 S. Dissertation, Wissenschaftlicher Fachverlag, Gießen, 1994

Hoffmann-Müller B, Amstad H. Körperbild, Gewicht und Eßverhalten bei Jugendlichen. Schweiz Rundsch Med (Praxis) 83, 1336–1342, 1994

Höhler M, Tölle H-G, Manz F. Seefischverzehr und Jodversorgung. Akt Ern Med 15, 187–193, 1990

Hollen A von, Leitzmann C. Richtig essen in der Risikogesellschaft. 104 S. Govi Verlag, Eschborn, 1989

Homann N, Seitz HK. Alkohol und Krebs. Klinikarzt 25, 216–219, 1996

Honkanen V, Konttinen YT, Mussalo-Rauhamaa H. Vitamins A and E, retinol binding protein and zinc in rheumatoid arthritis. Clin Exp Rheumatol 7, 465–469, 1989

Höring H. Der Einfluß von Umweltchemikalien auf die Schilddrüse. Bundesgesundheitsblatt 35, 194–197, 1992

Horster FA, Klusmann G, Wildmeister W. Der Kropf: eine endemische Krankheit in der Bundesrepublik? Dtsch Med Wschr 100, 8–9, 1975

Horton TJ, Drougas H, Brachey A, Reed GW, Peters JC, Hill JO. Fat and carbohydrate overfeeding in humans: different effects on energy storage. Am J Clin Nutr 62, 19–29, 1995

Howard G, Wagenknecht LE, Burke GL, Diezroux A, Evans GW, Mcgovern P, Nieto J, Tell GS. Cigarette smoking and progression of atherosclerosis: the Atherosclerosis Risk in Communities (ARIC) Study. J Am Med Assoc 279, 119–124, 1998

Howe GR, Hirohata T, Hislop TG, Iscovich JM, Yuan JM, Katsouyanni K, Lubin F, Marubini E, Modan B, Rohan T, Toniolo P, Shunzhang Y. Dietary factors and risk of breast cancer: combined analysis of 12 case-control studies. J Natl Cancer Inst 82, 561–569, 1990

Hu FB, Stampfer MJ. Nut consumption and risk of coronary heart disease: a review of epidemiologic evidence. Curr Atheroscler Rep 1, 204–209, 1999

Hufeland CW. Die Kunst, das menschliche Leben zu verlängern. Hufelands Makrobiotik. 226 S. Insel Verlag, Frankfurt, 1995

Hulley S, Grady D, Bush T, Furberg C, Herrington D, Riggs B, Vittinghoff E. Randomized trial of estrogen plus progestin for secondary prevention of coronary heart disease in postmenopausal women. J Am Med Assoc 280, 605–613, 1998

Hummel S. Stillen: Gesundheitserziehung und Prophylaxe. Z Allg Med 72, 98–105, 1996

Hunter DJ, Manson JE, Colditz GA, Stampfer MJ, Rosner B, Hennekens CH, Speizer FE, Willett WC. A prospective study of the intake of vitamins C, E, and A and the risk of breast cancer. N Engl J Med 329, 234–240, 1993

Hunter DJ, Spiegelman D, Adami H-O, Beeson L, van den Brandt PA, Folsom AR, Fraser GE, Goldbohm A, Graham S, Howe GR, Kushi LH, Marshall JR, McDermott A, Miller AB, Speizer FE, Wolk A, Yaun SS, Willett WC. Cohort studies of fat intake and the risk of breast cancer – a pooled analysis. N Engl J Med 334, 356–361, 1996

Huonker M, Halle M, Frey I, Schmidt-Trucksäß A, Sorichter S, Keul J, Berg A. Stellenwert von körperlicher Mehraktivität in der ambulanten kardiovaskulären Prävention. Z Kardiol 87, 881–890, 1998

Hüppe D, Tromm A, Langhorst H, May B. Lactoseintoleranz bei chronisch-entzündlicher Darmerkrankung. Dtsch Med Wschr 117, 1550–1555, 1992

Huth K, Schmitz JE. Parenterale Ernährung und Sondenkost. S. 278–303. In: Huth K, Kluthe R (Hrsg.). Lehrbuch der Ernährungstherapie. Thieme Verlag, Stuttgart, 2. Aufl., 1995

Huth K, Muskat E, Winzen A. Ernährung, Diätetik und Lebensmittelrecht. 352 S. Quelle und Meyer, Heidelberg, 2. Aufl., 1989.

Hypertension Prevention Trial Research Group. The hypertension prevention trials: three-year effects of dietary changes on blood pressure. Arch Intern Med 150, 153–162, 1990

Institute of Medicine, Food and Nutrition Board. Dietary reference intakes for thiamin, riboflavin, niacin, vitamin B_6, folate, vitamin B_{12}, pantothenic acid, biotin, and cholin. National Academy Press, Washington DC, 1999.

Intersalt Cooperative Research Group. Intersalt: an international study of electrolyte excretion and blood pressure. Results for 24 hour urinary sodium and potassium excretion. Br Med J 297, 319–328, 1988

Ionescu G, Kiehl R, Wichmann-Kunz F, Ona L, Galalae C. Allergische und pseudoallergische Reaktionen auf Nahrungsmittel bei Neurodermitis-Patienten. Erfahrungsheilkunde 4, 234–239, 1990

Iribarren C, Sharp DS, Burchfiel CM, Petrovitch H. Association of weight loss and weight fluctuation with mortality among Japanese American men. N Engl J Med 333, 686–692, 1995

Iribarren C, Tekawa IS, Sidney S, Friedman GD. Effect of cigar smoking on the risk of cardiovascular disease, chronic obstructive pulmonary disease, and cancer in men. N Engl J Med 340, 1773–1780, 1999

Isaacsohn JL, Moser M, Stein EA, Dudley K, Davey JA, Liskov E, Black HR. Garlic powder and plasma lipids and lipoproteins: a multicenter, randomized, placebo-controlled trial. Arch Intern Med 158, 1189–1194, 1998

Ishikawa T, Suzukawa M, Ito T, Yoshida H, Ayaori M, Nishiwaki M, Yonemura A, Hara Y, Nakamura H. Effect of tea flavonoid supplementation on the susceptibility of low-density lipoprotein to oxidative modification. Am J Clin Nutr 66, 261–266, 1997

Isler O, Brubacher GB. Vitamine I – Fettlösliche Vitamine. 183 S. Thieme Verlag, Stuttgart, 1982

Isler O, Brubacher GB, Ghisla S, Kräutler B. Vitamine II – Wasserlösliche Vitamine. 467 S. Thieme Verlag, Stuttgart, 1988

Jacobs C, Dwyer JT. Vegetarian children: appropriate and inappropriate diets. Am J Clin Nutr 48, 811–818, 1988

Jacques PF. The potential preventive effects of vitamins for cataract and age-related macular degeneration. Int J Vitam Nutr Res 69, 198–205, 1999

Jahnke K. Grundlagen der Ernährung und Diätempfehlungen für Diabetiker. Akt Ern Med 15, 27–38, 1990

Jahnsen J, Falch JA, Aadland E, Mowinckel P. Bone mineral density is reduced in patients with Crohn's disease but not in patients with ulcerative colitis: a population based study. Gut 40, 313–319, 1997

Jain SK, McVie R, Jaramillo JJ, Palmer M, Smith T, Meachum ZD, Little RL. The effect of modest vitamin E supplementation on lipid peroxidation products and other cardiovascular risk factors in diabetic patients. Lipids 31, S87-S90, 1996

Jakober B, Krönert K. Bedeutung der körperlichen Arbeit für die Diabetes-Therapie. Akt Ern Med 16, 44–46, 1991

Jakobey H, Habegger R, Fritz D. Gemüse als Arzneipflanze. Sekundäre Pflanzenstoffe in Gemüse mit Bedeutung für die menschliche Gesundheit. 2. Mitteilung: Gemüse aus der Familie der Brassicaceae und der Familie der Apiaceae. Ern Umschau 35, 275–279, 1988

Janelle KC, Barr SI. Nutrient intakes and eating behavior scores of vegetarian and nonvegetarian women. J Am Diet Assoc 95, 180–186, 1995

Jansen JJ, Kardinaal AFM, Huijbers G, Vlieg-Boerstra BJ, Martens BPM, Ockhuizen T. Prevalence of food allergy and intolerance in the adult Dutch population. J Allergy Clin Immunol 93, 446–456, 1994

Jee SH, He J, Whelton PK, Suh I, Klag MJ. The effect of chronic coffee drinking on blood pressure. A meta-analysis of controlled clinical trials. Hypertension 33, 647–652, 1999

Jenkins DJA, Wolever TMS, Rao AV, Hegele RA, Mitchell SJ, Ransom TPP, Boctor DL, Spadafora PJ, Jenkins AL, Mehling C, Katzman Relle L, Connelly PW, Story JA, Furumoto EJ, Corey P, Würsch P. Effect on blood lipids of very high intakes of fiber in diets low in saturated fat and cholesterol. N Engl J Med 329, 21–26, 1993

Jenkins DJA, Wolever TMS, Taylor RH, Barker H, Fielden H, Baldwin JM, Bowling AC, Newman HC, Jenkins AL, Goff DV. Glycemic index of foods: a physiological basis for carbohydrate exchange. Am J Clin Nutr 34, 362–366, 1981

Jentsch H, Beetke E, Utpatel C. Untersuchungen zur Konstanz der Ergebnisse bei Speicheltests zur Kariesdiagnostik. Dtsch Zahnärztl Z 52, 109–111, 1997

Jockenhövel F, Olbricht T. Fragen und Antworten zur Epidemiologie und Ätiologie der Struma. Inn Med 48, 565–574, 1993

Johansson L, Drevon CA, Aa Bjørneboe G-E. The Norwegian diet during the last hundred years in relation to coronary heart disease. Eur J Clin Nutr 50, 277–283, 1996

Johnson AO, Semenya JG, Buchowski MS, Enwonwu CO. Adaptation of lactose maldigesters to continued milk intakes. Am J Clin Nutr 58, 879–881, 1993

Joint National Committee on Prevention, Detection, Evaluation, and Treatment of High Blood Pressure The Sixth Report of the Joint National Committee on Prevention, Detection, Evaluation, and Treatment of High Blood Pressure. Arch Intern Med 157, 2413–2446, 1997

Jones R, Lydeard S. Irritable bowel syndrome in the general population. Br Med J 304, 87–90, 1992

Jordan A, Stein J. Ernährung von Tumorpatienten: neue diätetische Strategien. Ern Umschau 44, 289–293, 1997

Jordan A, Emde A, Markus A, Caspary WF, Stein J. Enterale Ernährung tumorkranker Patienten. Ergebnisse einer 4jährigen retrospektiven Studie. Akt Ern Med 22, 4–8, 1997

Jungi WF. Diätetische Möglichkeiten zur Krebsverhütung. Forum Deutsche Krebsgesellschaft e.V. 12, 209–216, 1997

Kalker U, Hövels O. Eßstörungen im Kindes- und Jugendalter. Ern Umschau 38, 442–447, 1991

Kandelman D. Sugar, alternative sweeteners and meal frequency in relation to caries prevention: new perspectives. Br J Nutr 77 (suppl 1), S121–S128, 1997

Kannel WB. Blood pressure as a cardiovascular risk factor: prevention and treatment. J Am Med Assoc 275, 1571–1576, 1996

Kannel WB, Ellison RC. Alcohol and coronary heart disease: the evidence for a protective effect. Clin Chim Acta 246, 59–76, 1996

Kannel WB, D'Agostino RB, Cobb JL. Effect of weight on cardiovascular disease. Am J Clin Nutr 63, 419S–422S, 1996

Karaus M. Funktionsdiagnostik im Dickdarm und Anorektum. Z Ärztl Fortbild 86, 91–98, 1992

Kasper H. Ernährung und colorektales Karzinom. Bundesgesundheitsblatt 34, 110–112, 1991a

Kasper H. Tumordiät – Fakt oder Phantasie? S. 440–453. In: Schauder P (Hrsg.). Ernährung und Tumorerkrankungen. Karger Verlag, Basel, 1991b

Kasper H. Diäten bei Magen-Darm-Erkrankungen Akt Ern Med 18, 117–131, 1993

Kasper H. Ernährungsmedizin und Diätetik. 614 S. Urban und Schwarzenberg, München, 8. Aufl., 1996

Kasper H. Vitaminresorption im Alter. Vita Min Spur 14, 21–24, 1999

Kasper H, Sommer H. Dietary fiber and nutrient intake in Crohn's disease. Am J Clin Nutr 32, 1898–1901, 1979

Kasper H, Bach M. Prevalence of colon diverticulosis in Europe. p. 144–150. In: Somogyi JC, Hejda S (eds.). Nutrition in the prevention of disease. Large bowel disease. Bibl Nutr Dieta, Karger, Basel, 44, 1989

Katan MB. Exit trans fatty acids. Lancet 346, 1245–1246, 1995a

Katan MB. Fish and heart disease. N Engl J Med 332, 1024–1025, 1995b

Katan MB, Zock PL, Mensink RP. Trans fatty acids and their effects on lipoproteins in humans. Annu Rev Nutr 15, 473–493, 1995

Katan MB, Grundy SM, Willett WC. Should a low-fat, high-carbohydrate diet be recommended for everyone? Beyond low-fat diets. N Engl J Med 337, 563–566, 1997

Kawasaki T, Delea CS, Bartter FC, Smith H. The effect of high-sodium and low-sodium intakes on blood pressure and other related variables in human subjects with idiopathic hypertension. Am J Med 64, 193–198, 1978

Kay L, Jørgensen T, Jensen KH. The epidemiology of irritable bowel syndrome in a random population: prevalence, incidence, natural history and risk factors. J Intern Med 236, 23–30, 1994

Keel PK, Mitchell JE. Outcome in bulimia nervosa. Am J Psychiatry 153, 313–321, 1997

Keesey RE, Powley TL. The regulation of body weight. Ann Rev Psychol 37, 109–133, 1986

Keil U, Chambless LE, Doring A, Filipiak B, Stieber J. The relation of alcohol intake to coronary heart disease and all-cause mortality in a beer-drinking population. Epidemiology 8, 150–156, 1997

Keli SO, Feskens EJM, Kromhout D. Fish consumption and risk of stroke. The Zutphen Study. Stroke 25, 328–332, 1994

Kellow JE, Eckersley GM, Jones MP. Enhanced perception of physiological intestinal motility in the irritable bowel syndrome. Gastroenterology 101, 1621–1627, 1991

Kellow JE, Gill RC, Wingate DL. Prolonged ambulant recordings of small bowel motility demonstrate abnormalities in the irritable bowel syndrome. Gastroenterology 98, 1208–1218, 1990

Kerner W. Klassifikation und Diagnose des Diabetes mellitus. Dtsch Ärztebl 95, B2434–B2438, 1998

Kerkhof PCM van de. Therapeutische Aspekte der atopischen Dermatitis. Z Hautkr 68, 711–713, 1993

Kersting M, Schöch G. Ernährungsprävention der koronaren Herzkrankheit schon bei Kindern? Ern Umschau 40, 112–117, 1993

Kersting M, Chahda C, Schöch G. Alternative Säuglingsernährung im Vergleich. 1. Mitteilung: Säuglingsmilch für die ersten Lebensmonate. Ern Umschau 35, 203–211, 1988

Kersting M, Chahda C, Schöch G. Fluoridzufuhr bei Säuglingen mit bilanzierten Diäten. Ern Umschau 46, 12–13, 1999

Kersting M, Ness B, Schöch G. Das Baukastensystem der Beikost zur Realisierung der Empfehlungen für die Nährstoffzufuhr im 5.-12. Lebensmonat. Akt Ern Med 19, 160–169, 1994

Keul J, Jakob E, Berg A, Dickhuth HH, Lehmann M. Zur Wirkung von Vitaminen und Eisen auf die Leistungs- und Erholungsfähigkeit des Menschen und die Sportanämie. Z Ern Wiss 26, 21–42, 1987

Keul J, König D. Alkohol und Kreislauf. S. 32–39. In: Kluthe R, Kasper H (Hrsg.). Alkoholische Getränke und Ernährungsmedizin. Thieme Verlag, Stuttgart, 1998

Key TJA, Thorogood M, Appleby PN, Burr ML. Dietary habits and mortality in 11 000 vegetarians and health conscious people: results of a 17 year follow up. Br Med J 313, 775–779, 1996

Keys A. Mediterranean diet and public health: personal reflections. Am J Clin Nutr 61, 1321S-1323S, 1995

Khosla R, Willoughby CP, Jewell DP. Crohn's disease and pregnancy. Gut 25, 52–56, 1984

Kieffer F. Die Bedeutung der Spurenelemente für Sportler. Leistungssport 4, 29–37, 1990

Kiehl R, Ionescu G, Manuel P, Stern LP, Peters V, Peters G, Niemann A, Müller-Steinwachs J. Klinische, immun- und lipidmodulatorische Effekte einer Behandlung mit ungesättigten Fettsäuren bei atopischer Dermatitis. Z Hautkr 69, 42–48, 1994

Kinsella JE, Lokesh B, Stone RA. Dietary n-3 polyunsaturated fatty acids and amelioration of cardiovascular disease: possible mechanisms. Am J Clin Nutr 52, 1–28, 1990

Kinzl JF, Trefalt E. Eßverhalten und Eßstörungen bei weiblichen Adoleszenten. Akt Ern Med 23, 9–12, 1998

Kinzl JF, Traweger C, Günther V, Biebl W. Eßstörungen – Bedeutung des familiären Hintergrunds und sexueller Mißbrauchserfahrungen als Vulnerabilitätsfaktoren. Akt Ern Med 18, 375–379, 1993

Kinzl JF, Traweger C, Mangweth B, Biebl W. Eßverhalten bei Männern: Bedeutung negativer Kindheitserfahrungen. Akt Ern Med 21, 89–92, 1996

Kinzl JF, Traweger C, Trefalt E, Biebl W. Eßstörungen bei Frauen: Eine Repräsentativerhebung. Z Ern Wiss 37, 23–30, 1998a

Kinzl JF, Traweger C, Trefalt E, Mangweth B, Biebl W. Eßstörungen bei Männern: Eine Repräsentativerhebung. Z Ern Wiss 37, 336–342, 1998b

Kiyohara K, Tamai H, Takaichi Y, Nakagawa T, Kumagai LF. Decreased thyroidal triiodothyronine secretion in patients with anorexia nervosa: influence of weight recovery. Am J Clin Nutr 50, 767–772, 1989

Kjeldsen-Kragh J, Haugen M, Borchgrevink CF, Laerum E, Eek M, Mowinkel P, Hovi K, Førre Ø. Controlled trial of fasting and one-year vegetarian diet in rheumatoid arthritis. Lancet 338, 899–902, 1991

Klatsky AL, Armstrong MA, Friedman GD. Red wine, white wine, liquor, beer, and risk for coronary artery disease hospitalization. Am J Cardiol 80, 416–420, 1997

Klauser AG, Peyerl C, Schindelbeck N, Müller-Lissner SA. Obstipierte unterscheiden sich nicht von Gesunden hinsichtlich Ernährung und körperlicher Aktivität. Z Gastroenterol 28, 493A, 1990

Klein H. Ernährung im Leistungssport. Ernährung/Nutrition 21, 72–75, 1997

Kless T, Adam O. Wirkung der Supplementierung mit Fischöl auf die Erythrozyten-Fettsäuren bei Patienten mit chronischer Polyarthritis unter laktovegetarischer Ernährung und unter Normalkost. Akt Ern Med 18, 305–310, 1993

Klipstein-Grobusch K, Kroke A, Voß S, Boeing H. Einfluß von Lebensstilfaktoren auf die Verwendung von Supplementen in der Brandenburger Ernährungs- und Krebsstudie. Z Ern Wiss 37, 38–46, 1998

Kludas C, Schmeling C, Bengel J, Koch U. Übergewichtige in der ärztlichen Praxis – Einstellungen und Erfahrungen von Internisten und Allgemeinmedizinern. Akt Ern Med 9, 71–76, 1984

Knapp HR. Fatty acids and hypertension. p. 9–14. In: Galli C, Simopoulos AP, Tremoli E (eds.). Effects of fatty acids and lipids in health and disease. World Rev Nutr Diet, Karger, Basel, 76, 1994

Knapp HR. Nutritional aspects of hypertension. p. 438–444. In: Ziegler EE, Filer LJ Jr. (eds.). Present knowledge in nutrition. ILSI Press, Washington DC, 7th ed., 1996

Knick B, Knick J. Diabetologie. 493 S. Kohlhammer Verlag, Stuttgart, 3. Aufl., 1994

Knick B, Henke M, Strauch M. Obstipation. Wirkung und Nebenwirkungen von Laxantien im Vergleich zu natürlichen Verdauungshilfen bei chronischer Obstipation. Apotheker Journal 16, 48–54, 1994

Knopf H, Braemer-Hauth M, Melchert H-U, Thefeld W. Ergebnisse der Nationalen Untersuchungs-Surveys zum Laxanzienverbrauch. Bundesgesundheitsblatt 12, 459–467, 1995

Knyrim K. Erkrankungen der extrahepatischen Gallenwege. S. 621–631. In: Classen M, Diehl V, Kochsiek K (Hrsg.). Innere Medizin. Urban und Schwarzenberg, München, 1991

Koch HG, Goebeler M, Marquardt T, Roth J, Harms E. The redox status of aminothiols as a clue to homocysteine-induced vascular damage? Eur J Pediatr 157 (suppl 2), S102-S106, 1998

Kochsiek K, Schanzenbächer P. Akuter Myokardinfarkt. S. 980–985. In: Classen M, Diehl V, Kochsiek K (Hrsg.). Innere Medizin. Urban und Schwarzenberg, München, 1991

Kocvara R, Plasgura P, Petrik A, Louzensky G, Bartonickova K, Dvoracek J. A prospective study of nonmedical prophylaxis after a first kidney stone. Brit J Urol Int 84, 393–398, 1999

Kodama H, Kono S, Todoroki I, Honjo S, Sakurai Y, Wakabayashi K, Nishiwaki M, Hamada , Nishioka H, Koga H, Ogawa S, Nakagawa K. Gallstone disease risk in relation to body mass index and waist-to-hip ratio in Japanese men. Int J Obes Relat Metab Disord 23, 211–216, 1999.

Koebnick C, Strassner C, Leitzmann C. Bewertung der Rohkost-Ernährung in der Ernährungsberatung. Ern Umschau 44, 444–448, 1997a

Koebnick C, Strassner C, Leitzmann C. Rohkost-Ernährung: Teil 1 – Überblick und Bewertung der theoretischen Grundlagen. AID Verbraucherdienst 42, 244–250, 1997b

Koerber K von, Leitzmann C, Groeneveld M. Vollwert-Ernährung – genußvoll, gesund, ökologisch, sozialverträglich. 38 S. AID Special 10, 3353, Auswertungs- und Informationsdienst für Ernährung, Landwirtschaft und Forsten (aid) e.V., Bonn, 2000

Koerber K von, Männle T, Leitzmann C. Vollwert-Ernährung. Konzeption einer zeitgemäßen Ernährungsweise. 309 S. Haug Verlag, Heidelberg, 9. Aufl., 1999

Kohlmeier M, Thefeld W, Stelte W, Grimm R, Häußler A, Hünchen K, Reuter U, Saupe J, Schek A, Kübler W. Versorgung Erwachsener mit Mineralstoffen und Spurenelementen in der Bundesrepublik Deutschland. In: Kübler W, Anders HJ, Heeschen W (Hrsg.). VERA-Schriftenreihe. Wissenschaftlicher Fachverlag Dr. Fleck, Niederkleen, Bd. 5, 1995

Koletzko B, Schmidt E. Nutritional and dietetic aspects of food allergy and food intolerance in childhood. p. 116–126. In: Somogyi JC, Müller HR, Ockhuizen T (eds.). Food allergy and food intolerance. Nutritional aspects and developments. Bibl Nutr Dieta 48, 1991

Kollath W. Die Ordnung unserer Nahrung. 323 S. Haug Verlag, Heidelberg, 16. Aufl., 1998

Konz F. Der große Gesundheits-Konz. 1456 S. Universitas, München, 4. Aufl., 1999

Konecky N, Malinow MR, Tunick PA, Freedberg RS, Rosenzweig BP, Katz ES, Hess DL, Upson B, Leung B, Perez J, Kronzon I. Correlation between plasma homocyst(e)ine and aortic atherosclerosis. Am Heart J 133, 534–540, 1997

Körtzinger I, Mast M, Müller MJ. Prävention der Adipositas bei Kindern und Jugendlichen. Ern Umschau 43, 455–460, 1996

Koscielny J, Klüßendorf D, Latza R, Schmitt R, Radtke H, Siegel G, Kiesewetter H. The antiatherosclerotic effect of *Allium sativum*. Atherosclerosis 144, 237–249, 1999

Kostner GM, März W. Zusammensetzung und Stoffwechsel der Lipoproteine. S. 3–47. In: Schwandt P, Richter WO (Hrsg.). Handbuch der Fettstoffwechselstörungen. Pathophysiologie, Diagnostik, Therapie und Prävention der Dyslipoproteinämien. Schattauer Verlag, Stuttgart, 1995

Kostner KM, Kostner GM. Cholesterinsenkung 1998. Cholesterinsynthese-Hemmer im Vergleich. Wien Klin Wschr 110, 625–630, 1998

Kraft K. Artichoke leaf extract. Recent findings reflecting effects on lipid metabolism, liver and gastrointestinal tracts. Phytomed 4, 369–378, 1997

Krämer K. Antioxidanzien in der Onkologie. Dtsch Zschr Onkol 26, 76–83, 1994

Krämer K, Look MP, Chrissafidou A, Karsten S, Arends J. Selen und Tumorerkrankungen. Akt Ern Med 21, 103–113, 1996

Kremer JM. Clinical studies of omega-3 fatty acid supplementation in patients who have rheumatoid arthritis. Rheum Dis Clin North Am 17, 391–402, 1991

Krishna GG, Miller E, Kapoor S. Increased blood pressure during potassium depletion in normotensive men. N Engl J Med 320, 1177–1182, 1989

Kritchevsky D. Trans fatty acids and cardiovascular risk. Prostaglandins Leukot Essent Fatty Acids 57, 399–402, 1997

Krüger C, Reich G, Buchheim P, Cierpka M. Eßstörungen: Diagnostik – Epidemiologie – Verläufe. S. 26–43. In: Reich G, Cierpka M (Hrsg.). Psychotherapie der Eßstörungen. Thieme Verlag, Stuttgart, 1997

Kübler W. Ermittlung des Nahrungsbedarfes – a) Nährstoffe. S. 585–596. In: Cremer HD, Heilmeyer L, Holtmeier HJ, Hötzel D, Kühn HA, Kühnau J, Zöllner N (Hrsg.). Ernährungslehre und Diätetik, Bd. 1, Teil 2. Biochemie der Ernährung. Thieme Verlag, Stuttgart, 1980

Kübler W. Ernährung während der Schwangerschaft. Gynäkologe 20, 83–87, 1987

Kuhn C. Fasten – Physiologie und methodische Notwendigkeiten. Ärztezeitschrift Naturheilverf 33, 569–575, 1992

Kühne P. Ernährungssprechstunde. Grundlagen einer gesunden Ernährung. 357 S. Verlag Urachhaus, Stuttgart, 1993

Kunczik T, Ringe JD. Osteoporose: Eine Herausforderung für die Zukunft. Dtsch Ärztebl 91, 34–37, 1994

Kupper W, Krasemann A, Rotermund-Plenge A, Schmidt E. Ergebnisse von Kursen zur Primärprävention von Herz-Kreislauf-Erkrankungen. Herz/Kreisl 27, 198–202, 1995

Kushi M. Das große Buch der Makrobiotik. Ein universaler Weg zu Gesundheit, Glück und Frieden. 491 S. Knaur Verlag, München, 1995

Kwanbunjan K. Ernährungsverhalten und Gesundheitssituation von Rohköstlern unter besonderer Berücksichtigung des Eisenstatus und der hämatologischen Parameter. 140 S. Dissertation, Wissenschaftlicher Fachverlag, Gießen, 1996

Kwiterovich PO. The effect of dietary fat, antioxidants, and pro-oxidants on blood lipids, lipoproteins, and atherosclerosis. J Am Diet Assoc 97, S31–S41, 1997

Ladwig K-H, Scheuermann W. Gender differences in the decline of mortality rates of acute myocardial infarction in West Germany. Eur Heart J 18, 582–587, 1997

Laessle RG, Beumont PJV, Butow P, Lennerts W, O'Connor M, Pirke KM, Touyz SW, Waadt S. A comparison of nutritional management with stress management in the treatment of bulimia nervosa. Br J Psychiatry 159, 250–261, 1991

Lam TH, He Y. Passive smoking and coronary heart disease: a brief review. Clin Exp Pharmacol Physiol 24, 993–996, 1997

Lambert JP, Brunt PW, Mowat NAG, Khin CC, Lai CKW, Morrison V, Dickerson JWT, Eastwood MA. The value of prescribed »high-fibre« diets for the treatment of the irritable bowel syndrome. Eur J Clin Nutr 45, 601–609, 1991

Landow K. Atopic dermatitis. Current concepts support old therapies and spur new ones. Postgrad Med 101, 101–118, 1997

Langer H-J, Leicht E, Zeitz M. Diagnostik von Schilddrüsenerkrankungen. Kropf, Entzündung oder maligne Geschwulst?. Therapiewoche 11, 645–654, 1995

Langtry HD, Markham A. Fluvastatin. A review of its use in lipid disorders. Drugs 57, 583–606, 1999

Lathia D, Helmings E, Herpens S, Konstantinidou C. Die gesunde Ernährung im Kampf gegen Karies. Ernährung/Nutrition 15, 69–73, 1991

Laube H. Zucker in der Ernährung des Stoffwechselgesunden – Kontra. Ern Umschau 36, 243–246, 1989

Laube H, Mehnert H. Ernährungstherapie. S. 120–146. In: Mehnert H, Standl E, Usadel KH (Hrsg.). Diabetologie in Klinik und Praxis. Thieme Verlag, Stuttgart, 4. Aufl., 1999

Laube H, Köhle K, Ditschuneit H, Pfeiffer EF. Dauererfolg von Fastenkuren. Dtsch Med Wschr 97, 830–835, 1972

Law MR, Frost CD, Wald NJ. By how much does dietary salt reduction lower blood pressure? I – Analysis of observational data among populations. Br Med J 302, 811–815, 1991a

Law MR, Frost CD, Wald NJ. By how much does dietary salt reduction lower blood pressure? III – Analysis of data from trials of salt reduction. Br Med J 302, 819–824, 1991b

Lawn RM, Scanu AM. Lipoprotein (a). p. 151–161. In: Fuster V, Ross R, Topol EJ (eds.). Atherosclerosis and coronary artery disease. Lippincott-Raven Publishers, Philadelphia, 1996

Lawrence VA, Loewenstein JE, Eichner ER. Aspirin and folate binding: in vivo and in vitro studies of serum binding and urinary excretion of endogenous folate. J Lab Clin Med 103, 944–948, 1984

Lechler T. Reaktive Sauerstofformen und -verbindungen. Ern Umschau 43, 423–426, 1996

Lechler T. Blutfette – Freie Radikale und Vitamine. Natürliche Prophylaxe gegen Herzinfarkt. 274 S. Sonntag Verlag, Stuttgart, 1999

Lefebvre P. Therapie des Typ-II-Diabetes: eine Bestandsaufnahme. Münch Med Wschr 133, Beilage 125, 6–7, 1991

Lehmann R, Allolio B. Osteoporose-Therapie. Ein pluralistischer Ansatz. Der Internist 39, 1253–1263, 1998

Lehnert P. Alkohol und Pankreas. Der Bay Int 18, 35–45, 1998

Leibel RL, Rosenbaum M, Hirsch J. Changes in energy expenditure resulting from altered body weight. N Engl J Med 332, 621–628, 1995

Leitzmann C, Dittrich K. Auswirkungen der Ernährung auf das Zahnsystem des Kindes. S. 27–31. In: Akademie Praxis und Wissenschaft in der DGZMK (Hrsg.). Kinderzahnheilkunde – Eine interdisziplinäre Aufgabe. Hanser Verlag, München, 1995

Leitzmann C, Hahn A. Grundlagen der Ernährung des Gesunden. S. 1–49. In: Huth K, Kluthe R (Hrsg.). Lehrbuch der Ernährungstherapie. Thieme Verlag, Stuttgart, 2. Aufl., 1995

Leitzmann C, Hahn A. Vegetarische Ernährung. 445 S. Verlag Eugen Ulmer, Stuttgart, 1996

Leitzmann C, Hoffmann I. Vollwert-Ernährung bei Kindern. S. 131–144. In: Koletzko B (Hrsg.). Alternative Ernährung bei Kindern in der Kontroverse. Springer Verlag, Berlin, 1996

Leitzmann C, Mevenkamp C. Anorexia nervosa: Körperfunktionen und Endokrinum. Akt Ern Med 9, 177–183, 1984

Leitzmann C, Michel P. Alternative Kostformen aus ernährungsphysiologischer Sicht. Akt Ern Med 18, 2–13, 1993

Leitzmann C, von Koerber K, Männle T. Die Gießener Formel – Definition der Vollwert-Ernährung. UGB-Forum 10, 109, 1993

Leitzmann C, Weiger M, Kurz M. Ernährung bei Krebs. 159 S. Gräfe und Unzer Verlag, München, 1996

Leitzmann C, Keller M, Hahn A. Alternative Ernährungsformen. 261 S. Hippokrates Verlag, Stuttgart, 1999a

Leitzmann MF, Giovannucci EL, Stampfer MJ, Spiegelman D, Colditz GA, Willett WC, Rimm EB. Prospective study of alcohol consumption patterns in relation to symptomatic gallstone disease in men. Alcohol Clin Exp Res 23, 835–841, 1999b

Leitzmann MF, Rimm EB, Willett WC, Spiegelman D, Grodstein F, Stampfer MJ, Colditz A, Giovannucci E. Recreational physical activity and the risk of cholecystectomy in women. N Engl J Med 341, 777–784, 1999c

Leitzmann MF, Willett WC, Rimm EB, Stampfer MJ, Spielgeman D, Colditz GA, Giovannucci E. A prospective study of coffee consumption and the risk of symptomatic gallstone disease in men. J Am Med Assoc 281, 2106–2112, 1999d

Lembcke B. Chronische Obstipation – wie weiter? Schweiz Rundsch Med (Praxis) 83, 1190–1194, 1994

Lentze MJ. Vegetarische Ernährung und Außenseiterdiäten im Kindesalter. Schweiz Rundsch Med (Praxis) 81, 254–258, 1992

Leslie RD. United Kingdom Prospective Diabetes Study (UKPDS): what now or so what? Diabetes Metab Res Rev 15, 65–71, 1999

Levander OA, Burk RF. Selenium. p. 320–328. In: Ziegler EE, Filer LJ (eds.). Present knowledge in nutrition. ILSI Press, Washington DC, 7th ed., 1996

Levenstein S, Prantera C, Varvo V, Scribano ML, Berto E, Andreoli A, Luzi C. Psychological stress and disease activity in ulcerative colitis: a multidimensional cross-sectional study. Am J Gastroenterol 89, 1219–1225, 1994

Li JY, Taylor PR, Li B, Dawsey S, Wang GQ, Ershow AG, Guo W, Lin SF, Yang CS, Shen Q, Wang W, Mark SD, Zon XN, Greenwald P, Wu YP, Blot WJ. Nutrition intervention trials in Linxian, China: Multiple vitamin/mineral supplementation, cancer incidence, and disease-specific mortality among adults with esophageal dysplasia. J Natl Cancer Inst 85, 1492–1498, 1993.

Libby P. Molecular bases of the acute coronary syndromes. Circulation 91, 2844–2850, 1995

Libby P. Atherosclerosis. p. 1345–1352. In: Fauci AS, Braunwald E, Isselbacher KJ, Wilson JD, Martin JB, Kasper DL, Hauser SL, Longo DL (eds.). Harrison's principles of internal medicine. McGraw-Hill, New York, 14th ed., 1998

Lichtman SW, Pisarska K, Berman ER, Pestone M, Dowling H, Offenbacher E, Weisel H, Heshka S, Matthews DE, Heymsfield SB. Discrepancy between self-reported and actual caloric intake and exercise in obese subjects. N Engl J Med 327, 1893–1898, 1992

Lieber CS. Pathophysiologie alkoholischer Leberschäden. S. 191–222. In: Seitz HK, Lieber CS, Simanowski UA (Hrsg.). Handbuch Alkohol, Alkoholismus, alkoholbedingte Organschäden. Barth Verlagsgesellschaft, Leipzig, 1995

Liebl B, Griffig J. »Schadstoffe« in der Muttermilch unter besonderer Berücksichtigung von Ernährungsgewohnheiten. S. 237–261. In: Koletzko B (Hrsg.). Alternative Ernährung bei Kindern in der Kontroverse. Springer Verlag, Berlin, 1996

Limberg B, Osswald B. Diagnose und Differentialdiagnose von Morbus Crohn und Colitis ulcerosa durch Hydrokolonsonographie. Dtsch Med Wschr 118, 1181–1187, 1993

Lindholt JS, Fasting H, Henneberg EW, Østergaard L. A review of Chlamydia pneumoniae and atherosclerosis. Eur J Vasc Endovasc Surg 17, 283–289, 1999

Ling WH, Hänninen O. Shifting from a conventional diet to an uncooked vegan diet reversibly alters fecal hydrolytic activities in humans. J Nutr 122, 924–930, 1992

Linn T, Ortac K, Laube H, Federlin K. Intensive therapy in adult insulin-dependent diabetes mellitus is associated with improved insulin sensitivity and reserve: a randomized, controlled, prospective study over 5 years in newly diagnosed patients. Metabolism 45, 1508–1513, 1996

Linseisen J, Metges CC, Schwarz S, Wolfram G. Iodine concentration in canteen meals prepared with or without iodized salt. Z Ern Wiss 34, 240–242, 1995

Linseisen J, Radtke J, Wolfram G. Flavonoidzufuhr Erwachsener in einem bayerischen Teilkollektiv der Nationalen Verzehrsstudie. Z Ern Wiss 36, 403–412, 1997

Lipkin M, Newmark H. Effect of added dietary calcium on colonic epithelial-cell proliferation in subjects at high risk for familial colonic cancer. N Engl J Med 313, 1381–1384, 1985

Lissner L, Odell PM, D'Agostino RB, Stokes J, Kreger BE, Belanger AJ, Brownell KD. Variability of body weight and health outcomes in the Framingham population. N Engl J Med 324, 1839–1844, 1991

Litin L, Sacks F. Trans-fatty-acid content of common foods. N Engl J Med 329, 1969–1970, 1993

Löffler A, Glados M. Daten zur Epidemiologie des Morbus Crohn in der Großstadt Köln. Med Klin 88, 516–519, 1993

Löffler G, Petrides PE. Physiologische Chemie. 1036 S. Springer Verlag, Berlin, 4. Aufl., 1988

Löffler G, Petrides PE. Biochemie und Pathobiochemie. 1155 S. Springer Verlag, Berlin, 6. Aufl., 1998

Logan RF, Rifkind EA, Turner ID, Ferguson A. Mortality in celiac disease. Gastroenterology 97, 265–271, 1989

Lonn EM, Yusuf S. Is there a role for antioxidant vitamins in the prevention of cardiovascular diseases? An update on epidemiological and clinical trials data. Can J Cardiol 13, 957–965, 1997

Löllgen H, Dickhuth HH, Dirschedl P. Vorbeugung durch körperliche Bewegung. Serie: Sekundärprävention der koronaren Herzerkrankung. Dtsch Ärztebl 95, B1228-B1234, 1998

Losonczy KG, Harris TB, Havlik RJ. Vitamin E and vitamin C supplement use and risk of all-cause and coronary heart disease mortality in older persons: the established populations for epidemiologic studies of the elderly. Am J Clin Nutr 64, 190–196, 1996

Lüttje D, Dammermann B, Varwig D. Medikamentöse Therapie der Osteoporose im Alter. Z Allg Med 75, 126–130, 1999

Lützner H. Ernährung und Rheuma. Z Allg Med 66, 215–218, 1990

Lützner H. Aktive Diätetik: Fasten, Intensivdiätetik, Ernährungstherapie. 316 S. Hippokrates Verlag, Stuttgart, 1993

Lützner H. Wie neugeboren durch Fasten. 112 S. Gräfe und Unzer Verlag, München, 2. Aufl., 2000

Maanen JMS van, van Dijk A, Mulder K, de Baets MH, Menheere PCA, van der Heide D, Mertens PLJM, Kleinjans JCS. Consumption of drinking water with high nitrate levels causes hypertrophy of the thyroid. Toxicol Lett 72, 365–374, 1994

MacGregor GA, Markandu ND, Sagnella GA, Singer DRJ, Cappuccio FP. Double-blind study of three sodium intakes and long-term effects of sodium restrictions in essential hypertension. Lancet 2, 1244–1247, 1989

Maciel RMB, Moses AC, Villone G, Tramontano D, Ingbar SH. Demonstration of the production and physiological role of insulin-like growth factor II in rat thyroid follicular cells in culture. J Clin Invest 82, 1546–1553, 1988

MacKenzie TD, Bartecchi CE, Schrier RW. The human costs of tobacco use (2). N Engl J Med 330, 975–980, 1994

Madeleyn R. Anthroposophische Konzepte zur Säuglings- und Kinderernährung. S. 265–284. In: Koletzko B (Hrsg.). Alternative Ernährung bei Kindern in der Kontroverse. Springer Verlag, Berlin, 1996

Maier H, Dietz A, Zielinski D, Jünemann KH, Heller WD. Risikofaktoren bei Plattenepithelkarzinomen der Mundhöhle, des Oropharynx, des Hypopharynx und des Larynx. Dtsch Med Wschr 115, 843–850, 1990

Mancini M, Parillo M. Lipid intake and atherosclerosis. Ann Nutr Metab 35 (suppl 1), 103–108, 1991

Mangels AR, Holden JM, Beecher GR, Forman MR, Lanza E. Carotenoid content of fruits and vegetables: an evaluation of analytic data. J Am Diet Assoc 93, 284–296, 1993

Mannhart C. Sport und Ernährung. Schweiz Rundsch Med (Praxis) 84, 963–969, 1995

Manning AP, Thompson WG, Heaton KW, Morris AF. Towards positive diagnosis of irritable bowel. Br Med J II, 653–654, 1978

Manson JE, Nathan DM, Krolewski AS, Stampfer MJ, Willett WC, Hennekens CH. A prospective study of exercise and incidence of diabetes among US male physicians. J Am Med Assoc 268, 63–67, 1992

Manson JE, Tosteson H, Ridker PM, Satterfield S, Hebert P, O'Connor GT, Buring JE, Hennekens CH. The primary prevention of myocardial infarction. N Engl J Med 326, 1406–1416, 1992

Manson JE, Willett WC, Stampfer MJ, Colditz GA, Hunter DJ, Hankinson SE, Hennekens CH, Speizer FE. Body weight and mortality among women. N Engl J Med 333, 677–685, 1995

Mantzoros C, Flier JS, Lesem MD, Brewerton TD, Jimerson DC. Cerebrospinal fluid leptin in anorexia nervosa: correlation with nutritional status and potential role in resistance to weight gain. J Clin Endocrinol Metab 82, 1845–1851, 1997

Manz F. Jod und Ernährung. S. 182–196. In: Köbberling J, Pickardt CR (Hrsg.). Struma. Springer Verlag, Berlin, 1990

Manz F. Jodmangel – Gründe, Folgen und Vorbeugungsmöglichkeiten. Z Gesundheitsförderung 15, 111–117, 1992

Marcos A, Varela P, Navarro P. Zinc nutritive status and immunocompetence in anorexia nervosa. Proc Nutr Soc 50, 53A, 1991

Mariani P, Viti MG, Montuori M, La Vecchia A, Cipolletta E, Calvani L, Bonamico M. The gluten-free diet: a nutritional risk factor for adolescents with celiac disease. J Pediatr Gastroenterol Nutr 27, 519–523, 1998

Marsh AG, Sanchez TV, Michelsen O, Chaffee FL, Fagal SM. Vegetarian lifestyle and bone mineral density. Am J Clin Nutr 48, 837–841, 1988

Marthaler TM. Heutiger Stand und Ausblicke in der Kariesprophylaxe. Dtsch Zahnärztl Z 47, 724–731, 1992

Martini GA, Brandes JW. Increased consumption of refined carbohydrates in patients with Crohn's disease. Klin Wschr 54, 367–371, 1976

Martini MC, Lerebours EC, Lin W-J, Harlander SK, Berrada JM, Antoine JM, Savaiano DA. Strains and species of lactic acid bacteria in fermented milks (joghurts): effect on in vivo lactose digestion. Am J Clin Nutr 54, 1041–1046, 1991

Martino M De, Novembre E, Cozza G, DeMarco A, Bonazza P, Vierucci A. Sensitivity to tomato and peanut allergens in children monosensitized to grass pollen. Allergy 43, 206–213, 1988

Marwick C. NHANES III health data relevant for aging nation. J Am Med Assoc 277, 100–102, 1997

Mathiesen AT, Øgaard B, Rølla G. Oral hygiene as a variable in dental caries experience in 14-year-olds exposed to fluoride. Caries Res 30, 29–33, 1996

Matkovic V. Calcium and peak bone mass. J Intern Med 231, 151–160, 1992

Matkovic V, Kostial K, Simonovic I, Buzina R, Brodarec A, Nordin BEC. Bone status and fracture rates in two regions of Yugoslavia. Am J Clin Nutr 32, 540–549, 1979

Matzkies F, Webs B, Dust K. Untersuchungen zum Ernährungsverhalten von Hochdruckpatienten: Tiefer P/S-Quotient und marginale Linolsäureversorgung können Teilursachen der Hypertonie sein. Akt Ern Med 15, 171–176, 1990

Maxwell SRJ. Prospects for the use of antioxidant therapies. Drugs 49, 345–361, 1995

Mayberry JF, Weterman IT. European survey of fertility and pregnancy in women with Crohn's disease: a case control study by European collaborative group. Gut 27, 821–825, 1986

Mayer EL, Jacobsen DW, Robinson K. Homocysteine and coronary atherosclerosis. J Am Coll Cardiol 27, 517–527, 1996

Mazess RB, Barden HS, Ohlrich ES. Skeletal and body-composition effects of anorexia nervosa. Am J Clin Nutr 52, 438–441, 1990

McGanity WJ, Dawson EB, van Hook JW. Maternal nutrition. p. 811–838. In: Shils ME, Olson JA, Shike M, Ross AC (eds.). Modern nutrition in health and disease. Williams and Wilkins, Baltimore, 9th ed., 1999

McGill HC Jr. Overwiew. p. 151–161. In: Fuster V, Ross R, Topol EJ (eds.). Atherosclerosis and coronary artery disease. Lippincott-Raven Publishers, Philadelphia, 1996

McHenry PM, Williams HC, Bingham EA. Management of atopic eczema. Br Med J 310, 843–847, 1995

McNamara DJ. Dietary cholesterol and the optimal diet for reducing risk of atherosclerosis. Can J Cardiol 11 (suppl G), 123G–126G, 1995

McPhee AJ, Davidson GP, Leahy M, Beare T. Vitamin B_{12} deficiency in a breast fed infant. Arch Dis Childh 63, 921–923, 1988

Mehnert H. Diabetes mellitus. S. 115–261. In: Mehnert H (Hrsg.). Stoffwechselkrankheiten. Thieme Verlag, Stuttgart, 4. Aufl., 1990

Mehnert H. Medikamentöse Diabetesbehandlung heute. Dtsch Ärztebl 93, B1395-B1397, 1996

Meier R, Beglinger C, Merki H. Dickdarmmotilität. Schweiz Med Wschr 123 (suppl 54), 32–38, 1993

Meier R, Beglinger C, Dederding JP, Meyer-Wyss B, Fumagalli M, Rowedder A, Turberg J, Brignoli R. Alters- und geschlechtsspezifische Normwerte der Dickdarmtransitzeit bei Gesunden. Schweiz Med Wschr 122, 940–943, 1992

Melnik B, Plewig G. Ein neues Konzept zur Ätiopathogenese und Prävention der Atopie. Hautarzt 40, 685–692, 1989

Mendelsohn ME, Karas RH. The protective effects of estrogen on the cardiovascular system. N Engl J Med 340, 1801–1811, 1999

Meng W, Schindler A, Bednar J, Krabbe S, Tuschy U, Ermisch U. Die alimentäre Jodversorgung der Bevölkerung in den neuen Bundesländern nach dem Erliegen der allgemeinen Strumaprophylaxe. Akt Ern Med 19, 18–24, 1994

Menken KU, Engelhardt S, Olbricht T. Schilddrüsenvolumina und Jodurie bei Kindern im Alter von 2–16 Jahren. Dtsch Med Wschr 117, 1047–1051, 1992

Mertz DP. Gicht – Störungen des Purin- und Pyrimidinstoffwechsels. Grundlagen, Klinik und Therapie. 330 S. Thieme Verlag, Stuttgart, 5. Aufl., 1987

Mertz DP. Wandlungen in Epidemiologie und klinischem Bild der primären Gicht im zwanzigsten Jahrhundert. Med Welt 42, 600–602, 1991

Messori A, Trallori G, D'Albasio G, Milla M, Vannozzi G, Pacini F. Defined-formula diets versus steroids in the treatment of active Crohn's disease. A meta-analysis. Scand J Gastroenterol 31, 267–272, 1996

Mevenkamp C, Leitzmann C. Anorexia nervosa: Ernährungsverhalten, Nahrungsaufnahme und Stoffwechselfunktionen. Akt Ern Med 9, 171–176, 1984

Meyenberger C. Colon irritabile und Obstipation. Schweiz Rundsch Med (Praxis) 82, 475–480, 1993

Michel P, Leitzmann C. Osteoporose – nicht nur ein Problem der Calciumaufnahme. AID Verbraucherdienst 37, 25–33, 1992

Michels K, Sacks F. Trans fatty acids in European margarines. N Engl J Med 332, 541–542, 1995

Middeke M. Zwischen neu und alt. Münch Med Wschr 135, 572–573, 1993

Midgley JP, Matthew AG, Greenwood CMT, Logan AG. Effect of reduced dietary sodium on blood pressure. J Am Med Assoc 275, 1590–1597, 1996

Millet P, Guilland JC, Fuchs F, Klepping J. Nutrient intake and vitamin status of healthy French vegetarians and nonvegetarians. Am J Clin Nutr 50, 718–727, 1989

Misciagna G, Centonze S, Leoci C, Guerra V, Cisternino AM, Ceo R, Trevisan M. Diet, physical activity, and gallstones – a population-based, case-control study in southern Italy. Am J Clin Nutr 69, 120–126, 1999

Mishkin S. Dairy sensitivity, lactose malabsorption, and elimination diets in inflammatory bowel disease. Am J Clin Nutr 65, 564–567, 1997

Miyakawa M, Saji M, Tsushima T, Wakai K, Shizume K. Thyroid volume and serum thyroglobulin levels in patients with acromegaly: correlation with plasma insulin-like growth factor I levels. J Clin Endocrinol Metab 67, 973–978, 1988

Mizushima S, Cappuccio FP, Nichols R, Elliot P. Dietary magnesium intake and blood pressure: a qualitative overview of the observational studies. J Hum Hypertens 12, 447–453, 1998

Moertel CG, Fleming TR, Rubin J, Kvols LK, Sarna G, Koch R, Currie VE, Young CW, Jones SE, Davignon JP. A clinical trial of amygdalin (laetrile) in the treatment of human cancer. N Engl J Med 306, 201–206, 1982

Moertel CG, Fleming TR, Creagan ET, Rubin J, O'Connell MJ, Ames MM. High-dose vitamin C versus placebo in the treatment of patients with advanced cancer who have had no prior chemotherapy. N Engl J Med 312, 137–141, 1985

Möllenbrink M, Bruckschen E. Behandlung der chronischen Obstipation mit physiologischen Escherichia-coli-Bakterien. Ergebnisse einer klinischen Studie zur Wirksamkeit und Verträglichkeit der mikrobiologischen Therapie mit dem E.-coli-Stamm Nissle 1917 (Mutaflor). Med Klin 89, 587–593, 1994

Monsén U, Bernell O, Johansson C, Hellers G. Prevalence of inflammatory bowel disease among relatives of patients with Crohn's disease. Scand J Gastroenterol 26, 302–306, 1991

Moriarty KJ. The irritable bowel syndrome. Br Med J 304, 1166–1169, 1992

Morse PF, Horrobin DF, Manku MS, Stewart JCM, Allen R, Littlewood S, Wright S, Burton J, Gould DJ, Holt PJ, Jansen CT, Matilla L, Meigel W, Dettke T, Wexler D, Guenther L, Bordoni A, Patrizi A. Meta-analysis of placebo-controlled studies of the efficacy of Epogam in the treatment of atopic eczema. Relationship between plasma essential fatty acid changes and clinical response. Br J Dermatol 121, 75–90, 1989

Mostbeck A, Galvan G, Bauer P, Eber O, Atefie K, Dam K, Feichtinger H, Fritzsche H, Haydl H, Köhn H, König B, Koriska K, Kroiss A, Lind P, Markt B, Maschek W, Pesl H, Ramschak-Schwarzer S, Riccabona G, Stockhammer M, Zechmann W. The incidence of hyperthyroidism in Austria from 1987 to 1995 before and after an increase in salt iodization in 1990. Eur J Nucl Med 25, 367–374, 1998

Motil KJ, Grand RJ, Davis-Kraft L, Ferlic LL, Smith EO. Growth failure in children with inflammatory bowel disease: a prospective study. Gastroenterology 105, 681–691, 1993

Moussa MAA, Skaik MB, Selwanes SB, Yaghy OY, Bin-Othman SA. Contribution of body fat and fat pattern to blood pressure level in school children. Eur J Clin Nutr 48, 587–590, 1994

Mühlemann RJ, Wüthrich B. Nahrungsmittelallergien 1983–1987. Schweiz Med Wschr 121, 1696–1700, 1991

Müller C, Friedel A, Michel P, Oh YJ, Hwang IJ, Leitzmann C. Der Einfluß von Sauerkraut und Kimchi auf bakterielle Enzymaktivitäten und den pH-Wert im Stuhl des Menschen. Akt Ern Med 18, 351–356, 1993

Müller MJ. Ernährungsmedizinische Praxis. 458 S. Springer Verlag, Berlin, 1998

Müller U, Fink G, Dettmer N, Bayer W, Schmidt K. Zur Wirkung einer adjuvanten Selensupplementierung bei Patienten mit chronischer Polyarthritis. Vita Min Spur 5, 113–121, 1990

Müller-Leisse C, Tröger J, Khabirpour F, Pöckler C. Schilddrüsenvolumen-Normwerte. Sonographische Messungen an 7- bis 20jährigen Schülern. Dtsch Med Wschr 113, 1872–1875, 1988

Müller-Lissner SA. Effect of wheat bran on weight of stool and gastrointestinal transit time: a meta-analysis. Br Med J 296, 615–617, 1988

Müller-Lissner SA. Diagnostik und Therapie der Obstipation. Praxis 87, 1645–1648, 1998

Must A. Morbidity and mortality associated with elevated body weight in children and adolescents. Am J Clin Nutr 63, 445S–447S, 1996

Nakamura Y, Labarthe DR. A case-control study of ulcerative colitis with relation to smoking habits and alcohol consumption in Japan. Am J Epidemiol 140, 902–911, 1994

Nanda R, James R, Smith H, Dudley DRK, Jewell DP. Food intolerance and the irritable bowel syndrome. Gut 30, 1099–1104, 1989

Nathan I, Hackett AF, Kirby S. A longitudinal study of the growth of matched pairs of vegetarian and omnivorous children, aged 7–11 years, in the North-West of England. Eur J Clin Nutr 51, 20–25, 1997.

National Research Council. Diet and health. Implications for reducing chronic disease risk. 749 p. National Academy Press, Washington DC, 3rd ed., 1991

Nationale Stillkommission. Kommentar zu den Empfehlungen zur Stillförderung in Krankenhäusern des Berufsverbandes der Frauenärzte, der Deutschen Gesellschaft für Gynäkologie und Geburtshilfe, der Akademie für Kinderheilkunde und Jugendmedizin, der Frauenärztlichen Akademie und der Nationalen Stillkommission vom 2. November 1998. Ern Umschau 46, 183–185, 1999

Nationale Verzehrsstudie. Projektträger Forschung im Dienste der Gesundheit (Hrsg.). Ergebnisse der Basisauswertung. 169 S. Wirtschaftsverlag NW, Bd. 18, Bonn, 3. Aufl., 1991

Navia JM. Carbohydrates and dental health. Am J Clin Nutr 59, 719S–727S, 1994

Neef B, Künzig B, von Gaisberg U. Osteopathie bei chronisch-entzündlicher Darmerkrankung. Dtsch Med Wschr 122, 195–199, 1997

Nelis GF, Vermeeren MAP, Jansen W. Role of fructose-sorbitol malabsorption in the irritable bowel syndrome. Gastroenterology 99, 1016–1020, 1990

Neurath MF, Duchmann R, Meyer zum Büschenfelde K-H. Zytokine bei chronisch-entzündlichen Darmerkrankungen. Dtsch Med Wschr 121, 735–741, 1996

Neuvonen JPJ. Interactions with the absorption of tetracyclines. Drugs 11, 45–54, 1976

Nice AM, Frankum B, Talley NJ. Are adverse food reactions linked to irritable bowel syndrome? Am J Gastroenterol 93, 2184–2190, 1998

Niessen KH, Teufel M. Gedeihstörung und Osteomalazie bei vegetarisch ernährten Kindern. Pädiat Praxis 28, 639–647, 1983

Niggemann B. Spezielle Allergieprobleme bei der Ernährung des Kindes. Ern Umschau 39, S58–S60, 1992

Niinimäki A, Björkste'n F, Puuka M, Tolonen K, Hannuksela M. Spice allergy: results of skin prick tests and RAST with spice extract. Allergy 44, 60–65, 1989

Nikoleit D. Carotinoide natürlichen Ursprungs: wichtige physiologische Modulatoren, mehr als nur Provitamin A. Vita Min Spur 12, 5–19, 1997

North CS, Alpers DH, Helzer JE, Spitznagel EL, Clouse RE. Do life events or depression exacerbate inflammatory bowel disease? A prospective study. Ann Intern Med 114, 381–386, 1991

Nothacker SM. Besonderheiten in der Ernährung des Leistungssportlers in der Trainings- und Wettkampfphase. Ern Umschau 39, S113–S116, 1992

Nygård O, Nordrehaug JE, Refsum H, Ueland PM, Farstad M, Vollset SE. Plasma homocysteine levels and mortality in patients with coronary artery disease N Engl J Med 337, 230–236, 1997

Nygård O, Refsum H, Ueland PM, Vollset SE. Major lifestyle determinants of plasma total homocysteine distribution: the Hordaland Homocysteine Study. Am J Clin Nutr 67, 263–270, 1998

Oakenfull D, Potter JD. Determination of the saponin content of foods. p. 459–460. In: Spiller GA (ed.). Handbook of dietary fiber in human nutrition. CRC Press, Boca Raton, 1986

Oberbeil K. Der Diät Test. Ein Wegweiser durch den Dschungel der Schlankmacher. 320 S. Stedtfeld Verlag, Münster, 1991

Oberritter H. Fit for Life: Eine Anleitung zur lebenslangen Fehlernährung. Akt Ern Med 21, 16–19, 1996

Oehler G. Leberzirrhose, Alkoholismus. Akt Ern Med 21, 243–245, 1996

Oertli D, Rotenbühler JM, Capaul-Widmer R, Laffer U, Frede KE, Harder F. Entwicklungen in der chirurgischen Therapie der Kolondivertikulitis. Schweiz Med Wschr 123, 1516–1519, 1993

Ohler W. Vitamin-K-Mangel. S. 242–250. In: Biesalski HK, Schrezenmeir J, Weber P, Weiß H (Hrsg.). Vitamine. Physiologie, Pathophysiologie, Therapie. Thieme Verlag, Stuttgart, 1997

Ohsawa G. Zen Makrobiotik. Der Weg zur Langlebigkeit und Verjüngung. 134 S. Thiele Verlag, Hamburg, 21. Aufl., 1996

Olesen AB, Ellingsen AR, Olesen H, Juul S, Thestrup-Pedersen K. Atopic dermatitis and birth factors: historical follow up by record linkage. Br Med J 314, 1003–1008, 1997

Omenn GS, Beresford SAA, Motulsky AG. Preventing coronary heart disease. B vitamins and homocysteine. Circulation 97, 421–424, 1998

Omenn GS, Goodman GE, Thornquist MD, Balmes J, Cullen MR, Glass A, Keogh JP, Meyskens FL, Valanis B, Williams JH, Barnhart S, Hammar S. Effects of a combination of beta carotene and vitamin A on lung cancer and cardiovascular disease. N Engl J Med 334, 1150–1155, 1996

Ooi TC, Ooi DS. The atherogenic significance of an elevated plasma triglyceride level. Crit Rev Clin Lab Sci 35, 489–516, 1998

Ortega RM, Fernandes-Azuela M, Encinas-Sotillos A, Andres P, Lopez-Sobaler AM. Differences in diet and food habits between patients with gallstones and controls. J Am Coll Nutr 16, 88–95, 1997

Osborne CG, McTyre RB, Dudek J, Rocke KE, Scheuplein R, Silverstein B, Weinberg MS, Salkeld AA. Evidence for the relationship of calcium to blood pressure. Nutr Rev 54, 365–381, 1996

Osswald B, Simanowski UA, Egerer G, Hörner M, Kommerell B, Seitz HK. Krebsrisiko durch Alkohol. Akt Ern Med 16, 33–40, 1991

Overlack A, Maus B, Ruppert M, Lennarz M, Kolloch R, Stumpe KO. Kaliumzitrat versus Kaliumchlorid bei essentieller Hypertonie. Dtsch Med Wschr 120, 631–635, 1995

Palmer S, Bakshi K. Diet, nutrition, and cancer: interim dietary guidelines. J Natl Cancer Inst 70, 1151–1170, 1983

Paola DP De, Faine MP, Palmer CA. Nutrition in relation to dental medicine. p. 1099–1124. In: Shils ME, Olson JA, Shike M, Ross AC (eds.). Modern nutrition in health and disease. Williams and Wilkins, Baltimore, 9th ed., 1999

Patki PS, Singh J, Gokhale SV, Bulakh PM, Shrotri DS, Patwardhan B. Efficacy of potassium and magnesium in essential hypertension: a double blind, placebo controlled, crossover study. Br Med J 301, 521–523, 1990

Patz J, Naujoks R. Morbidität und Versorgung der Zähne in der Bevölkerung der Bundesrepublik Deutschland. Dtsch Zahnärztl Z 35, 259–264, 1980

Paul T, Brand-Jacobi J, Pudel V. Bulimia nervosa – Ergebnisse einer Untersuchung an 500 Patienten. Münch Med Wschr 126, 614–618, 1984

Pauling L, Moertel CG. A proposition: megadoses of vitamin C are valuable in the treatment of cancer. Nutr Rev 44, 28–32, 1986

Paykel ES, Mueller PS, De La Verge PM. Amitriptyline, weight gain and carbohydrate craving: a side effect. Br J Psychiatry 123, 501–507, 1973

Peltonen R, Ling W-H, Hänninen O, Eerola E. An uncooked vegan diet shifts the profile of human fecal mircroflora: computerized analysis of direct stool sample gas-liquid chromatography profiles of bacterial cellular fatty acids. Appl Environ Microbiol 58, 3660–3666, 1992

Pemberton JH, Rath DM, Ilstrup M. Evaluation and surgical treatment of severe chronic constipation. Ann Surg 214, 403–411, 1991

Peretz A, Neve J, Duchateau J, Famaey JP. Adjuvant treatment of recent onset rheumatoid arthritis by selenium supplementation: preliminary observations. Br J Rheumatol 31, 281–286, 1992

Perreault S, Dorais M, Coupal L, Paradis G, Joffres MR, Grover SA. Impact of treating hyperlipidemia or hypertension to reduce the risk of death from coronary artery disease. Can Med Assoc J 160, 1449–1455, 1999

Perrild H, Hegedüs L, Baastrup PC, Kayser L, Kastberg S. Thyroid function and ultrasonically determined thyroid size in patients receiving long-term lithium treatment. Am J Psychiatry 147, 1518–1521, 1990

Peters H, Hackel D, Schleusener H. Rezidivprophylaxe der endemischen Struma. Effektivität der einmal wöchentlichen Gabe von 1,53 mg Jodid. Dtsch Med Wschr 121, 752–756, 1996

Peters H, Hackel D, Schleusener H. Behandlung der euthyreoten Struma. Vergleichbare Volumenreduktion mit 400 µg Jodid, 100 µg Levothyroxin kombiniert mit 100 µg Jodid oder individuell dosiertem Levothyroxin. Med Klin 92, 63–67, 1997

Petzoldt R. Grundlagen der Diabetesdiät: ernährungswissenschaftliche Aspekte. Ern Umschau 38, 395–399, 1991

Pfaff G, Georg T. Einschätzung der individuellen Jodzufuhr der erwachsenen Bevölkerung in der Region Potsdam auf der Basis des Seefisch- und Jodsalzverbrauchs. Z Ern Wiss 34, 131–136, 1995

Pfannenstiel P. Jodmangelstruma. Diagnose – Therapie – Prävention. Dtsch Ärztebl 90, 27–31, 1993

Pfau A, Stolz W, Landthaler M, Przybilla B. Neue Aspekte zur Nahrungsmittelallergie. Dtsch Med Wschr 121, 346–350, 1996

Pfeilschifter J. Stufenschema zur Therapie der Osteoporose. Klinikarzt 22, 10–14, 1993

Pfeilschifter J. Diagnostik der Osteoporose. Klinikarzt 26, 115–121, 1997

Picciano MF. Pregnancy and lactation. p. 384–395. In: Ziegler EE, Filer LJ (eds.). Present knowledge in nutrition. ILSI Press, Washington DC, 7th ed., 1996

Pietinen P, Vartiainen E, Seppänen R, Aro A, Puska P. Changes in diet in Finland from 1972 to 1992: impact on coronary heart disease risk. Prev Med 25, 243–250, 1996

Pietrzik K, Prinz-Langenohl R, Dierkes J. Die Beeinflussung des Homocysteinspiegels durch nutritive Gaben der Vitamine B_{12}, B_6 und Folsäure. Vita Min Spur 10, 150–154, 1995

Pirke KM, Pahl J. Somatische Befunde bei der Anorexia nervosa. Akt Ern Med 9, 14–19, 1984

Pironi L, Callegari C, Cornia GL, Lami F, Miglioli M, Barbara L. Lactose malabsorption in adult patients with Crohn's disease. Am J Gastroenterol 83, 1267–1271, 1988

Pi-Sunyer F. Obesity. p. 1395–1418. In: Shils ME, Olson JA, Shike M, Ross AC (eds.). Modern nutrition in health and disease. Williams and Wilkins, Baltimore, 9th ed., 1999

Pitkin RM. Assessment of nutritional status of mother, fetus, and newborn. Am J Clin Nutr 34, 658–668, 1981

Platen P, DeMeirleir K, Louis O, Osteaux M, Hollmann W. Führt Ausdauersport bei Frauen zu Osteoporose? Dtsch Zeitschr Sportmed 42, 515–523, 1991

Podolsky DK. Inflammatory bowel disease. Part I. N Engl J Med 325, 928–937, 1991a

Podolsky DK. Inflammatory bowel disease. Part II. N Engl J Med 325, 1008–1016, 1991b

Post GB, Kemper HCG, Twisk J, van Mechelen W. The association between dietary patterns and cardiovascular disease risk indicators in healthy youngsters: results covering fifteen years of longitudinal development. Eur J Clin Nutr 51, 387–393, 1997

Prochaska J, Norcross J, DiClemente C. Jetzt fange ich neu an – Das revolutionäre Sechs-Schritte-Programm für ein dauerhaft suchtfreies Leben. 411 S. Knaur Verlag, München, 1997

Pryor WA. Letter to the editor. N Engl J Med 331, 612, 1994

Przybilla B, Ring J. Hyposensibilisierung. Internist 32, 606–611, 1991

Przyrembel H. Stillempfehlungen der Nationalen Stillkommission Deutschlands. Akt Ern Med 22, 112–113, 1997

Psaty BM, Heckbert SR, Koepsell TD, Siscovick RN, Raghunathan TE, Weiss NS, Rosendaal FR, Lemaitre RN, Smith NL, Wahl PW, Wagner EH, Furberg CD. The risk of myocardial infarction associated with antihypertensive drug therapies. J Am Med Assoc 274, 620–625, 1995

Pudel V, Paul T. Bulimie. Epidemiologie – Pathogenese – Therapie. Münch Med Wschr 128, 119–122, 1986

Pudel V, Westenhöfer J. Ernährungspsychologie: Eine Einführung. 383 S. Hogrefe Verlag für Psychologie, Göttingen, 1998

Purnell JQ, Hokanson JE, Marcovina SM, Steffes MW, Cleary PA, Brunzell JD. Effect of excessive weight gain with intensive therapy of type 1 diabetes on lipid levels and blood pressure. J Am Med Assoc 280, 140–146, 1998

Quaas L. Ernährung in der Schwangerschaft. Akt Ern Med 15, 87–90, 1990

Rabast U. Ernährungseinflüsse in der Entstehung und Prävention von Tumorerkrankungen. Akt Ern Med 17, 215–222, 1992

Rabast U. Problem Obstipation: Helfen Ballaststoffe? Med Mo Pharm 16, 325–329, 1993

Rabast U, Götz M-L. Erkrankungen des Darms. S. 174–197. In: Götz M-L, Rabast U (Hrsg.). Diättherapie. Lehrbuch mit Anwendungskonzepten. Thieme Verlag, Stuttgart, 2. Aufl., 1999

Rabast U, Heskamp R. Adjuvante Therapie mit Formeldiäten bei chronisch-entzündlichen Darmerkrankungen. Dtsch Med Wschr 111, 293–297, 1986

Rader DJ. Pathophysiology and management of low high-density lipoprotein cholesterol. Am J Cardiol 83, 22F-24F, 1999

Radtke J, Linseisen J, Wolfram G. Phenolsäurezufuhr Erwachsener in einem bayerischen Teilkollektiv der Nationalen Verzehrsstudi. Z Ern Wiss 37, 190–197, 1998

Rahn KH. Therapie der Hypertonie 1996. Wirksamkeit, Verträglichkeit, Kosten-Nutzen-Aspekte. Med Klin 91, 380–383, 1996

Raitakari OT, Porkka KVK, Räsänen L, Rönnemaa T, Viikari JSA. Clustering and six year cluster-tracking of serum total cholesterol, HDL-cholesterol and diastolic blood pressure in children and young adults – the Cardiovascular Risk in Young Finns Study. J Clin Epidemiol 7, 1085–1093, 1994

Rantala M, Savolainen MJ, Kervinen K, Kesäniemi YA. Apolipoprotein E phenotype and diet-induced alteration in blood pressure. Am J Clin Nutr 65, 543–550, 1997

Rasic JL, Bogdanovic G, Kerenji A. Antikanzerogene Eigenschaften von milchsauer vergorenem Rote-Bete-Saft. Flüssiges Obst 1, 25–28, 1984

Rasmussen HH, Fonager K, Sorensen HAT, Pedersen L, Dahlerup JF, Steffensen FH. Risk of acute pancreatitis in patients with chronic inflammatory bowel disease. A Danish 16-year nationwide followup study. Scand J Gastroenterol 34, 199–201, 1999

Rath HC, Caesar I, Roth M, Schölmerich J. Mangelzustände und Komplikationen bei chronisch entzündlichen Darmerkrankungen. Med Klin 93, 6–10, 1998

Rau R. Vitamin E in der Rheumatherapie? Z Rheumatol 57, 203–206, 1998

Rauch E. Die Darm-Reinigung nach Dr. med. F. X. Mayr. 109 S. Haug Verlag, Heidelberg, 38. Aufl., 1990

Rauma A-L, Törrönen R, Hänninen O, Mykkänen H. Vitamin B-12 status of long-term adherents of a strict uncooked vegan diet (»living food diet«) is compromised. J Nutr 125, 2511–2515, 1995a

Rauma A-L, Törrönen R, Hänninen O, Verhagen H, Mykkänen H. Antioxidant status in long-term adherents to a strict uncooked vegan diet. Am J Clin Nutr 62, 1221–1227, 1995b

Ravussin E, Swinburn BA. Pathophysiology of obesity. Lancet 340, 404–408, 1992

Reddy KS, Yusuf S. Emerging epidemic of cardiovascular disease in developing countries. Circulation 97, 596–601, 1998

Rehner G, Daniel H. Biochemie der Ernährung. 551 S. Spektrum Verlag, Heidelberg, 1999

Reid IR, Ames RW, Evans MC, Gamble GD, Sharpe SJ. Effect of calcium supplementation on bone loss in postmenopausal women. N Engl J Med 328, 460–464, 1993

Reilly C, Barrett JE, Patterson CM, Tinggi U, Latham SL, Marrinan A. Trace elements nutrition status and dietary intake of children with phenylketonuria. Am J Clin Nutr 52, 150–165, 1990

Reimann H-J, Lewin J. Unverträglichkeitsreaktionen gegenüber Nahrungsmittelzusatzstoffen. S. 121–127. In: Reimann H-J (Hrsg.). Nahrungsmittelallergie. Dustri Verlag Dr. Karl Feistle, München-Deisenhofen, 1989

Reinli K, Block G. Phytoestrogen content of foods – a compendium of literature values. Nutr Cancer 26, 123–148, 1996

Renaud S, de Lorgeril M, Delaye J, Guidollet J, Jacquard F, Mamelle N, Martin J-L, Monjaud I, Salen P, Toubol P. Cretan Mediterranean diet for prevention of coronary heart disease. Am J Clin Nutr 61, 1360S-1367S, 1995

Renner E, Knie G, Stracke H. Einfluß der Kalziumaufnahme mit Milch und Milchprodukten auf den Knochenmineralgehalt und das Auftreten der Osteoporose. Schriftenreihe Milchwissenschaft, Gießen. Verlag B. Renner, Gießen, Bd. 10, 1991

Renner K, Canzler H. Ernährung und Krebs. 139 S. Haug Verlag, Heidelberg, 3. Aufl., 1995

Renzenbrink U. Ernährungskunde aus anthroposophischer Erkenntnis. 102 S. Geering Verlag, Dornach/Schweiz, 3. Aufl., 1988

Reuss F. Elektrolyt- und Flüssigkeitssubstitution beim Sportler in der Trainings- und Wettkampfphase. Ern Umschau 39, S117-S122, 1992

Rexrode KM, Carey VJ, Hennekens CH, Walters EE, Colditz GA, Stampfer MJ, Willett WC, Manson JE. Abdominal adiposity and coronary heart disease in women. J Am Med Assoc 280, 1843–1848, 1998

Rias-Bucher B. Brigitte Vollwert Diät. 191 S. Naumann und Göbel Verlag, Köln, o.J.

Richter V, Rassoul F, Purschwitz K, Hentschel B, Rotzsch W. Lipidscreening auf Bevölkerungsebene und bei Vegetariern. Akt Ern Med 18, 286–290, 1993

Richter WO. Adipositas – Wie gefährlich sind die Diäten? Fortschr Med 111, 297–298, 1993

Richter WO, Schwandt P. Fettstoffwechsel. S. 131–156. In: Siegenthaler W (Hrsg.). Klinische Pathophysiologie. Thieme Verlag, Stuttgart, 7. Aufl., 1994

Riemann JF. Erkrankungen von Magen, Darm und Pankreas im Alter. Ern Umschau 27, S35-S38, 1980

Riethe P. Kariesprophylaxe und konservierende Therapie. 368 S. In: Rateitschak KH, Wolf HF (Hrsg.). Farbatlanten der Zahnmedizin. Thieme Verlag, Stuttgart, 2. Aufl., 1994

Riggs BL, Melton LJ. Involutional osteoporosis. N Engl J Med 314, 1676–1686, 1986

Rimm EB, Stampfer MJ, Ascherio A, Giovannucci E, Colditz GA, Willett WC. Vitamin E consumption and the risk of coronary heart disease in men. N Engl J Med 328, 1450–1456, 1993

Rimm EB, Klatsky A, Grobbee D, Stampfer MJ. Review of moderate alcohol consumption and reduced risk of coronary heart disease: is the effect due to beer, wine, or spirits? Br Med J 312, 731–736, 1996

Ring J. Nahrungsmittelallergie und andere Unverträglichkeitsreaktionen durch Nahrungsmittel. Klin Wschr 62, 795–802, 1984

Ring J. Nahrungsmittelallergien und andere nahrungsmittelbedingte Unverträglichkeitsreaktionen. Akt Ern Med 14, 49–56, 1989

Ringe JD. Osteoporose: Früherkennung und Prävention. S. 72–78. In: Somogyi JC, Hötzel D (eds.). Early recognition and intervention in nutrition-dependent diseases. Bibl Nutr Dieta, Basel, Karger 50, 1992

Ringstad J, Kildebo S, Thomassen Y. Serum selenium, copper, and zinc concentrations in Crohn's disease and ulcerative colitis. Scand J Gastroenterol 28, 605–608, 1993

Rinke U, Koletzko B. Prävention von Neuralrohrdefekten durch Folsäurezufuhr in der Frühschwangerschaft. Dtsch Ärztebl 91, 30–37, 1994

Riordan AM, Hunter JO, Crampton JR, Davidson AR, Dickson RJ, Dronfield MW, Fellows IW, Hishon S, Kerrigan GNW, Kennedy HJ, McGouran RCM, Neale G, Saunders JB. Treatment of active Crohn's disease by exclusion diet: East Anglian Multicentre Controlled Trial. Lancet II, 1131–1134, 1993

Ripsin CM, Keenan JM, Jacobs DR, Elmer PJ, Welch RR, Van Horn L, Liu K, Turnbull WH, Thye FW, Kestin M, Hegsted M, Davidson DM, Davidson MH, Dugan LD, Demark-Wahnefried W, Beling S. Oat products and lipid lowering. A meta-analysis. J Am Med Assoc 267, 3317–3325, 1992

Ritchie JA, Truelove SC. Comparison of various treatments for irritable bowel syndrome. Br Med J 281, 1317–1319, 1980

Robbins A. Das Robbins Power Prinzip: wie Sie Ihre wahren inneren Kräfte sofort einsetzen. 536 S. Rentrop Verlag, Bonn, 1995

Roberfroid MB. Prebiotics and synbiotics: concepts and nutritional properties. Br J Nutr 80 (suppl 2), S197-S202, 1998

Rock CH, Jacob RA, Bowen PE. Update on the biological characteristics of the antioxidant micronutrients: vitamin C, vitamin E, and the carotenoids. J Am Diet Assoc 96, 693–702, 1996a

Rock CL, Gorenflo DW, Drewnowski A, Demitrack MA. Nutritional characteristics, eating pathology, and hormonal status in young women. Am J Clin Nutr 64, 566–571, 1996b

Röcker K, Otte B, Mayer F, Stehle P, Dickhuth HH. Die Bedeutung der Nährstoffrelation bei Ausdauersportlerinnen. Ern Umschau 39, S109–S112, 1992

Roe DA. Nutrient and drug interactions. Nutr Rev 42, 141–154, 1984

Roessner A, Schneider I, Kirkpatrick CJ, Böcker W. Gefäße. S. 437–451. In: Böcker W, Denk H, Heitz PU (Hrsg.). Pathologie. Urban und Schwarzenberg, München, 1997

Rodgers AL. Effect of mineral water containing calcium and magnesium on calcium oxalate urolithiasis risk factors. Urol Int 58, 93–99, 1997

Rodgers AL. The influence of South African mineral water on reduction of risk of calcium oxalate kidney stone formation. S Afr Med J 88, 448–451, 1998

Rollin H. Drug-related gustatory disorders. Ann Otol 87, 37–42, 1978

Rolls BJ, Phillips PA. Aging and disturbances of thirst and fluid balance. Nutr Rev 48, 137–144, 1990

Rolls BJ, Andersen AE, Moran TH, McNelis AL, Baier HC, Fedoroff IC. Food intake, hunger, and satiety after preloads in women with eating disorders. Am J Clin Nutr 55, 1093–1103, 1992

Rolls BJ, Dimeo KA, Shide DJ. Age-related impairments in the regulation of food intake. Am J Clin Nutr 62, 923–931, 1995

Roma E, Adamidis D, Nikolara R, Constantopoulos A, Messaritakis J. Diet and chronic constipation in children: the role of fiber. J Pediatr Gastroenterol Nutr 28, 169–174, 1999

Rosemeyer D. Chronisch entzündliche Darmerkrankungen. Ern Umschau 37, 8–15, 1990

Rosenbaum M, Leibel RL, Hirsch J. Obesity. N Engl J Med 337, 396–407, 1997

Rosengren A, Wedel H, Wilhelmsen L. Body weight and weight gain during adult life in men in relation to coronary heart disease and mortality. A prospective population study. Eur Heart J 20, 269–277, 1999

Ross R. The pathogenesis of atherosclerosis: a perspective for the 1990s. Nature 362, 801–809, 1993

Ross R. Atherosclerosis – an inflammatory disease. N Engl J Med 340, 115–126, 1999

Rottka H, Hermann-Kunz E, Hahn B, Lang H-P. Berliner Vegetarier Studie – Erste Mitteilung. Lebensmittelverzehr, Nährstoff- und Energieaufnahme im Vergleich zu Nicht-Vegetariern. Akt Ern Med 13, 161–170, 1988

Rottka H, Hermann-Kunz E, Hahn B, Lang H-P. Berliner Vegetarier Studie – Zweite Mitteilung. Anthropometrische und biochemische Meßdaten im Vergleich zu Nichtvegetariern. Akt Ern Med 14, 32–39, 1989

Roubenoff R, Klag MJ, Mead LA, Liang K-Y, Seidler AJ, Hochberg MC. Incidence and risk factors for gout in white men. J Am Med Assoc 266, 3004–3007, 1991

Rükgauer M, Klein J, Kruse-Jarres JD. Chrom, Kupfer, Mangan, Selen und Zink im Serum bei Kindern mit Phenylketonurie. Akt Ern Med 23, 23–27, 1998

Rumessen JJ, Gudmand-Høyer E. Functional bowel disease: malabsorption and abdominal distress after ingestion of fructose, sorbitol, and fructose-sorbitol mixtures. Gastroenterology 95, 694–700, 1988

Rush D. Periconceptional folate and neural tube defect. Am J Clin Nutr 59 (suppl), 511S–516S, 1994

Russell G. Bulimia nervosa: An ominous variant of anorexia nervosa. Psychol Med 9, 429–448, 1979

Russell RM. Changes in gastrointestinal function attributed to aging. Am J Clin Nutr 55, S1203–S1207, 1992a

Russell RM. Micronutrient requirements of the elderly. Nutr Rev 50, 463–466, 1992b

Ruzicka R, Wüthrich B. Das atopische Ekzem. Neue pathophysiologische Konzepte und exogene Provokationsfaktoren. Dtsch Ärztebl 94, 1445–1449, 1997a

Ruzicka R, Wüthrich B. Das integrierte Therapiekonzept des atopischen Ekzems. Implementierung ganzheitlicher und naturheilkundlicher Prinzipien in der universitären Medizin. Dtsch Ärztebl 94, 1514–1520, 1997b

Saarinen UM, Kajosaari M. Breastfeeding as prophylaxis against disease: prospective follow-up study until 17 years old. Lancet 346, 1065–1069, 1995

Sacks FM. Dietary fats and blood pressure: a critical review of the evidence. Nutr Rev 47, 291–300, 1989

Salisbury JJ, Mitchell JE. Bone mineral density and anorexia nervosa in women. Am J Psychiatry 148, 768–774, 1991

Sacks FM, Pfeffer MA, Moye LA, Rouleau JL, Rutherford JD, Cole TG, Brown L, Warnica JW, Arnold JM, Wun CC, Davis BR, Braunwald E. The effect of pravastatin on coronary events after myocardial infarction in patients with average cholesterol levels. Cholesterol and Recurrent Events Trial Investigators. N Engl J Med 335, 1001–1009, 1996

Salom IL. Weight control and nutrition: knowing when to intervene. Geriatrics 52, 33–42, 1997

Sampson HA, Scanlon SM. Natural history of food hypersensitivity in children with atopic dermatitis. J Pediatr 115, 23–27, 1989

Sánchez-Muniz FJ, Marcos A, Varela P. Serum lipids and apolipoprotein B values, blood pressure and pulse rate in anorexia nervosa. Eur J Clin Nutr 45, 33–36, 1991

Sander FF. Der Säure-Basen-Haushalt des menschlichen Organismus. 156 S. Hippokrates Verlag, Stuttgart, 3. Aufl., 1999

Sanders TAB, Purves R. An anthropometric and dietary assessment of the nutritional status of vegan preschool children. J Hum Nutr 35, 349–357, 1981

Sanders TAB, Reddy S. Vegetarian diets and children. Am J Clin Nutr 59, S1176–S1181, 1994

Sanders TAB, Roshanai F. Platelet phospholipid fatty acid composition and function in vegans compared with age- and sex-matched omnivore controls. Eur J Clin Nutr 46, 823–831, 1992

Sandler RS, Jordan MC, Shelton BJ. Demographic and dietary determinants of constipation in the US population. Am J Public Health 80, 185–189, 1990

Sangha O, Stucki G. Vitamin E in der Therapie rheumatischer Erkrankungen. Z Rheumatol 57, 207–214, 1998

Saradeth T, Kaynar A, Resch K-L, Ernst E. Hypertoniebehandlung. Stellenwert nicht-medikamentöser Maßnahmen. Fortschr Med 112, 509–511, 1994

Sauerbruch T, Heller J. Gallenblasen- und Gallenwegserkrankungen im Alter. Internist 36, 677–684, 1995

Scandinavian Simvastatin Survival Study Group. Randomised trial of cholesterol lowering in 4444 patients with coronary heart disease: the Scandinavian Simvastatin Survival Study (4S). Lancet 344, 1383–1389, 1994

Schäfer M, Päßler J. Kariesprävalenz bei Milchzähnen deutscher und ausländischer Kinder im Rahmen der Schuleingangsuntersuchung 1995/96 in Düsseldorf. Gesundheitswesen 58, 385–390, 1996

Schäfer T, Vieluf D, Behrendt H, Krämer U, Ring J. Atopic eczema and other manifestations of atopy: results of a study in East and West Germany. Allergy 51, 532–539, 1996

Schäfer U, Füsgen I. Therapeutische Ansätze bei Obstipation unter besonderer Berücksichtigung von Lactulose. Z Ärztl Fortbild 86, 127–131, 1992

Schanzenbächer P, Kochsiek K. Koronare Herzerkrankung. S. 969–980. In: Classen M, Diehl V, Kochsiek K (Hrsg.). Innere Medizin. Urban und Schwarzenberg, München, 1991

Scharrel O, Hesse A. Die Bedeutung der Enährung in der Therapie des Harnsteinleidens. Teil 1: Kalziumoxalat und Harnsäuresteine. Ern Umschau 41, 377–381, 1994

Schata M, Jorde W. Schimmelpilze als Nahrungsmittelallergene. S. 42–55. In: Jorde W, Schata M (Hrsg.). Nahrungsmittelallergie. Dustri Verlag Dr. Karl Feistle, München-Deisenhofen, 1991

Schauder P. Ernährung und Tumorerkrankungen: Prinzipien und Standortbestimmung. S. 1–18. In: Schauder P (Hrsg.). Ernährung und Tumorerkrankungen. Karger Verlag, Basel, 1991

Schek A. Ernährungsbezogene Leistungsförderer versus leistungsbezogene Ernährung. 1. Nährstoff-Substitution und ergogene Nahrungs-/Genußmittel. Ern Umschau 42, 243–249, 1995a

Schek A. Ernährungsbezogene Leistungsförderer versus leistungsbezogene Ernährung. 2. Diät-Maßnahmen und Ernährungsempfehlungen. Ern Umschau 42, 274–278, 1995b

Schenck U von, Bender-Götze C, Koletzko B. Vitamin-B$_{12}$-Mangel gestillter Kinder bei streng vegetarischer mütterlicher Ernährung. S. 215–236 In: Koletzko B (Hrsg.). Alternative Ernährung bei Kindern in der Kontroverse. Springer-Verlag, Berlin, 1996

Scheppach W. Ernährung und Tumorerkrankungen. Ergebnisse klinisch-experimenteller Studien. Akt Ern Med 15, 139–143, 1990

Scheppach W, Sommer H, Kirchner T, Paganelli G-M, Bartram P, Christl S, Richter F, Dusel G, Kasper H. Effect of butyrate enemas on the colonic mucosa in distal ulcerative colitis. Gastroenterology 103, 51–56, 1992

Scheutzel P. Zahnmedizinische Befunde bei Anorexia und Bulimia nervosa. Z Allg Med 71, 1039–1046, 1995

Schiffner U. Der Einfluß kariespräventiver Verhaltensweisen auf Kariesbefunde von Kindern im Vorschulalter. Dtsch Zahnärztl Z 44, 531–535, 1989

Schiffner U. Die Erhaltung des Milchgebisses bis zum Zahnwechsel. Gesundheitswesen 56, 526–529, 1994

Schiffner U, Weßling J, Gülzow H-J. Milchzahnkaries Dresdner Vorschulkinder. Dtsch Zahnärztl Z 48, 732–735, 1993

Schlierf G, Volkert D, Oster P. Mangelernährung bei geriatrischen Patienten. S. 91–96. In: Erbersdobler H, Wolfram G (Hrsg.). Echte und vermeintliche Risiken der Ernährung. Wiss Verlagsgesellschaft, Stuttgart, 1993

Schmidt E, Wolfram G, Schmalz G. Empfehlungen zur Kariesprophylaxe mit Fluoriden (DGZMK/DGK/DGE). Dtsch Zahnärztl Z 51, 725–726, 1996

Schmidt J. Die besondere Bedeutung von Vitamin E für den Diabetiker. Med Welt 49, 250–255, 1998

Schmidt T, Hackelsberg N, Widmer R, Meisel C, Pfeiffer A, Kaess H. Ambulatory 24-hour jejunal motility in diarrhea-predominant irritable bowel syndrome. Scand J Gastroenterol 31, 581–589, 1996

Schmidt-Wilcke HA. Weizenkleie bei Störungen der Dickdarmmotilität. Ern Umschau 42, 330–333, 1995

Schmiedel V, Linke T, Helling D. Vollwertkost und Fettstoffwechselstörungen – Ergebnisse einer vierwöchigen klinischen Studie. Akt Ern Med 17, 18–23, 1992

Schneider R, Potthoff P, Hoeltz J. Was trinken Jugendliche in Deutschland? Ern Umschau 42, 208–211, 1995

Schöch G, Chahda C, Kersting M. Alternative Säuglingsernährung im Vergleich. 2. Mitteilung: Beikost. Ern Umschau 35, 239–244, 1988

Schöfl R, Ferenci P, Vogelsang H, Gangl A. Einfluß einer laktosefreien Ernährung auf das Reizdarmsyndrom. Wien Klin Wschr 105, 342–345, 1993

Schölmerich J. Neue Therapiemöglichkeiten bei chronisch entzündlichen Darmerkrankungen (CED). Schweiz Rundsch Med (Praxis) 82, 29–33, 1995

Schönhöfer-Rempt R, Leitzmann C. Ernährungsgewohnheiten von Vegetariern. Ern Umschau 36, 56–61, 1989

Schors R. Diagnostische und therapeutische Schritte bei Eßstörungen in der Praxis. Med Welt 44, 155–159, 1993

Schrauzer GN. Selen – essentielles Spurenelement und Krebsschutzfaktor. Münch Med Wschr 127, 731–734, 1985

Schreiber S, Stange EF. Morbus Crohn und Colitis ulcerosa. Neue Erkenntnisse zur Immunpathogenese. Dtsch Ärztebl 94, 1006–1011, 1997

Schroth R. Die echte Schroth-Kur. 86 S. Falken Verlag, Niedernhausen, 1994

Schuchardt V, Hacke W. Klinik und Therapie alkoholassoziierter ZNS-Schäden und peripherer Neuropathie. In: Seitz HK, Lieber CS, Simanowski UA (Hrsg.). Handbuch Alkohol, Alkoholismus, alkoholbedingte Organschäden. Barth Verlagsgesellschaft, Leipzig, 1995

Schulte A, Born C, Stoll R, Pieper K. Die Auswirkungen eines Fluoridlack-Programms auf den Kariesbefall 12jähriger Schüler in Marburg. Dtsch Zahnärztl Z 48, 548–550, 1993

Schulte A, Schiefer B, Stoll R, Pieper K. Fluoridkonzentration in deutschen Mineralwässern. Dtsch Zahnärztl Z 51, 763–767, 1996

Schürmann G, Krieglstein C, Herfarth C. Chirurgisches Vorgehen bei Morbus Crohn. Dtsch Med Wschr 121, 1403–1406, 1996

Schweitzer S. Aktuelle Möglichkeiten der Erkennung und Behandlung der Phenylketonurie (PKU). Ern Umschau 39, S78-S80, 1992

Schwenk W, Hucke H-P, Stock W. Postoperative Komplikationen elektiver Kolonresektionen bei Divertikulitis. Dtsch Med Wschr 117, 41–45, 1992

Scientific Committee for Food. Minutes of the 107th meeting of the Scientific Committee for Food held on 12–13 June 1997 in Brussels, 1997

Scriba PC, Klein E, Kracht J, Krüskemper HL, Reinwein D. Epidemiologische Einteilung der endemischen Struma. Dtsch Med Wschr 99, 299–300, 1974

Sechste Verordnung zur Änderung der Diätverordnung vom 7. Juli 1981. BGBl I, 613, 1981

Seif FJ, Hötzel D. Hyperthyreosen nach jodhaltigem Speisesalz? Dtsch Med Wschr 116, 794–795, 1991

Seiler WO. Hohes Vorkommen von Malnutrition bei kranken Betagten. Ern Umschau 46, 168–172, 1999

Selhub J, Jacques PF, Bostom AG, D'Agostino RB, Wilson PW, Belanger AJ, O'Leary DH, Wolf PA, Schaefer EJ, Rosenberg IH. Association between plasma homocysteine concentrations and extracranial carotid-artery stenosis. N Engl J Med 332, 286–291, 1995

Seppelt B, Weststrate JA, Reinert A, Johnson D, Lüder W, Zunft HJF. Langzeiteffekte einer Ernährung mit fettreduzierten Lebensmitteln auf die Energieaufnahme und das Körpergewicht. Z Ern Wiss 35, 369–377, 1996

Seybold D, Gessler U. Diagnostik und Therapie von Nierenerkrankungen im Alter. Ern Umschau 27, S29-S34, 1980

Shahani KM, Ayebo AD. Role of dietary lactobacilli in gastrointestinal microecology. Am J Clin Nutr 33, 2448–2457, 1980

Shaw R, Fichter MM. Therapie von Eßstörungen. Psycho 22, 198–210, 1996

Shepherd J, Cobbe SM, Ford I, Isles CG, Lorimer AR, MacFarlane PW, McKillop JH, Packard CJ. Prevention of coronary heart disease with pravastatin in men with hypercholesterolemia. West of Scotland Coronary Prevention Study Group. N Engl J Med 333, 1301–1307, 1995

Shils ME, Olson JA, Shike M, Ross AC (eds.). Modern nutrition in health and disease. 1951 p. Williams and Wilkins, Baltimore, 9th ed., 1999

Shrier C, Skucas J, Weiss S. Diverticulitis: an evaluation by computed tomography and contrast enema. Am J Gastroenterol 86, 1466–1471, 1991

Sichert-Oevermann W, von Koerber K, Bretthauer B, Leitzmann C, Laube H. Blutglukose- und Insulinverlauf bei Gesunden und Diabetikern nach Gabe roher Vollkornzubereitungen, insbesondere Frischkornmüsli. Dtsch Med Wschr 112, 1977–1983, 1987

Sieber R, Graf H. Hemmt Käse die Zahnkaries? Ernährung/Nutrition 14, 63–70, 1990

Sieber R, Stransky M, de Vrese M. Laktoseintoleranz und Verzehr von Milch und Milchprodukten. Z Ern Wiss 36, 375–393, 1997

Siener R, Hesse A. Einfluß verschiedener Kostformen auf die Harnzusammensetzung und das Kalziumoxalat-Steinbildungsrisiko. Z Ern Wiss 32, 46–55, 1993

Siener R, Hesse A. Influence of a mixed and a vegetarian diet on urinary magnesium excretion and concentration. Br J Nutr 73, 783–790, 1995

Siener R, Jahnen A, Peters R, Hesse A. Einfluß variierter Kalziumzufuhr auf Kalziumausscheidung und Kalziumoxalat-Steinbildungsrisiko bei Gesunden. Ern Umschau 41, 95, 1994

Siener R, Keßler T, Hesse A. Therapie des Kalziumoxalat- und Harnsäuresteinleidens. Dtsch Ärztebl 95, A2084-A2090, 1998

Sieper J, Braun J. Therapie der rheumatoiden Arthritis. Dtsch Med Wschr 121, 563–567, 1996

Sieper J, Eggens U. Diagnostik der rheumatoiden Arthritis. Dtsch Med Wschr 121, 523–526, 1996

Sies H, Stahl W, Sundquist AR. Antioxidant functions of vitamins. Vitamins E and C, beta-carotene, and other carotenoids. Ann N Y Acad Sci 669, 7–20, 1992

Sigurs N, Hattevig G, Kjellmann B. Maternal avoidance of eggs, cow's milk, and fish during lactation: effect on allergic manifestations, skin-prick tests, and specific IgE antibodies in children at age 4 years. Pediatrics 89, 735–739, 1992

Silagy C, Neil A. Garlic as a lipid lowering agent – a meta-analysis. J R Coll Physicians Lond 28, 39–45, 1994

Simon JA, Hudes ES. Serum ascorbic acid and other correlates of gallbladder disease among US adults. Am J Public Health 88, 1208–1212, 1998

Simonen O, Laitinen O. Does fluoridation of drinking-water prevent bone fragility and osteoporosis? Lancet 2 (8452), 432–434, 1985

Simons LA, McCallum J, Friedlander Y, Simons J. Diabetes, mortality and coronary heart disease in the prospective Dubbo study of Australian elderly. Aust N Z J Med 26, 66–74, 1996

Singer P. Blood pressure-lowering effect of ω3 polyunsaturated fatty acids in clinical studies. p. 329–348. In: Simopoulos AP, Kifer RR, Martin RE, Barlow SM (eds.). Health effects of ω3 polyunsaturated fatty acids in seafoods. World Rev Nutr Diet, Karger, Basel, 66, 1991

Singer P. Fisch gegen Herzinfarkt. 157 S. Umschau Verlag, Frankfurt/Main, 1997

Singer R. Ernährung bei Pankreaserkrankungen. Ern Umschau 42, 399–403, 1995

Sjöström LV. Mortality of severely obese subjects. Am J Clin Nutr 55, 516S-523S, 1992

Smasal V, Golly I, Reinke C. Der Einfluß der körperlichen Leistung auf den Vitaminstatus. Vita Min Spur 10, 137–142, 1995

Smecuol E, Gonzalez D, Mautalen C, Siccardi A, Cataldi M, Niveloni S, Mazure R, Vazquez H, Pedreira S, Soifer G, Boerr LA, Mariño E, Bai JC. Longitudinal study on the effect of treatment on body composition and anthropometry of celiac disease patients. Am J Gastroenterol 92, 639–643, 1997

Smith AN. Dietary treatment with fibre in large bowel disease. p. 151–16. In: Somogyi JC, Hejda S (eds.). Nutrition in the prevention of disease. Large bowel disease. Bibl Nutr Dieta, Karger, Basel, 44, 1989

Smith I, Bearley MG, Ades AE. Intelligence and quality of dietary treatment in phenylketonuria. Arch Dis Child 65, 472–478, 1990

Smith MR, Morrow T, Safford RJ. The role of food additives and intolerance reactions to food. p. 72–80. In: Somogyi JC, Müller HR, Ockhuizen T (eds.). Food allergy and food intolerance – nutritional aspects and development. Bibl Nutr Dieta, Karger, Basel, 48, 1991

Snowdon DA, Phillips RL. Does a vegetarian diet reduce the occurence of diabetes? Am J Publ Health 75, 507–512, 1985

Söderholm J, Olaison G, Sjödahl R, Tagesson C. Smoking and intestinal absorption of oral polyethylene glycols in Crohn's disease. Scand J Gastroenterol 28, 163–167, 1993

Sommer H, Koenen H. Verlauf und soziale Auswirkungen von Morbus Crohn und Colitis ulcerosa. Med Klin 89, 14–17, 1994

Sones K, Heaney RK, Fenwick GR. An estimate of the mean daily intake of glucosinolates from cruciferous vegetables in the UK. J Sci Food Agric 35, 712–720, 1984

Sonnenberg A, McCarty DJ, Jacobsen SJ. Geographic variation of inflammatory bowel disease within the United States. Gastroenterology 100, 143–149, 1991

Souci SW, Fachmann W, Kraut H. Die Zusammensetzung der Lebensmittel. Nährwert-Tabellen. 1091 S. Medpharm GmbH Scientific Publishers, Stuttgart, 5. Aufl., 1994

Sowers MR, Clark MK, Jannausch ML, Wallace RB. A prospective study of bone mineral content and fracture in communities with differential fluoride exposure. Am J Epidemiol 133, 649–660, 1991

Spann W. Diät bei Hyperurikämie und Gicht – neue Ergebnisse. Akt Ern Med 14, 90–98, 1989

Spann W, Wolfram G. Diät. S. 260–299. In: Zöllner N (Hrsg.). Hyperurikämie, Gicht und andere Störungen des Purinhaushaltes. Springer Verlag, Berlin, 2. Aufl., 1990

Specker BL, Black A, Allen L, Morrow. Vitamin B-12: low milk concentrations are related to low serum concentrations in vegetarian women and to methylmalonic aciduria in their infants. Am J Clin Nutr 52, 1073–1076, 1990

Spieker C, Barenbrock M, Rahn KH. Differentialdiagnose und Therapie der essentiellen Hypertonie. Z Ärztl Fortbild 90, 213–220, 1996

Spieker C, Zidek W. Primäre Hypertonie: Neue Aspekte zur Pathogenese. Therapiewoche 12, 712–715, 1995

Spitzweg C, Hofbauer LC, Landgraf R, Heufelder AE. Molekulare Pathogenese der Adipositas. Dtsch Med Wschr 121, 1134–1138, 1996

Stähelin HB, Gey KF, Eichholzer M, Lüdin E, Bernasconi F, Thurneysen J, Brubacher G. Plasma antioxidant vitamins and subsequent cancer mortality in the 12-year follow-up of the prospective Basel study. Am J Epidemiol 133, 766–775, 1991

Stamler R, Stamler J, Gosch FC, Civinelli J, Fishman J, McKeever P, McDonald A, Dyer AR. Primary prevention of hypertension by nutritional-hygienic means. J Am Med Assoc 262, 1801–1807, 1989

Stampfer MJ, Malinow MR, Willett WC, Newcomer LM, Upson B, Ullmann D, Tishler PV, Hennekens CH. A prospective study of plasma homocyst(e)ine and risk of myocardial infarction in US physicians. J Am Med Assoc 268, 877–881, 1992

Stampfer MJ, Hennekens CH, Manson JE, Colditz GA, Rosner B, Willett WC. Vitamin E consumption and the risk of coronary heart disease in women. N Engl J Med 328, 1444–1449, 1993

Standl E, Loser M. Kohlenhydrat- und Fettaustausch-Tabelle für Diabetiker. 30 S. Trias Verlag, Stuttgart, 1998

Stangl GI. Zur Wirkung des Nahrungsfettes auf das Krebsgeschehen. Ern Umschau 46, 4–9, 1999.

Statistisches Bundesamt (Hrsg.). Gesundheitsbericht für Deutschland. 527 S. Metzler Poeschel, Stuttgart, 1998a.

Statistisches Bundesamt (Hrsg.). Statistisches Jahrbuch 1998 für die Bundesrepublik Deutschland. 764 S. Metzler Poeschel, Stuttgart, 1998b

Staveren WA van, Dhuyvetter JHM, Bons A, Zeelen M, Hautvast JGAJ. Food consumption and height/weight status of Dutch preschool children on alternative diets. J Am Diet Assoc 85, 1579–1584, 1985

Steigleder GK. Dermatologie und Venerologie für Ärzte und Studenten. 596 S. Thieme Verlag, Stuttgart, 6. Aufl., 1992

Steiner R. Ernährung und Bewußtsein. 190 S. In: Willmann KT (Hrsg.). Themen aus dem Gesamtwerk, Ernährung des Menschen II. Verlag Freies Geistesleben, Stuttgart, Bd. 7, 4. Aufl., 1993

Steinman HA, Potter PC. The precipitation of symptoms by common foods in children with atopic dermatitis. Allergy Proc 15, 203–210, 1994

Stemmann E-A. Neurodermitis, Vollwert-Ernährung und Psyche. S. 82–95. In: Verband für Unabhängige Gesundheitsberatung e.V. (UGB; Hrsg.) Neurodermitis und Vollwert-Ernährung. Haug Verlag, Heidelberg, 1991

Stenson WF, Cort D, Rodgers J, Burakoff R, DeSchryver-Kecskemeti K, Gramlich TL, Beeken W. Dietary supplementation with fish oil in ulcerative colitis. Ann Intern Med 116, 609–614, 1992

Stern M. Das aktuelle Interview: Zöliakie. Ern Umschau 42, B9-B12, 1995

Sternby NH, Fernandez-Britto JE, Nordet P. Pathobiological determinants of atherosclerosis in youth (PBDAY Study), 1986–96. Bull World Health Organ 77, 250–257, 1999

Stögmann W, Kurz H. Atopische Dermatitis und Nahrungsmittelallergie im Säuglings- und Kindesalter. Wien Med Wschr 146, 411–414, 1996

Stoll W, Schmid T, Sander G. Ernährung in der Schwangerschaft. 83 S. Enke Verlag, Stuttgart, 1986

Stone J, Doube A, Dudson D, Wallace J. Inadequate calcium, folic acid, vitamin E, zinc, and selenium intake in rheumatoid arthritis patients: results of a dietary survey. Sem Arthritis Rheumatism 27, 180–185, 1997

Stone NJ. Fish consumption, fish oil, lipids, and coronary heart disease. Am J Clin Nutr 65, 1083–1086, 1997

Stötter M, Mayrhofer H. Veganische Ernährung: Neurologische Symptomatik, schwere Entwicklungs- und Gedeihstörung bei Säuglingen und Kleinkindern durch Vitamin-B_{12}-Mangel. Akt Ern Med 21, 4–7, 1996

Strasser RH, Rauch B, Kübler W. Alkohol und kardiovaskuläres System. S. 407–426. In: Seitz HK, Lieber CS, Simanowski UA (Hrsg.). Handbuch Alkohol, Alkoholismus, alkoholbedingte Organschäden. Barth Verlagsgesellschaft, Leipzig, 1995

Strassner C. Ernähren sich Rohköstler gesünder? Die Gießener Rohkost-Studie. 243 S. Dissertation, Verlag für Medizin und Gesundheit, Heidelberg, 1998

Strassner C, Koebnick C, Leitzmann C. Rohkost-Ernährung: Teil 2 – Die Gießener Rohkost-Studie. AID Verbraucherdienst 42, 268–274, 1997

Stroh S. Methoden zur Erfassung der Körperzusammensetzung. Ern Umschau 42, 88–94, 1995

Strohmeyer G. Erkrankungen des Dickdarms. S. 987–999. In: Siegenthaler W, Kaufmann W, Hornbostel H, Waller HD (Hrsg.). Lehrbuch der Inneren Medizin. Thieme Verlag, Stuttgart, 3. Aufl., 1992

Stroka J. Nahrungsergänzungen: Übersicht – rechtlicher Status – Anwendung. AID Verbraucherdienst 42, 212–216, 1997

Stübner D, Gärtner R, Greil W, Gropper K, Brabant G, Horn K, Pickardt CR. Hypertrophy and hyperplasia during goitre growth and involution in rats – separate bioeffects of TSH and iodine. Acta Endocrinol 116, 537–548, 1987

Stunkard AJ, Harris JR, Pedersen NL, McClearn GE. The body mass index of twins who have been reared apart. N Engl J Med 322, 1483–1487, 1990

Stunkard AJ, Sørensen TIA, Hanis C, Teasdale TW, Chakraborty R, Schull WJ, Schulsinger F. An adoption study of human obesity. N Engl J Med 314, 193–198, 1986

Suarez FL, Savaiano D, Arbisi P, Levitt MD. A comparison of symptoms after the consumption of milk or lactose-hydrolysed milk by people with self-reported severe lactose intolerance. N Engl J Med 333, 1–4, 1995

Suarez FL, Savaiano D, Arbisi P, Levitt MD. Tolerance to the daily ingestion of two cups of milk by individuals claiming lactose intolerance. Am J Clin Nutr 65, 1502–1506, 1997

Sullivan MA, Cohen S, Snape WJ Jr. Colonic myoelectrical activity in irritable-bowel syndrome. Effect of eating and anticholinergics. N Engl J Med 298, 878–883, 1978

Sunday SR, Halmi KA. Micro- und macroanalyses of patterns within a meal in anorexia and bulimia nervosa. Appetite 26, 21–36, 1996

Suter PM, Häsler E, Vetter W. Hypertonie und koronare Herzkrankheit. Globale Risikomodulation durch Kontrolle des Körpergewichts. Schweiz Rundsch Med (Praxis) 85, 113–116, 1996

Suter PM, Holm D, Vetter W. Ernährungswissen von Patienten in der Hypertoniesprechstunde – Eine Evaluation mittels des »Ernährungs-IQ«. Schweiz Rundsch Med (Praxis) 84, 16–21, 1995

Suter PM. Alkohol-Toxizität und Ernährung. S. 325–348. In: Seitz HK, Lieber CS, Simanowski UA (Hrsg.). Handbuch Alkohol, Alkoholismus, alkoholbedingte Organschäden. Barth Verlagsgesellschaft, Leipzig, 1995

Syngal S, Coakley EH, Willett WC, Byers T, Williamson DF, Colditz GA. Long-term weight patterns and risk of cholecystectomy in women. Ann Intern Med 130, 471–477, 1999

Tada T. Nutrition and the immune system in aging: an overview. Nutr Rev 50, 360, 1992

Talley NJ, Zinsmeister AR, Van Dyke C, Melton LJ. Epidemiology of colonic symptoms and the irritable bowel syndrome. Gastroenterology 101, 927–934, 1991

Talley NJ, O'Keefe EA, Zinsmeister AR, Melton LJ. Prevalence of gastrointestinal symptoms in elderly: a population-based study. Gastroenterology 102, 895–901, 1992

Tarnower H, Baker SS. Die Scarsdale Diät. 253 S. Heyne Verlag, München, 16. Aufl., 1995

Taschan H, Muskat E. Leichtprodukte. Ern Umschau 39, B21–B23, 1992

Tatò F. Trans-fatty acids in the diet: a coronary risk factor? Eur J Med Res 1, 118–122, 1995

Tayter M, Stanek K. Anthropometric and dietary assessment of omnivore and lacto-ovo-vegetarian children. J Am Diet Assoc 89, 1661–1663, 1989

Teahon K, Smethurst P, Pearson M, Levi AJ, Bjarnason I. The effect of elemental diet on intestinal permeability and inflammation in Crohn's disease. Gastroenterology 101, 84–89, 1991

Teeffelen-Heithoff A van. Diätbehandlung bei Phenylketonurie (PKU). Akt Ern Med 24, 123–128, 1999

Tempel H van der, Tulleken JE, Limburg PC, Muskiet FAJ, van Rijswijk MH. Effect of fish oil supplementation in rheumatoid arthritis. Ann Rheum Dis 49, 76–80, 1990

Teufel M. Mögliche Risiken bei der Selbstherstellung von Säuglingsmilchnahrungen. S. 285–298. In: Koletzko B (Hrsg.). Alternative Ernährung bei Kindern in der Kontroverse. Springer Verlag, Berlin, 1996

The Diabetes Control and Complications Trial Research Group. The effect of intensive treatment of diabetes on the development and progression of long-term complications in insulin-dependent diabetes mellitus. The Diabetes Control and Complications Trial Research Group. N Engl J Med 329, 977–986, 1993

The International Task Force for Prevention of Coronary Heart Disease. Coronary heart disease: reducing the risk. Nutr Metab Cardiovasc Dis 8, 205–271, 1998

The Trials of Hypertension Prevention Collaborative Research Group. The effect of nonpharmacologic interventions on blood pressure of persons with high normal levels – results of the trials of hypertension prevention, Phase I. J Am Med Assoc 267, 1213–1220, 1992

The Writing Group for the PEPI Trial. Effects of estrogen or estrogen/progestin regimens on heart disease risk factors in postmenopausal women. The Postmenopausal Estrogen/Progestin Interventions (PEPI) Trial. J Am Med Assoc 273, 199–208, 1995

Thefeld W, Rottka H, Melchert H-U. Verhaltensweisen und Gesundheitszustand von Vegetariern. Akt Ern Med 11, 127–135, 1986

Thelle DS. Coffee, tea and coronary heart disease. Curr Opin Lipidol 6, 25–27, 1995

Thiede A, Kraemer M, Fuchs K-H. Therapie der chronischen Obstipation. Dtsch Med Wschr 120, 485–488, 1995

Thiel C. Lebensmittelallergien und -intoleranzreaktionen. Z Ern Wiss 30, 158–173, 1991

Thiel C. Nahrungsmittelallergie und -intoleranz. Akt Ern Med 17, 150–152, 1992

Thiele P, Schröder H-E. Prognose der Störungen des Purinstoffwechsels. Z Ges Inn Med 37, 428–431, 1982

Thompson T. Do oats belong in a gluten-free diet? J Am Diet Assoc 97, 1413–1416, 1997

Thompson WG. Irritable bowel syndrome: pathogenesis and management. Lancet 341, 1569–1572, 1993

Thompson WG, Creed F, Drossman DA, Heaton KW, Mazzacca G. Functional bowel disease and functional abdominal pain. Gastroenterol Int 5, 313–324, 1992

Töbeck S. Ernährungsempfehlungen bei Kau- und Schluckstörungen bei Patienten mit zentralen Läsionen. Ern Umschau 40, 411–413, 1993

Tobin MV, Logan RFA, Langman MJS, McConell RB, Gilmore IT. Cigarette smoking and inflammatory bowel disease. Gastroenterology 93, 316–321, 1987

Toeller M. Einordnung von Isomalt in der Ernährungstherapie von Diabetikern. Akt Ern Med 19, 191, 1994a

Toeller M. Ernährungstherapie – die beste Form der oralen Diabetesbehandlung. Dtsch Ärztebl 91, 3–8, 1994b

Toeller M. Ernährungsempfehlungen für Diabetiker 1995. Stellungnahme der Diabetes and Nutrition Study Group of the European Association for the Study of Diabetes. Ern Umschau 42, 319–322, 1995

Tol A Van, Urgert R, de Jong-Caesar R, Van Gent T, Scheek LM, de Roos B, Katan MB. The cholesterol-raising diterpenes from coffee beans increase serum lipid transfer protein activity levels in humans. Atherosclerosis 132, 251–254, 1997

Toss G. Effect of calcium intake vs. other life-style factors on bone mass. J Intern Med 231, 181–186, 1992

Towers AL, Burgio KL, Locher JL, Merkel IS, Safaeian M, Wald A. Constipation in the elderly: influence of dietary, psychological, and physiological factors. J Am Geriatr Soc 42, 701–706, 1994

Tramonte SM, Brand MB, Mulrow CD, Amato MG, O'Keefe ME, Ramirez G. The treatment of chronic constipation in adults. A systemic review. J Gen Intern Med 12, 15–24, 1997

Trautwein EA, Henninger K, Erbersdobler HF. Ist die mediterrane Ernährung eine empfehlenswerte Ernährungsweise? Ern Umschau 45, 359–364, 1998

Trentham-Dietz A, Newcomb PA, Storer BE, Longnecker MP, Baron J, Greenberg ER, Willett WC. Body size and risk of breast cancer. Am J Epidemiol 145, 1011–1019, 1997

Tricker AR, Preussmann R. Chemical food contaminants in the initiation of cancer. Proc Nutr Soc 49, 133–144, 1990

Troch C. Folgen für die Gesundheit. S. 95–122. In: Bober S, Hamm M, Martienß R, Priokowsky M-B, Reimer JM (Hrsg.). Anorexia nervosa und Bulimia nervosa – Diätmißbrauch und Eßstörungen. Schriften zur Oecotrophologie, Behr's Verlag, Hamburg, Bd. 3, 1989

Trübestein G. Arterielle Durchblutungsstörungen. S. 356–384. In: Gross R, Schölmerich P, Gerok W (Hrsg.). Die Innere Medizin. Schattauer Verlag, Stuttgart, 8. Aufl., 1994

Tseng M, Everhart JE, Sandler RS. Dietary intake and gallbladder disease: a review. Public Health Nutr 2, 161–172, 1999

Tudor RG, Farmakis N, Keighley MRB. National audit of complicated diverticular disease: analysis of index. Br J Surg 81, 730–732, 1994

Twetman S, Petersson LG, Pakhomov GN. Caries incidence in relation to salivary mutans streptococci and fluoride varnish application in preschool children from low- and optimal-fluoride areas. Caries Res 30, 347–353, 1996

Tyagi SC. Homocysteine redox receptor and regulation of extracellular matrix components in vascular cells. Am J Physiol 274, C396-C405, 1998

Tylavsky FA, Anderson JJB. Dietary factors in bone health of elderly lactoovovegetarian and omnivorous women. Am J Clin Nutr 48, 842–849, 1988

Tysk C, Järnerot G. Seasonal variation in exacerbations of ulcerative colitis. Scand J Gastroenterol 28, 95–96, 1993

Uhe AM, Szmukler GI, Collier GR, Hansky J, O'Dea K, Young GP. Potential regulators of feeding behaviour in anorexia nervosa. Am J Clin Nutr 55, 28–32, 1992

Ummenhofer C, Kluthe R. Definition von »Salzsensitivität«. Dtsch Med Wschr 119, 49–57, 1994

Vague J. La différenciation sexuelle facteur déterminant des formes de l'obésité. Presse Méd 55, 339–340, 1947

Vassallo M, Camilleri M, Phillips SF, Brown ML, Chapman NJ, Thomforde GM. Transit through the proximal colon influences stool weight in the irritable bowel syndrome. Gastroenterology 102, 102–108, 1992

Verordnung zur Änderung der Vorschriften über jodiertes Speisesalz vom 19. Juli 1989. BGBl I, 1123–1126, 1989

Vesa TH, Korpela RA, Sahi T. Tolerance to small amounts of lactose in lactose maldigesters. Am J Clin Nutr 64, 197–201, 1996

Villiger PM, Krapf R. Die Osteoporose der Lendenwirbelsäule. Schweiz Rundsch Med (Praxis) 85, 1354–1359, 1996

Villiger PM, Stucki G. Therapie der rheumatoiden Arthritis (chronischen Polyarthritis). Schweiz Rundsch Med (Praxis) 85, 1102–1107, 1996

Vobecky JS, Vobecky J, Normand L. Risk and benefit of low fat intake in childhood. Ann Nutr Metab 39, 124–133, 1995

Vogt W, Schölmerich J. Divertikelkrankheit. Dtsch Med Wschr 121, 411–415, 1996

Volkert D. Einflüsse akuter und chronischer Erkrankungen auf den Vitaminstatus. Vita Min Spur 9, 63–69, 1994a

Volkert D. Besondere Anforderungen an die Ernährung im höheren Lebensalter. Ern Umschau 41, 260–264, 1994b

Volkert D. Ernährung im Alter. 372 S. Quelle und Meyer Verlag, Wiesbaden, 1997

Volkert D, Kruse W, Oster P, Schlierf G. Malnutrition in geriatric patients: diagnostic and prognostic significance of nutritional parameters. Ann Nutr Metab 36, 97–112, 1992

Vollrath M, Koch R, Angst J. Binge eating and weight concerns among young adults – results from the Zurich cohort study. Br J Psychiatry 160, 498–503, 1992

Vrese M de. Präbiotika. Ern Umschau 44, 398–402, 1997

Vrese M de, Schrezenmeir J. Pro- und Präbiotika – Stand der Diskussion. Ern Umschau 45, S79-S89, 1998.

Wabitsch M, Hauner H, Heinze E, Muche R, Böckmann A, Parthon W, Mayer H, Teller W. Body-fat distribution and changes in the atherogenic risk-factor profile in obese adolescent girls during weight reduction. Am J Clin Nutr 60, 54–60, 1994

Wachtel U. Ernährung von gesunden Säuglingen und Kleinkindern. 294 S. Thieme Verlag, Stuttgart, 1990

Wachtel U, Hilgarth R. Ernährung und Diätetik in Pädiatrie und Jugendmedizin. Band I: Ernährung. 257 S. Thieme Verlag, Stuttgart, 1994

Wagner R. Schilddrüsenerkrankungen. Optionen und Grenzen der Feinnadelpunktion. Therapiewoche 11, 662–666, 1995

Wahle K. Behandlung der alkoholischen Polyneuropathie aus hausärztlicher Sicht. PNP (Beilage zu Der Hausarzt) 2, 3–4, 1998

Walb L, Heintze T, Lehmann P. Original Haysche Trennkost. 231 S. Haug Verlag, Heidelberg, 44. Aufl., 1996

Wald N. Folic acid and the prevention of neural tube defects. Ann NY Acad Sci 678, 112–129, 1993

Waldholtz BD, Andersen AE. Gastrointestinal symptoms in anorexia nervosa. Gastroenterology 98, 1415–1419, 1990

Walker EA, Katon WJ, Jemelka RP, Roy-Byrne PP. Comorbidity of gastrointestinal complaints, depression, and anxiety in the epidemiologic catchment area (ECA) study. Am J Med 92, S26-S30, 1992

Walker EA, Roy-Byrne PP, Katon WJ, Li L, Amos D, Jiranek G. Psychiatric illness and irritable bowel syndrome: a comparison with inflammatory bowel disease. Am J Psychiatry 147, 1656–1661, 1990

Walter E. Gallensteine: Ätiologie und Risikofaktoren. Schweiz Rundsch Med (Praxis) 81, 901–902, 1992

Walter P. Effects of vegetarian diets on aging and longevity. Nutr Rev 55, S61-S68, 1997

Warshafsky S, Kamer RS, Sivak SL. Effect of garlic on total serum cholesterol. A meta-analysis. Ann Intern Med 119, 599–605, 1993

Watters DAK, Smith AN. Strength of the colon wall in diverticular disease. Br J Surgery 77, 257–259, 1990

Watzl B, Leitzmann C. Bioaktive Substanzen in Lebensmitteln. 254 S. Hippokrates Verlag, Stuttgart, 2. Aufl., 1999

Weaver CM, Plawecki KL. Dietary calcium: adequacy of a vegetarian diet. Am J Clin Nutr 59 (suppl), 1238S–1241S, 1994

Weber FH, McCallum RW. Clinical approaches to irritable bowel syndrome. Lancet 340, 1447–1452, 1992

Weber P, Manz F, Kersting M, Schöch G. Jodsalzverbrauch und Kochsalzumsatz. Dtsch Med Wschr 111, 1916–1921, 1986

Wechsler JG. Diätetische Therapie der Adipositas. Dtsch Ärztebl 94, B1830-B1836, 1997

Wechsler JG. Therapie der Adipositas. Der Bay Int 18, 224–232, 1998

Wechsler JG, Schusdziarra V, Hauner H, Gries FA. Therapie der Adipositas. Dtsch Ärztebl 93, B1751-B1753, 1996

Weck M. Ätiologie der Adipositas. Akt Ern Med 23, 166–171, 1998

Weihrauch JL, Gardner JM. Sterol content of foods of plant origin. J Am Diet Assoc 73, 39–47, 1978

Weinreich J. Therapy of colon disease with a dietary fibre rich cost. p. 154–157. In: Rottka H (Hrsg.). Pflanzenfasern. Ballaststoffe in der menschlichen Ernährung. Internationales Symposium 1978 in Berlin. Thieme Verlag, Stuttgart, 1980

Weinsier RL, Wilson LJ, Lee J. Medically safe rate of weight loss for the treatment of obesity: a guideline based on risk of gallstone formation. Am J Med 98, 115–117, 1995

Weisbach C-R. Ernährungsberatung in der Arztpraxis, Patientenführung, Compliance. S. 607–613. In: Biesalski HK, Fürst P, Kasper H, Kluthe R, Pölert W, Puchstein C, Stähelin HB (Hrsg.). Ernährungsmedizin. Thieme Verlag, Stuttgart, 2. Aufl., 1999

Weise DO. Harmonische Ernährung. 346 S. Smaragdina Verlag, München, 4. Aufl., 1993

Welch GN, Loscalzo J. Homocysteine and atherothrombosis. N Engl J Med 338, 1042–1050, 1998

Welch GN, Upchurch G Jr., Loscalzo J. Hyperhomocyst(e)inemia and atherothrombosis. Ann N Y Acad Sci 811, 48–58, 1997

Weltzin TE, Fernstrom MH, Kaye WH. Serotonin and bulimia nervosa. Nutr Rev 52, 399–408, 1994

Weltzin TE, Fernstrom MH, Hansen D, McConaha C, Kaye WH. Abnormal caloric requirements for weight maintenance in patients with anorexia and bulimia nervosa. Am J Psychiatry 148, 1675–1682, 1991

Wermke W, Borges AC. Pathologie der Gallensteinbildung. Therapeutische Umschau 50, 541–546, 1993

Westenhöfer J. Eßstörungen. Anorexia nervosa – Bulimia nervosa – Binge Eating Disorder. Akt Ern Med 21, 235–242, 1996

Westenhöfer J, Matzen G. Eßanfälle und Binge Eating Disorder bei Teilnehmern von Gewichtsreduktionsprogrammen. Akt Ern Med 23, 135–141, 1998

Wetzel W-E. »Zuckertee-Karies« – eine neue Form der Milchzahnkaries bei Kleinkindern. Dtsch Zahnärztl Z 36, 330–332, 1981

Wetzel W-E. Zahngesunde Ernährung von Klein- und Schulkindern. Ern Umschau 35, B49-B52, 1988

Whelton PK, He J, Cutler JA, Brancati FL, Appel LJ, Follmann D, Klag MJ. Effects of oral potassium on blood pressure. J Am Med Assoc 277, 1624–1632, 1997

White CR, Darley-Usmar V, Oparil S. Gender and cardiovascular disease. Recent insights. Trends Cardiovasc Med 7, 94–100, 1997

Whitehead WE, Holtkotter B, Enck P, Hoelzl R, Holmes KD, Anthony J, Shabsin HS, Schuster MM. Tolerance for rectosigmoid distention in irritable bowel syndrome. Gastroenterology 98, 1187–1192, 1990

WHO. Energy and protein requirements. WHO, Technical Report Series 724, Geneva, 1985

WHO. The International Statistical Classification of Diseases and Related Health Problems. 10th revision. 1243 p. WHO, Geneva, Vol. 1, 1992

WHO. The World Health Report 1997: conquering suffering, enriching humanity. 162 S. WHO, Geneva, 1997

Whorwell PJ, Houghton LA, Taylor EE, Maxton DG. Physiological effects of emotion: assessment via hypnosis. Lancet 340, 69–72, 1992

Widmer LK, da Silva A, Widmer M-T. Epidemiologie und sozialmedizinische Bedeutung der peripheren arteriellen Verschlusskrankheit. S. 16–24. In: Alexander K (Hrsg.). Gefäßkrankheiten. Urban und Schwarzenberg, München, 1993

Wienbeck M, Lübke H-J. Colon irritabile und Laxantienkolon. Schweiz Rundsch Med (Praxis) 79, 885–888, 1990

Willett WC, Manson JE, Stampfer MJ, Colditz GA, Rosner B, Speizer FE, Hennekens CH. Weight, weight change, and coronary heart disease in women. Risk within the 'normal' weight range. J Am Med Assoc 273, 461–465, 1995

Willett WC, Green A, Stampfer MJ, Speizer FE, Colditz GA, Rosner B, Monson RR, Stason W, Hennekens CH. Relative and absolute excess risks of coronary heart disease among women who smoke cigarettes N Engl J Med 317, 1303–1309, 1987

Windgassen K. Anorexia nervosa – Viel beachtet und mißverstanden. Dtsch Ärztebl 90, B961–B964, 1993

Wing RR, Blair EH, Bononi P, Marcus MD, Watanabe R, Bergman RN. Caloric restriction per se is a significant factor in improvements in glycemic control and insulin sensitivity during weight loss in obese NIDDM patients. Diabetes Care 17, 30–36, 1994

Wirth A. Adipositas. Epidemiologie, Ätiologie, Folgekrankheiten, Therapie. 340 S. Springer Verlag, Berlin, 1997

Wirth A, Noelle G. Ursachen und Folgen der androiden Adipositas. Z Allg Med 68, 941–946, 1992

Wittchen S, Bleser B, Fricke W. Bulimie. Gesellschaftliche, familiäre, individuelle Perspektiven. 131 S. FH Wiesbaden, Veröffentlichungen aus Lehre, angew. Forschung und Weiterbildung, 3, 1988

Witteman JCM, Willett WC, Stamper MJ, Colditz GA, Sacks FM, Speizer FE, Rosner B, Hennekens CH. A prospective study of nutritional factors and hypertension among US women. Circulation 80, 1320–1327, 1989

Witteman JCM, Willett WC, Stampfer MJ, Colditz GA, Kok FJ, Sacks FM, Speizer FE, Rosner B, Hennekens CH. Relation of moderate alcohol consumption and risk of systemic hypertension in women. Am J Cardiol 65, 633–637, 1990

Wittenborg A, Petersen G, Lorkowski G, Braband T. Wirksamkeit von Vitamin E im Vergleich zu Diclofenac-Natrium in der Behandlung von Patienten mit chronischer Polyarthritis. Z Rheumatol 57, 215–221, 1998

Wolfram G. Fettsucht: Neubewertung des Risikos. Abhängigkeit von relativem Körpergewicht, Lebensalter und Fettgewebsverteilung. Ern Umschau 37, 347–354, 1990

Wolfram G. Das moderne Konzept der Ernährung bei Gicht. Akt Ern Med 17, 24–32, 1992a

Wolfram G. Früherkennung und Behandlung ernährungsabhängiger Krankheiten – Gicht. S. 37–46. In: Hötzel D, Somogyi JC (eds.). Early recognition and intervention in nutrition-dependent diseases. Bibl Nutr Dieta, Karger Verlag, Basel, 50, 1992b

Wolfram G. Diät bei Hyperlipidämie, Hypertonus und Gicht. Internist 36, 1070–1076, 1995

Wolfram G. Alkohol und Arteriosklerose. S. 47–52 In: Kluthe R, Kasper H (Hrsg.). Alkoholische Getränke und Ernährungsmedizin. Thieme Verlag, Stuttgart, 1998

Wolfram G, Gröbner W. Beziehung der Hyperurikämie zu anderen Krankheiten. S. 426–446. In: Zöllner N (Hrsg.). Hyperurikämie, Gicht und andere Störungen des Purinhaushaltes. Springer Verlag, Berlin, 2. Aufl., 1990

Wood D, De Backer G, Faergeman O, Graham I, Mancia G, Pyörälä K. Prevention of coronary heart disease in clinical practice. Recommendations of the Second Joint Task Force of European and other Societies on Coronary Prevention. Eur Heart J 19, 1434–1503, 1998

Wörner B. Problematik der Nahrungsergänzungsmittel – Abgrenzung zu Arzneimitteln. Bundesgesundheitsblatt 8, 305–308, 1996

Wüthrich B, Dietsch R. Das »Sellerie-Karotten-Beifuß-Gewürz-Syndrom«: Hauttest- und RAST-Ergebnisse. Schweiz Med Wschr 115, 358–364, 1985

Wüthrich B, Hofer T. Nahrungsmittelallergien. III: Therapie: Eliminationsdiät, symptomatische medikamentöse Prophylaxe und spezifische Hyposensibilisierung. Schweiz Med Wschr 116, 1401–1410, 1986

Wüthrich B, Schmid-Grendelmeier P. Nahrungsmittelallergien. Internist 36, 1052–1062, 1995

Wynder EL, Cohen LA, Muscat JE, Winters B, Dwyer JT, Blackburn G. Breast cancer: Weighing the evidence for a promoting role of dietary fat. J Natl Cancer Inst 89, 766–775, 1997

Wyshak G, Frisch RE. Carbonated beverages, dietary calcium, the dietary calcium/phosphorus ratio, and bone fractures in girls and boys. J Adolesc Health 15, 210–215, 1994

Young E, Stoneham MD, Petruckevitch A, Barton J, Rona R. A population study of food intolerance. Lancet 343, 1127–1130, 1994

Young RC, Blass JP. Iatrogenic nutritional deficiencies. Annu Rev Nutr 2, 201–227, 1982

Yuan XM, Brunk UT. Iron and LDL-oxidation in atherogenesis. APMIS 106, 825–842, 1998

Zeiger RS. Dietary manipulations in infants and their mothers and the natural course of atopic disease. Pediatr Allergy Immunol 5 (suppl 1), 33–43, 1994

Zeiger RS, Heller S. The development and prediction of atopy in high-risk children: Follow-up at age seven years in a prospective randomized study

of combined maternal and infant food allergen avoidance. J Allergy Clin Immunol 95, 1179–1190, 1995

Zhang Y, Proenca R, Maffei M, Barone M, Leopold L, Friedman JM. Positional cloning of the mouse obese gene and its human homologue. Nature 372, 425–431, 1994

Zhou B, Zhang X, Zhu A, Zhao L, Zhu S, Ruan L, Zhu L, Liang S. The relationship of dietary animal protein and electrolytes to blood pressure: a study on three Chinese populations. Int J Epidemiol 23, 716–722, 1994

Zidek W. Hypertonie und Ernährung. Z Ärztl Fortbild 90, 3–6, 1996

Ziegler R. Osteoporose – ein Ernährungsproblem? Ern Umschau 32, 169–172, 1985

Ziesenitz S. Zahngesundheit und Zuckerverzehr in Deutschland. Ern Umschau 45, 240–243, 1998

Zietz B, Brückner N. Die Strumaprophylaxe mit Jodid Akt Ern Med 19, 12–17, 1994

Zimmer S, Barhel CR, Roulet JF, Schmitt R. Individualprophylaxe in der freien Praxis. Dtsch Zahnärztl Z 48, 115–118, 1993

Zimmer S, Seemann R, Bizhang M. Einfluß der Individualprophylaxe auf die Mundhygiene von Kindern. Dtsch Zahnärztl Z 52, 19–21, 1997

Zittermann A, Hötzel D. Einfluß von Kochsalz auf den Kalzium- und Knochenstoffwechsel junger Frauen. Ern Umschau 38, 112, 1991

Zöllner N. Klinik und Therapie der Gicht. Dtsch Ärztebl 91, 1680–1687, 1994

Zöllner N, Kamilli I. Das Wesen der Gicht. Dtsch Ärztebl 89, 2260–2266, 1992

Zöllner N, Griebsch A, Gröbner W. Einfluß verschiedener Purine auf den Harnsäurestoffwechsel. Ern Umschau 79, 79–82, 1972

Zöllner N, Keller C. Störungen des Fettstoffwechsels. S. 990–1002. In: Gross R, Schölmerich P, Gerok W (Hrsg.). Die Innere Medizin. Schattauer Verlag, Stuttgart, 8. Aufl., 1994

Zunft H-J. Nahrungsmittelunverträglichkeit. Teil I: Die Nahrung als Auslöser individuell anormaler Reaktionen. Ernährungsforschung 35, 179–182, 1990

Zunft H-J. Nahrungsmittelunverträglichkeit. Teil II: Nahrungsmittelallergie – Charakteristik und Pathomechanismus. Ernährungsforschung 36, 7–11, 1991a

Zunft H-J. Nahrungsmittelunverträglichkeit. Teil III: Lebensmittel als Allergieauslöser. Ernährungsforschung 36, 39–42, 1991b

Zweite Verordnung zur Änderung der Vorschriften über jodiertes Speisesalz vom 14. Dezember 1993. BGBl I, 2092, 1993

Sachverzeichnis

So wird Gesundheitsförderung konkret!

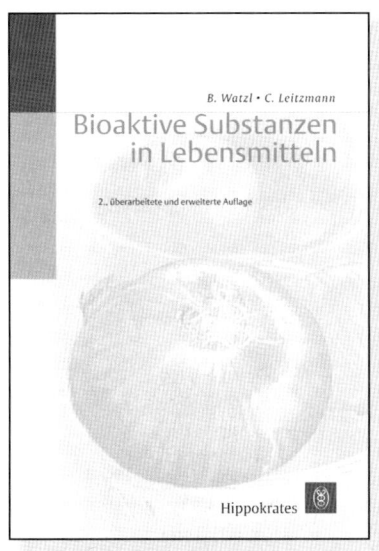

B. Watzl, C. Leitzmann

Bioaktive Substanzen in Lebensmitteln

2., überarbeitete und
erweiterte Auflage 1999,
260 S., 45 Abb., 62 Tab., kt.
DM 59,– / öS 431 / sFr 53,50
ISBN 3-7773-1301-7

Dass Fehlernährung krank macht, ist ebenso bekannt wie die therapeutische Wirkung einer gezielten Ernährungsumstellung. Wie Ernährung vor Erkrankungen schützen kann, beispielsweise bei der Prävention von Krebserkrankungen, zeigt dieses Buch, das jetzt in überarbeiteter und erweiterter Neuauflage vorliegt.

Der Leser findet hier wissenschaftlich fundiertes Wissen auf dem aktuellsten Erkenntnisstand zur gesundheitsfördernden Wirkung bioaktiver Substanzen in Lebensmitteln.

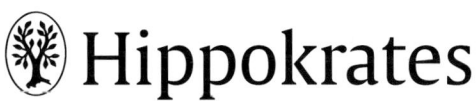

Ein anwendungs-orientierter Leitfaden

I. Niestroj

Praxis der Orthomolekularen Medizin

Physiologische Grundlagen
– Therapie mit Mikro-Nährstoffen

2001, 2., durchgesehene Auflage
488 S., 32 Tab., kt.
DM 99,– / öS 723 / sFr 90,–
ISBN 3-7773-1470-6

Immer mehr Ärzte interessieren sich für die Orthomolekulare Medizin als eine nebenwirkungsarme Behandlungsmöglichkeit zur Prävention und Therapie von Zivilisationskrankheiten. Was bisher fehlte, war eine wirklich fundierte, indikationsbezogene Anleitung für die Anwendung von Vitaminen, Mineralstoffen, Spurenelementen sowie essentiellen Amino- und Fettsäuren in der ärztlichen Praxis. Diese Lücke schließt dieser anwendungsorientierte Leitfaden. Er informiert umfassend über die Orthomolekulare Medizin bei einer Vielzahl von Indikationen. Die physiologischen Zusammenhänge werden erklärt und wichtige Erkenntnisse aus klinischen Studien erläutert. Die Wirkungsweise und Präsenz der einzelnen Mikronährstoffe im Körper sowie ihre Wechselwirkungen untereinander werden beschrieben.

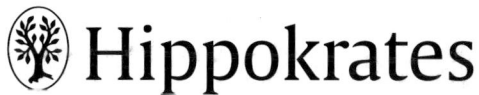 Hippokrates